●収録内容一覧

■2025年度中学受験用

筑波大学附属中学校

9年間(＋3年間HP掲載)スーパー過去問

入試問題と解説・解答の収録内容

2024年度（令和６年度）	算数・社会・理科・国語　実物解答用紙DL
2023年度（令和５年度）	算数・社会・理科・国語　実物解答用紙DL
2022年度（令和４年度）	算数・社会・理科・国語　実物解答用紙DL
2021年度（令和３年度）	算数・社会・理科・国語
2020年度（令和２年度）	算数・社会・理科・音楽（解答一部省略）・図画工作・家庭・体育（解答省略）・国語
2019年度（平成31年度）	算数・社会・理科・音楽（解答省略）・図画工作・家庭・体育（解答省略）・国語
2018年度（平成30年度）	算数・社会・理科・音楽（解答一部省略）・図画工作・家庭・体育（解答省略）・国語
平成29年度	算数・社会・理科・音楽（解答一部省略）・図画工作・家庭・体育（解答省略）・国語
平成28年度	算数・社会・理科・音楽（解答省略）・図画工作・家庭・国語
平成27～25年度（HP掲載） 「カコ過去問」 （ユーザー名）koe （パスワード）w8ga5a1o	問題・解答用紙・解説解答DL **◇著作権の都合により国語と一部の問題を削除しております。** ◇一部解答のみ（解説なし）となります。 ◇９月下旬までに全校アップロード予定です。 ◇掲載期限以降は予告なく削除される場合があります。

～本書ご利用上の注意～　以下の点について，あらかじめご了承ください。

★別冊解答用紙は巻末にございます。実物解答用紙は，弊社サイトの各校商品情報ページより，一部または全部をダウンロードできます。

★編集の都合上，学校実施のすべての試験を掲載していない場合がございます。

★当問題集のバックナンバーは，弊社には在庫がございません（ネット書店などに一部在庫あり）。

合格を勝ち取るための『スーパー過去問』の使い方

本書に掲載されている過去問をご覧になって，「難しそう」と感じたかもしれません。でも，多くの受験生が同じように感じているはずです。なぜなら，中学入試で出題される問題は，小学校で習う内容よりも高度なものが多く，たくさんの知識や解き方のコツを身につけることも必要だからです。ですから，初めて本書に取り組むさいには，点数を気にしすぎないようにしましょう。本番でしっかり点数を取れることが大事なのです。

過去問で重要なのは「まちがえること」です。自分の弱点を知るために，過去問に取り組むのです。当然，まちがえた問題をそのままにしておいては意味がありません。

本書には，長年にわたって中学入試にたずさわっているスタッフによるていねいな解説がついています。まちがえた問題はしっかりと解説を読み，できるようになるまで何度も解き直しをしてください。理解できていないと感じた分野については，参考書や資料集などを活用し，改めて整理しておきましょう。

このページも参考にしてみましょう！

◆どの年度から解こうかな　「入試問題と解説・解答の収録内容一覧」

本書のはじめには収録内容が掲載されていますので，収録年度や収録されている入試回などを確認できます。

※著作権上の都合によって掲載できない問題が収録されている場合は，最新年度の問題の前に，ピンク色の紙を差しこんでご案内しています。

◆学校の情報を知ろう!!「学校紹介ページ」

このページのあとに，各学校の基本情報などを掲載しています。問題を解くのに疲れたら息ぬきに読んで，志望校合格への気持ちを新たにし，再び過去問に挑戦してみるのもよいでしょう。なお，最新の情報につきましては，学校のホームページなどでご確認ください。

◆入試に向けてどんな対策をしよう？「出題傾向＆対策」

「学校紹介ページ」に続いて，「出題傾向＆対策」ページがあります。過去にどのような分野の問題が出題され，どのように対策すればよいかをアドバイスしていますので，参考にしてください。

◇別冊「入試問題解答用紙編」

本書の巻末には，ぬき取って使える別冊の解答用紙が収録してあります。解答用紙が非公表の場合などを除き，（注）が記載されたページの指定倍率にしたがって拡大コピーをとれば，実際の入試問題とほぼ同じ解答欄の大きさで，何度でも過去問に取り組むことができます。このように，入試本番に近い条件で練習できるのも，本書の強みです。また，データが公表されている学校は別冊の１ページ目に過去の「入試結果表」を掲載しています。合格に必要な得点の目安として活用してください。

本書がみなさんの志望校合格の助けとなることを，心より願っています。

株式会社　声の教育社　編集部

筑波大学附属中学校

所在地 〒112-0012 東京都文京区大塚1-9-1
電　話 03-3945-3231
ホームページ https://www.high-s.tsukuba.ac.jp/jhs/
交通案内 東京メトロ丸ノ内線「茗荷谷駅」より徒歩10分
東京メトロ有楽町線「護国寺駅」５番出口より徒歩８分

くわしい情報はホームページへ

トピックス
★2022年度入試より，報告書点が英語を加えた42点満点に変更になりました。
★2021年度入試より，学力検査が8教科から4教科（国算社理）に変わりました。

創立年 明治5年 / 男女共学 / 高校募集あり

応募状況

年度	募集数	応募数	受験数	合格数	倍率
2024	約80名	男 252名	194名	62名	3.1倍
		女 269名	195名	62名	3.1倍
2023	約80名	男 289名	209名	62名	3.4倍
		女 320名	226名	62名	3.6倍
2022	約80名	男 268名	196名	52名	3.8倍
		女 357名	254名	52名	4.9倍
2021	約80名	男 338名	248名	52名	4.8倍
		女 310名	227名	52名	4.4倍
2020	約80名	男 226名	172名	52名	3.3倍
		女 293名	209名	52名	4.0倍
2019	約65名	男 247名	202名	40名	5.1倍
		女 266名	190名	40名	4.8倍
2018	約65名	男 213名	160名	40名	4.0倍
		女 249名	173名	40名	4.3倍

2023年度の主な大学合格実績

＜国公立大学・大学校＞
東京大，京都大，東京工業大，一橋大，東北大，北海道大，筑波大，東京医科歯科大，千葉大，横浜国立大，防衛医科大，横浜市立大

＜私立大学＞
慶應義塾大，早稲田大，上智大学，東京理科大，東京慈恵会医科大，順天堂大，昭和大

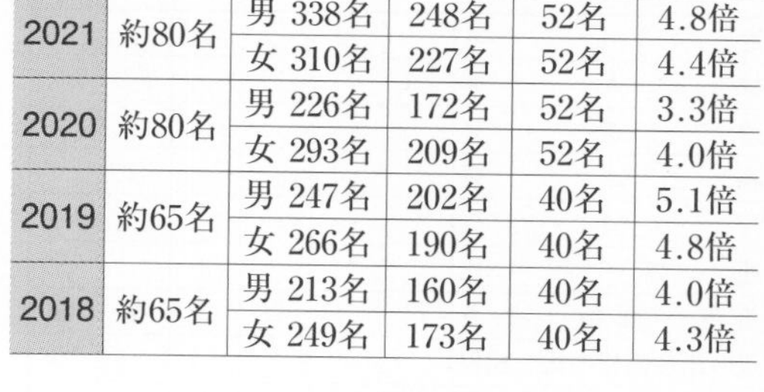

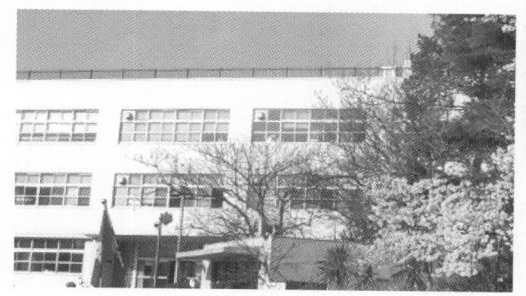

本校の特色

本校は，筑波大学附属の中学校で，小学校における教育の基礎の上に，心身の発達に応じて中等普通教育を行うとともに，筑波大学における生徒の教育に関する研究に協力し，かつ筑波大学の計画に従い，学生の教育実習の実施にあたる使命をもっています。

「調和的な心身の発達と確かな知性の育成，ならびに豊かな個性の伸長を図るとともに，民主的社会の一員として人生を主体的に開拓し，進んでは，人類社会の進展に寄与することができる人間を育成する」ことを目標としています。

附属高校への進学

附属高校進学にあたっては，入学試験（内部入試）を受験し，約８割の生徒が附属高校に進学します。合否判定は，中学校での成績（内申点）と当日の試験の結果を踏まえて総合的に判断されます。時期としては例年，１月上旬頃に試験が行われ，数日後に結果が本人に通知されます。

入試情報（参考：昨年度）

※本校の定める通学区域に，保護者とともに居住し，そこを生活の本拠とすることが出願条件になります。

試 験 日：2024年２月３日
試験科目：国語，算数，社会，理科
合格発表：2024年２月４日

編集部注―本書の内容は2024年4月現在のものであり，変更されている場合があります。正確な情報は，学校のホームページ等で必ずご確認ください。

算数 出題傾向＆対策

◆基本データ（2024年度）

試験時間／満点	40分／50点
問題構成	・大問数…６題 計算・応用小問１題（７問） ／応用問題５題 ・小問数…20問
解答形式	解答のみを記入する問題のほかに，記述問題や作図が見られる。
実際の問題用紙	縦約270mm×横約195mm，小冊子形式
実際の解答用紙	縦約270mm×横約390mm

◆出題傾向と内容

▶過去３年の出題率トップ３
１位：表とグラフ13％　２位：角度・面積・長さ，構成・分割９％
▶今年の出題率トップ３
１位：表とグラフ19％　２位：角度・面積・長さ，構成・分割，場合の数13％

試験時間に対して総小問数が多めで，ややいそがしい試験といえます。ただし，複雑な計算を必要とする問題はほとんどないので，短い試験時間内で正確にてきぱきと解き進めることが合格へのカギとなりそうです。

内容的には，算数の思考力を問う，意欲的な問題が多く出されます。ストレートな基本問題はあまり見られず，かといって難問奇問も見あたりません。分野別に見ると，計算，数の性質，割合と比，図形，特殊算など，あらゆる分野からそれぞれの内容をうまく組み合わせた，バランスのとれた問題構成になっています。

◆対策〜合格点を取るには？〜

まず，基本となる考え方をしっかり身につけることから始めましょう。問題の解き方を公式のように覚えるのではなく，問題を解く筋道をよく理解することが大切です。ノートを用意し，自分の頭で考えて式を一つひとつ積み重ねていくくせをつけてください。

答え合わせのときには，正解・不正解にかかわらず，解説をよく読みましょう。一つの解き方がわかったからといって安心するのでなく，別の解き方はないか，もっと要領のよい解き方はないかを検討してみましょう。また，類題と比較検討することも必要です。

分野＼年度		2024	2023	2022	2021	2020	2019
計算	四則計算・逆算	○	○		○		
	計算のくふう			○	○	○	○
	単位の計算	○		○			
和と差	和差算・分配算					○	
	消去算						
	つるかめ算						
	平均とのべ				○		○
	過不足算・差集め算						
	集まり						
	年齢算						
割合と比	割合と比		○	○	○	○	
	正比例と反比例		○	○			
	還元算・相当算			○			○
	比の性質						
	倍数算						
	売買損益			○			
	濃度		○			○	
	仕事算						
	ニュートン算						
速さ	速さ		○	○	○		
	旅人算	○				○	○
	通過算						
	流水算						
	時計算						
	速さと比						
図形	角度・面積・長さ	◎	○	◎	◎	●	●
	辺の比と面積の比・相似				○	◎	○
	体積・表面積				○		
	水の深さと体積		○		○	○	
	展開図	○		○	○	○	○
	構成・分割	◎	○	○	●	●	◎
	図形・点の移動	○		○			
表とグラフ		●	◎	●	◎	○	○
数の性質	約数と倍数						○
	N進数						
	約束記号・文字式						
	整数・小数・分数の性質	○	◎	○		●	
規則性	植木算						
	周期算		○		○		○
	数列			○		○	○
	方陣算						
	図形と規則	○	○				
場合の数		◎	◎	○	○	◎	◎
調べ・推理・条件の整理			○	○	◎		
その他							

※　○印はその分野の問題が１題，◎印は２題，●印は３題以上出題されたことをしめします。

社会　出題傾向＆対策

◆基本データ（2024年度）

試験時間／満点	理科と合わせて40分／25点
問題構成	・大問数…６題 ・小問数…17問
解答形式	記号選択や適語の記入のほかに，記述問題も数問出題されている。
実際の問題用紙	縦約270mm×横約195mm，小冊子形式
実際の解答用紙	縦約270mm×横約390mm

◆出題傾向と内容

本校の社会は，地理・歴史・政治の各分野からまんべんなく出題されており，総合問題なども見られます。問題数が少なく，解答形式がほとんど記号選択であることから，一見やさしい問題のように見えます。しかし，一つひとつが複数のことがらをからめた重量感のある設問になっているので，しんちょうに答えを導き出さなければなりません。

●地理…地図の読み取り，地勢と気候，資源，農林・水産業，工業地域，貿易といった各分野の問題のほか，東京および近県をあつかった問題がよく見られます。

●歴史…特定の時代や人物に的をしぼった問題のほか，政治・文化・産業・外交などの歴史の問題がめだちます。また，地図上の位置を問うものや史料を読み取るものも多く出題されます。

●政治…憲法，三権のしくみ，地方自治，国際連合などの出題が多いですが，時事的なテーマを題材とした総合問題が出題されることもあります。

分野＼年度			2024	2023	2022	2021	2020	2019
日本の地理		地図の見方		○	★	○		○
		国土・自然・気候	★	○	○	★		
		資源					○	★
		農林水産業		○	○		○	★
		工業		○				
		交通・通信・貿易	★					★
		人口・生活・文化	★	○			○	○
		各地方の特色				★	★	
		地理総合	★	★	★	★	★	
世界の地理			○					
日本の歴史	時代	原始～古代	○	○	○	○	○	○
		中世～近世	○	○	○	○	○	
		近代～現代	○	○	★		★	★
	テーマ	政治・法律史						
		産業・経済史	★					
		文化・宗教史						
		外交・戦争史						○
		歴史総合	★	★	★	★	★	
世界の歴史								
政治		憲法	○			○	○	
		国会・内閣・裁判所	○		○	★	★	
		地方自治						○
		経済						
		生活と福祉					○	
		国際関係・国際政治						
		政治総合	★					
環境問題						★		
時事問題				★				★
世界遺産								
複数分野総合				★	★		★	★

※　原始～古代…平安時代以前，中世～近世…鎌倉時代～江戸時代，近代～現代…明治時代以降
※　★印は大問の中心となる分野をしめします。

◆対策～合格点を取るには？～

本校の場合，選択式の設問の中に，「間違っているものを選べ」といったような，うっかりミスをおかしやすい解答形式のものが出題されることがあります。試験場ではよく問題文を読み，落ち着いて答えることが大切です。

各分野別では，次の点に注意が必要です。地理では農業・工業・貿易がポイントですが，地図上の位置に関係しているものが多いので，地名・都市名を記憶し，その場所が地図上のどこに位置しているのか，白地図で確認しておいてください。また，地形図・分布図や統計グラフを読み取る力も必要です。これには教科書・参考書のほか，年鑑などを活用するとよいでしょう。歴史では，教科書や参考書を読みながら自分で年表をつくると効果的です。それぞれの分野ごとにらんをつくり，ことがらを書きこんでいくのです。そして，自作の年表を手もとにおいて，もう一度，教科書や参考書を読んでみてください。理解度がちがうはずです。政治では，なんといっても，基礎となる憲法をしっかりおさえることがポイントです。時事問題については，ふだんから新聞やテレビのニュースに接するように努めることが大切です。

理科　出題傾向＆対策

◆基本データ（2024年度）

試験時間／満点	社会と合わせて40分／25点
問題構成	・大問数…４題 ・小問数…10問
解答形式	記号選択や用語の記入などが中心となっている。記述問題などは出ていない。
実際の問題用紙	縦約270mm×横約195mm，小冊子形式
実際の解答用紙	縦約270mm×横約390mm

分野＼年度		2024	2023	2022	2021	2020	2019
生命	植物	★				○	★
	動物				★	○	
	人体						
	生物と環境					○	
	季節と生物		★	★		★	
	生命総合						
物質	物質のすがた						
	気体の性質			○			
	水溶液の性質				★		
	ものの溶け方		★	★		★	
	金属の性質						
	ものの燃え方	★		★			★
	物質総合						
エネルギー	てこ・滑車・輪軸				★		★
	ばねののび方						
	ふりこ・物体の運動		★				
	浮力と密度・圧力						
	光の進み方						★
	ものの温まり方						
	音の伝わり方						
	電気回路	★		★		★	
	磁石・電磁石						
	エネルギー総合						
地球	地球・月・太陽系	★		★	★		★
	星と星座						
	風・雲と天候					★	
	気温・地温・湿度	○					
	流水のはたらき・地層と岩石		★		★		
	火山・地震						
	地球総合						
実験器具							
観察							
環境問題							
時事問題							
複数分野総合							

※　★印は大問の中心となる分野をしめします。

◆出題傾向と内容

内容的に難解なものはなく，標準的な良問がそろっています。設問は実験・観察・観測にもとづくものが多く，計算問題も見られます。また，選択式の問題では選択肢が多く似かよっている場合がよくあるので，注意が必要です。

出題分野については，各分野からまんべんなく取り上げられており，「毎年かならず出る単元」といったものはありません。また，けんび鏡やアルコールランプといった実験器具の使い方に関する問題もときどき顔を見せています。

●生命…季節と生物に関するものがよく見られるほか，動植物のからだのつくりと成長なども取り上げられています。

●物質…物質と変化からまんべんなく出題されています。

●エネルギー…近年，電気の問題や，てこの問題が頻出している点が注目されます。

●地球…天体がよく出されていますが，流れる水のはたらきや地層のでき方などの地形分野からの出題も見られます。

◆対策～合格点を取るには？～

本校の理科の問題の多くは，知識だけで答えられるものではなく，実験・観察・観測の結果を総合的に分析して，筋道をたてて思考していく必要のあるものばかりです。したがって，対策としては，つぎの４点があげられます。①自分で観察や実験を積極的に行い，その結果を表やグラフを活用しながらまとめておく。②基本的な知識を確実にするために，教科書をよく読み，ノートをきちんと整理しておく。③法則や公式はただ覚えるのではなく，どのように使えばいいかという応用力を身につける。④過去に出題された実験・観察問題を分類・整理して，今後の出題の可能性を検討してみる。以上，対策をあげてみましたが，深く理解するためにははば広い知識が必要で，基礎的な知識が多ければ多いほどいろいろな考え方ができ，問題解決に大いに役立ちます。この意味で知識を暗記することもけっして無視できません。

全問題とも，実験・観察がらみということから，学校の授業での実験・観察にすすんで取り組み，基礎的な原理や法則を確実に自分のものにする努力が必要です。さらに，身近な自然現象に深い関心をよせ，「なぜそうなるのか」という疑問をそのままにしないことも大切です。

国語　出題傾向＆対策

◆基本データ（2024年度）

試験時間／満点	40分／50点
問題構成	・大問数…２題 　文章読解題２題 ・小問数…15問
解答形式	記号選択と本文中のことばの書きぬきのほかに，適語の記入や記述問題も出題されている。漢字は書き取り問題が２問見られる。
実際の問題用紙	縦約196mm×横約271mm，小冊子形式
実際の解答用紙	縦約271mm×横約391mm

◆出題傾向と内容

▶近年の出典情報（著者名）
説明文：市橋伯一　森　由民　入倉　隆
小　説：万城目学　あさだりん　眞島めいり

●読解問題…説明文と物語文が１題ずつ取り上げられているほか，資料読解題が出されることもあります。設問内容は，説明文では，文章の読解を中心に，語句の穴埋めや説明，段落区分，大意・要旨，接続語など，物語文では，登場人物の性格・心情のはあく，適語のそう入など，資料読解題では，グラフからの読み取りが見られ，総合的な国語力がためされます。

●知識問題…漢字の書き取り，熟語，慣用句・ことわざ，ことばのきまりなどの問題が，読解問題中で取り上げられています。

◆対策～合格点を取るには？～

本校の国語は，出題形式がかなりパターン化されており，特別な練習が必要な難問はありません。漢字の書き取りや語句の問題にも特殊なものは出題されていません。いろいろな参考書に手を出すよりは，総合的な問題集を一冊しっかりと仕上げることを心がけましょう。文章も問題も難しくないので，本番でこわいのは「時間切れ」と「うっかりミス」です。時間配分を意識しながら，問題文を最後までよく読み，落ち着いて解答するようにしましょう。

資料読解題については，「資料から何が読み取れるか」を意識して取り組むほか，ふだんから問題意識を持ち，自分の考えをまとめる練習をしておくとよいでしょう。

分野＼年度			2024	2023	2022	2021	2020	2019
読解	文章の種類	説明文・論説文	★	★	★	★	★	★
		小説・物語・伝記	★	★	★	★	★	★
		随筆・紀行・日記						
		会話・戯曲						
		詩						
		短歌・俳句						
	内容の分類	主題・要旨	○	○	○	○	○	○
		内容理解	○	○	○	○	○	○
		文脈・段落構成				○		
		指示語・接続語				○	○	○
		その他	○	○		○	○	○
知識	漢字	漢字の読み						
		漢字の書き取り	○	○	○	○	○	○
		部首・画数・筆順						
	語句	語句の意味	○	○	○		○	○
		かなづかい						
		熟語						
		慣用句・ことわざ						○
	文法	文の組み立て						
		品詞・用法						
		敬語						
	形式・技法							
	文学作品の知識							
	その他							
	知識総合							
表現	作文							
	短文記述							
	その他							
放送問題								

※　★印は大問の中心となる分野をしめします。

2024年度 筑波大学附属中学校

【算　数】（40分）〈満点：50点〉

（注意）定規，コンパス，分度器などは机の上に出してはいけません。えんぴつまたはシャープペンシル，消しゴムだけを机の上に出しなさい。

1 次の各問いに答えなさい。

(1) $4\frac{3}{16}+\frac{13}{16}\div 3\frac{1}{4}-3$ を計算しなさい。

(2) 整数Aを５でわり，その商の小数第一位を四捨五入すると27になります。また，整数Aを８でわり，その商の小数第一位を切り捨てると16になります。このとき，Aにあてはまる整数は全部でいくつありますか。

(3) えんぴつ136本，消しゴム187個，ノート343冊があります。これらを何人かの子どもにそれぞれ同じ数ずつ分けると，えんぴつは８本不足し，消しゴムは７個あまり，ノートは19冊あまりました。分けるときは，子どもの人数よりも多くあまりがでないように分けています。このとき，子どもの人数は何人ですか。

(4) 右の図は，正方形ABCDの紙をAEを折り目として折ったものです。直線BDとBCによってできる角の大きさが12度のとき，図の㋐の角度を求めなさい。

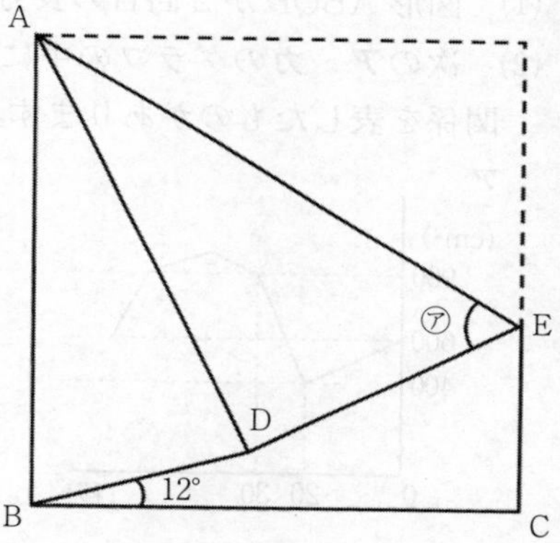

(5) 縦の長さが200mm，横の長さが300mmの用紙があり，その重さは3.6ｇです。この用紙$1\,\mathrm{m}^2$の重さは何ｇですか。

(6) 下の図のように，半径３cmの円を規則的にならべて，そのまわりの長さがもっとも短くなるように囲んだ図形を考えます。図形のまわりの長さ（図の太線部分）が初めて５ｍより大きくなるのは，何番目の図形ですか。ただし，円周率は3.14とします。

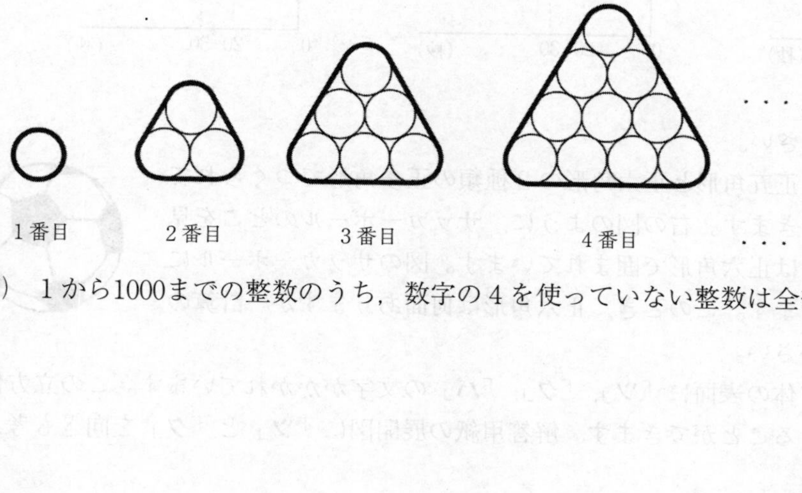

(7) １から1000までの整数のうち，数字の４を使っていない整数は全部でいくつありますか。

2　下の**図１**のように，長方形 ABCD の辺上を点Ｐ，Ｑが一定の速さで動きます。点Ｐは点Ａを出発して AD 上を，点Ｑは点Ｃを出発して CB 上を，それぞれ１回だけ往復します。このとき，点Ｑの方が，点Ｐよりも速く動きます。２つの点Ｐ，Ｑは，点Ａ，Ｃを同時に出発し，もとの点に戻るまで動きました。

図２は，２つの点Ｐ，Ｑが出発してからの時間と図形 ABQP の面積の関係を途《と》中まで表したものです。

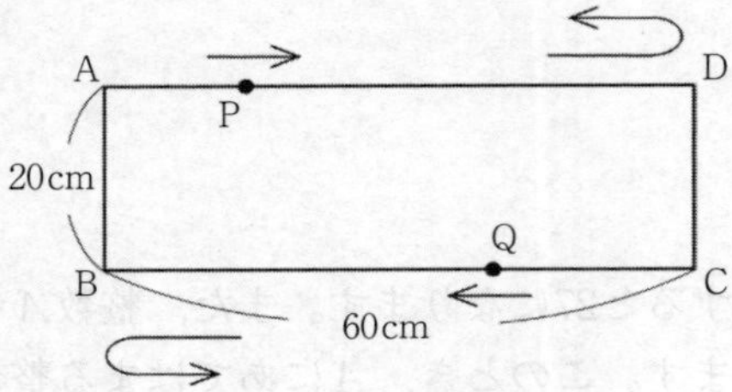

図１

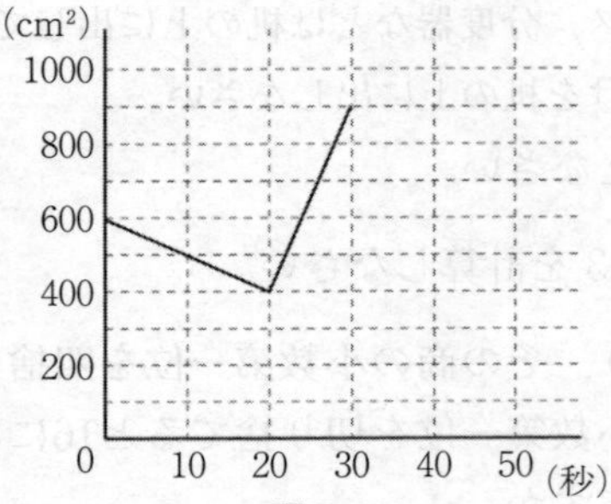

図２

(1)　図形 ABQP が２回目の長方形になるとき，図形 ABQP の面積を求めなさい。

(2)　次の**ア**～**カ**のグラフの中に，２つの点Ｐ，Ｑが出発してからの時間と図形 ABQP の面積の関係を表したものがあります。正しいものを選びなさい。

ア

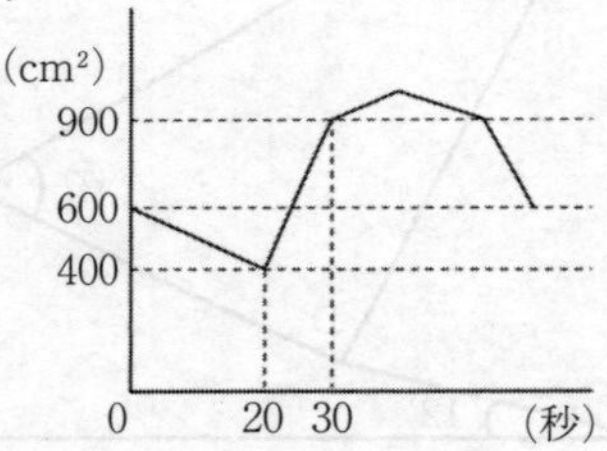

イ

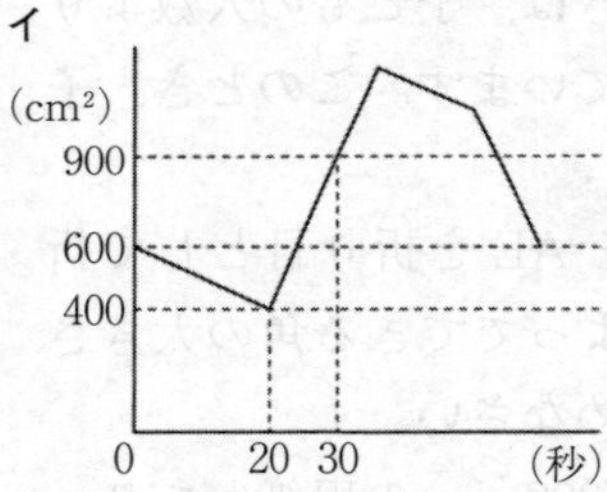

ウ

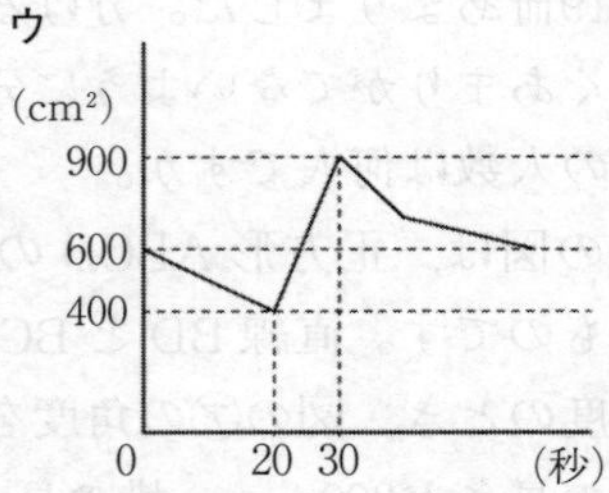

エ

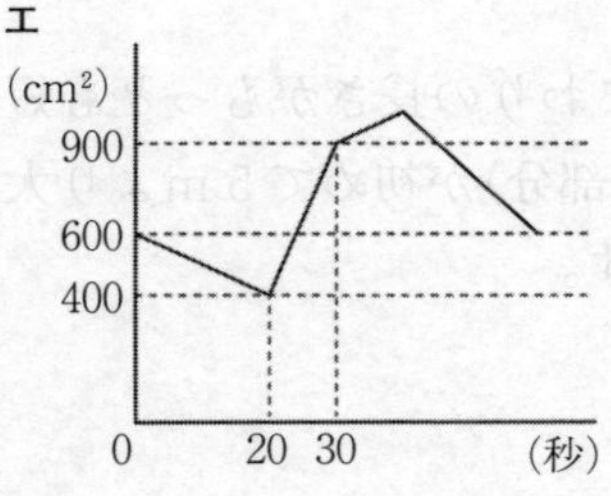

オ

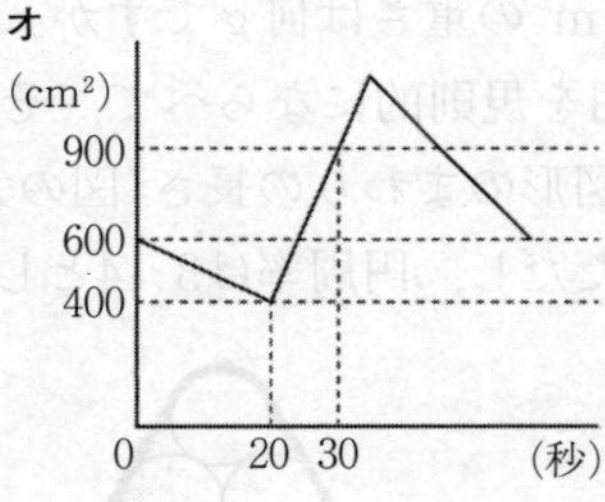

カ

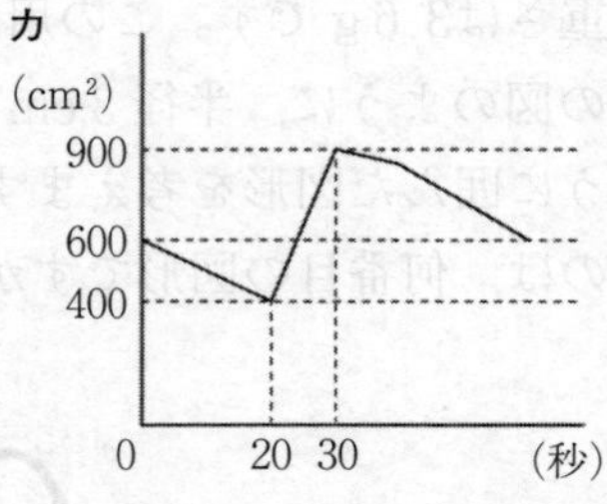

3　次の各問いに答えなさい。

(1)　サッカーボールは，正五角形と正六角形の２種類の正多角形でつくられていると考えることができます。右の図のように，サッカーボールのどこを見ても，正五角形の周りは正六角形で囲まれています。図のサッカーボールには正五角形が12面あります。このとき，正六角形は何面ありますか。計算の過程や考え方も書きなさい。

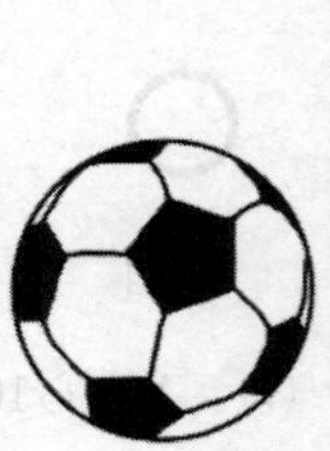

(2)　**図１**のように，立方体の表面に「**ツ**」，「**ク**」，「**バ**」の文字がかかれています。この立方体は，**図２**の展開図からつくることができます。解答用紙の展開図に「**ツ**」と「**ク**」を向きも考えて

正しくかきなさい。

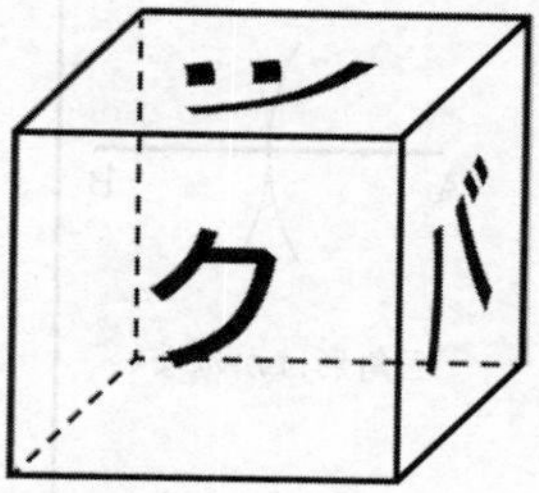

図1

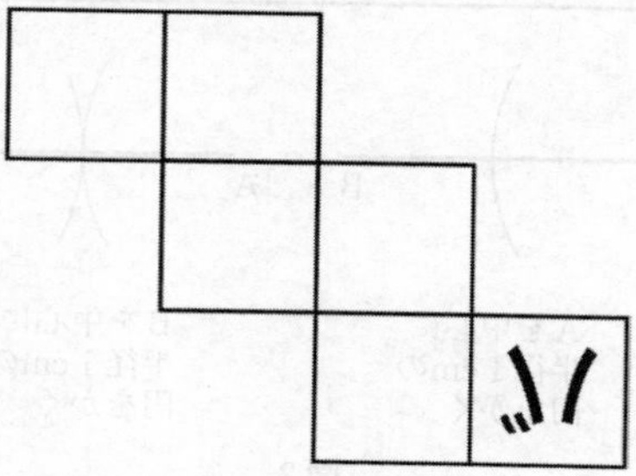

図2

(3)　直方体の水そうに入っている一匹の魚の動きを観察しました。正面BFGCから見ると，**図1**の太線（━━）のように点Bから点Gまで動いているように見えました。また，上面ABCDから見ると，**図2**の太線（━━）のように点Bから点Dまで動いているように見えました。このとき，右側面CGHDから見ると，魚の動きはどのように見えますか。魚の動きを表す線を解答用紙の図にかきなさい。

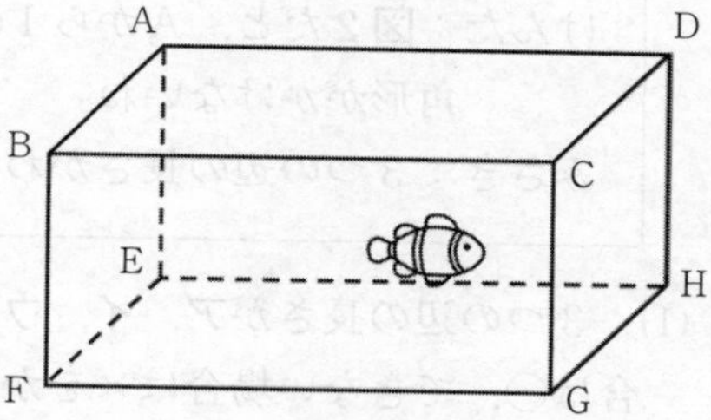

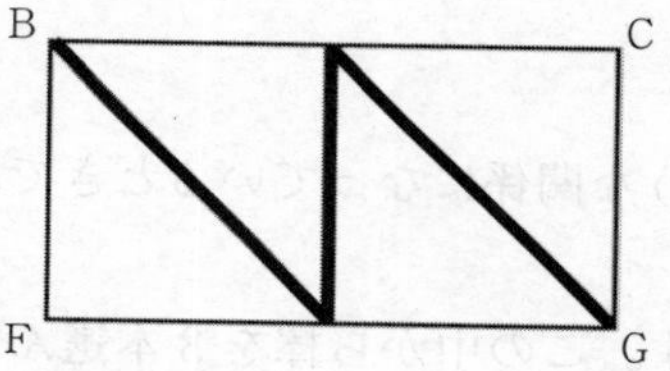

図1

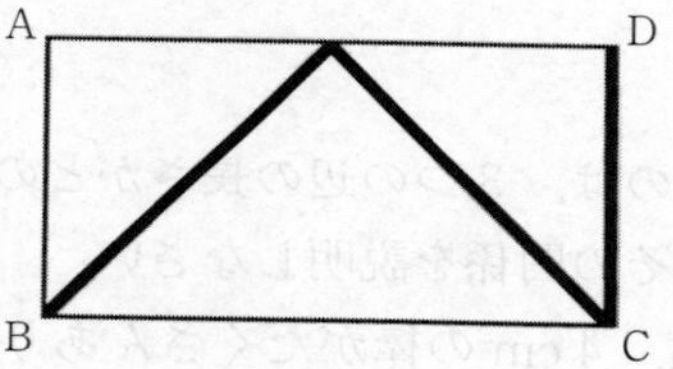

図2

4　たろうさんは，算数の授業で３つの辺の長さが決まると三角形が１つに決まることを学習しました。そこで，いろいろな辺の長さで三角形をかいてみることにしました。

たろう：３つの辺の長さがすべて同じ長さだったら，正三角形がかけるね。
けんた：３つの辺の長さがすべて「１cm」の場合で考えてみよう。
みさき：**図１**のような順番でかくことができたよ。

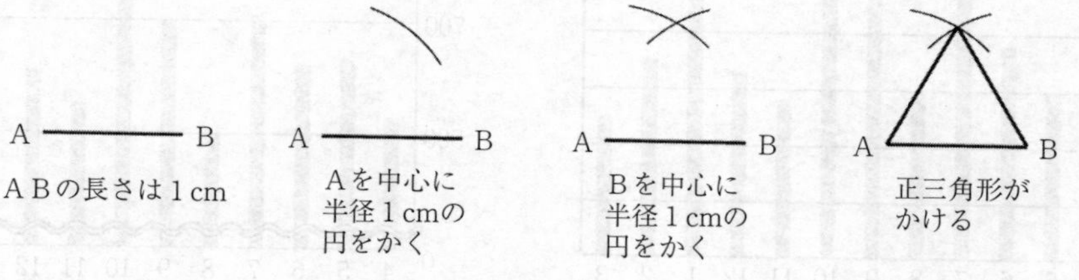

図１

たろう：３つの辺の長さがすべて同じ長さではない場合はどうかな。
けんた：３つの辺の長さが「１cm，１cm，２cm」の場合で考えてみよう。

みさき：**図２**のような順番でかいたよ。

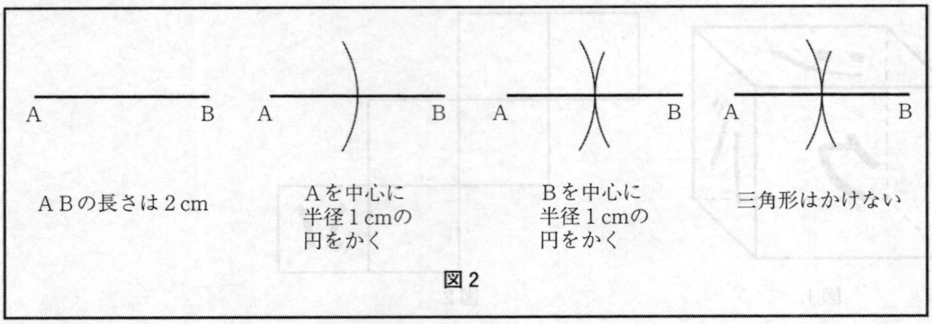

図２

けんた：**図２**だと，Ａから１cm，Ｂから１cmだから，コンパスを使って円をかいても三角形がかけないね。

みさき：３つの辺の長さがわかっていても三角形がかけないときもあるんだね。

(1)　３つの辺の長さが**ア**，**イ**，**ウ**のとき，三角形をかくことはできますか。かくことができる場合は○，できない場合は×をかきなさい。

ア　1cm，2cm，2cm

イ　1cm，2cm，3cm

ウ　2cm，2cm，3cm

(2)　三角形をかくことができるのは，３つの辺の長さがどのような関係になっているときであると考えることができますか。その関係を説明しなさい。

(3)　長さが1cm，2cm，3cm，4cmの棒がたくさんあります。この中から棒を３本選んで三角形を作ります。作ることができる三角形の種類は全部で何種類ですか。ただし，合同な三角形は同じものとします。

5　さくら小学校のたろうさんとみさきさんは，ひまわり小学校の図書委員会との交流会に出席しました。交流会では，さくら小学校とひまわり小学校が，下の図のように，それぞれの図書館の１年間の月別来館者数を棒グラフにまとめて，発表し合いました。

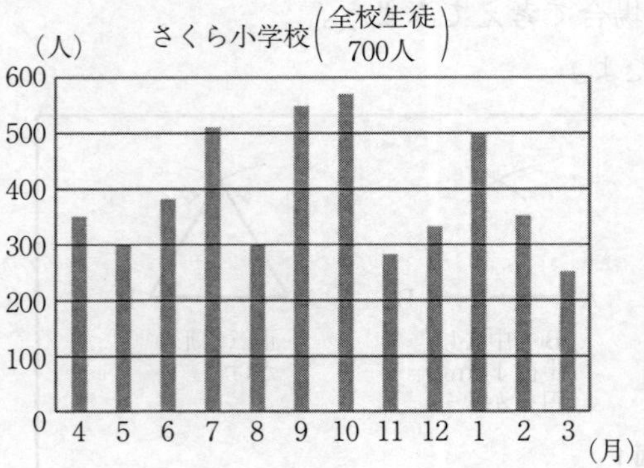

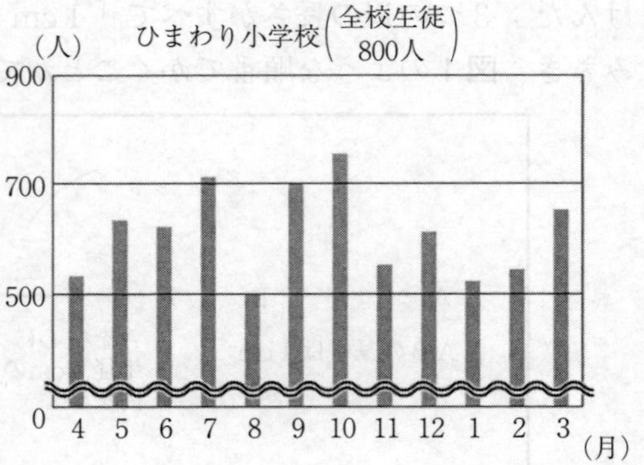

たろう：さくら小学校，ひまわり小学校のそれぞれの①グラフの特徴《ちょう》を見てみようよ。
みさき：来館者数が月別で棒グラフを使って表されていると，簡単に月別来館者数を把握《はあく》することができるね。
たろう：２つの小学校のグラフの特徴を比べてみることもできそうだよ。
みさき：８月に比べて９月の来館者数はどちらの学校も大きく増加していそうだね。
たろう：２つの小学校の来館者数は，このグラフのままだと比べにくいね。
みさき：そうだね。ひまわり小学校の人と協力して②グラフを作りかえてみるのはどうかな。

(1)　下線部①について，さくら小学校とひまわり小学校の棒グラフから読み取れることとして正しいものを次の**ア**～**オ**の中からすべて選びなさい。

ア　さくら小学校は，１年のうち４つの月で来館者数が400名をこえている。
イ　さくら小学校は，前の月よりも来館者数が少なくなった月が５回ある。
ウ　ひまわり小学校の９月の来館者数は８月の来館者数の２倍である。
エ　ひまわり小学校は，年間の来館者数が6500人をこえている。
オ　どちらの小学校も10月の来館者数が１年の中で一番多いが，さくら小学校とひまわり小学校を比べると，さくら小学校の方が10月の来館者数が多い。

(2)　下線部②について，みさきさんは，ひまわり小学校の図書委員と協力して棒グラフを作りかえようと提案しています。さくら小学校とひまわり小学校の月別来館者数のそれぞれの変化の様子を比べやすくするために，２つの棒グラフをどのように作りかえるとよいかを説明しなさい。なお，グラフのおおよその形をかいて説明してもかまいません。

6　さくら小学校の体育の授業で，上体起こしとソフトボール投げの記録をとりました。

(1)　次の**上体起こしの記録**は，ある学級の生徒16人が上体起こしを30秒間行ったときの結果を，回数の少ない方から順にならべたものです。**上体起こしの記録**をもとに，中央値と最頻《ひん》値を求めなさい。

上体起こしの記録

7　8　9　10　12　15　17　18　19　19　21　22　22　22　25　26

(2)　(1)の**上体起こしの記録**を下の度数分布表に整理します。このとき，人数が最も多い階級の度数を答えなさい。

記録（回）	人数（人）
7以上～11未満	
11　～15	
15　～19	
19　～23	
23　～27	
合計	16

(3)　はるかさんとみさきさんは，授業で行ったソフトボール投げの結果を記録しました。その記録をもとに次のようなヒストグラムを作りました。例えば，これらのヒストグラムから，二人とも15m以上17m未満の距離《り》を１回投げたことがわかります。

はるかさんのヒストグラム

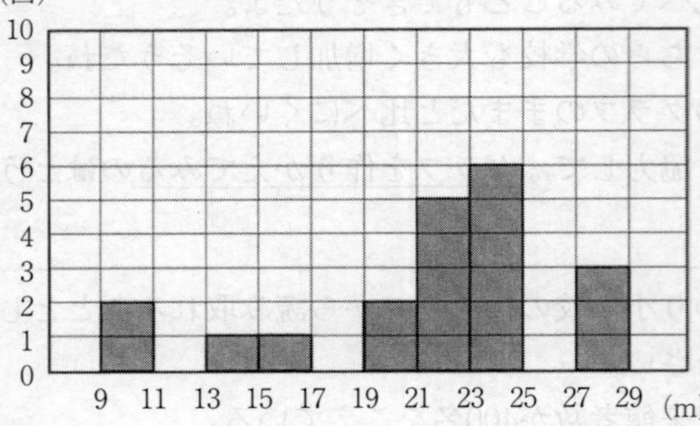

みさきさんのヒストグラム

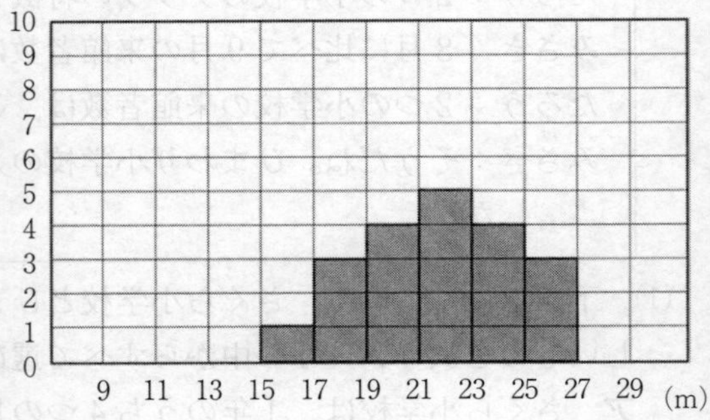

もし，この二人がもう１回ずつ記録をとったら，どちらの方がより遠くへボールを投げられそうかを，二人のヒストグラムをもとに考えます。

二人のヒストグラムを比較《かく》して，そこからわかる特徴をもとに，次の１回でより遠くへボールを投げられそうな方を選ぶとすると，あなたはどちらを選びますか。下の**ア**，**イ**の中からどちらか一方を選びなさい。また，それを選んだ理由を，二人のヒストグラムの特徴を比較して説明しなさい。

ア　はるかさん
イ　みさきさん

【社　会】（理科と合わせて40分）〈満点：25点〉

1　筑波《つくば》さんは，家族で日本全国の島めぐりをしようとしていますが，現在，訪れることができない島々があることに気づきました。次の**資料**を見て，後の各問いに答えなさい。

資料

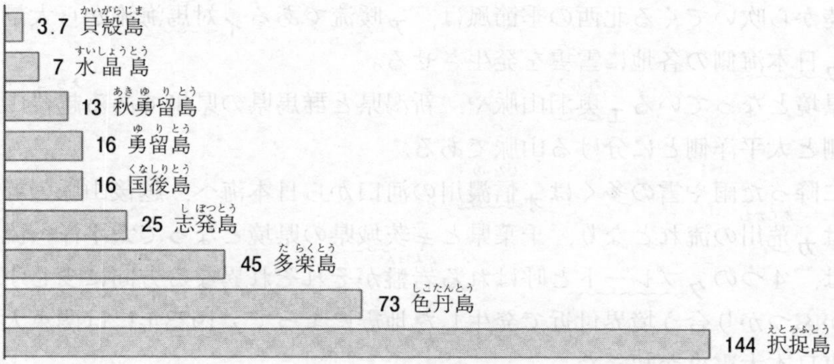

※数字は，本土から島までの距離《きょり》(km)

(1)　筑波さんは，択捉島，色丹島，国後島の名前は知っていましたが，それ以外の島々の名前はよく知りませんでした。上の**資料**のうち，択捉島，色丹島，国後島以外の島々をまとめて何と言いますか。**ひらがな8字**で書きなさい。

(2)　竹島《たけしま》と上の**資料**の島々には共通することがらがありますが，それは尖閣《せんかく》諸島にはあてはまりません。竹島と**資料**の島々に共通することがらを簡単に説明しなさい。

2　次の**図1～3**を見て，後の各問いに答えなさい。

図1

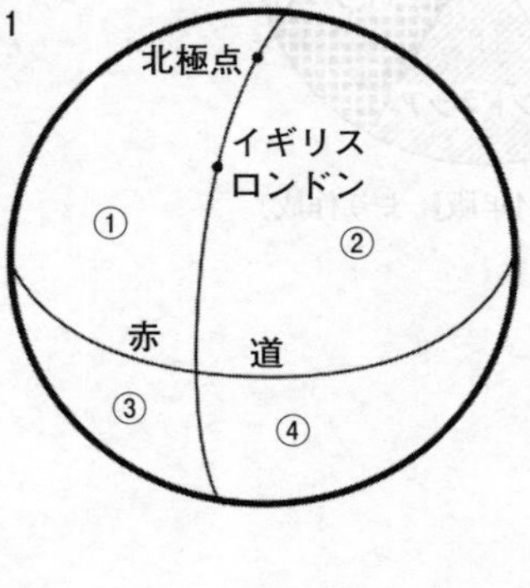

図2

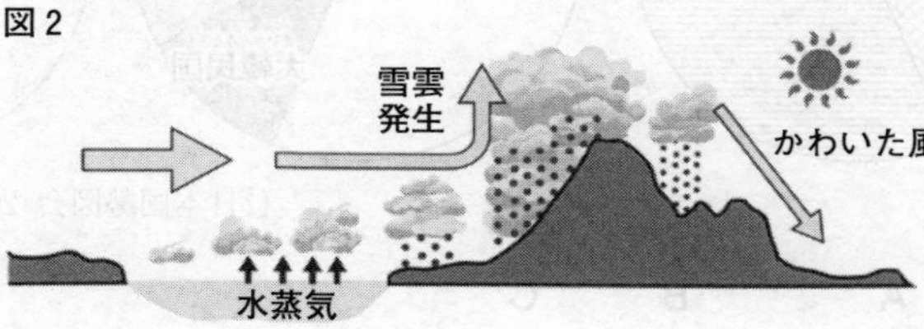

図3

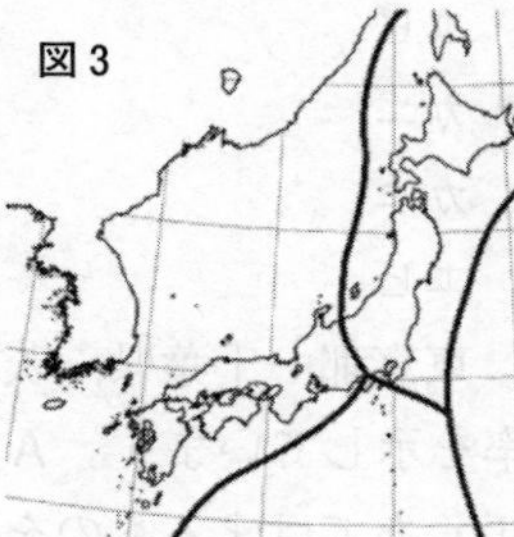

(1)　**図1**の①～④は，東経・西経，北緯《ほくい》・南緯を組み合わせて地球上を区分した4つの地域を示しています。①～④それぞれの地域に国土が一部でも含《ふく》まれている国が1つずつある組み合わせを，次の**ア**～**エ**の中から選びなさい。ただし，国名は五十音順に並べています。

ア　アメリカ合衆国　インド　オーストラリア　ブラジル

イ　アメリカ合衆国　イタリア　サウジアラビア　中華《ちゅうか》人民共和《じんみんきょうわ》国《こく》

ウ　インド　オーストラリア　カナダ　中華人民共和国

エ　イタリア　カナダ　サウジアラビア　ブラジル

(2)　**図2**と**図3**について説明した次の各文の波線部**ア**～**コ**の中から，内容に誤りがあるものを1つ選び，それにあてはまる正しい語句を書きなさい。

・冬にユーラシア大陸から吹いてくる北西の季節風は，ア暖流であるイ対馬《つしま》海流から大量の水蒸気を受け取り，ウ日本海側の各地に雪雲を発生させる。

・秋田県と岩手県の県境となっているエ奥羽《おうう》山脈や，新潟県と群馬県の県境である越後《えちご》山脈は，日本列島を日本海側と太平洋側とに分ける山脈である。

・越後山脈の北西側に降った雨や雪の多くはオ信濃《しなの》川の河口から日本海へ，越後山脈の群馬県側に降った雨や雪はカ荒川《あらかわ》の流れとなり，千葉県とキ茨城県の県境となって太平洋へ流れる。

・日本列島の周辺では，４つのクプレートと呼ばれる岩盤《がんばん》がそれぞれ異なる方向に少しずつ動いている。それらがぶつかり合う境界付近で発生した地震《じしん》によってケ1923年には関東大震災が，2011年にはコ東日本大震災が起きた。

(3)　次の**図4**は，日本が2021年に輸入した魚かい類のうち，金額が大きい上位３品目の輸入相手国とその構成比を示しています。グラフの**A**～**C**にあてはまる品目の組み合わせを，後の**ア**～**エ**の中から選びなさい。

図4

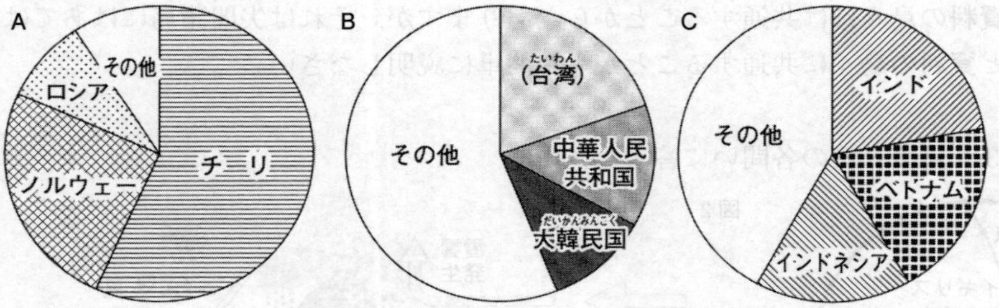

（『日本国勢図会 2023/24年版』より作成）

	A	B	C
ア	ホタテ	タイ	エビ
イ	ホタテ	マグロ	カニ
ウ	サケ・マス	タイ	カニ
エ	サケ・マス	マグロ	エビ

(4)　右の**表**の中の**A**～**D**は，東京都，千葉県，茨城県，福島県のいずれかの※昼夜間人口比率を示しています。**A**～**D**と各都県との組み合わせとして，最もよくあてはまるものを，後の**ア**～**エ**の中から選びなさい。

表　昼夜間人口比率（2020年）

A	88.3
B	97.6
C	100.1
D	119.2

（2020年国勢調査より）

※　昼夜間人口比率は次の式によって求められる。

$$\frac{昼間の人口}{夜間の人口}\times 100$$

昼間の人口とは，そこに住んでいる人口（＝夜間の人口）に他の地域から通勤・通学してくる人数を足し，逆に他の地域へ通勤・通学する人数を引いて求める。

	A	B	C	D
ア	東京都	千葉県	茨城県	福島県
イ	千葉県	茨城県	福島県	東京都
ウ	茨城県	千葉県	東京都	福島県
エ	福島県	茨城県	千葉県	東京都

3 筑波さんは，次のような段落構成でレポートを書く準備をしています。このレポートについて，後の各問いに答えなさい。

〇ある企業《きぎょう》の静岡県島田市にある工場では，これまで関西方面へ１日にトラック20台で製品を出荷していた。これを2024年２月から鉄道コンテナ40個に切り替《か》えるという。その理由を調べたら，２つの意味があることがわかった。

〇１つ目は，「2024年問題」の影響《えいきょう》がある。2024年に国の働き方改革の一環《いっかん》として，長すぎる労働時間を制限する動きが進む。資料１を見ると，他の輸送機関と比較《ひかく》してトラックは〔　あ　〕。そのため「2024年問題」の影響を大きく受けるのである。

〇２つ目に，環境《かんきょう》問題に積極的に取り組む企業が増えていることがある。資料２からわかるように，鉄道はトラックに比べて「環境にやさしい」輸送手段である。鉄道で輸送された商品を示す「エコレールマーク」（右図）がついた商品を選ぶようにするなど，私たち消費者の側も環境への意識や関心が高まっている。

私たちは、環境にやさしい鉄道貨物輸送を推進している企業です。
エコレールマーク

〇今回，トラックから鉄道に切り替える工場がある静岡県島田市は，東京と大阪とを結ぶ幹線鉄道の沿線に位置している。このため，資料３からわかるように，この工場は鉄道への切り替えが容易だと言える。今後も同様の条件がそろっている他の工場で，輸送手段の転換が進むとよいと考える。

(1)　次の資料１から読み取った内容に基づいて，〔あ〕にあてはまる語句を考えて書きなさい。

資料１　10000トンの貨物を輸送するのに必要なトラック，列車，船の数

⇒　10トントラック　1000台

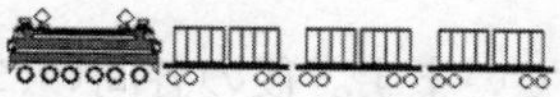
⇒　コンテナ貨物列車　7.7本

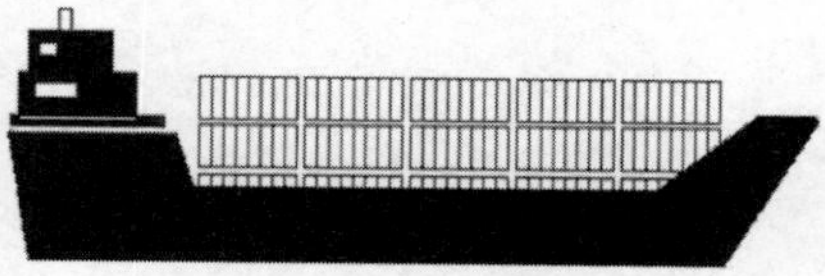
⇒　コンテナ船　0.1～１隻《せき》

※船の大きさによる

(2)　筑波さんは，レポート中の資料２・資料３に，次の**A**～**D**のいずれかの資料を用いようと考えています。レポートの内容に最もふさわしい資料の組み合わせを，後の**ア**～**エ**の中から選びなさい。

A　１トンの荷物を１km輸送する際に排出《はいしゅつ》される二酸化炭素の量　（グラム）

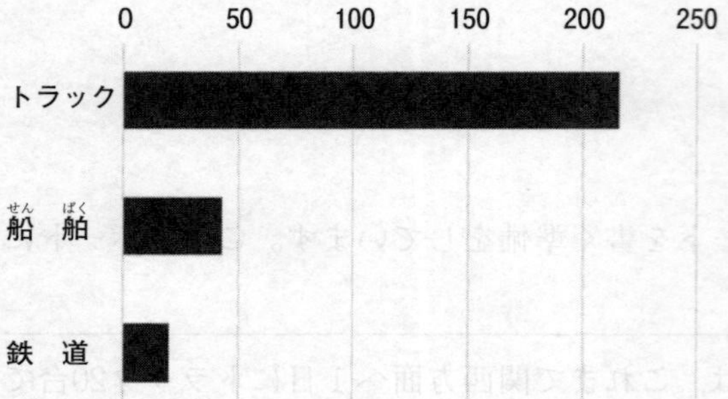

（国土交通省資料による）

B　国内貨物の輸送トン数の推移

（百万トン）

	鉄道	自動車	船舶	航空
1965年	252	2193	180	0.03
1970年	256	4626	377	0.12
1975年	181	4393	452	0.19
1980年	163	5318	500	0.33
1985年	96	5048	452	0.54
1990年	86	6114	575	0.87
1995年	76	6017	549	0.96
2000年	60	5774	537	1.10
2005年	53	4966	426	1.08
2010年	44	4659	367	1.01
2015年	43	4418	365	1.05
2017年	45	4509	360	1.00

（『日本の100年』より）

C　おもな都市間の１日あたりコンテナ貨物列車運転本数

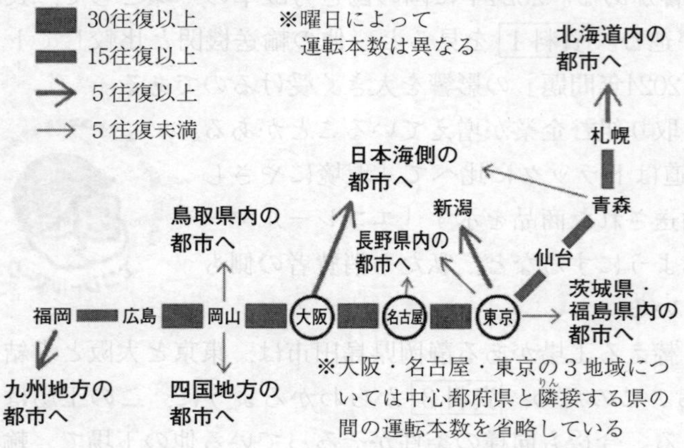

（鉄道貨物協会資料による）

D　国内貨物輸送の輸送機関別割合（2021年）

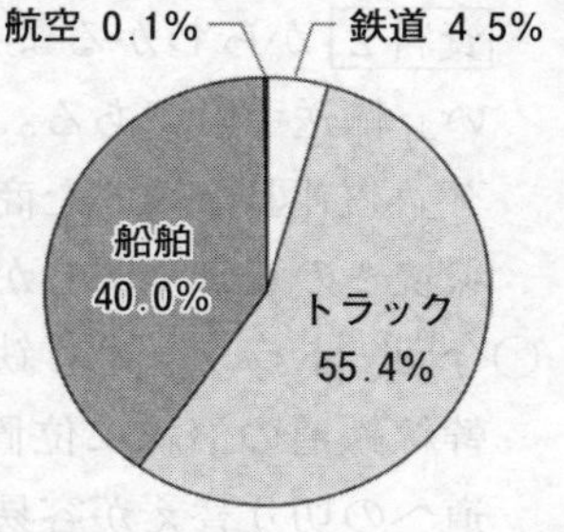

（『日本国勢図会 2023/24年版』より作成）

	資料２	資料３
ア	A	C
イ	A	D
ウ	B	C
エ	B	D

4　筑波さんは次に示した武士の政権について調べたり考えたりしています。後の各問いに答えなさい。

> A　源　頼朝《みなもとのよりとも》が開いた武士の政権
> B　足利尊氏《あしかがたかうじ》が開いた武士の政権
> C　徳川家康《とくがわいえやす》が開いた武士の政権

(1)　上の３つの武士の政権を，長く続いた順に並べ替えて，A～Cの記号で書きなさい。

(2)　筑波さんが調べていくと，Aの前にも武士の政権があったことがわかりました。その政権を代表する人物名を**漢字３字**で書きなさい。

(3)　A，B，Cの政権とその時代の特徴《とくちょう》について班で意見を出したところ，次のような意見が出てきました。後の①，②の問いに答えなさい。

意見

[あ] 政治の中心が関東に移動した。
[い] 天皇と血縁《けつえん》関係を持ち，摂政《せっしょう》や関白として実権を握《にぎ》った。
[う] みずから政治の実権を返上した。
[え] 外国人が新しい宗教を広めた。
[お] 天皇から征夷大将軍《せいいたいしょうぐん》に任命された。
[か] 女性がかな文字を使いはじめ，文学作品が生まれた。
[き] 将軍が15代まで続いた。
[く] ６つの新しい仏教の宗派が日本で開かれた。
[け] この武家政権の後，天皇中心の政治体制となった。
[こ] 大仏や東大寺，また各地に国分寺などが作られた。
[さ] 中国から攻《せ》められた。
[し] 借金を帳消しにするきまりが出された。
[す] 天皇家が２つに分かれて争っていた。

① [あ]～[す]の意見を，筑波さんは次のａ～ｄに分類しようとしています。

a	３つの武家政権すべてにあてはまるもの
b	２つあてはまるもの
c	１つあてはまるもの
d	１つもあてはまらないもの

次の**ア**～**ケ**の中に，正しく分類しているものが**２つ**あります。それらの記号を選び，**アイウエオ**順で書きなさい。

ア [あ]→c　**イ** [う]→b　**ウ** [お]→a　**エ** [か]→c
オ [き]→d　**カ** [く]→b　**キ** [け]→b　**ク** [さ]→a
ケ [し]→d

② 班では[あ]～[す]の意見以外に，「３代将軍がポイントだった」という意見が出ました。筑波さんはその意見があいまいだと感じたので，ｂに分類しようとして「外国とのかかわりを考えた政策を行った」という文をつけ加えました。このとき，**C**の政権が外国とのかかわりを考えて行った政策の**内容**を具体的に書きなさい。また，３代将軍の**名前**を**漢字２字**で書きなさい。

5 筑波さんは，日本橋の歴史を調べています。次の写真や絵を見て，後の各問いに答えなさい。

現在の日本橋

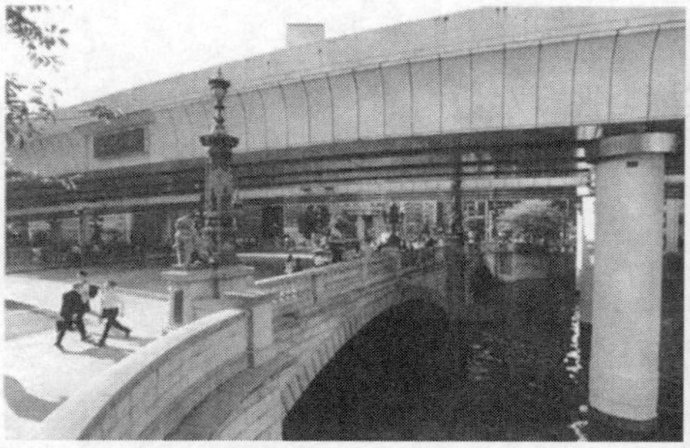

＊日本橋の上を通っているのは
首都高速道路

ア

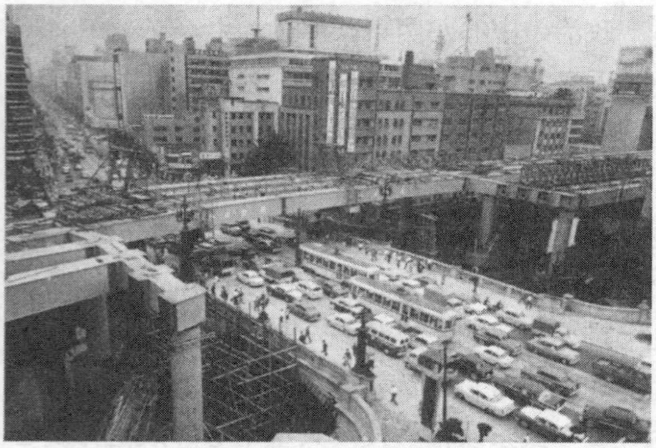

イ

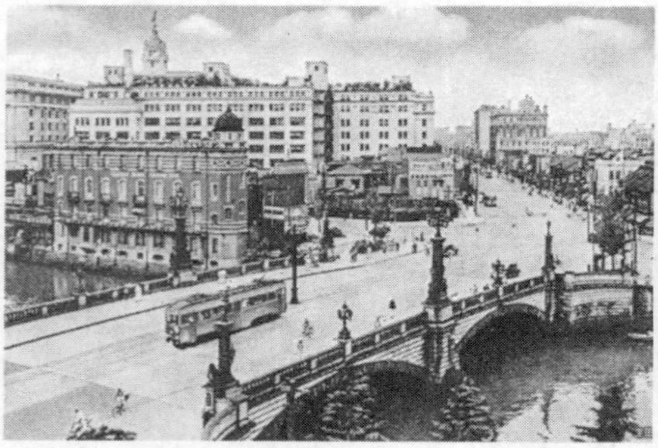

ウ

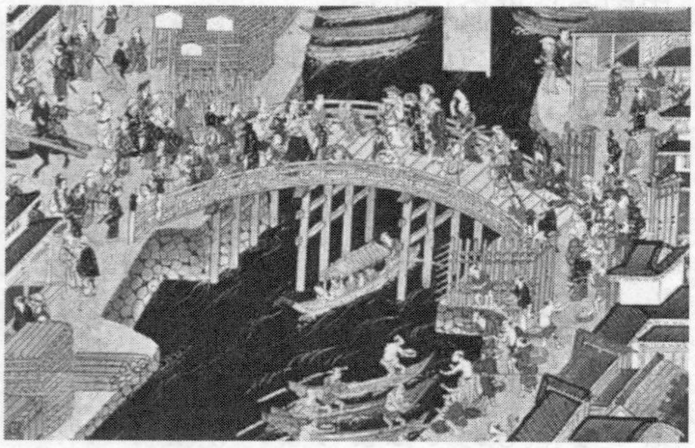

エ

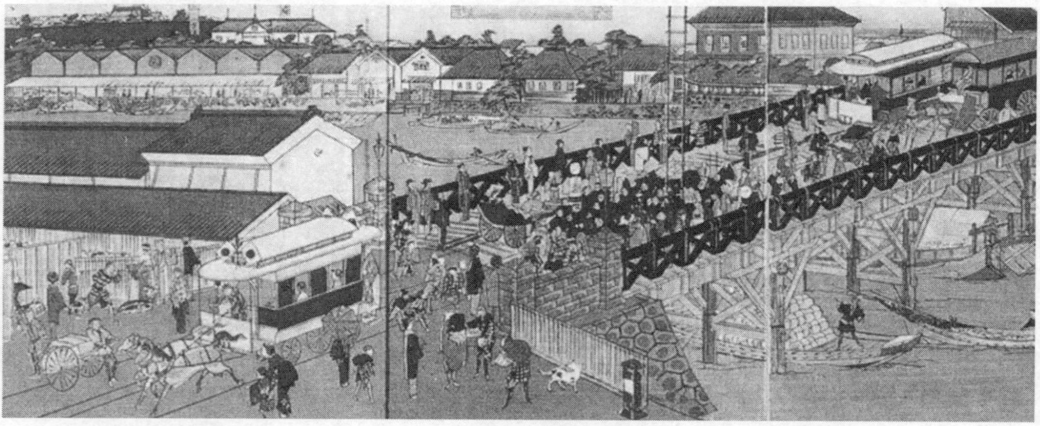

(1) 上の日本橋を示した**ア～エ**を，時代の古い順に並べ替えたとき，**2番目**と**3番目**にくるものをそれぞれ記号で書きなさい。

(2)　次のイラストは，未来の日本橋のイメージを示したものです。現在の交通の利便性を維持《いじ》しながらこのような状態にするためには，どのような工事を行う必要がありますか。下の**資料**を参考にして，具体的に説明しなさい。

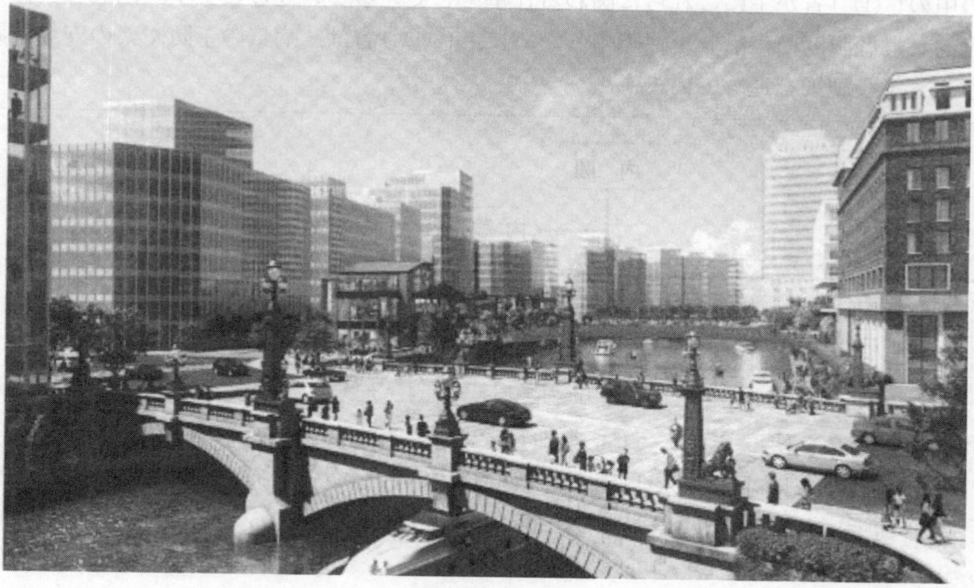

資料

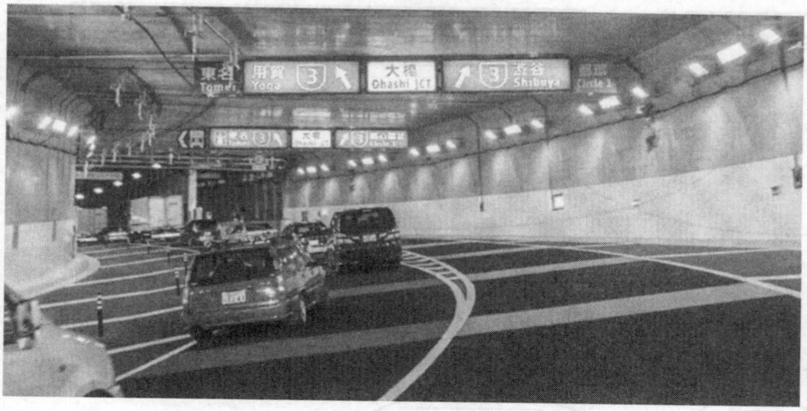

6　社会科の授業において，基本的人権などに関することばが書かれたカードを用いて学習をしました。次の10枚のカードを見て，後の各問いに答えなさい。

健康	教育(学問)	労働(勤労)	選挙	税金	裁判	言論	育児	介《かい》護	信教

(1)　次の**資料１**は，Ａ班がまとめたノートの一部です。(①)にあてはまる省の名前を，後の**図１**の中から選んで書きなさい。

資料1

私たちは，健康・育児・介護の3枚のカードに共通点を見つけました。それは，下の図の中の(①)省が主にこれらに関わる仕事をしているということです。国民の「健康で文化的な最低限度の生活」を保障するために，(①)省は，病気の予防や薬の安全確認などさまざまな施《し》策を進めています。

図1

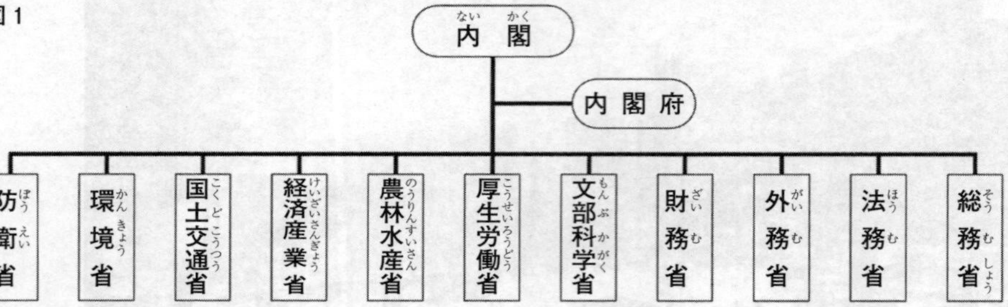

(2)　B班は，次の**図2**を使って，カードを整理していきました。「教育(学問)」，「労働(勤労)」，「言論」，「信教」は，日本国憲法で自由が認められているという共通点があります。「教育(学問)」，「労働(勤労)」，「税金」に共通する，**図2**の(②)にあてはまることばを**漢字2字**で書きなさい。

図2

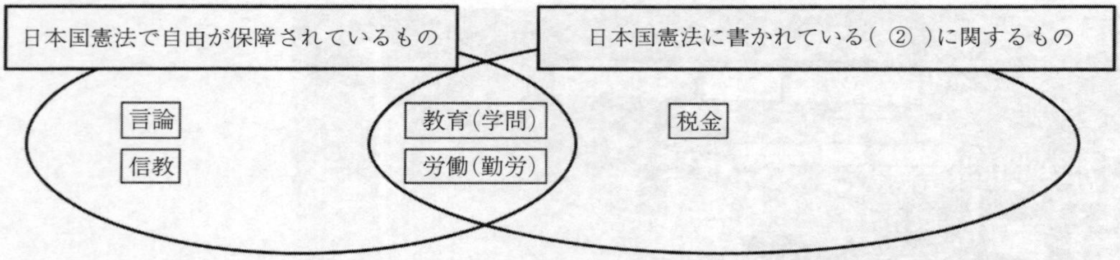

(3)　C班は，「税金によって運営されているもの」というテーマで，次の**図3**を作成して，カードを整理したうえで，**資料2**のような感想をノートにまとめました。**資料2**の(③)にあてはまることばを**漢字2字**で書きなさい。

図3

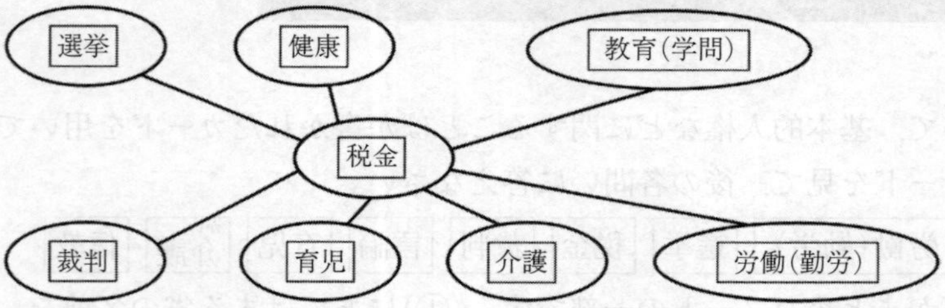

資料2

この図からわかるように，税金はわたしたちの暮らしの様々なところで使われています。税金の使いみちは，(③)で決められます。だからカードにもある選挙権を行使していくことはとても重要です。

(4)　後日，先生は「自由民権運動」の学習の時間に，「以前に使用した10枚のカードのうち，1枚だけを使って，**資料３**の着物の人物が警察官に対して言っているセリフを考えてみましょう」と指示をしました。カードのことばを使って，このシーンにふさわしいセリフを自分なりに考えて，書きなさい。

資料３

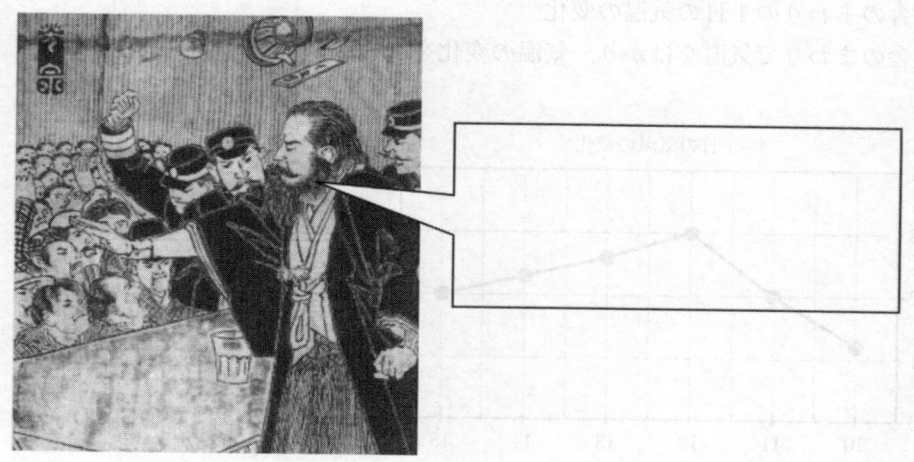

【理　科】（社会と合わせて40分）〈満点：25点〉

1　7月のある日，校舎のまわりの気温やかげのようすについて，次の**実験1**，**実験2**を行いました。この校舎のまわりには建物や樹木はなく，校舎の高さはどこも同じです。これについて，後の問いに答えなさい。

実験1　校舎のまわりの1日の気温の変化

方法　校舎のまわりで気温をはかり，気温の変化を調べる。

結果

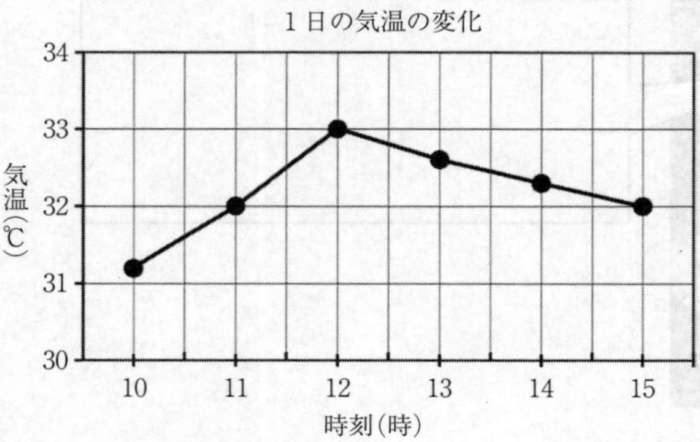

図1

実験2　校舎の中庭のかげのようす

方法　校舎の中庭にできるかげの部分を調べる。

結果　午前6時に校舎のかげが，**図2**のようになっていた。**図3**はこのとき，校舎の上側から見たかげのようすを表している。

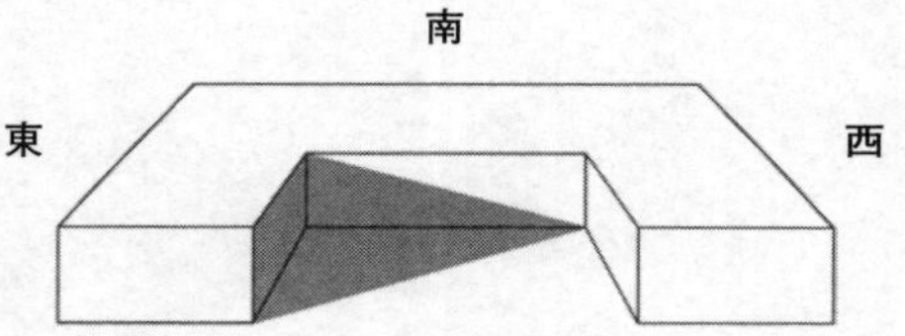

図2

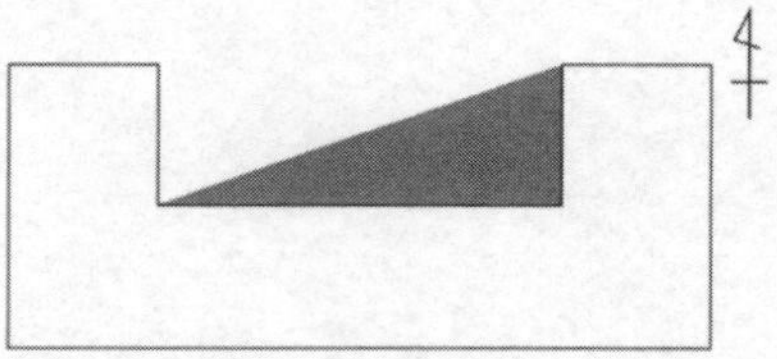

図3

(1)　気温を正しくはかるときには，地面から1.2〜1.5mの高さで，**図4**のように温度計に白い紙でおおいをしてはかります。晴れた日の正午の校庭で，はかり方を次の①，②のように変えた場合，正しくはかったときと比べて，温度はどうなると考えられますか。それぞれ，**高くなる・低くなる・変わらない**のいずれかで答えなさい。

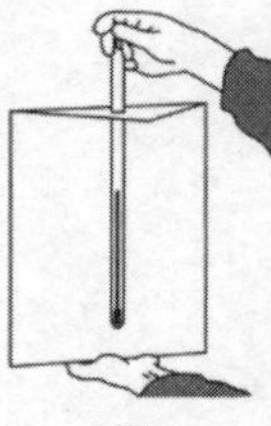

図4

①　白い紙でおおうが，温度計を地面につけてはかる。

②　地面から1.2〜1.5mの高さで，温度計を白い紙でおおわずにはかる。

(2)　**実験1**は，どのような天気の日に**図5**の**A**〜**D**のどこではかったものと考えられますか。あてはまるものとして適当なものを，次の**ア**〜**エ**の中から**2つ**選びなさい。

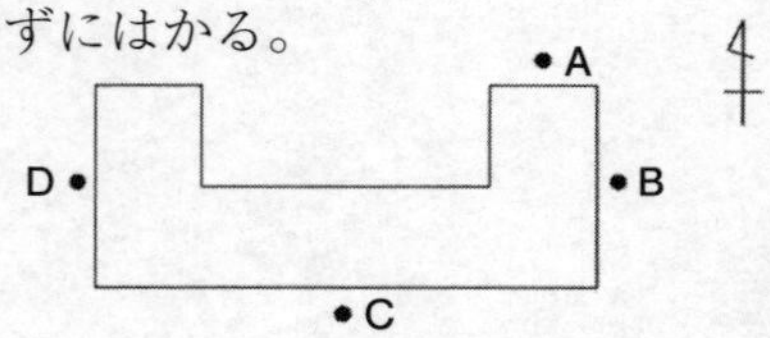

図5

ア　一日中晴れている日に**B**ではかった。

イ　一日中晴れている日に**D**ではかった。

ウ　午前中は晴れていたが，午後からくもった日に**A**ではかった。

エ　午前中は晴れていたが，午後からくもった日に**C**ではかった。

(3)　**実験２**で，午前７時ごろの校舎の上側から見たかげのようすを表したものとして，最も適当な図を次の**ア**～**エ**の中から選びなさい。ただし，灰色の部分はかげができる部分を表しています。

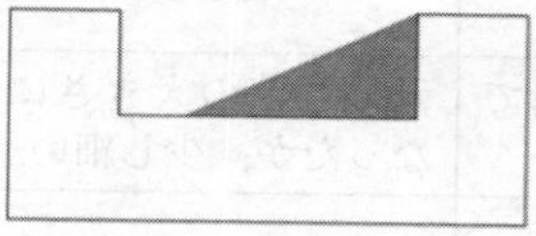

ア

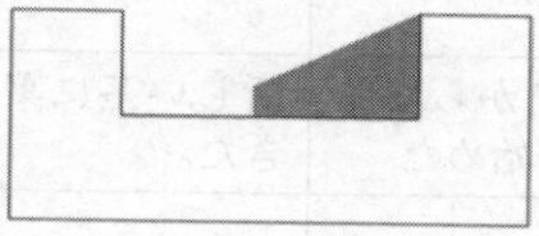

イ

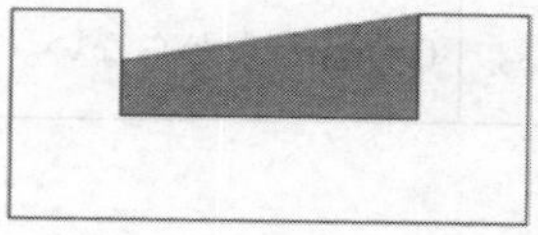

ウ

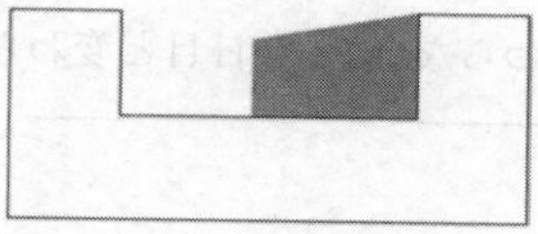

エ

2　次の会話は豆苗《とうみょう》について話しているものです。この会話とひろさんが行った実験について，後の問いに答えなさい。

ひろ：夕食は豆苗のいため物だったね。お父さん，豆苗ってどんな植物なの？

父　：豆苗は，エンドウが発芽して少し育ったものだよ。水だけで育てたものを売っているんだ(**写真１**)。根の上についている丸いものが種子だよ。

ひろ：本当だ。ここから茎《くき》や根がのびているね。茎を切って残ったところ(**写真２**)は捨てないの？

父　：そうだよ。このまま根が水にひたるようにしておくと，再び茎がのびて，葉や茎が食べられるようになるよ。

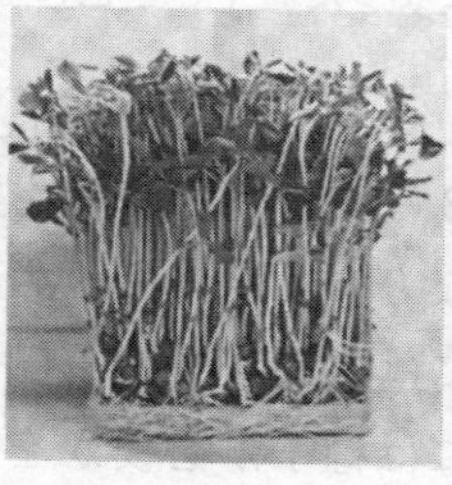

写真１

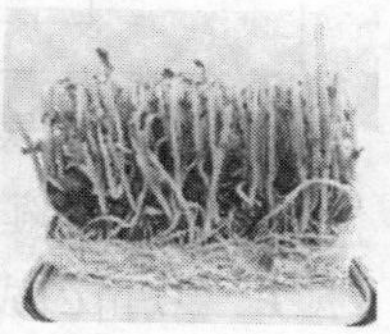

写真２

ひろ：どうして水だけで再び茎がのびるのだろう。確かめたいことがあるから，実験のために新しく豆苗を用意してもいい？

父　：もちろんだよ。

ひろさんが行った実験

実験１

方法　新しく用意した豆苗から種子を10個採取し，半分に切ってヨウ素液をかける。

結果　すべての種子は断面全体が青むらさき色になった。

実験２

方法　新しく用意した豆苗の苗《なえ》を40本取り，種子から約５cmのところで茎を切る。それらを20本ずつ次のA，Bのようにし，根が水にひたるようにしておく。４日ごとに茎の長さと成長

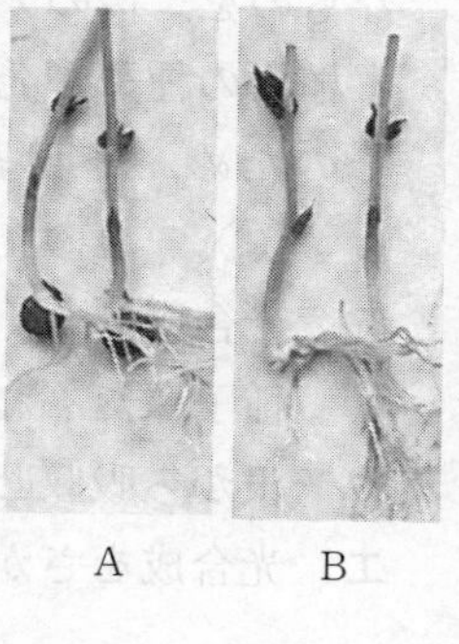

A　　B

のようすを記録する。

A：茎，種子，根がついたままにする。

B：種子だけを取り除く。

結果 茎の長さと豆苗のようす

	日数	0日目	4日目	8日目	12日目
A	茎の長さ（平均）	5 cm	6 cm	10cm	18cm
	豆苗のようす		元の茎の横から新しい茎がのび始めた。	新しい茎に葉が出てきた。	元の豆苗の大きさになったが，少し細い。
B	茎の長さ（平均）	5 cm	5 cm	5 cm	5 cm
	豆苗のようす		0日目と変わらない。	0日目と変わらない。	0日目と変わらない。

実験3

方法　**実験2**のAの種子を4日ごとに採取し，半分に切ってヨウ素液をかける。

結果　ヨウ素液をかけたときの種子の色の変化

0日目	4日目	8日目	12日目
断面全体が青むらさき色になった。	断面全体が青むらさき色になった。	断面の半分くらいが青むらさき色になった。	断面の一部は青むらさき色だが，ほとんどの部分は変化しなかった。

(1)　**実験1**～**実験3**は，それぞれ何を調べるために行ったものですか。一連の実験の流れをふまえて，最も適当なものを次の**ア**～**カ**の中からそれぞれ選びなさい。

ア　豆苗の成長には水が必要かを調べる。

イ　豆苗の成長には種子が必要かを調べる。

ウ　豆苗の成長には種子の養分（デンプン）が使われているかを調べる。

エ　豆苗の主な成分はデンプンであるかを調べる。

オ　豆苗が光合成をしてつくった養分（デンプン）が種子にたくわえられているかを調べる。

カ　買ったばかりの豆苗の種子に養分（デンプン）が残っているかを調べる。

(2)　16日目も豆苗は成長し続けていましたが，**実験3**と同じ方法で種子にヨウ素液をかけても断面の色は全く変化しませんでした。ひろさんは，これまでの実験の結果から，豆苗が成長するしくみを次の文のようにまとめました。文中の空らん①～④にあてはまるものとして最も適当なものを，後の**ア**～**キ**からそれぞれ選びなさい。

植物の種子が発芽するときには（　①　）を使うが，売られている豆苗は（　②　）。そのため，一度茎を切っても水だけで再び茎をのばして成長する。12日目以降の豆苗には（　③　）ので，主に（　④　）を使って成長していると考えられる。

ア　光合成でつくられた養分

イ　種子にたくわえられた養分

ウ　根から吸収した養分

エ　光合成をさかんに行っている

オ　光合成をすることができない

カ　種子に養分が残っている

キ　種子に養分がほとんどない

3　かんなさんは，ものの燃え方と空気の関係について，次の**実験1**～**実験3**を行いました。これについて，後の問いに答えなさい。

実験1　ろうそくは，どのようなときに燃え続けるのだろうか。

方法　図1のように，ねん土にろうそくを立てて火をつけ，**A**～**C**の穴をあけたとう明なびんをかぶせる。

結果　ろうそくは燃え続けた。

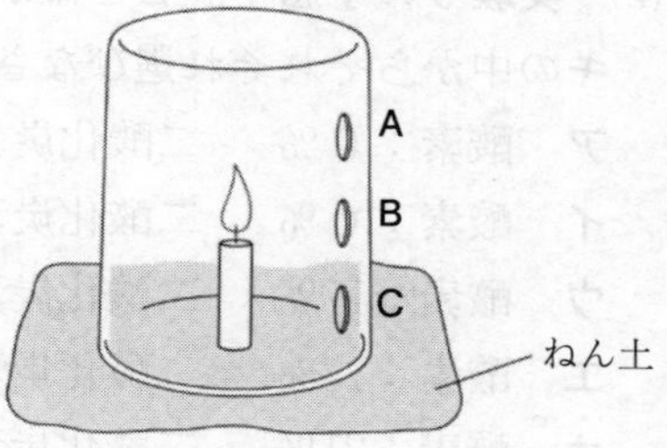

図1

(1)　**図2**のように，ゴムせんを用いて**A**か**C**のどちらか一方を閉じて，**B**に火のついた線こうを近づけます。このときの線こうのけむりの動きを説明したものとして，最も適当なものを次の**ア**～**エ**の中から選びなさい。

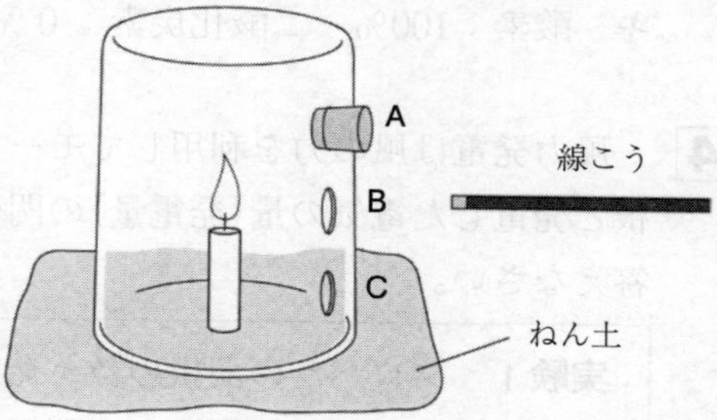

図2

ア　**A**を閉じるとびんの中に流れこみ，**C**を閉じるとびんの中に流れこまない。

イ　**A**を閉じるとびんの中に流れこまず，**C**を閉じるとびんの中に流れこむ。

ウ　**A**を閉じても**C**を閉じても，びんの中に流れこむ。

エ　**A**を閉じても**C**を閉じても，びんの中に流れこまない。

実験2　ろうそくが燃える前と後では，空気の成分にどのようなちがいがあるのだろうか。

方法　1　ろうそくが燃える前のびんの中の空気の成分を，気体検知管で調べる。

2　びんの中に火のついたろうそくを入れ，ふたをして火が消えるまで待つ。

3　ろうそくが燃えた後のびんの中の空気の成分を，気体検知管で調べる。

結果

	酸素	二酸化炭素
ろうそくが燃える前の空気	21%	0.04%
ろうそくが燃えた後の空気	17%	3％

かんなさんは，**実験2**の**結果**からろうそくの火が消えた原因を考え，**予想**を２つ立てて，**実験3**を行いました。

実験3　ろうそくの火が消えた原因は何だろうか。

予想1　ろうそくの火が消えたのは酸素が減ったから。

予想2　ろうそくの火が消えたのは二酸化炭素が増えたから。

方法　空気の代わりにびんの中の気体の成分の割合を変えて，**実験2**と同様の方法で調べる。

(2)　**実験3**の**予想1**，**2**を確かめるための気体の成分の割合として，最も適当なものを次の**ア**～**キ**の中からそれぞれ選びなさい。

ア　酸素：０％　二酸化炭素：３％　ちっ素：97％
イ　酸素：０％　二酸化炭素：100％　ちっ素：０％
ウ　酸素：17％　二酸化炭素：０％　ちっ素：83％
エ　酸素：17％　二酸化炭素：３％　ちっ素：80％
オ　酸素：21％　二酸化炭素：０％　ちっ素：79％
カ　酸素：21％　二酸化炭素：３％　ちっ素：76％
キ　酸素：100％　二酸化炭素：０％　ちっ素：０％

4　風力発電は風の力を利用してモーターを回し，発電しています。みのるさんはプロペラの羽根と発電した電気の量(発電量)の関係について実験を行いました。これについて，後の問いに答えなさい。

実験1　プロペラの羽根の数と発電量の関係

方法　1　**図1**のように，羽根が２枚のプロペラに送風機の風を一定時間当てる。

2　**図2**のように，**方法**1のコンデンサーを発光ダイオードにつなぎ，光っていた時間をはかる。

3　プロペラを，羽根が４枚のものに変えて，同様に実験する。

4　**方法**1～3を５回行い，平均をとる。

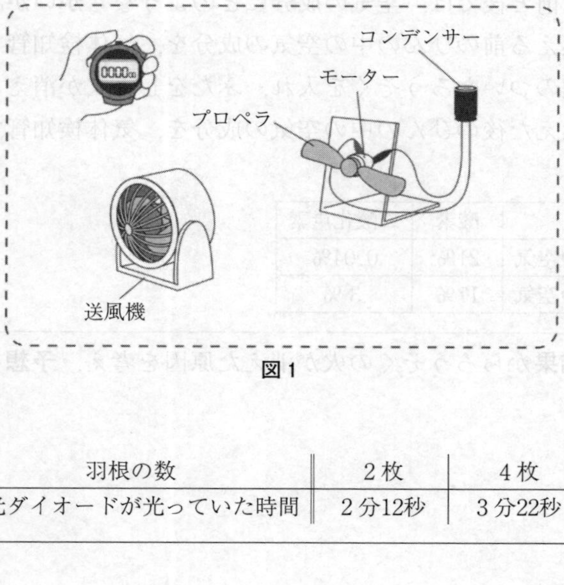

図１

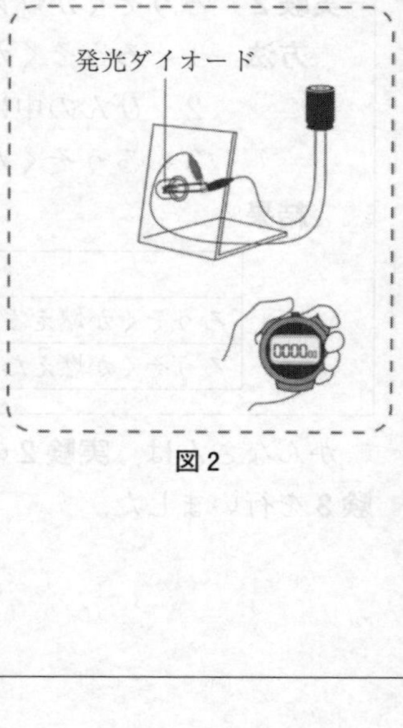

図２

結果

羽根の数	２枚	４枚
発光ダイオードが光っていた時間	２分12秒	３分22秒

(1) **実験1**について説明したものとして適当なものを，次の**ア～カ**の中から**すべて**選びなさい。

ア　方法1では，コンデンサーに電気をたくわえている。

イ　方法1では，コンデンサーにたくわえられた電気の量を調べている。

ウ　方法1では，コンデンサーの発電量のちがいを調べている。

エ　方法2では，コンデンサーの発電量のちがいを調べている。

オ　方法2では，モーターの発電量のちがいを調べている。

カ　方法2では，発光ダイオードの代わりに電子オルゴールを使うことができる。

実験1の**結果**から，みのるさんは風を受けるプロペラの面積が大きいほど，多く発電するのではないかと考えました。

そこで面積を変える実験として，プロペラの代わりに，ほのついた車を使って**図3**のように**実験2**を行いました。

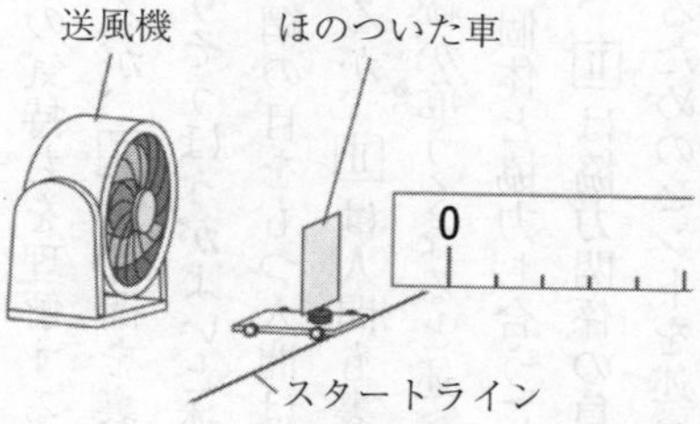

図3

(2) 次の①，②について，適当なものを下の**ア～オ**の中から選びなさい。

① **実験2**において，変える条件と変えない条件をそれぞれ**すべて**選びなさい。

② **実験2**において，**実験1**の発電量のちがいにあたるものを選びなさい。

ア　発光ダイオードが光っていた時間　　**イ**　車の移動距離《きょり》　　**ウ**　ほの大きさ

エ　送風機の風の強さ　　**オ**　風を当てる時間

みのるさんは，**実験1**と**実験2**で風を受ける面積を変えるとプロペラやほの重さも変わってしまうことに気がつきました。そこで，次の**実験3**を行いました。

実験3　重いプロペラを使ったときのプロペラの羽根の数と発電量の関係

方法　**実験1**のプロペラと面積が同じで，重さが重いプロペラを使い，**実験1**と同じ方法で発電量のちがいを調べる。

結果

羽根の数	2枚	4枚
発光ダイオードが光っていた時間	1分51秒	2分53秒

(3) みのるさんは**実験1**と**実験3**の**結果**から考えられることを次の文のようにまとめました。文中の空らん①，②にあてはまることばの組み合わせとして最も適当なものを，後の**ア～エ**の中から選びなさい。

羽根の数が同じとき，発光ダイオードの光っていた時間は**実験1**よりも**実験3**の方が(①)ため，プロペラの重さが重くなるほど発電量が(②)といえる。

ア　①　長くなる　②　多くなる　　**イ**　①　長くなる　②　少なくなる

ウ　①　短くなる　②　多くなる　　**エ**　①　短くなる　②　少なくなる

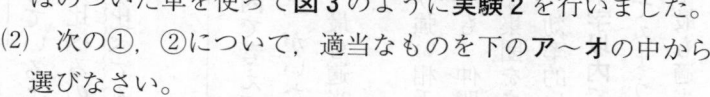

に着目しているね。[Y]という言葉は生物としての人間の特徴をうまく表しているよ。
児童B―なるほど、[Ⅰ]と[Ⅱ]の文章を比べるのもおもしろそうだね。次は、この二つの文章を比べてみよう。

（話し合いは続く）

(i) [X]に入る具体的な言葉を**十字以内**で考えて書きなさい。

(ii) アミメアリの例の場合、「裏切り者」がいたことによってどのようなことが明らかになりましたか。最も適当なものを、次の中から選びなさい。

ア 仲間と協力さえすれば、自分より強い相手もたおせること。
イ 一般的《いっぱんてき》でない方法であったとしても、仲間を増やせること。
ウ 強い存在に頼《たよ》らなくても、大きな集団をまとめられること。
エ 集団よりも個で進化したほうが、効率的に繁栄できること。

(iii) [Y]に入る言葉を[Ⅰ]の文章から**十字以内**でぬき出しなさい。

(iv) ～～線部「この二つの文章を比べてみよう。」とありますが、[Ⅰ]・[Ⅱ]の文章を比較《ひかく》した内容として最も適当なものを、次の中から選びなさい。

ア [Ⅰ]は人間は互いの気持ちを理解することで協力関係を築いてきたと述べているが、[Ⅱ]は仲間を裏切る者の気持ちにも耳を傾《かたむ》けて親身に寄りそうほうがよいと述べている。
イ [Ⅰ]は協力関係の網の目をもつ人間は他の個体より長く生きられると述べているが、[Ⅱ]は人間も裏切り者の出現により協力関係が崩《くず》れて存続が危《あや》うくなると述べている。
ウ [Ⅰ]は人間は他の個体と協力し合うことによって発展してきたと述べているが、[Ⅱ]は協力関係の負の側面に目を向けてそれをうまく解決するためのヒントを述べている。
エ [Ⅰ]は人間は他の個体と協力するのに有利な能力を高めてきたと述べているが、[Ⅱ]は人間社会の中では仲間を裏切る者が出ないようにすべきであると注意を述べている。

選びなさい。

ア　自分自身の将来の　　**イ**　自分以外の誰かの

ウ　多くの収入を得る　　**エ**　世に技術を広める

(2)　――線部①「それは一方的な関係ではありません」とありますが、ここでの関係として最も適当なものを、次の中から選びなさい。

ア　自分だけがもつ特別な技術を磨《みが》くことにより、他の専門家に負けないように互《たが》いに高め合っていくライバルの関係。

イ　いざというときには複数の専門家がもっている力を存分に発揮して、社会の危機を乗り越《こ》えようとする団結の関係。

ウ　いくつもの専門的な仕事が関わることにより、誰もが安心して過ごすことのできる社会が成り立つ助け合いの関係。

エ　もし仕事を急に辞めてしまった人がいても、すぐに似たような専門性をもった人が代わりを務める支え合いの関係。

(3)　――線部②「むしろ社会の歯車になることでほとんどの人は個性を発揮して、みんなの役に立てるのだと思います」とありますが、その理由として最も適当なものを、次の中から選びなさい。

ア　今の社会は、範囲《はんい》は限定されるがだれでも自分に合う仕事から自由に選択《せんたく》して働くことができるから。

イ　狩猟社会ではむだと思われていた能力も、現在の社会の仕組みの中では誰かを助けるのに役立つから。

ウ　人と同じ仕事をすることになっても、社会の一員となって貢献できれば人生を前向きに過ごせるから。

エ　社会が存在しなければ、生き残るのに有利な人間の能力ばかりが重視される生き方を強《し》いられるから。

(4)　――線部③「増える単位が自分の体を超えて広がっている」とありますが、これはどういうことですか。次の□に入るように「**単位**」「**子孫**」という言葉を使って**十五字以上**、**二十五字以内**で書きなさい。

人間は個人という単位ではなく、□ということ。

(5)　Ⅰ・Ⅱの文章を読んで考えたことを児童が班で話し合っています。これを読んで後の(i)～(iv)に答えなさい。

児童A―Ⅱの文章には、Ⅰの文章で出てこなかった「裏切り者」という言葉が出てきたね。

児童B―「裏切り者は、協力が本当に価値があるのかを問い直す意味があります。」と書いてあるよ。これはどういうことなのかな。

児童C―もう一度、アミメアリの例を見て考えてみよう。普通のアリの社会の場合は、**X** という方法で仲間を増やしていくのに対して、アミメアリの社会の場合は、働きアリが卵を産むという方法で仲間を増やしているね。

児童A―そのアミメアリの巣には女王は追い出されてもういないとも書いてあるよ。一見すると女王にとっては「裏切り者」だね。

児童B―でも結果的にアミメアリが日本全国に分布しているのであれば、この「裏切り者」が進化には必要だったとも言えるかもしれないよ。

児童C―ヒトの場合はどうなのかな。

児童B―Ⅱの文章では、――線部「私たちヒトは、生命の誕生から一貫して協力関係を発展させることによって生存競争を勝ち抜いてきた」と書いているよ。

児童D―Ⅰの文章では、人間の、他者を認識し共感する能力ています。みんなが生殖をしたとしても、労働の分担さえできていれば十分に効率よく生きていくことができるのです。これは働きアリが卵を産むという裏切り行為《こうい》によって、女王だけが生殖をするというやり方が本当に価値があるのかを問い直した結果だといえるでしょう。

同じことは私たちヒトの社会にもあてはまります。私たちは協力することを良いことだと思い、裏切りは悪いことだと思っています。学校ではみんな仲良くするように繰《く》り返し教えられ、みんなで協力して何かを成し遂《と》げることが＊6推奨《すいしょう》されます。一方で裏切り者といえば基本的に＊7ネガティブなイメージで語られます。別にそのことが悪いわけではありません。

ただここで強調したいのは、こんなふうに協力を良しとする風潮は、進化によってヒトの脳に刷り込まれたものだということです。ヒトの本能だといってもいいかもしれません。

私たちヒトは、生命の誕生から一貫して協力関係を発展させることによって生存競争を勝ち抜《ぬ》いてきたのですから、脳は協力を好み、とにかく協力を進めるように成形されてしまっています。言い換《か》えると、協力というのはヒトという種の成功体験です。それで成功してきたのだから、今後も協力をし続けてしまいます。

ここで気をつけないといけないのは、過去にうまくいった方法がこれからもうまくいくとは限らないことです。皆さんの会社や共同体にも、過去の成功体験にこだわって新しい環境《かんきょう》に対応できない人はいないでしょうか。同じことが協力を好む私たちの心にもあてはまります。協力を好む心は時に、協力のための協力をするようになります。本来の協力の効果は、分業して一人ではできない価値を生むことです。協力のための協力はその本来の効果とはむしろ逆の効果を及《およ》ぼしかねません。皆さんの会社や共同体でも、時に非効率な団結や助け合いを無言のうちに強要されたことはないでしょうか。

そこに裏切り者の役割があります。例えば＊8年金はみんなが協力して老後の生活を保障する制度ですが、若者の加入率が落ちているといいます。これは社会全体で見れば若者の裏切り行為に他なりませんが、彼らからすると将来もらえるかどうかもわからないのに金をとられるのは、納得《なっとく》ができないでしょう。こうした裏切り行為は年金制度の見直しを促《うなが》すきっかけにもなります。他にも＊9利己的にふるまう怠《なま》け者が現れるというのは、その協力関係が実は非効率な協力になっていることを＊10示唆《しさ》しているのかもしれません。

このように裏切り者の出現は困ったものではありますが、その協力に本当に価値があるのかを問うきっかけとなる利点もあります。人間社会を維持するためには、裏切り者は多くの場合、排除《はいじょ》しなければなりません。しかし排除するまえに、少しだけ彼《かれ》らの言い分にも耳を傾《かたむ》けたほうがいいのかもしれません。

（市橋伯一『協力と裏切りの生命進化史』による）

注　＊1　アイデンティティ…自分らしさ。
＊2　線虫…体長〇・五～二ミリ程度の小さく細長い生物。体は細長く糸や筒《つつ》のような形をしている。
＊3　生殖…生物が自らと同じ種に属する個体をつくること。
＊4　血統…祖先からの血のつながり。
＊5　駆逐…追いはらうこと。
＊6　推奨…優れていることをあげて、それを人にすすめること。
＊7　ネガティブ…否定的なさま。
＊8　年金…国の社会保障制度の一つとして、社会全体で高齢《こうれい》者等の生活を支える制度のこと。
＊9　利己的…自分の利益だけを考えるようす。
＊10　示唆…それとなく教え示すこと。

(1)　文章中の□に入る言葉として最も適当なものを、次の中から

　こうした他人との協力からなる社会を形成するようになると、人間という生物が増える単位も変わってきます。人間以前の生き物は自分の力で自分だけを増やしていました。細菌《さいきん》も＊2線虫《せんちゅう》もカエルも虫もサルも、増えることができるかどうかは自分の能力や運によって決まっていました。優れた能力を持っていれば＊3生殖《せいしょく》に成功し、子孫を作ることができますし、そうでなければ＊4血統は途絶《とだ》えてしまいます。

　ところが協力関係の網の目の中にいる人間は違います。自分が生き残って増えるためには他の人の能力も重要です。また自分の能力もほかの人が生き残って増えることに貢献《こうけん》しています。自分の命が大事なのと同じように、他の人の命も大事になっていきます。③増える単位が自分の体を超《こ》えて広がっているといってもいいかもしれません。

　このような大規模な協力関係は人間ならではの特徴《とくちょう》です。人間以外の生物が非血縁《けつえん》個体と協力することは、特殊《とくしゅ》なケースを除いてほとんどありません。なぜ人間のみでこのような特殊な能力が生まれたのかについてはいろいろな説があります。人間の持つ高度な言語能力や認知《にんち》能力や寿命《じゅみょう》の長さが大事だったと言われています。また、それらの能力が生まれた背景には、狩猟採集生活の中で協力する必要性があったことや、子どもが成長するまでに時間がかかることから子育てに他の個体の協力が必要だったことなどが指摘《してき》されています。

　このような性質のどれが直接的な原因だったのかはわかりませんが、いずれにせよ、このような他の個体との協力を可能とする人間の性質は、元をたどれば少産少死の戦略によってもたらされたものです。命を大事にして長く生きるようになり、他個体と付き合うことが可能になったために協力することが有利になりました。

　しかも、人間には他者を認識する知能や、他者の気持ちを察することのできる共感能力も備わっています。結果として協力関係がどんどん発展していきました。私たち人間は地球上の他のどんな生物よりも協力的な、いわば「やさしい」生物です。このようなやさしさの進化は少産少死の戦略を極《きわ》めてきた生物にとって必然だったように思えます。

（市橋伯一《いちはしのりかず》『増えるものたちの進化生物学』による）

Ⅱ

　進化を促進《そくしん》する以外にも、裏切り者にはもうひとつ別の価値があるように思います。裏切り者は、協力が本当に価値があるのかを問い直す意味があります。生物の進化には協力性を発展させるような、一貫《いっかん》した傾向《けいこう》があることを述べてきました。この傾向にブレーキをかけるのが裏切り者の役割ではないかと思います。そしてブレーキは、とかく協力に走ってしまう生物に対して、その協力は本当に意味があるのかを問いかける役割を担《にな》っているように思います。

　例えば、日本でもよく見かけるアミメアリでは、裏切り者が増えてしまって社会の形を変えてしまっています。アミメアリの巣にはもう女王はおらず、働きアリが卵を産むようになっています。それでも働きアリどうしは協力して餌《えさ》の探索《たんさく》や育児をしています。そして集団が大きくなると分裂《ぶんれつ》して新しい巣を作ることで増えていきます。

　この珍《めずら》しい生活様式は、おそらく自分で卵を産むようになった裏切り者の働きアリが増えて女王を＊5駆逐《くちく》したことによると考えられます。しかし、面白《おもしろ》いことに、それでも働きアリどうしの協力関係は維《い》持《じ》できているのです。アミメアリが日本全国に分布していることを見ても、女王のいる普通のアリよりも増殖《ぞうしょく》効率で著《いちじる》しく劣《おと》るということはなさそうです。

　このアミメアリの存在は、女王だけが生殖するという普通のアリの社会のあり方が必ずしもアリの繁栄《はんえい》にとって重要ではないことを示し

［二］ 同じ筆者が書いた次の［Ⅰ］・［Ⅱ］の文章を読んで、後の問いに答えなさい。

［Ⅰ］

現在の人間たちの協力の最たるものは「職業」です。多くの人は職を持っていて、特定の仕事をするだけで生きていけるようになっています。私の場合であれば大学教員ですので、大学で講義をしたり、研究をしているだけで給料をもらって、衣食住を賄《まかな》うことができます。私が身に着けている衣服も毎日食べている食料も、住んでいる家も、自分で作ったものではありません。作ろうと思っても質の高いものは作ることができません。その代わりに他のもっと技術のある人間が仕事として作ってくれたものを買っています。

現代人には当たり前すぎて普段《ふだん》はあまり意識しないかもしれませんが、これは大きな協力関係です。皆《みな》が［　　　　］ために質の高い仕事をすることで、全員が安全で快適な生活を送ることができています。

職業という協力関係の重要さは、誰《だれ》かが仕事を辞《や》めたらどうなるかを考えるとすぐにわかります。たとえば、衣服を作る仕事の人が全員辞めてしまったら、みんな自分の服は自分で作らないといけなくなります。きっと粗末《そまつ》な衣服しか作れないことでしょう。忙《いそが》しい人は全く作れないかもしれません。着替《きが》えを用意しておくのも大変ですし、洗っているうちにぼろになるでしょうから、洗濯《せんたく》もあまりしなくなるでしょう。衣服は汚《よご》れ、感染症《かんせんしょう》も広まりやすくなるかもしれません。現代人が安く品質の高い衣服を手に入れることができているのは、作ることに特化した人が専門に作ってくれるおかげです。

そして①それは一方的な関係ではありません。衣服を作る人も食料や住居は別の専門家に作ってもらっています。私たち人間は、現在、社会という大きな協力関係の網《あみ》の目の中に組み込《こ》まれています。

「社会の中に組み込まれる」ということは「社会の歯車になる」ということです。この言葉にはあまりいい印象はないかもしれません。自分の個性とか＊1アイデンティティがおびやかされていると感じるかもしれません。しかしそれは誤解だと私は思います。②むしろ社会の歯車になることでほとんどの人は個性を発揮して、みんなの役に立てるのだと思います。

たとえば、社会が全く存在しない状況《じょうきょう》を考えてみましょう。父親、母親、小さい子どもの三人家族だけで無人島で暮らしているような状況です。この場合、生きていくために必要な仕事はすべて三人だけで分担しないといけません。狩《か》りをするのは、生物的に力の強い大人の男性である父親になるでしょう。植物や果物を採集したり、調理したりするのは、狩りに不向きな女性や子どもの仕事になるでしょう。たとえ、狩りなんて荒《あら》っぽいことが嫌《きら》いな男性や、採集よりも狩りの方が好きな女性だったとしても、餓《う》えないためには身体的に向いている方をやらざるをえません。狩りに失敗したり、食べ物を見つけることに失敗したりすれば、すぐに命の危機が訪《おとず》れます。また、この世界では、勉強が得意とか、絵をかくのが得意とか、コミュニケーション能力が高いとか低いなどの個性が役に立つことはありません。なにより必要なのは、獲物《えもの》をしとめたり、食料を確保する能力です。力や体力が何よりも重要です。強く丈夫《じょうぶ》で健康な人間だけが生き残る世界です。それ以外の個性には出番はありません。

一方で私たちの社会は違《ちが》います。力や体力が必要な職業もあれば、勉強や絵を描《か》くことやコミュニケーション能力が必要な職業もあります。どれか一つの能力が優《すぐ》れていれば、十分に活躍《かつやく》の場が見つかります。少なくとも狩猟《しゅりょう》採集社会よりは、今の社会の方が自分に合った役割(歯車)が見つかる可能性が高いように思います。

ウ　「私」が泣きそうになっていることを一切《いっさい》気にかけていない様子だったから。

エ　「私」が驚いたりとまどったりしていることを楽しんでいる様子だったから。

(8)　――線部⑦「すべてが頭のなかから吹っ飛んだ」とありますが、これはどういうことですか。最も適当なものを、次の中から選びなさい。

ア　先生の話に納得《なっとく》できない気持ちでいたが、そのようなわだかまりがすべてなくなり、少しでも早く先輩からタスキを受け取りたいと思うようになったということ。

イ　昨夜の菱先生の表情を思い出して怖さが蘇ったが、そのような恐怖心《きょうふしん》がすべてなくなり、自分を推してくれた先輩の期待にこたえることだけに集中したということ。

ウ　自分が出場するのにふさわしいかどうか確信が持てないでいたが、そのような迷いがすべてなくなり、タスキを受け取って走ることだけに意識が向いたということ。

エ　先生や先輩の前で泣きそうになった自分を情けなく思っていたが、そのような自責の念がすべてなくなり、先生の言葉どおり死ぬ気で走ろうと決意したということ。

(9)　この文章の表現の工夫《くふう》について、児童が班で話し合っています。これを読んで、[1]〜[3]に当てはまる言葉を、それぞれ文章中から**五字**でぬき出しなさい。

児童A―私は最初の部分に注目したよ。一文一文が短い上にすぐに改行されていて、少しずつ作品世界に入っていけるようになっていると思う。

児童B―ぼくは、「私」がどこで何をしているのかはっきりと書かないことで、読者を引きこむ効果があると思うな。

児童C―この部分の「[1]」から始まる一文には、擬人法《ぎじんほう》（人間ではないものを人間であるかのようにあつかう比喩《ひゆ》）が用いられているね。

児童B―ぼくは「私」と同じタイミングで走ることになった選手の描写《びょうしゃ》に注目したよ。顔のつくりが細かく描写されていて、表情が頭に思い浮かびそう。

児童C―「[2]」で始まる一文からは、「私」が、自分よりも背が高い相手から威圧感《いあつかん》を受けていることが伝わってくるね。

児童A―さっきの擬人法に似ている描写だね。

児童C―私は最後の場面の表現に注目したよ。ここでは、タスキをつなごうと必死に走ってくる「美莉センパイ」と、それを待ち受ける「私」の様子が臨場感《りんじょうかん》をもって描《えが》かれていると感じたよ。

児童A―そうだね。「美莉センパイ」が最後の力を振り絞って走ってくる勢いそのものが、走っている様子や表情の細かな描写からも伝わってくるね。

児童B―「[3]」から始まる一文は、そうした「美莉センパイ」の勢いに押《お》されるように、いよいよ「私」も走り出す覚悟《かくご》というか、タスキを受け取る準備ができたことが分かる表現だと思うよ。だから、最後の「私の背中をパンッと叩いた」という表現が印象に残るのかもしれないね。

(10)　この文章のX［ザンゾウ］、Y［イチモクサン］を漢字に直しなさい。
（ハネやハライなどの点画もきちんと書くこと。）

くなっている。

イ　他の選手の鍛えられた体を観察するなどして楽しんでいたが、自分の走る時が近づいてきたことによって、気持ちが急に後ろ向きになっている。

ウ　中継所の緊迫《きんぱく》した雰囲気に圧倒《あっとう》されていたが、係員が番号を呼ぶ間隔《かんかく》が短くなってきたことによって、走ることへの気持ちが急に高まっている。

エ　走るための心構えが十分にできないでいたが、走るための準備に余念《よねん》が無い選手たちによって、走ることに対する実感が急にわいてきている。

(3)　――線部③「私とはエラい違いだった」とありますが、「私」はどのような点で自分が留学生と違うと感じていますか。最も適当なものを、次の中から選びなさい。

ア　留学生は、仲間のサポートを受けて、心身ともに走るための準備ができている点。

イ　留学生は、この駅伝に対して思い入れがなく、出発を前にリラックスしている点。

ウ　留学生は、他の選手の様子を気にすることなく、自分の世界に入りこんでいる点。

エ　留学生は、経験豊かで実績があるため、周りの視線を意識してふるまっている点。

(4)　――線部④「気づくと、あれほど我が物顔でのさばっていた緊張の気配が身体から消え去っている」とありますが、その理由として最も適当なものを、次の中から選びなさい。

ア　同じ学校の仲間と楽しく話していた朝食のひとときがふと頭に浮かび、失いかけていた元気を取り戻すことができたから。

イ　いつも気にしてくれている咲桜莉の声が耳の奥でよみがえり、一人だけで戦っているのではないと思うことができたから。

ウ　劣等感《れっとうかん》をいだいていた自分の走り方を咲桜莉がほめてくれたことを思い出し、少しの間優越感《ゆうえつかん》にひたることができたから。

エ　自分が留学生の走りに対して感じたものと同じ言葉で自分をほめてくれた仲間を思い出し、自信を持つことができたから。

(5)　〜〜線部**a**「ハッパをかけた」、**b**「買いかぶり」とありますが、文章中での意味として最も適当なものを、それぞれ後の中から選びなさい。

a「ハッパをかけた」

ア　気をつけさせた　**イ**　厳しく指導した

ウ　気合いを入れた　**エ**　強く働きかけた

b「買いかぶり」

ア　その気にさせるうそ

イ　実際以上の高い評価

ウ　励《はげ》ますためのお世辞

エ　よけいなおせっかい

(6)　――線部⑤「彼女の目Aと、私の目Bを結ぶ、直線ABの中間点Cにて、何かが『バチンッ。』と音を立て弾けるのを聞いた気がした」とありますが、これはどのようなことを表していますか。**三十字以内**で説明しなさい。

(7)　――線部⑥「鉄のヒシコ」とありますが、ここで菱先生のことを「鉄のヒシコ」と呼んでいるのはなぜですか。最も適当なものを、次の中から選びなさい。

ア　「私」のためらいや異論を少しも聞き入れてくれそうにない様子だったから。

イ　「私」の考えよりも高い順位の獲得《かくとく》を優先しようとしている様子だったから。

い、と今でも思うが、雪が舞《ま》う視界の先に自分と同じ黄緑色のユニフォームが見えた途端《とたん》、⑦すべてが頭のなかから吹っ飛んだ。

「美莉《みり》センパイ、ラスト！　ファイトですッ。」

目いっぱいの声とともに、私は両手を大きく頭上で振った。

雪の勢いが増したぶん、ユニフォームの＊11ネオンカラーが映《は》えて見える。美莉センパイは赤ユニフォームの選手と並びながら近づいてくる。どちらが先を走っているのか、よくわからないが、その歪《ゆが》んだ表情からも、センパイが最後の力を振り絞《しぼ》ってラストスパートをかけていることは明らかだった。

「美莉センパイ！　美莉センパイ！」

と名を連呼する横で、同じく赤ユニフォームの選手が、

「わかば！　わかば！　最後の力出せェ！」

と叫《さけ》んでいる。

美莉センパイお馴染《なじ》みの、肘を左右に張ったフォーム、その右手にはすでに肩から外されたピンク色のタスキが握《にぎ》られていた。

自然、身体がスタートの体勢を取る。

シューズがアスファルトを蹴る足音が一気に近づいてきて、肌に触れた雪が解けたのか、それとも汗《あせ》なのか、テカテカに濡《ぬ》れた美莉センパイの顔が迫《せま》ってきた。

苦しいだろうに、それでも笑顔《えがお》を作り、

「まっすぐ進んで、一回だけ右！」

と甲高《かんだか》い声とともに美莉センパイはタスキを渡し、私の背中をパンッと叩いた。

（万城目《まきめ》　学《まなぶ》「十二月の都大路上下《カケ》ル」による）

注　＊1　タスキ…ここでは、駅伝の走者が次の走者に手渡《てわた》していく、輪にした細長い布のこと。肩《かた》から腰《こし》のあたりにななめにかける。

＊2　中継線…駅伝の選手が次を走る選手にタスキを渡す場所。

＊3　イントネーション…音の上がり下がりの調子。

＊4　ベンチコート…スポーツ選手が寒いときに着る防寒具。

＊5　先導車両や白バイ…駅伝で先頭選手の前を走る車両やバイクのこと。

＊6　ダミ声…にごったガラガラ声。

＊7　咲桜莉…「私」と同じ陸上部の一年生。

＊8　フォーム…運動しているときの姿勢。

＊9　モーション…動作。

＊10　ココミ…「私」と同じ陸上部の上級生。

＊11　ネオンカラー…明るく派手な蛍光《けいこう》色のこと。

(1)　――線部①「場の雰囲気を切り替えさせる」とありますが、その場の雰囲気はどのように切り替わったのですか。最も適当なものを、次の中から選びなさい。

ア　次に走るのは自分だということに気づき、我に返ったランナーたちの集中力が一気に高まっている。

イ　タスキを受け取る時が迫っていることを意識して、レース前特有のはりつめた空気が広がっている。

ウ　係員から伝えられる連絡事項にしたがってすばやく行動できるかわからず、不安がただよっている。

エ　強豪校とのたたかいがいよいよ近づき、しっかり準備運動をしなければならないと焦《あせ》り始めている。

(2)　――線部②「本当に私、走るんだ――」とありますが、この時の「私」について説明したものとして最も適当なものを、次の中から選びなさい。

ア　落ち着いた気持ちで番号が呼ばれるのを待っていたが、係員のダミ声や他の選手が太ももを叩く音によって、走ることが急に怖

ならば、この瞬間《しゅんかん》をじっくりと楽しまないと。最初で最後のつもりで、都大路を味わわないともったいないぞ、サカトゥー。

図々《ずうずう》しい気持ちがじわりじわりと盛り上ってくると同時に、走る前の心構えが整ってきた。さらには、周囲の様子もよく見えてきた。もっともそれは、半分の選手がすでにゼッケン番号を呼ばれ、待機組の人数が減ったせいかもしれないけれど。

早く、走りたい――。

身体がうずいて、その場で二度、三度とジャンプして、ステップを踏んだ。

すでに先頭が通過してから、五分以上が経過しただろう。

ついに、私の番号が呼ばれた。

順位に関しては、良いとは言えない。

でも、それは菱先生も事前に予想済みのことだった。というのも、各都道府県で行われた予選大会にて、五人のランナーは本番と同じ距離を走る。コースのつくりや、当日の天候の違いによる影響《えいきょう》は多少あるだろうが、都大路に駒《こま》を進めた各校のタイムはすべて公開されるので、その記録をチェックしたら、おのずと全体における自校のだいたいの位置がわかる。私たちの学校の記録は四十七校中三十六位だった。

「全員がはじめての都大路で、いきなりいい成績なんて出ないから。今回はまずは二十位台を目指そう。」

と菱先生は a ハッパをかけたが、この場に残っているのは十五人くらい。すでに三十位台にいることは間違いなさそうだ。

中継線に並んでいた選手が四人、目の前で次々とタスキを受け取り、Y イチモクサン に駆け出していく。

ベンチコートを脱ぎ、青いキャップをかぶった係員に手渡《てわた》し、中継線まで進んだ。

私とほぼ同じタイミングで、すぐ隣《となり》に赤いユニフォームの選手が立つ。

私よりも五センチくらい背が高い。寒さのせいか、緊張のせいか、血の気のない真っ白な肌に、唇《くちびる》だけが鮮《あざ》やかな赤色を残していた。

ぱっつんと一直線に揃《そろ》えられた前髪《まえがみ》と重なるように、きりりと引かれた眉《まゆ》の下から、切れ長な目が私を見下ろしている。

互《たが》いの口から吐き出される白い息を貫《つらぬ》き、視線が交わった瞬間――、⑤彼女の目Aと、私の目Bを結ぶ、直線ABの中間点Cにて、何かが「バチンッ。」と音を立てて弾《はじ》けるのを聞いた気がした。

相手は目をそらさなかった。

私も目をそらさなかった。

拡声器を手に係員のおじさんが隣を通ったのを合図にしたように、二人して同じタイミングでコースに向き直った。

体格を見ても、面構《つらがま》えを見ても、相手は一年生ではなさそうだった。

でも、何年生であっても、この人には負けたくない――。

むらむらと闘争心《とうそうしん》が湧《わ》き上がってくるのを感じた。

そう言えば、「どうして、私なんですか?」と昨夜、菱先生の部屋で泣きべそをかく寸前の態《てい》で選考の理由を訊《たず》ねたとき、

「駅伝はみんなで戦うもの。でも、いちばんしんどいときは、誰だってひとりで戦わなくちゃいけない。そこでどれだけ戦えるかは、持ちタイムでは測れない。じゃあ、ひとりで粘《ねば》り強く戦えるのは一年生で誰かってなったとき、キャプテンも＊10ココミも真っ先に挙げたのが、坂東――、アンタの名前だった。」

と告げてから、「⑥鉄のヒシコ」は「私もそう思った。だから、死ぬ気で走ってきな。」と完全に目が据《す》わった表情でニヤリと笑った。

菱先生は勝負師ゾーンに入ってしまった感じで怖すぎるし、二人の先輩が推《お》してくれたことも、それって b 買いかぶり以外の何物でもな

「26番、28番、46番――。」

とようやく三人の番号が呼ばれた。

それからは続々と、ゼッケン番号が＊6ダミ声でもって拡声器経由で告げられていく。周囲から急に、パチンパチンという肉を叩《たた》く音が聞こえ始めた。寒さで固くなった太ももを叩き、少しでも筋肉をほぐそうとしているのだ。

②本当に私、走るんだ――。

スタジアムからこの中継所までの連絡バスに乗っている間も、雪とともに流れていく京都の街並みを眺《なが》めながら、いっそこのまま家の前まで走って帰ってくれないかな、と内心、真面目《まじめ》に願っていた私である。

バスから下りたのち、待機所になっている病院のロビーでは、はじめて留学生のランナーを見た。彼女《かのじょ》のことは陸上競技雑誌で見かけたことがあった。私や＊7咲桜莉《さおり》が得意とする中距離走の高校記録を持つ超有名選手だった。驚《おどろ》いたのは、彼女が自分よりもずっと身長が低かったことだ。

緊張のしすぎで、身体《からだ》をどこかに置き去りにしてしまったような私に対し、留学生の彼女は同じデザインのベンチコートを着た女の子二人と談笑《だんしょう》していた。サポート要員として、中継所まで部員が駆《か》けつけているのだ。呼び出しの寸前まで、留学生は足のマッサージを受けていた。ひとりでやることもなく、キャラメルを舐《な》めていた③私とはエラい違《ちが》いだった。

第二集団のトップを切って、その留学生選手がタスキを受けて出発する。

「すごい。」

思わず声が漏《も》れてしまうほど、今まで見たことがない走りの＊8フォームだった。

まわりの選手たちもハッとした表情で彼女の後ろ姿を目で追っていた。走る際の、足の＊9モーションがまるで違った。走るためのマシーンと化した下半身に、まったくぶれない上半身がくっついているようだ。跳《は》ねるように地面を蹴《け》る、その歩幅《ほはば》の広さといい、それを支える筋肉のしなやかさといい、何て楽しそうに走るんだろう、とほれぼれしてしまうフォームで、彼女はあっという間に走り去っていった。

彼女のX［ザンゾウ］を思い浮《う》かべながら、視線を中継所に戻《もど》したとき、

「私は好きだよ、サカトゥーの走り方。大きくて、楽しそうな感じがして。」

緊張のしすぎで、まったくごはんを食べる気が起きない朝食会場で、正面に座《すわ》る咲桜莉に突然《とつぜん》告げられた言葉が耳の奥《おく》で蘇《よみがえ》った。

そんなことを彼女から言われたのははじめてだった。私は咲桜莉の機敏《きびん》で跳ねるような足の運び方や、テンポのよい腕《うで》の振り方が、自分にはできない動きでうらやましく、自分の走り方は大雑把《おおざっぱ》で無駄《むだ》が多いと思っていたから、驚くとともに純粋《じゅんすい》にうれしかった。おかげで用意された朝食を全部平らげることができた。

私が留学生の彼女を見て楽しそうと感じたように、咲桜莉が私の走りを見て楽しそうと感じてくれている――。

留学生の彼女と私じゃレベルがまったく違うけれど、不思議なくらい勇気が太ももに、ふくらはぎに、足裏に宿ったように感じた。

④気づくと、あれほど我《わ》が物顔でのさばっていた緊張の気配が身体から消え去っている。

そうだ、私も楽しまないと――。

こんな大舞台《おおぶたい》、二度と経験できないかもしれない。もちろん、来年だってここに戻ってきたいけれど、私が走れる保証はどこにもないのだ。

2024年度

筑波大学附属中学校

【国語】（四〇分）〈満点：五〇点〉

（注意）句読点、かぎかっこ等の記号も一字と数えるものとします。

一 **次の文章を読んで、後の問いに答えなさい。**

陸上部に所属する「私」（坂東《さかとう》）たちの高校は、二十七年ぶりに京都の都大路《みやこおおじ》を走る女子全国高校駅伝大会に出場することになった。一年生の自分は補欠選手だという気楽な気分でいた「私」だったが、大会前日の夜、体調をくずした先輩《せんぱい》の代わりにアンカー（最終走者）として出場するよう、顧問《こもん》の菱夕子《ひしゆうこ》先生から告げられた。

雪が降っている。

どんよりと濁《にご》った空を見上げ、頰《ほお》をごしごしとさすった。

鼻筋に落ちた雪片《せっぺん》がしんとした冷たさを肌《はだ》に伝えていく。耳の先に触《ふ》れてみるが、こちらは寒さのせいであまり感覚がない。宙に向かって、白い息を吐《は》き出し、その場で十回足踏《あしぶ》みした。

私は今、道路のど真ん中に立っている。

これから5区を走る各都道府県代表のアンカーたちが四十七人。おしくらまんじゅうのように固まりながら、吹《ふ》き荒《すさ》ぶ寒風に無言で耐《た》えているのはひとえに、この場所を目指して走り続けている仲間のランナーから、一本の＊1タスキを受け取るためだ。

「第四走者が、残り五百メートルの地点を通過した順に番号を呼びます。呼ばれた番号の人、＊2中継線《ちゅうけいせん》まで来て、スタンバイしてくださいよー。」

拡声器を持った係員のおじさんの割れ気味な声が響《ひび》く。強めの関西弁＊3イントネーションが混じるせいで、単に連絡事項《れんらくじこう》を伝えているだけなのに、せっかちな感じも加わって、ちょっと怖《こわ》く聞こえる。そのぶん、①場の雰囲気《ふんいき》を切り替《か》えさせる効果は抜群《ばつぐん》で、周囲の緊張《きんちょう》レベルが一気に二段階ほど引き上げられるのを感じた。

「4番、4番――。」

早くも番号を呼ばれた選手が＊4ベンチコートを脱《ぬ》いで、中継線まで進んだ。都大路を目指す者なら誰《だれ》もが知っている、何度も優勝経験がある超強豪校《ちょうきょうごうこう》のユニフォームだ。

その選手の足を見て、びっくりした。

ふくらはぎからぽっこりと出ている筋肉の逞《たく》しさが尋常《じんじょう》ではない。女子がここまで鍛《きた》えられるのか、と思わず凝視《ぎょうし》してしまった先で、4番のゼッケンをつけた選手は屈伸《くっしん》してから、シューズの先をぶらぶらと揺《ゆ》らして、

「ラストォ！」

と両手を掲《かか》げ、左右に大きく振《ふ》った。

人の山に阻《はば》まれてコースを見ることはできないが、声が届く距離《きょり》まで第四走者が近づいているのだ。

それを証明するかのように、私たちの背後を＊5先導車両や白バイが通過していく。

色とりどりの鉢巻《はちま》きをつけた選手たちの頭が並ぶ向こうに、先頭を切って4番が勢いよく出発するのが見えた。

次の選手がまだ呼ばれないので、独走状態でタスキを受け取ったということだ。一方、役目を果たした選手は腰《こし》に手を当て、走り終えた人特有の肘《ひじ》を左右に張り、肩《かた》で大きく息をする、くたびれきった後ろ姿とともに歩道側へと消えていった。

先頭が通過してから一分近くが経《た》って、

2024年度 筑波大学附属中学校 ▶解説と解答

算数 (40分) ＜満点：50点＞

解答

1 (1) $1\frac{7}{16}$ (2) 3個 (3) 36人 (4) 57度 (5) 60g (6) 28番目 (7) 729個 **2** (1) 960cm^2 (2) エ **3** (1) 20面 (2) 解説の図②を参照のこと。 (3) 解説の図④を参照のこと。 **4** (1) ア…○, イ…×, ウ…○ (2) (例) 解説を参照のこと。 (3) 13種類 **5** (1) ア, イ, エ (2) (例) 解説を参照のこと。 **6** (1) 中央値…18.5, 最頻値…22 (2) 6 (3) (例) 解説を参照のこと。

解説

1 四則計算, 整数の性質, 角度, 単位の計算, 図形と規則, 場合の数

(1) $4\frac{3}{16}+\frac{13}{16}\div3\frac{1}{4}-3=4\frac{3}{16}+\frac{13}{16}\div\frac{13}{4}-3=4\frac{3}{16}+\frac{13}{16}\times\frac{4}{13}-3=4\frac{3}{16}+\frac{1}{4}-3=4\frac{3}{16}+\frac{4}{16}-3=1\frac{7}{16}$

(2) 小数第一位を四捨五入すると27になる数は26.5以上27.5未満の数だから, 5でわる前の数は, 26.5×5＝132.5以上, 27.5×5＝137.5未満の数である。つまり, 整数Aは133以上137以下である。また, 小数第一位を切り捨てると16になる数は16以上17未満の数なので, 8でわる前の数は, 16×8＝128以上, 17×8＝136未満となる。つまり, 整数Aは128以上135以下となる。よって, 両方に共通するのは133以上135以下の整数だから, Aにあてはまる整数は{133, 134, 135}の3個ある。

(3) 同じ数ずつ分けるのに必要な数は, えんぴつは, 136＋8＝144(本), 消しゴムは, 187－7＝180(個), ノートは, 343－19＝324(冊)なので, 子どもの人数は{144, 180, 324}の公約数である。右の図1の計算から, 最大公約数は, 2×2×3×3＝36とわかる。よって, 子どもの人数は36の約数のうち, ノートのあまりの19よりも大きい数だから, 子どもの人数は36人である。

図1

2)	144	180	324
2)	72	90	162
3)	36	45	81
3)	12	15	27
	4	5	9

(4) 右の図2で, 同じ印をつけた辺の長さと角の大きさはそれぞれ等しいので, 三角形ABDは二等辺三角形とわかる。また, 角ABDの大きさは, 90－12＝78(度)だから, 角BADの大きさは, 180－78×2＝24(度)となる。よって, ●印をつけた角の大きさは, (90－24)÷2＝33(度)なので, ㋐の角の大きさは, 180－(33＋90)＝57(度)と求められる。

図2

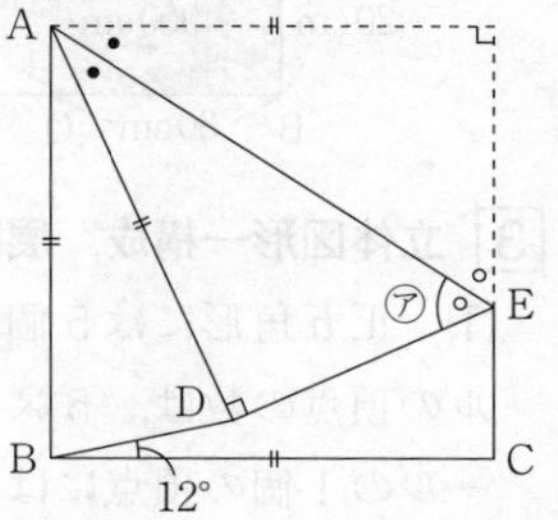

(5) 1cmは10mm, 1mは100cmだから, この用紙の縦の長さは, 200mm＝20cm＝0.2m, 横の長さは, 300mm＝30cm＝0.3mであり, この用紙の面積は, 0.2×0.3＝0.06(m^2)とわかる。その重さが3.6gなので, 1m^{2}あたりの重さを□gとすると, □×0.06＝3.6(g)と表すことができ, □＝3.6÷0.06＝60(g)と求められる。

図3

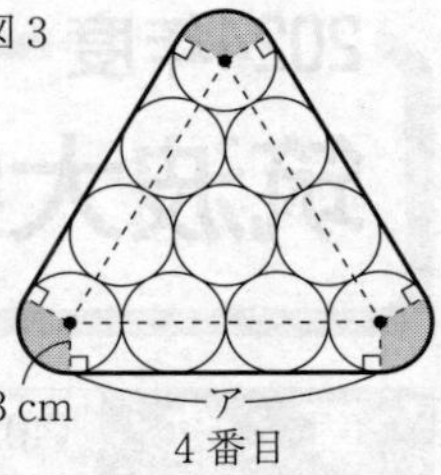

4番目

(6)　右の図3で，かげをつけたおうぎ形を集めると1つの円になるから，これらのおうぎ形の弧《こ》の長さの合計は，3×2×3.14＝18.84(cm)となる。これは何番目の図形でも同じなので，太線部分の長さが初めて5m(＝500cm)より長くなるのは，アの部分の長さが初めて，(500－18.84)÷3＝160.3…(cm)より長くなるときとわかる。また，□番目の図には一番下の段に□個の円が並び，アの長さは円の直径の(□－1)個分にあたるから，3×2×(□－1)＞160.3…にあてはまる最も小さい□の値を求めればよい。よって，160.3÷6＝26.7…，26.7＋1＝27.7より，太線部分の長さが初めて5mより長くなるのは28番目の図形である。

(7)　25を025のように0を補ってすべて3けたにし，000から999までの3けたの整数について考える。このとき，どの位にも4を除いた9通りの数字を使うことができるので，4を使っていない整数は，9×9×9＝729(個)できる。これには000を含《ふく》み，1000を含んでいないから，全部で，729－1＋1＝729(個)と求められる。

2　グラフ―図形上の点の移動，面積，旅人算

(1)　問題文中のグラフから，点QがBに着くのが20秒後とわかるから，20秒後には右の図①のようになる。よって，点Qの速さは毎秒，60÷20＝3(cm)である。また，図①のAPの長さは，400×2÷20＝40(cm)なので，点Pの速さは毎秒，40÷20＝2(cm)とわかる。次に，図形ABQPが2回目に長方形になるのは，点Pと点Qが上の図②のように動いたときである。これは，点Pと点Qが合わせて，60×3＝180(cm)動いたときだから，出発してから，180÷(3＋2)＝36(秒後)となる。よって，図②のときのBQの長さは，3×36－60＝48(cm)なので，このときの図形ABQPの面積は，20×48＝960(cm^2)と求められる。

図①(20秒後)

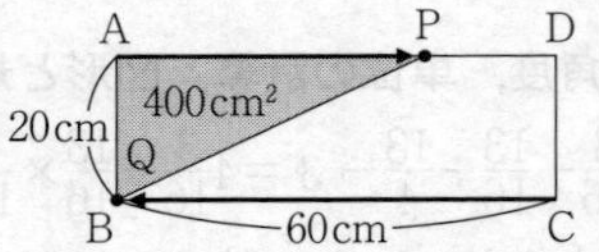

図②

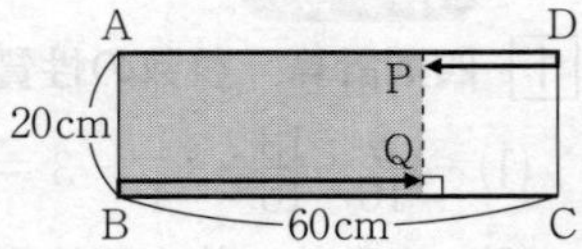

(2)　点P，Qが長方形の頂点に着くときのようすを調べると，下の図③～⑤のようになる。点Pより点Qの方が速さが速いので，30秒後から40秒後までは図形ABQPの面積は大きくなるが，その変化の割合は20秒後から30秒後までより小さくなる。また，40秒後からは，点QがCから動かないので，40秒後から60秒後までの面積の変化の割合は一定になる。よって，正しいグラフはエとわかる。

図③(30秒後)

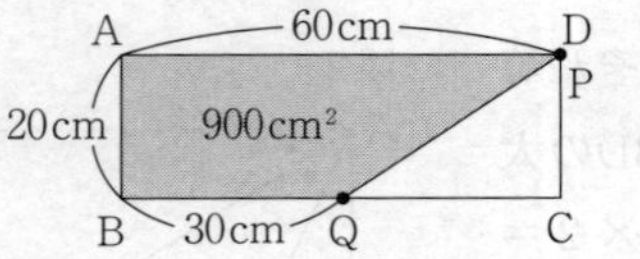

図④(40秒後)

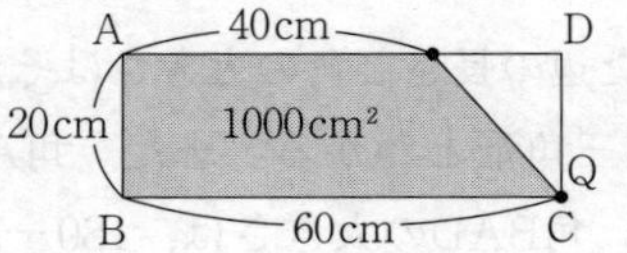

図⑤(60秒後)

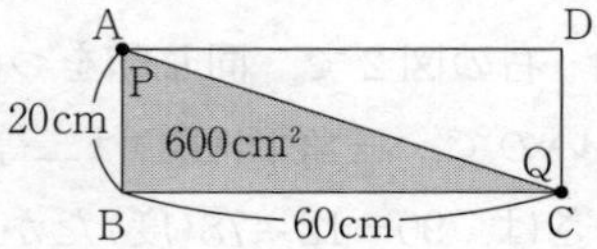

3　立体図形―構成，展開図

(1)　正五角形には5個の頂点があり，サッカーボールには正五角形が12面あるから，サッカーボールの頂点の数は，5×12＝60(個)とわかる。また，正六角形には6個の頂点があるが，サッカーボールの1個の頂点には正六角形の2個の頂点が集まっているので，正六角形の面の数は，60×2÷6＝20(面)と求められる。

⑵　右の図①のように，「バ」がかかれている面がABCDになるように立方体の頂点に記号をつけ，これを展開図に移すと右の図②のようになる。「ツ」は面HEAD上に，辺HDが上になる向きでかかれていて，「ク」は面EFBA上に，辺EAが上になる向きでかかれているから，図②のようになる。

図①

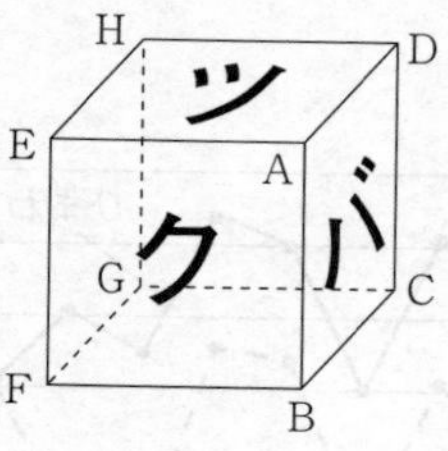

図②

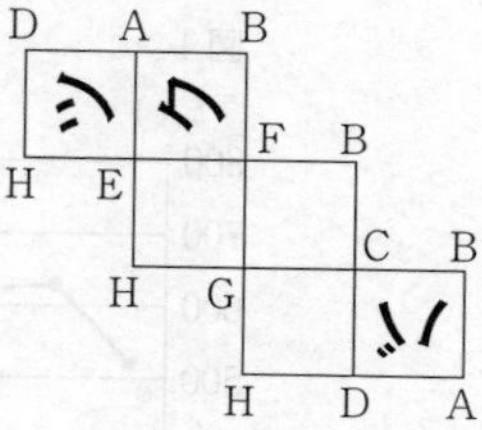

⑶　魚は右の図③の❶～❹の順番で動いていると考えられる(正面から見ると❹は見えず，真上から見ると❷は見えない)。よって，右側面から見ると，右の図④のように見える。

図③

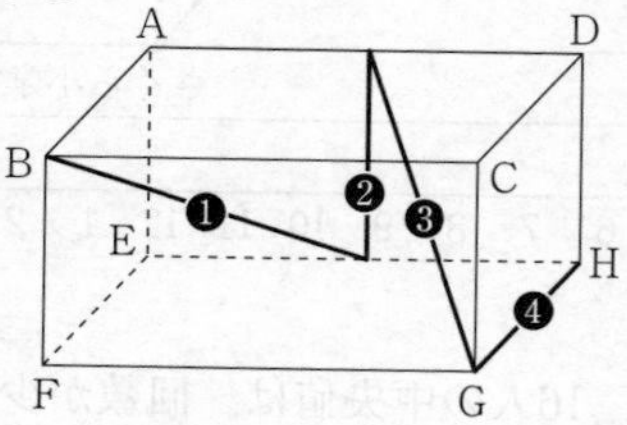

図④

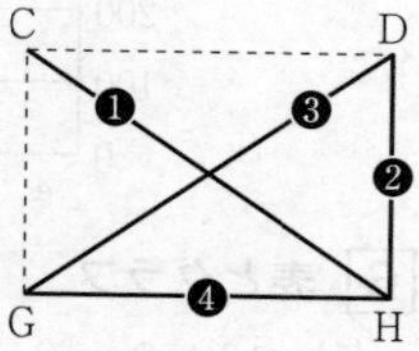

4　平面図形―構成，場合の数

⑴　右の図①のようになるから，アは○，イは×，ウは○である。

図①

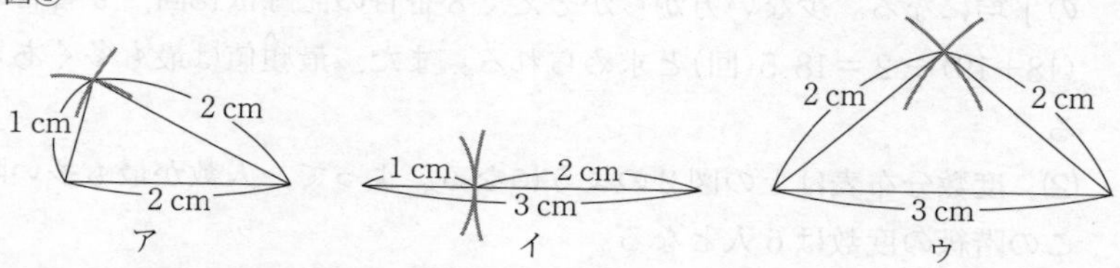

⑵　⑴から，三角形をかくことができるのは，最も長い辺の長さが，ほかの２つの辺の長さの和よりも短いときとわかる。

⑶　最も長い辺の長さが４cmのとき，ほかの２つの辺の長さの和は５cm以上である必要があるから，右の図②の６種類あることがわかる。ほかの場合についても同様に考えると図②のようになるので，全部で，６＋４＋２＋１＝13(種類)と求められる。

図②

最も長い辺の長さ	ほかの２つの辺の長さ
４cm	４＋４，４＋３，４＋２，４＋１，３＋３，３＋２
３cm	３＋３，３＋２，３＋１，２＋２
２cm	２＋２，２＋１
１cm	１＋１

5　表とグラフ

⑴　ア　さくら小学校で来館者数が400名をこえている月は，７月，９月，10月，１月の４つあるから，正しい。　イ　さくら小学校は，５月，８月，11月，２月，３月の５つの月で，前の月より来館者数が少なくなっているので，正しい。　ウ　ひまわり小学校の９月の来館者数はおよそ700人，８月の来館者数はおよそ500人だから，正しくない。　エ　ひまわり小学校の来館者数はどの月も500人をこえているので，年間では，500×12＝6000(人)以上来館している。さらに，７月，９月，10月はこれよりも，700－500＝200(人)以上多いから，年間で6500人をこえているのは明らかである。よって，正しい。　オ　さくら小学校の10月の来館者数は600人未満であり，ひまわり小学校の10月の来館者数は700人以上である。よって，10月の来館者数はひまわり小学校の方が多いので，正しくない。

⑵　下の図１のように，月別来館者数の変化を比べやすくするには，折れ線グラフにするとよい。このとき，問題中の棒グラフでは縦軸《じく》の数字が異なっているため，それらをそろえたグラフにすれ

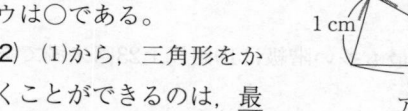

ば，さくら小学校とひまわり小学校の来館者数も比べやすくなる。

図１

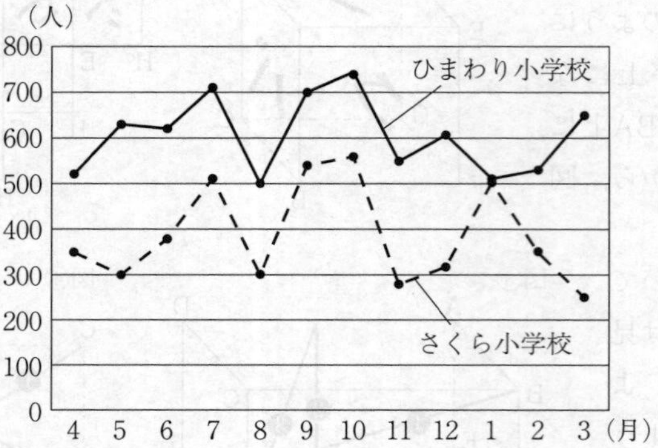

図２

記録(回)	人数(人)
7以上～11未満	4
11　～15	1
15　～19	3
19　～23	6
23　～27	2
合計	16

6 表とグラフ

⑴　16÷２＝８より，16人の中央値は，回数が少ない方からかぞえて８番目の記録と９番目の記録の平均になる。少ない方からかぞえて８番目の記録は18回，９番目の記録は19回だから，中央値は，(18＋19)÷２＝18.5(回)と求められる。また，最頻《ひん》値は最も多くあらわれる記録なので，22回である。

⑵　度数分布表は上の図２のようになる。よって，人数が最も多い階級は19回以上23回未満であり，この階級の度数は６人となる。

⑶　はるかさん(ア)を選んだ場合，はるかさんのもっとも多い記録は23m以上25m未満だが，みさきさんは21m以上23m未満であるため，１回では，はるかさんの方がより遠くへボールを投げられる可能性が高いと考えることができる。ほかにも，はるかさんの最高記録は27m以上でみさきさんより遠いことなどもあげられる。みさきさん(イ)を選んだ場合，みさきさんの方が度数の分布がせまく，投げる距離《きょり》が安定していることなどが理由として考えられる。

社　会　(理科と合わせて40分)　＜満点：25点＞

解　答

1 ⑴　はぼまいぐんとう　⑵　(例)　日本固有の領土だが，他国による不法占拠が続いている。(他国との間で領土問題が発生している。)　2 ⑴　ア　⑵　カ，利根川　⑶　エ　⑷　イ　3 ⑴　(例)　同じ量の貨物を運ぶのにより多くの人手を必要とする　⑵　ア　4 ⑴　C→B→A　⑵　平清盛　⑶　①　ウ，キ　②　**内容**…(例)　オランダと中国に限り幕府との貿易を認める鎖国政策を完成させた。　**名前**…家光　5 ⑴　**2番目**…エ　**3番目**…イ　⑵　(例)　橋の上を通る高速道路を地下に移設する。　6 ⑴　厚生労働　⑵　義務　⑶　国会　⑷　(例)　国民には言論の自由がある！

解　説

1 日本の島に関する問題

⑴　資料にある島々のうち，択捉《えとろふ》島，色丹《しこたん》島，国後《くなしり》島以外は全て歯舞《はぼまい》群島に属する島々である。

歯舞群島は，根室半島の北東沖に位置している。国後島，択捉島，色丹島とともに第二次世界大戦直後，ソ連によって占領《せんりょう》され，現在もロシアが実効支配しているため，北方領土と呼ばれるこれらの島々を日本人は自由に訪《おとず》れることができない。

⑵　北方領土は日本固有の領土であるが，ロシアによる不法占拠《せんきょ》と実効支配が現在も続いている。日本政府はその返還《へんかん》をロシアに強く求めているが実現していない。また，隠岐《おき》諸島(島根県)の北西約158kmに位置する竹島も日本固有の領土であるが，1950年代以降，領有権を主張する韓国が沿岸警備隊を常駐させており，韓国による不法占拠が行われている。これに対して，石垣《いしがき》島(沖縄県)の北約170kmに位置する尖閣《せんかく》諸島は，日本が領土として実効支配している。1970年代以降，中国が領有権を主張するようになり，中国船による領海侵犯《しんぱん》もたびたび起きているが，尖閣諸島は北方領土や竹島とは異なり，日本による統治がおよんでおり，日本政府も尖閣諸島に関して領土問題は存在しないという立場をとっている。

2　資料や統計を用いた地理の総合問題

⑴　図1中のロンドンと北極点を通る線は，0度の経線である本初子午線である。また，赤道は0度の緯線である。したがって，①は西経と北緯，②は東経と北緯，③は西経と南緯，④は東経と南緯によって，それぞれ地球上における位置を表すことができる。アメリカ合衆国は①と②，イタリアは②，インドは②，オーストラリアは④，カナダは①，サウジアラビアは②，中華人民共和国は②，ブラジルは①と③にそれぞれ属しているから，①～④の全ての地域に国土がある国々の組み合わせになっているのは，アだけである。

⑵　越後《えちご》山脈の群馬県側に降った雨や雪は利根《とね》川の流れとなり，下流では千葉県と茨城県の県境となって，銚子《ちょうし》付近で太平洋に注いでいる(カ…×)。なお，荒川は埼玉県西部の関東山地の山中を水源とする河川で，埼玉県と東京都を流れて，東京湾に注いでいる。

⑶　チリとノルウェーで輸入量の8割近くを占《し》めているAはサケ・マスである。チリとノルウェーではサケ・マスの養殖《ようしょく》がさかんで，近年，日本で多く消費されるサケの多くは，これらの国から輸入されたものである。台湾，中国，韓国などアジア諸国から輸入されているBはマグロである。日本のマグロ類の漁獲《ぎょかく》量は世界有数であるが，国内消費量も多いため，輸入量も多くなっている。南アジアや東南アジアの国々からの多く輸入されているCはエビである。東南アジア諸国では，日本に輸出するエビの養殖場をつくるためにマングローブが伐採《ばっさい》されるなど，自然環境《かんきょう》の破壊《はかい》が問題となったことから，マングローブの再生に向けた取り組みが行われている。

⑷　昼夜間人口比率は，東京都や大阪府など近隣の県から多くの人が通勤・通学してくる地域では高くなり，その周辺の地域では低くなっている。したがって，昼夜間人口比率が最も高いDが東京都であり，東京都へ通勤・通学する人が多い千葉県を示しているのはAと判断できる。また，福島県は，他県との間で通勤・通学のために移動する人が少ないと考えられるので，数値が100に近いCとわかる。残るBは茨城県である(イ…○)。

3　資料や統計を用いた日本の輸送に関する問題

⑴　資料1を見ると，同じ10000トンの貨物を輸送する場合，10トントラックでは1000台分になるから，運転手などに少なくとも1000人以上の人手が必要であることがわかる。コンテナ貨物列車は7.7本，コンテナ船では0.1～1隻《せき》であるから，必要な人手はトラックよりもずっと少ないと推測できる。つまり，トラックは他の輸送機関と比べて，同じ量の貨物を運ぶために，より多くの人手が

必要ということになる。

(2) 資料2は，鉄道がトラックに比べて環境にやさしい輸送手段であることを示しているものであるから，Aが当てはまる。Aを見ると，「1トンの荷物を1km輸送する際に排出《はいしゅつ》される二酸化炭素の量」を比べたとき，鉄道はトラックのおよそ10分の1になっていることがわかる。また，資料3は，静岡県島田市にある工場が，トラック輸送から鉄道輸送への切り替《か》えが容易であることを示しているものであるから，Cが当てはまる。Cを見ると，東海道本線や山陽本線が通っている東京～広島間では，1日あたり30往復以上のコンテナ貨物列車が運行されており，東海道本線沿線に位置している島田市にとっては，鉄道輸送への切り替えが容易であり，コンテナ貨物列車を利用して大消費地である東京周辺や大阪周辺へ製品を輸送するのに適していることがわかる。

[4] 武士の政権を題材とした中世・近世の歴史についての問題

(1) それぞれの幕府が存続したのは，A(鎌倉幕府)が1185(源頼朝が全国に守護・地頭を設置)～1333年，B(室町幕府)が1336(足利尊氏が建武式目を制定)～1573年，C(江戸幕府)が1603～1867年であるから，存続した期間の長い順にC→B→Aとなる。

(2) 鎌倉幕府の前に存在した武家政権と考えられるのは，平清盛を中心とした平氏政権である。1159年の平治の乱に勝利して政治の実権を握った清盛は，1167年には武士として初めて太政大臣となったほか，一族が朝廷の高位・高官の地位を占めることで，権勢をふるった。

(3) ① [あ] 政治の中心が関東にあったのは，鎌倉幕府と江戸幕府である(…b)。 [い] 天皇と血縁関係を持ち，摂政や関白として実権を握《にぎ》ったのは平安時代の藤原氏や平氏である(…d)。 [う] みずから政治の実権を返上したのは，大政奉還を行った江戸幕府第15代将軍徳川慶喜《よしのぶ》だけである(…c)。 [え] 外国人が新しい宗教を広めたのは，イエズス会の宣教師たちがキリスト教の布教に努めた室町時代末期である(…c)。 [お] 征夷大将軍は天皇から任命される地位で，全ての幕府に当てはまる(…a)。 [か] かな文字が使われ始め，女性による多くのすぐれた文学作品が生まれたのは平安時代である(…d)。 [き] 将軍が15代まで続いたのは室町幕府と江戸幕府であり，鎌倉幕府は9代までである(…b)。 [く] 6つの新しい仏教の宗派(浄土宗・浄土真宗・時宗・日蓮《にちれん》宗・臨済宗・曹洞《そうとう》宗)が開かれたのは鎌倉時代である(…c)。 [け] 武家政権の後，天皇中心の政治体制となったのは，後醍醐天皇による建武の新政が行われた鎌倉幕府滅亡《めつぼう》後と，明治政府が成立した江戸幕府滅亡後である(…b)。 [こ] 各地に国分寺・国分尼《に》寺が建てられ，東大寺と大仏がつくられたのは奈良時代である(…d)。 [さ] 日本が中国から攻《せ》められたのは，鎌倉時代に起きた元寇(文永の役と弘安の役)のときだけである(…c)。 [し] 鎌倉幕府は御家人の借金を帳消しにするため，1297年に徳政令(永仁の徳政令)を出した。室町時代には幕府によりしばしば徳政令が発せられたほか，民衆が徳政令の発布を求める徳政一揆《いっき》もたびたび起きた。江戸時代には18世紀末，老中松平定信が寛政の改革を進めたさい，旗本・御家人の借金を帳消しにする棄捐《きえん》令を出している(…a)。 [す] 室町時代初期には，朝廷が京都の北朝と吉野の南朝に分かれ，互いに対立する南北朝の争いが約60年続いた(…c)。 ② Cの江戸幕府の第3代将軍徳川家光は，スペイン船とポルトガル船の来航を禁止し，オランダと中国に限って長崎で幕府との交易を認める鎖国《さこく》政策を完成させた。なお，Bの室町幕府の第3代将軍を務めた足利義満は，明(中国)と正式な国交を開き，日明貿易を開始した。

5 日本橋に関する問題

⑴　日本橋は現在の東京都中央区にある，日本橋川に架《か》けられた橋で，付近一帯の地域名の由来にもなっている。江戸時代の日本橋は，木造でアーチ形の「太鼓《たいこ》橋」であった。ウの絵は17世紀前半の江戸の様子を描《えが》いたとされる『江戸図屏風《びょうぶ》』の中に見られる日本橋である。火災により何度か再建された日本橋は，明治時代初期に西洋式の平らな橋として再建された。エの絵は1886年に描かれた『東京名所之内日本橋真景』という，正月の日本橋の様子を描いたもので，日の丸で飾《かざ》った鉄道馬車が走っていることがわかる。明治末の1911年には石造の橋として架け替えられ，その後，関東大震災《だいしんさい》や東京大空襲《だいくうしゅう》においても大きな損傷は免《まぬか》れ，現在に至っている。イの写真は昭和時代初期のもので，中央を路面電車が通っていることがわかる。さらに，1960年代には東京オリンピック・パラリンピックの開催《かいさい》に合わせて都心周辺に首都高速道路の建設が進められ，日本橋川もそのルートの一部となったことから，日本橋の真上を首都高速道路が通ることとなった。アの写真は高速道路建設中の日本橋の様子を撮影したものである。したがって，時代の古い順に，ウ→エ→イ→アの順となる。

⑵　現在の日本橋は，資料の写真アからもわかるように，すぐ上を高速道路が通っており，景観上の問題のほか，高速道路の老朽《ろうきゅう》化に伴う補修の問題が生じている。そこで，橋の上を通る高速道路を撤去《てっきょ》して景観を確保するとともに，交通の利便性を維持《いじ》するため高速道路の地下への移設が決定され，工事が進められている。

6 基本的人権と政治の関わりについての問題

⑴　国民の健康，育児，介護《かいご》など社会福祉に関する仕事を担当する国の行政機関は厚生労働省であり，他に医療，社会保険，雇用と労働などに関する仕事も行っている。

⑵　「教育(学問)」「労働(勤労)」「税金」に共通するのは，いずれも「国民の義務」に関係するという点である。日本国憲法は，第26条２項で「保護する子女に普通教育を受けさせる」ことを，第27条で「勤労」を，第30条で「納税」を，それぞれ国民の義務としている。

⑶　税金の使い道は，毎年作成される予算によって決められる。予算は内閣が作成し，国会での審《しん》議《ぎ》と議決を経て決定される。

⑷　自由民権運動は，1870年代後半に全国に広まった，国会の開設を政府に求める運動である。資料３は当時の自由党機関紙に掲載《けいさい》された挿絵《さしえ》で，民権派が開いた演説会において，演説を行う人，つまり弁士(着物の人物)と，演説を中止させようとする警察官，警察官の行動に対して抗議《こうぎ》する聴衆が描かれている。弁士が演説を中止させようとする「警察官に対して言っているセリフ」であるから，「言論」の自由を主張する内容のセリフがふさわしいと考えられる。

理　科　（社会と合わせて40分）＜満点：25点＞

解　答

1 ⑴ ①　高くなる　②　高くなる　⑵ ア，エ　⑶ エ　2 ⑴ **実験１**…カ　**実験２**…イ　**実験３**…ウ　⑵ ①　イ　②　カ　③　キ　④　ア　3 ⑴ イ　⑵ **予想１**…ウ　**予想２**…カ　4 ⑴ ア，オ，カ　⑵ ①　**変える条件**…ウ　**変え**

ない条件…エ，オ　② イ　(3) エ

解説

1 気温の変化，太陽の動きとかげのようすについての問題

(1) ①　地面の温度は空気の温度よりも上がりやすいので，地面に近い方が温度計の示す温度は高くなる。　②　白い紙でおおわない場合，温度計に直射日光が当たることになる。すると，日光で温度計自体があたためられるため，温度計が示す温度は高くなる。

(2) 図１では，太陽が真南にくる12時ごろまでは気温が上がり続けていて，午後はゆるやかに気温が下がっている。このように変化したのは，午前中は日当たりがよかったが，午後になると日当たりが悪くなる場所で温度をはかっていたからだと考えられる。太陽は東からのぼり，南の空を通って西にしずむので，午前中に太陽の光が当たるのはＢかＣになる。このうち，Ｂは午後になると日かげになるため，１日中晴れている日の気温の変化が図１のようになる。また，Ｃの場合，１日中晴れていると午後２時ごろまで気温が上がり続けるが，午後がくもっている場合は日が当たらないので，気温の変化が図１のような記録になる。なお，Ａは１日中日当たりが悪く，Ｄに日光が当たるのは晴れている午後になる。

(3) 午前６時には，図２，図３のように校舎のかげが上から見て南西にのびているので，太陽は真東よりも北寄りの方向にあることがわかる。午前７時になると太陽の方向が南寄りに移動するので，校舎のかげは北寄りに移動する。また，午前７時の太陽の高さは午前６時より高くなるので，かげの長さは短くなる。よって，最も適当なものとしてはエが選べる。

2 豆苗《とうみょう》の成長についての問題

(1) ヨウ素液はデンプンに反応して青むらさき色に変化する。実験１と実験３では種子にヨウ素液をかけることで，種子にデンプンがあるかどうかを調べている。よって，実験１で豆苗の種子にデンプンがあることを調べ，実験３でそのデンプンが成長に使われたかどうかを調べていることがわかる。また，実験２では，種子があるかないかで豆苗の成長にちがいがあるかを調べ，成長に種子が必要かどうかを調べている。

(2) ①　一般《いっぱん》に，種子には発芽のための養分がたくわえられていて，発芽するときにはその養分を使う。　②　売られている豆苗は種子が発芽して茎《くき》や根が少しのびているもので，種子の中にたくわえられていた養分は少し使われていると考えられるが，実験１の結果から，養分(デンプン)はまだ残っていることがわかる。　③　実験３の結果で，12日目の種子にヨウ素液をかけても色がほとんど変化しなかったことから，12日目以降の豆苗の種子にはデンプンがほとんどないことがわかる。　④　種子の中の養分がなくなるころの豆苗は，葉をつけ，光合成を行うことができるようになっている。そのため，成長に必要な養分は光合成を行うことによってつくられていると考えられる。

3 ものの燃え方と空気についての問題

(1) 図１や図２でろうそくが燃え続けているときは，びんの下側の穴から空気が入り，上側の穴からあたためられた空気やろうそくが燃えてできた二酸化炭素などが出ている。したがって，図２のＢの穴から線こうのけむりがびんの中に流れこむのは，Ｂより上にあるＡに穴が開いているとき，すなわちゴムせんでＣの穴を閉じているときである。なお，Ａを閉じたときは，Ｂより上から空気

が出られないため，びんの中にほとんどけむりは流れこまない。

(2) この実験ではちっ素は燃えるのに影響《えいきょう》しないと考える。よって，調べたい気体を燃えた後の条件にして，もう一方の気体を燃える前の条件に近いものにして実験すればよい。したがって，予想１を確かめるときは，酸素を17％，二酸化炭素を0.04％（０％）にし，予想２を確かめるときは，酸素を21％，二酸化炭素を３％にして調べる。

4 風の力と風力発電の発電量の関係についての問題

(1) コンデンサーに電気を流すと電気をたくわえることができる。よって，方法１で，送風機の風をプロペラに当てると，プロペラが回転してモーターがまわり，発電した電気がコンデンサーにたくわえられる。また，方法２では発光ダイオードが光る時間を調べることで，コンデンサーにたくわえられた電気の量，つまり，方法１でのモーターの発電量がわかる。なお，このことは発光ダイオードが光る時間のかわりに，電子オルゴールが鳴る時間の長さを調べることなどでもわかる。

(2) ① 実験２は，風を受ける部分，つまり“ほ”の面積を変える実験なので，“ほ”の大きさは変える必要がある。しかし，それ以外の条件（送風機の風の強さや風を当てる時間など）は変えてはいけない。 ② 実験２は，実験１でのプロペラの回転（発電量）のかわりに，“ほ”のついた車の移動距離《きょり》で比べる実験である。なお，実験２では発光ダイオードは使っていない。

(3) 実験１と実験３の結果を比べると，発光ダイオードが光っていた時間は，羽根の数が２枚の場合は２分12秒から１分51秒に，羽根の数が４枚の場合は３分22秒から２分53秒にそれぞれ短くなっている。これは，プロペラの重さが重くなるほどプロペラが回転しにくく，発電量が少なくなることを示している。

国 語 (40分) ＜満点：50点＞

解 答

一 (1) イ　(2) エ　(3) ア　(4) エ　(5) a ウ　b イ　(6) (例) 同時に同区間を走る二人が，闘争心をむき出しにしていること。　(7) ア　(8) ウ　(9) 1 鼻筋に落ち　2 ぱっつんと　3 自然，身体　(10) 下記を参照のこと。　二 (1) イ　(2) ウ　(3) イ　(4) (例) 協力関係で成り立つ社会という単位で子孫を増やす　(5) (i) (例) 女王だけが生殖をする　(ii) イ　(iii) 「やさしい」生物　(iv) ウ

●漢字の書き取り

一 (10) X 残像　Y 一目散

解 説

一 **出典：万城目《まきめ》 学《まなぶ》「十二月の都大路上下《カケ》ル」**。駅伝の気楽な補欠だったはずの「私」（坂東）は，体調をくずした先輩《せんぱい》に代わりアンカーを任されることになる。

(1) 「これから５区を走る各都道府県代表のアンカーたち」が「一本のタスキを受け取る」のを待つなか，準備（スタンバイ）をうながす係員の「せっかちな」声によって「周囲の緊張《きんちょう》レベル」は「一気に二段階ほど引き上げられ」たのだから，イが選べる。なお，係員のアナウンスで「我に返」るほど，それまでの「ランナーたち」が上の空だったようすは描《えが》かれていないので，アは合わない。

⑵　続々とゼッケン番号を呼ばれたアンカーたちが「少しでも筋肉をほぐそうと」準備をはじめるようすを見て，「私」はあらためて本当に自分が走るのだと意識している。「大会前日の夜」に出場が決まっていたにもかかわらず，いまだにその覚悟《かくご》を持てずにいた「私」は，固くなった太ももを叩《たた》く周囲の「パチンパチンという」音を聞き，走る実感がわいてきたのだから，エがふさわしい。なお，ここでは自分がやはり走らなければならないのだと実感した段階であって，走ることに向けて急激に気持ちを高めたわけではないので，ウは正しくない。

⑶　「緊張のしすぎで，身体《からだ》をどこかに置き去りにしてしまったような私」が，「ひとりでやることもなく，キャラメルを舐《な》めていた」のに対し，「中距離《きょり》走の高校記録を持つ超《ちょう》有名選手」である留学生のランナーは，中継所《ちゅうけいじょ》でサポートの部員二人と「談笑《だんしょう》」しながら「マッサージを受けて」いる。「私」と違《ちが》い，留学生のランナーはリラックスしながらも足の準備を整えているので，アが合う。

⑷　「大雑把《おおざっぱ》で無駄《むだ》が多い」自分の走り方と比べ，「今まで見たことがない」フォームで「楽しそう」に走る留学生に「ほれぼれ」としていた「私」は，ふいに，友人の咲桜莉《さおり》から「大きくて，楽しそうな感じ」のする「サカトゥー(「私」)の走り方」が好きだよと言われたことを思い出している。留学生と同じく「楽しそう」に走っているとほめられたことで自信が持て，「私」は自分の「ふくらはぎ」や「足裏」に「不思議なくらい勇気が」宿ったように思えているので，エが正しい。

⑸　a　「はっぱをかける」は，“奮いたたせる”“気合いを入れる”という意味。菱《ひし》先生は「全員がはじめての都大路で，いきなりいい成績なんて出ないから。今回はまずは二十位台を目指そう」と「私」たちを勇気づけている。よって，ウがよい。　b　「買いかぶり」は，実力以上に高く評価すること。二人の先輩と菱先生がアンカーとして自分を推《お》してくれたことを受け，「私」は及《およ》び腰《ごし》になっている。よって，イが合う。

⑹　「赤いユニフォームの選手」と「私」は「ほぼ同じタイミング」で中継線に並んだ，同区間を走るアンカー同士である。たがいに目をそらさずにいることからうかがえるとおり，「私」も相手も「この人には負けたくない」と「闘争《とうそう》心」をたぎらせ，ぶつけ合っているので，「お互いこの相手には負けないぞと思ってにらみ合っていること」，「ほぼ同時に走るアンカーどうし，闘争心を燃やしていること」のようにまとめる。

⑺　つらくても「ひとりで粘《ねば》り強く戦える」であろう一年は「坂東」(「私」)だという点でキャプテンやココミと見解が一致《いっち》したために，「持ちタイム」とは関係なく代走として選んだとの話を，「私」は先生から聞かされている。何かを確信したかのように「ニヤリ」と笑い，完全に据《す》わった目で「死ぬ気で走ってきな」という菱先生のようすから，「私」は今の彼女《かのじょ》に何を言っても聞き入れてくれないだろうと思ったのである。自身や二人の先輩部員たちの感覚を信じ，「勝負師」として決して譲《ゆず》らない菱先生のようすが「鉄」にたとえられていると考えられるので，アがよい。

⑻　「すべて」とは，先輩たちの推薦《すいせん》によって「鉄のヒシコ」から代走に指名されたが，それは「買いかぶり」でしかないととまどい，迷う「私」の雑念を指す。しかし，走ってくる美莉《みり》センパイを見た途端《とたん》，こうした消極的な気持ちは吹《ふ》っ飛び，先輩に声掛《こえが》けをするとともに，その手に握《にぎ》られたタスキを受け取ろうと「私」の身体は自然に「スタートの体勢」を取ったのだから，ウがふさわしい。

⑼　1　最初の部分で「擬人《ぎじん》法」が使われている一文だから，「鼻筋に落ちた雪片がしんとした冷

たさを肌《はだ》に伝えていく」が合う。ここでは，「雪片」に意思があるかのように表現されている。

2　同じタイミングで走ることになった選手の描写《びょうしゃ》で，「私」より「背が高」く，かつ「威圧《いあつ》感」が感じられるのは「切れ長な目が私を見下ろしている」をふくむ一文である。　**3**　最後の場面にある，美莉センパイの「勢い」で私も「タスキを受け取る準備ができたことが分かる表現」だから，先輩の右手にタスキが握られているのを見た後にある，「自然，身体がスタートの体勢を取る」という一文がぬき出せる。

⑽　**X**　外部刺激《しげき》がなくなっても感覚が残る現象。ここでは比喩《ひゆ》的に，過ぎ去ったできごとが心に強く残っているようす。　**Y**　わき目もふらずに走るようす。

二　出典：市橋伯一《いちはしのりかず》『増えるものたちの進化生物学』，市橋伯一『協力と裏切りの生命進化史』。文章Ⅰでは，人間が協力関係によって社会を形成し，発展してきたことについて説明されている。文章Ⅱでは，協力関係を裏切る存在の意義について述べられている。

⑴　「衣服」や「食料」，「家」に至るまで，現在では，それぞれ「技術のある人間」の生み出すものによって自分たちの生活が支えられている。つまり，現代人は特定の「職業」に就き，ほかの「誰《だれ》か」が「安全で快適な生活を送」れるように質の高い仕事をする，という「協力関係」を成り立たせているのだから，イが選べる。

⑵　⑴でみた内容や，直後で「衣服を作る人も食料や住居は別の専門家に作ってもらって」いると述べられていることからもわかるとおり，人々はそれぞれの「職業」によって支えられ，「全員が安全で快適な生活」を送ることができている。「一方的」ではなく，協力し合うという仕組みが，現代の社会には組み込《こ》まれているので，ウが合う。

⑶　続く部分で，現在の社会では，衣食住が最優先の無人島においては役に立たない，「勉強が得意とか，絵をかくのが得意とか，コミュニケーション能力が高い」といった「個性」にも出番があり，「自分に合った役割(歯車)が見つかる可能性」が高いと述べられている。よって，イが選べる。ただし，「個性」が役立つ「可能性が高い」とは，「だれでも自分に合う仕事から自由に選択《せんたく》して働くことができる」ことを意味しているわけではないので，アは合わない。

⑷　直前の段落と，ぼう線部③をふくむ段落から，「他人との協力からなる社会」を形成した人間が，その「社会」を「単位」として増えていくことが読み取れる。これをもとに，「ほかの人との協力からなる社会の単位で子孫を増やす」のようにまとめる。

⑸　(i)　文章Ⅱの四つ目の段落で，普通《ふつう》のアリは「女王だけが生殖《せいしょく》する」ことで仲間を増やすと述べられている。　(ii)　アミメアリの裏切りとその結果は，文章Ⅱの二つ目～四つ目の段落で説明されている。「自分で卵を産む」という裏切り行為《こうい》によって，働きアリは「女王を駆逐《くちく》した」ものの，働きアリの協力関係は維持《いじ》され，増殖効率もそれまでと比べて劣《おと》るものではなかったのである。女王アリの存在が「アリの繁栄《はんえい》にとって重要ではない」ことを示したのだから，イが合う。なお，アリの繁栄は増えることにあるので，「大きな集団をまとめ」るとしたウはふさわしくない。
(iii)　「共感」能力を持つ人間の特徴《とくちょう》を表す言葉なので，文章Ⅰの最後の段落にある「『やさしい』生物」がぬき出せる。　(iv)　文章Ⅰでは，社会という「協力関係」によって人間が増え，発展してきたことについて説明されている。文章Ⅱでは，協力関係に対する「裏切り者」の存在が，協力関係の意義を問い直す役割を果たしていると述べられている。よって，ウが選べる。

Dr.福井の

入試に勝つ！脳とからだのウルトラ科学

右の脳は10倍以上も覚えられる！

手や足，目，耳に左右があるように，脳にも左右がある。脳の左側，つまり左脳は，文字を読み書きしたり計算したりするときに働く。つまり，みんなはおもに左脳で勉強していることになる。一方，右側の脳，つまり右脳は，音楽を聞き取ったり写真や絵を見分けたりする。

となると，受験勉強に右脳は必要なさそうだが，そんなことはない。実は，右脳は左脳の10倍以上も暗記できるんだ。これを利用しない手はない！　つまり，必要なことがらを写真や絵などで覚えてしまおうというわけだ。

この右脳を活用した勉強法は，図版が数多く登場する社会と理科の勉強のときに大いに有効だ。たとえば，歴史の史料集には写真や絵などがたくさん載っていて，しかもそれらは試験に出やすいものばかりだから，これを利用する。やり方は簡単。「ふ～ん，これが○○か…」と考えながら，載っている図版を5秒間じーっと見つめる。すると，言葉は左脳に，図版は右脳のちょうど同じ部分に，ワンセットで記憶される。もし，左脳が言葉を忘れてしまっていたとしても，右脳で覚えた図版が言葉を思い出す手がかりとなる。

また，項目を色でぬり分け，右脳に色のイメージを持たせながら覚える方法もある。たとえば江戸時代の三大改革の内容を覚えるとき，享保の改革は赤，寛政の改革は緑，天保の改革は黄色というふうに色を決め，チェックペンでぬり分けて覚える。すると，「“目安箱”は赤色でぬったから享保の改革」というように思い出すことができ，混同しにくくなる。ほかに三権分立の関係，生物の種類分け，季節と星座など，分類されたことがらを覚えるときもピッタリな方法といえるだろう。

Dr.福井（福井一成《ふくいかずしげ》）…医学博士。開成中・高から東大・文Ⅱに入学後，再受験して翌年東大・理Ⅲに合格。同大医学部卒。さまざまな勉強法や脳科学に関する著書多数。

2023年度 筑波大学附属中学校

【算　数】（40分）〈満点：50点〉

（注意）定規，コンパス，分度器などは机の上に出してはいけません。えんぴつまたはシャープペンシル，消しゴムだけを机の上に出しなさい。

1 次の各問いに答えなさい。

(1) (35×8＋44×14－36×7)÷28＋7を計算しなさい。

(2) ある整数のすべての約数の和は252になり，すべての約数の逆数の和は$2\frac{5}{8}$になりました。ある整数を求めなさい。

(3) 2，3，4，5，6を1回ずつ使ってできる5けたの整数とそれを逆の順に並べてできる整数の和について考えます。例えば，5けたの整数を45623とすると，それを逆の順に並べてできる整数は32654となり，和は78277になります。

では，和が88888になる5けたの整数は全部でいくつありますか。

(4) 食塩が4％ふくまれている食塩水Aと食塩が7％ふくまれている食塩水Bがあります。120ｇの食塩水Aに食塩水Bを混ぜて，食塩が5.8％ふくまれている食塩水をつくる予定でした。しかし，食塩水Bではなく，食塩水Bと同じ量の水を食塩水Aと混ぜてしまいました。このとき，できた食塩水に食塩は何％ふくまれていますか。

(5) 下の図のような長方形ABCDのAB上に点E，AD上に点Fがあります。点Eと点C，点Bと点Fをそれぞれ直線で結びました。色をつけた㋐と㋑の面積が等しいとき，AFの長さを求めなさい。

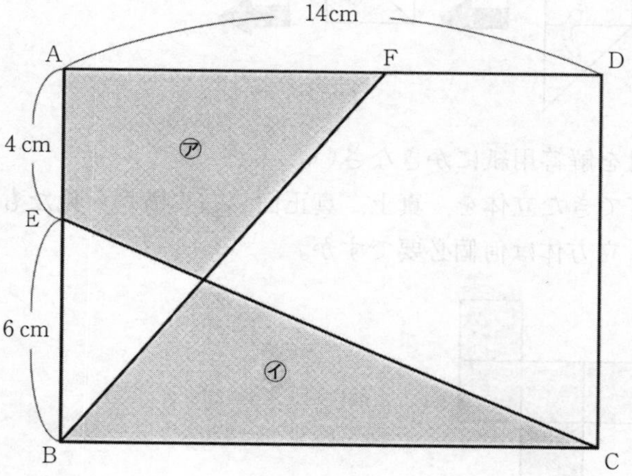

2　右の**図1**のように縦《たて》と横に5個ずつ並んだ合計9個のマスがあります。マスの中に2～10の数を1つずつ入れ，縦の5個のマスに入れた数の積と横の5個のマスに入れた数の積が等しくなるようにします。このような数の入れ方はいくつか考えられますが，真ん中のマスに入る数は**図2**のように必ず7であることがわかります。真ん中のマスに入る数が7である理由を説明しなさい。また，実際に縦の5個のマスに入れた数の積と横の5個のマスに入れた数の積が等しくなる例を1つ挙げ，解答用紙のマスの中に数をかきなさい。

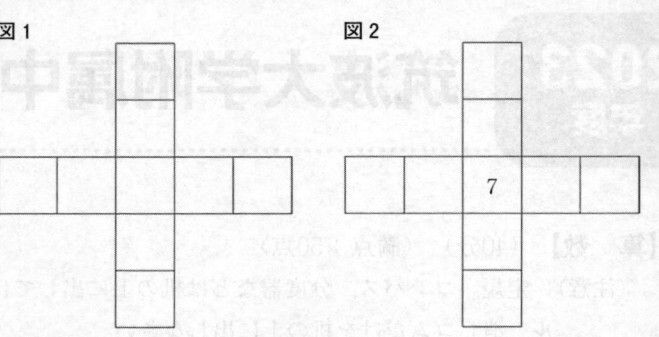

図1

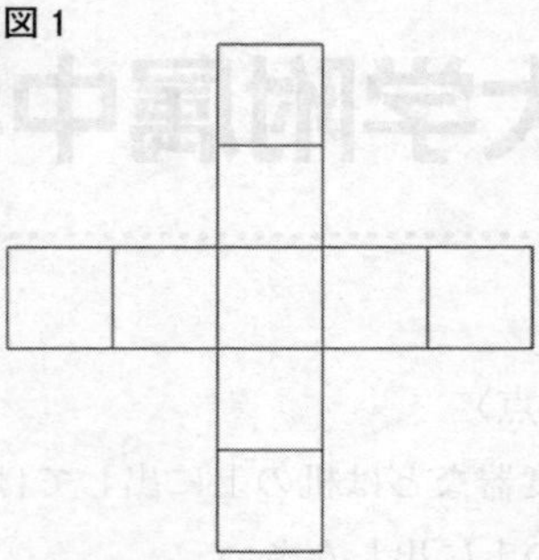

図2

3　右の図のように，点が縦4個，横4個ずつ等しい間隔《かんかく》で並んでいます。これらの点を結んで，いろいろな大きさの正方形をつくります。ただし，ななめには結びません。

(1)　これらの点を結んで正方形をつくるとき，正方形は何個つくることができますか。

(2)　点が縦12個，横12個ずつ並んでいるときにつくることができる正方形の数と，点が縦9個，横9個ずつ並んでいるときにつくることができる正方形の数の差を求めなさい。

4　次の各問いに答えなさい。

(1)　正方形の折り紙を下のような手順で折ります。

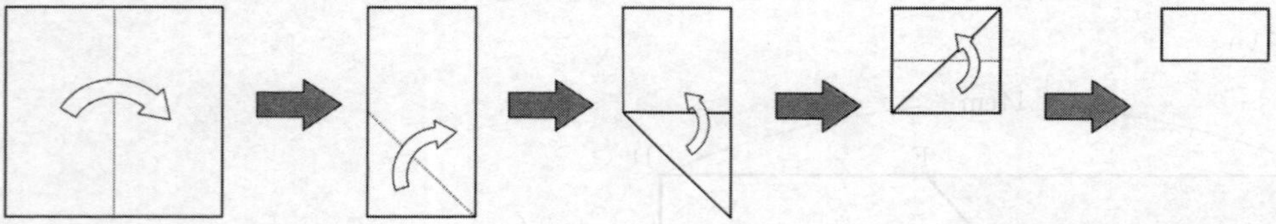

折った紙を開いたときにできる折り目を解答用紙にかきなさい。

(2)　次の図は，立方体の面をはり合わせてできた立体を，真上，真正面，右真横から見たものです。このように見える立体を作るのに，立方体は何個必要ですか。

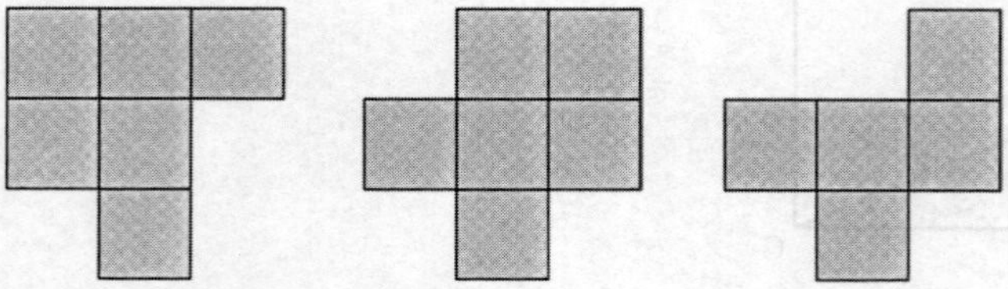

真上から見た図　　真正面から見た図　　右真横から見た図

5 直方体の形をした２つの容器Ａ，Ｂにそれぞれ水が入っています。このとき，２つの容器Ａ，Ｂに入っている水の高さの比は７：３でした。容器Ａに入っている水の量の$\frac{1}{7}$を容器Ｂへ移したところ，容器Ａの水の高さは，容器Ｂの水の高さより3.0cm 高くなりました。次に，容器Ａに入っている水の量の$\frac{1}{2}$を容器Ｂへ移したところ，容器Ｂの水の高さは，容器Ａの水の高さより1.2cm 高くなりました。

はじめに容器Ａに入っていた水の高さは何cm ですか。

6 ある路線では，Ａ駅からＤ駅へ向かう線路が２本あり，普通《ふつう》列車と特急列車がそれぞれの線路を一定の速さで走っています。普通列車は，８時15分にＡ駅を出発し，Ｂ駅，Ｃ駅にそれぞれ１分30秒ずつ停車してＤ駅に到着《とうちゃく》します。特急列車は，普通列車より遅くＡ駅を出発し，Ｂ駅，Ｃ駅には停車せず，普通列車よりも早くＤ駅に到着します。このとき，普通列車がＡ駅を出発してからの時間と各列車とＡ駅との距離《きょり》の関係は，下の図のようになります。特急列車が時速120km で進むとき，後の各問いに答えなさい。

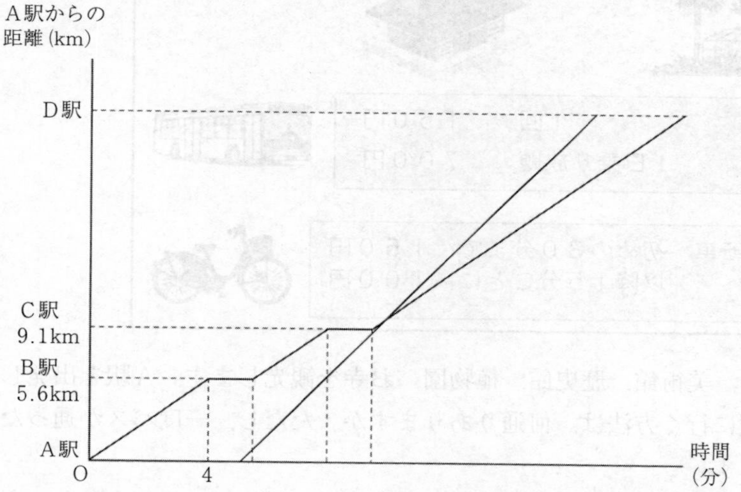

(1) 普通列車がＣ駅を出発して30秒後に特急列車は普通列車に追いつきました。このとき，特急列車がＡ駅を出発した時間は何時何分何秒ですか。

(2) 特急列車がＤ駅に到着した３分後に普通列車がＤ駅に到着しました。このとき，Ａ駅からＤ駅までの距離は何km ですか。

7　はるかさんはパンフレットを見ながら１か月後の旅行の計画を立てています。次の図は，ある市の観光パンフレットに載《の》っている観光案内です。

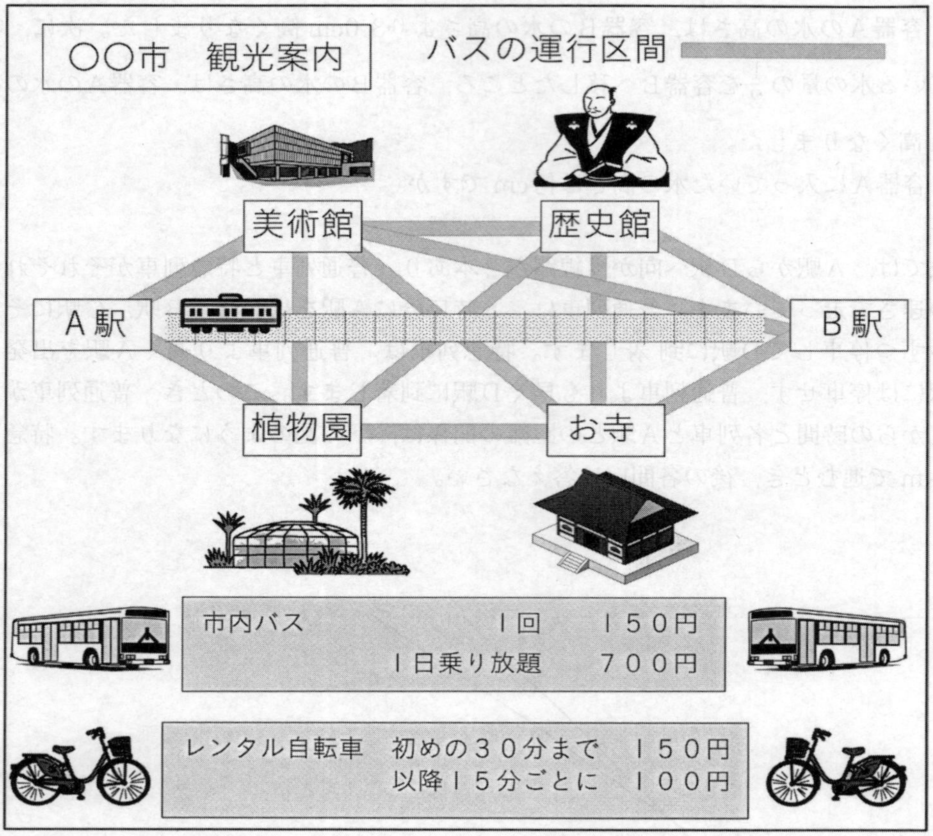

(1)　市内バスのみを利用して，美術館，歴史館，植物園，お寺を観光します。Ａ駅を出発して，４か所をすべて回ってＢ駅に行く方法は，何通りありますか。ただし，一度バスが通ったところには戻らないこととします。

(2)　パンフレットにあるレンタル自転車を借りる場合，時間と料金の関係は比例するといえますか。解答用紙の「いえる」，「いえない」のどちらかに○をつけ，その理由を説明しなさい。

(3)　美術館からＢ駅までの間は２つの会社のバスがあります。それぞれの会社のバスを利用する場合の所要時間について調べたところ，ある期間におけるバスの所要時間と本数の関係は以下のようになることがわかりました。

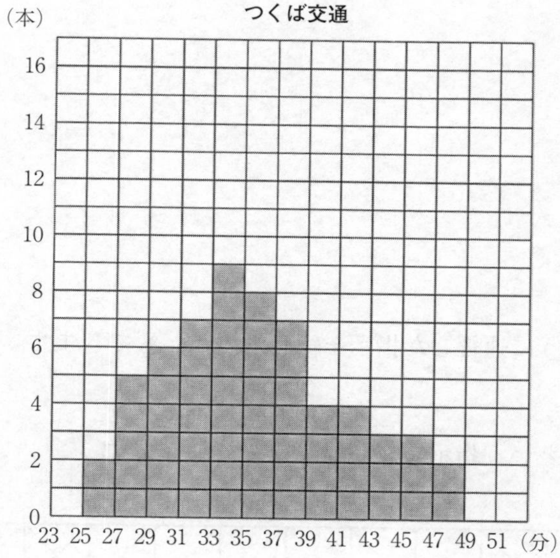

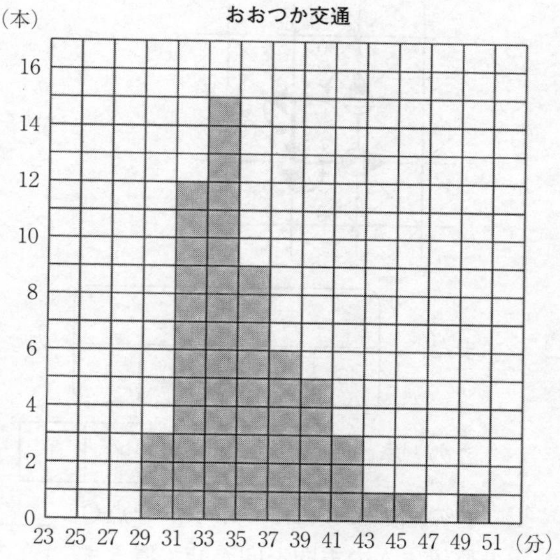

　このヒストグラムをもとに利用するバスを決めるとき，あなたならどちらのバスを利用しますか。「つくば交通」，「おおつか交通」のどちらかに○をつけなさい。また，２つのヒストグラムを比較《ひかく》し，その特徴《とくちょう》を根拠《こんきょ》にして選んだ理由を説明しなさい。

8　正方形とその対角線がかかれたマス目があります。あるロボットは［角度｜マスの数］のように，角度とマスの数を指示すると，時計回りの方向と同じ向きにその角度の分だけ回転してからマスの数だけ前進し，進行方向を向いたまま停止します。

　また，［回数／角度｜マスの数］のように，角度とマスの数と回数を指示すると［回数］の中に書かれた数の回数だけ，［角度｜マスの数］で指示した動きを繰《く》り返します。

例１　［90°｜2］➡［45°｜2］と連続して指示した場合は右の図の①，②の順に動きます。

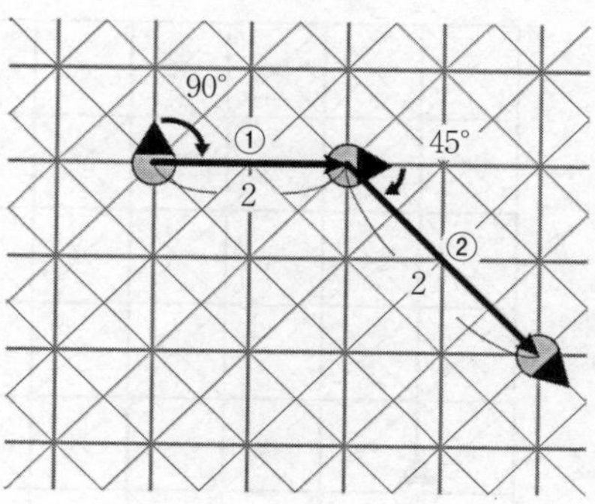

例２　［3／90°｜1］と指示した場合は下の図の①から③の順に動きます。

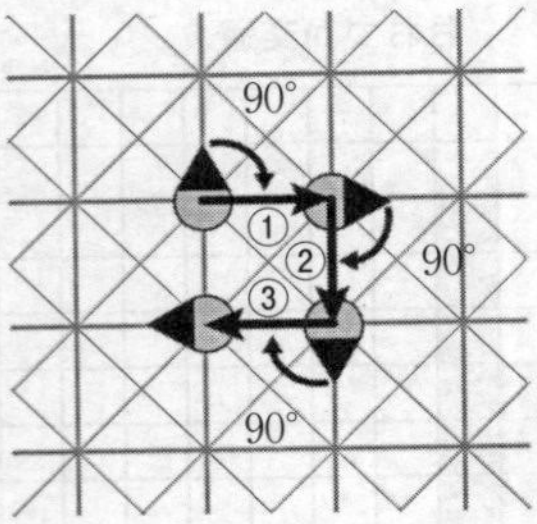

また，

2				
45°	2	➡	90°	1

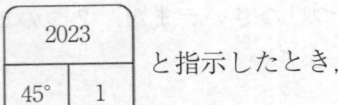

のように連続した指示を繰り返すこともできます。

このとき，

45°	2	➡	90°	1

という指示を２回繰り返して動きます。

(1)　右の図のように，ロボットを点Ｏの位置にＡの方向を向かせて置きました。

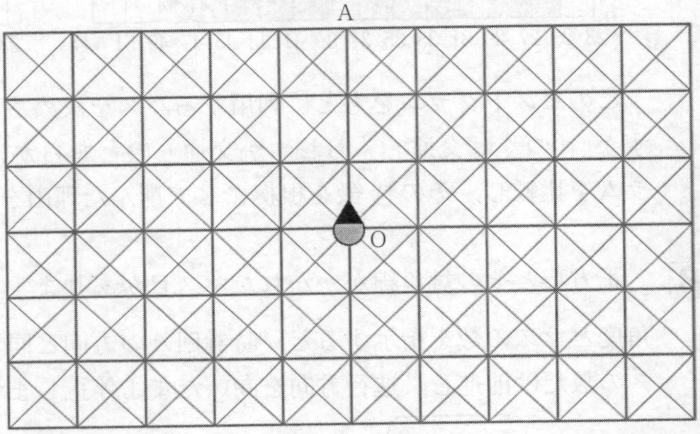

2023	
45°	1

と指示したとき，ロボットがたどり着いた場所をＰとします。その後，ロボットをもとの位置Ｏに戻して，Ａの方向を向かせて置き直しました。このとき，繰り返しの指示を使わずに１回の指示で点Ｐに移動させるにはどのような指示をすればよいですか。

解答用紙の

に角度とマスの数をかきなさい。

(2)　下の図のように，ロボットを点Ｏの位置にＡの方向を向かせて置きました。

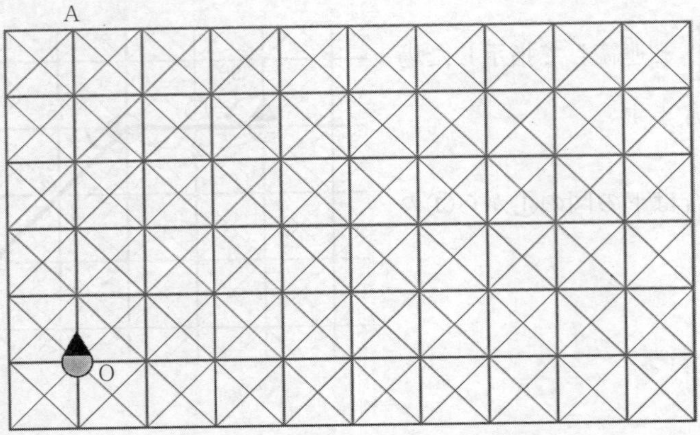

ロボットに下の指示を出したときに，ロボットが動いた跡《あと》を解答用紙の図にかきなさい。

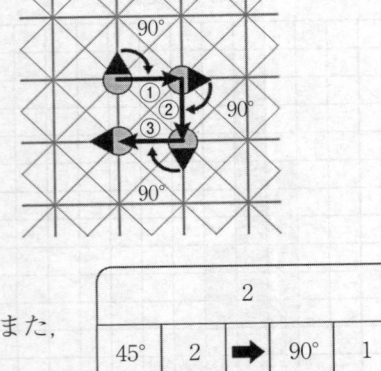

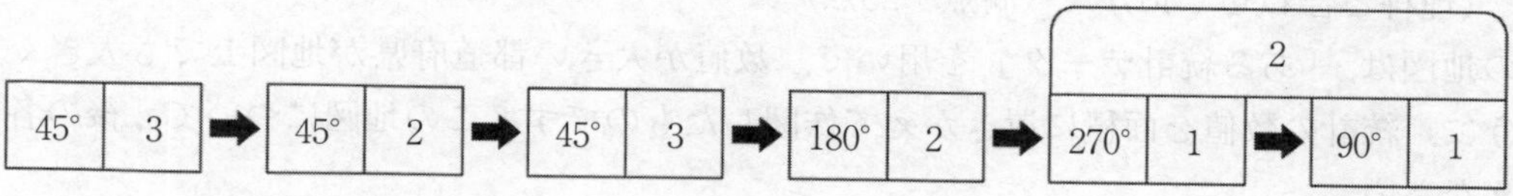

(3)　ロボットに下の指示XとYを出しました。

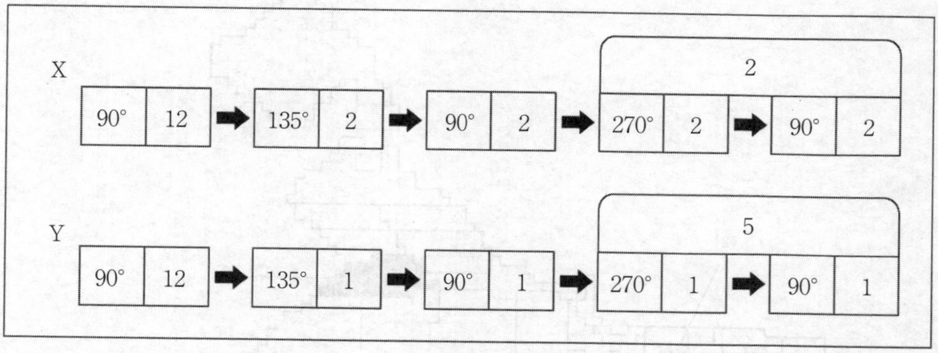

　ロボットが動いたマスの数について，正しいものを**ア**から**ウ**の中から選びなさい。また，**ア**，**イ**を選んだ場合は，□に当てはまる数を答えなさい。

ア　Xの方がYより□マス多く動く。

イ　Yの方がXより□マス多く動く。

ウ　XとYの動くマスの数は同じである。

【社　会】（理科と合わせて40分）〈満点：25点〉

1　次の地図は，「ある統計データ」を用いて，数値が大きい都道府県が地図上でも大きく見えるように，統計の数値を面積に置きかえて作図したものです。この地図について，後の各問いに答えなさい。

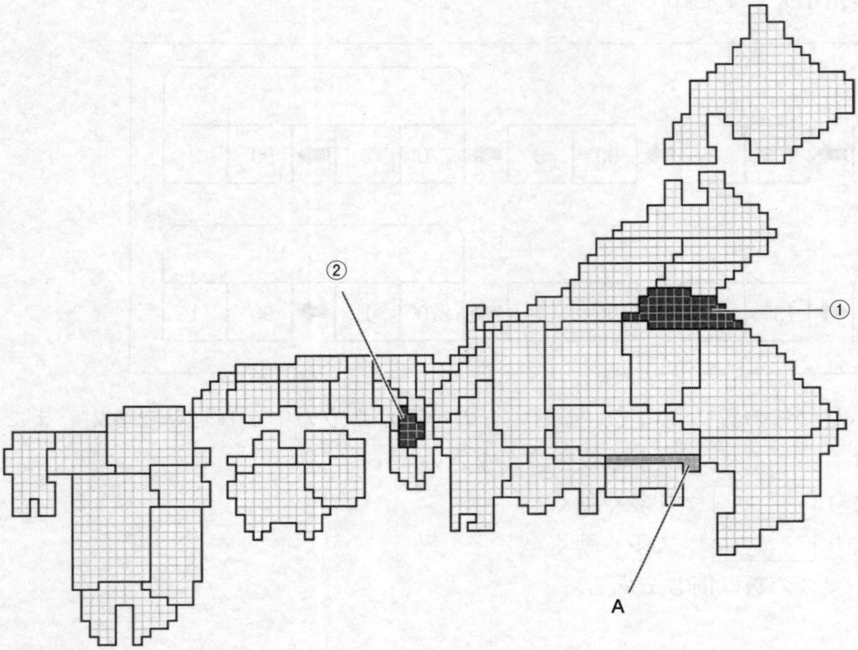

各都道府県の位置関係をできるだけ変えないように作図しています。
Aは東京都を示しています。

(1)　地図のもととなっている「ある統計データ」にあてはまるものを，次の**ア**～**エ**の中から選びなさい。

ア　高齢《こうれい》者の人口

イ　米の生産額

ウ　野菜の生産額

エ　自動車・自動車部品の出荷額

(2)　地図中の①と②の都道府県名を，それぞれ**漢字２字**で書きなさい。

2　次の各**資料**を見て，後の各問いに答えなさい。

資料1　東京の台地と低地

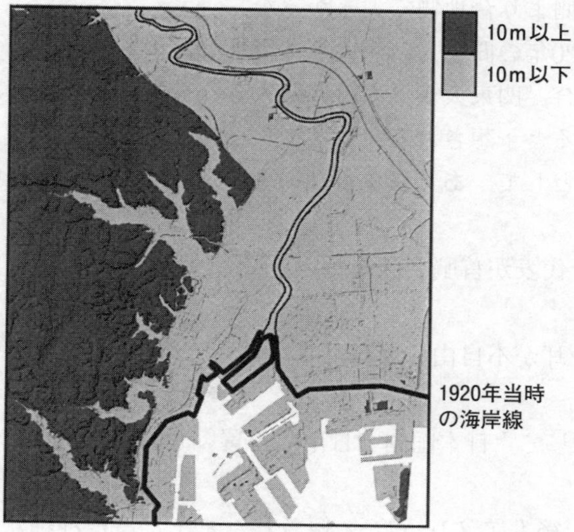

資料2　関東大震災《だいしんさい》時の火災による焼《しょう》失《しつ》地域

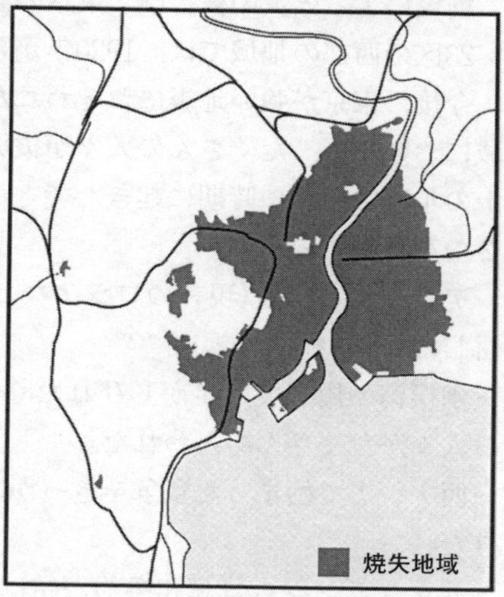

資料3　1920年と2020年の※東京23区人口密度

（**資料1**・**資料2**の範囲《はんい》を示している）

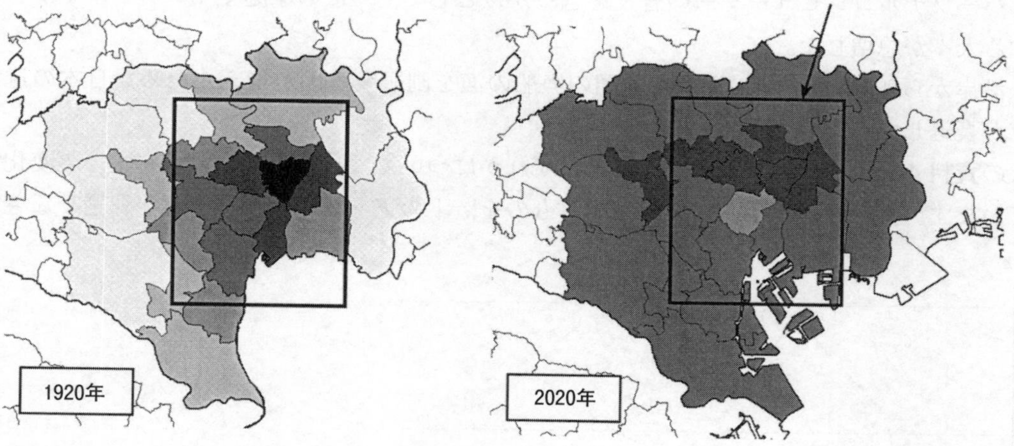

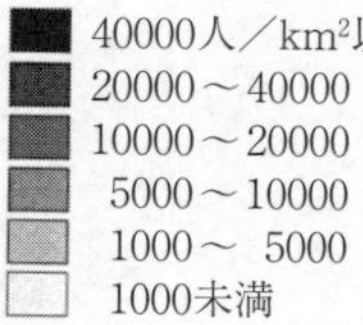

※1920年当時の区市町村の境界は現在と異なっている。
上の地図は現在の区市に合わせて換算《かんさん》して作図している。

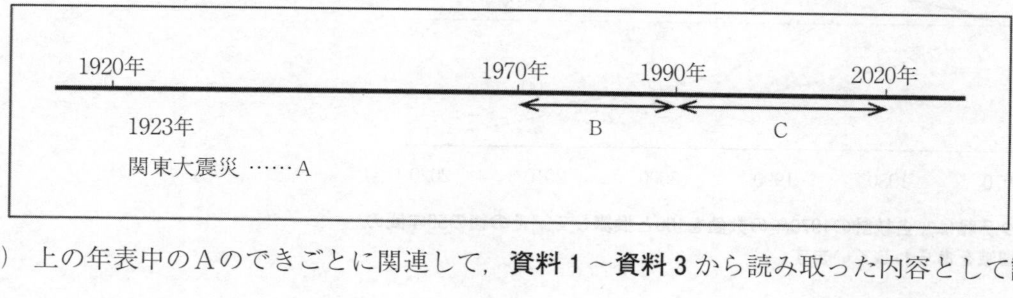

(1)　上の年表中のAのできごとに関連して，**資料1**～**資料3**から読み取った内容として**誤ってい**

るものを，次の**ア〜エ**の中から選びなさい。

ア　1920年に人口密度が高かった地域の多くが震災による火災の被害《ひがい》を受けた。

イ　震災による火災の被害は，東京の低地側より台地側で大きかった。

ウ　23区の西部の地域では，1920年から2020年の間に人口が大きく増加した。

エ　今後，東京が強い地震におそわれた場合，関東大震災の時には大きな被害が出なかった地域においても，たくさんの人々が被災《ひさい》すると予想される。

(2)　上の年表中のBの時期に起きたできごととして，**あてはまらないもの**を，次の**ア〜カ**の中から**2つ**選びなさい。

ア　アメリカとソ連(現在のロシアなど)の代表が首脳会談を行い，「冷たい戦争」の終結を宣言した。

イ　水俣湾《みなまたわん》の周辺で手足がしびれたり目や耳が不自由になったりするなどの症状《しょうじょう》をうったえる人々がたくさんあらわれた。

ウ　西アジアで始まった戦争をきっかけとして，日本国内で日用品を買いしめる騒《さわ》ぎなどが起きた。

エ　サンフランシスコ講和条約が結ばれた後もアメリカに占領《せんりょう》されたままだった沖縄《おきなわ》が日本に復帰した。

オ　パーソナルコンピューターの普及《ふきゅう》をきっかけとして，一般《いっぱん》の家庭でインターネットを利用する人々が急増した。

カ　沿岸から200海里までの海で，他国の漁船の漁を制限する国が増えたため，日本の遠洋漁業が衰退《すいたい》した。

(3)　次の**資料4**の①〜⑤は，下の**ア〜オ**のいずれかについて，1970年代から現在までの変化を表しています。**資料4**の①と④にあてはまるものを，下の**ア〜オ**の中からそれぞれ選びなさい。

資料4

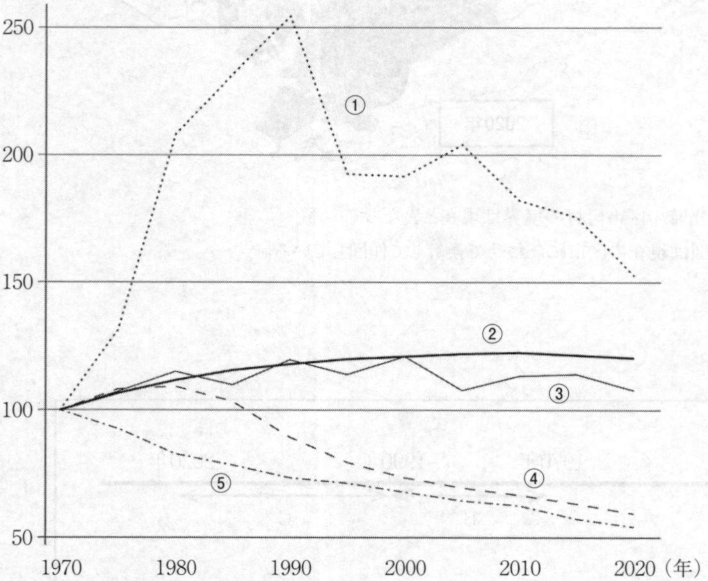

※タテ軸《じく》は，各統計の1970年の数値を100と換算して，その後の50年間の増減をあらわしています。

ア　国民１人あたりの米の消費量
イ　日本の総人口
ウ　15才未満の子どもの数
エ　水力発電の発電量
オ　自動車の国内生産台数

3　筑波さんは，短期間に大きな変化が起こった歴史上のできごとを調べています。筑波さんが作成した表を見て，後の各問いに答えなさい。

A	B
6世紀末　推古《すいこ》天皇が即位《そくい》する	7世紀初め　遣隋使《けんずいし》が派遣される
7世紀末　藤原《ふじわら》京に都が移される	8世紀初め　平城京に都が移される
12世紀後半　平《たいらの》 清盛《きよもり》が太政《だいじょう》大臣になる	12世紀末　源《みなもとの》 頼朝《よりとも》が征夷《せいい》大将軍になる
16世紀後半　豊臣秀吉《とよとみひでよし》が関白になる	17世紀初め　徳川家康《とくがわいえやす》が征夷大将軍になる
19世紀後半　新橋・横浜間に鉄道が開通する	19世紀末　新橋・神戸間の急行列車の運行が開始される

(1)　筑波さんは，**A**のできごとの後，その右の**B**のできごとが起こるまでの短い期間に実現されたことのうち，重要だったものは何かを考えています。筑波さんが考えているものに**あてはまらないもの**を，次の**ア**～**オ**の中から選びなさい。

ア　守護と地頭の設置
イ　冠位《かんい》十二階と十七条憲法の制定
ウ　律令《りつりょう》とよばれる法律の制定
エ　大仏の建立《こんりゅう》や国分寺の建設
オ　大日本帝国《ていこく》憲法の制定

(2)　**A**のできごとが起こった理由を予想していた筑波さんは，５つのできごとに共通する点があることに気づきました。筑波さんが先生に教えてもらった内容をまとめた次のメモを参考にして，**A**のできごとに共通する点を簡単に書きなさい。

> ○推古天皇は，有力な豪族《ごうぞく》である蘇我《そが》氏との血縁《けつえん》関係がある女性だったから。
> ○中国にならって，本格的な都を整備しようとしていたから。
> ○平清盛や豊臣秀吉は，有力な武士として朝廷《ちょうてい》との結びつきが強かったから。

(3)　筑波さんは，**B**のできごとのうち，源頼朝や徳川家康が征夷大将軍に**任命される前**に起こったことの共通点を考えています。筑波さんの次のメモのうち，**適当でない内容**を取り上げ，正しいと考えられることを筑波さんに説明するつもりで簡単に書きなさい。

> 敵対する武士の勢力と戦い，勝利したことが共通点ではないだろうか。源氏は平氏との戦いで勝利を重ね，壇ノ浦《だんのうら》の戦いで平氏をほろぼした。徳川家康は，大阪城をせめて豊臣氏をほろぼすことができた。

4　次に示すのは，ある人物の**略年表**です。これを見て，後の各問いに答えなさい。

略年表

1856年	盛岡藩士《もりおかはんし》として生まれる
	＜**あ**＞
1882年	明治政府につかえる
1886年	パリに外交官として派遣される
1895年	下関《しものせき》条約が結ばれる　外務大臣の補佐《ほさ》役となる
1900年〜1914年	会社の役員や政党のメンバーとなり，時々さまざまな役職の大臣となる……＜**い**＞
1918年	初めて政党が中心となった内閣をつくる……＜**う**＞
1921年	東京駅で暗殺される

(1)　**略年表**中の＜**あ**＞の時期に起こったできごとを述べた次の文章の［　　］にあてはまる言葉を**漢字**で書きなさい。

> あるドイツの船が日本へ来航してきました。当時コレラという伝染《でんせん》病が広がることが心配されていましたが，その船は日本のきまりにしたがわず横浜に入港しました。このように，外国が日本のきまりを無視できたのは，［　　　］権が外国に認められていたからです。

(2)　**略年表**中の下線部の「外務大臣」は，1897年に結核《けっかく》で亡《な》くなっています。この外務大臣の名前を書きなさい。

(3)　**略年表**中の＜**い**＞の時期に起こった日露《にちろ》戦争について，次の**資料1**を読んで，陸軍のデータにあてはまるものを，後の**表**の**ア**，**イ**から選びなさい。

資料1

> 海軍の高木兼寛《かねひろ》は，かっけという病気の原因が食事にあると考えて，軍の食事に麦ごはんを取り入れ，海軍のかっけは激減《げきげん》しました。一方，陸軍軍医の森林太郎《りんたろう》は，かっけは「かっけ菌《きん》」という細菌による感染症と考え，食事の改善を行いませんでした。

表

	ア	イ
動員された兵士の総数	37874	999689
戦死者・病死者の合計	3692	81455
そのうちかっけによる死者	3	27800
病気患者《かんじゃ》	12460	352700
そのうちかっけ患者	87	250000

(4)　次の**資料2**は，**略年表**中の＜**う**＞の年に内閣総理大臣になったこの人物が書いた日記の一部をやさしくまとめたものです。下線部の「緊急《きんきゅう》の命令」は，第一次世界大戦による好景気の影響《えいきょう》で物価が上がり続けたために起こった国内のできごとに対応するためのものでした。このできごとを何というか書きなさい。

資料 2

> 先日パーティーに招かれたが，そこで風邪《かぜ》にかかり，夜に熱が38度５分に上がった。この風邪は近ごろ各地で広がっているスペイン風邪のようだが，２日間で熱は下がり，昨日は平熱になった。明日政府で天皇が出席する大切な会議があり，緊急の命令を出すことを決める必要があるが，［　　　　　］ため，欠席せざるを得ない。

(5)　**資料 2** の［　　］にあてはまる欠席の理由を考えて書きなさい。

(6)　次の**図**①～③は，この人物の出身地の岩手県のある鉄道路線を示したものです。**略年表**中の＜**う**＞の年には，この鉄道がひかれる計画が決まり，最初は**図**①の予定でしたが，選挙で**あ**の地域を地盤《じばん》とする政党の候補が当選し，**図**②の計画に変更されました。しかし，次の選挙後は**い**の地域を地盤とする別の政党の候補が当選したため，最終的に**図**③になりました。ここから，当時の政治家は自分の選挙区に鉄道をひくことが自分と地域のためになると考えていたようです。当時この考え方ややり方は，ことわざの「我田引水」をもじって「我田引□」と言われました。□にあてはまる**漢字１字**を書きなさい。

図①

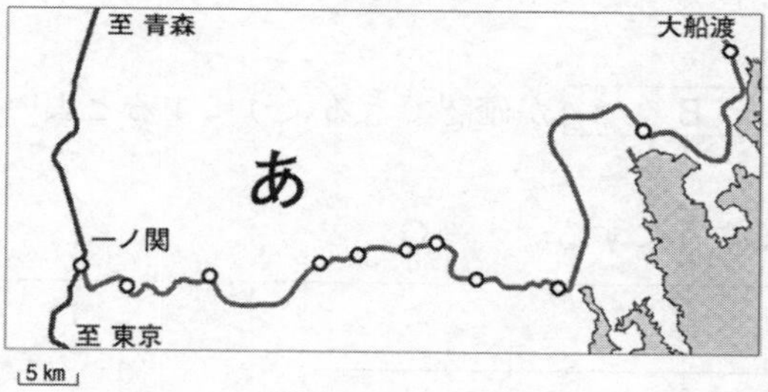

図②

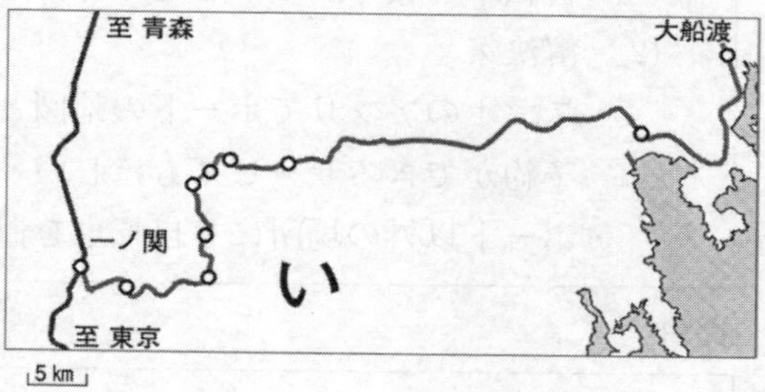

図③

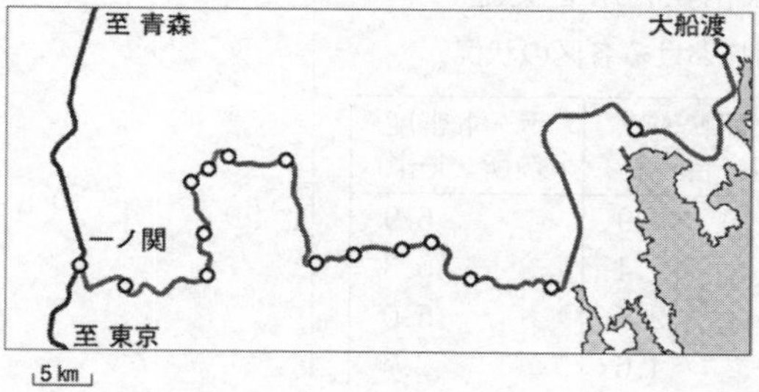

5　筑波さんは，歩いて行くには少し遠い所にある図書館への移動のために，自転車を買ってほしいと家族に相談しました。すると，家の近くにある「シェアサイクル」のサービスを利用したらどうかと提案されましたが，初めて聞くサービスだったので，調べてみることにしました。筑波さんがまとめた次の**メモ**や**資料**を見て，後の各問いに答えなさい。

メモ

◯シェアサイクルとは，他の人と自転車をシェア(日本語の意味は「共有」)できるサービス。専用の駐輪《ちゅうりん》場を「(サイクル)ポート」という。

◯シェアサイクルのよい点

(1) 便利なこと

① 24時間いつでも利用できる。

② 好きなポートで借りられて，［ A ］。

(2) 環境《かんきょう》によいこと(二酸化炭素の排出《はいしゅつ》量を減らせる)

(3) 経済的であること(利用料金が安い，自転車を買わなくてよい)

(4) 健康によいこと(運動になる)

◯シェアサイクルの課題と解決策

(1) 課題

・［ A ］ということは，あるポートに自転車が集中してあふれてしまうこともあるのではないか。逆に，利用したいときにポートに自転車がないと不便である。

・自転車の数を調整するために再配置を行うと，費用がかかる。

(2) 解決策

・スマホのアプリでポートの地図と［ B ］が確認できるようにするとよい。予約ができるサービスもほしい。

・ポート以外の場所にも自転車を置けるようにする。……C

資料

◯東京都における自転車シェアリング「広域相互《そうご》利用」

墨田区が2022年８月に参加し，14区で広域相互利用を実施《じっし》。

◯2019年３月31日時点(当時は10区)の広域相互利用における各区の状況

	面積 (km^2)	ポート数 (箇《か》所)	自転車台数 (台)	回転率 (回／台・日)	ポート密度 (箇所／km^2)
千代田区	11.7	80	800	3.9	6.9
中央区	10.2	50	400	7.4	5.3
港区	20.4	100	1700	2.7	5.0
江東区	40.2	110	1200	4.6	2.7
新宿区	18.2	70	1200	1.5	3.6
文京区	11.3	60	800	1.8	5.3
品川区	22.8	60	500	1.7	2.5
目黒区	14.7	10	100	1.5	0.7
大田区	60.8	70	300	1.5	1.1
渋谷区	15.1	40	200	4.3	2.4

＊自転車台数とポート数は国土交通省調べ。

(1) 筑波さんのメモの［ A ］に共通してあてはまる内容を考えて書きなさい。

(2) シェアサイクルの課題の解決策として，［ B ］にあてはまる内容を考えて書きなさい。

(3) シェアサイクルの課題の解決策として，筑波さんがメモしたCの方法については，別の問題が発生することが予想できます。どのような問題か，簡単に書きなさい。

(4) **資料**から読み取れることとして正しいものを，次の**ア**～**エ**から選びなさい。

ア 1ポートあたりの自転車台数が最も多いのは，港区である。

イ 1 km^2 あたりの自転車台数が最も多いのは，千代田区である。

ウ 1 km^2 あたりのポート数が最も多い区は，回転率も最も高い。

エ 1 km^2 あたりのポート数が多い割に回転率が低いのは，文京区である。

【理　科】　（社会と合わせて40分）〈満点：25点〉

1　身のまわりには，さまざまな生き物がいろいろな環境《かんきょう》の中で生活しています。どんな生き物が，いつ，どこにいるのかは，その生き物の鳴き声で知ることができます。

次の①～⑨は，関東地方において，いろいろな季節や時間帯，いろいろな場所で鳴き声が聞こえた生き物の例です。これらについて，後の各問いに答えなさい。

①　イネに緑色のほがのびだしたころ，水田からたくさんのカエルの鳴き声が聞こえた。
②　実ったイネのほに，たくさんのスズメが集まって鳴いていた。
③　庭のはしにある草むらから，コオロギの鳴き声が聞こえてきた。
④　ツバメの鳴き声が聞こえてきたので見上げると，ビルのかべに巣をつくっていた。
⑤　夕方５時ごろ，すでに暗くなった駅前にムクドリが集まって鳴いていた。
⑥　夕方，カラスの鳴く声が聞こえてきたので，家に帰った。
⑦　近くの公園から，たくさんのアブラゼミの鳴く声が聞こえた。
⑧　近所で飼っているニワトリの鳴く声が聞こえ，朝早く目が覚めた。
⑨　菜の花がさくころ，枝にとまったウグイスの鳴き声が聞こえてきた。

(1)　①～⑨の生き物のうち，卵，幼虫，成虫と変化するものを**すべて**選び，その**生き物の名前**を答えなさい。

(2)　①～⑨のうち，１年を通して当てはまるものを**すべて**選び，その番号を答えなさい。

(3)　①～⑨を，春（３～５月），夏（６～８月），秋（９～11月），冬（12～２月），１年中，の５つの時期に分けたとき，当てはまるものが１つしかない時期があります。その時期の説明として最も適当なものを，次の**ア**～**オ**の中から選びなさい。

ア　サクラの花が散り，枝から葉が出てくる。
イ　雨が降ることが多くなり，アサガオから本葉がのびてくる。
ウ　南の空にこと座のベガやさそり座のアンタレスがきれいに見える。
エ　台風による被害《ひがい》がニュースによく出てくるようになる。
オ　南の空にオリオン座やシリウスがきれいに見える。

2　たろうさんは，メトロノームがおもりの位置を変えることで，１分間でふれる回数が変わることに疑問をもちました。調べてみると，メトロノームにはふりこのしくみが利用されていることがわかりました。そこで，ふりこが１分間でふれる回数は何が関係しているのかを，実験を行って調べることにしました。

これについて，後の各問いに答えなさい。

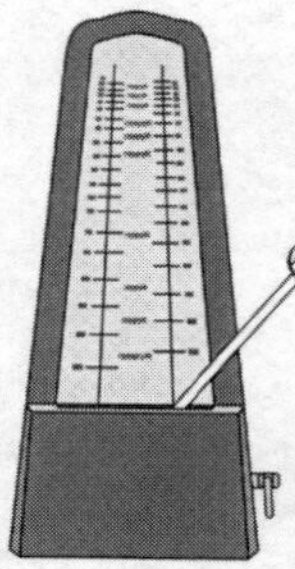

メトロノーム

(1)　たろうさんは，いろいろな重さのおもりやいろいろな長さのひもを使って，ふりこが１分間でふれる回数には何が関係しているかを調べようとしています。次の①，②について調べるためには，下の**ア**～**カ**のどの実験とどの実験とを比べればよいですか。当てはまる実験の組み合わせをそれぞれ答えなさい。

①　おもりの重さとの関係
②　ふりこのふれはばとの関係

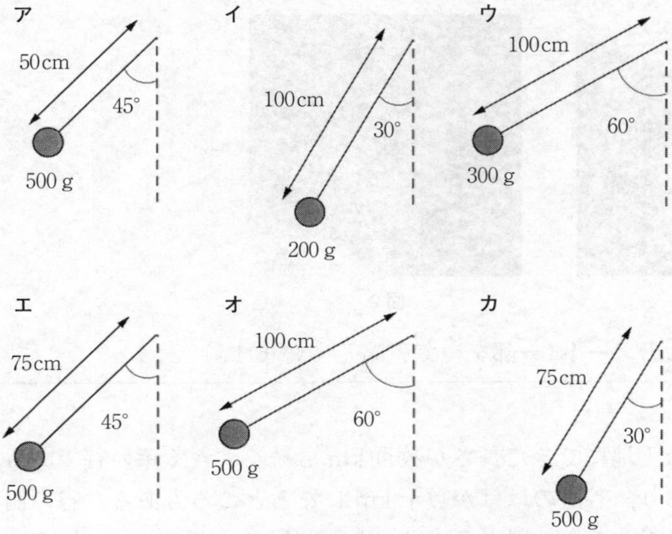

(2)　たろうさんは，長さが100cmと36cmのふりこについて，1分間で往復する回数を調べてみると，長さが100cmのときは30回，36cmのときは50回でした。次に，右の図のような状態からふりこを同時にふったとき，2つのふりこがはじめて支柱の中央で重なるのは，何秒後か答えなさい。

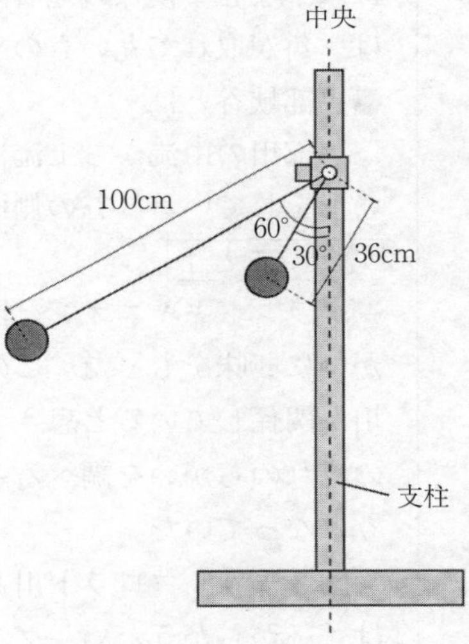

(3)　たろうさんは，実験の結果からわかったことをもとに，メトロノームが1分間にふれる回数を多くする方法を考え，次の文のようにまとめました。空らん①，②に当てはまる説明として最も適当なものを，下の**ア**～**カ**の中からそれぞれ選びなさい。

　メトロノームの(　　①　　)すると，ふりこの(　　②　　)なり，1分間でふれる回数が多くなる。

ア　おもりを上に移動　　　**イ**　おもりを下に移動
ウ　長さが短く　　　　　　**エ**　長さが長く
オ　ふれはばが小さく　　　**カ**　ふれはばが大きく

3　はるきさんは，アメリカのグランドキャニオン(**図1**)の写真を見て，夏休みに旅行で行った富山県の黒部峡谷《きょうこく》(**図2**)とはずいぶん様子がちがうことに興味をもち，調べてみました。これについて，後の各問いに答えなさい。

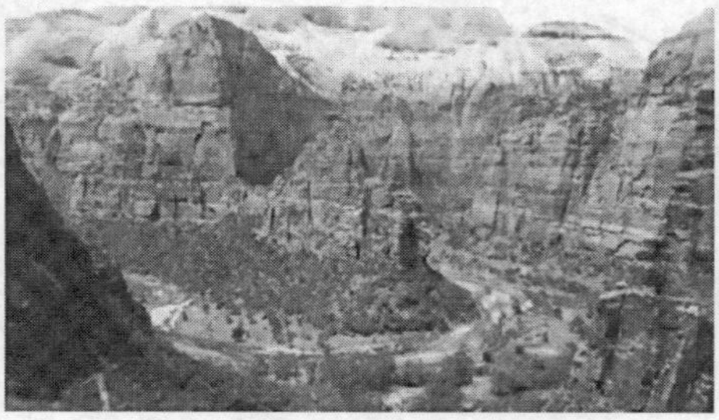

図１

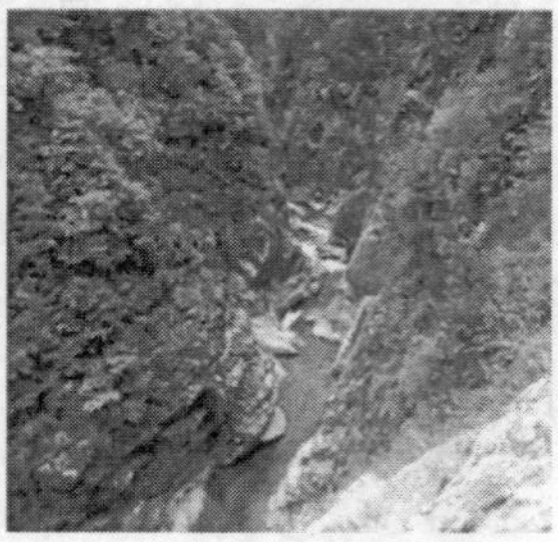

図２

はるきさんのノート(一部を…で省略しています。)

●グランドキャニオンとは

コロラド高原という平らな土地にできた長さが数百 km も続く大きく深い谷である。谷底にはコロラド川が流れており，谷底のはばが数十 km になるところもある。谷の側面には水平なしま模様の地層が見られる。地層の多くは，たい積岩でできていて，岩石のつぶは，角が取れて丸いものやつぶの形がわからないものが多い。

●黒部峡谷とは

黒部川の中流から上流にある深い谷で，谷底はアルファベットのＶの字のようにするどい形をしている。谷の側面にはしま模様の地層はほとんど見られない。

考えたことⅠ

グランドキャニオンと黒部峡谷のちがいに興味をもった。このちがいには，川が関係していると思う。そこで，川の流れのちがいを調べると，**図３**のようになっていた。

図３より，コロラド川と黒部川とでは，…がちがうため，グランドキャニオンと黒部峡谷の…がちがうのだと思った。これを次の実験で確かめる。

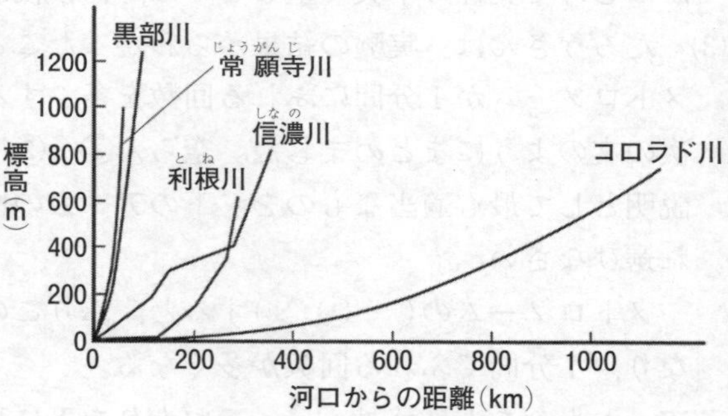

図３　河口からの距離《きょり》と標高
(標高1200ｍ，河口からの距離1200kmまで)

実験

【目的】　(　①　)が変わると，(　②　)が変わるかを調べる。

【実験方法】　……

●黒部川の河口の様子

黒部川が山間地から平野へと出るところには，**図４**のように黒部扇状地《せんじょうち》という平野が広がっている。扇状地は山の近くでは水はけがよいため，くだものの栽ばいが盛んである。一方，海の近くにいくにしたがって，水田に利用されているところが多くなる。

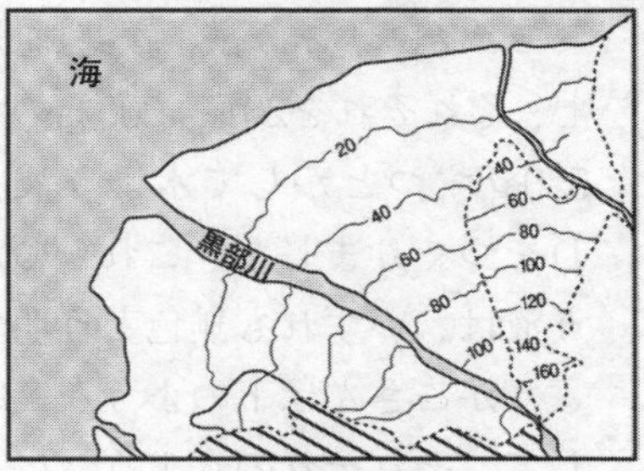

図４

考えたことⅡ

川が平野へと出るところでは，川の流れが(　③　)ため，土砂《どしゃ》がたい積する。山に近い方でたい積する土砂は，(　④　)ため，水はけがよくなると考えられる。

(1)　下図は，グランドキャニオンのでき方をまとめたものです。空らん**X**～**Z**に当てはまる説明として最も適当なものを，後の**ア**～**エ**の中からそれぞれ選びなさい。

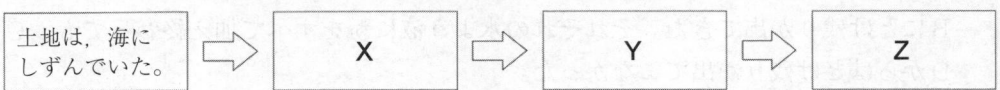

土地は，海にしずんでいた。 ⇨ **X** ⇨ **Y** ⇨ **Z**

ア　土砂がたい積した。　　**イ**　よう岩が土地をおおった。

ウ　土地がしん食された。　　**エ**　土地が押し上げられて陸地になった。

(2)　はるきさんは，どのような目的で，どのような実験を行いましたか。考えたことⅠ の【目的】の空らん①，②に当てはまる言葉を次の**ア**～**キ**の中から，目的に合う【実験方法】を後の**サ**～**ス**の中からそれぞれ選びなさい。

【目的】

ア　水の量　　**イ**　水の勢い　　**ウ**　土砂の量　　**エ**　土砂の種類

オ　地層の様子　　**カ**　谷の様子　　**キ**　河原の石の様子

【実験方法】

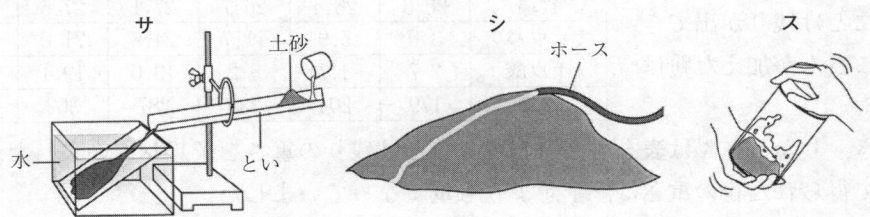

サ

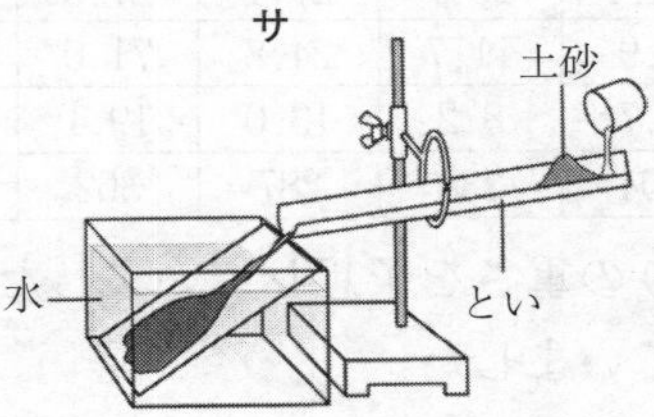

といに土砂をのせ，水で土砂を水そうまで流しこむ。

シ

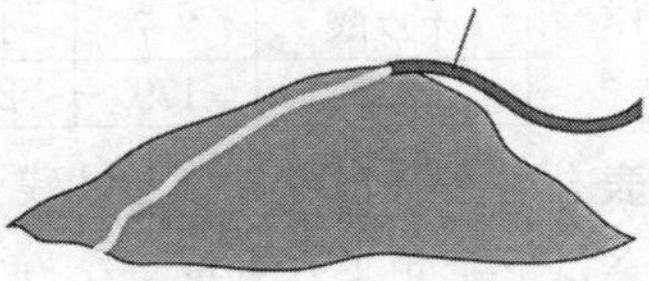

土砂で山を作り，頂上付近からホースで水を流す。

ス

土砂と水を入れた容器をよくふり，静かに置く。

(3)　下線部「扇状地は山の近くでは水はけがよい」とありますが，それはなぜですか。考えたことⅡ の空らん③，④に当てはまる言葉をそれぞれ**８字以内**で答えなさい。

4 大塚先生は４種類の粉(食塩，ミョウバン，ホウ酸，砂糖)を用意し，それぞれを20℃，200ｇの水に5.0ｇずつとかして水よう液Ａ～Ｄをつくりました。これらの水よう液は，いずれも無色とう明です。

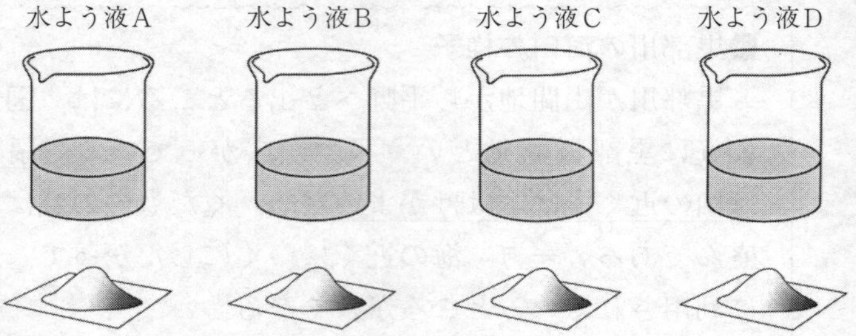

りかこさんは下のような実験をして，それぞれの水よう液にとけている粉が何かを調べることにしました。**表**は，食塩，ミョウバン，ホウ酸，砂糖が100ｇの水にとける量を表しています。これについて，後の各問いに答えなさい。

りかこさんの実験と結果

実験① 大塚先生にＡ～Ｄにとかした粉を15ｇずつ用意してもらった。Ａ～Ｄを20℃に保ったままそれぞれの粉を少量ずつ加えていくと，最初にＡにとけ残りが出て，次にＢにとけ残りが出てきた。それぞれの水よう液に粉をすべて加え終わっても，ＣとＤからはとけ残りが出てこなかった。

実験② ①の後，ＡとＢを40℃まで加熱すると，Ｂのとけ残りはすべてとけたが，Ａにはまだとけ残りがあった。Ａのとけ残りの重さを確かめるために，とけ残りを含めて水よう液をろ過し，ろ紙に残った粉をていねいにとってからかわかして，粉の重さをはかった。

実験③ ①の後，ＣとＤにとけているものを取り出すために100℃まで加熱したが，どちらの水よう液からもとけていたものは出てこなかった。そのまましばらく加熱をして水の量が減ってくると，最初にＤにとけていたものが出てきた。

(1) Ａにとけていたものは４種類の粉の中のどれですか。

(2) 実験①でＢにとけ残りが出てきたとき，りかこさんが加えた粉は何ｇですか。

表 100ｇの水にとける量(ｇ)

	0℃	20℃	40℃	60℃	80℃	100℃
食塩	26.3	26.4	26.7	27.1	27.5	28.2
ミョウバン	3.0	5.9	11.7	24.8	71.0	119
ホウ酸	2.7	4.7	8.2	13.0	19.1	27.5
砂糖	179	204	238	287	362	485

(3) 実験②のとき，りかこさんは**表**をもとにしてＡのとけ残りの重さを予想していましたが，ろ紙をかわかして得られた粉の重さは，予想よりも重くなっていました。

りかこさんの実験の様子と結果を見ていた先生は「りかこさんの方法は，ろ過に時間がかかっていたので，とけ残りの量を正確にはかれなかったのです。」と言いました。

りかこさんの実験で，粉の重さが予想よりも重くなっていたのはなぜですか。考えられる理由を，「ろ過に時間がかかり，」に続けて**30字以内**で説明しなさい。ただし，ろ過をしている間は水の量に変化はありませんでした。

(4) 実験③でＤにとけていたものが出てきたとき，加熱によって減らした水の量は何ｇですか。最も近い値《あたい》を次の**ア**～**エ**の中から選びなさい。

ア 65ｇ **イ** 70ｇ **ウ** 130ｇ **エ** 140ｇ

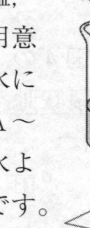

のような点を「ちょっと変わった」と表現していますか。最も適当なものを、次の中から選びなさい。

ア 捕食者に学習されやすい模様である点。
イ 背中のあたりにだけある模様である点。
ウ 開けた土地に対応している色である点。
エ 白と黒という派手ではない色である点。

(7) 次の表は、――線部⑥「警告色の効果」について、Ⅰの文章中に見られる警告色の効果とその警告色を持つ動物をノートにまとめている途中《とちゅう》のものです。a に入る**動物名**は文章中からぬき出し、b は**十字以内**で考えて答えなさい。

警告色の効果	動物
危険な針などを持つことを知らせる。	ハチ
b ことを知らせる。	a カブラハバチの幼虫 ヤツガシラ スカンク

(8) ――線部⑦「環境」とありますが、この場合のミルクヘビにとっての「環境」として当てはまるものを、次の中から**二つ**選びなさい。

ア どのくらいの数の捕食者が周囲にいるか。
イ どのくらいの数のミルクヘビが周囲にいるか。
ウ どのくらいの数のサンゴヘビが周囲にいるか。
エ どのくらいの割合で捕食者が攻撃してくるか。
オ どのくらいの強さの毒をサンゴヘビが持っているか。

(9) ⅠとⅡで「警告色」についての考え方が異なるところとして最も適当なものを、次の中から選びなさい。

ア Ⅰでは、捕食者にあらかじめ襲ってはいけないことを知らせる方法としているのに対し、Ⅱでは、二度と襲われないようにする方法としているところ。
イ Ⅰでは、あまり目立たない色や模様も警告色の一種だと考えているのに対し、Ⅱでは、派手な色や模様などの目立つものが警告色だと考えているところ。
ウ Ⅰでは、毒などを持つ強い生き物が他の生き物に危険を知らせる手段としているのに対し、Ⅱでは、弱い生き物が生き残っていく手段としているところ。
エ Ⅰでは、個体の生存する確率を上げるための戦略としているのに対し、Ⅱでは、個体ではなく種全体が生存する確率を上げるための戦略としているところ。

＊3　猛禽類…タカやフクロウなどの肉食の鳥。
＊4　擬態…動物が周囲の物や他の生物と似た色や形をしていること。
＊5　忌避…きらってさけること。

(1)　――線部①「まわりの環境に溶け込むカムフラージュ」とありますが、どのような例が挙げられていますか。これより前の部分から探し、「という例。」に続くように、文章中の言葉を用いて**二十字以内**で書きなさい。

(2)　――線部②「一部のチョウは派手な模様や色を身につけています。」とありますが、その理由として最も適当なものを、次の中から選びなさい。

ア　周囲の環境に溶け込んで、鳥などが見つけてもわからないようにするため。
イ　毒が集中している羽やかたい殻を鳥などに狙わせて、その命をうばうため。
ウ　チョウを食べようとする鳥などに、食べない方が良いことを知らせるため。
エ　体の中の毒で攻撃してくる危ない存在であることを、鳥などに伝えるため。

(3)　□に入る語句を**五字以内**で考えなさい。

(4)　――線部③「自分と同じ遺伝子を多く持つ家族のためなら犠牲になる性質は遺伝的に有利になり得るというものがあります。」とありますが、その理由として最も適当なものを、次の中から選びなさい。

ア　たとえ自分が犠牲になったとしても、それによって自分の種全体が生きのびることにつながれば、自分の遺伝子を残していくことができるから。
イ　たとえ自分が犠牲になったとしても、それによって自分と同じ遺伝子を多く持つ家族が生き残れば、自分と同じ遺伝子を残すことができるから。
ウ　たとえ自分が犠牲になったとしても、それによって警告色を身につけた仲間を救うことになれば、子孫に有利な性質を持たせることができるから。
エ　たとえ自分が犠牲になったとしても、それによって鳥たちに危険な種であることを学習させることになれば、自分の家族を守ることができるから。

(5)　――線部④「おそわれたからといって死ぬとは限らないということを証明した実験があります。」とありますが、この部分に関する次の二つの問いに答えなさい。

(i)　カブラハバチの幼虫は、なぜおそわれても死ぬとは限らないのですか。最も適当なものを、次の中から選びなさい。

ア　幼虫の色に気づいた敵はすぐに攻撃をやめる上、幼虫の体は少しくらい攻撃されてもだいじょうぶだから。
イ　敵に気づかれにくい黒い体をしている上、あまり好まれない「まずい虫」の一つであると考えられるから。
ウ　群れで暮らすタイプではない上、敵はモンシロチョウの幼虫に比べておいしくないことを知っているから。
エ　「まずい虫」であることがわかる色をしている上、敵はゴムのような弾力性のある体をあまり好まないから。

(ii)　筆者は、カブラハバチの幼虫がおそわれても死ぬとは限らないことを証明する実験を取りあげることで、どのようなことを説明しようとしていますか。文章中から**六十字以内**で探し、はじめと終わりの**五字**を書きなさい。

(6)　――線部⑤「鳥類のちょっと変わった警告色」とありますが、どできるものを集めた研究によると、目立つ色の代表の一つは白と黒の取り合わせでした。

たとえば、ヤツガシラという鳥がいます。ユーラシア大陸からアフリカにかけての温帯・熱帯に広く分布し、主に開けた土地で活動します。彼らは敵の攻撃を受けると、くちばしや翼《つばさ》のチョップで反撃します。さらにヘビのようなシューシューという音を出したり、尾《お》のあたりにある分泌腺《ぶんぴつせん》から臭《くさ》い物質を出すこともします。こんなやっかいな相手を捕まえて、しかもまずいときたら、その捕食者《ほしょくしゃ》（相手を食べようとする動物）はヤツガシラをわざわざ狙う相手ではないと学習するでしょう。ヤツガシラの体は頭部を中心に褐色《かっしょく》が広がっていますが、背中のあたりになると白と黒の入り混じった模様となります。おそらく、この模様が警告色となってヤツガシラが開けた土地で姿を見せていても食べられにくい効果をあげていると考えられています。

白と黒の取り合わせは色あざやかとはいわないでしょうが、捕食者に学習されやすい目立つ色として、⑥警告色の効果を想定できるのです。東南アジアを中心に沖縄にもすむオオゴマダラは、白と黒の模様の羽を持つ「まずいチョウ」として知られていますし、両生類・爬《は》虫類《ちゅうるい》などにも例を見つけることができます。哺乳類《ほにゅうるい》で科学的に警告色と判断されている例はほとんどありませんが、その中でも、敵におそわれた時におしりの分泌腺から臭い物質をふき出すスカンクや、身を守るためにも攻撃にも使える針のような毛におおわれたヤマアラシのなかまなどが白黒の姿をしているのは、警告色として進化してきたものと考えられています。

（森《もり》　由民《ゆうみん》『ウソをつく生きものたち』による）

Ⅱ

あえて目立つことで生存率を上げている動物もいます。毒をもったヘビやハチ、不味《まず》い味がするテントウムシやくさい臭《にお》いを出すカメムシなどは、赤や黄などの派手な色や模様をしています。

これは、一度でも仲間を食べて酷《ひど》い目にあった捕食者に、二度と襲《おそ》われることがないように印象づけるためだといわれています。もちろん、最初に襲われた同種の生き物は犠牲になりますが、他の仲間が襲われる危険性は低くなります。まさに、個体ではなく種全体が生存する確率を上げるための戦略です。

中には毒をもつ動物そっくりの色や模様にすることで、捕食者から攻撃されないようにしている動物もいます。

例えば、ミルクヘビは赤、黒、白の縦縞《たてじま》模様をしていて、毒蛇《どくへび》のサンゴヘビにそっくりな見た目をしていますが、自身は毒をもちません。これは＊4擬態《ぎたい》の一種で、「ベーツ型擬態」と呼ばれています。毒のあるサンゴヘビに擬態することで、自ら毒を作り出すことなく身を守ることができるというわけです。

ただし、これにも欠点があって、毒のない種の数が増えすぎると擬態の効果が薄《うす》れます。また、毒をもつ動物がいない場所では、天敵に毒があると認識《にんしき》されないので、擬態の効果がなくなります。すなわち、擬態の効果があるかどうかが⑦環境に左右されてしまうということです。

ベーツ型擬態には、他にも不味い味のする動物やくさい臭いを出す動物に外見だけを似せたりするものもいます。強い動物や＊5忌避《きひ》されている動物の見た目を真似《まね》て、少しでも捕食されるリスクを下げようとする、弱いものなりの生存戦略なのです。

（入倉《いりくら》　隆《たかし》『奇想天外《きそうてんがい》な目と光のはなし』による）

注　＊1　越冬…生き物が寒さの厳しい冬をこすこと。

＊2　冷涼な…ひんやりしていてすずしいさま。

すが、妙《みょう》にていねいな語り方がユーモラスです。この看板にならうなら「毒チョウ」たちは羽の色や模様によって「□安全でもふさわしくもありません」と伝えていることになるでしょう。

これが警告色の考え方による、チョウの姿の派手さへの説明です。

しかし、ここで一つ疑問が残ります。「毒チョウ」の警告色が学習によって鳥たちに意味を持つようになるとしたら、常にいくらかの個体は食べられてしまうことになります。なんとなく、そうやって全体としての種を守っているのかな、と思ってしまいますが、現代の生物学ではこのような「種のために個体が犠牲《ぎせい》になる」というメカニズムで進化を考えることはしません。姿かたちにしろ行動にしろ、それが遺伝するとしたら遺伝子のはたらきによることになります。ということは、カムフラージュにしろ警告色にしろ、それらが生き残るのに有利な性質として受け継《つ》がれ、種の特徴として進化するためには、それらの性質が何よりも遺伝子を残すことに有利でなければなりません。このように考えると、有利不利の基本単位はあくまでも種ではなくて個体であることがわかるでしょう。少し話を広げると、なかま(種)のために積極的に犠牲になるような性質を持つ個体と、それらの個体の犠牲をうまく利用して生き残る性質を持つ個体がいる場合、その種においては後者の性質が優勢となると考えられるのです。

これに対する一つの説明は、③自分と同じ遺伝子を多く持つ家族のためなら犠牲になる性質は遺伝的に有利になり得るというものがあります。血縁《けつえん》の近い個体が集まって群れで暮らすタイプのチョウならば、この説明はうまくあてはまりそうです。

さらに、④おそわれたからといって死ぬとは限らないということを証明した実験があります。たとえば、カブラハバチの幼虫は体が黒くなっていますが、これはカムフラージュのためではありません。実際に黒い紙の上にカブラハバチの幼虫を載《の》せてヒヨコの前に出すと、ヒヨコは動きまわる幼虫に気がついて、高い確率で攻撃します。しかし、木の葉のような緑の紙の上において、黒い幼虫が目立つようにするとかえってヒヨコの攻撃は少なくなります。

カブラハバチは実はヒヨコにとって「まずい虫」なのです。これはモンシロチョウの緑色の幼虫と比較《ひかく》した時、ヒヨコはモンシロチョウの幼虫を好んで食べますが、カブラハバチの幼虫は少しつつくだけでほとんど食べないことからわかります。しかも、ヒヨコにつつかれたカブラハバチの幼虫は体の表面にいやなにおいの液体を出すことも知られています。この点でも彼らは「まずい虫」なのです。黒い紙の上ではカブラハバチの幼虫の動きに反応して攻撃してしまうヒヨコも、緑の紙の上で彼らの黒い色がはっきりわかるようにすると、すぐに学習してカブラハバチの幼虫に手(くちばし)を出さなくなるのです。カブラハバチの幼虫の黒い体色は、一種の警告色であると理解することができます。

そして、カブラハバチの幼虫の体はゴムのような弾力性《だんりょくせい》のある体表をしているため、少しくらいヒヨコにつつかれても、大ケガをしたり死んだりはしにくくなっています。

以上のような条件がそろうと、群れをつくらないカブラハバチの幼虫のような場合でも、警告色がその個体自体の生き残りに有利にはたらく可能性があることがわかります。今後、さらに研究が進むことで、いろいろな生きものの警告色が自己犠牲にならないかたちでの有利さを持つことが説明できるようになるのではないかと期待されています。

最後に⑤鳥類のちょっと変わった警告色についても、少しだけお話ししておきましょう。鳥類にも警告色があることは知られています。しかし、それは色とりどりといったものとは限りません。さまざまな鳥たちを比較検討し、「よく目立つ、まずい鳥」、つまり、警告色を持ち、その肉が実際に彼らを食べた＊3猛禽類《もうきんるい》などに好まれないと判断告の意味を持つのはトラの場合ではありません。ハチです。トラならば草むらなどにまぎれてしまう模様も、飛びまわるハチならば相手からはっきりと見ることができます。そして、ごぞんじのようにハチは相手を刺《さ》すことを攻撃《こうげき》や防衛の方法としています。ハチに刺された経験がある動物は、ハチの模様を見るだけで危険な相手として警戒《けいかい》することになります。ハチよりすばやく飛びまわって虫などを捕《つか》まえる昆《こん》虫食《ちゅうしょく》の鳥たちも、ハチは危険な相手として避《さ》けるのです。

①まわりの環境《かんきょう》に溶《と》け込《こ》むカムフラージュは、目立たないためのものですが、ハチの黄色と黒のしま模様の場合、自分が針を持った危険な存在であることを伝えています。このような意味を持った生きものの色彩《しきさい》を「警告色」と呼んでいます。

警告色は、チョウをはじめとする、中南米やマレー諸島などの熱帯の昆虫の研究でたくさんの実例が積み重ねられました。チョウは鳥などに狙《ねら》われる立場にあります。食べられないようにするために、鳥よりもすばやく飛ぶセセリチョウや、小刻みに方向を変えながら飛ぶシジミチョウなどが知られていますが、やはり、まわりの環境に溶け込むカムフラージュ効果のある姿になることが有利であると考えられます。

ところが、②一部のチョウは派手な模様や色を身につけています。南北アメリカ大陸と東南アジアの両方に分布するマダラチョウのなかまなどは、その名の通りの華《はな》やかな模様を持ちます。たとえば、北アメリカでよく知られているオオカバマダラはオレンジの羽のふちにまだらが付いた美しいチョウです。彼《かれ》らが＊1越冬《えっとう》のためにアメリカ南部やメキシコにやってきている時など、木の枝いっぱいに群れる姿が見られることもあります。しかし、そのように目立っていたら、彼らを狙う鳥などに「食べてください」と言っているようなものではないでしょうか。これはいったいどういうことなのでしょう。

進化論をまとめあげたかたちでつくりあげたことで知られるチャールズ・ダーウィンは最初、美しい花が咲《さ》き、明るい光にめぐまれた熱帯では、むしろ派手な色の方が目立たないのではないかと考えました。つまり、カムフラージュ効果です。しかし、昆虫を専門とする研究者たちが、もっと＊2冷涼《れいりょう》な気候の土地でも華やかなチョウがいることを指摘《してき》し、この仮説はなりたたないだろうということになりました。

そうした流れのなかで、これらのチョウたちは実は警告色を身につけているのではないかという考え方が有力になっていきました。さきほど例にしたオオカバマダラなどのマダラチョウのなかまの多くは、体の中に毒をため込んでいます。彼らは幼虫の時に食べる草からこの毒のもとになる化学物質を得ています。成虫の場合、特に羽やかたい殻《から》のような体の表面に毒が集中しています。それを食べたからといって鳥が必ず死んでしまうほどの強さではありませんが、激しい吐《は》き気《け》などにおそわれるため、このような「毒チョウ」たちは鳥にとって、まずいチョウということになります。

鳥たちはこれらのまずいチョウを食べてしまうことがありますが、そういう経験をした鳥は、次から同じ種類のチョウを避けるようになります。これは一種の学習です。覚えやすい姿のチョウの方が学習効果が上がるのは予想がつくでしょう。そういうわけで、マダラチョウたちは、あえて派手で特徴的《とくちょうてき》な姿になることで「わたしはまずいですよ」というメッセージを発信していると考えられているのです。彼らは警告色がよく見えるようにしているのか、飛び方もゆらゆらとのんびりしています。アメリカのとある田舎町《いなかまち》の川ぞいには「泳ぐのに安全でもふさわしくもありません」という看板が立てられているそうです。ずばり「遊泳禁止(泳いじゃだめ)」と書いた方がよい気もしま

ア ⑤は、不満を口にする成美のおさない一面を見てわらったもので、⑥は、成美の鋭《するど》い自己評価に成長を感じてわらったものである。

イ ⑤は、すっかり弱気な成美を励《はげ》ますのにわざとわらったもので、⑥は、成美の隠《かく》れた才能を発見した喜びからわらったものである。

ウ ⑤は、成美の子どもらしい素直《すなお》な反応に思わずわらったもので、⑥は、成美の意外な自己分析《ぶんせき》がおもしろくてわらったものである。

エ ⑤は、練習不足に今頃《いまごろ》気づいた成美にあきれてわらったもので、⑥は、成美の返事が予想どおりだったことをわらったものである。

(7) ――線部⑦「わたしはおそるおそる本棚を見あげた。」とありますが、このときの成美の様子について説明したものとして最も適当なものを、次の中から選びなさい。

ア おみやげのドクロをもらったことさえすっかり忘れていたが、ご利益《りやく》を知って急に期待が高まっている。

イ おみやげのドクロを不気味なものとして雑に扱《あつか》っていたが、ばちが当たると感じて不安になっている。

ウ おみやげのドクロを怖《こわ》さからずっと避《さ》けて生活していたが、父親の愛情に気づいて謝《あやま》りたくなっている。

エ おみやげのドクロをおそろしいものとして遠ざけていたが、思いがけない効果を聞いて気になっている。

(8) この文章の話の展開や表現の仕方の特徴《とくちょう》を説明したものとして最も適当なものを、次の中から選びなさい。

ア 話の中に成美以外にも多くの仲間を登場させることで、審査会に向けた道場の緊張やあせりがおのずと伝わってくる。

イ 成美本人の心の中の声や言葉が多く描《えが》かれることで、そのときの気持ちがよりくわしく伝わるように表現されている。

ウ 成美と監督の練習や会話の様子をくり返し描くことで、成美自身が短期間での上達を実感しながら話が展開している。

エ 最後の場面に外国の言葉やカタカナ語を登場させることで、成美の目が広い世界へむいたのを暗示させる効果がある。

(9) この文章のX［ユダン］、Y［コウサ］を漢字に直しなさい。（ハネやハライなどの点画もきちんと書くこと。）

［二］ 次の［Ⅰ］・［Ⅱ］の文章を読んで、後の問いに答えなさい。設問の都合上、省略した部分があります。

［Ⅰ］ 真っ赤なリンゴはおいしく熟したあかし。それは本来、植物にとって果実を食べることとひきかえに種子を広げてくれる動物たちへのメッセージなのでした。

しかし、赤は赤でも危険な赤もあります。人間の社会ならば赤信号や道路工事などで立ち入り禁止を示すために立てられるコーンなどが代表でしょう。救急車のような緊急性《きんきゅうせい》のあるものに赤がイメージカラーとして用いられるのも、このような広い範囲《はんい》で共通した人間社会の約束事を反映したものと考えられます。

さらには、コーンをつないで張られる、黒と黄色のしま模様のロープも警告の意味を持ちます。このロープは虎《とら》ロープとも呼ばれます。踏切《ふみきり》のバーも同じような模様になっていますね。

ここまでは人間社会での文化的な例ですが、動物の世界にもこのように警告のための色を利用している例が知られています。

代表の一つは、さきほどの虎ロープの模様です。自然界でそれが警料1】をもとに、「わらう」という言葉の仲間を大きく二つに分類してみましょう。

（それぞれで考える）

児童A―【資料2】を見てください。わたしは、「笑」という漢字が入っているものと入っていないものに分類しました。

児童D―これは見た目から分類したおもしろい分け方ですね。

児童B―【資料3】を見てください。わたしは、国語辞典を使って［1］ものと［2］ものに分類しました。

児童C―なるほど、Bさんはきちんと意味を調べたんですね。

（話し合いは続く）

【資料1】「わらう」という言葉の仲間

あざ笑う、笑顔《えがお》になる、笑《え》みがこぼれる、顔がほころぶ、口元をゆるめる、白い歯を見せる、せせら笑う、ちょう笑《しょう》する、にこにこする、鼻で笑う、表情をゆるめる、ほおがゆるむ、ほほ笑《え》む、目じりをさげる、冷笑《れいしょう》する、笑いものにする

【資料2】児童Aが考えた分類

・あざ笑う
・笑顔になる
・笑みがこぼれる
・せせら笑う
・ちょう笑する
・鼻で笑う
・ほほ笑む
・冷笑する
・笑いものにする

と

・顔がほころぶ
・口元をゆるめる
・白い歯を見せる
・にこにこする
・表情をゆるめる
・ほおがゆるむ
・目じりをさげる

【資料3】児童Bが考えた分類

・笑顔になる
・笑みがこぼれる
・顔がほころぶ
・口元をゆるめる
・白い歯を見せる
・にこにこする
・表情をゆるめる
・ほおがゆるむ
・ほほ笑む
・目じりをさげる

と

・あざ笑う
・せせら笑う
・ちょう笑する
・鼻で笑う
・冷笑する
・笑いものにする

(i) ［1］と［2］に当てはまる言葉を、それぞれ**十字程度**で自分で考えて書きなさい。

(ii) ――線部⑤・⑥での監督の「わらい」について説明したものとして最も適当なものを、次の中から選びなさい。

＊3　竹刀…剣道で使う竹製の刀。
＊4　メーン！…相手の頭をねらって竹刀をふるときのかけ声。
＊5　打突…剣道で、「面」（頭）、「胴」（わき腹）、「小手」（手首）など定められた場所を目がけて打つこと。
＊6　合い面…相手が打とうとする動作に対して、同時に自分も打ちこむこと。
＊7　着装…道着や道具を身に着けること。剣道では正しく身に着けることも大切にされている。
＊8　防具…剣道で身を守るために身に着ける道具のこと。
＊9　蹲踞…試合前に剣を合わせてしゃがむ形。
＊10　高木くん…最近、道場に通い始めた成美の同級生。
＊11　パソコン…ここでは仕事でメキシコにいる「パパ」とインターネットを使って会話をするのに用いている。
＊12　幸運のアイテム…持っていると幸せをもたらすもの。

(1)　〜〜線部**a**「淡々と」、**b**「しげしげと」とありますが、文章中での意味として最も適当なものを、それぞれ後の中から選びなさい。

a　「淡々と」
ア　集中を欠いて　**イ**　気おくれして
ウ　気負うことなく　**エ**　きびきび元気に

b　「しげしげと」
ア　念入りに　**イ**　さりげなく
ウ　不審《ふしん》がって　**エ**　わざとらしく

(2)　——線部①「また監督の声が飛んできた。」とありますが、監督はなぜ成美に声をかけたと考えられますか。その理由を**三十字以内**で説明しなさい。

(3)　——線部②「ペロッと舌をだす。」とありますが、ここでの浩次郎の様子として最も適当なものを、次の中から選びなさい。

ア　いつもの癖《くせ》を監督に注意されたが、本番直前で今になってどうすることもできないのであきらめてしまっている。
イ　成美への注意のほこ先が急に自分にむいてきたことに腹を立て、思わず監督に失礼な態度を取ってしまっている。
ウ　級審査前にきびしい指導が続く道場のはりつめた空気を和《なご》ませるために、あえて明るくふるまおうと努めている。
エ　自分もできていなかったのを監督に見すかされ、案のじょう注意を受けたのでおどけてやり過ごそうとしている。

(4)　——線部③「こんな稽古をするのは、はじめてだった。」とありますが、成美から見ていつもの稽古とはちがう監督の様子を表す一文を文章中から探し、はじめの**五字**を書きなさい。

(5)　——線部④「あ、いま？」とありますが、このとき成美は何をつかんだのですか。**十五字以内**で具体的に書きなさい。

(6)　——線部⑤「大きな声でわらった」、⑥「口のはしをあげるようにして、にやりとわらった。」とありますが、この二つの「わらった」について、児童が調べたりまとめたりしたことを班で話し合っています。これを読んで後の(i)・(ii)に答えなさい。

児童A—この作品を読んでいると「わらう」という表現が何度も出てきます。この場面でも、監督の「わらう」様子が出てきます。「わらう」には、表現や使い方のちがいによっていろいろな意味がありそうですね。
児童B—わたしもそのことが気になって「わらう」という言葉の仲間をインターネットを使って調べてみました。**【資料1】**を見てください。
児童C—これを見ると、たしかに「わらう」には、いろいろな表現があることが分かりますね。Bさんのまとめた**【資**

「へえ、成美はそう感じているのか。」

監督は⑥口のはしをあげるようにして、にやりとわらった。

「わたしからすると、太一と立ち合いをしたときが、成美の肩《かた》の力がいちばんぬけているように見えたんだけどね。」

「え？」

わたしの肩の力？

そんなの、意識したことなかった……。

「三回目の立ち合いだったから、体があたたまっていたのかもしれない。それとも、成美の気持ちが太一を相手にするとリラックスできるのかもしれない。理由はわからないけれど、太一と立ち合いをしたときが、いちばん肩の力がぬけていた。上半身の力がぬけていればいるほど、相手のうごきにすぐ反応できるよ。」

あ。

わたし、ついこのあいだ、太一には安心してなんでも話せるって思ったばかりだった……。

太一のうごきがおそいんじゃなくて、わたしの反応が速かったっていうこと？

監督は、こぶしで自分の胸をトントンとたたきながらいった。

「戦う相手はここにある。あしたはそう思って審査にのぞみなさい。」

竹刀も点検したし、手ぬぐいも多めに三枚入れたし、あとは……。

あ、そうだ。袴をちゃんとたたんでおかなくちゃ。

袴を床《ゆか》において手でのばしていると、ママが＊11パソコンをもって部屋に入ってきた。

「成美ちゃん、パパが話したいって。」

ママはわたしの前の床にパソコンをおいた。

「成美ちゃん、こっち見て。」

パパは両手を前につきだして、手のひらをわたしのほうにむけた。

「念を送るよ。いい？」

パパは目をとじて、大きな声でいった。

「ブエナ・スエルテ！」

「それ、メキシコの言葉？　なんていう意味？」

「『幸運を祈《いの》る』っていう意味だよ。運がむいてくるおまじないだからね。」

ありがとう、パパ。わたしいま、どんな小さな運にでもすがりたい気分だよ。

パパは背広を肩にひっかけて立ちあがった。

「あと、このまえあげたドクロちゃんも、＊12幸運のアイテムだからな。あしたの朝、頭をなでていけよ。」

「えっ。ドクロが？」

⑦わたしはおそるおそる本棚《ほんだな》を見あげた。せっかくパパがメキシコのおみやげにくれたのだけれど、こわいから本の後ろのほうにおしこんであったのだ。

「おう。メキシコではドクロは勝利の象徴《しょうちょう》でもある。成美、勝ってこいよ！」

「えーっと、パパ、試合じゃないから勝つとか負けるとかはないんだけど……。」

といってみたけれど、パパは手をふりながら部屋をでていった。

ママはふふっとわらった。

「パパ、試合と級審査の区別がついていないみたいね。」

（あさだりん『まっしょうめん！　木刀の重み』による）

注　＊1　木刀の稽古…木製の刀を使った練習。審査会では木刀による実技が行われる。

＊2　立ち合い…審査会における試合形式の審査項目《こうもく》の一つ。

「見る……だけではないが。」

監督は中段にかまえ、わたしの竹刀の先と監督の竹刀の先を **Y** コウサ させた。

「このまえ、*10高木くんと試合をしたときに、『まずはちゃんと相手と竹刀をあわせるように』とわたしがいったの、おぼえているか？」

「はい。」

「竹刀の先で感じることもある。さがった瞬間。力がぬけた瞬間。耳できくこともある。気合いの声。呼吸の音。すぐにわかるようになるわけではないよ。でも、相手に意識をむけることをくりかえしているうちに、いつか、打つ瞬間を感じられるようになる。」

そういえば、高木くんと試合をしたとき、監督に『相手の目がさがったら小手を打て』っていわれて、ずっとずっと高木くんの目を見てた。高木くんが打とうとする瞬間は、たしかに、すごくわかりやすかった。

監督には、わたしがあのときの高木くんのように見えているんだろうか。

「さあ、もう一度やろうか。」

監督はそういって、かまえをととのえた。

わたしは息をつめて、監督のうごきを感じとろうとする。茜の目によく似た、切れ長の瞳《ひとみ》。目力が強くて、わたしはまばたきもできない。

ふっ、と監督の頭が前にでた。

④あ、いま？

「メーン！」

わたしは飛びだして面を打った。

「おそいなー。」

監督はわらった。

「あ、いまだ、メーン、で三テンポぐらいあるぞ。」

「はい、すみません……。」

「左足に力をためて、すぐ前にでられるようにしておくんだ。もう一度。」

それからなんどもその稽古をくりかえしたのだけれど、すぐ反応するのってほんとうにむずかしい。左足にずっと力をためているのがつらくなって、がまんできなくて前にでると「まだまだ」ってもどされる。監督がでるのをまっているとおそすぎる。

「あしたは朝早いし、これぐらいにしておこう。」

ついに監督がそういって、稽古はおわりになった。

わたしは防具を片づけながら、はあ、とため息をついた。

「どうした？」

「なんか……せっかく稽古つけてもらったのに、ぜんぜんできなかったなあって……。」

「ははは。」

監督は⑤大きな声でわらった。

「それがすぐにできるようになったら、もう級を飛ばして段をとれるよ。そういう心がまえでやりなさいっていうだけのことだ。どっちにしろ、ふだんの力以上はだせないんだから。」

ふだんの力って、わたしいったい、どれくらいなんでしょう……。

「まあ、ふだんの力をだすのが、いちばんむずかしいんだけどね。」

監督はさらっと、いやなことをつけくわえる。

「成美はさっき全員と立ち合いをして、だれとやったときがいちばんうまくできたと思う？」

「太一です。いちおう、面も入ったし。」

「それはどうしてかな？」

「わたしニブいから、茜や浩次郎のスピードについていけないんです。太一はあまりうごきが速くないから……。」

「メーン！」

ああ、よかった。いちおう、きれいに面を打てた。＊6合《あ》い面《めん》で、どっちの竹刀が先にあたったかはわからないけれど……。

ひととおり全員の立ち合いがおわったところで、きょうの稽古はおわりになった。

「帰ったら、家で竹刀の点検をちゃんとするように。袴《はかま》もたたんで、ひだをきれいにするんだぞ。＊7着装《ちゃくそう》も見られるからね。」

監督がうで組みをしながら、みんなにあしたの注意をする。

あー、緊張《きんちょう》する。帰ったらあしたの準備をしなくちゃ……。

そう思いながら＊8防具を片づけていると、監督がわたしのところにきていった。

「成美は打ったあと、すぐに背中をまるめるから、背筋をのばすように気をつけなさい。姿勢がよければそれだけで三割増しに見えるから……。」

監督はふと言葉をきって、わたしの顔をbしげしげとながめた。

「どうした、成美。心配そうな顔だな。」

「あ……、えーっと、あした、うまくできるかなあって……。」

「いちばん心配なのはなんだ？」

「立ち合い、です。」

いくら試合じゃないとはいったって、一本もとれなかったら、なんの級ももらえないかもしれないし……。

「なるほど、そうか。」

監督のまゆ毛が片方だけつりあがり、なにかを考えているような顔になった。

「じゃあ、ちょっとだけ居残りして、立ち合いの稽古をしていくか。」

げっ。居残り？

なんか、よけいなこといっちゃったかも……。

監督が面をつけはじめたので、わたしもしぶしぶ面をつけなおした。

道場のまんなかでむかいあって、＊9蹲踞《そんきょ》をする。

「わたしが打つと思ったら、成美も前にでて面を打ちなさい。」

立ちあがると、監督が面のむこうから大声でいった。

③こんな稽古をするのは、はじめてだった。

監督と稽古をするとき、いつもは監督が打つ場所をあけてくれる。

「ほら、面」「ほい、小手《こて》」「はい、胴《どう》」っていう感じで。わたしたちは、監督があけてくれた場所にすかさず竹刀を打ちこむ。

でもいま、目の前にいる監督は、竹刀をかまえたまま、ちっともうごく気配がない。しびれをきらして前に飛びだすと、「まだまだ」とおしもどされる。

なんどもおしもどされて、かまえているのがつらいなあ、監督まだ打ってこないのかなあ、なんて思った瞬間《しゅんかん》にパコーン、と面を打たれる。

なんなの、これ？ わたしいったい、どうすればいいの？

三回目にパコーン、と面を打たれたあと、監督はわたしにむかっていった。

「気をぬいたのがまるわかりだぞ、馬鹿者《ばかもの》。」

「え？ え？ わたし、気をぬいてました？」

「いいか、すぐに前に飛びだそうと思っているときには、足のこのあたりに重心がある。」

監督は、左足をあげて足の裏をわたしのほうにむけ、親指のつけねのあたりをゆびさした。

「成美はわたしがまだ打ってこないだろうと思うと、すぐにかかとをさげる。そうすると重心が後ろに行く。腹の力もゆるむ。その状態では、すぐに前にでられない。」

「えええええ……かかとをさげたなんて、そんなの見えるんですか？」

2023年度

筑波大学附属中学校

【国語】（四〇分）〈満点：五〇点〉

（注意）句読点、かぎかっこ等の記号も一字と数えるものとします。

一　**次の文章を読んで、後の問いに答えなさい。**

小学六年生の成美《なるみ》は、同じ剣道の道場に通う同級生の茜《あかね》と太《た》一《いち》、五年生の浩次郎《こうじろう》とともに、翌日の級審査《きゅうしんさ》をひかえている。次の場面は、初めての審査会で二級の合格を目指す成美が稽古《けいこ》を行っているところである。

級審査前の最後の稽古は、雪のちらつく土曜日の朝からはじまった。

ふだんどおりの稽古が、a淡々《たんたん》とおこなわれた。三十分間の＊1木《ぼく》刀《とう》の稽古。切りかえしと、基本打ち。それから＊2立ち合いの練習。

まずは茜と、一分間の立ち合い。

「ヤーッ。」

茜は、まず気迫《きはく》がすごい。＊3竹刀《しない》の先がぴたりとわたしの正面にあったと思ったら、弾丸《だんがん》のようにまっすぐにつっこんでくる。

「＊4メーン！」

わたしも、なんとか応戦しようとするのだけれど。でもぜんぜんまにあわない。

「メー……。」

といって竹刀をふっているうちに、もう茜の竹刀はわたしの頭にあたっている。

「こら、成美！」

監督《かんとく》の大声が飛んできた。

「おそくてもいいから、技《わざ》をとちゅうでやめるな！　ちゃんと最後まで打ちきれ！」

「はい。」

でも、どうやっても茜に先に一本とられちゃう。

つぎは浩次郎との立ち合い。

浩次郎は、頭をヒョイと横にしてわたしの竹刀をよける。

ああ、あたらない……。

「ほら、成美！」

①また監督の声が飛んできた。

「最後まで打ちきれっていっただろう。試合とちがって、審査員に自分はこれだけの技ができますって見せればいいんだから。たとえあたっていなくても、あたっているような顔をしてしっかり残心《ざんしん》までとりなさい。」

「はい……。」

＊5打突《だとつ》したあともXユダンしないで、相手のどんな反撃《はんげき》にもすぐに対応できるようにかまえることを、残心という。わたし、すぐに（ああ、ダメだ）と思って竹刀をおろしてしまうのがよくないんだなあ。

「おまえもおまえだ、浩次郎。級審査では、頭だけ横にしてよけるようなまねはやめなさい。」

「はーい。」

浩次郎は、②ペロッと舌をだす。

最後は、太一と立ち合い。

太一のかまえは、ゆったりと大きい。竹刀をあわせてからも、すぐにうごくことはなくて、「さあおいで」といわんばかりに、わたしがでてくるのをじっくりまっているような気配がある。

「メーン！」

2023年度

筑波大学附属中学校 ▶解説と解答

算 数 (40分) ＜満点：50点＞

解 答

1 (1) 30 (2) 96 (3) 8個 (4) 1.6% (5) 8.4cm **2** (例) 下の図1 **3** (1) 14個 (2) 302個 **4** (1) 下の図2 (2) 9個 **5** 7.7cm **6** (1) 8時20分6秒 (2) 23.8km **7** (1) 10通り (2) いえない／**理由**…(例) 時間が2倍，3倍，…になっても，料金が2倍，3倍，…にはならないから。 (3) (例) おおつか交通／**理由**…おおつか交通の方が所要時間のばらつきが少ないから。 **8** (1) 180°，1 (2) 下の図3 (3) ウ

図1

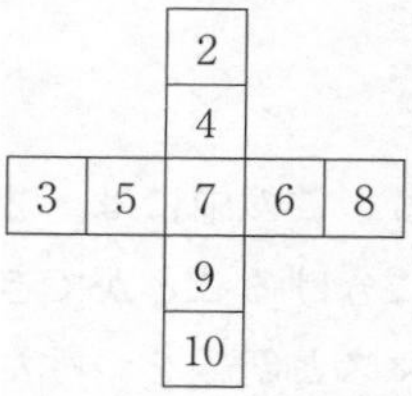

図2

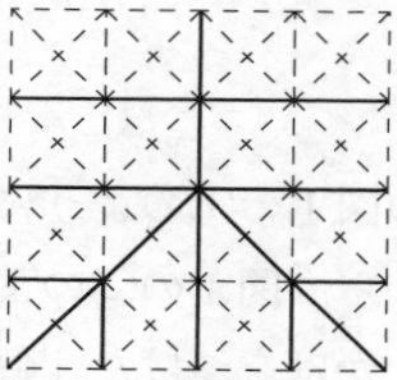

図3

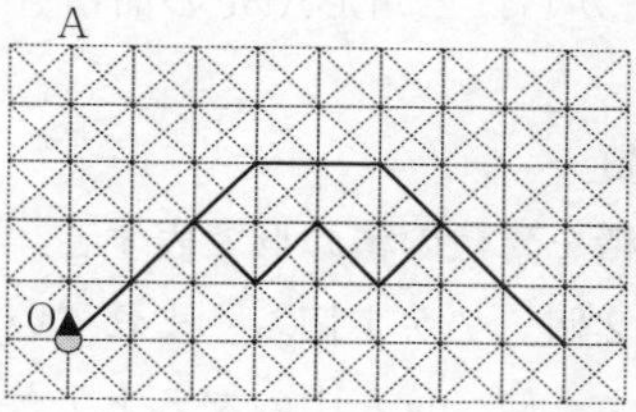

解 説

1 **四則計算，整数の性質，場合の数，濃度《のうど》，面積**

(1) (35×8＋44×14－36×7)÷28＋7＝(280＋616－252)÷28＋7＝(896－252)÷28＋7＝644÷28＋7＝23＋7＝30

(2) たとえば，12の約数は{1，2，3，4，6，12}の6個がある。右の図1のように，これらの逆数の和を計算するとき，分母を12に通分することができ，分子の和は12の約数の和になる。よって，ある整数をXとすると，Xの約数の和は252，Xの逆数の和は$2\frac{5}{8}$だから，$\frac{252}{X}=2\frac{5}{8}$と表すことができる。したがって，$2\frac{5}{8}\times X=252$より，$X=252\div 2\frac{5}{8}=96$と求められる。

図1

12の約数{1，2，3，4，6，12}

$$\frac{1}{1}+\frac{1}{2}+\frac{1}{3}+\frac{1}{4}+\frac{1}{6}+\frac{1}{12}$$
$$=\frac{12}{12}+\frac{6}{12}+\frac{4}{12}+\frac{3}{12}+\frac{2}{12}+\frac{1}{12}$$

(3) 下の図2のように表すことができる。それぞれの位の和が18になることはないので，(ア，オ)と(イ，エ)の組は，一方が(2，6)，もう一方が(3，5)であり，ウ＝4と決まる。(ア，オ)の組が(2，6)，(イ，エ)の組が(3，5)のとき，(ア，オ)に入る数字と(イ，エ)に入る数字がそれぞれ2通りずつあるから，5けたの整数は，2×2＝4(個)できる。同様に，(ア，オ)の組が(3，5)，(イ，エ)の組が(2，6)の場合も4個できるので，全部で，4×2＝8(個)とわかる。

(4) 混ぜる予定だった食塩水Bの重さを□gとして図に表すと，下の図3のようになる。図3で，

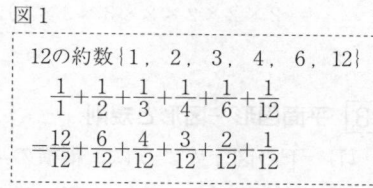

ア：イ＝(5.8－4)：(7－5.8)＝3：2だから，120：□＝$\frac{1}{3}$：$\frac{1}{2}$＝2：3となり，□＝120×$\frac{3}{2}$＝180(g)とわかる。よって，実際には4％の食塩水A120gに水180gを混ぜたことになる。(食塩の重さ)＝(食塩水の重さ)×(濃度)より，4％の食塩水120gにふくまれている食塩の重さは，120×0.04＝4.8(g)と求められる。また，食塩水に水を混ぜても食塩の重さは変わらないので，水を混ぜた後の食塩水にも4.8gの食塩がふくまれている。さらに，水を混ぜた後の食塩水の重さは，120＋180＝300(g)だから，できた食塩水の濃度は，4.8÷300＝0.016，0.016×100＝1.6(％)とわかる。

図2

	ア	イ	ウ	エ	オ
＋	オ	エ	ウ	イ	ア
	8	8	8	8	8

図3

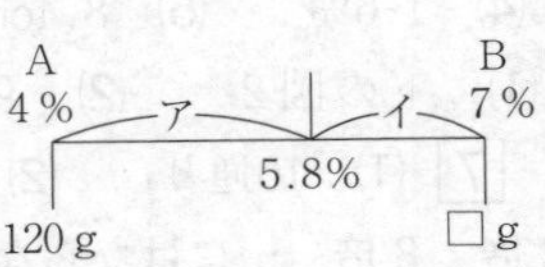

図4

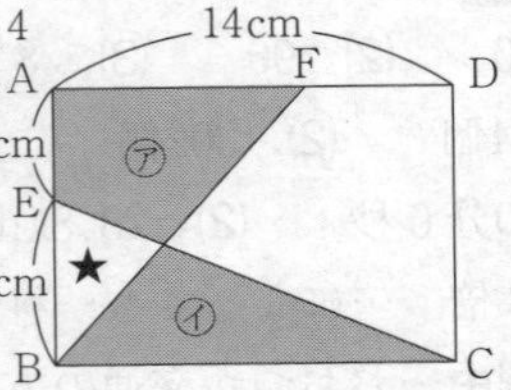

(5) 上の図4で，㋐と㋑の面積が等しいので，両方に★印の部分を加えた部分の面積も等しくなる。つまり，三角形ABFと三角形EBCの面積も等しくなる。また，三角形EBCの面積は，14×6÷2＝42(cm^2)だから，三角形ABFの面積も42cm^2となり，AFの長さは，42×2÷(4＋6)＝8.4(cm)とわかる。

2 素数の性質

2～10の積を素数の積の形で表すと，下の図1の①のようになる。この中には，2が8個，3が4個，5が2個，7が1個ふくまれているから，図1の②のように分けることができる。よって，下の図2のように，真ん中のマスを7とし，かげをつけた4個のマスと斜線《しゃせん》をつけた4個のマスの積をそれぞれ(2×2×2×2×3×3×5)にすればよいことがわかる。このようになるのは，たとえば解答の図1である。

図1

2×3×4×5×6×7×8×9×10
＝2×3×(2×2)×5×(2×3)×7×(2×2×2)×(3×3)×(2×5)…①
＝(2×2×2×2×3×3×5)×(2×2×2×2×3×3×5)×7　　…②

図2

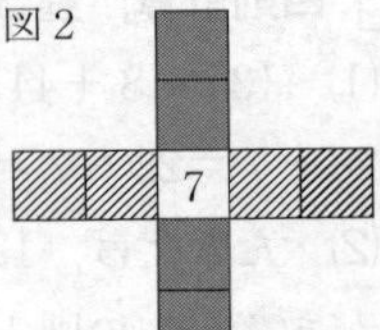

3 平面図形―図形と規則

(1) 下の図1のように，縦横の点と点の間の長さを1とすると，1辺の長さが{1，2，3}の3種類の正方形ができる。1辺の長さが1の正方形は縦横に3個ずつできるから，3×3＝9(個)できる。また，1辺の長さが2の正方形は縦横に2個ずつできるので，2×2＝4(個)できる。1辺の長さが3の正方形は1個だけできるから，全部で，9＋4＋1＝14(個)と求められる。

(2) (1)と同様に考えると，点が縦横12個の場合，1辺の長さが1～11の11種類の正方形ができる。このとき，1辺の長さが1の正方形の個数は，11×11＝121(個)，1辺の長さが2の正方形の個数は，10×10＝100(個)，…のように求めることができる。同様に，点が縦横9個の場合は1辺の長さが1～8の8種類の正方形ができ，1辺の長さが1の正方形の個数は，8×8＝64(個)，1辺の長さが2の正方形の個数は，7×7＝49(個)，…のようになる。よって，下の図2のようにまとめ

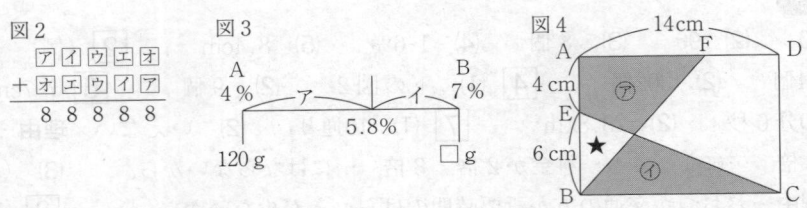

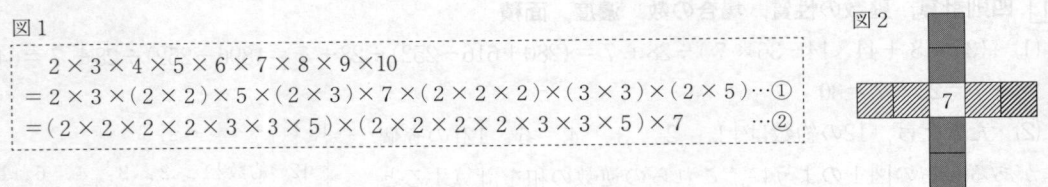

ることができる。図2で，かげをつけた部分の個数は同じなので，つくることができる正方形の個数の差は，121＋100＋81＝302(個)とわかる。

図1

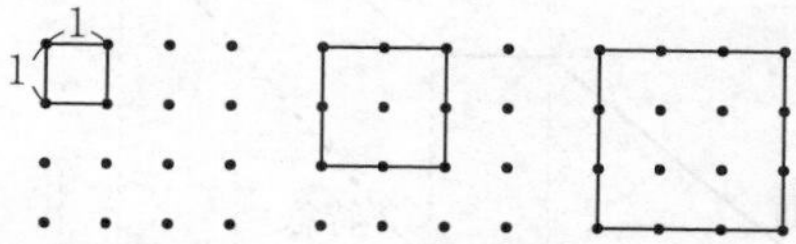

図2

1辺の長さ	1	2	3	4	5	6	7	8	9	10	11
縦横12個	121	100	81	64	49	36	25	16	9	4	1
縦横9個	64	49	36	25	16	9	4	1	—	—	—

4 平面図形―構成，立体図形―構成

(1)　折ったのとは逆の順番で，折ったのとは逆の方向に開くと，下の図1のようになる。よって，開いたときにできる折り目は解答の図2のようになる。

(2)　この立体の見取図は下の図2のようになる。使われている立方体の数は，下の段から順に，1個，6個，2個だから，全部で，1＋6＋2＝9(個)とわかる。

図1

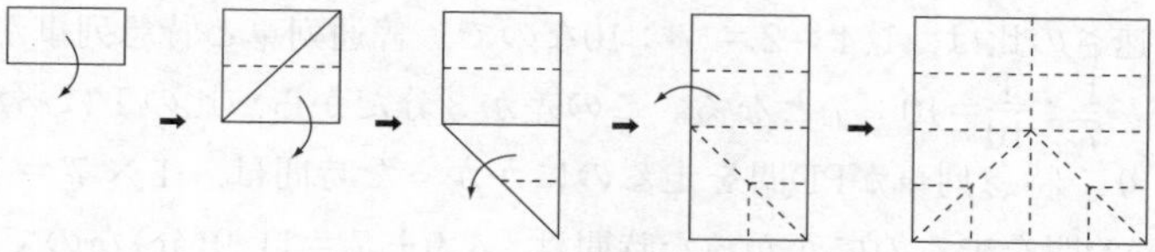

図2

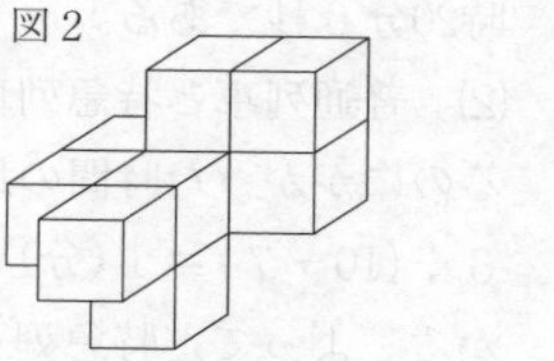

5 水の深さと体積，割合と比

下の図1のように，はじめにA，Bに入っていた水の高さをそれぞれ$\boxed{7}$，$\boxed{3}$とする。また，はじめにAに入っていた水の量を7とする。Aに入っている水の$\frac{1}{7}$，つまり，$7\times\frac{1}{7}=1$をBへ移すと，下の図2のように，Aの水の高さは，$\boxed{7}\times\left(1-\frac{1}{7}\right)=\boxed{6}$，Aに入っている水の量は，7－1＝6となり，Bに入っている水の量は1増える。次に，Aに入っている水の$\frac{1}{2}$，つまり，$6\times\frac{1}{2}=3$をBへ移すと，下の図3のように，Aの水の高さは，$\boxed{6}\times\left(1-\frac{1}{2}\right)=\boxed{3}$，Aに入っている水の量は，6－3＝3となり，Bに入っている水の量は3増える。図3で，アとイの部分の高さの比は3：1であり，この和が1.2cmだから，イ$=1.2\times\frac{1}{3+1}=0.3$(cm)とわかる。よって，図2で，$\boxed{6}-\boxed{3}=\boxed{3}$にあたる高さが，3＋0.3＝3.3(cm)となるので，$\boxed{1}=3.3\div3=1.1$(cm)と求められる。したがって，はじめにAに入っていた水の高さは，1.1×7＝7.7(cm)である。

図1

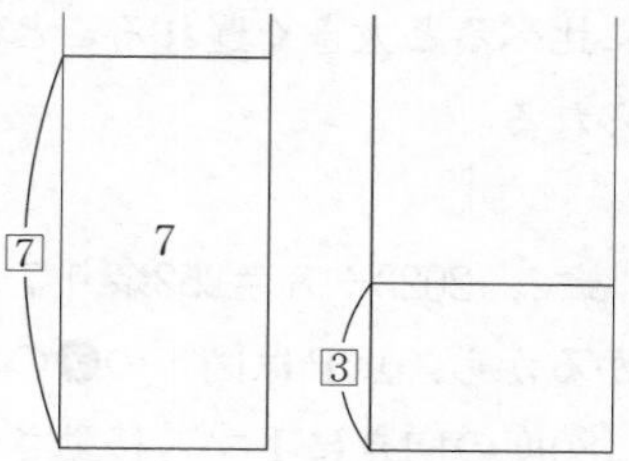

図2

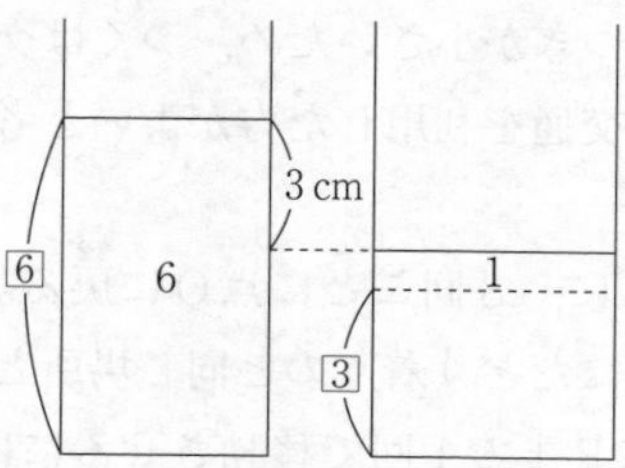

図3

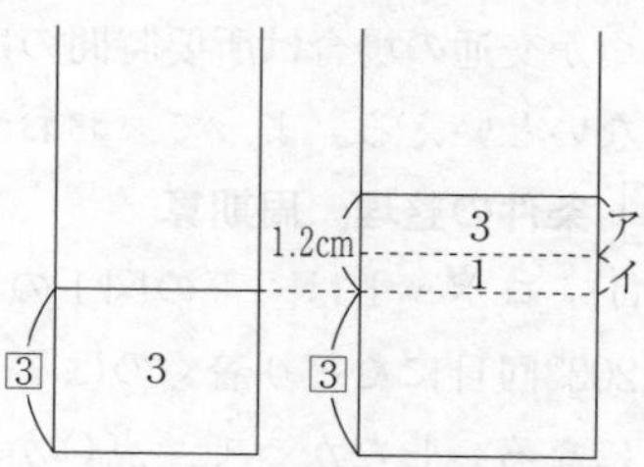

6 グラフ―速さ

(1)　普通列車がAB間の5.6kmを走るのにかかった時間が4分だから，普通列車の速さは分速，

5.6÷４＝1.4(km)とわかる。よって，普通列車がBC間の，9.1−5.6＝3.5(km)を走るのにかかった時間は，3.5÷1.4＝2.5(分)なので，特急列車が普通列車に追いついた地点をＰとすると，Ｐ地点までのグラフは右の図のようになる。ここで，CP間の距離は，1.4×0.5＝0.7(km)だから，AP間の距離《きょり》は，9.1＋0.7＝9.8(km)とわかる。また，特急列車の速さは分速，

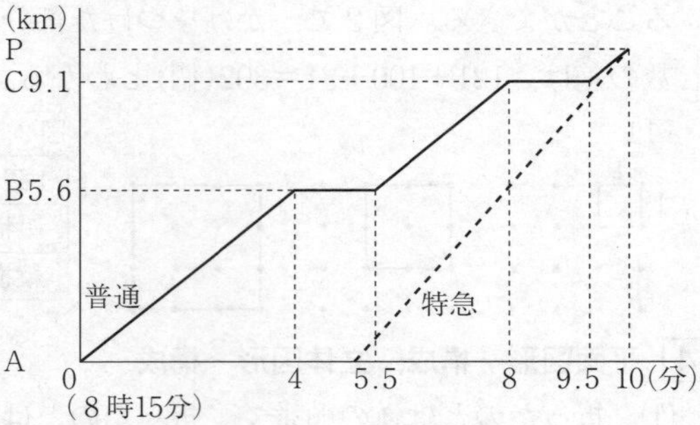

120÷60＝２(km)なので，特急列車がAP間にかかった時間は，9.8÷２＝4.9(分)と求められる。したがって，特急列車がＡ駅を出発したのは，普通列車がＡ駅を出発してから，10−4.9＝5.1(分後)だから，その時刻は，８時15分＋5.1分＝８時20.1分となる。60×0.1＝６(秒)より，これは８時20分６秒である。

⑵　普通列車と特急列車の速さの比は，1.4：２＝７：10なので，普通列車と特急列車がPD間を走るのにかかった時間の比は，$\frac{1}{7}:\frac{1}{10}$＝10：７となる。この差が３分だから，比の１にあたる時間は，３÷(10−７)＝１(分)となり，特急列車がPD間を走るのにかかった時間は，１×７＝７(分)とわかる。よって，特急列車がAD間を走るのにかかった時間は，4.9＋７＝11.9(分)なので，AD間の距離は，２×11.9＝23.8(km)と求められる。

7 場合の数，正比例と反比例，グラフ

⑴　右の図１のように，美術館，歴史館，植物園，お寺をそれぞれＣ，Ｄ，Ｅ，Ｆとする。右の図２のように，Ａ駅を出発して最初にＣに行く場合は４通り，最初にＥに行く場合は６通りの方法がある。よって，全部で，４＋６＝10(通り)とわかる。

図１

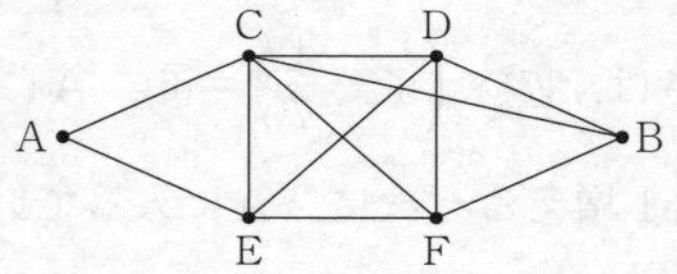

図２

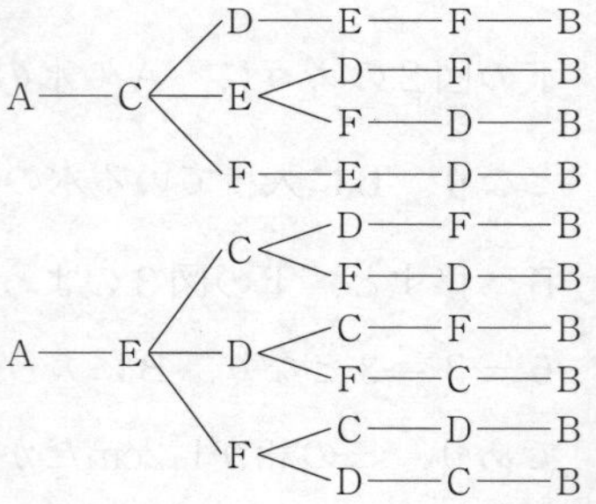

⑵　時間が２倍，３倍，…になっても，料金が２倍，３倍，…にはならないから，時間と料金の関係は比例するとはいえない。

⑶　どちらの場合も最も本数が多い時間は33〜35分である。ところが，つくば交通の場合は所要時間のばらつきが大きいため，それよりも早く着くこともあるが，遅《おそ》く着くことも多い。一方，おおつか交通の場合は所要時間のばらつきが小さいため，つくば交通に比べると大きく遅れることは少ないといえる。よって，おおつか交通を利用した方がよいと考えられる。

8 条件の整理，周期算

⑴　ロボットは，下の図１のように，８回ごとに点Ｏに戻《もど》る。よって，2023÷８＝252余り７より，2023回目にたどり着くのは７回目にたどり着くのと同じ場所とわかるから，点Ｐは図１の❼の場所になる。したがって，点Ｏから点Ｐまで１回で移動させるには，180度の向きに１マス移動させればよい。

図1

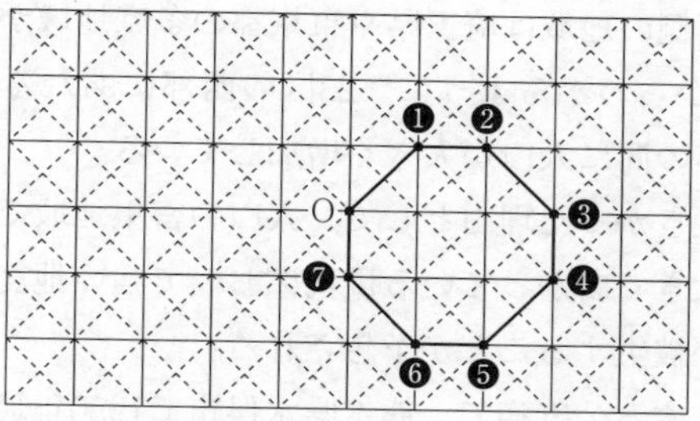

図2

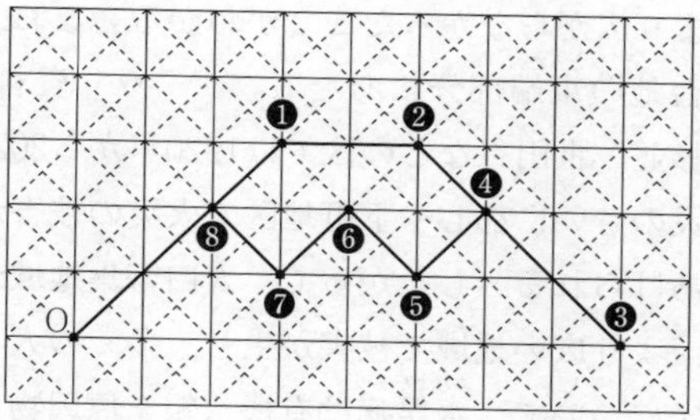

(2) ロボットが動いた跡《あと》は，上の図2の太線のようになる。

(3) ロボットが動いたマスの数は，Xの場合は，12＋2＋2＋(2＋2)×2＝24(マス)，Yの場合は，12＋1＋1＋(1＋1)×5＝24(マス)なので，XとYの動くマスの数は同じである。

社 会 (理科と合わせて40分) ＜満点：25点＞

解 答

1 (1) ウ　(2) ① 福島　② 奈良　2 (1) イ　(2) イ，オ　(3) ① オ　④ ウ　3 (1) エ　(2) (例) 中央集権国家の建設をめざした点。　(3) (例) 徳川家康は関ヶ原の戦いで豊臣方の大名を破って実権をにぎり，征夷大将軍に任命されたのであり，大阪城をせめて豊臣氏をほろぼしたのはそのあとのことである。　4 (1) 領事裁判(治外法)　(2) 陸奥宗光　(3) イ　(4) 米騒動　(5) (例) 天皇に病気(スペイン風邪)をうつすわけにはいかない(ため)　(6) 鉄　5 (1) (例) 好きな(別の)ポートで返すことができる　(2) (例) ポートに現在ある自転車の数　(3) (例) 置かれた自転車が通行のさまたげになる。(置かれた自転車を回収するのに手間と費用がかかる。)　(4) エ

解 説

1 都道府県を単位とする統計データを用いた問題

(1) 食品の大消費地である東京都周辺の県のほか，北海道や熊本県などの面積が大きくえがかれていることから，ウと判断できる。野菜の生産額(2020年)が多い都道府県は，北海道・茨城・千葉・熊本・愛知・群馬・長野・埼玉の順となっている。なお，アの高齢者の人口(2021年)は東京・大阪・神奈川・埼玉・愛知，イの米の生産額(2020年)は新潟・北海道・秋田・山形・宮城，エの自動車・自動車部品(輸送用機械器具)の出荷額(2019年)は愛知・静岡・神奈川・福岡・群馬の順となっている。統計資料は総務省統計局「人口推計」，『データでみる県勢』2023年版による。

(2) 東北地方南部の太平洋に面して位置している①は福島県，近畿地方の紀伊半島内陸部にある②は奈良県である。

2 資料を用いた近・現代の歴史についての問題

(1) ア　資料2と資料3から，1920年の時点で台東区やその周辺の中央区・文京区・墨田《すみだ》区などは人口密度が高く，住宅が密集していたと考えられる。そのため，1923年に起こった関東大震災のさいに，それらの地域で火災が広がり，大きな被害が出たと想像できる。　イ　資料1と資料2か

ら，焼失地域は「下町」とよばれる東京の東側の低地に集中し，台地側(西側)の「山の手」地区にはあまり広がらなかったことがわかる。なお，西側の地域は埼玉県や東京都の多摩《たま》地域から続く武蔵野台地の東端《とうたん》部分にあたる。　ウ　資料３からわかるように，23区の西部にあたる板橋・練馬・杉並・世田谷などの区では1920年から2020年の間に人口が大きく増加している。　エ　関東大震災のさいに都心や下町地区で火災の被害が大きかった理由として，人口の密集地域であったことがあげられる。したがって，人口密集地域が大きく広がっている現代において強い地震が発生すれば，より広い地域で被害が生じ，多くの人々が被災することが予想される。

(2)　イについて，水俣《みなまた》病は有機水銀を原因物質とする公害病で，熊本県水俣市で1950年代から60年代にかけて発生した。オについて，パーソナルコンピューター(パソコン)の普及《ふきゅう》が急速に進み，インターネットを利用する人々が急増したのは，1990年代後半から2000年代前半にかけてのことである。なお，アの冷戦(冷たい戦争)の終結は1989年，ウの(第一次)石油危機(オイル・ショック)は1973年，エの沖縄の日本への復帰は1972年，カの排他的経済水域を多くの国が設定し，日本の遠洋漁業が大きな打撃を受けたのは1970年代のこと。

(3)　①はオの自動車の国内生産台数で，日米貿易摩擦《まさつ》の問題が激化したことや，日本国内でバブル景気の崩壊《ほうかい》が起きたことなどで，1990年代前半に数値が急落し，近年も減少傾向にある。④はウの15才未満の子どもの数で，第二次ベビーブームの影響もあり1970年代は増加していたが，1980年代以降は減少が続いている。なお，②はイ，③はエ，⑤はアがあてはまる。

3　歴史上の大きな変化を題材とした問題

(1)　ア　1185年，平氏をほろぼした源頼朝は，全国に守護と地頭を置くことを朝廷に願い出て許された。頼朝が征夷《せいい》大将軍に任命されたのは，その直後の1192年のことである。　イ　推古天皇の摂政《せっしょう》となった聖徳太子は，603年に冠位《かんい》十二階を定め，604年には十七条の憲法を定めた。太子はさらに607年，小野妹子を第１回遣隋使として派遣している。　ウ　藤原京に都があった時代(694～710年)の701年，大宝律令が制定された。　エ　８世紀の中ごろ，仏教を厚く信仰した聖武天皇は仏教の力で国を安らかに治めようと願い，地方の国ごとに国分寺・国分尼《に》寺を建てさせ，都の平城京には総国分寺として東大寺と大仏をつくらせた。したがって，ＡとＢの間の期間に実現されたことにはあてはまらない。　オ　1872年，新橋～横浜間に最初の鉄道が開通した。そのあと，1874年に大阪～神戸間の鉄道が開通するなど各地で敷設《ふせつ》が進み，1889年には新橋～神戸間を結ぶ東海道本線全線が開通。さらに1896年には同区間で急行列車の運行が開始された。大日本帝国憲法の制定(発布)は，その間の時期の1889年のことである。

(2)　Ａのできごとは，天皇や朝廷の権威《けんい》を利用したり，首都とその周辺の交通網《もう》を整備したりして，中央集権政治を推し進めようとしたという点で共通している。

(3)　徳川家康は1600年に起きた関ヶ原の戦いで石田三成ら豊臣方の大名を破って実権をにぎり，1603年，朝廷から征夷大将軍に任じられて江戸に幕府を開いた。家康が大阪の陣(夏の陣)で豊臣氏をほろぼしたのは，そのあとの1615年のことである。

4　原敬《はらたかし》を題材とした歴史の問題

(1)　略年表中の＜あ＞の時期は，江戸時代末期から明治時代初期にあたる。この時期には江戸幕府が諸外国と結んだ不平等条約がまだ適用されていた。資料にあるように，ドイツの船が日本のきまりにしたがわなかったのは，日本国内にいる外国人には日本の法律にしたがう義務はなく(治外法権)，争いごとなどが起きた場合には，日本にいるその国の領事が本国の法律にもとづいて裁判を行うという領事裁判権が認められていたからである。

⑵　1895年，外務大臣の陸奥《むつ》宗光《むねみつ》は，下関で開かれた日清戦争の講和会議に首相の伊藤博文《ひろぶみ》とともに日本全権として出席し，講和条約に調印した。なお，その前年，陸奥は日清戦争の開戦直前にイギリスとの間で新しい条約(日英通商航海条約)を結び，領事裁判権の撤廃《てっぱい》に成功している。

⑶　資料1および表の，かっけによる死者数とかっけ患者《かんじゃ》数に着目すると，数の少ないアが海軍，多いイが陸軍のデータであることがわかる。なお，かっけとは，ビタミンＢ１の欠乏《けつぼう》により心不全や末梢《まっしょう》神経障害などを引き起こす病気。

⑷　略年表に示されている人物は原敬。問題文中にある「第一次世界大戦による好景気の影響で物価が上がり続けたために起こった国内のできごと」とは，1918年に全国に広まった米騒動《こめそうどう》のこと。ただし，米騒動の引き金となった米価の上昇を招いたのは，「大戦景気」とよばれる好景気による物価上昇に加え，シベリア出兵をあてこんだ米商人による米の買い占《し》めや売りおしみが起きたためである。

⑸　資料2は第二次世界大戦後に公開された原敬の日記の一部。スペイン風邪《かぜ》に感染した原が次の日の会議を欠席するしかないと書いているのは，この会議に出席する天皇に病気をうつすわけにはいかないと考えているためと想像できる。なお，スペイン風邪は1918～21年に世界中で猛威《もうい》をふるった感染症《かんせんしょう》(新型インフルエンザ)で，当時はウイルスに関する研究が進んでいなかったことなどから適切な対応ができず，日本でも2000万人以上が感染し，約39万人の死者を出した。

⑹　「我田引水」とは，自分の田にだけ水を引くということから，「自分にとって都合のよいようにものごとを取り計らう」という意味を表す言葉。ここでは水ではなく鉄道を引いてきたということから，「我田引鉄」とよばれたのである。

5　「シェアサイクル」を題材とした問題

⑴　区内に複数あるポート(専用の駐輪場)をどこでも利用することができるのだから，自転車を好きなポートで借り，好きな(別の)ポートで返すことができる。しかしながら，特定のポートに利用が集中すると，自分が利用したいときに自転車がすべて借りられてしまっていたり，返却《へんきゃく》された自転車であふれてしまったりするといった問題が発生することも考えられる。

⑵　シェアサイクルをより利用しやすくするためには，スマホのアプリでポートのある場所や，現在借りることのできる自転車の数などが確認できるようにすればよいだろう。

⑶　ポート以外の場所にも自転車を置けるようにした場合，返却された自転車が通行のさまたげになってしまうおそれがある。また，返却された自転車を回収するのに手間と費用がかかるという問題もある。

⑷　ア　1ポートあたりの自転車台数が最も多いのは，新宿区の17.1台。ついで，港区の17.0台，文京区の13.3台の順である。　イ　1 km^2あたりの自転車台数が最も多いのは，港区の83.3台で，文京区の70.8台，千代田区の68.4台が続く。　ウ　1 km^2あたりのポート数が最も多いのは，千代田区の6.8箇所《かしょ》。ついで，文京区の5.3箇所，中央区と港区の4.9箇所の順となっている。一方，回転率が高いのは，中央区，江東区，渋谷区の順である。　エ　文京区は1 km^2あたりのポート数が千代田区についで多いが，その割に回転率は低いと言える。

理　科　（社会と合わせて40分）＜満点：25点＞

解　答

[1] (1)　コオロギ，アブラゼミ　(2)　⑥，⑧　(3)　オ　[2] (1)　①　ウとオ　②　エとカ　(2)　1.5秒後　(3)　①　イ　②　ウ　[3] (1)　X　ア　Y　エ　Z　ウ　(2)　**目的**…①　イ　②　カ　**実験方法**…シ　(3)　(例)　③　ゆるやかになる　④　つぶが大きい　[4] (1)　ホウ酸　(2)　6.8 g　(3)　(例)　(ろ過に時間がかかり，)水よう液の温度が下がったため，とけ残った量が増えたから。　(4)　ウ

解　説

[1] 生物と季節についての問題

(1)　卵，幼虫，成虫と変化する生き物は，昆《こん》虫のなかまのうち不完全変態をするものである。①～⑨のうち昆虫について述べているものは，③のコオロギ，⑦のアブラゼミの２つで，これらはいずれも不完全変態をする。

(2)　カラスは１年中人家近くに見られる留鳥(１年中同じ地域で見られる鳥)である。また，ニワトリは飼育されている場合が多いので，ニワトリも１年中鳴く声が聞こえる。なお，ムクドリは日本のほぼ全域で見られる留鳥だが，ここでは夕方５時にすでに暗くなったとあるので，冬にのみ当てはまると考える。

(3)　①～⑨を５つの時期に分けると，春は④，⑨の２つ，夏は①，⑦の２つ，秋は②，③の２つ，冬は⑤の１つ，１年中は⑥，⑧の２つである。よって，冬の時期の説明を選ぶ。冬の時期には，20時ごろの南の空にオリオン座やシリウスを含《ふく》むおおいぬ座などの冬の星座がよく見える。なお，アは春，イ，ウは夏，エは秋の時期の説明である。

[2] ふりこの動きと性質についての問題

(1)　①　１分間でふれる回数とおもりの重さとの関係を調べるには，ひも(ふりこ)の長さやふれはば(ふれ始めのひもと真下の方向とのなす角度)の条件をそろえて実験する必要がある。よって，ウとオの組み合わせが適する。　②　ひも(ふりこ)の長さとおもりの重さが同じで，ふれはばだけが異なる組み合わせを選ぶ。よって，エとカの組み合わせが適する。

(2)　ふりこが１往復する時間は，長さが100cmのふりこが，60÷30＝2(秒)，長さが36cmのふりこが，60÷50＝1.2(秒)である。したがって，ふれ始めてから支柱の中央を通過するのは，長さが100cmのふりこの場合，0.5秒後，1.5秒後，2.5秒後，3.5秒後，…であり，長さが36cmのふりこの場合，0.3秒後，0.9秒後，1.5秒後，2.1秒後，…となる。よって，1.5秒後にはじめて支柱の中央で重なる。

(3)　(2)より，ふりこは，ひも(ふりこ)の長さを短くすると１分間にふれる回数が多くなっている。よって，メトロノームが１分間にふれる回数を多くするには，おもりを下げてふりこの長さを短くすればよい。

[3] 大地の変化についての問題

(1)　グランドキャニオンは主にたい積岩の地層でできていると述べられているので，海底に土砂がたい積して地層ができ，その後，土地が押《お》し上げられて陸地になったあとに，雨や流水によって土

地がしん食されてできたと考えられる。

(2)　図3より，グランドキャニオンの谷底を流れるコロラド川はかたむきがゆるやかだが，黒部川などの日本の川はかたむきが急であることがわかる。そのため，黒部川の方が川の流れが速く，水の勢いが強いといえるので，これがグランドキャニオンと黒部峡谷《きょうこく》の地形(谷の様子)のちがいを生じさせた原因と仮定してそれを確かめる実験を行ったと考えられる。そのためには，シのように土砂で山を作り，水の勢いを変えたときに谷の様子がどのように変化するかを調べるとよい。

(3)　川が平野に出るところでは，急に流れがゆるやかになるため，山間部を比較的《ひかくてき》速い川の流れによって運ばれてきた土砂が，つぶの大きいものから沈《しず》んでたい積して扇状《せんじょう》地ができることがある。扇状地を作る土地の土砂はつぶが大きく，つぶとつぶの間のすき間も大きいため，水がしみこみやすく，水はけがよくなりやすい。

4　もののとけ方についての問題

(1)　A～Dはすべて水の重さが200ｇなので，実験①で最初にとけ残りが出たAにとけていたのは，20℃の水100ｇにとける限度の量が最も少ないホウ酸とわかる。

(2)　実験①で2番目にとけ残りが出たBにとけていたのは，20℃の水100ｇにとける限度の量がホウ酸の次に少ないミョウバンである。表より，ミョウバンは20℃の水200ｇに，$5.9\times\frac{200}{100}=11.8$(ｇ)までとけるので，Bにミョウバンを，11.8−5.0＝6.8(ｇ)以上加えるととけ残りが出てくる。

(3)　ろ過に時間がかかると，水よう液の温度が下がってしまうため，水にとける限度の量が少なくなって，40℃のときよりもとけ残りの量が増える。

(4)　CとDは一方が食塩水，もう一方が砂糖水である。ここで，CとDを加熱して水を蒸発させると，同じ重さの水にとける限度の量が少ない食塩の水よう液の方が先にとけていたものが出てくるから，Dには食塩がとけていたとわかる。表より，食塩は100℃の水100ｇに28.2ｇまでとけるので，100℃の水に食塩が20ｇとけるのは，水の重さが，$100\times\frac{20}{28.2}=70.9\cdots$より，約71ｇ以上のときである。よって，Dにとけ残りが出てきたとき，加熱によって減らした水の重さは約，200−71＝129(ｇ)なので，ウが適する。

国　語　(40分)＜満点：50点＞

解　答

一　(1)　a　ウ　b　ア　(2)　(例)　とちゅうで技をやめた成美に，最後まで打ちきれと注意するため。　(3)　エ　(4)　でもいま，　(5)　(例)　相手が打ちこんでくる瞬間の動き　(6)　(i)　1　(例)　うれしい気持ちで笑う　2　(例)　相手をばかにして笑う　(ii)　ウ　(7)　エ　(8)　イ　(9)　下記を参照のこと。　二　(1)　(例)　トラは黒と黄のしま模様で草むらにまぎれる(という例。)　(2)　ウ　(3)　食べるのに　(4)　イ　(5)　(i)　ア　(ii)　群れをつく～があること　(6)　エ　(7)　a　ヤマアラシ　b　(例)　くさいにおいを出せる　(8)　イ，ウ　(9)　エ

●漢字の書き取り

一　(9)　X　油断　Y　交差

解　説

一　**出典はあさだりんの『まっしょうめん！　木刀の重み』による。**級審査《しんさ》を明日にひかえた「わたし」(成美《なるみ》)は，道場仲間と練習した後，居残りで監督《かんとく》と立ち合いの練習をする。

(1)　**a**　「級審査前の最後の稽古《けいこ》」でも，特別なことはなく「ふだんどおり」に行われたのだから，ウが選べる。　**b**　翌日の級審査をひかえ，「心配そう」にしている「わたし」の顔を，監督はじっとながめたものと想像できる。よって，アが合う。

(2)　立ち合いでの茜《あかね》の迫力《はくりょく》に気おされ，応戦しきれずにいた「わたし」に，監督は「おそくてもいいから，技《わざ》をとちゅうでやめるな！　ちゃんと最後まで打ちきれ！」と大声を飛ばしている。また，続く浩次郎《こうじろう》との立ち合いで簡単に竹刀《しない》をかわされ，すぐにあきらめたときにも，「最後まで打ちきれっていっただろう」と叱責《しっせき》している。自信のなさから「ああ，ダメだ」と思ってすぐに竹刀をおろしてしまう「わたし」の姿勢を，監督は厳しくとがめているのだから，「打ちきって残心をとるべきなのに，とちゅうでやめてしまうから」のようにまとめる。

(3)　立ち合いで，「わたし」の打ちこみを「頭だけ横にしてよけ」たことが，級審査での振《ふ》る舞《ま》いとしてふさわしくないと監督に叱《しか》られた浩次郎は，いいかげんな自分の立ち合いを見透《みす》かされた気まずさを，おどけることでごまかそうとしたものと考えられる。よって，エがふさわしい。なお，「級審査前の最後の稽古」は「ふだんどおり」に淡々《たんたん》と行われたのであって，特別「きびしい指導」が続いたわけではないし，浩次郎が周囲を気遣《きづか》っている描写《びょうしゃ》は本文にはないので「道場のはりつめた空気を和《なご》ませ」ようとしたともいえない。よって，ウは誤り。

(4)　続く部分で，ふだん「打つ場所をあけてくれる」監督が今は「竹刀をかまえたまま，ちっとももうごく気配がない」ことに，とまどう「わたし」のようすが描《えが》かれている。よって，二つ後の段落にある，「でもいま～ちっともうごく気配がない」という一文がぬき出せる。

(5)　監督が，ちゃんと相手と竹刀をあわせて「相手に意識をむけることをくりかえしている」と，相手が「打つ瞬間《しゅんかん》を感じられるようになる」と教えてくれたことに注目する。その後，かまえをととのえて「監督のうごきを感じとろう」と息をつめていた「わたし」は，「ふっ，と監督の頭が前にでた」瞬間，「いま」だと気づいている。つまり「わたし」は，監督に教わったことができたのだから，打ちこんでくる瞬間の相手の動きをつかんだといえる。

(6)　(i)　**1**　「笑顔になる」のグループは，明るく晴れ晴れした気持ちから起きる笑いだから，「うれしい気持ちから出た」，「喜びの気持ちが表れた」，「楽しそうに明るく笑う」のような趣旨《しゅし》でまとめる。　**2**　「あざ笑う」のグループは，相手を劣《おと》ったものとみなして軽《かろ》んじる笑いなので，「人を見下す心情が表れた」，「人へのさげすみをともなう」，「相手をばかにして笑う」のようにまとめる。　(ii)　ぼう線部⑤の前後で，アドバイスどおりに一生懸命《けんめい》取り組んだものの，「ぜんぜんできなかった」と落ちこむ「わたし」のようすをほほえましく思った監督は大声で笑い，すぐに実践《じっせん》するということではなく，やろうとする「心がまえ」が大事だと伝えている。また，ぼう線部⑥の前後では，誰《だれ》と立ち合いをしたときが一番うまくできたかという質問を受け，スピードについていけない茜や浩次郎と比べ，あまり速くない太一とやったときがよく動けた，と答えた「わたし」に「にやりと」笑い，監督は太一との立ち合いのときが最もリラックスしていたように見えたと話している。つまり，ぼう線部⑤での監督は，「わたし」の子どもらしい反応をかわいらしく思い，ぼう線部⑥では，予想もしていなかった「わたし」の分析《ぶんせき》に対する興味深さから笑ったものと考えられるので，ウがよい。

(7)　パパに「ドクロちゃんも，幸運のアイテムだからな。あしたの朝，頭をなでていけよ」と言われた「わたし」は，「おそるおそる本棚《ほんだな》を見あげ」ている。メキシコのおみやげとしてパパからもらったものの，本の後ろのほうにおしこんであったドクロちゃんにご利益《りやく》があることを聞いた「わたし」は，こわがりながらもその効果にたよりたいと思っているのだから，エがふさわしい。

(8)「ああ，あたらない……」,「わたし，すぐに(ああ，ダメだ)と思って竹刀をおろしてしまうのがよくないんだなあ」,「ああ，よかった」など，本文は「わたし」の視点から描かれ，そのときどきに思ったことや考えたこともくわしく表現されているので，イが合う。

(9)　X　気がゆるんで注意をおこたること。　Y　二つ以上の線状のものが交わること。

二　**文章Ⅰの出典は森由民《もりゆうみん》の『ウソをつく生きものたち』，文章Ⅱの出典は入倉 隆《いりくらたかし》の『奇想天外《きそうてんがい》な目と光のはなし』による。**文章Ⅰでは動物たちの警告色について，文章Ⅱではベーツ型擬態《ぎたい》について説明されている。

(1)「黒と黄色のしま模様」について，ハチの場合は「自分が針を持った危険な存在」だと伝える「警告色」となるが，トラの場合は「草むらなどにまぎれ」る「カムフラージュ」となる。これをもとに，「トラのしま模様は草むらにまぎれてしまう(という例)」のようにまとめる。

(2)　本来，「狙《ねら》われる立場」にあるチョウは，カムフラージュ効果を持つ姿になることで敵の目から逃《のが》れるのが有利なはずだが，マダラチョウのなかまなどは，なぜか「派手な模様や色を身につけて」いると述べられている。続く部分で，毒を持つこれらのチョウが，あえて目立つ色にすることで「わたしはまずいですよ」というメッセージを残していると述べられているとおり，彼《かれ》らは敵の目を避《さ》けるのではなく，逆に目立つことで敵に自らを避けるようにうながす「警告色」を使っているのである。よって，ウが合う。なお，マダラチョウのなかまは，敵と相対したさい，「体の中の毒で攻撃《こうげき》」するわけではないので，エは合わない。食べられた後，結果として敵の体内で中毒症 状《しょうじょう》が起こるのである。

(3)　マダラチョウたちは，「狙われる立場」(捕 食《ほしょく》される立場)にあることをおさえる。「泳ぐのに安全でもふさわしくもありません」と書かれた，アメリカのとある田舎《いなか》町の川ぞいの看板にならうのだから，「毒チョウ」たちは羽の色や模様によって，「食べるのに安全でもふさわしくもありません」とするのがよい。

(4)　一般《いっぱん》的に，「なかま(種)のために積極的に犠牲《ぎせい》になるような性質を持つ個体と，それらの個体の犠牲をうまく利用して生き残る性質を持つ個体」とでは，当然，犠牲となった個体に守られた後者の性質が，その種において優勢になるはずだが，「家族のため」に犠牲になるという性質の場合は，むしろ遺伝的に有利になると述べられている。なぜなら，「家族」つまり血縁《けつえん》の近い個体が集まっていたならば，たとえその中のある個体が犠牲になったとしても，同じ遺伝子を持つほかの個体を守ることになるため，結果的に犠牲となった者の遺伝子を残すことにつながるからだと考えられる。よって，イがふさわしい。

(5)　(i)　カブラハバチの幼虫は「まずい」し，つつくと「いやなにおいの液体」を出すので，それを「学習」した捕食者のヒヨコは，幼虫の「黒い色がはっきりわかる」とすぐ手を出さなくなる。さらに，この幼虫の体表は「弾 力《だんりょく》性」があり，少々つつかれても「大ケガをしたり死んだりはしにくくなって」いるのである。この二点が，カブラハバチの幼虫がおそわれてもすぐには死なない理由にあたるので，アが選べる。　(ii)「黒い」幼虫は緑の葉の上で「はっきり」と目立つ。これは(i)で検討したとおり「警告色」にあたる。ただし，この幼虫を「まずい」とヒヨコが学習するまでに，いくらかの「個体が犠牲」になって，「種」を守るのではない。弾力があるカブラハバチの幼虫は，少々つつかれても死ににくいからである。つまり，筆者が説明したいのは，条件がそろえば「群れをつくらないカブラハバチの幼虫のような場合でも，警告色がその個体自体の生き残りに有利にはたらく可能性があること」である。

(6)「警告色」といえば，ここまで「色とりどり」の派手なものが多く取りあげられてきたが，色あざやかとはいえない「白と黒の取り合わせ」が，「鳥類」の世界では「まずい鳥」として「目立つ色の代表の一つ」(警告色)になっている，と筆者は述べている。よって，エが合う。

(7)　a　自分は「危険」なものを備えていると，捕食者に対して「警告色」で知らせる動物が空らんにあてはまる。「針」を持っているのは，黒と黄色のしま模様で警告する「ハチ」である。また，身を守ったり攻撃したりするための「針のような毛」を持つ「ヤマアラシ」も，白黒の姿をとることで自身の危険性を知らせている。　b　黒い「カブラハバチの幼虫」，そして白と黒の「ヤツガシラ」および「スカンク」，この三者に共通する反撃方法が入る。順に，体表に「いやなにおいの液体を出す」，尾《お》のあたりの分泌腺《ぶんぴつせん》から「臭《くさ》い物質を出す」，おしりの分泌腺から「臭い物質をふき出す」とあるので，「いやなにおいが出せる」のようにまとめる。あるいは，捕食者に食べられないための反撃手段だから，「くさくて食べられない」などでもよいだろう。

(8)「ミルクヘビ」は「毒のあるサンゴヘビに擬態」して身を守っているが，この欠点が最後から二つ目の段落で述べられている。まず，「毒のない種」，つまり「ミルクヘビ」が「増えすぎる」と「擬態の効果」が薄《うす》れる。次に，「毒をもつ動物」，つまりサンゴヘビが「いない場所」では，天敵から「毒があると認識《にんしき》されない」ため「擬態の効果」はなくなる。その「環境《かんきょう》」における「ミルクヘビ」と「サンゴヘビ」の数が，擬態の効果を左右するのだから，イとウが合う。

(9)「警告色」を，文章Ⅰでは「その個体自体の生き残りに有利にはたらく」ものととらえ，文章Ⅱでは「個体ではなく種全体が生存する確率を上げるための戦略」ととらえている。このちがいを正しくまとめているのは，エである。

2022年度　筑波大学附属中学校

〔電　話〕 (03) 3945－３２３１
〔所在地〕 〒112-0012　東京都文京区大塚１－９－１
〔交　通〕 東京メトロ丸ノ内線－「茗荷谷駅」より徒歩10分
東京メトロ有楽町線－「護国寺駅」より徒歩７分

【算　数】（40分）〈満点：50点〉

（注意）定規，コンパス，分度器などは机《つくえ》の上に出してはいけません。えんぴつまたはシャープペンシル，消しゴムだけを机の上に出しなさい。

1　次の各問いに答えなさい。

(1)　$\frac{1}{9}\times6.4+2\frac{2}{9}\times9.6-\frac{8}{9}\times3.2$を計算しなさい。

(2)　２つの同じ数をかけて５でわったときのあまりが１になる数を100以下の数で調べます。

１のとき，　１×１÷５＝０あまり１
２のとき，　２×２÷５＝０あまり４
３のとき，　３×３÷５＝１あまり４
４のとき，　４×４÷５＝３あまり１
⋮
100のとき，100×100÷５＝2000

このとき，あまりが１になる数をすべてたすといくつになりますか。

(3)　右の**ア**，**イ**，**ウ**には，異なる１～９までの整数が入ります。３けたの整数**アイウ**に２けたの整数**イウ**をたしたとき，計算した結果は，３けたの整数**イアア**になりました。

このとき，**ア**，**イ**，**ウ**に入る整数を答えなさい。

	アイウ
＋	イウ
	イアア

(4)　５枚以上のカードを重ね，上からカードを４枚ずつとり，とったカードの順番を変えずに重ねたカードの一番下に入れる操作を繰《く》り返し行います。

例えば，次の図のように６枚のカードを重ねてこの操作を行ったとき，３回目の操作で最初に一番上にあったカードが再び一番上にもどってきます。

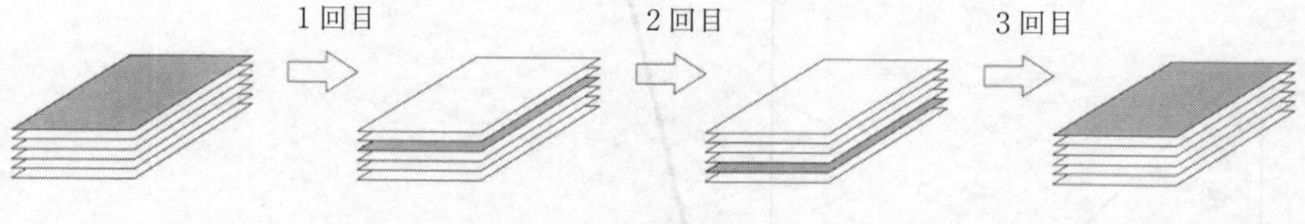

54枚のカードを重ねてこの操作を行ったとき，何回目の操作で最初に一番上にあったカードが再び一番上にもどってきますか。

(5)　ある年のＡ地区，Ｂ地区，Ｃ地区の人口と面積は，右の表のようになっています。ただし，Ｃ地区の人口は，調査が行われていないので分かりません。

地区	人口	面積
Ａ地区	3000人	16km^2
Ｂ地区	4500人	25km^2
Ｃ地区		５km^2

この表の１年後にＡ地区の人口の１％がＢ地区へ引っ越《こ》しました。また，Ｂ地区とＣ地区が統合されて，新Ｂ地区となりました。新Ｂ地区の人口密度が統合前のＣ地区と等しいとき，統合前のＣ地区の人口は何人ですか。ただし，Ａ地区の引っ越し以外の人口の移動はないものとします。

(6)　あるクラスで，９点満点の算数のテストがありました。問題は３問あり，それぞれ２点，３点，４点の問題が１問ずつありました。下の表は，児童30人分の結果をまとめたものです。クラス全体の平均点は5.3点であり，５点以上の得点を取っていた児童は全体の$\frac{2}{3}$でした。このとき，点数が５点だった児童の人数を答えなさい。

得点(点)	0	1	2	3	4	5	6	7	8	9	合計
人数(人)	0	0	5	3				10		3	30

2　商品Ａと商品Ｂを仕入れて販売《はんばい》します。どちらの商品も，仕入れ値の25％が利益になるように定価をつけました。商品Ａを２個と商品Ｂを３個まとめて１セットとして，2000セットを販売したところ，８割が売れました。売れ残った２割についても利益が確保できるような割引にして販売することにしました。次の各問いに答えなさい。

(1)　商品Ａが仕入れ値以上になるように定価を割引します。このとき，商品Ａは何％まで割引することができますか。

(2)　売れ残ったセット商品について，定価の割引を18％にして販売したところ，すべてを売り切ることができました。利益は574000円，商品Ｂの１個の仕入れ値が300円のとき，商品Ａの１個の仕入れ値は何円ですか。

3　下の**図１**のように，長方形と直角二等辺三角形があり，長方形は矢印の方向に毎秒１cmの速さで移動します。**図２**のグラフは，長方形が移動し始めてからの時間と，長方形と直角二等辺三角形が重なってできる部分の面積の関係を途中《とちゅう》まで表したものです。重なってできる部分の面積が$15.5cm^2$になるのは何秒後と何秒後ですか。

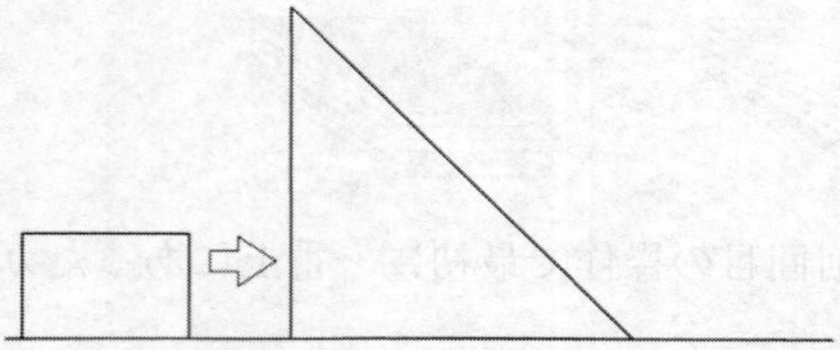

図１

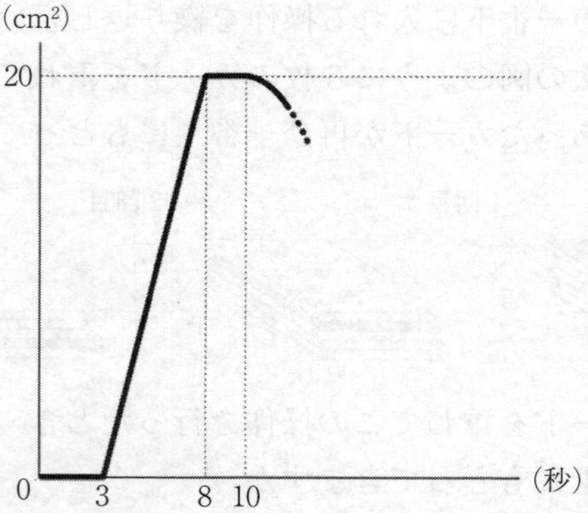

図２

4　下の図は，ある小学校の６年生の１組と２組について，児童の学校までの通学時間を柱状グラフに表したものです。このとき，図から読み取ることができることとして「正しくないもの」と「正しいかどうかわからないもの」を**ア～オ**の中から**すべて**選びなさい。

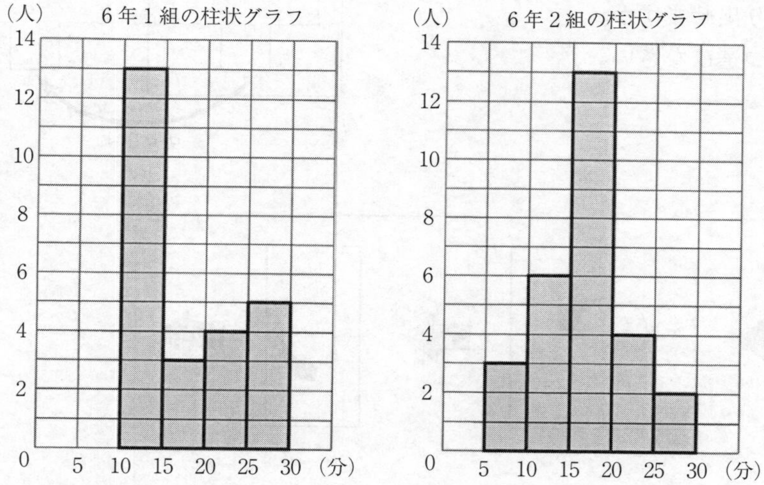

ア　最も通学時間の短い児童と最も通学時間の長い児童との時間の差は，１組では20分，２組では25分である。

イ　中央値は，１組，２組ともに最も度数が多い階級の中にある。

ウ　通学時間が20分以上25分未満の児童の割合は，１組も２組も等しい。

エ　１組，２組ともに通学時間が同じ児童が13人ずついる。

オ　１組，２組を合わせると，児童の65％以上は通学時間が10分以上20分未満である。

5　次の各問いに答えなさい。

(1)　右の図のように，たてと横の間隔《かんかく》がすべて等しくなるように８本ずつ直線を引きました。それぞれの直線が交わる位置をアルファベットと数字を使って表します。例えば，図の●の位置は(E，3)と表します。

次のような順番で点をとり，順番通りに点を直線で結びます。

(E，3)→(F，3)→(E，［ア］)→(□，5)→(E，6)→(C，5)→(B，□)→(C，4)→(B，3)→(□，2)→(E，3)

結んでできた図形が点対称《たいしょう》な図形になるとき，［ア］にあてはまる数字を答えなさい。

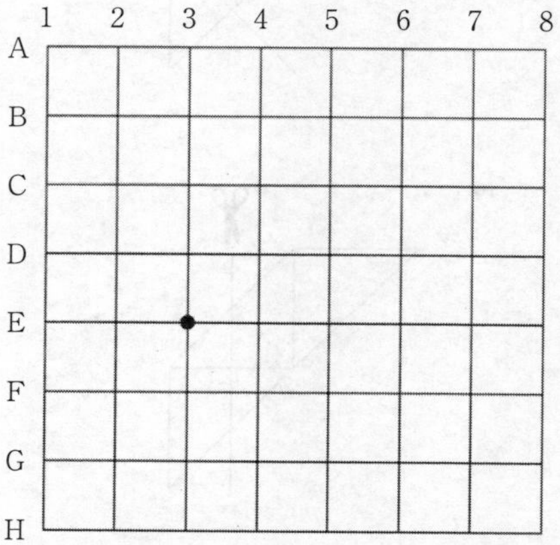

(2)　下の**手順**のように，折り紙を４回折って，最後に直線で１回だけ切ると右の**図１**のような図形が切り出せます。

手順の中の**図２**の図形をどのような直線で１回だけ切ると**図１**のような図形が切り出せますか。

後の**ア**～**エ**の中から１つ選びなさい。

図１

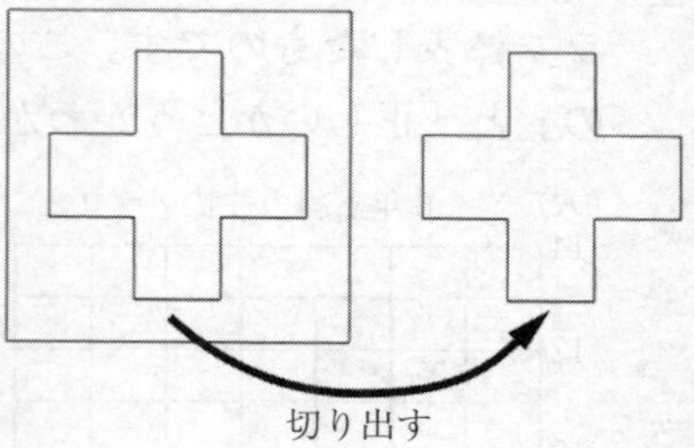

手順

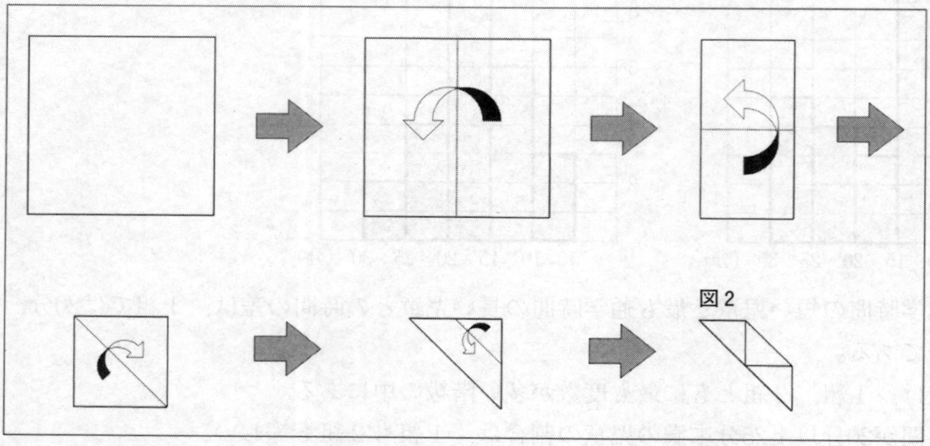

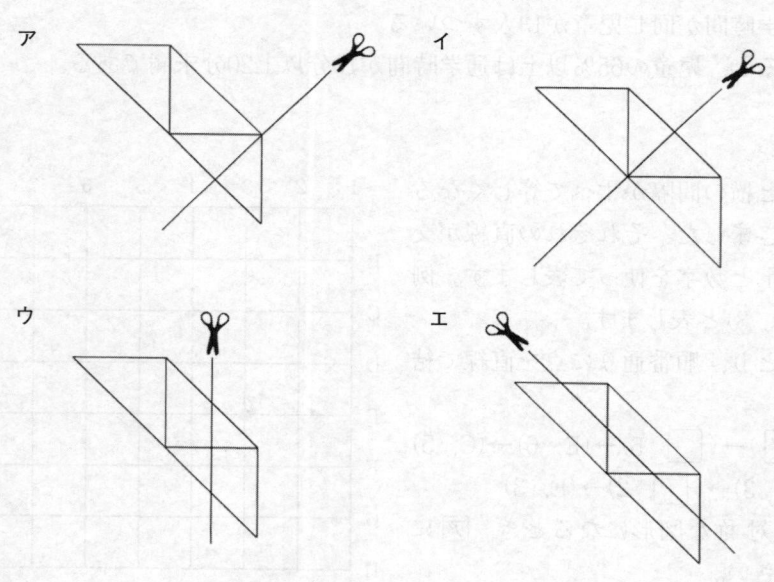

ア

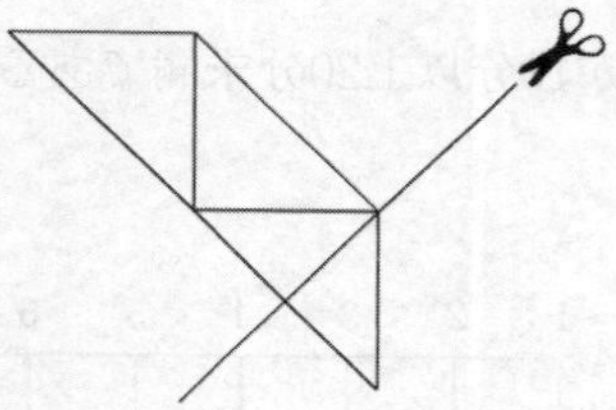

イ

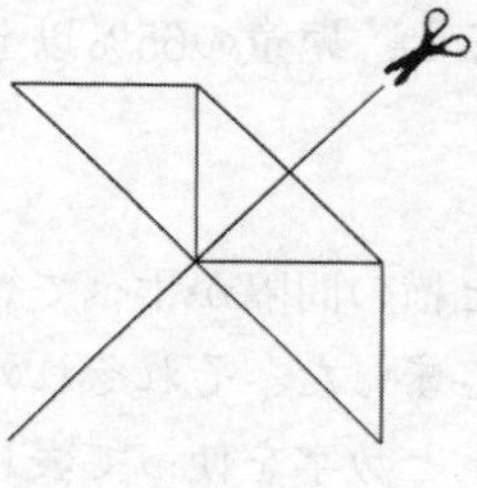

ウ

エ

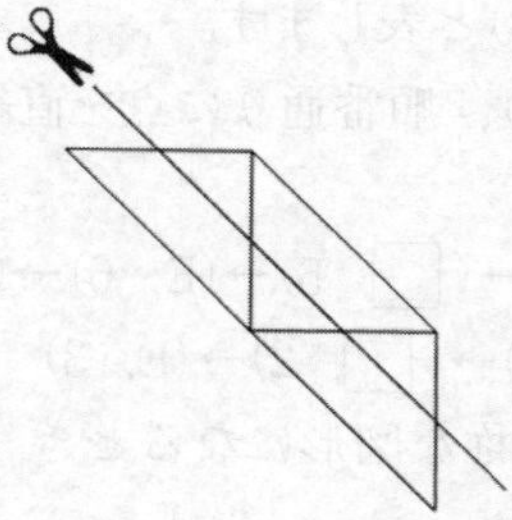

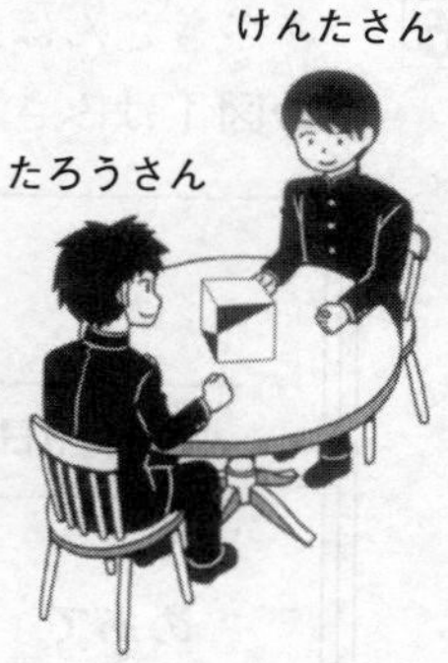

(3)　たろうさんとけんたさんが向かい合って座っていて，その間の机の上にある立方体を見ています。この立方体は，いくつかの面に模様がかかれていて，机に接している面と上の面には，模様がかかれていません。

図1は，たろうさんから見た立方体を表しています。また，**図2**は，けんたさんから見た立方体を表しています。この立方体の展開図として，正しいものを下の**ア～オ**の中から1つ選びなさい。

図1　たろうさんから見た立方体

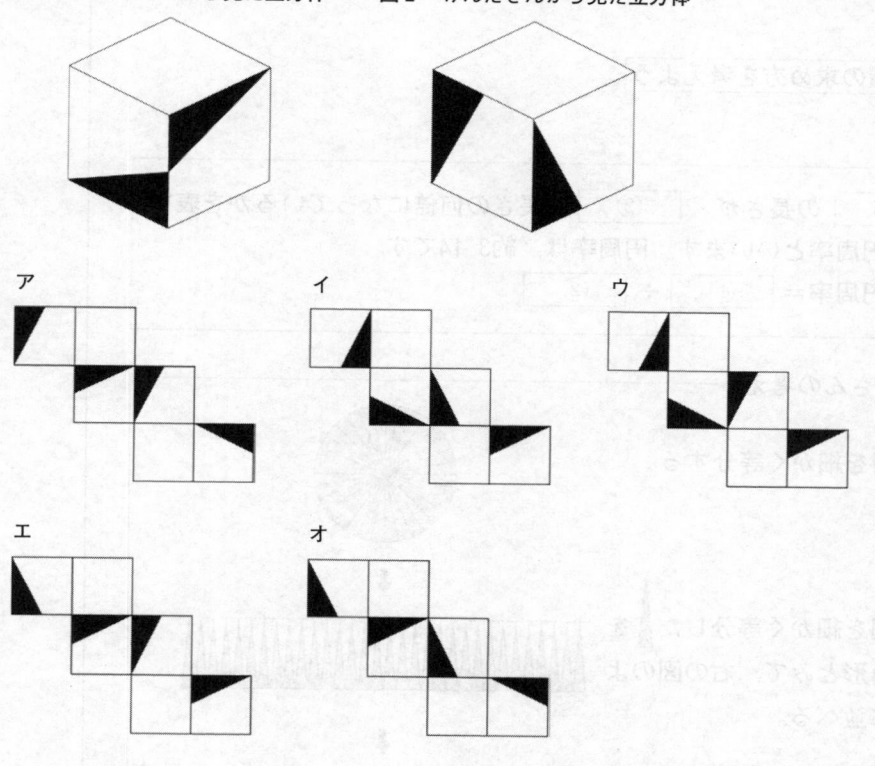

図2　けんたさんから見た立方体

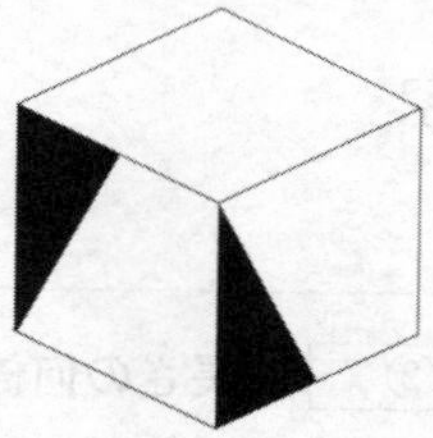

ア

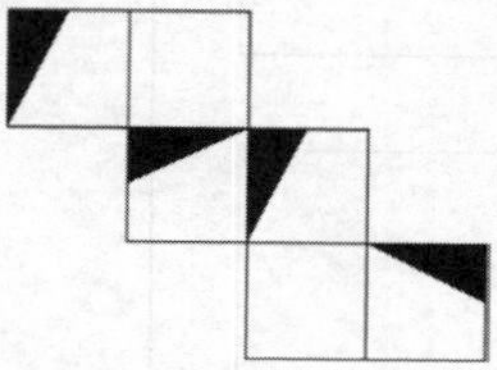

イ

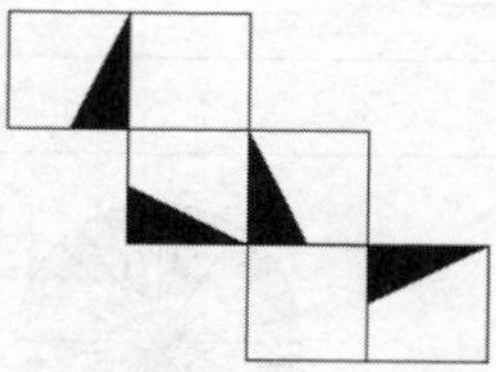

ウ

エ

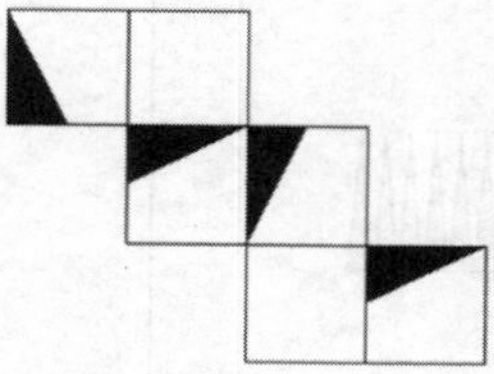

オ

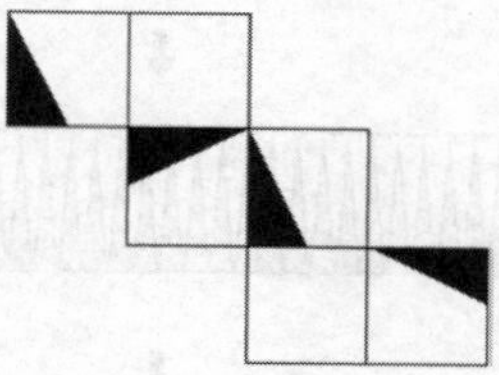

6 みさきさんは，学校で学習した円の面積について，授業のノートを見て復習をしています。下の**図1**はみさきさんのノートの一部です。後の各問いに答えなさい。

9月20日

円の面積の求め方

めあて

円の面積の求め方を考えよう

復習

［　①　］の長さが，［　②　］の長さの何倍になっているかを表す数を，円周率といいます。円周率は，約3.14です。

円周率＝［　①　］÷［　②　］

だいちさんの考え

1　円を細かく等分する。

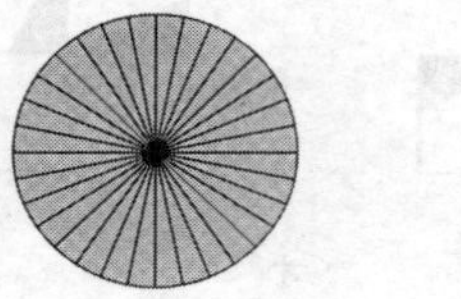

2　円を細かく等分した  を三角形とみて，右の図のように並べる。

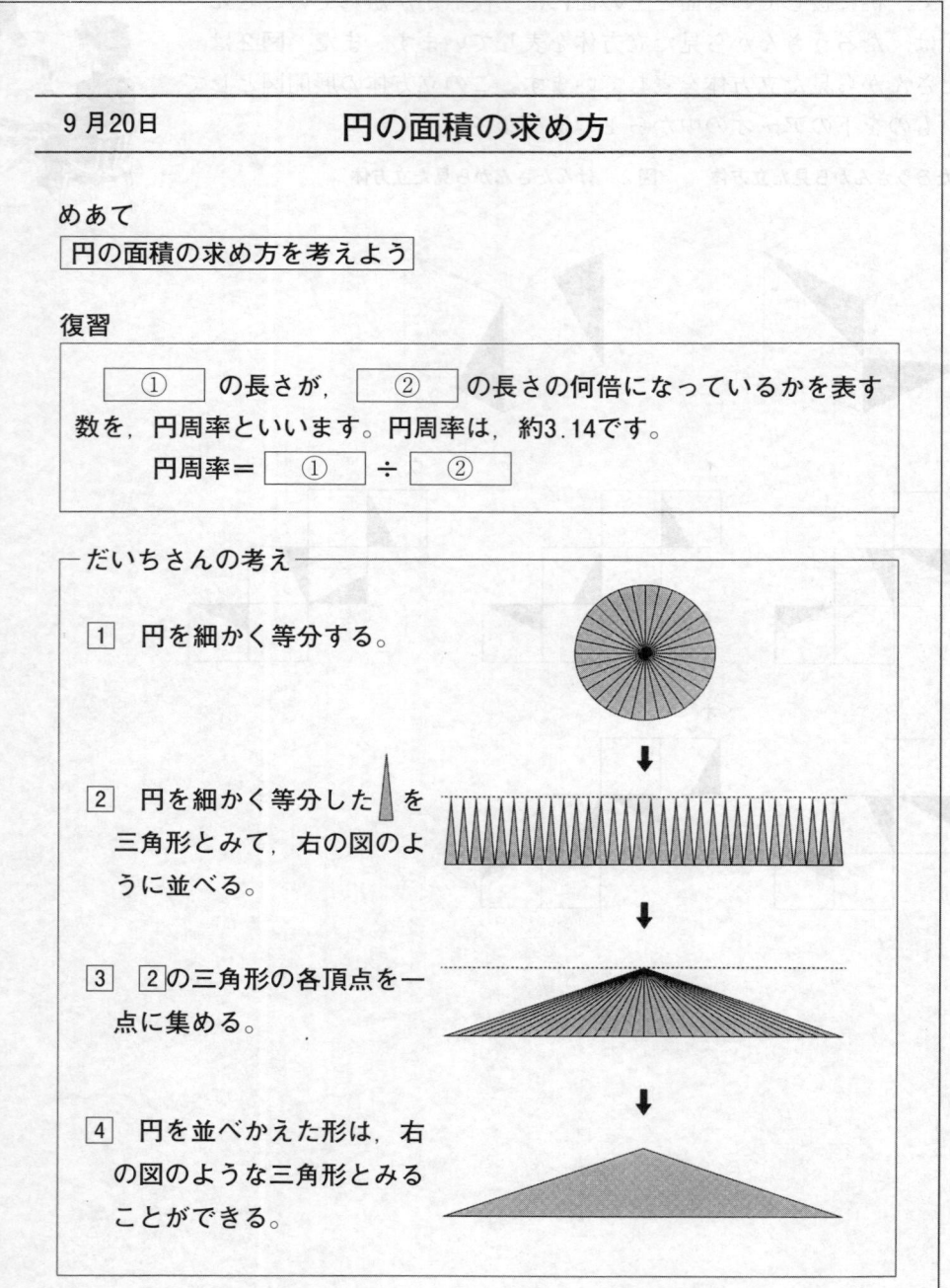

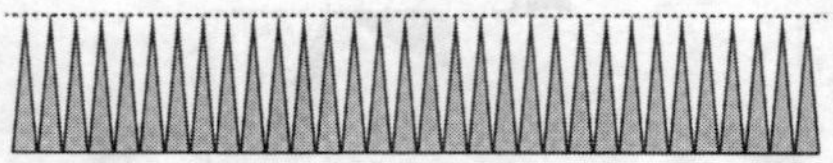

3　2の三角形の各頂点を一点に集める。

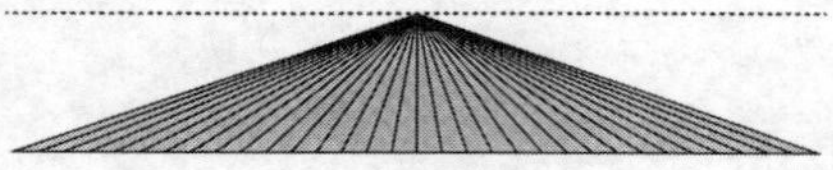

4　円を並べかえた形は，右の図のような三角形とみることができる。

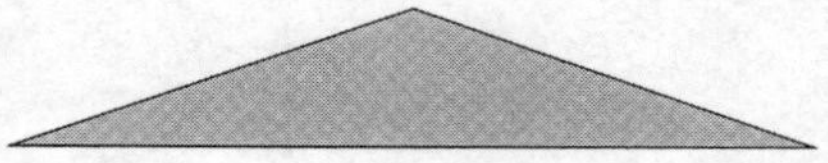

図1　みさきさんのノート1

(1)　**図1**の**復習**では，円周率の説明をしています。①，②にあてはまる言葉を答えなさい。

(2)　**図1**の**だいちさんの考え**の 2 では，円を細かく等分した図形を三角形とみて並べています。2 の並べた図形の面積が，3 の三角形の各頂点を一点に集めた図形の面積と等しいと考えることができる理由を説明しなさい。

下の**図2**も，みさきさんのノートの一部です。

さくらさんの考え

1 円をどんどん細かく等分して並べかえていく。

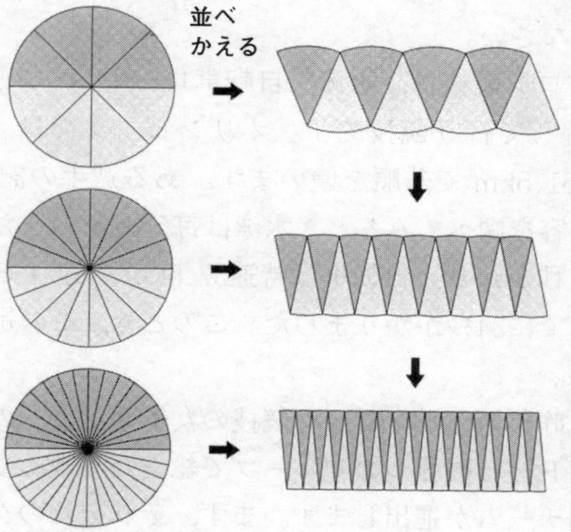

2 並べかえた形は長方形に近づいていくと考えられることから，長方形とみる。

図2　みさきさんのノート2

(3) **図2**のさくらさんの考え方をもとにすると，円の面積は，(半径)×(半径)×(円周率)で求めることができます。その理由を説明しなさい。

(4) 右の図は，1辺の長さが4 cmの正方形とその正方形の4つの頂点と交わるように円をかいた図形です。この図形の色のついた部分の面積を答えなさい。ただし，円周率は，3.14とします。

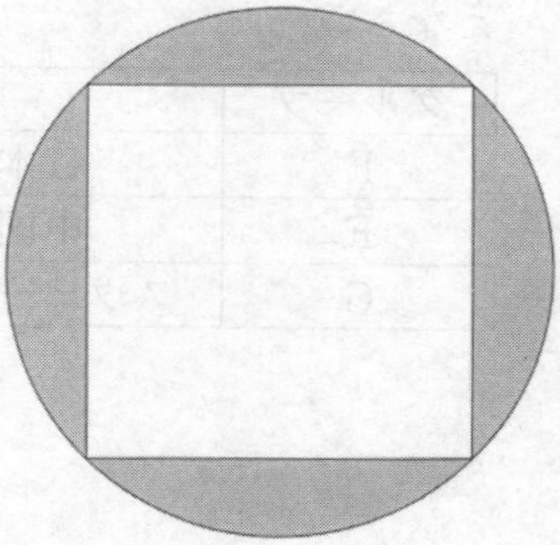

7 ひなたさんのクラスでは，昨年の夏の東京オリンピックについて話をしています。下の会話を読んで，後の各問いに答えなさい。

たろう：去年は東京オリンピックがあったね。開会式では，全部で206の国や地域が50音順で入場していたね。

みさき：あ行の最初のアイスランドが入場してから，あ行の最後のオランダが入場するまで約23分かかっていたよ。中継《ちゅうけい》を見ているとき，入場でどれくらいの時間がかかるのか気になって，アイスランドからオランダまでの国や地域の数を調べたら，37だったよ。

けんた：ということは，$\frac{23}{37}\times 206$を計算して，約128分かかると予想できるね。

さくら：そうやって考えれば入場にかかる時間が推測できるんだね。

だいち：開会式も印象的だったけど，やっぱり競技も面白かったね。

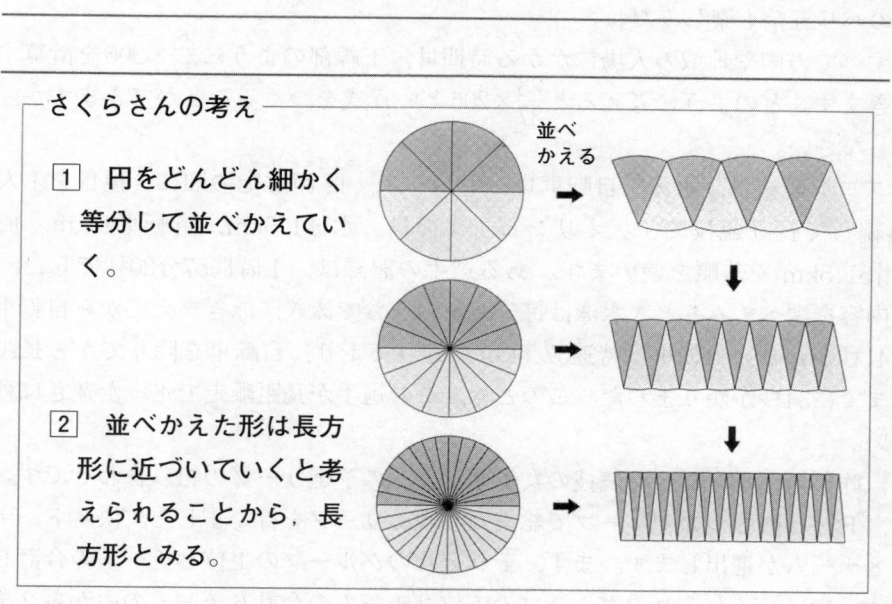

ひなた：選手が一生懸命《いっしょうけんめい》がんばっている姿をテレビでたくさん見たよ。

たろう：水泳，自転車，長《ちょう》距《きょ》離《り》走《そう》の３種目を行うトライアスロン競技が面白かったな。

みさき：私は，サッカーかな。組み合わせの発表のときから楽しみにしていたんだ。

けんた：次回のパリ五輪も楽しみだね。

(1)　開会式ですべての国や地域の入場にかかる時間は，下線部のように$\frac{23}{37}\times206$を計算することで，予想できます。どのように考えると$\frac{23}{37}\times206$という式をつくることができますか。その考え方を説明しなさい。

(2)　トライアスロン競技は，水泳，自転車ロードレース，長《ちょう》距《きょ》離《り》走《そう》の順に３種目を１人のアスリートが連続して行う競技です。オリンピックでは，水泳1.5km，自転車40km，長距離走10kmの合計51.5kmで着順を競います。ある選手の記録は，１時間57分20秒でした。この選手の記録の内容を調べてみると，水泳は毎分80mの速さで泳ぎ，泳ぎ終えてから自転車で走り出すまでに41秒かかり，自転車は時速37.5kmの速さで走り，自転車を降りてから長距離走を走り始めるまでに34秒かかりました。このとき，この選手が長距離走で走った速さは秒速何mか答えなさい。

(3)　下の表は，昨年のオリンピック競技の女子サッカーの予選リーグの組み合わせです。女子サッカーはＥ，Ｆ，Ｇの３つのグループで総当たり戦のリーグを行いました。決勝トーナメントには，合計８チームが進出します。まず，それぞれのグループの上位２チームの合計６チームが決まります。次に，それぞれのグループの下位２チームの合計６チームの中から２チームが決まります。このとき，決勝トーナメントに進出する８チームの組み合わせは何通りあるか答えなさい。

グループ	参加チーム			
Ｅ	日本	カナダ	イギリス	チリ
Ｆ	中国	ブラジル	ザンビア	オランダ
Ｇ	スウェーデン	アメリカ	オーストラリア	ニュージーランド

【社　会】（理科と合わせて40分）〈満点：25点〉

1　次の①～⑥は，下の**ア**～**キ**のいずれかの用語の意味を説明しようとしたものです。①～⑥の意味と用語を組み合わせたときに余るものを，**ア**～**キ**の中から選び，その意味を簡単に説明しなさい。

①　生産者から消費者までの流通経路や日にちについての記録
②　人工衛星を利用した位置情報システム
③　災害時の被害《ひがい》想定や安全のための施設《しせつ》の位置などを示した地図
④　原油を精製して得られるプラスチックなどの原料になる物質
⑤　動植物に由来する物質をもとに作られたエネルギー
⑥　不特定多数の人々に一方向的に情報を伝達する装置やもの

用語

ア　ナフサ　　**イ**　ジーピーエス
ウ　マスメディア　　**エ**　ハザードマップ
オ　トレーサビリティー　　**カ**　バイオマスエネルギー
キ　ユニバーサルデザイン

2　りくさんは冬休みに大学生のいとこと一緒《いっしょ》に京都へ旅行しました。次の文章は新幹線で静岡県内を移動中の２人の会話の一部です。これを読んで，後の各問いに答えなさい。

りくさん：富士山が真正面に見えてきた。写真をとらなきゃ。
い と こ：今，わたっているのは①富士川の鉄橋だよ。
りくさん：あっという間にトンネルに入って富士山が見えなくなっちゃった。
い と こ：この区間は海岸近くまで山が迫《せま》っているからトンネルが多いんだよ。ここをぬけると，間もなく静岡駅だ。
りくさん：そういえば，あまり茶畑を見ていないね。
い と こ：この先で②大井川をわたると牧ノ原台地にさしかかるよ。
りくさん：大井川の鉄橋だ。川はばが広いなぁ。でも水は少ないみたい。
い と こ：今，何か③野菜の畑が広がっていたね。
りくさん：うん。あざやかな黄緑色が目に飛び込《こ》んできたね。何の畑だったのかな。あっという間に山の中だ。山の斜面《しゃめん》は茶畑ばかりだね。
い と こ：山じゃなくて，これが④牧ノ原台地のすそ野なんだよ。これを登り切るとそこには平らな土地が広がっているんだ。

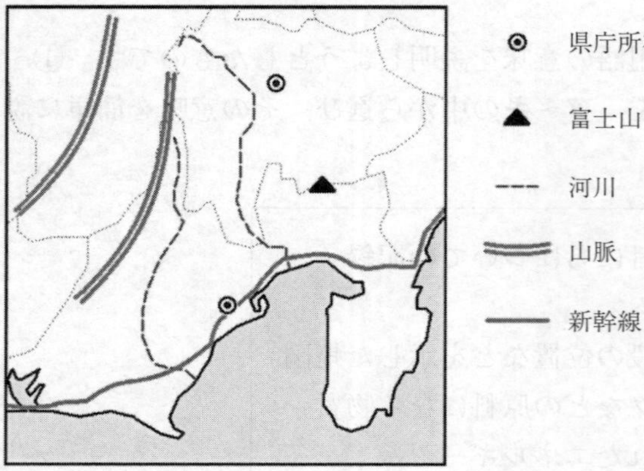

(1)　下線部①富士川と②大井川について，これらの上流部の地名の組み合わせとして，最もよくあてはまるものを，次のア～エの中から選びなさい。

ア　①　富士川―甲府盆地《こうふぼんち》　②　大井川―赤石山脈
イ　①　富士川―甲府盆地　②　大井川―木曽《きそ》山脈
ウ　①　富士川―長野盆地　②　大井川―赤石山脈
エ　①　富士川―長野盆地　②　大井川―木曽山脈

(2)　下線部③野菜の畑について，りくさんといとこは帰京後，次の地形図を見ながら，大井川周辺の土地利用を調べてみました。下の2人の会話文中の□にあてはまる**漢字3文字**の語句を考えて，書きなさい。

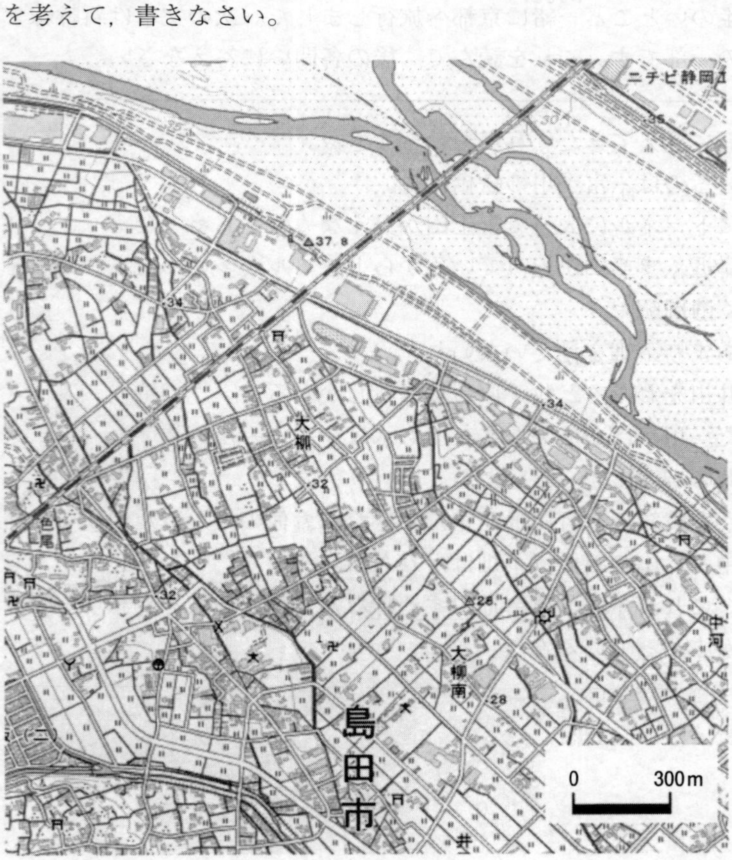

りくさん：島田市のあたりは，レタスの産地なんだって。でも，野菜を栽培《さいばい》するような畑の地図記号は見当たらないよ。水田が多いみたいだ。新幹線から見えた黄緑色の作物はイネだったのかなぁ。

い と こ：私たちが旅行したのは１月だから，この時期にイネを作付けすることはありえないね。ここでは５月ころから９月ころまでは稲作《いなさく》をしているんだろうけれど，冬の季節にはレタスを栽培しているのではないかな。

りくさん：つまり，季節によって作付けする作物が変わる□ということだ。

(3)　下線部④牧ノ原台地のすそ野について，**解答用紙の地形図**は新幹線の鉄橋から５kmほど上流側の牧ノ原台地と大井川を示しています。この地形図から**A**―**B**間の標高の変化を読み取って，簡単な断面図を書きなさい。

3　つばささんとのぞみさんは春休みに，筑波《つくば》大学があるつくば市とその周辺を訪問することになりました。２人の会話文を読んで，後の各問いに答えなさい。

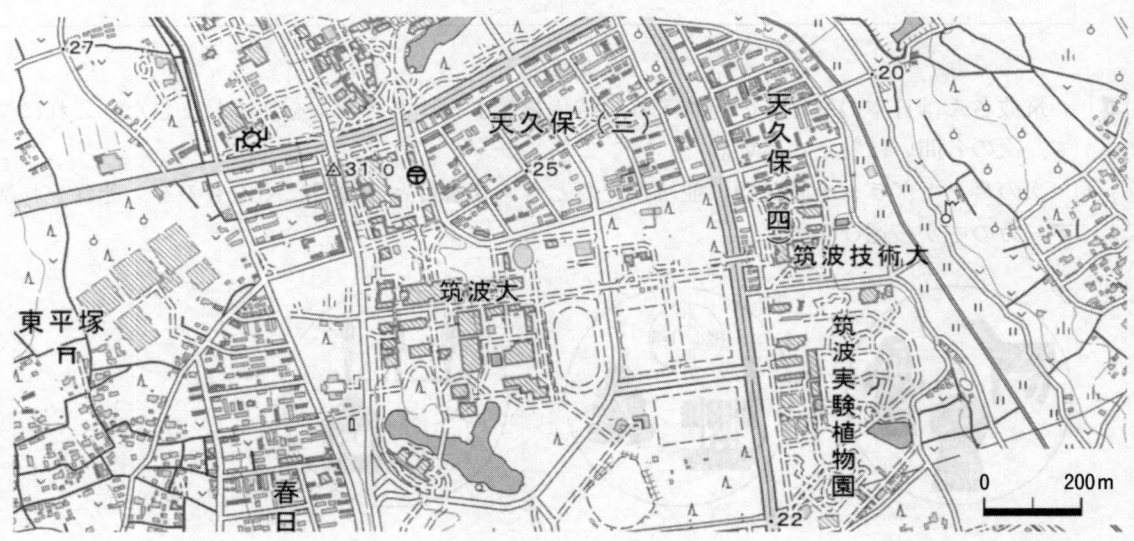

つばささん：今度訪問するつくば市では，クリ，カキ，ナシ，キウイフルーツなどの生産が多いんだって。

のぞみさん：大学の周辺を歩いて，①地図から読み取れる情報と，現地での調査と，両方を活かすようなテーマで地域調査をしてみたいな。

つばささん：地図記号の約束では，クリ，カキ，ナシ，キウイフルーツは全て「果樹園」の記号で表すことになっているよ。

のぞみさん：同じ地域に複数の作物が栽培されることもあるのに，②どうして作物ごとの別々の記号にしないのかな。

(1)　下線部①地図から読み取れる情報と，現地での調査と，両方を活かすようなテーマで地域調査をする例として，最もよくあてはまるものを，次の**ア**～**エ**の中から選びなさい。

ア　地域の農業にくわしい方に会って，果樹栽培の歴史について聞き取り調査する。

イ　地図上でルートを決めて歩き，果樹園に植わっている作物の種類を調査する。

ウ　地図上で果樹園の標高を読み取って，果樹園の分布の高低差を調査する。

エ　地域の果樹園を訪問して，どんな機械や施設を使用しているのかを調査する。

(2)　のぞみさんは下線部②どうして作物ごとの別々の記号にしないのかについて，そうした場合の「**良いこと**」と「**困ること**」とは何かと考えてみました。次のカードの空欄《くうらん》〔　〕にあてはまる文を考えて，書きなさい。

のぞみさんの考え

　例えば，「クリは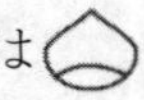カキはナシは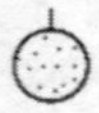キウイフルーツは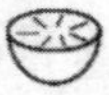」のように，個別の地図記号を決めると…

　良いこと：土地利用のようすが正確に記載《きさい》される

　困ること：〔　　　　　　　〕

4　筑波さんは日本の歴史上のそれぞれの時代を表すピクトグラムを作成しました。これについて，次の各問いに答えなさい。

(1)　次のピクトグラムを時代順に並べかえたとき，**3番目**と**5番目**にくるものを，それぞれ次の**ア**～**カ**の中から選びなさい。

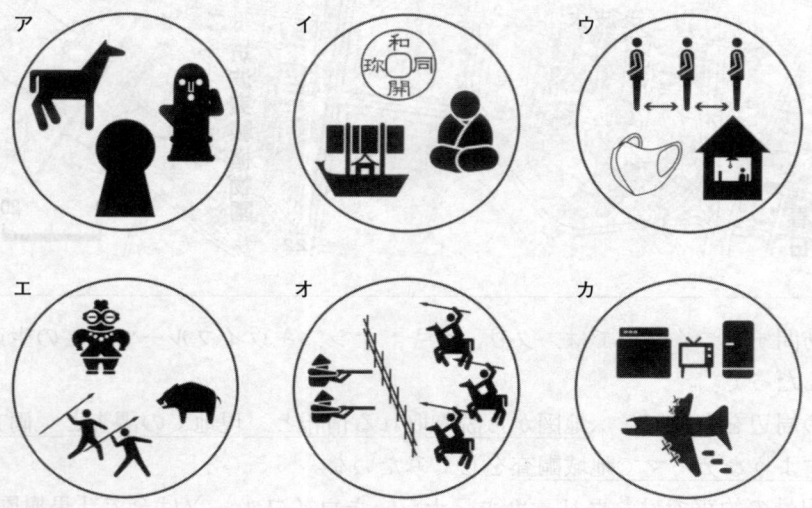

ア

イ

ウ

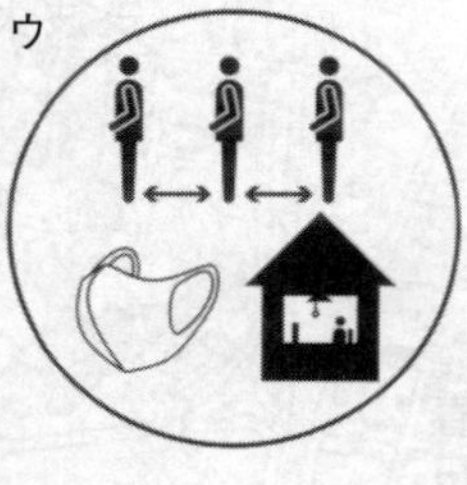

エ

オ

カ

(2)　次の①～④は「宗教」をテーマとしたピクトグラムで，a～dはある時代を表したピクトグラムです。同じ時代を表すピクトグラムの組み合わせとして正しいものを，下の**ア～エ**の中から選びなさい。

①

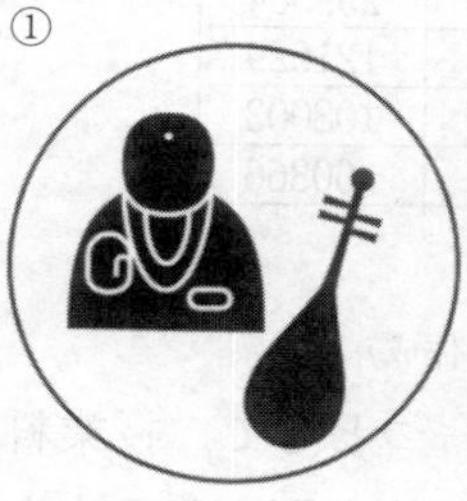

②

③

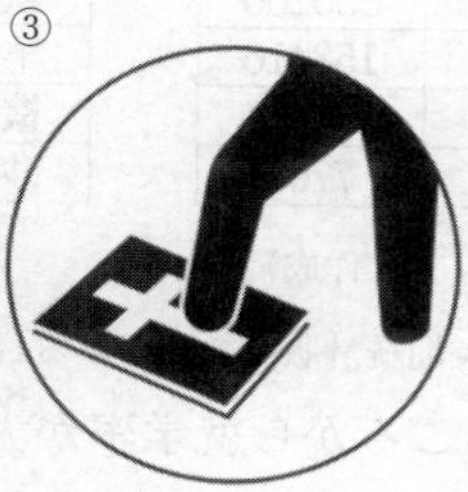

④

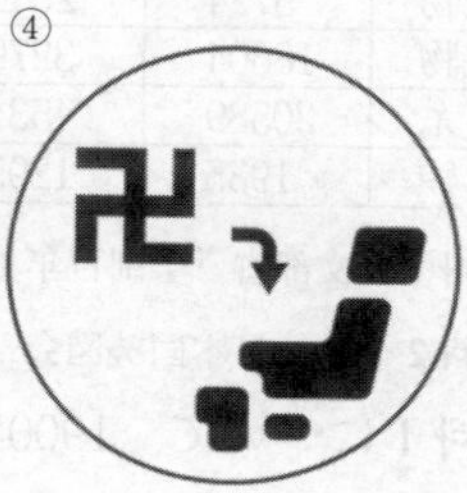

a

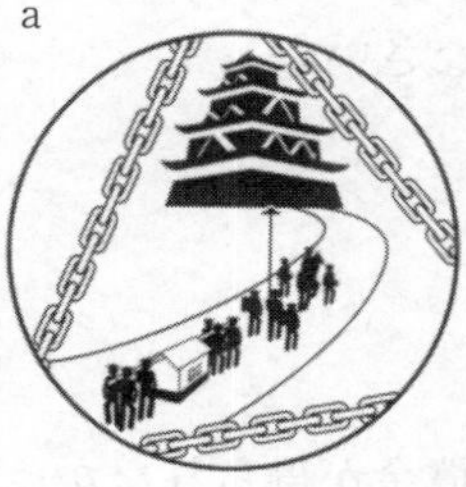

b

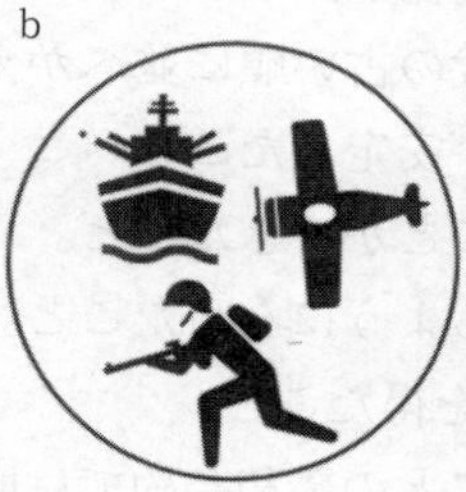

c

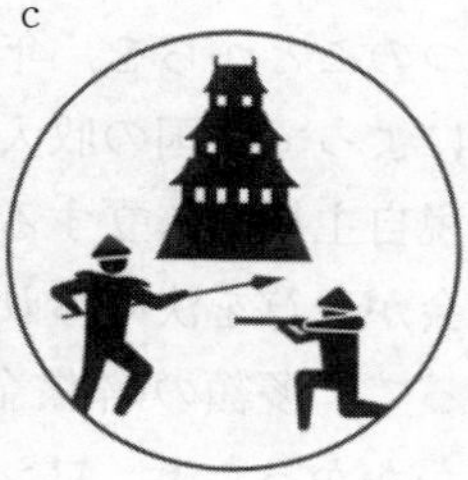

d

ア　①―d　**イ**　②―b　**ウ**　③―a　**エ**　④―c

(3)　筑波さんはある時代を表そうとして右のピクトグラムを作成しましたが，これだけでは一つの時代を表すには不十分だと考え，何かを追加しようとしています。何を加えると，特定の時代を表すピクトグラムになりますか。加えるものと時代名を答えなさい。

(4)　筑波さんは，下の選挙に関するピクトグラムを作成しました。このピクトグラムがあてはまる時代名を古い順に元号で三つ書きなさい。

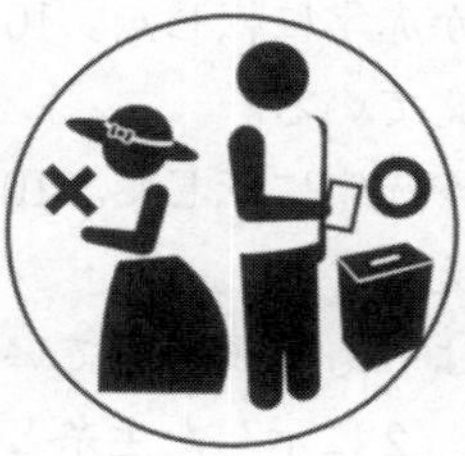

5　陸奥《むつ》さんと小村さんは，19世紀末と20世紀初めに起こった戦争の前後で，日本がどのように変化したかを調べています。次の資料を見て，後の各問いに答えなさい。

資料１　学齢《がくれい》児童の就学率の推移

（単位：％）

年	男	女
1890	65.1	31.1
1895	76.7	43.9
1900	90.6	71.7
1905	97.7	93.3
1910	98.8	97.4
1915	98.9	98.0

資料２　貿易額の推移

（単位：百万円）

年	輸出	輸入
1890	57	82
1895	136	129
1900	204	287
1905	322	489
1910	458	464
1915	708	532
1920	1948	2336

資料3　主要輸出品の輸出額の変化

（単位：千円）

	1900年	1910年	1920年
生　糸	44657	130182	382222
綿織物	5724	20463	335266
絹織物	18604	32797	158416
綿　糸	20589	45347	152394
衣　類	1935	12952	77035

資料4　主要輸入品の輸入額の変化

（単位：千円）

	1900年	1910年	1920年
綿　花	59472	159222	721437
鉄　鋼	21559	32348	259504
羊　毛	3919	13520	121629
機械類	9010	15795	108003
砂　糖	26607	13140	60366

（**資料1**：文部省『学制百年史』より作成）

（**資料2～4**：日本国勢図会　長期統計版『数字でみる日本の100年 改訂《かいてい》第7版』より作成）

(1)　**資料1**について，1900年ごろから就学率が大幅《おおはば》に上昇《じょうしょう》した理由の一つとして，授業料が免《めん》除《じょ》されたことが考えられます。このことと最も関係が深いことがらを，次の**ア**～**エ**の中から選びなさい。また，残った三つのことがらを，年代の古い順に並べかえなさい。

ア　地租《ちそ》改正を行ったことによって，国の収入が安定したこと。

イ　条約改正によって，関税自主権を確立することができたこと。

ウ　憲法制定によって，議会が予算を決められるようになったこと。

エ　戦争に勝ったことによって，多額の賠償《ばいしょう》金を得たこと。

(2)　日露《ろ》戦争では多額の戦費がかかった上，ロシアとの講和条約では賠償金が得られなかったため，国の借金が増えました。しかしその後，好景気によって借金の残高を減らすことができるようになりました。このころのことに関連して，**資料2**，**3**から読み取れることとして正しいものを，次の**ア**～**エ**の中から選びなさい。

ア　輸入額が輸出額を上回る貿易赤字が続いていたが，一時期，貿易が黒字に転じた。10年で輸出額が約2倍に増えたこの時期には，綿糸の輸出額も約2倍に増えている。

イ　輸入額が輸出額を上回る貿易赤字が続いていたが，一時期，貿易が黒字に転じた。10年で輸出額が4倍以上に増えたこの時期は，生糸の輸出額が約3倍に増えている。

ウ　輸出額が輸入額を上回る貿易黒字が続いていたが，一時期，貿易が赤字に転じた。10年で輸出額が約2倍に増えたこの時期には，綿糸の輸出額も約2倍に増えている。

エ　輸出額が輸入額を上回る貿易黒字が続いていたが，一時期，貿易が赤字に転じた。10年で輸出額が4倍以上に増えたこの時期は，生糸の輸出額が約3倍に増えている。

(3)　貿易による日本の利益を考えた場合，生糸の輸出の方が綿糸の輸出よりも重視されていました。生糸の輸出の方が貿易による利益が出しやすい理由を，次の**図1**，**2**に示した生糸と綿糸の原料の産地に着目し，**資料3**，**4**をもとに考えて簡単に説明しなさい。

図1　繭《まゆ》

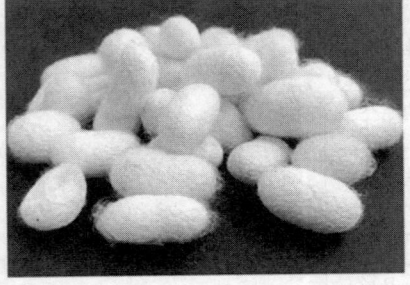

図2　綿花

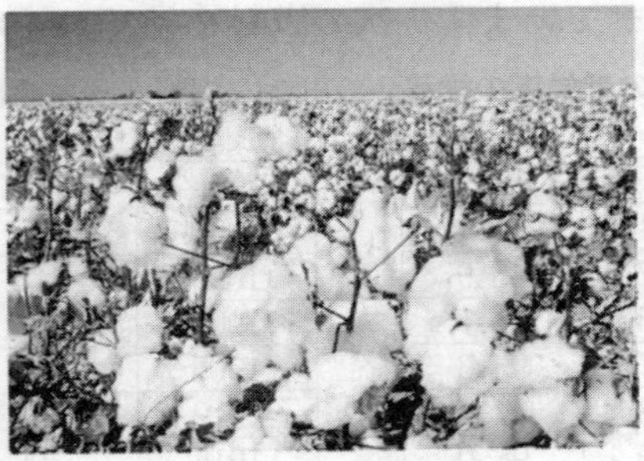

6 「食育」を研究している大学の先生とみずほさんとの会話文を読んで，後の各問いに答えなさい。

先　生：みずほさん，「食育」って聞いたことがありますか。

1
みんなで楽しく
食べよう

みずほ：はい。ランチルームには食育ピクトグラムとその説明が掲示《けいじ》されています。

先　生：食について考えることが大切なのはなぜでしょうか。

みずほ：まずは，栄養のバランスが良い食事をとることで，健康が保てるからです。朝食を欠かさずに食べることで，学校での授業にも集中して取り組むことができます。また，和食文化を大切にしていくことで，①日本の食料自給率が今より高くなっていくとよいと思っています。

先　生：みずほさんの学校では，郷土料理や地域でとれた農産物などを給食で食べることがありますか。

みずほ：はい。②地産地消は環境《かんきょう》に良い，地域の農家を応援《おうえん》することにもなりますので，もっと進めていくべきだと考えています。

先　生：給食のときにみずほさんが心がけていることはありますか。

みずほ：食べる前は必ず手洗いをします。食事中は，農産物を作ってくれた方，産地から運んでくれた方，調理をしてくれた方への感謝の気持ちをもって，給食を(　　)ことです。

先　生：その心がけも，環境を守ることにつながりますね。

2
3
6
8
9
11

(1)　上の六つの食育ピクトグラムのいずれかが示す内容を，会話文中の(　)にあてはめて，**4字以上8字以内**で書きなさい。

(2)　右の食育ピクトグラムは，家庭でも取り組むべきことがらを示しています。この空欄《くうらん》にあてはまる言葉を考えて，**漢字2字**で書きなさい。

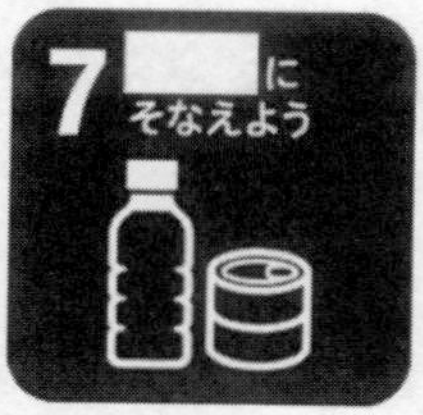
7
に
そなえよう

(3)　会話文中の下線部①について，次の表は，1965年度から2019年度までの品目別の食料自給率の推移を示しています。表中の**A**～**E**は，米，小麦，大豆，野菜，果実のいずれかです。2019年度の品目別自給率が，同じ年度の日本の食料自給率と最も近いものを，表の**A**～**E**の中から選び，品目名も書きなさい。

（%）

	1965年度	1975年度	1985年度	1995年度	2005年度	2019年度
A	11	4	5	2	5	6
B	28	4	14	7	14	16
C	90	84	77	49	41	38
D	100	99	95	85	79	79
E	95	110	107	104	95	97

（日本国勢図会　長期統計版『数字でみる日本の100年 改訂第７版』などより作成）

(4)　会話文中の下線部②について，地産地消はどのような意味で環境に良いと言えますか。「**二酸化炭素**」という語句を用いて説明しなさい。

(5)　2005年に制定された食育基本法は，食育に関する取り組みを推進するために制定された法律です。2015年に改正され，食育を推進するための業務は内閣府から農林水産省へ移管されました。法律の制定や改正を行う国の機関の説明として適切なものを，次の**ア～キ**の中から**すべて**選びなさい。

ア　天皇の国事行為《こうい》に助言や承認をあたえる。

イ　内閣総理大臣を指名する。

ウ　法律が憲法に違反《いはん》していないかを審査《しんさ》する。

エ　裁判官をやめさせるかどうかの裁判を行う。

オ　最高裁判所長官を指名する。

カ　最高裁判所長官を任命する。

キ　閣議を開いて政治の方針を決定する。

【理　科】（社会と合わせて40分）〈満点：25点〉

1　日本には四季があり，季節によって生き物のようすが変わります。これについて，次の各問いに答えなさい。

(1)　次の①，②の生き物の冬の越《こ》し方として最も適当なものを，それぞれ後の**ア**～**ウ**の中から選びなさい。

①　ナナホシテントウ

ア　成虫は活発に活動し，地中の小さな虫などを食べて冬を越す。

イ　成虫はほとんど活動をせず，落ち葉の下などにもぐって冬を越す。

ウ　成虫は数週間から数か月で死んでしまうが，卵や幼虫が土の中で冬を越す。

②　アサガオ

ア　秋に種が地面に落ち，小さな芽が出て冬を越し，春になると大きく成長する。

イ　植物自体は１年でかれてしまうが，種が地面に落ちて次の年の春に芽を出す。

ウ　花やくきの部分はかれてしまうが，根や，地面近くの葉だけが残り，次の年の春に芽を出す。

(2)　ソメイヨシノはサクラの種類の一つで，本州では学校や公園によく植えられています。次の２つの図は２月ごろと10月ごろのソメイヨシノの枝のようすを表したものです。２月から10月までにソメイヨシノの枝はどのように変化していますか。後の**ア**～**エ**の図を変化する順に並べなさい。

ソメイヨシノは実がつかないこともありますが，ここでは実がついているものを表しています。

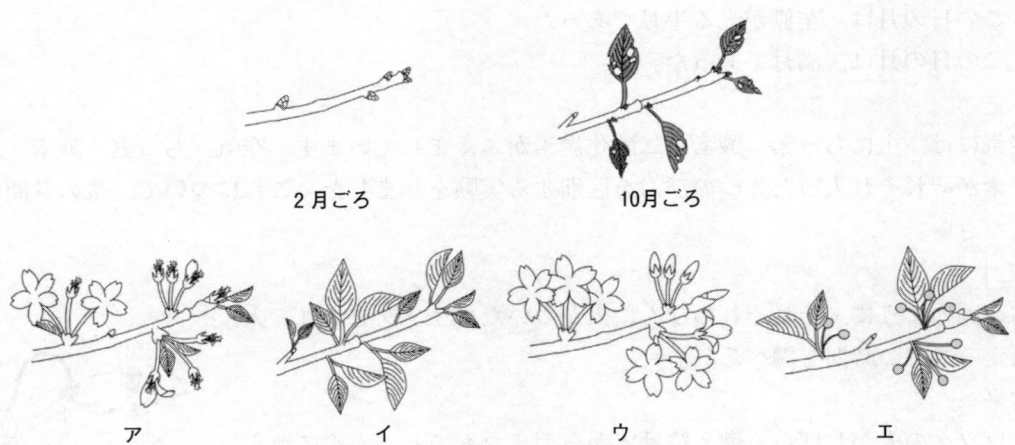

２月ごろ

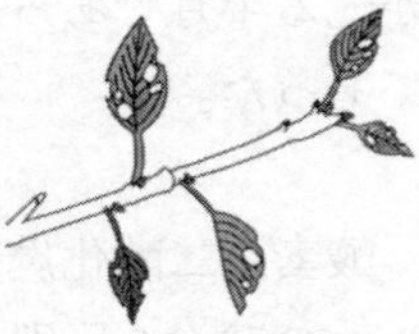

10月ごろ

ア

イ

ウ

エ

2　こうたさんは月の観察を行いました。右の**表**は，４月にこうたさんが観察した日の「日の出」「日の入り」および「月の出」「月の入り」の時刻を調べてまとめたものです。これについて，後の各問いに答えなさい。

表

	日の出	日の入り	月の出	月の入り
４月１日	５：28	18：03	22：15	７：42
４月８日	５：17	18：08	３：39	14：24
４月15日	５：09	18：14	６：51	21：07
４月22日	５：00	18：20	12：42	２：10

(1)　右の**図**はある日の観察の記録です。これはいつの観察の記録ですか。最も適当なものを次の**ア～エ**の中から選びなさい。

ア　4月1日
イ　4月8日
ウ　4月15日
エ　4月22日

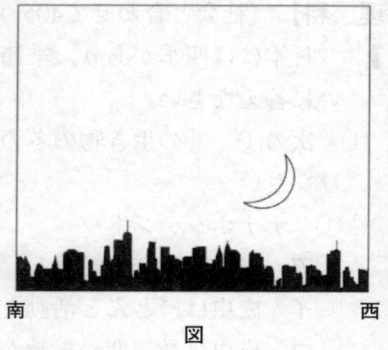

図

(2)　数か月後，こうたさんは再び月の観察を行いました。次の文はこの時の観察記録の一部です。この時の観察や月について述べたものとして最も適当なものを，後の**ア～カ**の中から**2つ**選びなさい。

> **月の観察　■月■日　天気：晴れ**
> **日の入りは17：50ごろでした。日の入り後すぐの月を観察すると，月はほぼ真南にありました。**

ア　この観察は6月に行われた。
イ　この観察は9月に行われた。
ウ　この観察は12月に行われた。
エ　この日の月は，右側が光る半月であった。
オ　この日の月は，左側が光る半月であった。
カ　この日の月は，満月であった。

3　空気には，主にちっ素，酸素，二酸化炭素がふくまれています。空気，ちっ素，酸素，二酸化炭素がそれぞれ入った4つのびんを区別する実験をしました。これについて，後の各問いに答えなさい。

実験

右の図のように，それぞれのびんに火がついたロウソクを入れ，火が消えるまでの時間を調べる。

<結果>

ロウソクの火がしばらく燃え続けてから消えたものと，すぐに消えたものがあった。

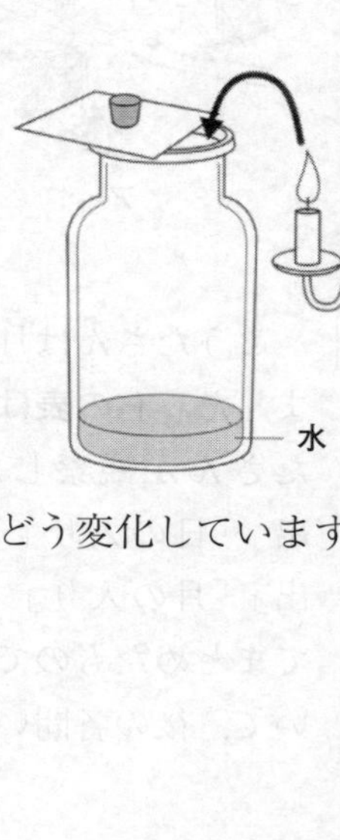

(1)　4つのびんのうち，ロウソクの火がすぐに消えたものを，さらに区別することにしました。どのような方法を用いれば区別することができますか。**15字以内**で書きなさい。

(2)　空気が入ったびんでは，ロウソクの火が消えた後，中の気体の割合はどう変化していますか。最も適当なものを，次の**ア～エ**の中から選びなさい。

ア　酸素とちっ素がすべてなくなり，すべて二酸化炭素になっている。
イ　酸素が少しだけ減り，その分，二酸化炭素が増えている。

ウ　酸素が少しだけ減り，その分，二酸化炭素とちっ素が増えている。
エ　酸素がすべてなくなり，すべて二酸化炭素になっている。

4　次の会話文を読んで，後の各問いに答えなさい。

A　：夏休みに海に行ったよ。泳いでいるときに海水を飲んでしまい，とてもしょっぱかった。海水って濃度《のうど》はどのくらいかな？
B　：海水の塩分の濃度は約3.4％だそうだよ。
A　：先生，濃度ってどうやってわかるの？
先生：まず，電子てんびんで食塩を15ｇはかります。次に，水を85ｇはかります。はかった水85ｇに食塩15ｇを入れてよくまぜると食塩がすべてとけ，食塩水ができます。このときの食塩水の重さは何ｇになりますか。
A　：①食塩15ｇと水85ｇだから，100ｇではないですか？
先生：その通り。この場合，食塩水100ｇ中に食塩15ｇがとけているので，濃度は15％となります。
A　：なるほど。じゃあ，3.4％の海水は，水96.6ｇに食塩3.4ｇをとかしたときと同じ濃度だね。
先生：海水の塩分濃度は，場所によって3.1％～3.8％とばらつきがあるみたいです。
A　：濃度が低いところってどういうところかな？
B　：川の水は淡水《たんすい》(真水)だから，河口付近は濃度が低いはずだ。
A　：じゃあ，②北極海など緯《い》度が高いところは濃度が高いってことになるね。海水温が下がると氷ができるからね。
B　：実際には，夏には氷がとけるし，大陸からの河川や氷河が流れ込《こ》むので，北極が最も濃度が低いようだよ。逆に最も濃度が高いのは，北緯23度と南緯23度付近の日射量が多い場所のようだね。
先生：面白いデータがあります。北緯０～70度の太平洋の塩分濃度の平均は3.41％だけど，同じ緯度の大西洋では塩分濃度の平均は3.54％となっています。
B　：どうして太平洋側と大西洋側で塩分濃度がちがうのかな？
先生：東から西へ吹《ふ》く「貿易風」という強い風が関係しています。③大西洋側の海面で（ ④ ）が貿易風によって太平洋側に運ばれて（ ⑤ ）からです。
A　：死海という湖は塩分濃度がものすごく高くて，人の体が浮《う》くって聞いたことがあるよ。この湖には流れ込む川がなく，気温が高く乾燥《かんそう》した場所だよ。
B　：なんだか，すごくしょっぱそう。
先生：水がどんなに蒸発しても，死海よりも塩分濃度が高くなる湖はないのです。

(1)　下線部①のようになるのはどうしてですか。この考えのもとになるものとして最も適当なものを，次の**ア**～**オ**の中から選びなさい。
ア　ものが水にとける量には，限度がある。
イ　水の量を変えると，とけるものの量も変わる。

ウ　ものが水にとける量は，水の量や温度によってちがう。

エ　ものが水にとけても，水とものとを合わせた重さは変わらない。

オ　食塩が水にとける量は，水の温度が変わってもあまり変わらない。

(2)　Aさんが下線部②のように発言したのは，海水温が下がっても凍《こお》らずに残った海水の濃度が高くなると考えたからです。濃度が高くなる理由として最も適当なものを，次の**ア**～**エ**の中から選びなさい。

ア　海水中の水のみが凍って，水の量が減るから。

イ　海水中の水と食塩がいっしょに凍って，海水の量が減るから。

ウ　海水の体積が小さくなるが，海水の重さは変わらないから。

エ　水の温度が変わっても，決まった量の水にとけることができる食塩の量は，ほとんど変わらないから。

(3)　下線部③の先生の説明文の(④)，(⑤)にあてはまる言葉を，それぞれ**7字以内**で答えなさい。

5　次の**図1**のように，3つのかん電池**あ**，**い**，**う**が入っている箱があり，かん電池の向きやかん電池がどのようにつながっているかは，外からは見えないようになっています。かん電池の＋極と－極は**A**～**F**で表しており，2本の導線で**A**～**F**のいずれかがつながっています。

はるなさんは，下の実験1，2のように，電磁石の導線をかん電池の**A**～**F**とつなげて，方位磁針の向きやクリップがつく数を調べ，箱の中のかん電池の向きや導線のつなぎ方を考えました。

ただし，導線のつなぎ方は安全で，電磁石をつながなければ，電流が流れないようになっています。また，かん電池はすべて同じ種類で新しいものを使います。

これについて，後の各問いに答えなさい。

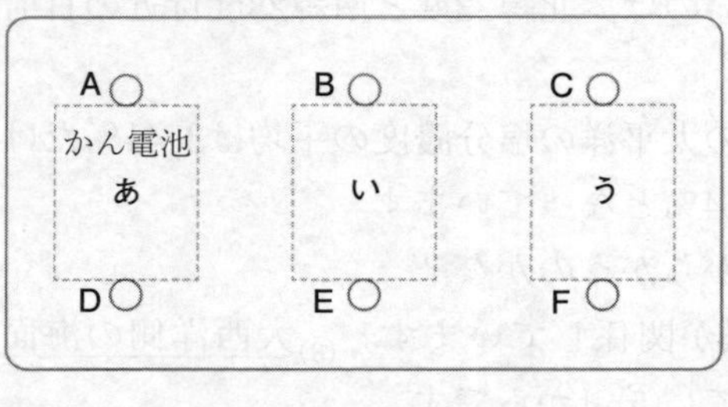

図1

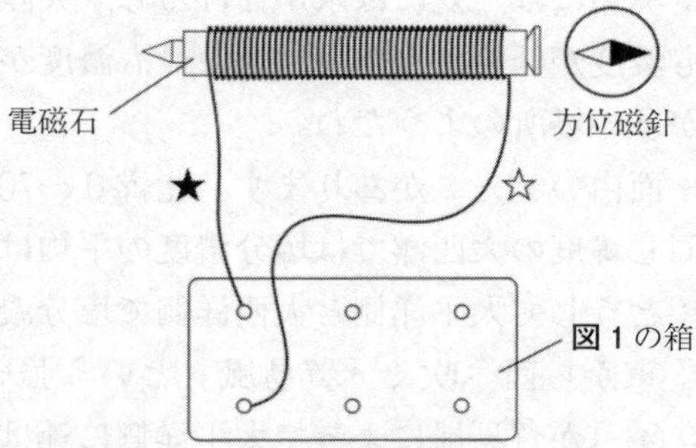

図2

実験1

電磁石の導線★を**A**に，☆を**D**につなぐと，電磁石の横に置いた方位磁針の針が動いて**図2**のようになり，電磁石にクリップが2本ついた。

実験2

電磁石の導線★を**A**に，☆を**B**につなぐと，方位磁針の針は動いて実験1と同じ向きになり，電磁石にクリップが4本ついた。

(1)　はるなさんは，実験1，2の結果から言えることを次の文のようにまとめました。(①)と(②)には，あてはまる記号を**A**～**F**の中から選び，(③)には，あてはまる適当な言葉を答えなさい。ただし，(①)と(②)は**アルファベット順**に書くこと。

箱の中のかん電池**あ**と**い**は(①)と(②)でつながっていて，この２つのかん電池は(③)つなぎである。

実験１，２から，１本目の導線のつなぎ方がわかりました。

はるなさんは，２本目の導線のつなぎ方を調べるために，電磁石の導線★を**B**に，☆を**C**につなぐことにしました。

(2)　電磁石の導線をつなぐ前に，はるなさんは次の①，②，③のような考えを出しました。それぞれの考えについて，**正しいものには○を**，**まちがっているものには×**を書きなさい。

①　必ず方位磁針の針は動き，電磁石にクリップがつく。

②　電磁石につくクリップの数が実験２と同じ場合は，方位磁針の針が実験１と反対向きになる。

③　電磁石につくクリップの数が実験２よりも多い場合は，方位磁針の針が実験１と反対向きになる。

(3)　電磁石の導線をつないだ結果，方位磁針の針の向きが実験１と同じになりました。２本目の導線はどのようにつながっていますか。導線がつながっている部分を**A**～**F**の中から**２つ**選びなさい。ただし，**アルファベット順**に書くこと。

イ　カノは、たしかに友だち思いで正義感は強いですが、自分の信念にしたがってものごとを強引《ごういん》に進める一面

ウ　一度、何かに対して怒ると、後先のことを考えないで感情にまかせて行動しようとするカノの浅はかな態度

エ　カノは、幹に合わせてゆったりと、ていねいに歌っているときとまったくの別人で、自分勝手にふるまう一面

(ii)　[4]に入ることばを文章中から一文で探し、はじめの**五字**を答えなさい。

(7)　この文章中における佐々矢の人物像として適当なものを、次の中から**二つ**選びなさい。

ア　人と競争することを好まない平和的でおおらかな人物。

イ　当初の計画をその場の思いつきで変更《へんこう》する大胆《だいたん》な人物。

ウ　友だちが困っているのを助けようとするやさしい人物。

エ　自分で確認《かくにん》するまでは信じようとしない疑い深い人物。

オ　友だちの頑張《がんば》りを素直《すなお》にたたえようとする純粋《じゅんすい》な人物。

(8)　この文章の話の進み方や表現の工夫の仕方の特徴《とくちょう》を説明したものとして**当てはまらないもの**を、次の中から一つ選びなさい。

ア　登場人物同士の会話を多く用いることでテンポよく話が進み、その場の雰囲気が読み手にもよく伝わるようにしている。

イ　時々「俺」に過去の出来事を思い出させることで、現在と過去とのつながりについて読み手に気づかせようとしている。

ウ　「俺」の心の中の声まで描写《びょうしゃ》されており、「俺」の目に映る登場人物の様子や状況《じょうきょう》を読み手が捉《とら》えやすいようにしている。

エ　登場人物の気持ちの変化に合わせて周囲の情景も一緒に変化させることで、読み手にこれから起こることを暗示している。

ものを、次の中から選びなさい。

ア　ふたりの奏でる音楽の世界に引き込《こ》まれているうちに演奏が終わり、佐々矢の声でようやく我に返って、一瞬遅《おく》れて声をあげている。

イ　ふたりの演奏がうまいのかどうか判断する自信がなかったが、佐々矢の反応をみて、間違いなく合格だと確信をもって拍手している。

ウ　ふたりの関係性を考えてうわの空できいていると、とつぜん演奏が終わり、あわてて佐々矢のことをまねて、その場をしのいでいる。

エ　ふたりの公園全体の空気を一変させる見事な演奏に身体が固まっていると、佐々矢に先を越《こ》されてしまい、いそいで声をあげている。

(5)　――線部③「迷っちゃって……。」とありますが、このせりふの後、幹が自分の気持ちを語るのをためらうのがわかる表現がいくつかあります。その表現を次のように文章中に出てくる順番でノートに書き出したとき、[1]と[2]に入ることばをそれぞれ**十五字以内**でぬき出しなさい。

【ノートの記述】

〈「幹」が気持ちを語るのをためらう表現〉

・顔色は、明らかに曇った。
・ただ、目をそらす。
・[1]。
・[2]。
・まばたき以外の動きを止めてしまっている。
・途切れとぎれに幹がしゃべった。

(6)　……線部「きょとんとして鯨井さんが訊き返した。」とありますが、この……線部に続く場面でのカノ(鯨井)の様子とその描《えが》かれ方について、児童が班で話し合っています。これを読んで、後の(i)と(ii)に答えなさい。

児童A―わたしは、「きつい声」というところからカノが本気で怒《おこ》っているのではないかと考えました。

児童B―なるほど、この場面では、カノがあまりにはっきりした怒りを表している様子をみて「俺」もぎくっとしています。

児童C―カノはどうしてこんなに「きつい声」を出して怒ったのだろう。

児童A―「からかわれるから。」と幹が言った後に、「きつい声」を出しているから、やっぱり、からかった相手に対して相当怒っているのではないかな。

児童D―わたしもカノは幹の音楽の才能を認めているから本気で怒っていると思います。一方で、[3]も描かれているような気もします。

児童B―たしかにそうですね。でも、よく読み進めると、「[4]。」と文章中に書かれているので、カノが幹のことばにしっかりと耳を傾《かたむ》けようとしていることもわかります。(話し合いは続く)

(i)　[3]に入ることばとして最も適当なものを、次の中から選びなさい。

ア　幹を心配して根ほり葉ほり訊いているようにみえて、実は自分が納得したいだけのカノの自己中心的な態度自分なりのことばを見つけるために、必死に格闘《かくとう》してる最中なのを。

その隣で、鯨井さんはまだ険しい表情を浮《う》かべている。納得《なっとく》がいかないんだろう。だけど急《せ》かそうとはしないで、友だちが話し出すのをじっと待っている。

「……この四人で、やりたくなった、から。」

途切れとぎれに幹がしゃべった。

「っていうのは、だめ、かな……?」

びくびくしながらうかがってる声。

どんな反応をされるだろう、否定されるんじゃないかって、おそれてる声。

目の前でしぼり出されたその答えに、でも、ひりひりするほどたしかな思いがこもっているのを感じた。幹がじっくり考えて決めた選択《せんたく》。決意。光がぽっと灯《とも》るような、明るさと熱をもつもの。

佐々矢が大げさに首を傾《かし》げ、「だめだと思う?」と訊いてくる。

「最高だと思う。」と俺は言った。

（眞島《ましま》めいり「夏のカルテット」による）

注　＊1《少年時代》…日本の歌手である井上陽水《いのうえようすい》の歌。
　　＊2　宇多田ヒカル…日本の歌手の名前。
　　＊3　ころころ歌い方を変えていた校歌…以前、佐々矢が図書室で校歌を弾き語ったときは、様々な声色《こわいろ》や表現で歌っていた。

(1)　文章中の～～線部a「あわあわしている」、b「あらたまった態度」とありますが、ここでの意味として最も適当なものを、それぞれ後の中から選びなさい。

a「あわあわしている」
ア　まごついている
イ　びくついている
ウ　あやしがっている
エ　おっくうがっている

b「あらたまった態度」
ア　深く反省した態度
イ　よそよそしい態度
ウ　ずうずうしい態度
エ　きちんとした態度

(2)　Ⅰ～Ⅳに入ることばとして適当なものを、次の中からそれぞれ選びなさい。
ア　階段を降りる　　**イ**　背中をぽんと押す
ウ　音符《おんぷ》を記憶《きおく》してる　　**エ**　優《やさ》しく話しかける

(3)　――線部①「ふたりは音楽を共有してる。楽しむ方法を知っている。」とありますが、このとき「俺」は、ふたりのことをどのように見ていますか。最も適当なものを、次の中から選びなさい。
ア　ふたりが即興《そっきょう》で難しいアレンジを加えて独特の世界を表現している様子から、これは最初から行う計画だったのではないかと感じている。
イ　ふたりが互《たが》いの音楽を楽しんで独自の世界をつくり出す様子から、幹とカノには、音楽の才能が備わっているのではないかと感じている。
ウ　ふたりが互いの演奏や歌声に合わせて表現している様子から、幹とカノとの間には、音楽でつながる絆《きずな》があるのではないかと感じている。
エ　ふたりが共鳴し合って奏《かな》でる音楽がまわりの人をひきつける様子から、これが自分たちが目指すべき音楽の本当の姿であると感じている。

(4)　――線部②「俺も手をたたいて『ぶらぼー。』って言う。」とありますが、このときの「俺」の様子を説明したものとして最も適当な幹は顔を真っ赤にして、ほっぺたの汗《あせ》を手首でぐいっとぬぐった。

「それでオーディションの結果は？」

鯨井さんが尋《たず》ねると、佐々矢はぶんぶん首をふった。

「オーディションなんて必要ないだろ。ライブのつもりで聴《き》いてた。よな？」

「うん。いいライブだった。」と俺は頷《うなず》く。

「だそうですよ、瀬尾くん。」

鯨井さんのわざとらしい言い方に、幹はもぞもぞ身体を動かした。それから、bあらたまった態度でぺこりと頭を下げた。

「返事が遅《おそ》くなってごめんね。グループ研究に誘ってもらえて、すごくうれしかったんだけど。③迷っちゃって……。」

「ほかにやりたいテーマあったとか？　あ、もしかしてもう声かけられてた？」

こんだけうまかったらみんな組みたがるだろ、と佐々矢がライバルの存在を警戒《けいかい》し始めると、幹はあわてたように手をふった。

「ううん、全然！　僕《ぼく》がピアノ弾けるって知ってるひと、今のクラスにほとんどいないと思う。というか、知られたくなくて。」

「どうして？」

きょとんとして鯨井さんが訊《き》き返した。知ってて当然でしょ、っていうか自慢《じまん》できることでしょと言いたそうに。

だけど幹の顔色は、明らかに曇《くも》った。

「……からかわれるから。」

「はあ⁉　誰に！」

鯨井さんがきつい声を出す。ここまでストレートに怒《いか》りを表したのは初めてだ。問いつめるような勢いがあって、つまりめちゃくちゃおっかなかったので、俺はぎくっとした。

幹は慣れてるのかあまり動揺《どうよう》していない。ただ、目をそらす。

「音楽の授業とか、集会とかで僕が歌い始めると、……みんな、にやにやしてこっちを見る。」

校歌。

終業式。……口パク。

頭の中で一気にパズルが組み合わさって、思いもよらない形になって、呆然《ぼうぜん》とする。

そうか。だから隣の列に立ってたあのとき、歌ってなかったのか。暑いからとかだるいからとかじゃなくて、声を出したくない理由がはっきりあったんだ。

「あと『ミキちゃん』ってやたら呼ばれたり、『かわいい』って言われたり。やめてほしいって何回か伝えたけど……。これ以上、そういうネタにされそうなこと、知られたくない。」

「誰。名前教えて。」

なおもせまる鯨井さんに、幹は言いよどんで唇《くちびる》を閉じた。教えたらまずいことになると感じたか、あるいは具体的に誰というわけじゃないのか。

そもそも、そんなやつの名前、自分の口で発音するのすら嫌《いや》かもしれない。

「……今日来てくれたのは、なんで？」

佐々矢がいきなり話題を変えた。

鯨井さんが大事な話の途中《とちゅう》だと言いたげにキッとにらむ。にらまれたほうはまともにそれを受け止めたけど、するりと受け流して、重ねて言った。

「な、教えてくんない？」

すぐには返事がなかった。

幹はまばたき以外の動きを止めてしまっている。でもその顔を見ると、頭と心が、すごいスピードでぎゅんぎゅん回転してるのを感じた。

とん、とん、とん、とんと一定のリズムで、［Ⅱ］みたいなイントロ。この曲どっかで聞いたことある。小学生のときだったかな。学習発表会みたいな行事で、上の学年が合唱してたような……。

すっ、と幹が息を吸う。

そして歌い出す。かき消されそうに、かぼそい声で。

公園のざわめきにも風にも、あっけなく負けちゃいそうだ。だとしても、やっぱりきれいな声だと思った。一音一音、［Ⅲ］ように歌うから、聞き洩《も》らしたくなくて誰《だれ》もが耳を澄《す》ませる。

佐々矢もそうだけど、楽器を弾きながら歌えるって、やっぱりとんでもない能力だ。身体《からだ》のべつべつのパーツを同時に動かしてるわけで、いちいち頭で考えてたらとても間に合わない。脳みそじゃなく、指と口がそれぞれ［Ⅳ］って感じなのかな?

あ、わかった。これ*1《少年時代》だ。

俺がタイトルを思い出すころには、一番が終わり、間奏に入っていた。小さくハミングしながら、幹はていねいにキーを押《お》していく。ときどきちょっと弾きにくそうで、本物のピアノとは違《ちが》うって言ってたのは、こういうところなのかもしれない。

二番へ進むために、幹はまた息を吸う。

だけどその瞬間《しゅんかん》、なぜかぴたっと止まってしまった。

三秒も経《た》たずに演奏は再開された。けど、……ん? 間奏の初めのほうに戻《もど》ってる?

「カノちゃんも歌ってよ。」

手を動かし続けながら幹が言う。あ、そのために弾き直したのか。

指名された鯨井さんは、「ええー。」と渋《しぶ》い顔をした。

「*2宇多田《うただ》ヒカルみたいに? ハードル高いなあ。」

裏腹に声は楽しそうだ。

間奏が終わりに差しかかり、ふたりは目を合わせる。ことばじゃなくて身体のわずかな動きだけで、さん、はい、って呼吸を合わせて。

鯨井さんが歌い出す。

*3ころころ歌い方を変えていた校歌とは違って、ゆったりと、ていねいに。決して暗いわけじゃないんだけど、どこかさみしそうな雰《ふん》囲気《いき》で。そうやって表現してるんだと思った。この曲が伝えたいことを。もしくは、この曲そのものを。

幹も同じ高さで歌いながら、鯨井さんの歌い方に合わせて、演奏するスピードや強弱を調節してる感じがする。①ふたりは音楽を共有してる。楽しむ方法を知っている。

そのとき、ふっと気づいた。

——わたしはじゃんけんで負けたー。

図書委員になったのは偶然《ぐうぜん》の結果だと鯨井さんは言っていたけど、同じ委員会に幹がいると知ったとき、その偶然がうれしかったんじゃないだろうか。いったんはつながりが切れてしまった仲間と、また過ごせるかもしれないって。グループ研究の誘《さそ》いに迷わずのったのだって、きっと。

もしかして、幹が図書室で歌う気になったのも、隣《となり》に鯨井さんがいたから?

芝生《しばふ》のフィールドからは相変わらず小学生たちのはしゃいだ声が聞こえてくる。ボールを蹴《け》り上げる鈍《にぶ》い音も、絶え間なくやかましい蝉《せみ》も。公園の周りの幹線道路から、トラックやバイクのエンジン音までもが。

耳に届くすべてが溶《と》け合ってひとつになって、ついに終わりを迎《むか》えて、ふわっとはじける。

佐々矢がぱちぱち手をたたく。「ぶらぼー。」って声をあげるから、②俺も手をたたいて「ぶらぼー。」って言う。ほめことばも、拍手《はくしゅ》も、全部本気だ。

(5) 文章Ⅰで取り上げた「流域」に着目する理由について、Ⅱではどのように述べていますか。次の中から適当なものを選びなさい。

ア　地球の環境を危機から救うためには、産業文明を廃止し川と共に生きる共同体型の未来を選択《せんたく》するしかないから。

イ　行政的な単位で区切られた地図に基づく活動は、豪雨や水土砂災害に対して上手に適応することができないから。

ウ　科学技術力をさらに強化し生命圏全体をコントロールするために、水資源をめぐる環境を改変するしかないから。

エ　水資源を考える上で、地中深くに形成された水塊と地表や浅い地中を流れる川の両方の果たす役割が大きいから。

(6) 文章Ⅰ・Ⅱで述べられていることを比較《ひかく》した内容として適当なものを、次の中から選びなさい。

ア　Ⅰが地球全体の自然環境を守るという視点から流域生態系の重要性を述べているのに対し、Ⅱは人間の暮らしを守るという視点から流域生活圏の重要性を述べている。

イ　Ⅰが地球内部にも浸透する水資源の立場から流域という考え方の重要性を述べているのに対し、Ⅱは地表に存在する水資源の立場から流域の考え方の重要性を述べている。

ウ　Ⅰが地球規模で考えた水循環の中で流域の果たす役割の重要性を述べているのに対し、Ⅱは地球規模での防災や環境保全を考える上で流域の果たす役割の重要性を述べている。

エ　Ⅰが科学的な思考過程により地球上の海や川の流域の重要性を述べているのに対し、Ⅱは脱科学的な思考過程により、流域を地図上に表示することの重要性を述べている。

(7) 文章Ⅰの［チヂ］、Ⅱの［ヒットウ］を漢字に直しなさい。（ハネやハライなどの点画もきちんと書くこと。）

二　次の文章を読んで、後の問いに答えなさい。

> 中学生の「俺《おれ》」、幹《みき》(瀬尾《せのお》)、カノ(鯨井《くじらい》)、佐々矢《ささや》の四人は、夏休みに図書委員会の当番を一緒《いっしょ》に担当している。ある日の当番中、佐々矢が持ってきたギターで校歌の弾《ひ》き語りをした。これがきっかけで、夏休みの自由課題として、オリジナルの歌をつくることになった。次の場面は、その話し合いのために集まった公園で、参加を迷う幹が、自分でほんとうに大丈夫《だいじょうぶ》かどうか、他の三人にオーディションをしてほしいと頼《たの》み、持参した持ち運び可能なピアノで演奏を始めるところである。

あ、始まるのか。これは〈オーディション〉だって、幹が自分で言ったんだもんな。

だけどいったいどういう立場で見てたらいいんだろう。俺がひとりでａあわあわしていると、幹の、小さめだけど指の形がしっかりした手が、鍵盤《けんばん》の上にかざされた。

でもまだ触《さわ》ろうとしない。

指先がふるえてる。……緊張《きんちょう》してるんだ。観客はたった三人なのに？　それとも、こんなに近くで見られるのに慣れてないから？

硬《かた》い表情のまま幹は視線を左に向けた。そこには、鯨井さんがいた。さっきからずっと黙《だま》りこんでいた鯨井さんが、それに気づいて見つめ返す。とくに何を言うわけでもなく。

だけど、交《か》わしたんだと思う。［Ⅰ］ような何かを。だって幹が、一度大きく息を吐《は》ききって、真剣《しんけん》なまなざしでピアノに向き合ったから。

鍵盤にふたつの手が下りてくる。

いくつもの音がいっせいに、鳴る。

続ける不思議な文明。どのようにすれば生命圏と持続的に共存できる文明へと転換してゆけるのでしょうか。

人類のめざす未来については様々な意見があります。「産業文明が生命圏に適応することは不可能に決まっている。人類は都市をエンジンとする産業文明を捨てて、生命圏に溶《と》け込む脱《だつ》科学の素朴《そぼく》な共同体型の未来を選ぶしかない。」と考える人もいます。「いや、人類は科学技術の力をさらに強化し、生命圏全体をコントロールするばかりか、生存世界を宇宙にも広げてゆくのだ。」と、勇ましく考える人もいます。

わたしはいずれの意見にも反対です。想像を絶する悲惨《ひさん》な展開なしに、産業文明を廃止《はいし》することなど、できるはずがありません。地球を捨てて、宇宙へ移動するというのは夢物語でしょう。過去数百年の人類の歴史でみれば、未来は先例のない変化になるかもしれませんが、人類はそこに生き続けるしかありません。しっかり工夫すれば、たとえ大規模な環境改変が続いたとしても、都市をエンジンとする産業文明は、地球での持続可能な暮らしを実現することができると、わたしは考えています。

その鍵《かぎ》の一つが、地図の問題だとわたしは考えています。生命圏と持続可能に付き合ってゆく地図の工夫が大きな課題なのだと思うのです。

わたしの提案は流域思考。いまわたしたちの日常が＊9依拠《いきょ》している地図は、国や県や、様々な行政的な単位で区切られたもの。そんな地図に基《もと》づく活動が、豪雨・水土砂《どしゃ》災害を［ヒットウ］に、すでに様々な不適応を起こしています。水循環の大攪乱が、生命圏規模でひきおこしてゆくだろう豪雨の時代への適応を進めてゆくには、暮らしの地図の領域に、流域という地形、生態系を単位とする「流域地図」を導入してゆくのがいい。そんな地図を、大小の規模にかかわらず活用し、防災、環境保全の工夫をすすめてゆく流域思考が、生命圏再適応の鍵になるというのが、わたしの意見なのです。

注　＊6　渇水…雨が降らないため、水がかれること。
　　＊7　攪乱…かき乱すこと。
　　＊8　危惧…なりゆきを心配し、おそれること。
　　＊9　依拠…よりどころとすること。

(1)　文章［Ⅰ］の——線部①「マジックランド」とありますが、「何が、どうしている点」を「マジック」と表現していますか。次の中から適当なものを選びなさい。

ア　地球上に存在する大量の水が、地表だけでなく地下でも水塊を形成し、壮大な時間をかけて最終的に海へと流れ込んでいる点。

イ　地表や地中深くまで浸透している大量の水が、太陽のエネルギーや火山の熱などにより、自由自在に形態を変化させている点。

ウ　川や河口周辺にある流域が、水の星の大地に降り注ぐ大量の雨や雪を、気体・液体・固体という異なる形状で保有している点。

エ　流域という地形が、地上に降る雨や雪の水を集めて川や水系の流れに変換し河口に運ぶことで、地球の水を循環させている点。

(2)　文章［Ⅰ］の［1］・［2］に当てはまることばを［Ⅰ］の中から探し、それぞれ**三字以内**で答えなさい。

(3)　文章［Ⅰ］の——線部②「雨の降る大地における固有の凸凹」とありますが、「凸」と「凹」はそれぞれ具体的に何を指していますか。［Ⅰ］の中から探して答えなさい。

(4)　文章［Ⅱ］の——線部③「危機を生み出しているわたしたちの文明」とありますが、危機をもたらしている原因は具体的に何ですか。次の文の（　）に当てはまることばを［Ⅱ］の中から**四十五字以内**で探し、はじめと終わりの**三字**を答えなさい。

人類が（　　　　）**こと。**

暮らしに大きな影響《えいきょう》を与《あた》え、同時に、影響される実在でもあります。

流域という基本地形は、水循環の様々な過程や機能を介《かい》して、多種多様な生物の暮らしを支え、人の営みと関係しています。

＊5生態学の専門用語では、特定の空間について、そこで展開される様々な物理化学的な過程（たとえば水や物質の循環）と、その影響のもとに相互作用しながら暮らす生物の全体をシステムとみなし、生態系と呼びます。この視点を導入すると、水循環の基本単位である流域という地形は、流域生態系でもあるということになります。人間の暮らしに重点をおけば、流域という地形は人間の暮らしも左右する流域生態系と言えます。つまりは、流域生活圏と呼ぶこともできるのです。

つまり雨の水を川に変える「流域」という地形は、水循環の基本単位であり、その空間に展開する生物世界を含めて考えれば流域生態系であり、人の暮らしまで含めて考えれば、流域生活圏でもあるということです。

注　＊1　駆動…動力をあたえて動かすこと。
　　＊2　水塊…海水の大きなかたまり。
　　＊3　尾根…谷と谷との間につき出た山地の連なり。
　　＊4　隆起…自然現象により土地が盛り上がること。
　　＊5　生態学…生物と環境の相互作用を研究する生物学の一分野。

Ⅱ

今、地球の環境は危機を迎《むか》えています。いや、すでに危機の真っただ中にあると表現した方が正しいかもしれません。あちこちでそのような議論を目にし、耳にしているのではないでしょうか。それらの議論は古くから存在しました。現在、論議されている危機は、その規模の巨大《きょだい》さ、切実さによって誰《だれ》の目にも見える形になってきているのかもしれません。

森林を大伐採《ばっさい》し、膨大《ぼうだい》な量の化石燃料を使用し、大量の炭酸ガスを生命圏に放出し続けてきた人類。わたしたちの文明は、今なお、炭酸ガス等の温暖化ガスの効果で、地球表面の平均温度を上昇《じょうしょう》させ続けています。その結果として、豪雨《ごうう》や＊6渇水《かっすい》の激化を伴《ともな》う気候変動が顕著《けんちょ》になり、海面も上昇しはじめているのだと多くの学者たちは考えています。炭酸ガスの放出を大急ぎで削減《さくげん》しなければ、地球の水循環はさらに大きな＊7攪乱《かくらん》を受けて、取り返しのつかない展開になるのではないかというのです。

危機を回避《かいひ》するために、二〇五〇年までに世界の炭酸ガス放出量を実質ゼロにしよう。激化する豪雨、干魃《かんばつ》、海面上昇に対応する都市の適応策を強化しよう。切迫《せっぱく》の度合いに関する評価や理解は様々ですが、国連も各国も日本も、温暖化を緩和《かんわ》し、適応してゆく課題に正面から向き合う時代に突入《とつにゅう》しています。二〇二〇年七月、国土交通省が発表した流域治水への転換宣言もその一環なのです。

わたしたちが直面しているのは、豪雨や干魃などの水循環課題だけではありません。生息地の破壊《はかい》に、さらに温暖化の脅威《きょうい》も加わり、生物多様性には絶滅《ぜつめつ》、生態系の大攪乱など、大きな危機が迫《せま》っていると＊8危惧《きぐ》されています。人口と食料、水、資源とのバランスなどの課題もあります。技術、経済、制度、社会・政治体制等の工夫はもちろんのこと、それらを超えて、さらに広い視野で考えてゆくべき課題なのです。

生物多様性に支えられて人間の暮らす地球の領域を「生命圏」と呼びます。攪乱され、変動してゆく生命圏に、人類はどのように適応し、持続可能な暮らしを実現してゆくことができるのでしょうか。

③危機を生み出しているわたしたちの文明は、産業文明と呼ばれます。都市を活動のエンジンとし、科学技術の力を駆使して莫大《ばくだい》なエネルギーを消費し、壮大な規模で環境を改変し、大量生産、大量消費を

二〇二二年度 筑波大学附属中学校

【国語】（四〇分）〈満点：五〇点〉

（注意）句読点、かぎかっこ等の記号も一字と数えるものとします。

一　次のⅠ・Ⅱはいずれも、岸由二《きしゆうじ》の『生きのびるための流域思考』からとった文章です。両方を読んで、後の問いに答えなさい。

Ⅰ

流域は、大地に降り注ぐ雨の水を、川の流れに変換《へんかん》する①マジックランドです。簡単に説明しましょう。

わたしたちの暮らす星「地球」は水の惑星《わくせい》です。地表の七割は海であり、陸域にも川、湖、湿原《しつげん》など、水の領域が広がっています。それだけではなく、地面の中にも大量の水がある。あるいは、南極、北極、高地には「氷」という形で、大量の水が存在します。さらには、厚さ十キロメートルを超《こ》える対流圏《けん》と呼ばれる大気中にも、気体、液体（雲・雨）、固体（氷・雪）状の水が大量に含《ふく》まれています。

気体、液体、固体と、様々な形をとる水は、太陽のエネルギーや火山の熱、人間の排出《はいしゅつ》する熱などに＊1駆動《くどう》され、相互《そうご》に形を変えながら、地球という惑星の基本領域で循環《じゅんかん》劇を繰《く》り広げます。地球は水の惑星というだけでなく、壮大《そうだい》な水循環の惑星でもあるのです。

太陽の熱を受けて、海から蒸発する水は、対流圏に広がり、上空で冷えれば雲になり、雲が風にのって陸域へと流れ、そこで冷えれば雨や雪となって大地へと降り注ぎます。降り注がれた雨水は重力によって低きに集まり、土に吸収され、地表を流れ、地中を流れ、あるものは地中深くに浸透《しんとう》して地下で＊2水塊《すいかい》を形成します。地表や浅い地中を流れる水は、小川となり、合流して大きな川になり、海に注がれます。地球の水循環はこのようなストーリーで語ることができます。

この循環劇の中で、流域という地形が重大な役割を果たします。地上へと降り注いだ雨や雪の水を集め、川や水系の流れに変換し、河口に運ぶ働きです。流域は、地球という水の星の大地に降る雨を川に変換する不思議な大仕事を果たし続ける、マジックランド。わたしはそう感じています。

流域とは、雨の水を川に変換する大地の構造。そこから、もう少し具体的に理解するためには、［1］・［2］という二つの視点を重ねて理解しておく必要があります。

第一に、大地の凸凹《でこぼこ》構造、地形そのものという面でみれば、流域は「大小高低にかかわらず＊3尾根《おね》という大地の盛り上がりに囲まれた窪地《くぼち》」として定義することができるでしょう。窪地であれば、すべてが流域かというと実はそう簡単ではありません。南極の氷の大地にも、サハラ砂《さ》漠《ばく》にも、大地の＊4隆起《りゅうき》陥没《かんぼつ》や風の力で形成される凸凹がありますが、それらについては、ここでは流域と呼ばないことにしておきましょう。流域は「②雨の降る大地における固有の凸凹」と、考えておきたいと思います。

雨の降る大地で尾根に囲まれた窪地は、雨の水をどうするのでしょうか。それらを集めてその一部（場合によってはほとんど）を流水にして、川・水系に変換して海や湖に注ぎ込《こ》みます。流域は、雨の水を水系に集める尾根に囲まれた大地の窪地。雨の降る陸域において、雨の水を水系に変換する地表における水循環の単位地形ということができるでしょう。専門的な文章では、これを［チヂ］めて「流域は、陸域における水循環の基本単位」などということもあります。さらに具体的に考えれば、それらの地形はたくさんの生物たちの暮らしや人の

2022年度 筑波大学附属中学校 ▶解説と解答

算　数　(40分)＜満点：50点＞

解　答

[1] (1) 19.2　(2) 2000　(3) ア 8　イ 9　ウ 4　(4) 27回目　(5) 906人　(6) 7人　[2] (1) 20%　(2) 250円　[3] $6\frac{7}{8}$秒後と13秒後　[4] ア，ウ，エ　[5] (1) 4　(2) ウ　(3) エ　[6] (1) ① 円周　② (円の)直径　(2) (例) 解説を参照のこと。　(3) (例) 解説を参照のこと。　(4) 9.12cm^2　[7] (1) (例) 解説を参照のこと。　(2) 秒速5m　(3) 396通り

解　説

[1] 計算のくふう，数列，条件の整理，整数の性質，割合と比，表とグラフ

(1) $A\times C+B\times C=(A+B)\times C$となることを利用すると，$\frac{1}{9}\times6.4+2\frac{2}{9}\times9.6-\frac{8}{9}\times3.2=\frac{1}{9}\times2\times3.2+\frac{20}{9}\times3\times3.2-\frac{8}{9}\times3.2=\frac{2}{9}\times3.2+\frac{60}{9}\times3.2-\frac{8}{9}\times3.2=\left(\frac{2}{9}+\frac{60}{9}-\frac{8}{9}\right)\times3.2=\frac{54}{9}\times3.2=6\times3.2=19.2$

(2) □×□を5でわったときのあまりが1になるのは，□×□の一の位が1または6の場合である。また，□×□の一の位が1になるのは，□の一の位が1または9の場合であり，□×□の一の位が6になるのは，□の一の位が4または6の場合である。□の一の位が1の数は{1，11，21，…，91}の10個あり，これらの和は，1＋11＋21＋…＋91＝(1＋91)×10÷2＝460と求められる。同様に，□の一の位が9の数の和は，(9＋99)×10÷2＝540，□の一の位が4の数の和は，(4＋94)×10÷2＝490，□の一の位が6の数の和は，(6＋96)×10÷2＝510だから，これらを合計すると，460＋540＋490＋510＝2000となる。

(3) 一の位の計算で，ウを2倍した数の一の位の数字がアとなるので，アは偶数《ぐうすう》とわかる。また，十の位から百の位に2以上の数がくり上がることはないから，イはアよりも1だけ大きい数である。よって，考えられる(ア，イ)の組は，①(2，3)，②(4，5)，③(6，7)，④(8，9)の4通りあり，それぞれ下の図1のようになる。①の場合，ウとして考えられる数は1と6であるが，どちらもあてはまらない。同様に考えると，あてはまるのは④でウを4にした場合とわかる。したがって，アは8，イは9，ウは4である。

図1

①	②	③	④
23ウ	45ウ	67ウ	89ウ
＋　3ウ	＋　5ウ	＋　7ウ	＋　9ウ
322	544	766	988

図2

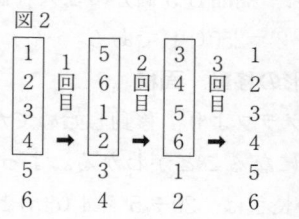

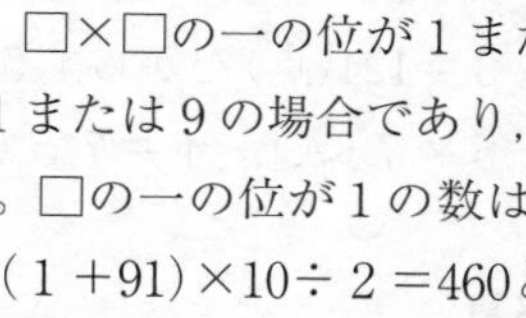

図3

```
2）54　4
　 27　2
```

(4)　6枚の場合，上から順に1～6の番号をつけて図に表すと，上の図2のようになる。図2で，4枚のカードを下に入れる操作を3回行っているので，全部で，4×3＝12(枚)のカードを下に入れたことになる。また，6と4の最小公倍数は12だから，全部で12枚のカードを下に入れると最初の状態にもどることがわかる。カードの枚数が54枚の場合も，同様に考えることができる。上の図3から，54と4の最小公倍数は，2×27×2＝108と求められるので，全部で108枚のカードを下に入れたときに最初の状態にもどることになる。よって，求める操作の回数は，108÷4＝27(回目)である。

(5)　A地区からB地区に引っ越《こ》した人の数は，3000×0.01＝30(人)だから，統合前のB地区の人口は，4500＋30＝4530(人)である。ここで，B地区とC地区が統合した結果，統合前のC地区の人口密度と等しくなったので，統合前のB地区とC地区の人口密度は等しかったことになる。よって，その値は1 km^2あたり，4530÷25＝181.2(人)だから，統合前のC地区の人口は，181.2×5＝906(人)と求められる。

(6)　5点以上の人数は，$30\times\frac{2}{3}=20$(人)なので，4点以下の人数は，30－20＝10(人)である。また，得点が8点になることはありえないから，右上の図4のようになる。

図4

得点(点)	0	1	2	3	4	5	6	7	8	9	合計
人数(人)	0	0	5	3	2	ア	イ	10	0	3	30

10人　20人

図4で，アとイの和は，20－(10＋3)＝7(人)とわかる。また，(平均点)＝(合計点)÷(人数)より，(合計点)＝(平均点)×(人数)となるので，30人の合計点は，5.3×30＝159(点)と求められる。そのうち，5点と6点の7人を除いた合計点は，2×5＋3×3＋4×2＋7×10＋9×3＝124(点)だから，5点と6点の7人の合計点は，159－124＝35(点)となる。これは，ア＝35÷5＝7(人)，イ＝7－7＝0(人)であることを表しているので，5点の人の数は7人である。

2　売買損益，相当算

(1)　商品Aについて，仕入れ値を1とすると，定価は，1×(1＋0.25)＝1.25になる。これを，仕入れ値以上になるように割引するためには，1.25－1＝0.25まで割引することができる。これは定価の，0.25÷1.25＝0.2にあたるから，定価の20％まで割引できることになる。

(2)　1セット分の仕入れ値を1とすると，1セットの定価は1.25，定価の18％引きは，1.25×(1－0.18)＝1.025となる。また，定価で売ったのは，2000×0.8＝1600(セット)，定価の18％引きで売ったのは，2000－1600＝400(セット)なので，2000セット分の売り上げ高は，1.25×1600＋1.025×400＝2410となる。さらに，仕入れ値の合計は，1×2000＝2000だから，利益は，2410－2000＝410とわかる。これが574000円にあたるので，1にあたる金額は，574000÷410＝1400(円)と求められる。このうち，商品B3個分の仕入れ値が，300×3＝900(円)だから，商品A1個の仕入れ値は，(1400－900)÷2＝250(円)である。

3　グラフ―図形の移動，面積

問題文中のグラフより，移動し始めてから3秒後に重なり始め，8秒後に下の図①，10秒後に下の図②のようになることがわかる。よって，図①から，長方形の横の長さは，1×(8－3)＝5(cm)，たての長さは，20÷5＝4(cm)と求められる。また，図②で，アの長さは，1×(10－3)＝7(cm)だから，直角二等辺三角形の直角をはさむ辺の長さは，7＋4＝11(cm)とわかる。次に，重なり始めてから８秒後までは，重なっている部分の面積は毎秒，20÷（８－３）＝４（cm^2）の割合で増えるので，重なっている部分の面積が１回目に15.5cm^2になるのは，重なり始めてから，15.5÷４＝$3\frac{7}{8}$(秒後)，移動し始めてから，３＋$3\frac{7}{8}$＝$6\frac{7}{8}$(秒後)と求められる。また，下の図③のようになったときに重なっている部分の面積は，20－４×４÷２＝12(cm^2)だから，２回目に15.5cm^2になるのはこれよりも前とわかり，下の図④のようになる。図④で，斜線《しゃせん》部分の面積は，20－15.5＝4.5(cm^2)なので，□×□÷２＝4.5より，□×□＝4.5×２＝９＝３×３，□＝３とわかる。したがって，重なり始めてから，11－（４－３）＝10(cm)移動したときだから，２回目は，３＋10÷１＝13(秒後)と求められる。

図①

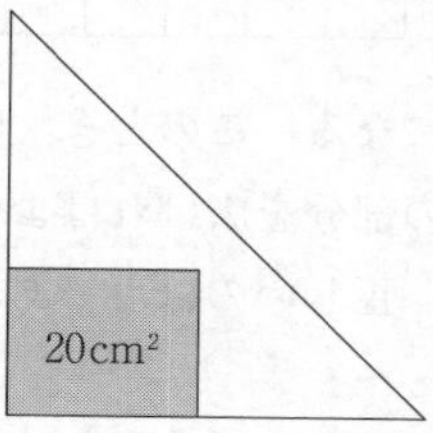

図②

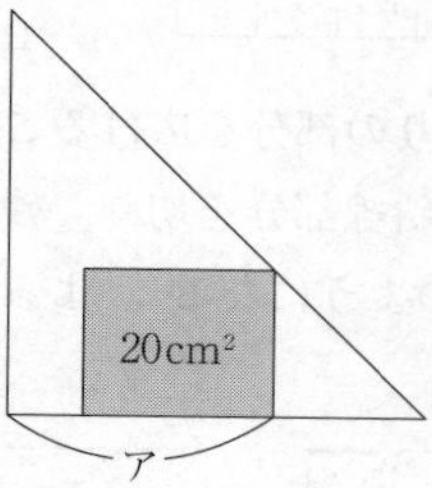

図③

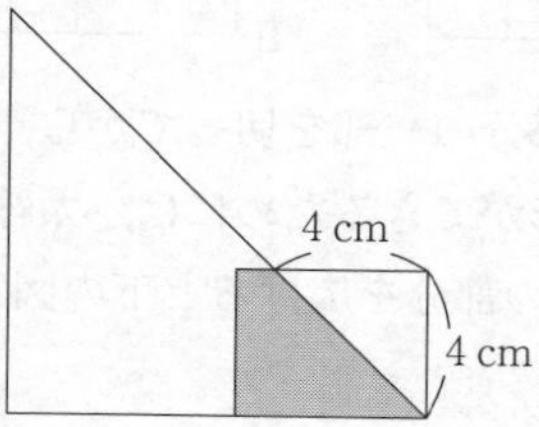

図④

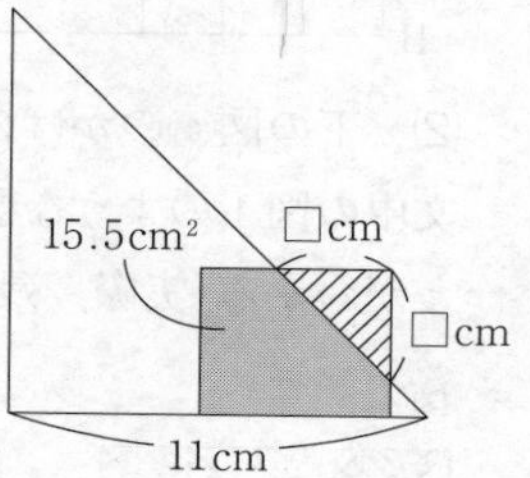

4　表とグラフ

ア　１組で最も通学時間の短い児童は10分以上15分未満であり，最も長い児童は25分以上30分未満だから，その差はどんなに長くても，30－10＝20(分)未満になる。よって，差が20分になることはありえないので，「正しくない」と言える。　**イ**　１組の人数は，13＋３＋４＋５＝25(人)だから，通学時間の長い方からかぞえて，(25＋１)÷２＝13(番目)の人の値が中央値になり，それは10分以上15分未満の階級の中にある。また，２組の人数は，３＋６＋13＋４＋２＝28(人)なので，長い方からかぞえて，28÷２＝14(番目)の人と15番目の人の平均が中央値になり，それは15分以上20分未満の階級の中にある。よって，どちらも最も度数が多い階級の中にあるから，「正しい」と言える。　**ウ**　１組，２組ともに20分以上25分未満の人数は４人であるが，全体の人数が異なるので，その割合は等しくない。よって，「正しくない」と言える。　**エ**　１組では10分以上15分未満の児童が13人，２組では15分以上20分未満の児童が13人いる。この13人がすべて同じ通学時間であることもありえるから，「正しいかどうかわからない」と言える。　**オ**　１組と２組を合わせた全体の人数は，25＋28＝53(人)である。また，10分以上20分未満の児童は，１組では，13＋３＝16(人)，２組では，６＋13＝19(人)なので，合わせると，16＋19＝35(人)になる。よって，10分以上20分未満の児童の割合は，35÷53×100＝66.0…(％)と求められる。これは65％以上だから，「正しい」と言える。　以上より，「正しくないもの」はアとウ，「正しいかどうかわからないもの」はエである。

5　平面図形，立体図形―構成，展開図

⑴　決定する部分をかき入れると，下の図①のようになる。もし，点対称《てんたいしょう》の中心が×印で表した（Ｅ，４）だったとすると，（Ｃ，４）と点対称の位置である（Ｇ，４）にも点があるはずである。ところが，このような点はないから，点対称の中心は（Ｅ，４）ではないことがわかる。同様に考えると，点対称の中心は（Ｄ，４）であり，下の図②のように，○の位置に点があることになる。これらはすべて条件に合い，これらを結ぶと下の図③のように点対称な図形ができる。よって，アにあてはま

る数は４である。

図①

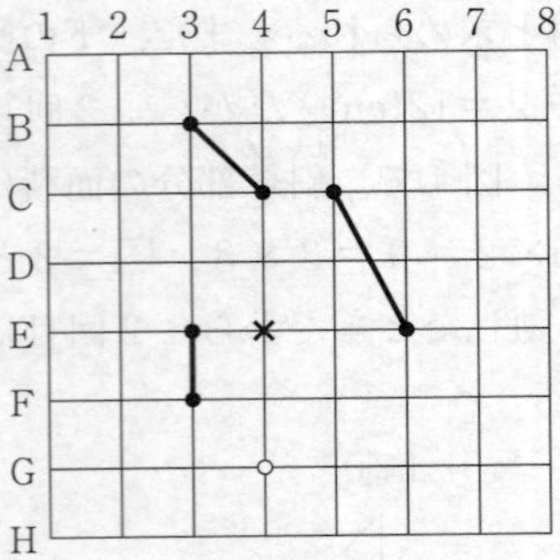

図②

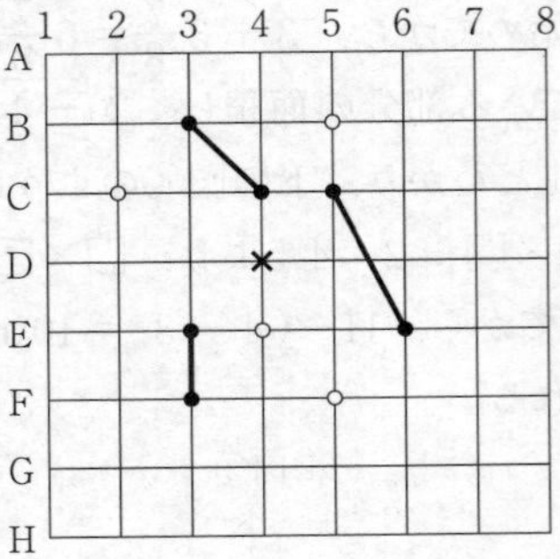

図③

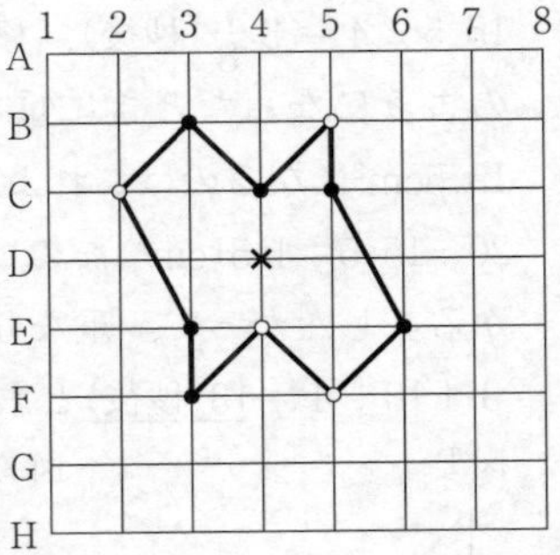

(2)　下の図④のかげの部分の一部を切ってから，残りの部分を広げることになる。このとき，問題文中の図１のような図形ができるためには，太線で斜線部分を切り，残りの部分を広げればよいことがわかる(実際，残りの部分を広げると下の図⑤のようになる)。よって，正しいのはウである。

図④

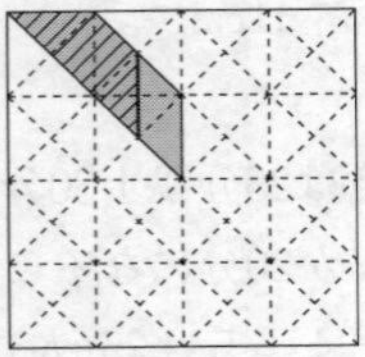

図⑤

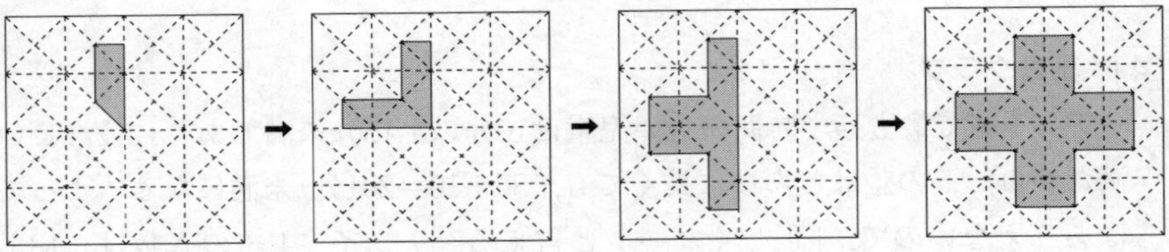

(3)　はじめに，下の図⑥のように，たろうさんから見た立方体の頂点に記号をつける(Dの真下はH)。すると，けんたさんは反対側から見ているので，けんたさんから見た立方体の頂点の記号は下の図⑦のようになる。次に，頂点の記号を下の図⑧の展開図に移す。このとき，最初に面ABCDを太線部分に決めると，それにともなって各頂点の記号が決まる。さらに，頂点の記号から模様の位置も図⑧のようになることがわかる。よって，正しいのはエである。

図⑥

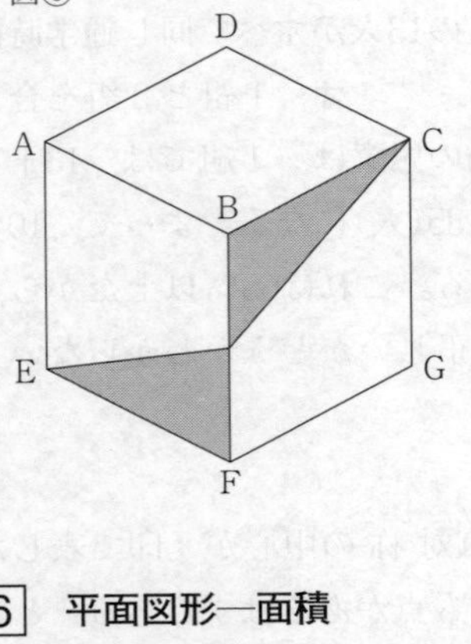

図⑦

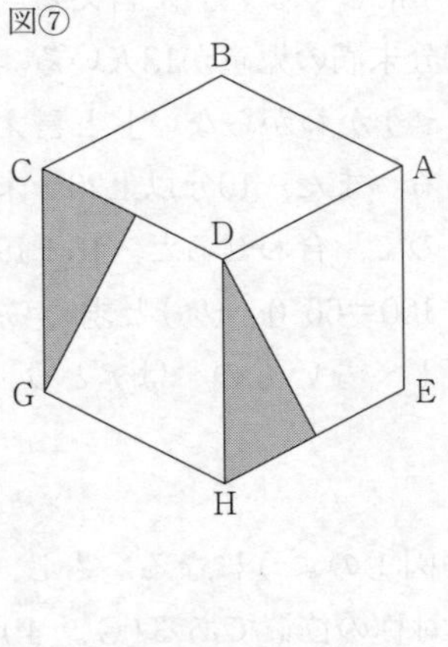

図⑧

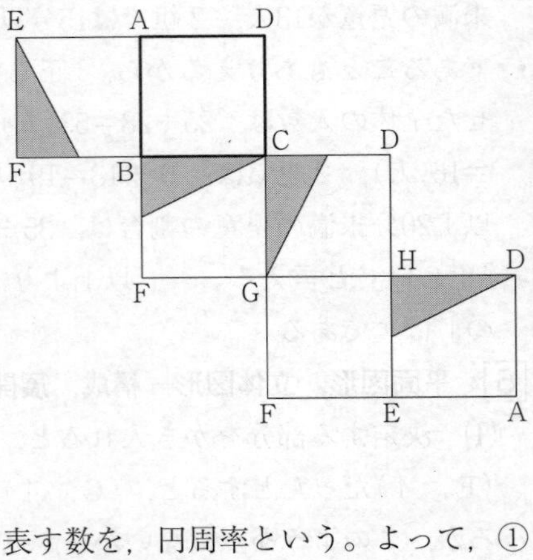

6　平面図形—面積

(1)　円周の長さが，円の直径の長さの何倍になっているかを表す数を，円周率という。よって，①にあてはまる言葉は「円周」，②にあてはまる言葉は「(円の)直径」である。

(2)　下の図Ⅰで，直線アと直線イが平行のとき，三角形ADEと三角形BDE，三角形CFGと三角形

BFGは，底辺と高さがそれぞれ等しいから，面積も等しくなる。よって，かげをつけた3つの三角形の面積の和は，三角形BDGの面積と等しくなる。同様に考えると，問題文中の図1について，[2]で並べた三角形の高さはすべて等しいので，[3]の三角形の面積と等しいと考えることができる。

図Ⅰ

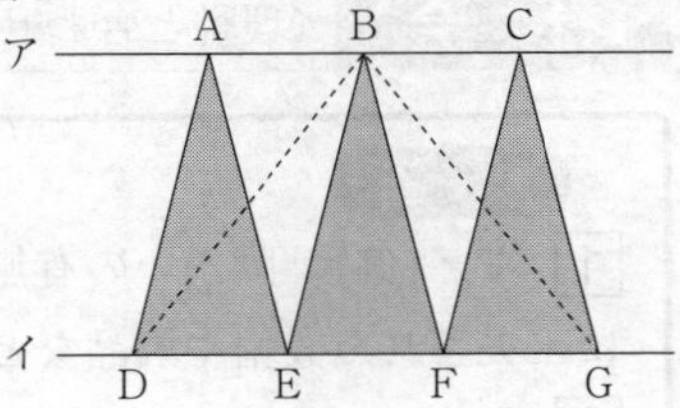

(3) 問題文中の図2について，[2]で並べた図形は，たての長さが円の半径と等しく，横の長さが円周の半分の長さに等しい長方形とみることができる。また，円周の長さの半分は，(直径)×(円周率)÷2＝(直径)÷2×(円周率)＝(半径)×(円周率)となるから，円の面積は，(半径)×(半径)×(円周率)で求めることができる。

(4) 右の図Ⅱで，1辺の長さが4 cmの正方形の面積は，4×4＝16(cm^2)である。また，太点線の正方形の面積はその半分だから，16÷2＝8(cm^2)とわかる。よって，円の半径を□cmとすると，□×□＝8となるので，円の面積は，□×□×3.14＝8×3.14＝25.12(cm^2)と求められる。したがって，色のついた部分の面積は，25.12－16＝9.12(cm^2)である。

図Ⅱ

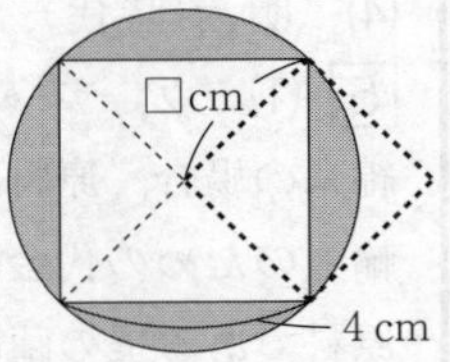

7 正比例と反比例，速さ，単位の計算，場合の数

(1) 37の国や地域が入場するのに約23分かかったから，1つあたりの国や地域が入場するのにかかる時間は，$23\div37=\frac{23}{37}$(分)になる。206の国や地域が入場するのにかかる時間はその206倍と考えることができるので，$\frac{23}{37}\times206$という計算で求めることができる。

(2) 水泳にかかった時間は，$(1.5\times1000)\div80=\frac{1500}{80}=18\frac{3}{4}$(分)であり，$60\times\frac{3}{4}=45$(秒)より，これは18分45秒となる。また，自転車にかかった時間は，$40\div37.5=\frac{16}{15}=1\frac{1}{15}$(時間)であり，$60\times\frac{1}{15}=4$(分)より，これは1時間4分となる。これらに各競技の間の時間を加えると，18分45秒＋41秒＋1時間4分＋34秒＝1時間22分120秒＝1時間24分となるから，長距離《きょり》走にかかった時間は，1時間57分20秒－1時間24分＝33分20秒と求められる。これは，60×33＋20＝2000(秒)なので，長距離走で走った速さは秒速，(10×1000)÷2000＝5(m)とわかる。

㋐	1つのグループから2チーム 2つのグループから3チーム
㋑	1つのグループから4チーム 2つのグループから2チーム

(3) 右の㋐，㋑の場合が考えられる。㋐の場合，2チーム選ばれる1つのグループの選び方が3通りある。また，1つのグループの中で，2チームの選び方は，$\frac{4\times3}{2\times1}=6$(通り)，3チームの選び方は4通りあるから，㋐の場合は全部で，3×(6×4×4)＝288(通り)と求められる。次に，㋑の場合，4チーム選ばれる1つのグループの選び方が3通りある。また，1つのグループの中で，4チームの選び方は1通り，2チームの選び方は6通りあるので，㋑の場合は全部で，3×(1×6×6)＝108(通り)となる。よって，全部で，288＋108＝396(通り)となる。

社 会 （理科と合わせて40分）＜満点：25点＞

解 答

1 キ／(例) 障がいの有無や年齢，国籍，性別などにかかわりなく，だれもが使いやすいように工夫された設備や製品などのデザイン　2 (1) ア　(2) 二毛作　(3) 下の図

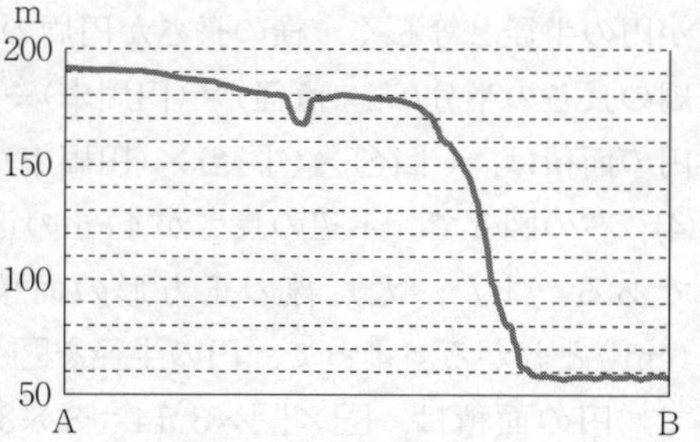

3 (1) イ　(2) (例) 同じ耕地で季節によって異なる種類の作物を栽培している場合などに表現しづらい　4 (1) **3番目…イ　5番目…カ**
(2) ウ　(3) (例) 東大寺の大仏／奈良(時代)
(4) 明治(時代)，大正(時代)，昭和(時代)
5 (1) ウ，ア→エ→イ　(2) イ　(3) (例) 綿糸の場合，原料の綿花は輸入に頼っていたので，輸入のための代金や経費がかかるが，生糸の場合，原料である蚕の繭は国内で自給できたから。　6 (1) (例) 残さずに食べる　(2) 災害
(3) C，果実　(4) (例) 地元でとれた農産物や水産物をできるだけ地元で販売・消費する取り組みなので，トラックなどを使って遠くまで輸送する必要がなく，地球温暖化の原因である二酸化炭素などの排出量を減らすことができる。　(5) イ，エ

解 説

1 現代社会で広く用いられる外来語についての問題

①は「トレーサビリティー」とよばれ，英語のトレース(追跡)とアビリティー(能力，可能性)を組み合わせた造語である。商品の生産から流通，販売までの経路を，最終的な商品からたどることができるシステムのことで，「追跡可能性」ともよばれる。特に食品については，異物混入や偽装《ぎそう》表示といった問題が生じた場合に，発生源の特定に不可欠であることから，重要視されている。②は「GPS《ジーピーエス》」とよばれ，「全地球測位システム」(グローバル・ポジショニング・システム)の略称である。人工衛星からの電波を受信することで正確な位置情報を割り出すしくみで，航空機や船舶《せんぱく》などのほか，自動車のカーナビ(カー・ナビゲーション・システム)や携帯《けいたい》電話など，幅《はば》広い分野で利用されるようになっている。③は「ハザードマップ」とよばれる。津波や洪水，土砂災害などの自然災害に備え，被害の発生が予想される地域や避難《ひなん》場所などの情報を示した地図で，多くの自治体によって作製されている。④は「ナフサ」とよばれる。原油は精製(沸点《ふってん》の違いを利用してさまざまな物質に分離させること)することで重油や軽油，ガソリン，石油ガスといった物質に分けられるが，ナフサもそうして得られる物質であり，プラスチックなど多くの石油製品の原料として利用される。⑤は「バイオマスエネルギー」のことで，動植物から得られる有機物(バイオマス)を利用したエネルギーを総称してバイオマスエネルギーという。大豆やとうもろこしなどを発酵《はっこう》させてエタノールを抽出《ちゅうしゅつ》するバイオエタノールがよく知られるが，間伐《かんばつ》材や木くずをそのまま燃料として使うことや，家畜のふん尿《にょう》を発酵させて得るメタンを燃料として使うことなど，さまざまな方法が開発されている。⑥は「マスメディア」のことで，「マス」は「大量」，「メディア」は「媒体《ばいたい》」を意味する。「情報を大量伝達する媒体」であるテレビ，ラジオ，新聞，雑誌などがあてはまり，

情報発信も容易にできるインターネットなどに対して，情報の伝達が「一方向的」であることも特色の一つである。以上のことから，キの「ユニバーサルデザイン」が余る。ユニバーサルデザインとは，障がいの有無や年齢，国籍，性別などに関係なく，だれでも使いやすいように工夫された設備や製品などの設計(デザイン)のことである。

2 東海地方の地理と地形図の読み取りについての問題

⑴ ①　山梨県の北東部を流れる笛吹《ふえふき》川と，同県の北西部を流れる釜無《かまなし》川が甲府盆地の南部で合流して富士川となり，静岡県を流れて駿河《するが》湾に注ぐ。なお，資料の地図には笛吹川は描かれていない。

②　大井川は赤石山脈の間ノ岳《あいのたけ》を水源とし，南流して駿河湾西部に注ぐ。

⑵　同じ耕地を利用して１年間に二種類の作物をつくる農業のやり方を二毛作という。一般には，春から秋にかけてイネを栽培し，秋から春にかけて麦や大豆，野菜などを栽培する方法が行われる。

⑶　解答用紙の地形図では，等高線が10mごとに引かれている。Ａ地点の標高は190m，Ｂ地点との中間付近にある三角点(△)の標高は179mなので，Ａ地点から三角点付近まではほぼ平たんで，非常にゆるやかに下っていることがわかる。三角点付近を通過すると台地のへりにあたる傾斜《けいしゃ》面に入り，標高60m前後まで下ると河川敷《じき》に出る。Ｂ地点の標高は55m前後である。作図のさいには，Ａ－Ｂ間を結ぶ線と等高線が交わるところをチェックして，そこから垂線《すいせん》を引き，それぞれの地点の標高に印をつけ，それらを結ぶとよい。

3 地図の活用法と地図記号についての問題

⑴「地図から読み取れる情報」と「現地での調査」の両方を活《い》かすようなテーマで行う地域調査なので，イがあてはまる。なお，アとエはおもに「現地での調査」をもとにした調査，ウは「地図から読み取れる情報」にもとづく調査である。

⑵　作物ごとに個別の記号を用いると，耕地の利用のようすがくわしくわかるが，二毛作のように同じ耕地で季節によって異なる種類の作物を栽培した場合，どのように表すかという問題が生じる。かりに両方の作物の記号を並べて表記すると，地図が非常に見づらくなる。また，野菜などは年によって栽培する作物が異なることがめずらしくないので，その場合も地図中に記号で表すことは難しくなる。

4 ピクトグラムを題材とした歴史の問題

⑴ アは前方後円墳と埴輪《はにわ》があることから，古墳時代と判断できる。馬が飼育されるようになったのもこの時代とされている。イは和同開珎《かいちん》と遣唐使船，鑑真《がんじん》像を表すと考えられるので，飛鳥～奈良時代と判断できる。ウはマスクがあり，ほかの２つは「ソーシャルディスタンス」と「ステイホーム」を表すと考えられるので，現代である。エは狩りをする人々と土偶《どぐう》なので縄文時代，オは長《なが》篠《しの》の戦いを表すと考えられるので戦国時代にあたる。カは「三種の神器《じんぎ》」とよばれた電気洗濯《せんたく》機，テレビ，電気冷蔵庫と，アメリカ軍による日本本土への空襲《くうしゅう》を表しているので，昭和時代である。したがって，エ→ア→イ→オ→カ→ウの順となる。

⑵　①は琵琶とそれを弾く琵琶法師を表すと考えられるので，平安時代から鎌倉時代にかけての時期にあたる。②はキリスト教が日本に伝えられたことを表していると考えられるので，戦国時代である。③は踏絵《ふみえ》(絵踏)を表しており，江戸時代にあたる。④の「卍」は，ここでは仏教を表すと考えられ，仏教は古墳時代に伝来した。また，参勤交代と，周囲の鎖《くさり》が鎖国を表すと考えられるａは江戸時代，第二次世界大戦を表すと考えられるｂは昭和時代，城と戦《いくさ》のようすが描かれている

ｃは戦国時代から安土桃山時代にかけて，金閣と足利義満，日明貿易で用いられた勘合《かんごう》(符)が描かれたｄは室町時代にあたる。したがって，正しい組み合わせはウとなる。

(3)　図中のピクトグラムを「稲作」ととらえると，稲作が広まったのは弥生時代のことなので，弥生土器や銅鐸《どうたく》，高床倉庫などを表すピクトグラムを追加すればよい。また，これを「田植え」ととらえると，それまでの直播《じかま》きに代わって田植えが広まるのは奈良時代のことなので，東大寺の大仏や正倉院などを加えればよい。

(4)　選挙に関するピクトグラムで，男性だけに選挙権が認められていた時代を表していると考えられる。国政選挙は1890年(明治23年)に始まったが，選挙権は長い間25歳以上の男子だけに認められていた。1945年(昭和20年)12月の衆議院議員選挙法の改正により，20歳以上のすべての男女に選挙権があたえられ，女性に初めて参政権が認められたから，あてはまる時代は明治・大正・昭和の三つになる。

5　明治時代の日本の社会についての問題

(1)　1872年に学制が出され，全国に小学校が設けられたが，授業料が保護者の負担だったことや，特に女子については「女性に教育は必要ない」という考え方が根強くあったこともあり，就学率はなかなか上がらなかった。しかし，1900年に授業料が免除されたこともあり，就学率は大幅に上昇していった。授業料の免除が可能になったのは，それまで府県や市町村の負担となっていた学校運営のための費用に，国庫からの補助が受けられるようになったことが大きく関係している。その背景には，1889年に発布された大日本帝国憲法により，衆議院と貴族院からなる帝国議会が開設されたことや，予算は内閣が作成し，議会による審議と承認を経て成立することが規定されたことで，教育のための予算が確保できるようになったことがある。したがって，ウがあてはまる。残る三つについて，アは1873年，イは1911年，エは1895年のできごとである。エの日清戦争の講和条約である下関条約では，多額の賠償《ばいしょう》金を清(中国)から獲得《かくとく》したが，その大部分は軍備の増強に用いられた。

(2)　ア　日露戦争は1904～05年のできごとで，1910年から1920年にかけて輸出額は約４倍に，綿糸の輸出額は３倍以上に増えている。なお，日本は第一次世界大戦(1914～18年)が起こったことをきっかけに，1915年から1918年にかけて大幅な輸出増となった。　イ　1910年以降，貿易赤字の年が続いているが，1915年には輸出額が輸入額を上回っている。また，1910年から1920年にかけて，生糸の輸出額は約３倍に増えている。　ウ，エ　1895年と1915年以外の年は，貿易赤字となっている。また，1910年から1920年にかけて輸出額は約４倍に増えている。

(3)　生糸の原料は蚕の繭《まゆ》で，国内に多くの養蚕農家があったことから，繭はすべて国内で自給できた。これに対して，綿糸の原料である綿花は江戸時代には国内でも栽培されていたが，江戸時代末期から明治時代初めに海外から安い綿織物が輸入されるようになると国内の綿織物産業は大きな打撃を受け，綿花もほとんど栽培されなくなった。その後は海外から輸入した綿花を使って綿糸がつくられるようになり，さらに綿織物もさかんに生産されるようになった。明治時代後期以降，綿糸と綿織物はともに日本の重要な輸出品となっていったが，原料の綿花はアメリカなどからの輸入に頼っており，輸入のための代金や経費などがかかったため，利益の大きい生糸を輸出するほうが重視されていたのである。

6 「食育」を題材にした問題

⑴ 「食育」とは，食に関する知識と食を選択《せんたく》する力を習得し，健全な食生活を実践《じっせん》することができる人間を育てることで，これを広めるため2021年には農林水産省が，12の食育目標をピクトグラムで示した「食育ピクトグラム」を発表した。資料であげられているのはそのうちの「2．朝ごはんを食べよう」，「3．バランスよく食べよう」，「6．手を洗おう」，「8．食べ残しをなくそう」，「9．産地を応援しよう」，「11．和食文化を伝えよう」である。ここでは「給食」や「環境を守ること」にかかわる内容なので，「残さずに食べる」といった，目標の8に関連する内容があてはまる。

⑵ ペットボトルと缶詰《かんづめ》を示した図のピクトグラムは「7．災害にそなえよう」を表しており，非常時に備えて水や食料を備蓄しておくことがよびかけられている。

⑶ 表中のAは大豆，Bは小麦，Cは果実，Dは野菜，Eは米である。近年，日本の食料自給率はカロリーベースで40％前後を推移しており，2019年度においては38％となっている。

⑷ 地産地消とは，地元でとれた農産物や水産物などをできるだけ地元で販売・消費しようとする取り組みである。農水産物などをトラックなどを使って遠くまで輸送する必要がないので，地球温暖化の原因である二酸化炭素などの排出量を減らすことができ，地球環境の保全に貢献《こうけん》することができる。

⑸ 法律の制定や改正を行う国の機関は国会なので，イとエがあてはまる。なお，ア，オ，キは内閣，ウは裁判所の権限で，カは天皇の国事行為である。

理　科　（社会と合わせて40分）＜満点：25点＞

解　答

1 ⑴ ① イ　② イ　⑵ ウ→ア→エ→イ　2 ⑴ ウ　⑵ イ，エ　3 ⑴ （例） びんの中に石灰水を入れてふる。　⑵ イ　4 ⑴ エ　⑵ ア　⑶ ④ 蒸発した水　⑤ 雨となって降る　5 ⑴ ① D　② E　③ 直列　⑵ ① ×　② ○　③ ○　⑶ B，F

解　説

1 季節と生物のようすについての問題

⑴ ① テントウムシのなかまは成虫で冬を越《こ》すものが多い。たとえば，ナミテントウなどは成虫が石の下や落ち葉の下などに多数集まってかたまりをつくり冬を越す。ナナホシテントウも成虫が落ち葉の下などにもぐって冬越しするが，あまり多くの個体は集まらず，集まったとしても数匹《ひき》程度である。　② アサガオは，花だんなどでは春の終わりごろに種をまき，初夏に花をつけ，夏の終わりごろには実をつけて，その後種子を残してかれる。アサガオの種子は，種子のまま冬を越し，春になると芽を出す。

⑵ 葉を落としたソメイヨシノは，新しい花や葉になる芽(冬芽)をつけたすがたで冬を越す。春になって暖かくなると，まず花だけをいっせいにさかせる。花は1週間〜10日ほどで散っていき，そのころに葉が出る。ソメイヨシノなどのサクラのなかまはふつう実をつけることは少ないが，実が

できる時期は５月から６月ごろである。夏の間は葉をいっぱいにつけたすがたで過ごし，やがて葉が紅葉して散っていく。

2 月の動きと見え方についての問題

(1)　図の月は三日月のような形をしている。三日月は日の入りのころに南西〜西南西の空に見えるので，月の入りは日の入りの２〜３時間ほど後になる。よって，４月15日が適する。

(2)　日の入りの時刻が17：50ごろになるのは，昼と夜の長さが同じくらいになる，春分（３月20日ごろ）や秋分（９月23日ごろ）のころと考えられる。また，日の入りのころ真南に見える月は，地球から見たとき，太陽から東に約90度離《はな》れた方位に見える半月（上げんの月）で，月の右側（西側）が明るくかがやいている。

3 ものの燃焼と気体の性質についての問題

(1)　ロウソクの火がすぐに消えたのはちっ素と二酸化炭素の入ったびんである。二酸化炭素には石灰水を白くにごらせる性質があるので，びんの中に石灰水を入れてよくふると，白くにごった方に二酸化炭素が入っているとわかる。

(2)　空気中には，ちっ素が約78％，酸素が約21％，二酸化炭素が約0.04％ふくまれている。密閉した容器内でロウソクが燃えると，容器内の酸素が減って二酸化炭素が増えるが，ロウソクの火が消えたときの酸素の割合は17％程度である。なお，ちっ素は燃えにくく変化しにくい気体なので，ロウソクが燃えてもその量は変わらない。

4 水溶液《すいようえき》の濃度《のうど》についての問題

(1)　ものが水にとけるとき，とけたものの粒《つぶ》は細かくなって水の粒と混ざり合う。とけたものはなくなるわけではないので，できた水溶液の重さは，水ととけたものとを合わせた重さに等しくなる。

(2)　海水（食塩水）などのように水にものがとけた水溶液が凍《こお》るときは，はじめに水だけが凍っていくので，海水中の水の量が減り，海水の濃度はしだいに高くなっていく。なお，ものがとけた水溶液自体が凍る温度は，水が凍る０℃よりも低い。

(3)　大西洋側よりも太平洋側の方の塩分濃度が低いのだから，大西洋側から太平洋側に水が運ばれることになる。すると，海面で蒸発して水蒸気となった水が，貿易風によって運ばれ，太平洋側で液体の水にもどり，雨となって降ると考えられる。

5 電流回路と電磁石についての問題

(1)　電磁石には，電流が流れる向きに右手で電磁石をにぎったようにしたときの親指の方向がＮ極になる性質がある。実験１では，図２の電磁石の右はしがＮ極になっているので，電流は，Ｄ→電磁石→Ａの向きに流れていることになる。よって，かん電池「あ」のＤは＋極，Ａは－極である。また，実験２では，電磁石についたクリップの数が実験１より増えているので，電磁石に流れる電流の大きさが大きくなっており，はるなさんはかん電池「あ」とかん電池「い」が直列つなぎになっていると考えている。電磁石の極のでき方は実験１と同じなので，電流はＢ→電磁石→Ａの向きに流れており，Ｂは＋極，Ｅは－極とわかる。ＡとＢを電磁石の導線でつないだとき，かん電池「あ」とかん電池「い」が直列につながるのは，かん電池「あ」の＋極であるＤとかん電池「い」の－極であるＥがつながる場合である。

(2)　①　たとえば２本目の導線がＢとＣにつながっているとき，電磁石の導線をＢとＣにつないでも電磁石には電流が流れず方位磁針は動かない。　②　電磁石の導線をＢとＣにつないだときに電磁石につくクリップの数が実験２と同じになる場合は，下の図Ⅰのように，かん電池「い」とかん電池「う」が直列つなぎになる場合，または，下の図Ⅱのように，かん電池「あ」とかん電池「い」が直列つなぎになる場合である。図Ⅰのときは，ＥとＦがつながっていて，Ｆが＋極，Ｃが－極となるので，電磁石に流れる電流の向きは実験１とは反対向きであり，方位磁針の向きも反対向きとなる。また，図Ⅱのときは，ＡとＣがつながっていて，電磁石からＣへもどってきた電流は導線を伝わってかん電池「あ」の方へ向かう。この場合も電磁石に流れる電流の向きは実験１と反対向きになっている。　③　電磁石の導線をＢとＣにつないだときに電磁石につくクリップの数が実験２よりも多くなるのは，下の図Ⅲのように，３つのかん電池がすべて直列につながる場合である。このときＡとＦがつながっていることになるので，電磁石に流れる電流の向きは実験１と反対になり，方位磁針の向きも反対になる。

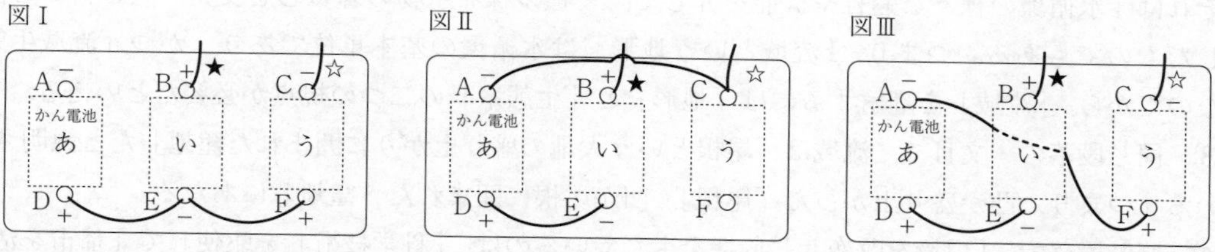

(3)　方位磁針の向きが実験１と同じなので，電磁石に流れる電流の向きが実験１と同じになっているとわかる。したがって，電流が導線☆から電磁石を通って導線★に流れ，電磁石からもどってくる電流がかん電池「い」を流れずかん電池「う」のＦにもどる回路になっていればよい。よって，ＢとＦが導線でつながっていることになる。なお，このとき，かん電池「う」のＣは＋極，Ｆは－極になっている。

国語　(40分)　＜満点：50点＞

解答

一　(1)　エ　(2)　1　地形　2　生態系　(3)　凸…尾根　凹…窪地　(4)　森林を〜てきた　(5)　イ　(6)　ウ　(7)　下記を参照のこと。　二　(1)　a　ア　b　エ　(2)　Ⅰ　イ　Ⅱ　ア　Ⅲ　エ　Ⅳ　ウ　(3)　ウ　(4)　ア　(5)　1　言いよどんで唇を閉じた(。)　2　すぐには返事がなかった(。)　(6)　(i)　イ　(ii)　だけど急か　(7)　ウ，オ　(8)　エ

●漢字の書き取り

一　(7)　Ⅰ　縮　Ⅱ　筆頭

解説

一　**出典は岸由二《きしゆうじ》の『生きのびるための流域思考』による。**雨水を川に変える「流域」について，どのような視点で理解すべきかを述べたうえで，危機的な地球環境《かんきょう》には「流域」の思考が必要だと語っている。

⑴　続く部分で述べられた，地球における水の「循環《じゅんかん》劇」に注目する。太陽の熱を受けて海から蒸発した水は雲になり，冷やされることで雨や雪として大地に降り注ぐ。その後，地中深くに浸透《しんとう》した水は地下で水塊《すいかい》を形成する一方，地表や浅い地中を流れる水は小川を形成し，やがて大きな川となって海に注がれ，また太陽の熱を受けて蒸発する。このように，地球では「壮大《そうだい》な水循環」が繰《く》り広げられている。この循環劇のなかで，「流域という地形」が「地上へと降り注いだ雨や雪の水を集め，川や水系の流れに変換《へんかん》し，河口に運ぶ」という重大な役割を果たしていることを，筆者は「マジック」と表現しているのだから，エがふさわしい。

⑵　同じ段落で，「流域とは，雨の水を川に変換する大地の構造」をいうが，さらに踏《ふ》みこむためには「二つの視点」を重ねて理解することが必要だと述べられている。「地形」という面からみれば，「流域」は「雨の水を水系に集める尾根《おね》に囲まれた大地の窪地《くぼち》」だが，より具体的に考えれば，それは「水循環の様々な過程や機能を介《かい》して，多種多様な生物の暮らしを支え，人の営みと関係」したものでもある。つまり，「流域という地形」は水循環の基本単位であり，かつ「流域生態系」なのだから，「流域」を理解するには「地形」と「生態系」の二つの視点が必要だといえる。

⑶　同じ段落の一文目で，流域は「尾根という大地の盛り上がりに囲まれた窪地」だと説明されている。つまり，凸が盛り上がった「尾根」，凹が尾根に囲まれた「窪地」にあたる。

⑷　同じ段落で，「環境を改変」し危機を生んでいるのは，「科学技術」を駆使《くし》して「都市を活動のエンジン」とした「産業文明」だと述べられている。具体的にはそれは，「莫大《ばくだい》なエネルギーを消費し，壮大な規模で環境を改変し，大量生産，大量消費を続ける」人類の活動にあたる。このことは，Ⅱの第二段落で「森林を大伐採《ばっさい》し，膨大《ぼうだい》な量の化石燃料を使用し，大量の炭酸ガスを生命圏《けん》に放出し続けてきた」と具体的に説明されている。

⑸　Ⅱの文章では，危機を迎《むか》えた地球環境に対し，産業文明を捨てて生命圏に溶《と》けこむ脱《だつ》科学の道を歩むか，あるいは宇宙にも生命圏を広げるため科学技術の強化を進めるか，という二つの対処法が例としてあげられているが，いずれにも反対する筆者は「暮らしの地図」に「流域思考」を取り入れることを提案している。なぜなら，豪雨《ごうう》などの災害をもたらす水循環の攪乱《かくらん》は，「行政的」な地図にもとづく人間活動によるもので，そこに「流域という地形，生態系を単位とする『流域地図』」を組みこめば適応できるからである。よって，イが選べる。

⑹　ア，イ　Ⅰの文章は環境保護や水資源の観点ではなく，水循環における流域の働きという観点から述べられている。　エ　Ⅱの文章では，筆者は脱科学にも科学技術の強化にも賛同していない。

⑺　Ⅰ　音読みは「シュク」で，「短縮」などの熟語がある。　Ⅱ　「筆頭」は，ある部類における第一番の位置。

二　出典は眞島《ましま》めいりの『夏のカルテット』による。図書委員会の当番を一緒《いっしょ》に担当している四人で，夏休みの自由課題にオリジナルの歌をつくろうという話になり，参加をためらっていた幹《みき》のピアノの演奏を聞く場面である。

⑴　**a**　「あわあわ」は，どうすればよいかわからずうろたえるようす。　**b**　「あらたまる」は，“きちんとした態度を取る”という意味。

⑵　Ⅰ　鯨井《くじらい》さんと見つめ合った後，幹は迷いが晴れたかのように「真剣《しんけん》なまなざしでピアノに向き合った」のだから，鯨井さんは幹の「背中」を押《お》すような何かを視線で伝えたものと想像でき

る。よって，イが合う。なお，「背中を押す」は，“迷っている人の決断をうながす”という意味。　Ⅱ 「とん，とん，とん，とんと一定のリズム」で奏《かな》でられた音をたとえているので，「階段を降りるみたいなイントロ」とするのがよい。なお，「イントロ」は，音楽の序奏《じょそう》，導入部。　Ⅲ 「かぼそい」が「きれいな声」で，幹は「一音一音」歌ったのだから，エの「優《やさ》しく話しかける」があてはまる。　Ⅳ 楽器を弾《ひ》きながら歌う幹や佐々矢《ささや》の能力に感心した「俺《おれ》」は，「いちいち頭で考えてたらとても間に合わない」だろうと感じている。つまり，「指と口がそれぞれ音符《おんぷ》を記憶《きおく》してる」のではないかと思ったのである。

(3) 《少年時代》の曲に合わせて「ゆったりと，ていねいに～どこかさみしそうな雰囲気《ふんいき》」で歌う鯨井さんと，彼女《かのじょ》の「歌い方に合わせて，演奏するスピードや強弱を調節」する幹のようすを見て，「俺」は二人が「音楽を共有してる」と気づいた点に注目する。続く部分で，偶然《ぐうぜん》とはいえ一度「つながりが切れてしまった」幹とまた過ごせることを鯨井さんは喜んでいたのではないかと「俺」が推測しているように，二人の間には強い「絆《きずな》」があるのだから，ウがふさわしい。

(4) 「俺」は，幹と鯨井さんが音楽を「共有」し「楽し」んでいる雰囲気を感じ，周囲の物音まで「すべてが溶け合ってひとつになって，ついに終わりを迎《むか》えて，ふわっとはじける」演奏に聞き入っていた。つまり，「ぶらぼー」という佐々矢の声に引き戻《もど》されるまで，音楽の余韻《よいん》にひたっていたのだから，アが合う。

(5) 「ためらう」は，“決められずにあれこれ迷う”という意味。「ただ，目をそらす」という部分から「まばたき以外の動きを止めてしまっている」の部分までで，話しにくそうにしているのは，順に「言いよどんで唇《くちびる》を閉じた」と「すぐには返事がなかった」の二か所である。

(6) (i) 幹に対して鯨井さんは，誰《だれ》にからかわれたのか「名前教えて」とせまっている。(3)でも検討したように，鯨井さんは「いったんはつながりが切れてしまった」音楽仲間の幹と音楽活動ができるのを喜んでいた。つまり，鯨井さんの怒《いか》りは，仲間を大切に思う気持ちから生じたもので，幹をからかう相手が許せないという思いである。それを率直《そっちょく》に表したのだから，イが合う。　(ii) 「幹のことばにしっかりと耳を傾《かたむ》け」ている部分としては，「だけど急《せ》かそうとはしないで，友だちが話し出すのをじっと待っている」ところが合う。

(7) (4)でもみたように，幹と鯨井さんの音楽が終わったとき，真っ先に拍手《はくしゅ》して「ぶらぼー」と声を上げたのが佐々矢だから，オが合う。また，からかってくる相手の名前について，鯨井さんから問い詰められて困っている幹に「今日来てくれたのは，なんで？」と聞き，「いきなり話題を変えた」のも佐々矢である。よって，ウもふさわしい。

(8) 周囲の情景として描《えが》かれているのは，公園で聞こえてくる物音や音声だけである。それは，幹と鯨井さんの音楽に「溶け合ってひとつになって」おり，「登場人物の気持ちの変化」を表してはいないので，エが正しくない。

Dr.福井の
入試に勝つ！脳とからだのウルトラ科学

寝る直前の30分が勝負！

みんなは，寝る前の30分間をどうやって過ごしているかな？　おそらく，その日の勉強が終わって，くつろいでいることだろう。たとえばテレビを見たりゲームをしたり――。ところが，脳の働きから見ると，それは効率的な勉強方法ではないんだ！

実は，キミたちが眠っている間に，脳は強力な接着剤を使って海馬《かいば》(脳の，知識をためる倉庫みたいな部分)に知識をくっつけているんだ。忘れないようにするためにね。もちろん，昼間に覚えたことも少しくっつけるが，やはり夜――それも“寝る前”に覚えたことを海馬にたくさんくっつける。寝ている間は外からの情報が入ってこないので，それだけ覚えたことが定着しやすい。

もうわかるね。寝る前の30分間は，とにかく勉強しまくること！　そうすれば，効率よく覚えられて，知識量がグーンと増えるってわけ。

では，その30分間に何を勉強すべきか？　気をつけたいのは，初めて取り組む問題はダメだし，予習もダメ。そんなことをしても，たった30分間ではたいした量は覚えられない。

寝る前の30分間は，とにかく「復習」だ。ベストなのは，少し忘れかかったところを復習すること。たとえば，前日の勉強でなかなか解けなかった問題や，１週間前に勉強したところとかね。一度勉強したところだから，短い時間で多くのことをスムーズに覚えられる。そして，30分間の勉強が終わったら，さっさとふとんに入ろう！

ちなみに，寝る前に覚えると忘れにくいことを初めて発表したのは，アメリカのジェンキンスとダレンバッハという２人の学者だ。

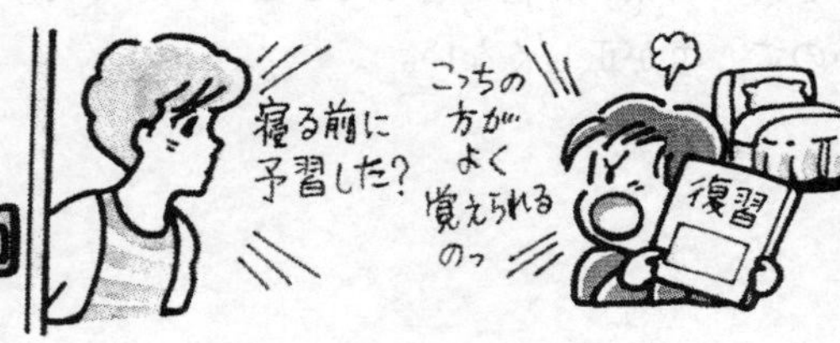
寝る前に
予習した？
こっちの
方が
よく
覚えられる
のっ
復習

Dr.福井(福井《ふくい》一成《かずしげ》)…医学博士。開成中・高から東大・文Ⅱに入学後，再受験して翌年東大・理Ⅲに合格。同大医学部卒。さまざまな勉強法や脳科学に関する著書多数。

Memo

Memo

2021年度　筑波大学附属中学校

〔電　話〕（03）3945－３２３１
〔所在地〕〒112-0012　東京都文京区大塚１－９－１
〔交　通〕東京メトロ丸ノ内線－「茗荷谷駅」より徒歩10分
東京メトロ有楽町線－「護国寺駅」より徒歩７分

【算　数】（40分）〈満点：50点〉

（注意）　定規，コンパス，分度器などは机《つくえ》の上に出してはいけません。えんぴつまたはシャープペンシル，消しゴムだけを机の上に出しなさい。

1　次の各問いに答えなさい。

(1)　$\frac{14}{15}\times 0.325+\frac{14}{15}\times 0.425+\frac{7}{15}\times 1.5$　を計算しなさい。

(2)　$5\times\frac{35}{71}-2\frac{1}{3}\div 142-1\frac{1}{6}$　を計算しなさい。

(3)　３つの数A，B，13がある。AとBと13の平均が，AとBの平均より２大きいとき，AとBの平均を求めなさい。

(4)　A，B，Cの３つのコップがあります。Aのコップいっぱいに入っている水を，空のBのコップに移すと，Aのコップの水の60％を移すことができます。Bのコップいっぱいに入っている水を，空のCのコップに移すと，Cのコップの80％を満たすことができます。このとき，Cのコップいっぱいに入れた水を，空のAのコップに移すと，Aのコップの何％を満たすことができますか。

(5)　一組の三角定規を図のように重ねます。このとき，㋐の角度を求めなさい。

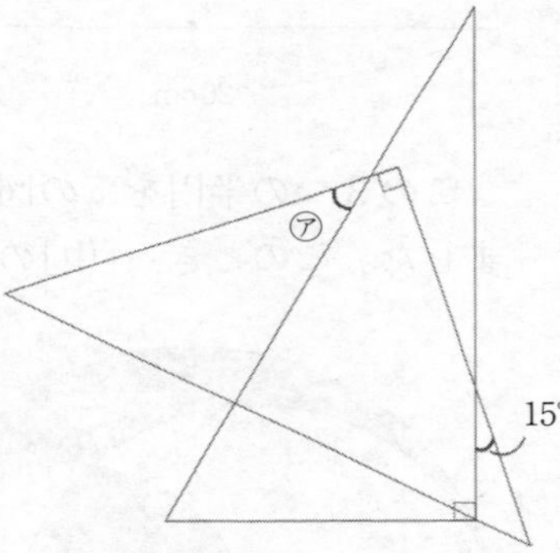

(6)　100万分の１の縮尺《しゅくしゃく》でかかれた地図があります。この地図上で，６cmの距離《きょり》を時速800kmの飛行機で飛ぶとき，何分何秒かかりますか。

(7)　$\frac{3}{7}$を小数で表すと0.42857142…となります。小数第１位の数から小数第５位の数までたすと，その合計は４＋２＋８＋５＋７＝26となります。では，$\frac{3}{13}$を小数で表したとき，小数第１位の数から小数第何位の数までたすと，はじめて100より大きくなりますか。

(8)　下の図のように，ア，イ，ウ，エの４つの電球があり，スイッチを入れるとすべての電球が同時に点灯します。その色は，赤→黄→緑→青→消える→赤→…の順に変わっていき，それぞれの色が光っている時間と，消えている時間は一定です。また，赤が点灯してから再び赤が点灯するまでの時間は，**表１**のようになることがわかっています。このとき，スイッチを入れて電球が点灯してからはじめてすべての電球が消えた状態になるのは，スイッチを入れてから何秒後ですか。

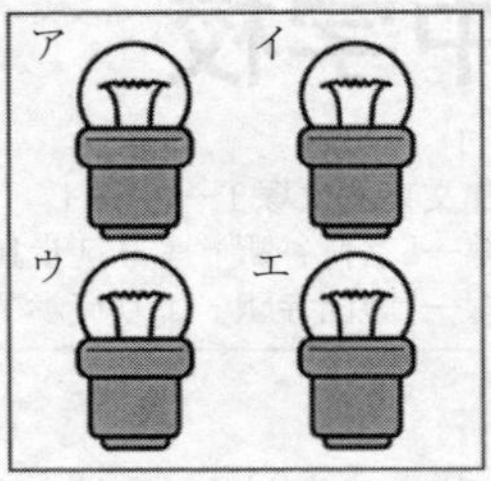

表１

電球	時間
ア	２秒
イ	５秒
ウ	６秒
エ	10秒

2　次のような［大］，［中］，［小］の３つの半円があります。

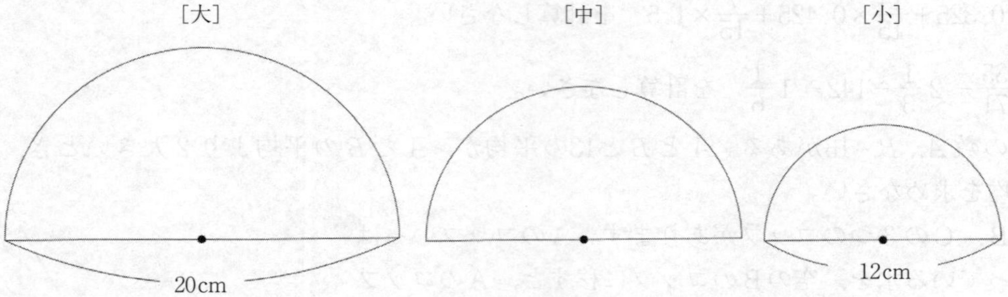

この３つの半円を下の図のように重ねたとき，色をつけた㋐と㋑の部分の面積が等しくなりました。このとき，［中］の半円の面積を求めなさい。ただし，円周率は3.14とします。

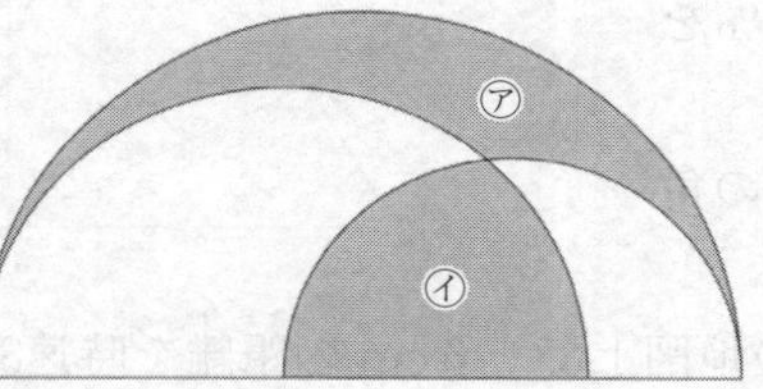

3　右の図のように，ふたのない直方体の形をした容器の中に，縦《たて》，横，高さがそれぞれ容器の$\frac{2}{3}$である直方体を入れました。

この容器に水を一定の割合《わりあい》で入れ，いっぱいになったところで水を止めました。入れ始めてからの時間と水面の高さの関係が下のグラフになるとき，㋐にあてはまる数を求めなさい。

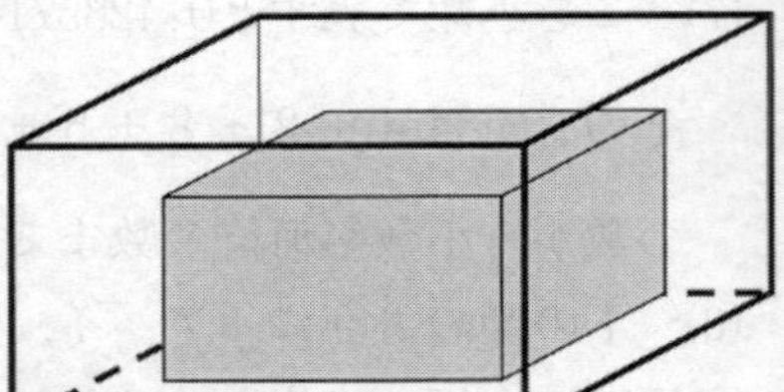

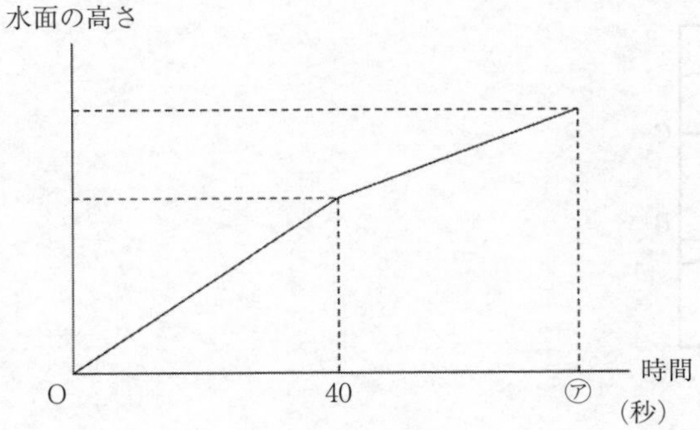

4　次の各問いに答えなさい。

(1)　正方形を縦，横にすき間なくならべて長方形をつくり対角線をひき，その対角線が通る正方形の数を調べます。例えば，右の図のように，正方形を縦に２個，横に３個ならべて長方形をつくり対角線をひくと，対角線は４つの正方形を通っていることが分かります。

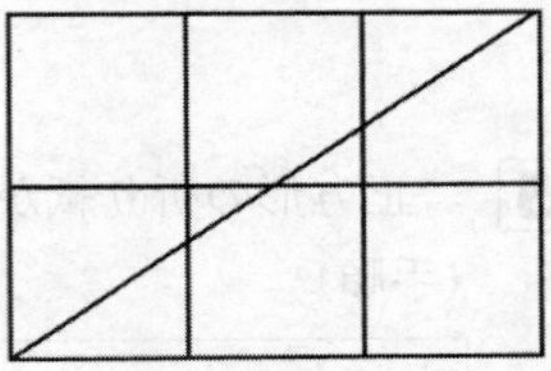

　では，縦に正方形を45個，横に正方形を75個ならべて長方形をつくり対角線をひいたとき，対角線はいくつの正方形を通りますか。

(2)　立方体 ABCD-EFGH があります。立方体の頂点《ちょうてん》Aから，辺 BF，辺 CG，辺 DH の順に通り，頂点Ｅまでを最も短い線で結びました。このとき，この線が書かれた立方体を表す展開《てんかい》図を，後の**ア**～**オ**の中から選びなさい。

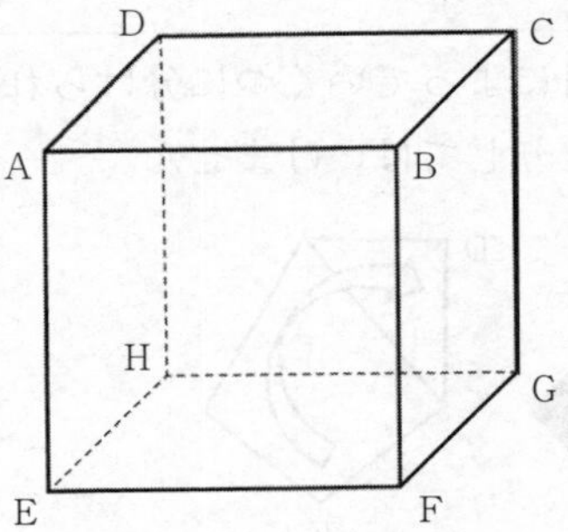

ア

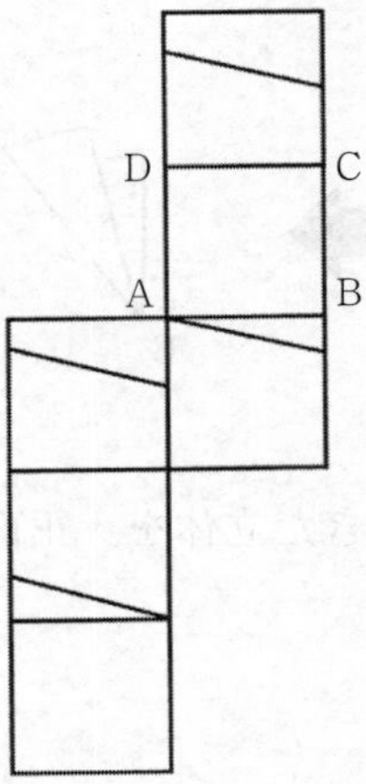

イ

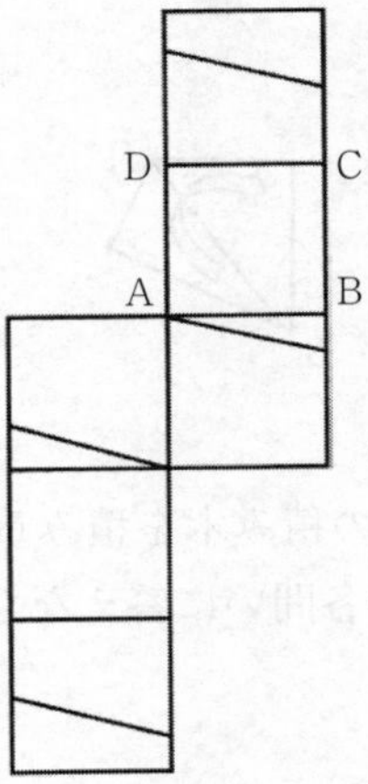

ウ

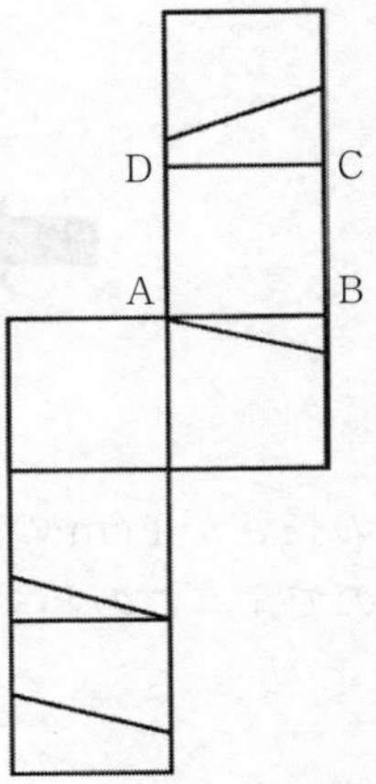

エ

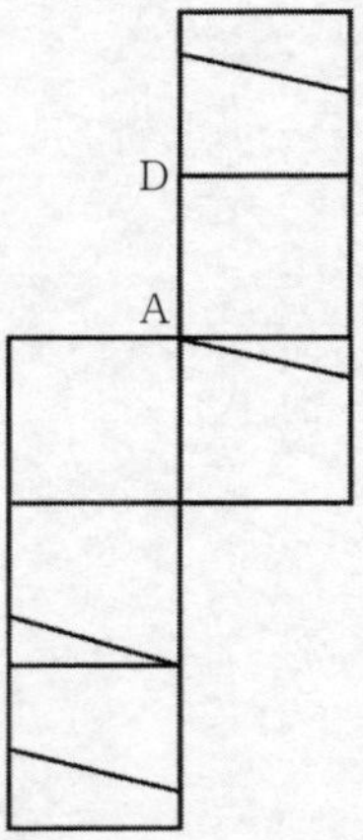

オ

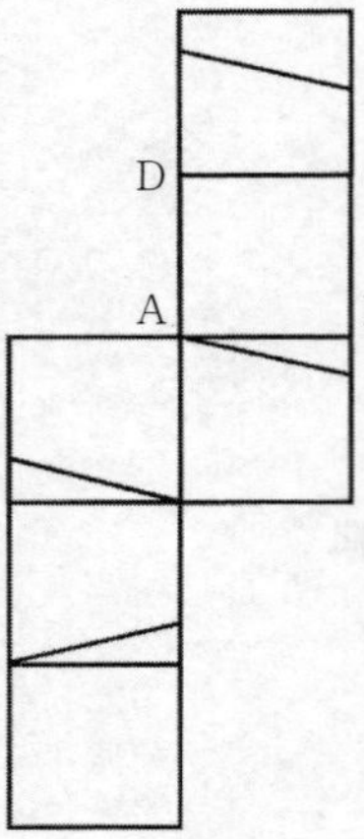

5　正方形の折り紙があります。この折り紙を次の手順で折っていきます。

（手順）

①　頂点A，頂点Bが頂点D，頂点Cにそれぞれ重なるように半分に折り，長方形DEFCをつくる。 ②　頂点Cを頂点Eに重なるように折る。 ③　頂点Fを頂点Dに重なるように折る。 ④　対角線GHで折る。

この折り紙をもとの大きさまで広げたとき，折り紙は折り目によっていくつに分けられていますか。ただし，問題用紙や解答用紙を折ったり，切り取ったりしてはいけません。

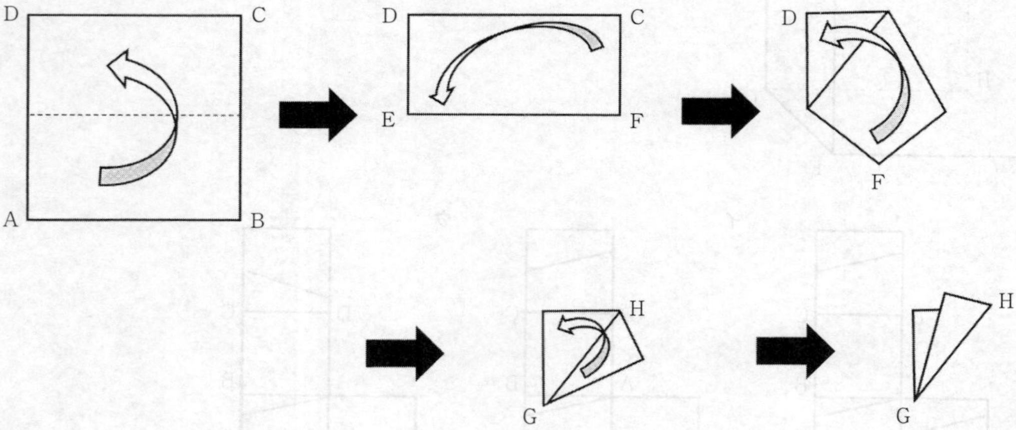

6　次の図は，１辺の長さが１cmの立方体の積み木を積み重ねてできた立体を，正面，真上，右真横から見たものです。このとき，次の各問いに答えなさい。

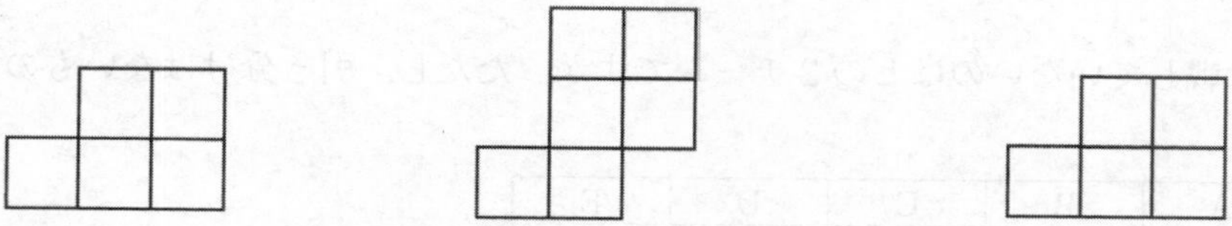

正面　　　　真上　　　　右真横

(1)　正面，真上，右真横からこのように見える立体は，立方体を積み重ねて何種類かつくることができます。全部で何種類つくることができますか。

(2)　立方体の個数を最も多く使ってこの立体をつくるとき，その立体の表面積は何cm^2ですか。

7　けんたさんの小学校では，サッカー大会を開催《かいさい》することにしました。どのチームも違《ちが》うチームと１回ずつ試合をするリーグ戦を行い，次の**ルール**にしたがって優勝《ゆうしょう》チームを決めます。

ルール

・試合に勝つと「３点」，引き分けだと「１点」，負けると「０点」の勝ち点がもらえる。
・勝ち点の合計が最も多いチームを優勝とする。

例えば，A，B，C，Dの４チームで大会を行い，次のような勝敗表になったとき，優勝チームは勝ち点９のCチームで，各チームの勝ち点の合計は大きい方から順に（９，６，３，０）となります。

	A	B	C	D	勝ち点
A		○	×	○	6
B	×		×	○	3
C	○	○		○	9
D	×	×	×		0

(1)　４チームでサッカー大会を行う場合を考えます。３勝０敗のチームがあったとき，勝ち点の合計の組み合わせとして考えられるものは全部で何通りありますか。

(2)　５チームでサッカー大会を行う場合を考えます。試合結果は次のような勝敗表になり，Bチームが優勝したことが分かります。

	A	B	C	D	E	勝ち点
A		×	×	○	○	6
B	○		×	○	○	9
C	○	○		△	△	8
D	×	×	△		×	1
E	×	×	△	○		4

一方で，優勝したBチームは１敗，準優勝したCチームは０敗ですので，負けないチームが最も強いという考え方もあります。負けた場合の勝ち点を０点のままとして，勝った場合と引き分けた場合にもらえる勝ち点をもとの**ルール**から変更《へんこう》すると，BチームとCチームが同じ勝ち点になり，両チーム同時優勝になります。勝ち点についてどのように**ルール**を変更すると，BチームとCチームが同時優勝になりますか。

(3)　５チームでサッカー大会を行う場合を考えます。次の表は，大会途中《とちゅう》の各チームの勝敗数を表したものです。

Dチームがまだ対戦していないのはどの2チームですか。ただし，引き分けはないものとします。

	A	B	C	D	E
勝った試合数	1	0	4	0	2
負けた試合数	1	3	0	2	1

8　けんたさんの小学校の図書委員会では，「秋の読書月間」という活動の中で，6年1組と2組の児童66人（男子32人，女子34人）に対して，好きな本のジャンルのアンケートを実施《じっし》し，児童の読書量を調べました。次の文章を読んで，下の問いに答えなさい。

図書委員会アンケート

> **質問1**　あなたの好きな本のジャンルは何ですか？　「推理《すいり》」，「ファンタジー」，「歴史」，「科学」，「文学」，「スポーツ」，「その他」の中から1つ選んでください。
>
> **質問2**　秋の読書月間の期間中に学校の図書室から借りた本は何冊《さつ》ですか。

図書委員会のメンバーが，アンケートの集計結果について話し合いをしています。

けんたさん：**質問1**のアンケート結果を集計して**グラフ**のようにまとめてみたよ。

みさきさん：「推理」が最も人気があるジャンルだね。

ゆうとさん：「ファンタジー」と「文学」は特に女子の人気が高かったよ。

さくらさん：**質問2**について，1組と2組の集計結果を，図書室から借りた本の冊数が少ない順にまとめてみたよ。

けんたさん：詳《くわ》しく調べるために冊数を区切って，度数分布表にまとめたよ。1組と2組の柱状グラフをそれぞれかくと，1組と2組の傾向《けいこう》が比べられるね。

みさきさん：1組と2組ではどちらの方が多く本を読んだのかな。

ゆうとさん：借りた本の冊数の合計や平均の冊数を調べればいいと思うよ。

さくらさん：借りた本の冊数の合計は1組が308冊，2組が335冊だから，2組の生徒の方がたくさん本を読んだことになるね。

みさきさん：本当に2組の児童の方が読書をしていると言い切れるかな。

グラフ　6年生の好きな本のジャンル調べ

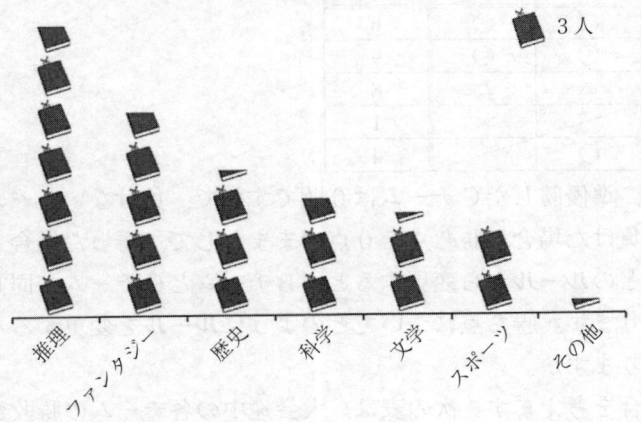

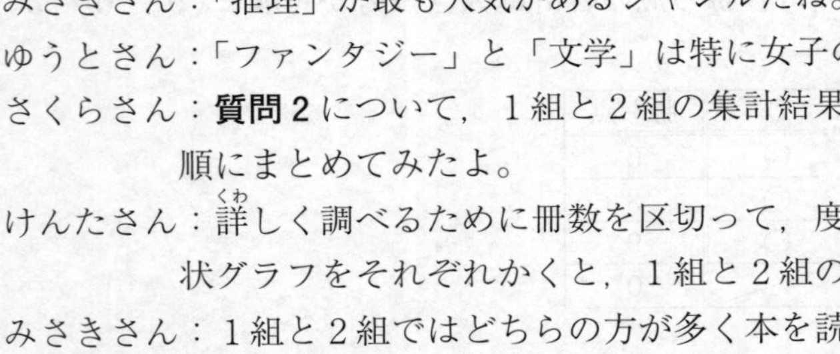

集計結果：１組の児童が借りた本の冊数

1，2，2，3，4，4，5，6，6，6，6，7，8，9，9，10,10,11,11,11,11,12,13,13,13,14,15,16,17,17,18,18

集計結果：２組の児童が借りた本の冊数

2，2，2，2，4，5，5，5，5，5，5，5，5，8，8，8，8，8，8，8，10,11,11,11,11,13,14,14,17,23,23,23,23,23

度数分布表：１組と２組の児童が借りた本の冊数

冊数(冊) 以上　未満	６年１組 度数(人)	６年２組 度数(人)
0～3		4
3～6		9
6～9		7
9～12		5
12～15		3
15～18		1
18～21		0
21～24		5
計		34

６年１組の柱状グラフ

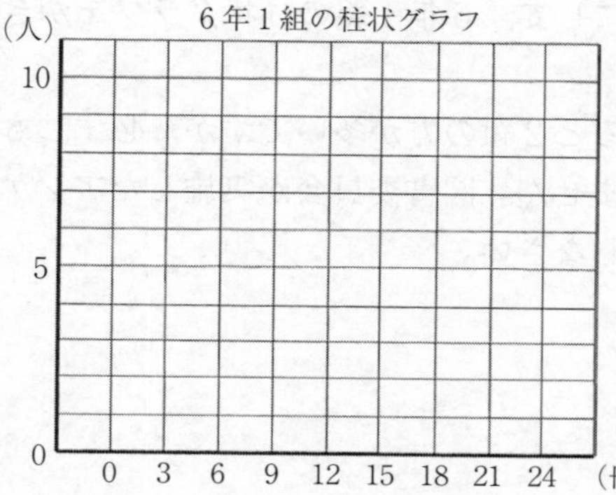

６年２組の柱状グラフ

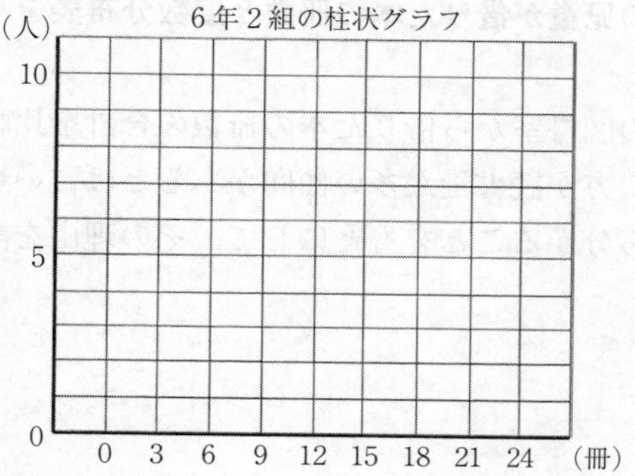

(1)「**グラフ　６年生の好きな本のジャンル調べ**」から読み取れるものとして，**ア～オ**の中からあてはまるものを**すべて**選びなさい。

ア　学年の半数以上の児童が「推理」または「ファンタジー」が好きと答えている。

イ　女子が最も好きなジャンルは「ファンタジー」である。

ウ「科学」が最も好きと答えた児童は，学年全体の１割《わり》未満である。

エ「歴史」が好きと答えた男女の割合は２：１である。

オ「ファンタジー」が好きと答えた人数は「文学」が好きと答えた生徒の２倍である。

(2) 図書委員会は，男子と女子で好きな本のジャンルが似ているかどうかを調べるために，アンケート結果を男女別に集計し直し，グラフで比較《ひかく》することにしました。比較をするために最も適切なグラフはどれですか。**ア～エ**の中から選び，選んだ理由も答えなさい。

ア

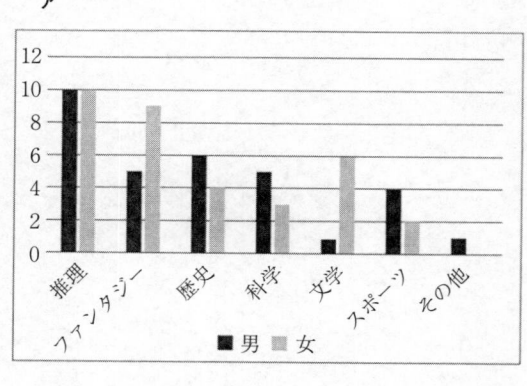

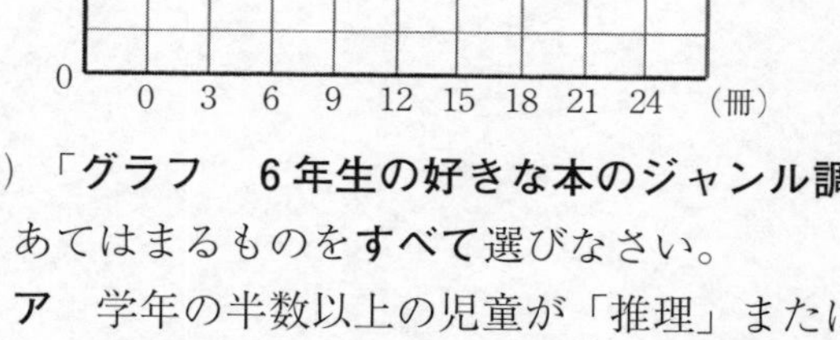

イ

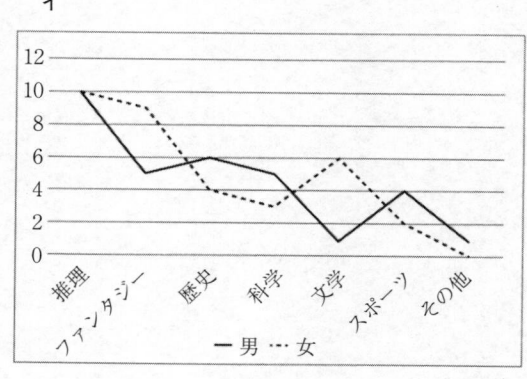

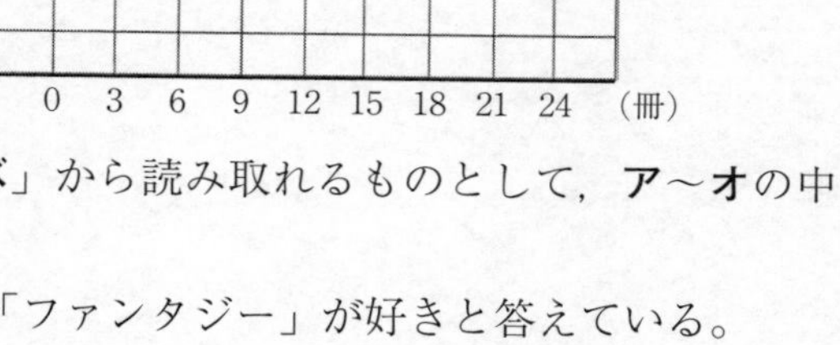

ウ

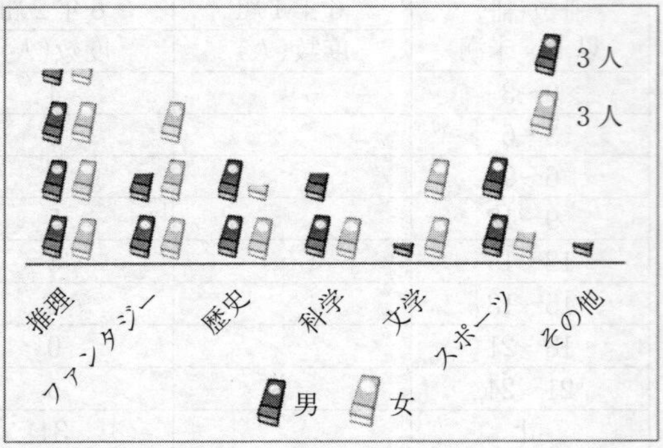

エ

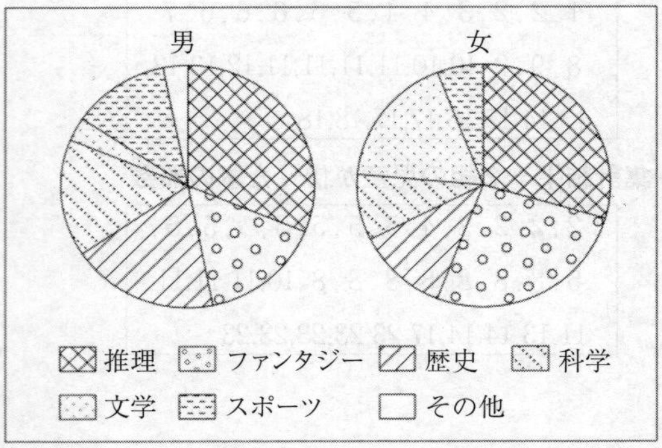

(3)　**1組の児童が借りた本の冊数**と**度数分布表**をもとにして，６年１組の柱状グラフをかきなさい。

(4)　学校の図書室から借りた本の冊数の合計を比較すると２組の方が多いですが，必ずしも２組の児童の方が読書量が多い傾向があるとは言い切れません。図書委員会が実施したアンケート結果から分かることをもとにして，その理由を説明しなさい。

【社　会】（理科と合わせて40分）〈満点：25点〉

1　次の地図は関東地方とその周辺の河川《かせん》の流れを示したものです。河川が少ないため広い範囲《はんい》で白く見えている内陸の地域《ちいき》の地名を１つ挙げなさい。また，下の模式《もしき》図を参考にして，その地域で河川が流れていない理由を簡単《かんたん》に説明しなさい。

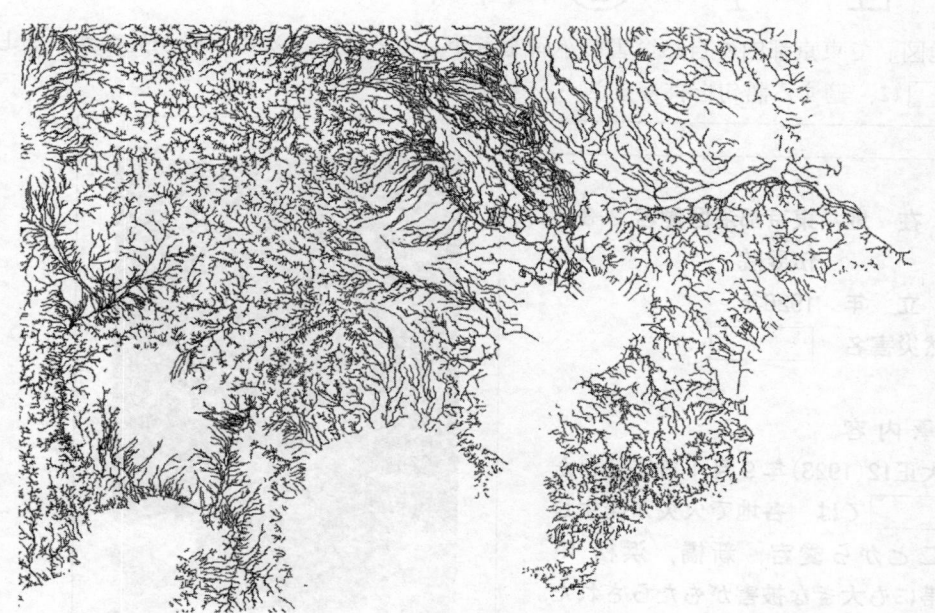

（国土交通省国土数値情報による　https://www.gridscapes.net/）

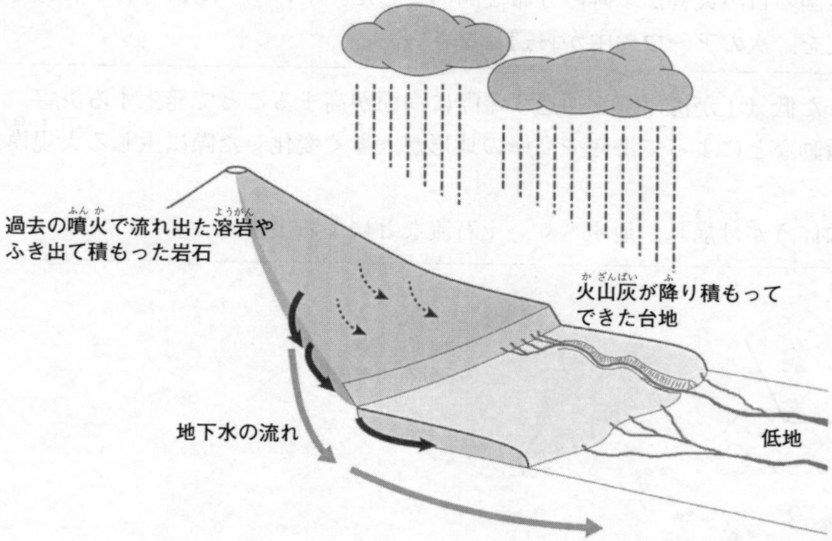

2　国土交通省の国土地理院は，日本国内のすべての地域の地形図を作成する業務などを行っています。国土地理院がインターネット上で公開している「地理院地図」について，次の各問いに答えなさい。

(1)　国土地理院では2019年に「自然災害伝承碑《でんしょうひ》」という新しい地図記号を作成し,「地理院地図」などで公開しています。「自然災害伝承碑」の地図記号を,次の**ア**～**オ**の中から選びなさい。

ア　　**イ**　　**ウ**　　**エ**　　**オ**

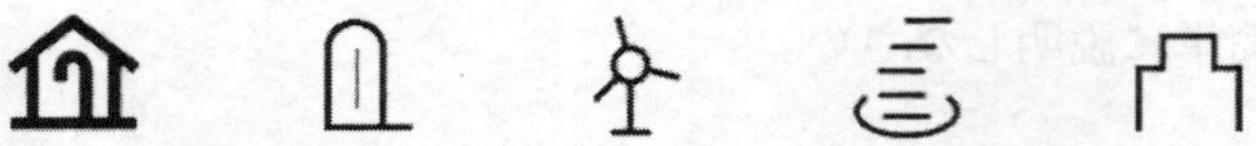

(2)「地理院地図」で東京都内の自然災害伝承碑をさがしたところ,次の資料が見つかりました。資料中の□に,適する語句を書きなさい。

所　在　地　東京都港区愛宕《あたご》 2-3-4
　　　　　　伝叟院《でんそういん》
建《こん》 立《りゅう》 年　1926年
自然災害名　□

伝承内容
　大正12(1923)年9月1日に起きた□では,各地で火災が発生したことから愛宕,新橋,浜松町《はままつちょう》一帯にも大きな被害《ひがい》がもたらされた。

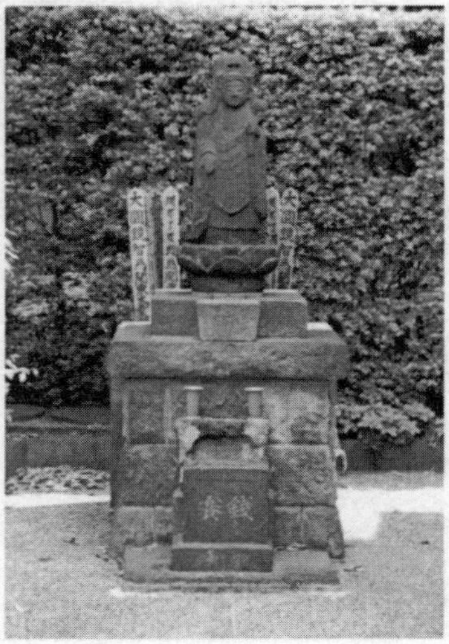

(3)　筑波《つくば》さんは日本全国の自然災害伝承碑の分布を調べました。下の①～③にそれぞれあてはまる自然災害の説明文を,次の**ア**～**ウ**の中から選びなさい。

ア　台風や発達した低気圧が海岸部を通過する際に海面が高まることで発生する災害
イ　地震《じしん》や火山活動などによって海底や海岸の地形が大きく変化した際に生じる大規《き》模《ぼ》な波による災害
ウ　大雨や地震に伴《ともな》うがけ崩《くず》れ,地すべり,土石流などによる災害

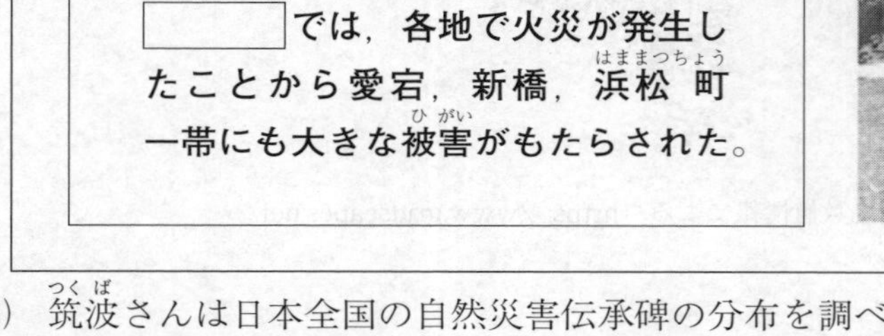

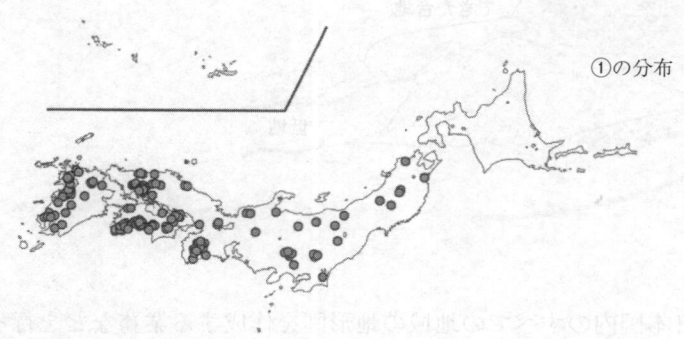

①の分布

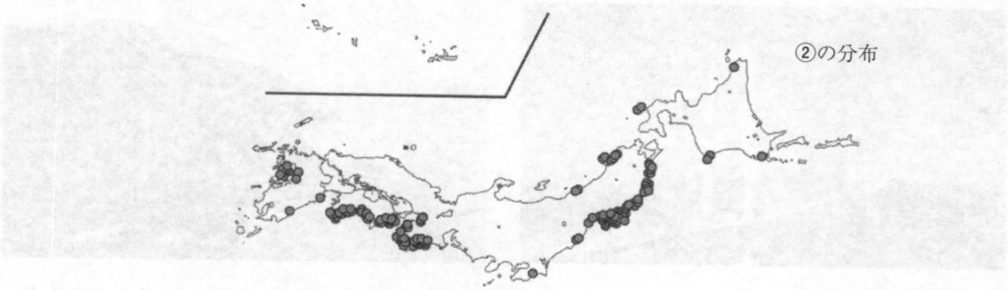

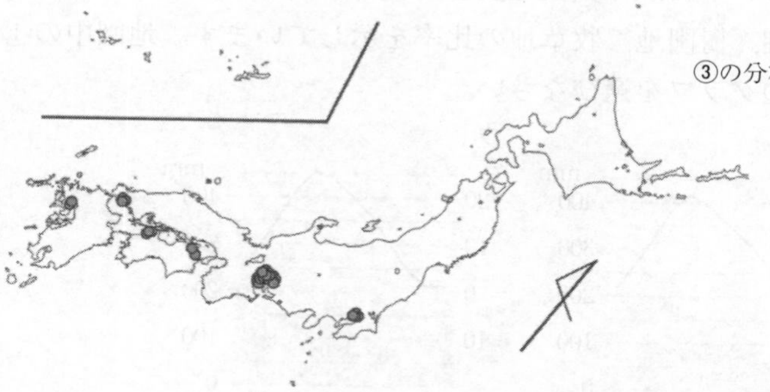

3　次の地図中の①～⑤の各地点について，後の各問いに答えなさい。

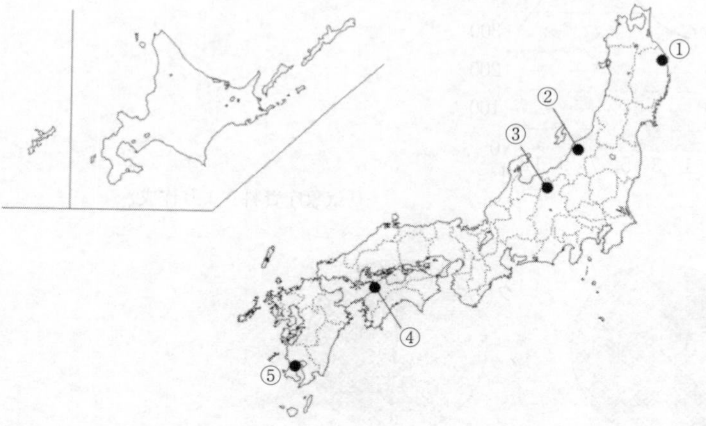

(1)　次の４枚《まい》の写真を地図中の①～⑤の各地点にあてはめていくと，余る場所が１つあります。その場所を①～⑤の中から選びなさい。

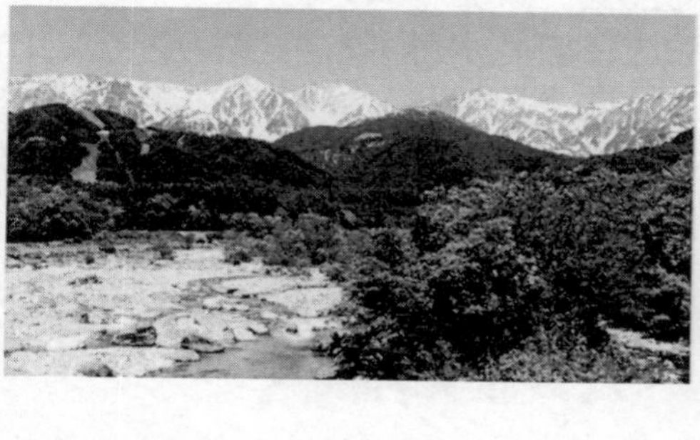

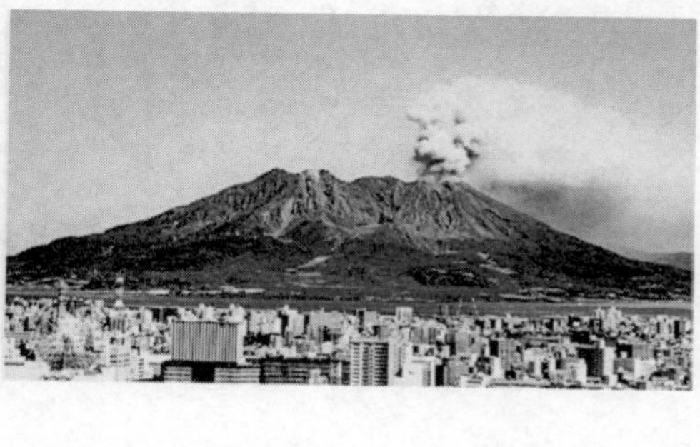

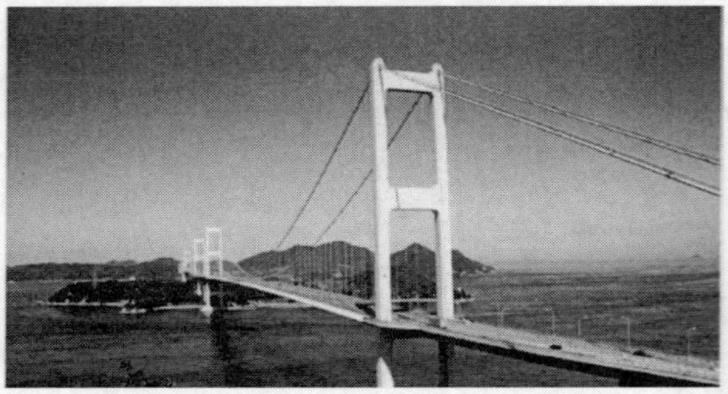

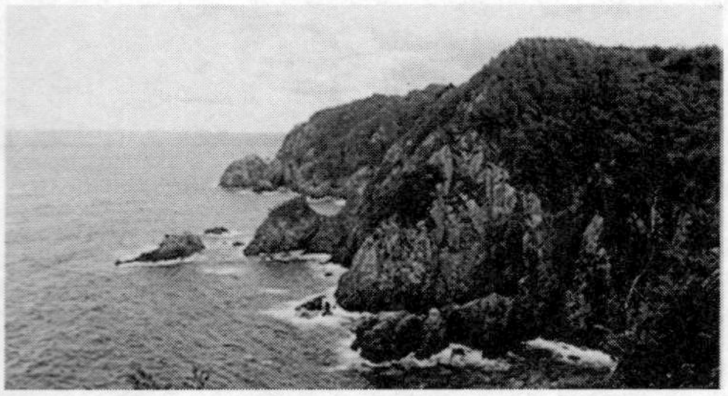

(2) 次の**ア～オ**は，地図中の①～⑤のいずれかの気候を表しています。また，下の**カ～コ**は①～⑤が含《ふく》まれる各県における水田，畑，樹園《じゅえん》地，牧草地の比率を示しています。地図中の①にあてはまる気候のグラフと土地利用のグラフを選びなさい。

ア

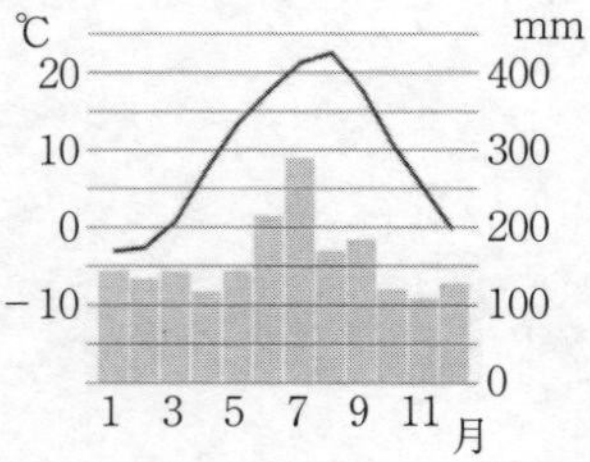

イ

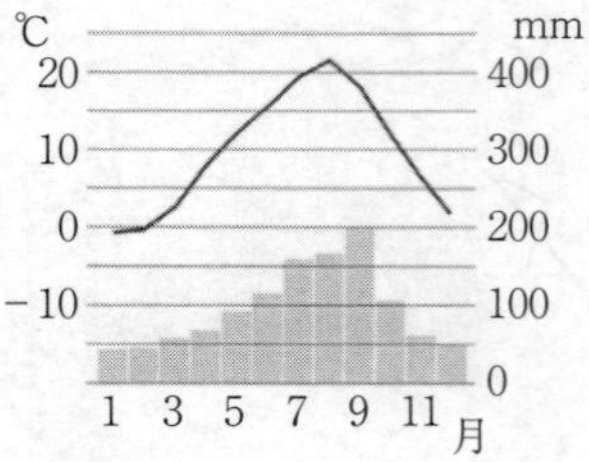

ウ

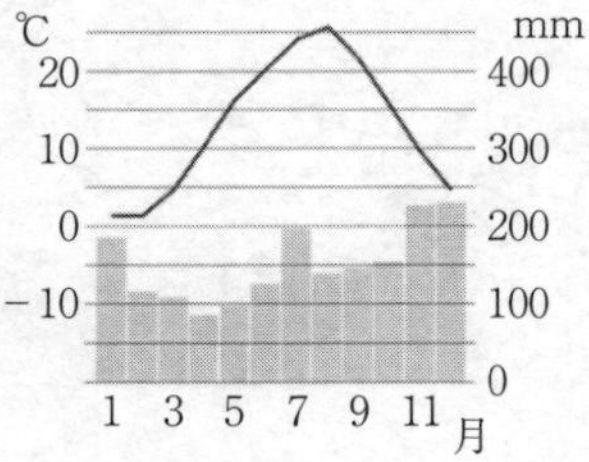

エ

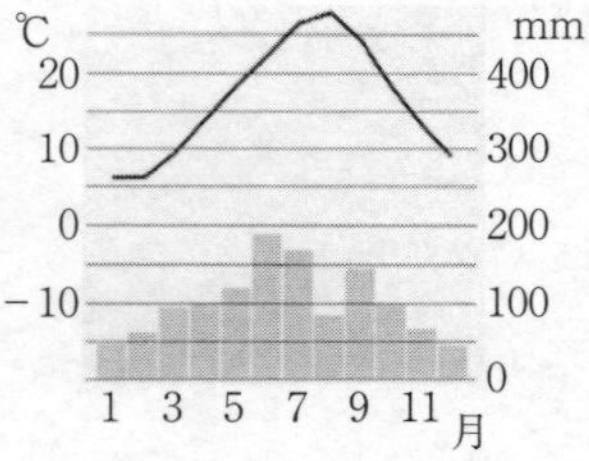

オ

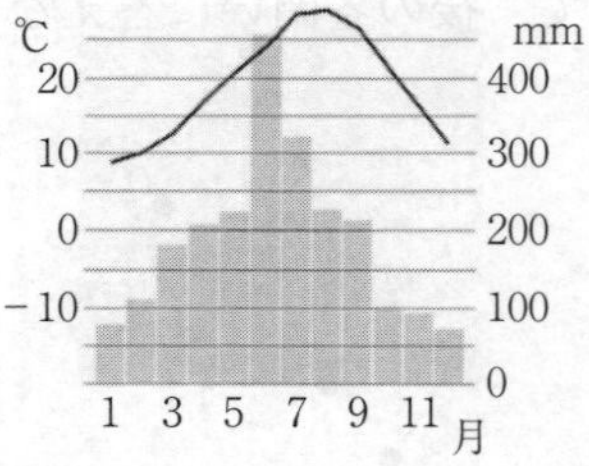

（「気象庁資料」より作成）

カ

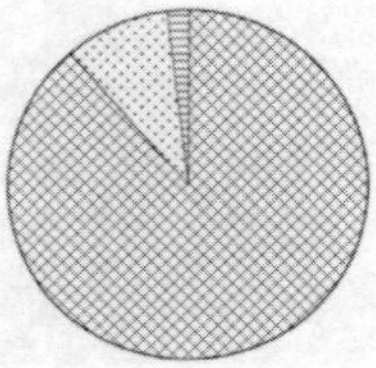

キ

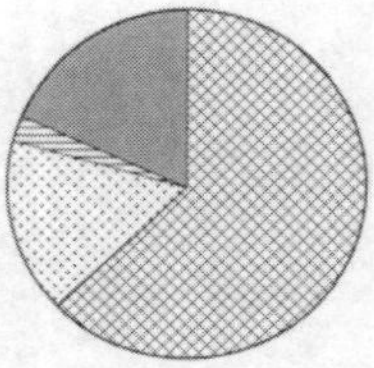

ク

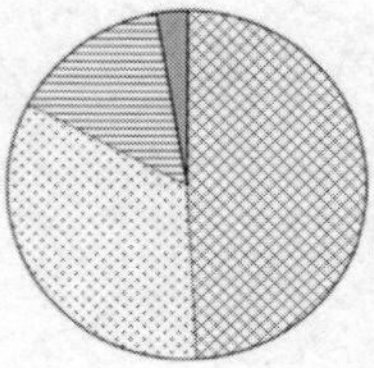

ケ

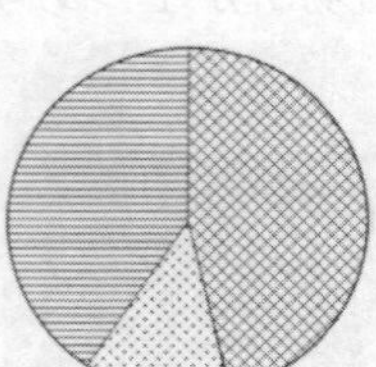

コ

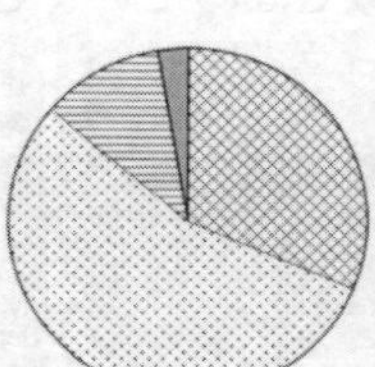

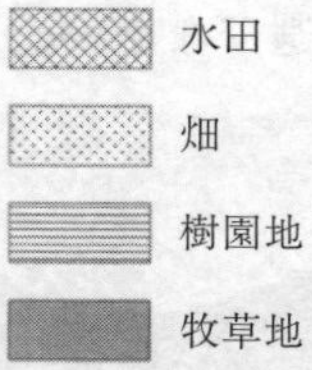

（「データで見る県勢 2020」より作成）

4　筑波さんたちは，学校の授業で学んだ歴史上の人物について話しています。次の会話文を読んで，後の各問いに答えなさい。

筑波さん：鳴かぬなら……Aは「殺してしまえ」，Bは「鳴かせてみせよう」，Cは「鳴くまで待とう」……ホトトギス，という句は三人の性格をよく表していると言われていますね。Aは①敵対《てきたい》する勢力を武力で倒《たお》し，Aの家来だったBは国内の統一を果たしました。Cは②Aがほろぼしたものを新たに開いて，子孫たちが政権《せいけん》を維持《いじ》しました。

大塚《おおつか》さん：私は，なぜAはCのように，朝廷《ちょうてい》から任ぜられるような重要な地位につかなかったのか，不思議に感じています。

春日《かすが》さん：三人が亡《な》くなった年齢《ねんれい》は，Aが40代，Bが60代，Cが70代でした。年齢のせいでもあるのかな。ところで，Cは長生きだったと言えますか。

根津《ねづ》さん：江戸《えど》時代の平均寿命《じゅみょう》は30歳《さい》代あるいは40歳代だったらしいです。これは昔，乳幼児《にゅうようじ》の死亡率《しぼうりつ》が高かったせいです。Cくらい長生きする人は少なくなかったのではないかと思いますね。

飯田《いいだ》さん：Aは③BやCが禁止するようになったことを，許可していますね。Cの孫の世代以降《いこう》も，厳《きび》しく取りしまりました。

本郷《ほんごう》さん：(あ)は(い)のためにとだえていた朝鮮《ちょうせん》の交流を再開し，その後，使節を受け入れるようにもなりました。同じように，琉球《りゅうきゅう》王国との交流もありました。琉球王国は〔　　　　〕。

石川さん：(う)は貿易の利益に目を向けて，□や博多《はかた》，長崎などの都市を直接支配し，この政策《せいさく》は(え)にも引き継《つ》がれました。

目白さん：「長篠合戦《ながしののかっせん》図屏風《ずびょうぶ》」には，(お)と(か)の連合軍が武田勝頼《たけだかつより》の軍と戦っているようすがえがかれています。この戦いで使われた鉄砲《てっぽう》は，□や国友《くにとも》(滋賀《しが》県)などで大量に生産されていました。

(1)　(　)あ～かにあてはまる人物を，A～Cから選んでいったとき，ある人物だけが**3か所**にあてはまります。この人物名を**漢字**で書きなさい。

(2)　日本と琉球王国の関係には，朝鮮との関係とは異なる点がありました。このことについて，当時の**藩《はん》の名前を用いて**，〔　〕にあてはまる琉球王国との関係を**12字以上15字以内**で説明しなさい。

(3)　□に共通してあてはまる都市は，現在のどの都道府県にありますか。都道府県名を**漢字3字**で書きなさい。

(4)　下線部①，②について，Aに敵対した勢力に**あてはまらないもの**と，Cが政権を維持するために武士に学ばせた学問を選び，それぞれ記号で書きなさい。

①　ア　比叡山延暦寺《ひえいざんえんりゃくじ》　イ　朝廷　ウ　戦国大名の今川氏　エ　一向一揆《き》

②　ア　国学　イ　蘭《らん》学　ウ　儒《じゅ》学　エ　洋学

(5)　下線部③について，BやCが禁止したことは何ですか。**6字以上8字以内**で書きなさい。

(6)　下線部③について，BやCが禁止したにもかかわらず，それを徹底《てってい》することができなかった理由を，会話文の内容を参考にして考え，**ヨーロッパの国名を1つ必ず使って，18字以内で書きなさい。**

(7) 波線部について，筑波さんと根津さんは，縄文《じょうもん》時代と弥生《やよい》時代を比べて，平均寿命はどちらの時代の方が長かったかを考えました。筑波さんは弥生時代の方が長いと予想しましたが，根津さんは室町《むろまち》時代や昭和20年ころの平均寿命が短くなったことを本で調べて知ったことから，弥生時代の方が短くなったのではないかと予想しました。

根津さんがそのように予想した理由を考え，弥生時代の社会のようすを想像してえがいた右のイラストから読み取れることにふれながら，説明しなさい。

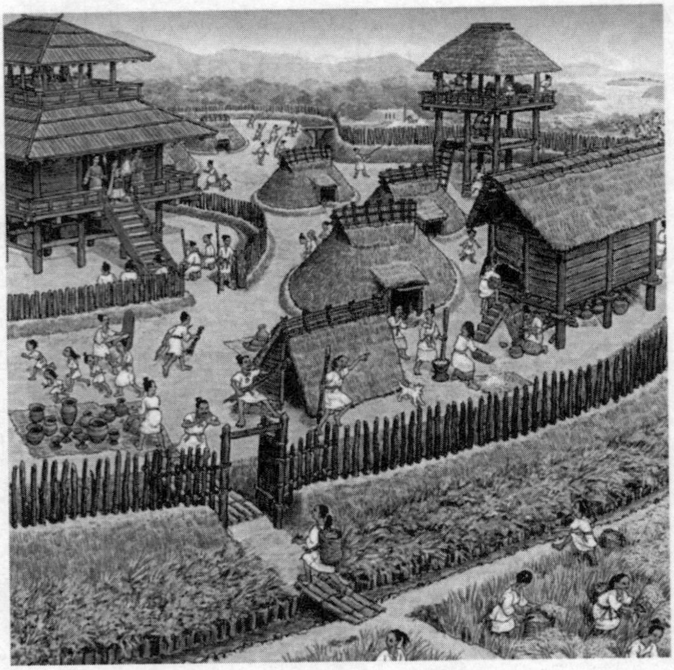

5 筑波さんは，小学校の社会科の授業で三権《けん》分立のしくみを学び，次のような文章をまとめました。これを読んで，後の各問いに答えなさい。

> 三権は①それぞれの役割《やくわり》を果たすことで，私たちの国民生活を支えてくれていることがわかりました。私たちは，国から支えてもらうだけで満足することなく，②三権に対する役割を果たしていく必要もあると考えます。

(1) 下線部①について，三権の役割を正しく説明した文を，次の**ア**～**キ**の中から**すべて**選びなさい。

ア 国会は，国権の最高機関として，内閣《ないかく》総理大臣を任命する。
イ 内閣は，行政権を使って，法律《ほうりつ》が憲法《けんぽう》に違反《いはん》していないかを審査《しんさ》する。
ウ 裁判《さいばん》所は，行政が行った処分《しょぶん》が憲法に違反していないかを審査する。
エ 国会のもとには，さまざまな府・省・庁《ちょう》などが置かれ，仕事を分担《ぶんたん》している。
オ 国会は唯一《ゆいいつ》の立法機関だが，内閣も法律案をつくることができる。
カ 内閣は，最高裁判所長官およびその他の裁判官を任命する。
キ 裁判所は，裁判官をやめさせるかどうかを決める裁判も行う。

(2) 下線部②について，日本国憲法の三大原則のうちの一つに基づいて考えると，国民として最も重要なのは，三権のうち，どの機関に対してどのような行動をすることであると言えますか。機関の名称《めいしょう》を書き，将来《しょうらい》，あなたの意思を政治に反映《はんえい》させる方法を簡単に説明しなさい。

6 2020年11月，菅義偉首相《すがよしひでしゅしょう》は30年後の2050年までに日本の温室効果ガスの排出量《はいしゅつりょう》を全体として実質ゼロにするという目標を示しました。国内の森林資源《しげん》を活用して二酸化炭素の排出量を削減《さくげん》していこうとする場合，何が課題となりますか。また，今から10年程度の間にどのような取り組みが求められますか。**課題**と**取り組み**について，次の２つの資料から読み取って，それぞれ説明しなさい。

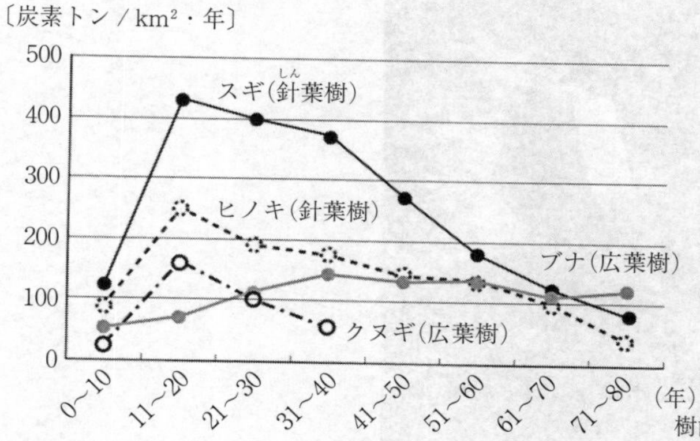

木の種類別・樹齢《じゅれい》別に見た炭素吸収《きゅうしゅう》量

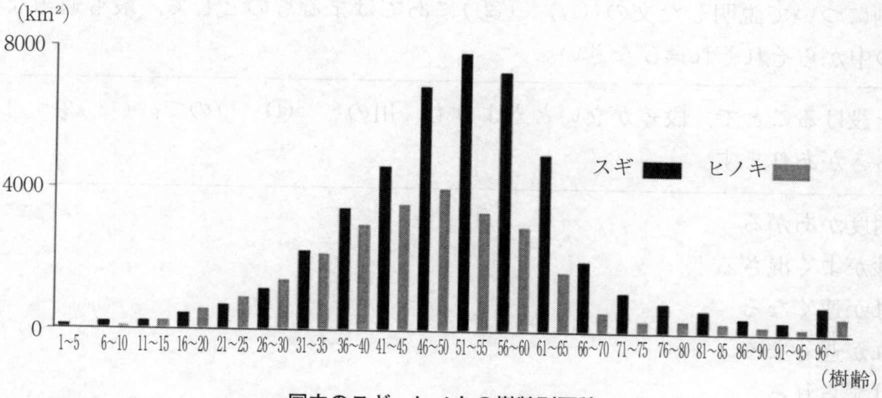

国内のスギ・ヒノキの樹齢別面積

（林野庁「森林資源の現況《げんきょう》（平成29年３月31日現在）」による）

【理　科】（社会と合わせて40分）〈満点：25点〉

1　次の写真は，ある川の上流域《いき》のようすです。川の途中《とちゅう》に作られた段差《だんさ》は「堰堤《えんてい》」という小規《き》模《ぼ》な堤防《ていぼう》です。

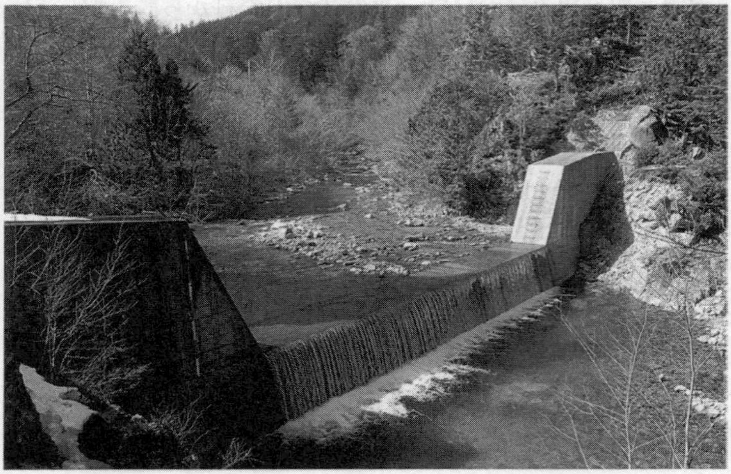

川の途中に段差を設けることは，段差がないときと比べて，どのような利点がありますか。次の堰堤の役割《やくわり》について説明した文の（①），（②）にあてはまるものとして，最も適当なものを下の**ア**～**エ**の中からそれぞれ選びなさい。

> 川に段差を設けることで，段差がないときよりも，川の（　①　）ので，（　②　）のを防ぐはたらきがあります。

①　**ア**　水の透明《とうめい》度があがる
　　イ　水に土砂がよく混ざる
　　ウ　水の流れが速くなる
　　エ　水の流れが遅《おそ》くなる

②　**ア**　川底がけずられる
　　イ　土砂がたい積する
　　ウ　水がにごる
　　エ　外来魚が上流へ進出する

2　メダカとヒトの誕生《たんじょう》についての［**説明文**］をよく読み，**図**を参考にして，後の各問いに答えなさい。

［**説明文**］

次の図は，メダカとヒトの子が誕生する前のようすを表したものである。

受精卵《らん》から誕生するまでの間を一般《いっぱん》に胚《はい》といい，ヒトの場合は胎児《たいじ》と呼《よ》ばれている。メダカの胚もヒトの胎児も，成長のために必要な養分をエサとして自らとることはない。メダカの胚やヒトの胎児が大きくなるにつれて心臓《しんぞう》がつくられ，心臓のはたらきによって胚や胎児の体全体に血液が運ばれていく。

図１　メダカの受精卵から誕生まで

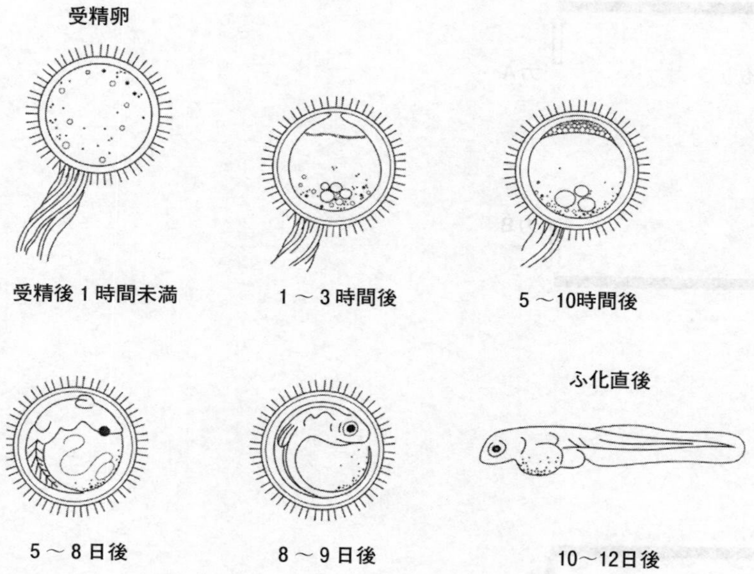

図２　ヒトの胎児のようす

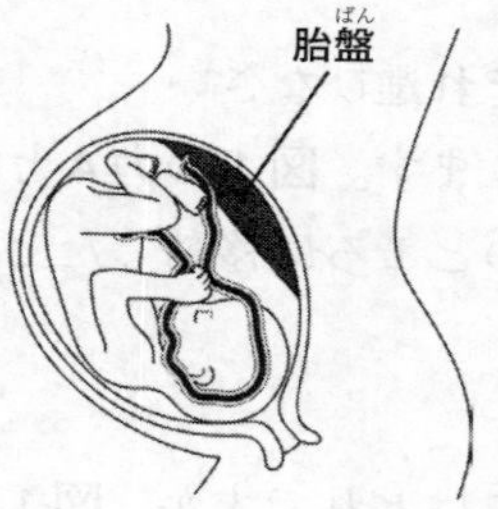

(1)　血液によって胚や胎児の体全体に運ばれるもののうち，胚や胎児の成長に必要なものは，養分以外に何がありますか。**１つ**答えなさい。

(2)　胎児は，成長のための養分を母親から胎盤を通して受け取っています。メダカの胚は，成長のための養分をどうしていますか。**20字以内**(句読点は書かない)で説明しなさい。

(3)　生まれたばかり(ふ化直後)のメダカは，しばらくエサをとらずに生きていけます。これと同じようなことが植物でも見られます。植物でいうとどのようなことですか。**20字以内**(句読点は書かない)で説明しなさい。

3　次の図**１～３**のようなてこをつくり，矢印の位置にそれぞれ力をはたらかせて50cm の棒《ぼう》が水平になるようにしました。ただし，おもりの重さはすべて同じで，棒の重さは考えないものとします。これについて，後の各問いに答えなさい。

図1

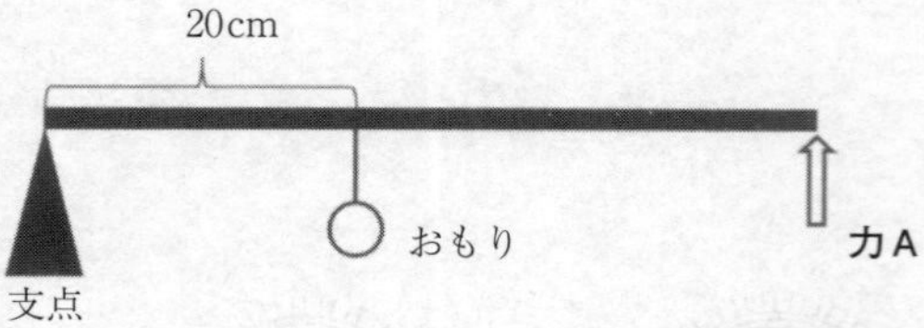

図2

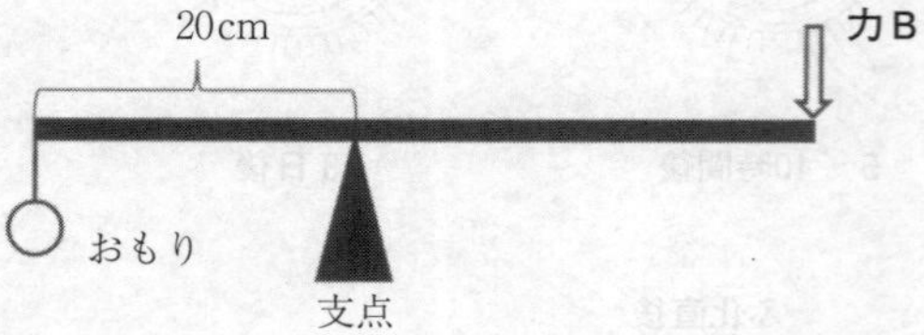

図3

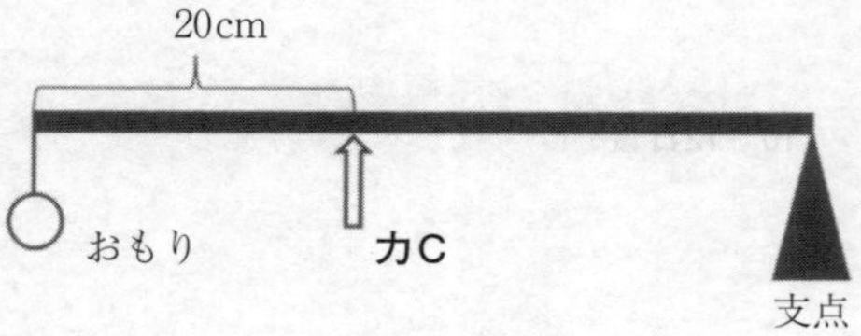

(1)　**力A～C**の中で力が最も大きいものと最も小さいものを，**それぞれ**選びなさい。

(2)　**図2**において，おもりの位置を移動すると**力B**の大きさは変わります。**図1**の**力A**と**力B**の大きさが同じになるのは，**図2**のおもりを棒の左はしから何 cm のところに移動したときですか。

(3)　てこのはたらきに関する次の各問いに答えなさい。

①　作用点にはたらく力が力点にはたらく力よりも小さくなるてこはどれですか。**図1～3**の中から選びなさい。

②　①のてこと同じしくみを利用した道具を，次の**ア～オ**の中から選びなさい。ただし，あてはまるものが複数ある場合は，すべて選びなさい。

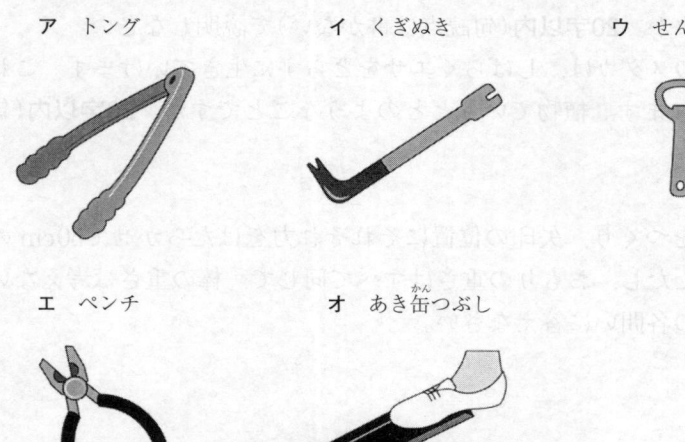

ア　トング

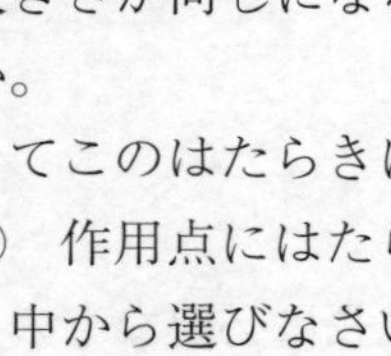

イ　くぎぬき

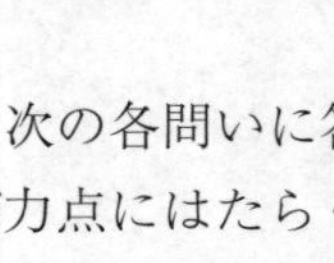

ウ　せんぬき

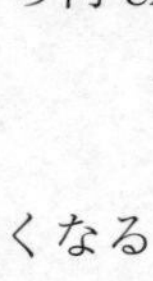

エ　ペンチ

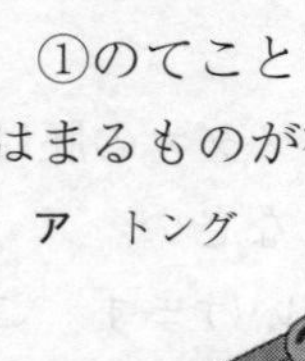

オ　あき缶《かん》つぶし

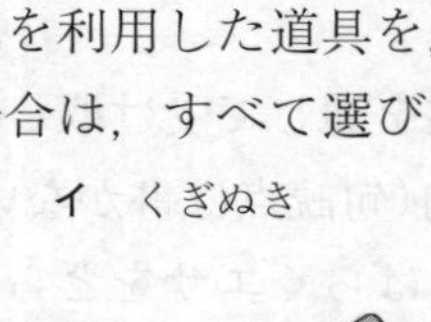

4　６個のビーカーそれぞれに，６種類の水よう液Ａ～Ｆが入っています。水よう液Ａ～Ｆは，塩酸，水酸化ナトリウム水よう液，炭酸水，食塩水，アンモニア水，砂糖《さとう》水のいずれかです。これらの水よう液にいくつかの操作《そうさ》を行い，Ａ～Ｆが何かを調べました。

手順１～４には[**操作**]**ア～エ**のいずれかがあてはまります。ただし，それぞれの操作は１度ずつしか使いませんでした。また，**手順５**は[**操作**]**ア～エ**以外の操作を行い，水よう液Ｅ，Ｆがそれぞれ食塩水，砂糖水であることがわかりました。

［**手順**］

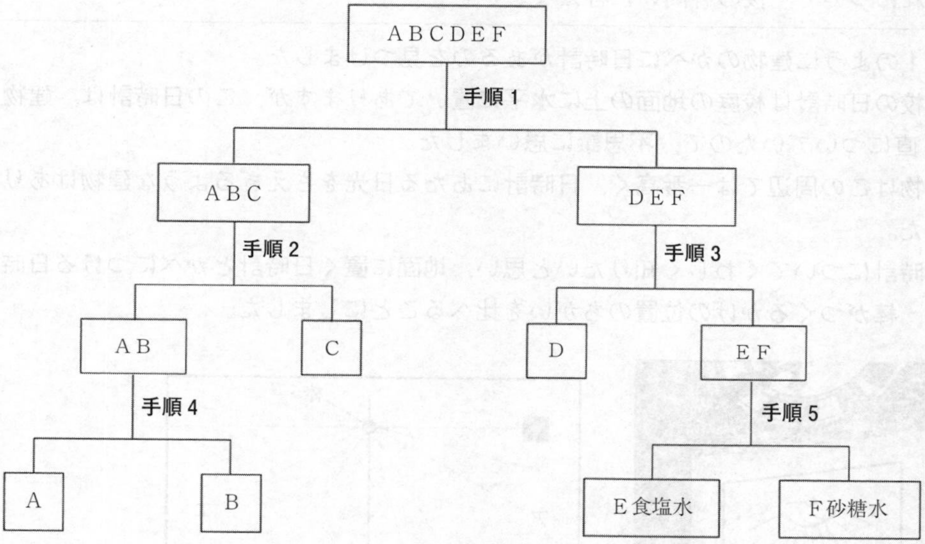

［**操作**］

ア　水よう液を青色リトマス紙につける。

イ　水よう液を赤色リトマス紙につける。

ウ　水よう液を試験管に入れ，お湯につけて出てきた気体を石灰《せっかい》水に通す。

エ　水よう液を蒸発《じょうはつ》皿に少量とり，水を蒸発させて何かが残るかどうか調べる。

(1)　**手順１**によって，６種類の水よう液はＡＢＣとＤＥＦの２つのグループに分けることができました。**手順１**として適当な操作を[**操作**]**ア～エ**の中から選びなさい。

(2)　**手順２**，**手順３**，**手順４**にあてはまる操作の組み合わせは２通りあります。その組み合わせを[**操作**]**ア～エ**を使ってそれぞれ答えなさい。

(3)　次の**表**は水100ｇにとける食塩と砂糖の量を表しています。**手順５**では，水にとける量のちがいを使って，食塩水と砂糖水を区別しました。ただし，水よう液ＥとＦは，20℃の水50ｇに食塩10ｇ，砂糖10ｇをそれぞれにとかしてつくってあります。下の①～④について，２つの水よう液を区別する方法として，**正しいものには○**，**誤《あやま》っているものには×**を書きなさい。

表　水100ｇにとける量(ｇ)

	0℃	20℃	40℃	60℃	80℃
食塩	35.7	35.8	36.3	37.1	38.0
砂糖	179.2	203.9	238.1	287.3	362.1

①　水よう液ＥとＦの両方を40℃まで温める。

② 水よう液ＥとＦの両方を０℃まで冷やす。

③ 水よう液ＥとＦの両方の水を20℃のまま，20ｇ蒸発させる。

④ 水よう液ＥとＦの両方の水を20℃のまま，25ｇ蒸発させる。

5 次の記録は，東京に住んでいるかんなさんが夏休みに見つけた日時計について書いたものです。

日時計は，太陽の動きによって棒がつくるかげの位置が変わることを利用して時刻《じこく》を知る道具です。これについて，後の各問いに答えなさい。

私《わたし》は図１のように建物のかべに日時計があるのを見つけました。

私の学校の日時計は校庭の地面の上に水平に置いてありますが，この日時計は，建物のかべに垂直《すいちょく》についていたので，不思議に思いました。

この建物はこの周辺では一番高く，日時計にあたる日光をさえぎるような建物はありませんでした。

この日時計についてくわしく知りたいと思い，地面に置く日時計とかべにつける日時計をつくり，棒がつくるかげの位置のちがいを比べることにしました。

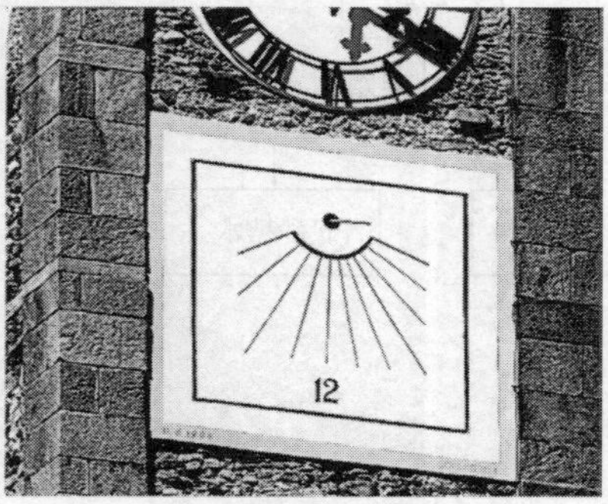

図１

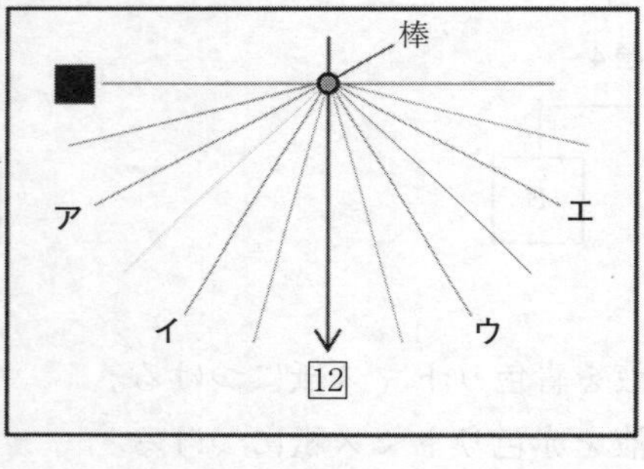

図２

[実験]

図２のように台紙に線を引き，台紙と垂直になるように棒を立てたものを２つ用意し，日時計Ａと日時計Ｂとしました。

２つの日時計を使って，棒のかげの位置を１時間ごとに記録しました。

日時計Ａ：

図２の台紙を，水平な地面に置き，棒のかげが正午に 12 の位置にくるように設置した。

日時計Ｂ：

図２の台紙を，図３のような直方体の側面につけ，棒のかげが正午に 12 の位置にくるように設置した。

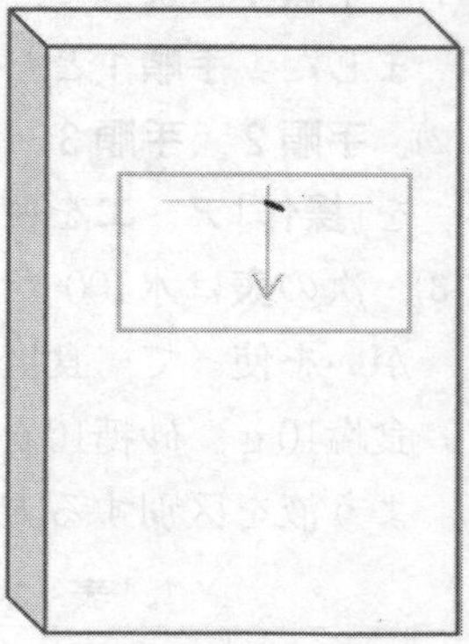

図３

(1) 日時計Ａについて，次の各問いに答えなさい。

① 図２の■をどの方位に向けて設置しましたか。**東**，**西**，**南**，**北のいずれか**で答えなさい。

② 午後2時に棒のかげがある位置として，最も適当なものを**図2**の**ア〜エ**の中から選びなさい。

(2) 日時計Bについて，次の各問いに答えなさい。

① 日時計がついている直方体の面はどの方位を向いていますか。**東，西，南，北のいずれか**で答えなさい。

② 午後2時に棒のかげがある位置として，最も適当なものを**図2**の**ア〜エ**の中から選びなさい。

(3) かんなさんはこの実験を冬にも行い，夏と冬における日時計の棒がつくるかげの長さを比べました。それぞれの季節の正午におけるかげの長さについて，正しく述べているものを，次の**ア〜カ**の中から**2つ**選びなさい。

ア 日時計Aは，夏の方が冬よりも棒のかげが長い。
イ 日時計Aは，冬の方が夏よりも棒のかげが長い。
ウ 日時計Aは，夏も冬も棒のかげの長さは変わらない。
エ 日時計Bは，夏の方が冬よりも棒のかげが長い。
オ 日時計Bは，冬の方が夏よりも棒のかげが長い。
カ 日時計Bは，夏も冬も棒のかげの長さは変わらない。

ア　佐渡に来てから目標を失ってしまっていたが、水泳で県大会に出場するという新たな目標ができたから。

イ　もう一度水泳で優勝することができれば、東京でのつらい思い出を消し去ることができると思ったから。

ウ　龍之介たちが水泳をやろうと誘ってくれたおかげで、一緒に泳ぐ仲間ができたと思うようになったから。

エ　同級生の龍之介たちが、東京にいたころにはいなかった楽しく話せる仲の良い友達になってくれたから。

として最も適当なものを、次の中から選びなさい。

ア　龍之介の口の悪さにあきれているが、メドレーリレーに出場できる可能性が出てきたことにほっとしている。

イ　龍之介に秘密《ひみつ》を話してしまったことを後悔《こうかい》していたが、龍之介の新たな一面を見ることができて喜んでいる。

ウ　龍之介に笑われたことに腹が立っているが、落ち込んでいた龍之介が明るく笑ったことをうれしく思っている。

エ　龍之介の手ひどい言葉にいたたまれない気持ちでいたが、自分の意識をメドレーリレーに向けようとしている。

(5)　Ⅰ に入ることばを文章中から**二字**でぬき出しなさい。

(6)　――線部⑥「コーチ……。」とありますが、このコーチへの呼《よ》びかけの後、龍之介は何を言おうとしたのですか。次の（　）に入ることばを**十五字以上二十五字以内の主語・述語が整った文**で具体的に書きなさい。

「コーチ、（　　　　）。」

(7)　次の会話は、メドレーリレーに出場するよう龍之介を説得する航の気持ちとそのえがかれ方について、先生と二人の児童が話している場面です。これを読んで後の(a)～(c)に答えなさい。

先生――航が龍之介を説得し始めるきっかけは何ですか。

児童A―　信司が、自分の今までをふりかえりながら、強く龍之介にはたらきかけているのを聞いたことがきっかけだと思います。

児童B―　わたしもそう思います。それで航は、自分が東京のスイミングクラブにいたころの話をしますが、話し始めるときはずいぶん苦しそうにしています。「　Ⅱ　」という表現にそれが表れています。

児童A―　話し始めてからも、龍之介を説得したい気持ちと話したくないという気持ちが航の中でぶつかり、ためらいながら話しています。⑦その航の気持ちが読者によく伝わるように、工夫されて表現されていると思います。

先生――どうして航は、東京のスイミングクラブでリレーに出たときの話をしようと思ったのですか。

児童B―　自分と龍之介にフライングで失格になったという共通点があったからです。その経験は、水泳をやめようと思うくらいつらい経験でした。でも、⑧それを乗りこえることができました。だから龍之介にも乗りこえてほしいと言っています。

先生――そうですね。その航の思いは、少しずつ龍之介に伝わっていったと思います。

(a)　Ⅱ に入ることばを文章中から**十字以内**でぬき出しなさい。

(b)　――線部⑦「その航の気持ちが読者によく伝わるように、工夫されて表現されていると思います。」とありますが、この表現の工夫として**当てはまらないもの**を次の中から選びなさい。

ア　航の動作や表情の変化が細部までくわしく描写《びょうしゃ》しながら表現されている。

イ　航の心に次々と浮《う》かんでくる思いや考えがせりふの形で表現されている。

ウ　改行を多くすることで航の心情が移り変わっていく様子が表現されている。

エ　龍之介の反応によって引き起こされた感情が比喩《ひゆ》を用いて表現されている。

(c)　――線部⑧「それを乗りこえることができました。」とありますが、なぜ乗りこえることができたのですか。最も適当なものを、次の中から選びなさい。

龍之介が、大きく横に首をふった。信司がタオルを拾って龍之介に渡す。

「龍ちゃん……一緒に行こ。」

龍之介はタオルを受けとると、「すまん。」とつぶやき、テントに向かって歩き出した。

「すみませんでした！」

「あ、いやいや。」

龍之介に謝られた父さんが、おだやかに言った。

「航は東京でスイミングをしていたころより、すごく楽しそうなんだ。佐渡で大事な仲間ができたんだな、って思ったよ。龍之介くん……ありがとう。」

龍之介が顔を上げた。

（高田由紀子《たかだゆきこ》『スイマー』による）

注＊1　フライング…スタートの合図よりも先に飛び出してしまうこと。

＊2　セーム…水泳時に使われることが多い吸水性《きゅうすいせい》の高いタオル。

＊3　メドレーリレー…水泳で、四人の泳者が異《こと》なる泳法で泳ぐリレー競技。「メドレー」はこの「メドレーリレー」を指す。

＊4　ジュン…航と一緒にリレー競技に出た選手。以前は仲がよかったが、その後は関係がうまくいっていなかった。

(1)　――線部①「会場には歓声とは別のざわめきが起こった。」・――線部②「龍之介がゴールすると、大きな拍手が起こった。」とありますが、龍之介が泳いでいる間の会場の雰囲気《ふんいき》について説明したものとして最も適当なものを、次の中から選びなさい。

ア　スタートをあせるあまりフライングをしてしまった龍之介のことをさげすむ雰囲気から、最後まで懸命《けんめい》に泳ぐ龍之介をはげます雰囲気へと変化している。

イ　フライングをしたことに気づかないまま泳ぎつづける龍之介のことを心配する雰囲気から、龍之介のすばらしい泳ぎをたたえる雰囲気へと変化している。

ウ　フライングをしたことを気にせずに全力の泳ぎをする龍之介にとまどう雰囲気から、審判員に龍之介を失格にしないようのぞむ雰囲気へと変化している。

エ　失格になるフライングをしてしまった龍之介に気落ちしている雰囲気から、航や信司の期待に応《こた》えようとする龍之介に熱狂《ねっきょう》する雰囲気へと変化している。

(2)　――線部③「それでも逃げるの？　弱いんだね。ぼくは……逃げないよ。」とありますが、信司は龍之介にどのようなことを伝えたいのだと考えられますか。最も適当なものを、次の中から選びなさい。

ア　メドレーリレーで勝って一緒に県大会に出場するために、いつも強気な龍之介にも自分の弱さを認《みと》める勇気を身につけてほしい。

イ　一人がいなくなると全員がメドレーリレーに出られなくなることを理解して、龍之介にも自分と同じくらいの努力をしてほしい。

ウ　フライングで失格になったという現実から逃げようとせず、龍之介にも自らの失敗を次の行動への原動力にしてがんばってほしい。

エ　一生懸命がんばった成果が出なくても自分があきらめないでいるように、龍之介にも次に気持ちを向けられる強さを持ってほしい。

(3)　――線部④「でも、今ならわかる。」とありますが、航はどういうことが「わかる」というのですか。**七十字以内**で説明しなさい。

(4)　――線部⑤「でも、ひたすら笑い続ける龍之介を見て、おれは気を取り直した。」とありますが、ここでの航の心情を説明したものッと笑った。

「おまえ、『オレ様』かと思ってたら、ポンコツじゃねえか。東京のスイミングでガンガン勝ってたんじゃねえのかよ。」

「……個人種目では勝ってたけど?」

おれが言い返すのも聞かずに、龍之介は体をよじった。

「まさか、東京のエリートおぼっちゃまも、失格野郎《やろう》だったとはな。」

龍之介は自分のことを棚《たな》に上げて、クククッと笑い続けた。

うわーやっぱ性格わるっ!

はずかしいやらムカつくやらで、体から煙《けむり》が出そうだ。

⑤でも、ひたすら笑い続ける龍之介を見て、おれは気を取り直した。

龍之介が笑うのをやめると、コーチが「おお、ここにおったのんか。」と、息を切らしてやってきた。

「龍之介、ベストタイムだったぞ。」

「えっ。」

「41秒20。」

龍之介の大きな瞳《ひとみ》がうるんだ。

「おまえが飛び込んだ瞬間からおれが計っとった。このタイムなら確実に県大会に行けとったぞ。」

「……ほんとに行けなきゃ、意味ねえっす。」

みんながしん、となる。

うつむいた龍之介から、何かのしずくがポタッと下に落ちるのが見えた。

おれは、思いきって口を開いた。

「おれも……思ったよ。失格になった後。今までの練習や……ビクトリーで一番になったことなんて、なんも、意味なかった……って。」

のどの奥《おく》で何かがつかえているように、言葉がとぎれとぎれになる。

本当は、こんな情けないこと、告白したくない。

でも、それ以上の感情がわきあがってきて、おれをつき動かす。

ここで……あきらめたくない!

「だから、スイミングに行かなくなって、もうやらないって思ってた。でも、おまえたちが誘ってくれたから……みんなとだから、また泳ごうって、思えるようになったんだ。」

龍之介は何か言いたそうに口をとがらせたけど、鼻息をふーっと出した。

ずっとだまっていた海人が、口を開いた。

「龍之介……［Ⅰ］は、おれたちが作るんだ。」

龍之介はふきげんな表情のまま、首をかしげた。

海人がおれに視線を向けたから、なんとか言葉をしぼり出す。

「そうだよ、龍之介。失敗を、そのままにしてたら、ただの失格野郎だけど……。」

龍之介の目を見つめた。

「失敗を、強さに変えようぜ。」

龍之介が大きくまばたきをする。

「だいたい、メドレーリレーに出るためにおれをしつこく誘ったんじゃなかったのかよ。」

おれの言葉にコーチがうなずいた。

「龍之介、泳ぎ終わって顔を上げたとき、プールサイドの拍手が聞こえただろう。みんな、おまえの泳ぎに魅《み》せられてた。フライングしたからじゃねえぞ。わかるよな。」

コーチが、龍之介の両肩に、骨《ほね》ばったシワシワの手をのせた。

「メドレーで、おまえの好きな一番、かっさらってこい。それとも、ここで逃げ出すような弱いやつだったか。大瀬《おおせ》龍之介という男は。」

「⑥コーチ……。」

声に、龍之介がたじろいだ。

「③それでも逃《に》げるの？弱いんだね。ぼくは……逃げないよ。」

弱い、逃げる、という言葉に反応するように、龍之介のこめかみがピクピク動いた。

「ぼくは、今までも、いろんなことで努力したって、結果なんてほとんど出なかったから……。でも、ここでみんなのために気もちを切りかえられるくらいには、強くなったつもり。」

信司がきっぱり言った。

おれは信司の声に後押《あとお》しされ、声をしぼり出した。

「おれが前に東京のスイミングで泳いでた時、代わりはいっぱいいたんだ。」

龍之介が、目線だけをおれに向けた。

「選手、いっぱいいたんだ。同じ学年の男子だけでもたくさんいた。同じスイミングに通っていてもライバルだったし、初めてメドレーの選手に選ばれた時、おれ、それだけでもう勝ち上がった気になってた。でも、メドレーのメンバーなんて、タイムですぐ入れかわるし、仲間なんて思う余裕《よゆう》もなかった。」

「えっ、そうなの？」

信司が聞き返した。

「リレーっていっても、水泳はたすきをつないだり、バトンを渡《わた》すわけじゃないから、ただ自分は自分の泳ぎをすればいいって思ってたんだ。」

海人はだまっておれを見つめている。

「だけど……そんなだから、おれ……初めて五年でメドレーのアンカーで出たのに……。」

自分から語りだしたくせに、言葉につまる。

「出たのに、なんだよ。」

龍之介が口をとがらせた。

あー、もう、言いたくないんですけど。

「……ＤＳＱ。」

「あん？ 英語で言うなよ。」

龍之介が右眉《まゆ》だけを上げてつっこんできた。

「……失格だよ、失格。」

なんとか言うと、龍之介が声を荒《あ》らげた。

「はあ～？ なんで？」

「おれも、引継ぎでフライングして、失格になったんだ。」

あーもう、やけっぱちだ。

「一位で引き継いだのに、アンカーのおれで失格になったんだよっ。」

ずっと目を血走らせていた、龍之介の鼻の穴《あな》がうれしそうにピクピクと動いた。

あの時、なんであんなに泳ぎがガタガタになったんだろう。初アンカーのプレッシャーや＊4ジュンたちへの怒《いか》りのせいだと思ってた。

④でも、今ならわかる。

この三人と泳ぎ始めたから、気づいたんだ。

ジュンがおれの肩《かた》に手を回してきた時、これで優勝《ゆうしょう》できたら、ジュンたちと前みたいに仲良くなれるかも、って期待してしまったんだ。だから、あの時、一番になりたかったんだ。どうしても……。

あれは、優勝よりも、おれにとって大事なことだった。本当は。

ずっと、そんな気もちには目をそむけていたけど……。

あのころのことは、もうとり返せないけど、今度は。今度こそは。

つばを飲み込むと、顔がカーッと熱くなるのがわかった。

「龍之介……おれ、龍之介と一緒にメドレー泳ぎたい。初めてじゃん、試合でおれたち、メドレー泳ぐの。」

龍之介は一瞬、あっけにとられたような表情をした後、急にブハハーチが走って行って声をかける。

それでも動こうとしない龍之介を見て、おれたちは思わずテントから飛び出した。

みんなでプールに入り、海人が説得し、おれと信司が龍之介の腕をひっぱってようやくプールサイドに上げた。

でも、鼻息を荒《あら》くした龍之介はおれたちを見ようともせずに、ずんずんとテントに向かうと、バッグを手にとった。

「龍之介、どこ行くの？」

海人が聞くと、龍之介が低い声で返した。

「おれ……もう帰るわ。」

「はあ？　なんでだよ？」

おれが龍之介の腕をつかむと、強い力でふりほどかれた。

「マジでやる気失《う》せたから。」

「龍ちゃんっ？」

信司が龍之介の顔をのぞき込む。

「あーっ、うぜーっ！」

龍之介はどなると、＊2セームをビニールシートの上にたたきつけた。

父さんが広げていたレモンのハチミツづけの容器にあたり、中身がひっくり返った。

おれは、テントから出て行こうとする龍之介に叫《さけ》んだ。

「待てよ！　謝《あやま》りもしないのかよ！　おまえ、そんなやつだったのか？」

「……っぜえな！」

龍之介は、おれをわざと下からのぞき込むように、ガンつけてきた。

「龍之介っ！」

海人がめずらしく厳《きび》しい口調で叫ぶと、龍之介は一瞬《いっしゅん》立ちどまったあと、こっちを見ようとせずに更衣室《こういしつ》へ足を速めた。

「待てよ！」

おれたちが追いかけると、龍之介はプールサイドを走った。

海人がダッシュして、更衣室に入りかけた龍之介の腕をつかむ。

てっきりまたふりほどくと思ったけど、龍之介は抵抗《ていこう》せず、ひきずられるように外に出た。

そのまま更衣室の裏《うら》の日陰《ひかげ》になっている部分に連れて行くと、海人が龍之介の背中《せなか》に大きなタオルをかけた。

「龍之介、まだ＊3メドレーリレーがあるだろ。」

龍之介はうつむいたまま、海人の言葉に返事をしない。

「……メドレーで一緒に行こうよ、県大会。」

信司が小さく声をかけると、しぶしぶ顔を上げる。

龍之介の鼻と目が赤くなっていた。

「ぶっちぎりの一位だって、思ったらさ、フライングだと。」

龍之介がかけられたタオルを、地面にたたきつけた。

「なんなのおれ？　バカみてーじゃん。なんも知らないで五十メートルも泳いでさ。ほんとクソだよな。」

海人が、だまったまま首を横にふる。

「メドレー出ても、また引継《ひきつ》ぎ失敗するかもしれねえし。もう、やめとくわ。海人と航はいいだろ。もう県大会出るのは決まっとるようなもんだし……。」

いつもみたいにどなるかと思ったら、龍之介の声はプツッと糸が切れたみたいに小さくなった。

すると、信司が口を開いた。

「だめだよ、龍ちゃん。龍ちゃんの代わりは、いないんだよ。」

いつものように甘《あま》えた感じじゃなく、腹《はら》の底から出しているような

と不利な個体のはげしいなわばり争いによって起こると捉えている。Ⅰ と Ⅱ の共通点は、弱肉強食の世界に抵抗《ていこう》する弱い生物の進化の歴史に目を向けた点である。

ウ 生物の進化は、Ⅰ では、はずれ者が平均にいる個体よりも先に環境に適応することで起こると捉え、Ⅱ では、繁殖に有利な個体の環境への適応よりも、不利な個体が偶然生き延びることで起こると捉えている。Ⅰ と Ⅱ の共通点は、たくましく生きる生物の生命力に目を向けた点である。

エ 生物の進化は、Ⅰ では、正規分布からのはずれ者が環境に適応することでも起こると捉え、Ⅱ では、繁殖や生存に有利な個体と不利な個体の両者の偶然のせめぎ合いとバランスによって起こると捉えている。Ⅰ と Ⅱ の共通点は、生物のそうした多様な進化のあり方に目を向けた点である。

(9) 文章 Ⅰ の フクザツ 、Ⅱ の コウカ を漢字に直しなさい。(ハネやハライなどの点画もきちんと書くこと。)

二 次の文章を読んで、後の問いに答えなさい。

「おれ」(向井航《むかいこう》)は、東京の強豪《きょうごう》スイミングクラブ・ビクトリーで競泳に打ち込《こ》んでいたが、あることをきっかけにやめてしまった。その後、新潟《にいがた》県佐渡《さど》市に引っ越《こ》した航は、同級生の海人《かいと》・信司《しんじ》・龍之介《りゅうのすけ》に誘《さそ》われ、一緒《いっしょ》に水泳競技大会に出ることになった。

ピッピッピッピーッ。

競技開始を告げるホイッスルが鳴ると、信司がおれの腕《うで》にすがりついてきた。

おれは声をはり上げた。

「りゅうのすけーっ！ ぶちかませーっ‼」

龍之介は力強く踏《ふ》みしめるようにスタート台に立つと、だれよりも早く前傾姿勢《ぜんけいしせい》をとった。

「よーい。」

スタートの合図と同時に、おれたちは悲鳴を上げた。

「ああっ！」

龍之介は、だれの目から見てもわかるくらいの＊1フライングになってしまった。

すべてをかなぐり捨《す》てるようないきおいで龍之介は泳ぎ続け、①会場には歓声《かんせい》とは別のざわめきが起こった。

「う、うそ……龍ちゃん……。」

信司がすがりついていた手をふるわせ、おれは頭をかきむしった。

「ダアアアッ。」

龍之介のアホっ！

なんでこんな一番大事な時にやってしまうんだよっ。

フライングしたら……もうやり直しきかないんだぞ。

すがるような思いで海人にちらっと視線《しせん》を向けると、龍之介の泳ぎをまばたきもせずに見つめている。

「向井くん、信司、見てよ……。龍之介、今までで一番、いい泳ぎしてる。」

全力で泳ぎきろうとしている龍之介に、選手も、観客も、みんなが目を奪《うば》われた。

そして、②龍之介がゴールすると、大きな拍手《はくしゅ》が起こった。

龍之介が顔を上げて、審判員《しんぱんいん》に何かを告げられると、プールを見渡《みわた》した。

他の選手が泳いでいないプールを見て動けなくなった龍之介に、コその中からまた新たなはずれ者が生まれていくから。

ウ　はずれ者がつくる新たな集団が生きる環境は、かつて平均値にいた集団が生きた環境とは異なり、比較《ひかく》が不可能だから。

エ　平均値から大きくはずれた者はその時点で別の存在になり、科学的にはもとの個体と同一だという証明ができなくなるから。

(4)　「キウィ」と「エウロパサウルス」の進化について、次のような表にまとめました。表の中の[A]・[B]に当てはまることばを書きなさい。ただし、[A]は[I]の文章中のことばを使って**二十字以内**で答え、[B]は[I]の文章中から**三字**でぬき出しなさい。なお、三つの[B]には同じことばが入ります。

	キウィ	エウロパサウルス
はずれ者である理由	・鳥なのに飛ぶことができない。	・ブラキオサウルスの仲間にしては[B]体である。
置かれた環境	・襲ってくる猛獣がいない。	・島のエサが少ない。
環境への適応と進化	・飛ぶのが苦手な子孫をたくさん産み、飛べない鳥へと進化していった。	・[B]体の者が生き残り、[B]恐竜へと進化していった。
進化のメリット	・[A]。 ↓エサも少なくてすむかもしれない。 ↓たくさん卵を産むことができるかもしれない。	・エサが少ない環境でも生きていける。

(5)　[1]〜[5]には、それぞれ「右」か「左」のいずれかが入ります。「左」が入るものを**すべて選び**、数字で答えなさい。

(6)　[a]・[b]に入ることばの組み合わせとして最も適当なものを、次の中から選びなさい。

ア　a＝だから　b＝ただし

イ　a＝一方で　b＝また

ウ　a＝ところが　b＝そこで

エ　a＝しかも　b＝ともあれ

(7)　――線部③「ヘビなしでは左巻きのカタツムリの存在をうまく説明できそうにありません。」について、次のように説明しました。[C]・[D]に当てはまることばを[II]の文章中からそれぞれぬき出して答えなさい。ただし、[C]は**二字**で、[D]は**十一字**でぬき出しなさい。

> 外敵がいない環境であれば、そこから身を守って適応するための進化は起こらないはずなのに、実際には繁殖や生存に[C]な形質の個体が生き残っている。そうなると、進化における制約や、[D]の進化への影響を考慮することなしでは、そうした個体の存在について説明ができないということ。

(8)　文章[I]・[II]のそれぞれの筆者の「生物の進化」の捉え方と、その共通点として最も適当なものを、次の中から選びなさい。

ア　生物の進化は、[I]では、はずれ者が条件の悪い環境を克服《こくふく》することで起こると捉え、[II]では、繁殖に不利な個体が環境へ適応できるかどうか、常に偶然とのかけひきによって起こると捉えている。[I]と[II]の共通点は、絶滅の危機を乗りこえてきた生物の力強さに目を向けた点である。

イ　生物の進化は、[I]では、はずれ者が変化する環境にうまく合わせることで起こると捉え、[II]では、繁殖や生存に有利な個体

「海洋島」という特殊《とくしゅ》な環境です。海洋島とは、海底火山の活動などによって形成された島のうち、大陸と一度も陸続きになったことのないものを指します。海洋島は海の中から誕生した陸地ですから、はじめは陸上の生物がまったく分布していません。その後、徐々《じょじょ》に近くの陸地から生物が海洋島へと定着して、長い時間をかけて島の生態系《せいたいけい》が育《はぐく》まれていきます。カタツムリは海を泳いで渡《わた》れませんから、鳥などの飛翔《ひしょう》できる生物や流木などに付着して海洋島にたどり着いたと考えられます。

運良く海洋島にやってきた生物は、はじめは少数の個体から繁殖をスタートさせるしかありません。ここに、適応とは異《こと》なるプロセスが進化に大きな影響《えいきょう》をおよぼす可能性があります。左巻きのカタツムリは繁殖において不利だとしても、たまたまそのような個体が何匹《なんびき》か現れて、しかも周りに右巻きの個体がそれほど多くないのであれば、完全に排除《はいじょ》されることなく生き延《の》びることも無理ではありません。たとえ自然淘汰の上では多少不利だとしても、まったく子孫を残せずにすぐさま系統が途絶《とだ》えてしまうわけではないのです。こうした偶然《ぐうぜん》が進化におよぼす **コウカ** は「遺伝《いでん》的浮動《ふどう》」と呼ばれており、繁殖や生存《せいぞん》に有利な形質が生き残るという決定論的な自然淘汰とは対照的なメカニズムとなっています。遺伝的浮動にもとづいた仮説を支持するように、右利きのヘビがいなくても海洋島では左巻きのカタツムリが分布しやすいことが明らかになりました。

このように、カタツムリの巻きの方向は天敵のヘビがもたらす自然淘汰の力や遺伝的浮動がもたらす偶然のせめぎ合いによって決まっています。進化において自然淘汰が大事だとしても、それだけでは左巻きのカタツムリがヘビのいない島で何度もくり返して進化した現状をうまく説明できないのです。両者のバランスをうまく捉《とら》えることが、多様な生物の進化を公平に眺《なが》める上での秘訣《ひけつ》かもしれません。

（鈴木《すずき》紀之《のりゆき》「すごい進化」による）

注　＊2　自然淘汰…自然界で生存に少しでも有利な性質をもつ個体が生き残って子孫を保ち、適応しないものがほろびること。

＊3　形質…生物を分類するときの目印となる、形の上での特別な性質。

＊4　捕食…生物が他の生物をとらえて食うこと。

(1) 次の文は[I]の文章中の**ア**～**エ**のいずれかの場所に入ります。最も適当なものを選びなさい。

そのため、実験などではあまりに平均値からはずれたものは、取り除いて良いということになっています。

(2) ──線部①「それが、多様性を生み続けるということです。」とありますが、これはどういうことですか。その説明として最も適当なものを、次の中から選びなさい。

ア　本来、自然界には平均値や明確な正解がないからこそ、はずれ者もふくむ様々な個体が生まれているということ。

イ　本来、自然界では平均にいないものを敵と見なす傾向《けいこう》があり、仲間に入れないはずれ者があふれ続けているということ。

ウ　そもそも、自然界にはまだ多くの謎があり、研究で明らかになるまでずっとはずれ者あつかいされ続けているということ。

エ　そもそも、自然界には平均値や「ふつう」はないので、すべての生物がはずれ者として好き勝手に生きているということ。

(3) ──線部②「こうなると古い時代の平均とはまったく違った存在になります。」とありますが、なぜ、「まったく違った存在」だと言えるのですか。最も適当なものを次の中から選びなさい。

ア　はずれ者によって自然界のバランスがこわされ、かつて平均値にいた生物はいずれ絶滅《ぜつめつ》に追いこまれてしまうから。

イ　平均値からのはずれ者が環境の変化に適応して標準になっても、

す。ただ、ニュージーランドには、キウィを襲《おそ》う猛獣《もうじゅう》がいなかったので、飛んで逃《に》げる必要がありません。飛ぶのが苦手な鳥は、飛ぶことが少ないので、エネルギーを使いません。その分、エサも少なくてすむかもしれませんし、節約したエネルギーでたくさん卵《たまご》を産むことができるかもしれません。こうして飛ぶのが苦手な「はずれ者」が、飛ぶのが苦手な子孫をたくさん産み、飛べない鳥に進化していったと考えられているのです。

あるいは、ブラキオサウルスは、全長二十五メートルを超《こ》えるような巨大《きょだい》な恐竜《きょうりゅう》です。ところが、ブラキオサウルスの仲間のエウロパサウルスは、馬くらいの大きさしかありません。ブラキオサウルスの仲間にしては、とても小さな体なのです。

エウロパサウルスの祖先は巨大な恐竜だったと考えられています。ところが、エウロパサウルスはエサの少ない島で進化をしました。そのとき、小さな体の者が生き残り、やがて、小さな恐竜へと進化を遂《と》げたのです。新たな進化をつくり出すのは、常に＊1正規分布のすみっこにいるはずれ者なのです。

（稲垣栄洋《いながきひでひろ》「はずれ者が進化をつくる―生き物をめぐる個性の秘密《ひみつ》」による）

注　＊1　正規分布…グラフにえがくと平均のところが最も高い左右対《たい》称《しょう》の分布。

Ⅱ

ほとんどのカタツムリの殻《から》は右巻《ま》きです。上から見ると、中心から外へ時計回りに巻いています。それに対して左巻き（反時計回り）のカタツムリは珍《めずら》しく、限られた種類でしか見つかっていません。このような偏《かたよ》りが起こるのは、右巻きと左巻きでは同じ種類であっても互《たが》いにうまく交尾《こうび》できないため、[1]巻きしかいない集団において突然変《とつぜんへん》異《い》によって[2]巻きのカタツムリが出現したとしても、繁殖《はんしょく》できずに終わってしまうからです。ただでさえカタツムリは動きが遅《おそ》いので交尾相手を探《さが》すのに苦労するのに、同じ巻きの方向の個体がいなければ交尾できるチャンスはほとんどありません。＊2自然淘汰《しぜんとうた》に従《したが》えば、[3]巻きのような繁殖に不利な＊3形質が[4]巻きの集団に広まるとは考えられません。

それでも[5]巻きのカタツムリは、現に世界中で何種類か知られています。例外的とはいえ、これだけ繁殖に不利な左巻きのカタツムリがなぜ健在なのでしょうか。京都大学の細将貴《ほそまさき》博士は、まず「適応」にもとづいて左巻きのカタツムリの謎《なぞ》を解明しました。ヘビの仲間にはカタツムリだけを食べる変わった種類がいて、そのヘビの行動や歯の形態は、右巻きのカタツムリをうまく食べるように特化しています。ほとんどのカタツムリは右巻きなので、ヘビも「右利《き》き」になるように進化したのです。この状況《じょうきょう》では、ヘビにとって捕《つか》まえにくい左巻きのカタツムリが有利になります。左巻きのカタツムリは繁殖の上ではたしかに不利かもしれませんが、天敵《てんてき》であるヘビから逃げる上では右巻きの個体よりも有利だといえます。天敵による＊4捕食《ほしょく》がきっかけとなって左巻きの個体が少しずつ増えていけば、やがては左巻きだけの種類が誕生《たんじょう》することになります。

[a]、話はここで終わりません。右巻きのカタツムリに特化したヘビが分布していないハワイなどの地域《ちいき》でも、左巻きのカタツムリが生息しているからです。くり返しになりますが、右利きのヘビがいないなら左巻きのカタツムリは繁殖において不利になってしまいます。③**ヘビなしでは左巻きのカタツムリの存在をうまく説明できそうにありません。**

適応でうまく説明できそうにない場合は、進化における制約を考慮《こうりょ》する必要があるでしょう。[b]細博士がさらに注目したのは、

二〇二一年度 筑波大学附属中学校

【国語】（四〇分）〈満点：五〇点〉

（注意）句読点、かぎかっこ等の記号も一字と数えるものとします。

一 次のⅠ・Ⅱの文章を読んで、後の問いに答えなさい。

Ⅰ

人間がフクザツな自然界を理解するときに「平均値《へいきんち》」はとても便利です。そのため、人間は平均値を大切にします。そして、とにかく平均値と比べたがるのです。

平均値を大切にすると、平均値からはずれているものが邪魔《じゃま》になるような気になってしまいます。

みんなが平均値に近い値《あたい》なのに、一つだけ平均値からポツンと離《はな》れていると、何だかおかしな感じがします。何より、ポツンと離れた値があることによって、大切な平均値がずれてしまっている可能性もあります。**ア**

はずれ者を取り除《のぞ》けば、平均値はより理論《りろん》的に正しくなります。値の低いはずれ者をなかったことにすれば、平均値は上がるかもしれません。**イ**

こうしてときに「平均値」という、自然界には存在《そんざい》しない虚《うつ》ろな存在のために、はずれ者は取り除かれてしまうのです。**ウ**

しかし、実際の自然界には「平均値」はありません。「ふつう」もありません。あるのは、さまざまなものが存在している「多様性」です。**エ**

生物はバラバラであろうとします。そして、はずれ者に見えるような平均値から遠く離れた個体をわざわざ生み出し続けるのです。

どうしてでしょうか。

自然界には、正解がありません。ですから、生物はたくさんの解答を作り続けます。①それが、多様性を生み続けるということです。

条件によっては、人間から見るとはずれ者に見えるものが、優《すぐ》れた能力を発揮《はっき》するかもしれません。

かつて、それまで経験したことがないような大きな環境《かんきょう》の変化に直面したとき、その環境に適応したのは、平均値から大きく離れたはずれ者でした。

そして、やがては、「はずれ者」と呼《よ》ばれた個体が、標準になっていきます。そして、そのはずれ者がつくり出した集団の中から、さらにはずれた者が、新たな環境へと適応していきます。②こうなると古い時代の平均とはまったく違《ちが》った存在になります。

じつは生物の進化は、こうして起こってきたと考えられています。

進化というのは、長い歴史の中で起こることなので、残念ながら、私《わたし》たちは進化を観察することはできません。

しかし、「はずれ者」が進化をつくっていると思わせる例は見られます。

たとえば、オオシモフリエダシャクという白いガは、白い木の幹に止まって身を隠《かく》します。が、ときどき黒色のガが現れます。白色のガの中で、黒色のガははずれ者です。ところが、街に工場が作られ、工場の煙突《えんとつ》から出るススによって、木の幹が真っ黒になると、目立たない黒いガだけが、鳥に食べられることなく生き残りました。そして、黒いガのグループができていったのです。

ニュージーランドに棲《す》むキウィは、飛べない鳥です。鳥が飛べないなんて、おかしいですよね。じつは、キウィの祖先は飛ぶことができる鳥だったと考えられています。ところが、その中に飛ぶことの苦手な個体が生まれました。鳥なのに飛べないなんて、本当にはずれ者で

2021年度

筑波大学附属中学校 ▶解説と解答

算　数　（40分）＜満点：50点＞

解　答

1 (1) $1\frac{2}{5}$　(2) $1\frac{20}{71}$　(3) 7　(4) 75％　(5) 45度　(6) 4分30秒　(7) 小数第24位　(8) 29.6秒後　**2** 100.48cm²　**3** 76　**4** (1) 105個　(2) イ　**5** 12　**6** (1) 7種類　(2) 32cm²　**7** (1) 7通り　(2)（例） 勝った場合の勝ち点を引き分けた場合の勝ち点の2倍にする。　(3) AとB　**8** (1) ア，オ　(2) **記号**…エ／**理由**…（例） 解説を参照のこと。　(3) 解説の図2を参照のこと。　(4)（例） 解説を参照のこと。

解　説

1 **計算のくふう，四則計算，平均，割合と比，角度，縮尺，速さ，周期算，調べ**

(1) $\frac{14}{15}\times0.325+\frac{14}{15}\times0.425+\frac{7}{15}\times1.5=\frac{14}{15}\times(0.325+0.425)+\frac{7}{15}\times1.5=\frac{14}{15}\times0.75+\frac{7}{15}\times1.5=\frac{7}{15}\times2\times0.75+\frac{7}{15}\times1.5=\frac{7}{15}\times1.5+\frac{7}{15}\times1.5=\frac{7}{15}\times1.5\times2=\frac{7}{15}\times3=\frac{7}{5}=1\frac{2}{5}$

(2) $5\times\frac{35}{71}-2\frac{1}{3}\div142-1\frac{1}{6}=\frac{175}{71}-\frac{7}{3}\times\frac{1}{142}-\frac{7}{6}=\frac{175}{71}-\frac{7}{426}-\frac{7}{6}=\frac{1050}{426}-\frac{7}{426}-\frac{497}{426}=\frac{546}{426}=1\frac{120}{426}=1\frac{20}{71}$

(3) AとBの平均を□とすると，AとBの合計は，□×2だから，AとBと13の合計は，□×2＋13となる。また，AとBと13の平均は，□＋2だから，AとBと13の合計は，(□＋2)×3＝□×3＋2×3＝□×3＋6と表すこともできる。よって，□×2＋13＝□×3＋6となるので，右の図1より，□×3－□×2＝□×1と，13－6＝7が等しくなる。したがって，AとBの平均は7とわかる。

図1

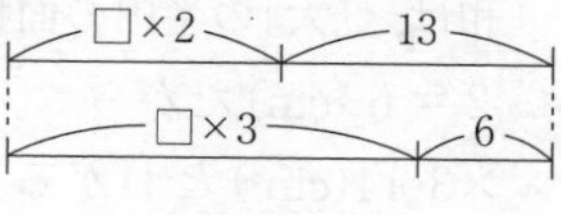

(4) A，B，Cのコップいっぱいの水の量をそれぞれⒶ，Ⓑ，Ⓒとすると，Ⓐの60％がⒷにあたるので，Ⓐ×0.6＝Ⓑより，Ⓐ＝Ⓑ÷0.6＝Ⓑ÷$\frac{3}{5}$＝Ⓑ×$\frac{5}{3}$となる。また，Ⓒの80％がⒷにあたるので，Ⓒ×0.8＝Ⓑより，Ⓒ＝Ⓑ÷0.8＝Ⓑ÷$\frac{4}{5}$＝Ⓑ×$\frac{5}{4}$となる。よって，Ⓐ：Ⓒ＝$\left(\text{Ⓑ}\times\frac{5}{3}\right)$：$\left(\text{Ⓑ}\times\frac{5}{4}\right)$＝$\frac{5}{3}$：$\frac{5}{4}$＝4：3だから，3÷4＝0.75より，ⒸはⒶの75％にあたる。したがって，Cのコップいっぱいの水を空のAのコップに移すと，Aのコップの75％を満たすことができる。

図2

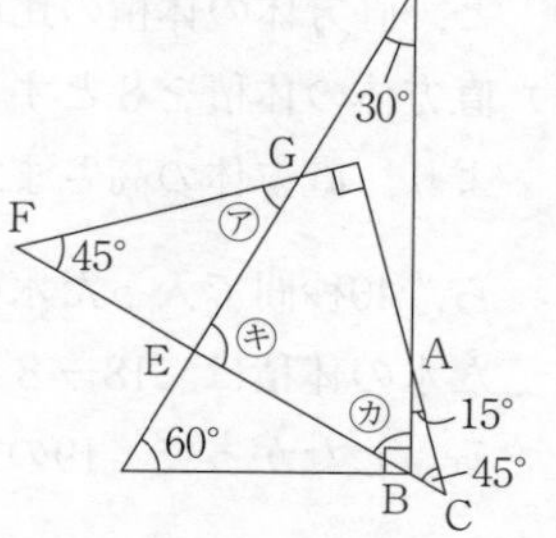

(5) 三角定規のそれぞれの角度は，右の図2のようになる。三角形ABCの内角と外角の関係より，㋕＝45＋15＝60(度)となる。また，三角形DEBで，㋖＝180－(30＋60)＝90(度)とわかる。よって，三角

形FEGの内角と外角の関係より，㋐＝90－45＝45(度)と求められる。

⑹　この地図上で6cmの距離《きょり》は，実際には，6×1000000＝6000000(cm)より，6000000÷100÷1000＝60(km)ある。また，時速800kmは秒速，800÷60÷60＝$\frac{2}{9}$(km)だから，かかる時間は，$60\div\frac{2}{9}$＝270(秒)と求められる。これは，270÷60＝4余り30より，4分30秒となる。

⑺　$\frac{3}{13}$を小数で表すと，3÷13＝0.23076923…のように，小数点以下は{2，3，0，7，6，9}の6つの数をくり返す。この6つの数を1組とすると，1組の数の和は，2＋3＋0＋7＋6＋9＝27となる。よって，100÷27＝3余り19より，小数点以下3組までの数をたすと，100まであと19となる。さらに，2＋3＋0＋7＋6＝18，18＋9＝27より，小数点以下4組までの数をすべてたしたときに，はじめて100より大きくなる。よって，6×4＝24より，小数第1位の数から小数第24位の数までたせばよい。

⑻「赤，黄，緑，青，消える」の5つがくり返されるから，アは，2÷5＝0.4(秒)ごと，イは，5÷5＝1(秒)ごと，ウは，6÷5＝1.2(秒)ごと，エは，10÷5＝2(秒)ごとに変化する。そこで，それぞれの電球が消えた状態になる時間を調べると，下の図3のようになる。よって，図3の下線部分に注目すると，はじめてすべての電球が消えた状態になるのは，スイッチを入れてから29.6秒後とわかる。

図3

ア(秒後)	1.6～2，	3.6～4，	5.6～6，	7.6～8，	………，	29.6～30，	…
イ(秒後)	4～5，	9～10，	14～15，	19～20，	24～25，	29～30，	…
ウ(秒後)	4.8～6，	10.8～12，	16.8～18，	22.8～24，	28.8～30，	…	
エ(秒後)	8～10，	18～20，	28～30，	…			

2　平面図形―面積

右の図で，㋐と㋑の部分の面積が等しいから，(㋑＋㋒)＋(㋑＋㋓)＝(㋐＋㋒)＋(㋑＋㋓)より，[中]の半円と[小]の半円の面積の和は，[大]の半円の面積と等しくなる。[小]の半円の半径は，12÷2＝6(cm)だから，[小]の半円の面積は，6×6×3.14÷2＝18×3.14(cm²)とわかる。また，[大]の半円の半径は，20÷2＝10(cm)なので，[大]の半円の面積は，10×10×3.14÷2＝50×3.14(cm²)となる。よって，[中]の半円の面積は，50×3.14－18×3.14＝(50－18)×3.14＝32×3.14＝100.48(cm²)と求められる。

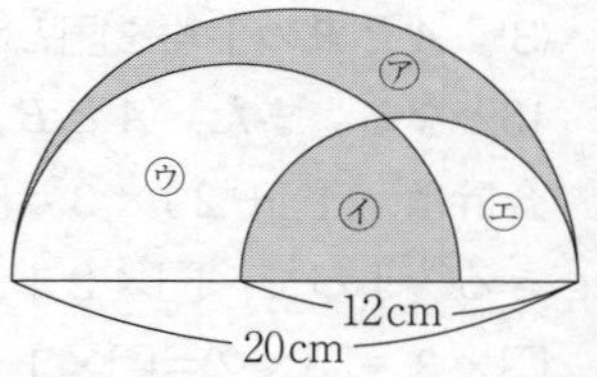

3　グラフ―水の深さと体積

容器と中に入れた直方体で，縦，横，高さの比がいずれも，1：$\frac{2}{3}$＝3：2なので，容器の容積と，直方体の体積の比は，(3×3×3)：(2×2×2)＝27：8である。そこで，容器の容積を27，直方体の体積を8とすると，容器に入る水の体積は，27－8＝19となる。また，問題文中のグラフより，直方体の高さまで水が入るまでに40秒かかる。このとき，水面の高さは容器の高さの$\frac{2}{3}$だから，40秒間で入った水の体積と，直方体の体積の和は，27×$\frac{2}{3}$＝18となる。よって，40秒間で入った水の体積は，18－8＝10だから，1の体積の水が入るのにかかる時間は，40÷10＝4(秒)とわかる。したがって，19の体積の水が入るのにかかる時間(㋐)は，4×19＝76(秒)と求められる。

4 平面図形―構成，展開図

⑴　45：75＝(45÷15)：(75÷15)＝３：５より，下の図１のような，正方形を縦に３個，横に５個ならべてできた長方形をＡとすると，正方形を縦に45個，横に75個ならべてできた長方形は，下の図２のように，長方形Ａを縦と横に15個ずつならべてつくることができる。図２で，頂点Ｐから頂点Ｑまで対角線上に長方形Ａが15個ならんでおり，長方形Ａ１個の対角線は，図１のかげをつけた７個の正方形を通るから，対角線PQは全部で，７×15＝105(個)の正方形を通るとわかる。

図１

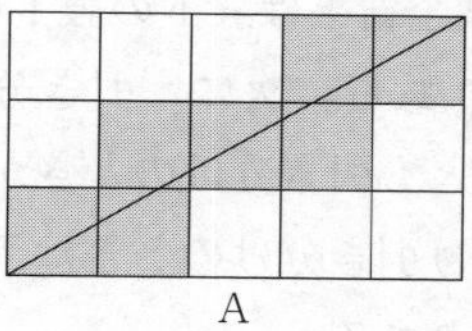

図２

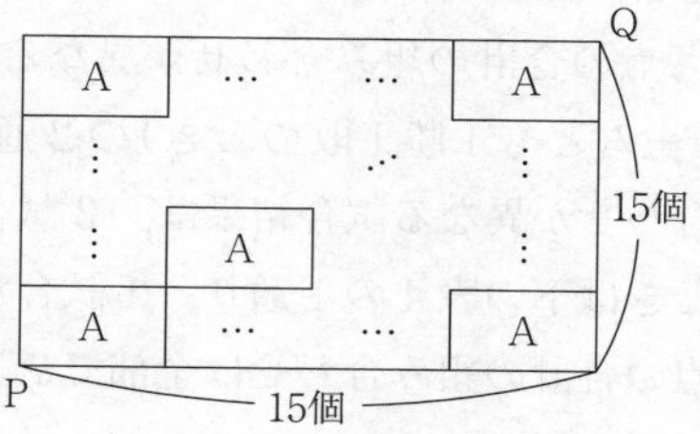

図３

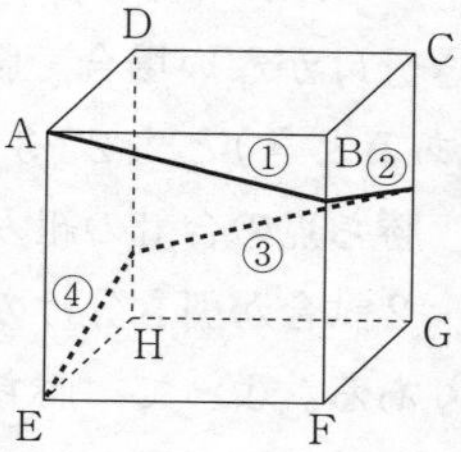

図４

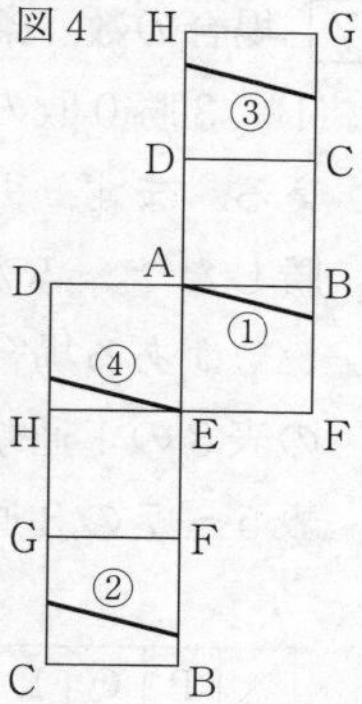

⑵　頂点Ａから辺BF，CG，DHを通って頂点Ｅまで結んだ最も短い線の様子は，上の図３のようになる。また，展開図に各頂点の記号をかくと，上の図４のようになる。図３で，①の線は頂点Ａから辺BFに，②の線は辺BFから辺CGに，③の線は辺CGから辺DHに，④の線は辺DHから頂点Ｅに引かれているから，展開図での①～④の線は図４のようになる。よって，正しい展開図はイとわかる。

5 平面図形―構成

最後にできた図形から１つずつもとにもどしていき，折り目の線をかき入れていくと，下の図のようになる(①，②，③，④は，それぞれ手順①，②，③，④でできた折り目を表している)。よって，もとの大きさまで広げると，折り紙は折り目によって12の部分に分けられている。

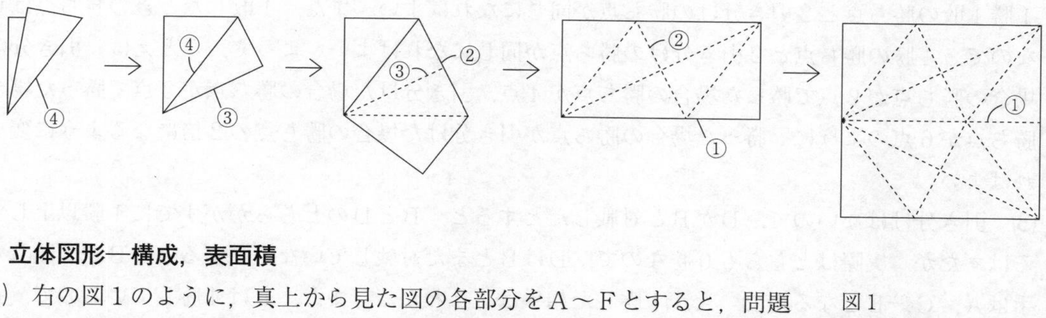

6 立体図形―構成，表面積

⑴　右の図１のように，真上から見た図の各部分をＡ～Ｆとすると，問題文中の正面と右真横から見た図より，Ｅ，Ｆには立方体が１個ずつ積まれているとわかる。また，(Ａ，Ｂ，Ｃ，Ｄ)の部分に積まれている立方体の個数の組み合わせは，(２，２，２，２)，(２，２，２，１)，(２，２，１，２)，(２，１，２，２)，(１，２，２，２)，(２，１，１，２)，(１，２，２，１)の７通りが考えられる。よって，全部で７種類の立体をつくることができる。

図１

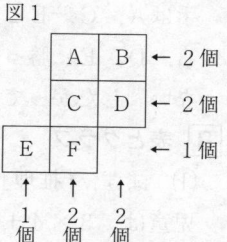

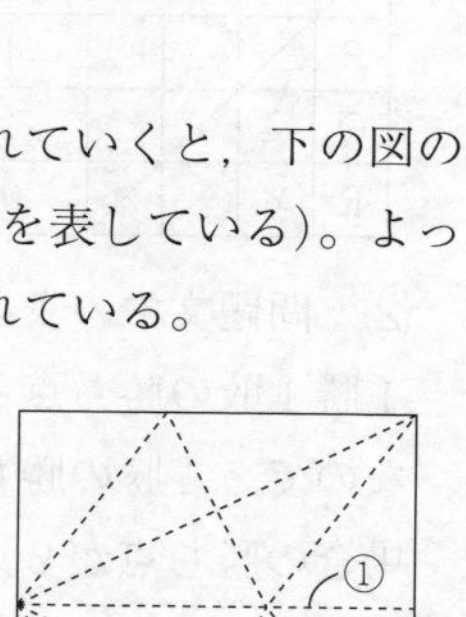

(2)　立方体を最も多く使うとき，できる立体は右の図2のようになる。また，問題文中の図より，この立体を正面と後ろから見たときに見える立方体の個数はそれぞれ5個，真上と真下から見たときに見える立方体の個数はそれぞれ6個，右真横と左真横から見たときに見える立方体の個数はそれぞれ5個になる。これ以外の面はないので，この立体の表面積は，1×1×(5＋6＋5)×2＝32(cm²)と求められる。

図2

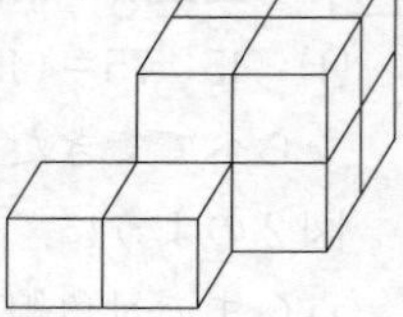

7 場合の数，条件の整理

(1)　3勝0敗のチーム以外の3チームをP，Q，Rとし，P，Q，Rだけの試合結果と勝ち点を考える。まず，引き分けがない場合，勝ち点の合計の組み合わせが異なる試合結果は，下の表1（2勝したチームがあるとき）と表2（3チームとも1勝1敗のとき）の2通りある。次に，引き分け(△)がある場合，勝ち点の合計の組み合わせが異なる試合結果は，3試合とも引き分けのときが下の表3の1通り，2試合が引き分けのときは下の表4の1通り，1試合だけ引き分けのときは下の表5～7の3通りある。よって，勝ち点の合計の組み合わせは全部で7通りある。

表1

	P	Q	R	勝ち点
P		○	○	6
Q	×		○	3
R	×	×		0

表2

	P	Q	R	勝ち点
P		○	×	3
Q	×		○	3
R	○	×		3

表3

	P	Q	R	勝ち点
P		△	△	2
Q	△		△	2
R	△	△		2

表4

	P	Q	R	勝ち点
P		△	△	2
Q	△		○	4
R	△	×		1

表5

	P	Q	R	勝ち点
P		△	○	4
Q	△		○	4
R	×	×		0

表6

	P	Q	R	勝ち点
P		△	○	4
Q	△		×	1
R	×	○		3

表7

	P	Q	R	勝ち点
P		△	×	1
Q	△		×	1
R	○	○		6

(2)　問題文中の表より，Bは3勝1敗，Cは2勝2引き分けで，2勝が共通しているから，残りの1勝1敗の勝ち点と2引き分けの勝ち点が同じになればよい。また，1敗したときの勝ち点は0点なので，1勝の勝ち点と2引き分けの勝ち点が同じになればよい。よって，たとえば，引き分けた場合の勝ち点が2点で勝った場合の勝ち点が4点，引き分けた場合の勝ち点が3点で勝った場合の勝ち点が6点のように，勝った場合の勝ち点が引き分けた場合の勝ち点の2倍になるように変更《へんこう》すればよい。

(3)　引き分けはないので，DがBと対戦したとすると，BとDのどちらかがすでに1勝以上しているはずだが，実際はどちらも0勝なので，DはBとまだ対戦していない。すると，Bが3敗した相手はA，C，Eとなるので，Aが1勝した相手はBとわかる。また，Cは4勝しているので，A，B，D，Eに勝っている。よって，Aが1敗した相手はCだから，AはD，Eとはまだ対戦していない。したがって，Dがまだ対戦していない2チームはAとBである。

8 表とグラフ

(1)　まず，「推理」が好きと答えた児童は，3×6＋2＝20(人)，「ファンタジー」が好きと答えた児童は，3×4＋2＝14(人)なので，合わせて，20＋14＝34(人)いる。また，学年全体の人数は66人だから，学年の半数の人数は，66÷2＝33(人)である。よって，「推理」または「ファンタジー」

が好きと答えた児童は学年の半数以上いるので，アは正しい。次に，問題文中のグラフは男女別に調べたものではないから，イとエは正しいかどうかわからない。また，「科学」が好きと答えた児童は，３×２＋２＝８(人)だから，８÷66＝0.12…より，学年全体の１割以上いる。よって，ウは正しくない。さらに，「ファンタジー」が好きと答えた児童は14人，「文学」が好きと答えた児童は，３×２＋１＝７(人)だから，14÷７＝２より，「ファンタジー」が好きと答えた児童は「文学」が好きと答えた児童の２倍である。よって，オは正しい。

(2)　イの折れ線グラフは，変化の様子を調べるのに適したグラフで，この問題の目的とは合わない。また，男女の人数が異なるので，アやウのように人数で比較《ひかく》するよりも，割合で比較した方がよい。エの円グラフは割合を表したグラフであり，男女別に分けられていて比較しやすい。これらのことから，最も適切なグラフはエと考えられる。

(3)　問題文中の「１組の児童が借りた本の冊数」をもとに，６年１組の度数分布表をかくと，下の図１のようになる。よって，図１をもとに６年１組の柱状グラフをかくと，下の図２のようになる。

(4)　６年２組の柱状グラフは下の図３のようになる。図２と図３を比較すると，６冊未満の人数の割合は，１組が，$\frac{7}{32}$＝0.218…より約22%，２組が，$\frac{13}{34}$＝0.382…より約38%となっている。このことから，借りた冊数の少ない児童の割合は２組の方が多いとわかるので，必ずしも２組の児童の方が，読書量が多い傾向《けいこう》があるとは言い切れない。

図１

冊数(冊) 以上　未満	６年１組 度数(人)	６年２組 度数(人)
0～3	3	4
3～6	4	9
6～9	6	7
9～12	8	5
12～15	5	3
15～18	4	1
18～21	2	0
21～24	0	5
計	32	34

図２

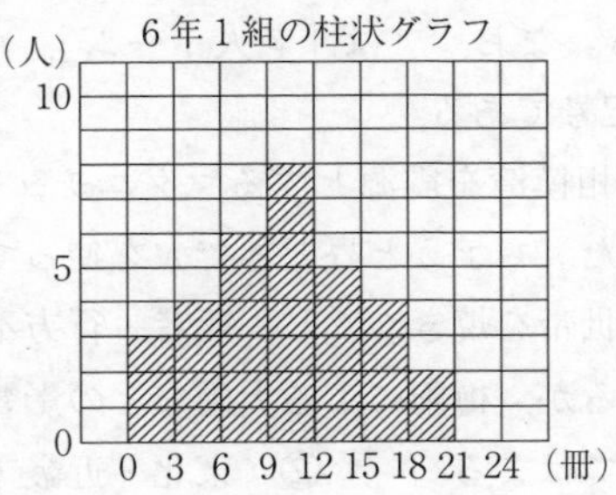

図３

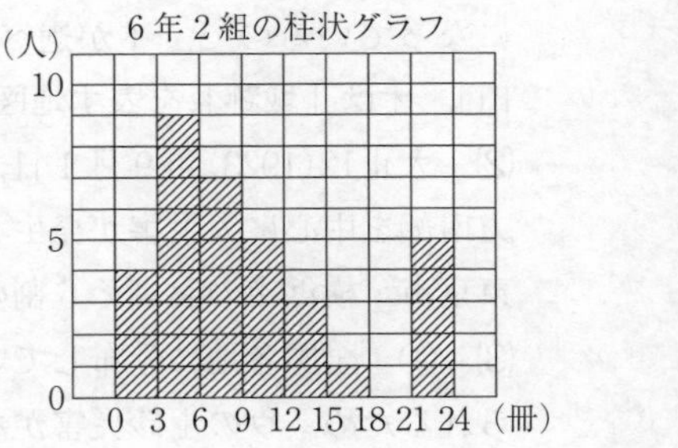

社　会　(理科と合わせて40分)＜満点：25点＞

解　答

1　**地名**…(例)　武蔵野(武蔵野台地)　**理由**…(例)　火山灰が降り積もってできた台地であるため雨水が地下に浸透しやすく，伏流水となるから。　2　(1)　イ　(2)　関東大震災　(3)　①　ウ　②　イ　③　ア　3　(1)　②　(2)　**気候**…イ　**土地利用**…キ

4　(1)　徳川家康　(2)　(例)　薩摩藩により支配されていました　(3)　大阪府　(4)　①　イ　②　ウ　(5)　(例)　キリスト教の布教　(6)　(例)　スペインとの貿易は続けていたから。　(7)　(例)　集落に物見やぐらを設け，周囲に濠や柵をめぐらしていることから，弥生時代にはむらやくにどうしの争いが生じ，戦いによって命を落とす人が多かったと考えられるから。

5　(1)　ウ，オ　(2)　**機関**…国会　**方法**…(例)　国民の代表を選ぶ選挙で必ず投票する。

6 **課題**…(例) 現在，国内で広く植えられているスギやヒノキなどの針葉樹は樹齢が高く，炭素の吸収量が十分でないものが多いこと。 **取り組み**…(例) 樹齢の高いスギやヒノキを伐採して資源として活用し，代わりに苗木を植林する。

解説

1 関東地方とその周辺の河川の流れについての問題

地図中の広い範囲《はんい》で白く見えている内陸の地域は，武蔵野(武蔵野台地)，霞ヶ浦《かすみがうら》とその周辺，富士山とその周辺の３か所。このうち，模式図の内容に適しているのは武蔵野，富士山とその周辺である。武蔵野は埼玉県南部から東京都中央部にかけての荒《あら》川と多摩川にはさまれた地域に広がる台地で，この地域を流れている河川は少ない。その理由は，多摩川などによって形成された扇状地《せんじょうち》の地盤《じばん》の上に火山灰が降り積もってできた層(関東ローム)が広がる台地であるため，水もちが悪く，降った雨が地下に浸透《しんとう》してしまい，伏流《ふくりゅう》水として地下を流れる水は，台地の縁《へり》にあたる地域など，地層の境目で湧《わ》き水となって地上に表出するからである。また，富士山とその周辺も模式図で示されているように降った雨がすぐに地下へ浸透するため，この地域に河川は流れていない。

2 地図記号や自然災害についての問題

⑴ 各地域でかつてどのような自然災害があったかという情報を伝えるとともに，過去の教訓をふまえた正しい防災活動を行って被害を減らすことなどを目的として，「自然災害伝承碑《でんしょうひ》」という新しい地図記号が2019年に定められた。地図記号は，記念碑の地図記号に碑文を表す縦線を加えた形になっているので，イが選べる。なお，アは「老人ホーム」，ウは「風車」，エは「噴火口・噴気口」，オは「城跡」を表す地図記号である。

⑵ 大正12(1923)年９月１日，相模《さがみ》湾を震源とするマグニチュード7.9の大地震が起こり，関東地方南部を中心に大災害が発生した。ちょうど昼どきで火を使っていたこともあり，火災が発生して東京市・横浜市のおよそ６割の世帯を焼きつくし，死者・行方不明者は約14万人にのぼった。

⑶ ① 全国各地に分布しているが，梅雨による大雨などの影響を受けやすい西日本で特に多く見られるため，ウの土砂災害があてはまる。 ② 東北・近畿・四国の各地方の太平洋岸に集中していることから，イの津波があてはまる。 ③ 沿岸に低地が広がる東京湾や伊勢《いせ》湾，瀬戸内海，有明海の沿岸部に多く分布しているので，アの高潮があてはまる。

3 日本の地形や気候，土地利用についての問題

⑴ まず，左上の写真は飛騨《ひだ》山脈(北アルプス)の麓《ふもと》に広がる集落のようすを写したもので，③の長野県白馬村にあてはまる。次に，右上の写真は⑤の鹿児島県鹿児島市にある活火山の桜島だと判断できる。また，左下の写真は本州・四国連絡橋の１つで，広島県尾道《おのみち》市と④の愛媛県今治《いまばり》市を結ぶ瀬戸内しまなみ海道の写真(来島海峡大橋)である。残る右下の写真はリアス海岸のようすを写したもので，三陸海岸の広がる①の岩手県普代村があてはまる。よって，余る場所は②の新潟県新潟市となる。なお，地図中④の今治市の位置は，実際にはもう少し北東寄りである。

⑵ まず，日本海側の気候に属する②の新潟は，11～２月の降水量が多いウにあてはまり，土地利用は水田の割合が非常に高いカとなる。次に，瀬戸内の気候に属する④の今治は，年間の降水量が少なく比較《ひかく》的暖かいエにあてはまり，土地利用は樹園地の割合がほかよりも高いケとなる。６月の降水量が特に多いオは⑤の鹿児島で，土地利用は畑の割合が高いコと判断できる。残る①の普代村

と③の白馬村のうち，１・２月の平均気温がより低く，冬の降水量が比較的多いアは白馬村で，冬の降水量が少ないイは普代村である。また，牧草地の割合がほかよりも高いキは岩手県，残るクは長野県である。

4　歴史上の人物やことがらについての問題

⑴　Ａ～Ｃは江戸時代につくられた３人の武将の性格を表した川柳《せんりゅう》で，Ａは織田信長，Ｂは豊臣秀吉，Ｃは徳川家康を指しており，会話文の「あ」・「え」・「か」は家康，「い」・「う」は秀吉，「お」は信長がそれぞれあてはまる。

⑵　琉球王国は，15世紀前半に中山王の尚巴志《しょうはし》が北山・南山の２王国を統一して沖縄島に成立した王国で，17世紀初めからは薩摩藩(鹿児島県)の支配下に置かれた。国王の代がわりごとにはそれを感謝する謝恩使《しゃおんし》，将軍の代がわりごとにはそれを祝う慶賀使《けいがし》が，中国風の身なりで江戸に派遣された。

⑶　堺《さかい》(大阪府)は日明貿易や南蛮《なんばん》貿易の根拠《こんきょ》地として栄えた港町で，戦国時代には有力商人たちによる自治が行われていたが，信長によって自治を奪われた。その後，秀吉は博多や長崎などとともに堺を直接支配し，その政策は江戸幕府にも受け継がれた。

⑷　①　信長は桶狭間《おけはざま》の戦い(1560年)で今川義元を破って勢力を拡大したほか，1571年には比叡《ひえい》山延暦《えんりゃく》寺を焼き打ちし，一向一揆の根拠地であった石山本願寺を1580年に屈服《くっぷく》させるなど，敵対した勢力を次々と滅ぼした。一方で朝廷とは敵対せず，むしろその権威を利用しようとし，室町幕府の第15代将軍足利義昭を追放したのち，1575年には朝廷から右近衛大将に任じられている。　②　家康は儒学《じゅがく》，特に上下の身分秩序を重視する朱子学(儒学の一派)を重んじ，林羅山《らざん》を登用するとともに，武士にこれを学ぶことを奨励《しょうれい》した。その政策は幕府によって受け継がれ，儒学は官学(幕府の学問)とされた。

⑸　秀吉は当初は信長の政策を引き継ぎ，キリスト教の布教を認めていたが，やがてそれを禁止し，宣教師を国外に追放するなどした。家康も同様の政策を進めたが，秀忠の代には全国に禁教令が出され，家光の代には禁教政策を徹底するため，鎖国体制が完成された。

⑹　秀吉も家康も貿易による利益を得るため，スペインやポルトガルとの貿易は続けさせたので，禁教政策はそれほど徹底《てってい》されなかった。

⑺　室町時代には戦乱により命を落とす人が多かったため，また，第二次世界大戦末期にあたる昭和20年ごろには，戦死したり空襲《くうしゅう》によって亡くなったりする人が多かったため，ともに平均寿命《じゅみょう》が短くなった。イラストは弥生時代の集落のようすを描いたもので，この時代にはむらやくにどうしの争いが絶えなかったことから，集落には物見やぐらを建て，周囲に濠《ほり》や柵《さく》をめぐらして，戦いに備えていた。つまり，根津さんが縄文時代より弥生時代のほうが平均寿命が短かったと予想した理由は，室町時代や昭和20年ごろと同様，戦いによって命を落とす人が多かったのではないかと考えたからである。

5　三権分立についての問題

⑴　ア　内閣総理大臣は国会が指名し，天皇が任命する。　イ　法律が憲法に違反していないかどうかは，裁判所が具体的な裁判を通して判断する。　ウ　裁判所は，行政機関による処分や命令などについても，憲法に違反していないかどうか審査できる。よって，正しい。　エ　内閣のもとにはさまざまな府や省，庁などが置かれている。　オ　法律案は，内閣または国会議員によ

って作成され，衆参どちらかの議院の議長に提出される。よって，正しい。　カ　最高裁判所長官は内閣が指名し，天皇が任命する。一方，最高裁判所のその他の裁判官は，内閣が任命する。キ　裁判官としてふさわしくない行為のあった者について，これをやめさせるかどうかは，国会に設置される弾劾《だんがい》裁判所で決定される。

(2)　日本国憲法の三大原則とされるのは，国民主権，基本的人権の尊重，平和主義の３つ。このうち，国民主権について考えた場合，主権者である国民が自分たちの意思を政治に反映させるためには，自分たちの代表を選ぶ機会である選挙で必ず投票することが最も重要だと考えられる。

6　森林資源の活用についての問題

温室効果ガスの排出量を実質ゼロにするためには，排出量そのものを減らすとともに，代表的な温室効果ガスである二酸化炭素を吸収してくれる森林の面積を増やすことが必要となる。日本ではスギやヒノキなどの針葉樹が森林面積の約半分を占《し》めているが，資料を見ると，スギやヒノキは樹齢11～20年で炭素吸収量が最も多く，それ以降は吸収量が減少していくことと，国内のスギ・ヒノキの樹齢別面積では樹齢40～60年前後のものが大きな割合を占めていることがわかる。したがって，森林の炭素吸収量を増やすためには，樹齢の高いスギやヒノキを伐採《ばっさい》して資源として活用し，新たに苗木を植林することが必要となる。

理　科　(社会と合わせて40分)＜満点：25点＞

解　答

1 ①　エ　　②　ア　　2 (1)　酸素　　(2)　(例)　受精卵の中にたくわえられていた養分を使う　　(3)　(例)　種子にたくわえられていた養分で育つこと　　3 (1)　**最も大きい**…力C　　**最も小さい**…力A　　(2)　8cm　　(3)　①　図3　　②　ア　　4 (1)　エ　　(2)　(左から手順2，手順3，手順4の順)　**組み合わせ1**…ア，イ，ウ／**組み合わせ2**…ウ，イ，ア　(3)　①　×　　②　×　　③　×　　④　○　　5 (1)　①　東　　②　イ　　(2)　①　南　②　ウ　　(3)　イとエ

解　説

1　堰堤《えんてい》についての問題

堰堤を設けることで，川の傾《かたむ》きがゆるやかになり川の流れは遅《おそ》くなる。そのため，土砂がせき止められてたい積し，川底や川岸が流水によってけずられることをおさえることができる。

2　メダカとヒトの誕生についての問題

(1)　メダカの胚《はい》もヒトの胎児《たいじ》も，生きるためには体内に酸素をとり入れる必要がある。ヒトの場合は，胎盤《たいばん》を通して母親の血液から胎児の血液中に酸素がとり入れられる。

(2)　メダカなどのように卵で生まれてくる動物は，卵の内部にある卵黄などに成長するための養分をたくわえている。メダカの卵の場合は，卵の中に見られる油のつぶも，養分の一部であると考えられている。

(3)　生まれたばかりのメダカは，腹に養分の入ったふくろを持っていて，数日はエサをとらなくても生きていける。植物の種子も，内部の子葉または胚乳に養分をたくわえていて，種子が発芽する

ときや発芽後自分で養分をつくり出すまでの間はその養分を使う。

3 てこのつり合いについての問題

⑴ 図1～3のように，棒を使って同じ重さのおもりを持ち上げて棒を水平にする場合，てこは支点から力を加える点(力点)までの距離《きょり》が長いほど小さな力でおもりを持ち上げることができ，支点からおもりをつり下げている点(作用点)までの距離が長いほどおもりを持ち上げるのに大きな力が必要になる。図1と図2を比べると，支点からおもりまでの距離は等しいが，図1の方が支点から力点までの距離が長いため，力Aの方が力Bよりも小さくなる。また，図2と図3を比べると，支点から力点までの距離は等しいが，図3の方が支点からおもりまでの距離が長いので，力Cの方が力Bよりも大きくなる。よって，力の大きさは，大きい方から順に並べると，力C，力B，力Aとなる。

⑵ 棒を支点のまわりに右回りに回そうとするはたらきと，左回りに回そうとするはたらきの大きさが同じになるとき，棒は水平になってつり合う。棒を回そうとするはたらきは，(力の大きさ)×(支点からの距離)で表すことができる。ここで，おもりの重さを100として考えると，図1では，100×20＝(力A)×50より，(力A)＝40となる。図2で力Bが力Aと同じ40の大きさになるときのおもりの位置を支点から左に□cmのところとすると，40×30＝100×□のつり合いの式が成り立ち，□＝12(cm)となる。よって，おもりの位置は棒の左はしから，20－12＝8(cm)のところである。

⑶ ① てこは支点からの距離が短くなるほど，つり合わせるために大きな力が必要となる。よって，支点から作用点までの距離が支点から力点までの距離より長い図3のてこが，作用点にはたらく力が力点にはたらく力よりも小さくなる。 ② ①と同様に，支点から作用点までの距離の方が，支点から力点までの距離より長いものを選ぶ。アのトングは支点が図の右上の留め具の部分にあり，作用点は図の左下のものをはさむ両はしの部分で，力点は支点と作用点の間にある。よって，トングは作用点にはたらく力が力点にはたらく力よりも小さくなるしくみを利用した道具である。

4 水よう液の判別についての問題

⑴ 6種類の水よう液のうち，固体がとけたものは水酸化ナトリウム水よう液，食塩水，砂糖水の3つ，気体がとけたものは塩酸，炭酸水，アンモニア水の3つなので，手順1で操作エを行うと，手順の図にあるように，2つのグループに分けることができる。

⑵ Eが食塩水，Fが砂糖水だから，手順1(操作エ)より，D，E，Fは固体がとけた水よう液で，Dは水酸化ナトリウム水よう液となる。これら3つの水よう液からDだけを分けることができるのは，手順3で操作イを行う場合だけで，アルカリ性の水酸化ナトリウム水よう液のみ赤色リトマス紙を赤色から青色にかえる。また，A，B，Cは塩酸，炭酸水，アンモニア水のいずれかである。ここで，手順2で操作アを行うと，青色リトマス紙は酸性の水よう液と反応して青色から赤色にかわるから，AとBは酸性の塩酸と炭酸水，Cはアルカリ性のアンモニア水となる。次に，手順4で操作ウを行うと，炭酸水では温められて出てきた二酸化炭素が石灰水を白くにごらせるので塩酸と炭酸水を区別することができる。また，手順2で操作ウを行うと，AとBが塩酸とアンモニア水のいずれか，Cが炭酸水となり，その後，手順4で操作アを行えば，塩酸とアンモニア水を区別することができる。

⑶ ①，② 水50gに物質10gをとかすのは，水100gに物質を，$10\times\frac{100}{50}=20$(g)とかすのに相当

する。表より，食塩も砂糖も０℃のときでも40℃のときでも水100ｇに20ｇ以上とけるので，①と②ではＥとＦどちらも変化が見られず区別することができない。　③　水を20ｇ蒸発させると，残りの水の重さは，50－20＝30(ｇ)である。20℃の水30ｇに食塩は，$35.8\times\frac{30}{100}=10.74$(ｇ)までとけ，砂糖は，$203.9\times\frac{30}{100}=61.17$(ｇ)までとける。よって，どちらも変化が見られないので区別できない。　④　水を25ｇ蒸発させると，残りの水の重さは，50－25＝25(ｇ)である。食塩は20℃の水25ｇに，$35.8\times\frac{25}{100}=8.95$(ｇ)までしかとけないので，とけ残りが出てくる。一方，砂糖は，$203.9\times\frac{25}{100}=50.975$(ｇ)までとけるので，変化は見られない。したがって，２つの水よう液を区別することができる。

5　日時計についての問題

⑴　①　図２の台紙を水平な地面に置く場合，棒のかげは太陽の方位と逆の方位にできる。正午には太陽は南にあるので，⑫の位置にきた棒のかげは北の方位にできている。■は南に向かったときの左手側となるため，東の方位となる。　②　午後２時には太陽が真南よりも西寄りにある。また，この実験では１時間ごとに棒のかげの位置を記録したので，午後２時の棒のかげはイである。

⑵　①　日時計には，太陽の光ができるだけ長時間あたっている必要がある。したがって，棒を立てた台紙の面は南の方位に向けておく。このとき，日時計Ｂの台紙に向かって立つと，正面の方位が北，右が東，左が西となる。　②　太陽は午後２時には真南よりも西寄りにあるので，棒のかげは東寄りのウにできる。

⑶　日時計Ａでは，太陽の高さが低いほど棒のかげが長くなる。同じ時刻のころの太陽の高さは冬の方が夏より低く，冬の方が夏よりも長いかげができる。一方，日時計Ｂでは，台紙と太陽光のなす角度が小さいほど棒のかげは長くなる。太陽の南中高度が高い夏のころは，台紙と太陽光のなす角度は小さくなるため，夏の方が冬よりもかげが長くなる。

国　語　(40分)＜満点：50点＞

解　答

一　⑴　ア　⑵　ア　⑶　イ　⑷　Ａ　(例)　飛ぶことが少ないのでエネルギーを使わない(。)　Ｂ　小さな　⑸　２，３，５　⑹　ウ　⑺　Ｃ　不利　Ｄ　適応とは異なるプロセス　⑻　エ　⑼　下記を参照のこと。　二　⑴　イ　⑵　エ　⑶　(例)　以前はリレーでも仲間ではなく自分は自分の泳ぎをすればいいと思っていたが，今は仲間とともに泳ぐことの楽しさや仲間の大事さがわかるということ。　⑷　ウ　⑸　意味　⑹　(例)　(「コーチ，)おれはここで逃げ出すほど弱いやつではありません(。」)　⑺　⒜　声をしぼり出した　⒝　ア　⒞　ウ

●漢字の書き取り

一　⑼　Ⅰ　複雑　Ⅱ　効果

解　説

一　Ⅰの出典は稲垣栄洋《いながきひでひろ》の『はずれ者が進化をつくる―生き物をめぐる個性の秘密』，Ⅱの出典は鈴《すず》木《き》紀之《のりゆき》の『すごい進化―「一見すると不合理」の謎《なぞ》を解く』による。両者とも生物の進化について，

それがどのように起こるかを解説している。

⑴　もどす文に「そのため」とあるので，前では「実験」などにおいて，あまりに平均値からはずれたものを取り除《のぞ》いて良い理由が述べられているものと判断できる。アに入れると，「みんな」の中で「一つだけ平均値からポツンと離《はな》れている」と「大切な平均値」がずれてしまう可能性があるので，そうしたものは「取り除いて良いということになって」いるというつながりになり，文意が通る。「はずれ者を取り除」くことで，「平均値はより理論的に正しく」なるというのである。

⑵　少し前で，実際の自然界には「平均値」も「ふつう」もなく，あるのは「さまざまなものが存在している『多様性』」だと述べられていることをおさえる。自らにとって脅威《きょうい》である「大きな環《かん》境《きょう》の変化」がいつ起きてもおかしくない「自然界」において，生き残るための「正解」などないが，生物はあえて「バラバラ」であろうとすることで「たくさんの解答を作り続け」，多様な環境に適応しようとしてきたのだから，アがふさわしい。

⑶「大きな環境の変化」に適応できた「平均値から大きく離れたはずれ者」は，やがて「標準」となるが，その集団の中でもさらに「はずれた者」が，また違《ちが》う「新たな環境」になじむことになる。つまり，「大きな環境の変化」にともなって「生物の進化」も繰《く》り返されてきたのだから，「古い時代」と今の「平均」は，まったく異なるといえる。よって，イが選べる。

⑷　A　自らを襲《おそ》う猛獣《もうじゅう》がおらず「飛んで逃《に》げる必要が」ないニュージーランドでは，キウィにとって「飛ぶ」ためのエネルギーが節約できるので，そのぶん「エサも少なくてすむ」だろうし，「たくさん卵を産むことができるかもしれ」ないと述べられている。つまり，飛ぶためのエネルギーをほかのことに回せる点が「飛べない鳥」であるキウィの「進化のメリット」だと考えられる。
B　巨大《きょだい》な「ブラキオサウルス」の仲間でありながら，「エウロパサウルス」は「小さな体」しか持たない「はずれ者」だが，「エサの少ない島」においてはむしろ都合がよく，そのために生き残って進化を遂《と》げることができたというのである。

⑸「ほとんどのカタツムリの殻《から》は右巻き」で，「左巻き(反時計回り)のカタツムリ」は珍《めずら》しく「限られた種類」でしか見られないことと，「右巻きと左巻きでは同じ種類であっても互《たが》いにうまく交《こう》尾《び》できない」ことをおさえる。　1，2「集団」の中に出現した「突然《とつぜん》変異」のカタツムリは，「繁殖《はんしょく》できずに終わってしまう」のだから，1には「右」，2には「左」が入る。　3，4「繁殖に不利な形質」が，「集団」に広まるとは思えないと述べられているので，3には「左」，4には「右」があてはまる。　5「繁殖に不利」であっても，「現に世界中で何種類か」は知られていると述べられている。よって，「左」が合う。

⑹　a「右巻きのカタツムリに特化したヘビ」によってカタツムリの捕食が進めば「左巻きのカタツムリ」の個体は徐々《じょじょ》に増え，「やがては左巻きだけの種類が誕生することに」なるはずだが，「話はここで終わ」らず，「右巻きのカタツムリに特化したヘビが分布していない」地域にも「左巻きのカタツムリが生息している」というつながりである。よって，前のことがらを受けて，それに反する内容を述べるときに用いる「ところが」があてはまる。　b「左巻きのカタツムリの存在」について「適応」の面からは説明がつかなかったため，細将貴《ほそまさき》博士は続けて「『海洋島』という特殊《とくしゅ》な環境《かんきょう》」に注目し，その謎《なぞ》を解明しようとしたのだから，前のことがらをふまえて次の内容に移るときに用いる「そこで」が入る。

⑺　C，D「適応」という観点から見れば，「右巻きのカタツムリに特化したヘビ」がいない中で，

繁殖に不向きな「左巻き」の個体が生き残っていることへの説明がつかないため，それとは「異なる」アプローチから謎を解明しなければならないと筆者は述べている。よって，Ｃには「不利」，Ｄには「適応とは異なるプロセス」が入る。

⑻ Ⅰでは，「大きな環境の変化に直面したとき，その環境に適応したのは，平均値から大きく離れたはずれ者」であり，「やがては，『はずれ者』と呼ばれた個体が，標準になって」いくことで「進化」が起こってきたと述べられている。一方，Ⅱでは「適応とは異なるプロセス」に注目し，「進化」は「自然淘汰《とうた》の力や遺伝的浮動がもたらす偶然のせめぎ合いによって」決まると説明されている。このことからは，生物の進化には多様な形があるとわかるので，エが選べる。

⑼ Ⅰ　こみいっていて簡単ではないこと。　Ⅱ　ある働きかけによって出現する結果。

二 **出典は高田由紀子《たかだゆきこ》の『スイマー』による。**「おれ」（向井航《むかいこう》）は東京の強豪《きょうごう》スイミングクラブで活《かつ》躍《やく》していたが，初めて選ばれたメドレーリレーで失格となったことをきっかけに水泳をやめてしまう。その後，引っ越《こ》した「おれ」は同級生の海人《かいと》・信司《しんじ》・龍之介《りゅうのすけ》とともに再び水泳を始め，競技大会に出場する。

⑴ 「一番大事な」場面で，「やり直し」のきかないフライングをしてしまった龍之介に対し，会場からは「心配」の「ざわめきが起こった」が，全力で泳ぎきろうとする彼《かれ》の姿に誰《だれ》もが「目を奪《うば》われ」，ゴールした時には「大きな拍手《はくしゅ》」を送ったのだから，イがふさわしい。

⑵ 続く部分で，信司は「今までも，いろんなことで努力したって，結果なんてほとんど出なかった」が，「ここでみんなのために気もちを切りかえられるくらいには，強くなった」と話している。つまり，龍之介にも自分と同様，「逃《に》げ」ずにメドレーリレーへ出場してほしいと伝えているのである。

⑶ 東京にいたころ，ほかの選手は「同じスイミングに通っていてもライバルだったし」，メドレーのメンバーでも「仲間なんて思う余裕《よゆう》」などなかったので，「おれ」はただ「自分の泳ぎをすればいい」と思っていた。けれども，海人・信司・龍之介と再び泳ぎ始めたことで，自分がフライングをしてしまった「あの時」，実は「これで優勝できたら，ジュンたちと前みたいに仲良くなれるかも」という期待があったと改めて気づいたのである。そのようにリレーに対する思いが変化した理由については，最後の航の父親の言葉が参考になる。「航は東京でスイミングをしていたころより，すごく楽しそうなんだ。佐渡で大事な仲間ができたんだな，って思ったよ」とあるように，仲間とともにメドレーリレーを泳ぐことの楽しさや，仲間がいることの大事さがわかるようになったというのである。

⑷ 「おれ」は「一緒《いっしょ》にメドレー泳ぎたい」という思いを龍之介に伝えたかったが，過去の自分の失敗を笑われ，「はずかしいやらムカつくやら」で「体から煙《けむり》が出そう」になっている。しかし，そのようすを見た「おれ」は，龍之介が明るくなったことに「気を取り直した」のだから，ウが選べる。

⑸ 県大会に行けるほどのベストタイムが出たとしても失格なのだから「意味ねえ」という龍之介のせりふや，「あの時」失格になった「おれ」も，今までの練習など「なんも，意味なかった」と感じていたとの言葉を受けた海人は，前向きな言葉を伝えたのだろうと考えられる。続く部分で，「おれ」が海人に同意して「そうだよ」と話した後，「失敗を，強さに変えようぜ」と言っていることから，海人は「意味」は自分たちがつくるものだと話したと想像できる。

⑹　コーチから「それとも，ここで逃げ出すような弱いやつだったか。大瀬《おおせ》龍之介という男は」と言われた「龍之介が，大きく横に首をふった」ことに着目する。コーチの言葉を否定して，自分は弱いやつではないという思いを伝えたかったのであり，その思いがあったからみんなに謝罪し，メドレーリレーに出る気持ちになったのである。

⑺　(a)　話し始める前のようすとして「おれは信司の声に後押《お》しされ，声をしぼり出した」とあることに着目する。これから話す内容は「本当は，こんな情けないこと，告白したくない」というものだったが，龍之介を説得するために，無理をしてでも話そうとするようすが「声をしぼり出した」という表現からうかがえる。　(b)　アの「航の動作や表情の変化が細部までくわしく描写《びょうしゃ》しながら」が合わない。この場面で「動作や表情の変化が細部までくわしく描写」されているのは龍之介であり，その表情に対する反応として航の気持ちが読者に伝えられている。　(c)「おれ」が失格になった後，「スイミングに行かなくなって，もうやらないって思ってた。でも，おまえたちが誘ってくれたから……みんなとだから，また泳ごうって，思えるようになったんだ」と話していることに着目する。航の父親が話しているように「佐渡で大事な仲間ができ」，泳ぐことに楽しさを覚えるようになったから，失敗を乗り越《こ》えることができたのである。

Dr.福井の 入試に勝つ！脳とからだのウルトラ科学

試験場でアガらない秘けつ

キミたちの多くは，今まで何度か模擬試験（たとえば合不合判定テストや首都圏模試）を受けていて，大勢のライバルに囲まれながらテストを受ける雰囲気を味わっているだろう。しかし，模擬試験と本番とでは雰囲気がまったくちがう。そういうところでも緊張しない性格ならば問題ないが，入試独特の雰囲気に飲みこまれてアガってしまうと，実力を出せなくなってしまう。

試験場でアガらないためには，試験を突破するぞという意気ごみを持つこと。つまり，気合いを入れることだ。たとえば，中学の校門前にはあちこちの塾の先生が激励《げきれい》のために立っている。もし，キミが通った塾の先生を見つけたら，「がんばります！」とあいさつをしよう。そうすれば先生は必ずはげましてくれる。これだけでもかなり気合いが入るはずだ。ちなみに，ヤル気が出るのは，TRHホルモンという物質の作用によるもので，十分な睡眠をとる，運動する（特に歩く），ガムをかむことなどで出されやすい。

試験開始の直前になってもアガっているときは，腹式呼吸が効果的だ。目を閉じ，おなかをふくらませるようにしながら，ゆっくりと大きく息を吸う。ここでは「ゆっくり」「大きく」がポイントだ。そして，ゆっくりと息をはく。これをくり返し何回も行うと，ノルアドレナリンという悪いホルモンが減っていくので，アガりを解消することができる。

よく「手のひらに“人”の字を書いて飲みこむことを3回行う」とアガらないというが，そのようなおまじないを信じて実行し，自分に暗示をかけてもいいだろう。要は，入試に対するさまざまな不安な気持ちを消し去って，試験に集中できるようなくふうをこらせばいいのだ。

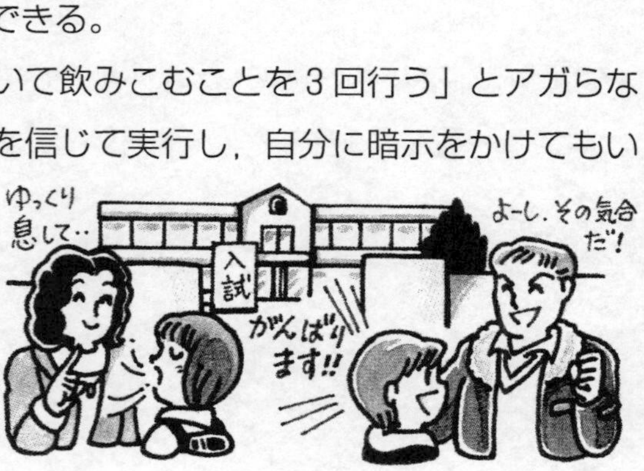

Dr.福井（福井《ふくい》一成《かずしげ》）…医学博士。開成中・高から東大・文Ⅱに入学後，再受験して翌年東大・理Ⅲに合格。同大医学部卒。さまざまな勉強法や脳科学に関する著書多数。

Memo

Memo

2020年度　筑波大学附属中学校

〔電　話〕 (03) 3945－３２３１
〔所在地〕 〒112-0012　東京都文京区大塚１－９－１
〔交　通〕 東京メトロ丸ノ内線－「茗荷谷駅」より徒歩10分
　　　　　東京メトロ有楽町線－「護国寺駅」より徒歩７分

【算　数】（社会と合わせて50分）

（注意）定規，コンパス，分度器などは机の上に出してはいけません。えんぴつまたはシャープペンシル，消しゴムだけを机の上に出しなさい。

1　次の各問いに答えなさい。

(1)　$3.4\times250-34\div\frac{4}{3}+\frac{7}{4}\times34-3.4\div\frac{1}{180}$ を計算しなさい。

(2)　連続する５個の整数をたすと1650になります。このとき，連続する５個の整数のうち最も小さい数を求めなさい。

(3)　[1]，[3]，[4]，[5]，[7] の５枚のカードから２枚を選んで２けたの数を作るとき，素数は何通りできますか。ただし，２枚とも同じカードを選ぶことはできません。

(4)　$\frac{3}{8}$ より大きく $\frac{2}{3}$ より小さい，分母が50の分数があります。それらの分数の中で，例えば $\frac{13}{50}$ のように，これ以上約分できない分数は全部で何個ありますか。

(5)　1×2×3×…のように，１から順に整数をかけていきます。このとき，かけ算の結果が，６で８回わったときに整数になるのは，１からいくつまでの整数をかけたときですか。そのうち，最も小さい整数を求めなさい。

(6)　３つの分数 $3\frac{1}{9}$，$4\frac{11}{13}$，$\frac{35}{39}$ があります。この３つの分数に，ある同じ分数をかけると整数になります。このような分数の中で，最も小さい分数を求めなさい。

(7)　濃度《のうど》が20％の食塩水を100ｇつくるために，水100ｇに食塩20ｇをとかしました。しかし，つくった食塩水が20％でないことに気づいたので，つくった食塩水を少しすててから食塩を加えて20％の食塩水を100ｇつくりました。すてた食塩水は何ｇですか。

2　あるきまりにしたがって，次のように整数が並んでいます。

１，１，２，３，４，２，２，**３**，４，５，３，３，４，５，６，４，４，５，６，７，…

このとき，左から４番目の奇数である**３**は，はじめから数えて８番目の整数です。では，左から999番目の奇数は，はじめから数えて何番目の整数ですか。

3　次の各問いに答えなさい。

(1)　次の図のように，１辺が６cm の正方形の紙を対角線で切り，対角線が平行になるように重ね合わせました。このとき，斜線《しゃせん》部分の面積を求めなさい。

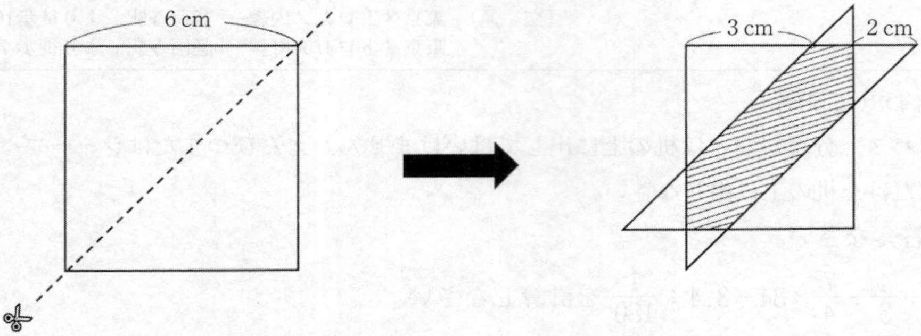

(2)　次の図のように，正三角形の紙を半分に切り，重ね合わせました。このとき，あの角の大きさを求めなさい。

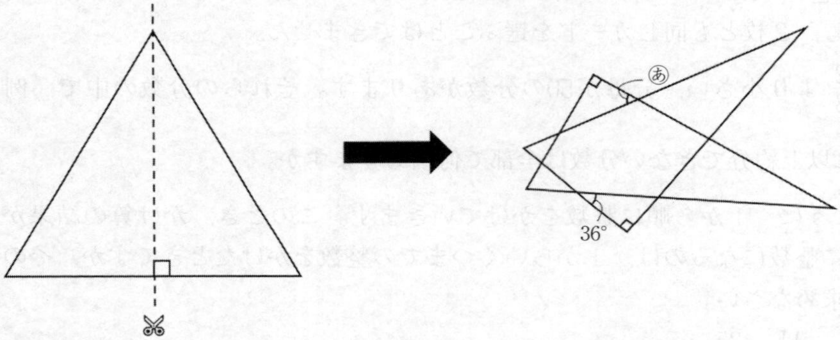

4　次の各問いに答えなさい。

(1)　右の図のように，平行四辺形 ABCD を直線 EF で２つに分けました。左右の面積比が２：３のとき，BF の長さを求めなさい。

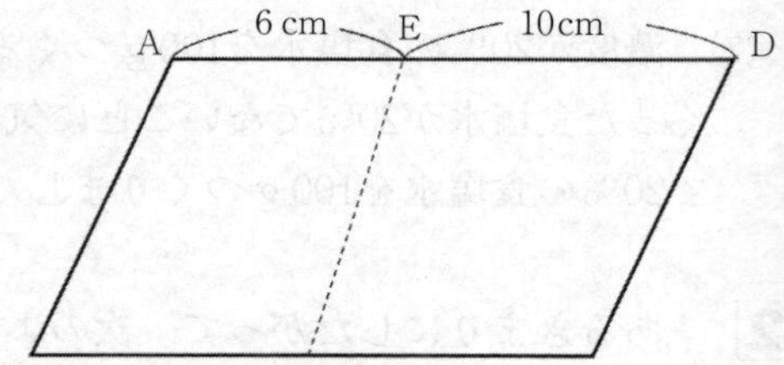

(2)　次の図のような直方体の水そうＡとＢがあります。水そうＡには12cm，水そうＢには５cm の深さまで水が入っています。Ａの水をすべてＢに入れると，水の深さは14cm になりました。その後，水そうＡとＢの深さが同じになるように，Ｂの水をＡにもどしました。このときの水の深さを求めなさい。

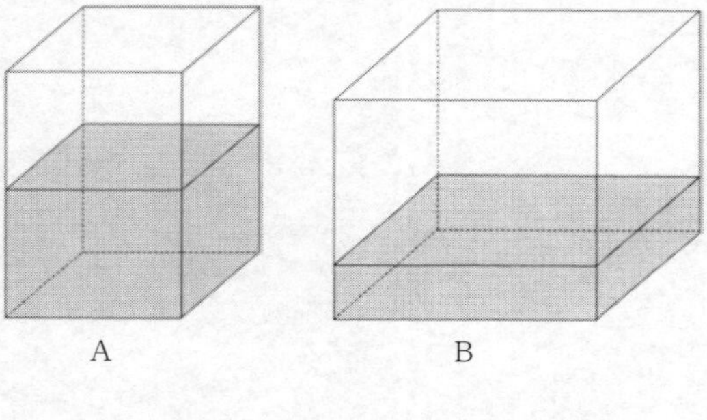

5　正方形を並べてその中に直線をひき，いろいろな模様《もよう》をつくります。このとき，次の各問いに答えなさい。

(1)　次の図のように，１辺が２cm の正方形を８個並べて直線をひき，模様をつくりました。このとき，色がぬられた部分の面積を求めなさい。

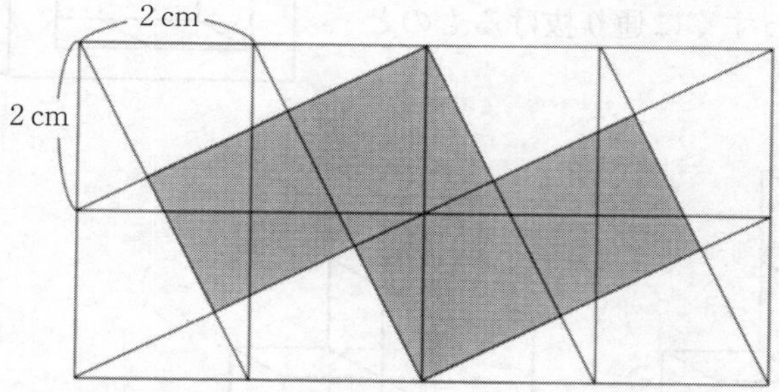

(2)　右の図のように正方形 ABCD を２つ並べ，AB，CD の中点を E，F とします。その中に直線をひくと，長方形やひし形など様々な形の四角形を見つけることができます。

例えば，長方形に着目すると，次の図のような３種類の長方形を合計７個見つけることができます。ただし，正方形は除きます。

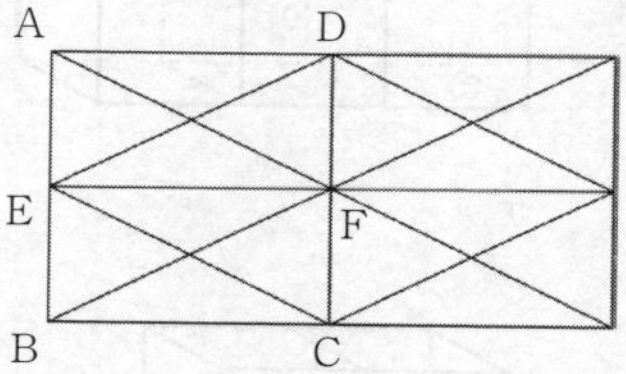

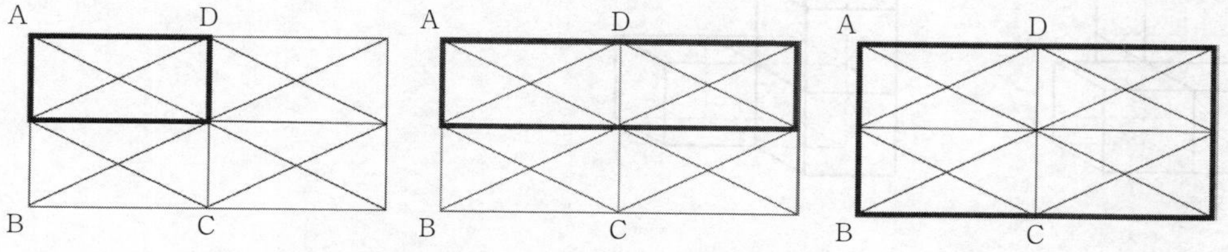

では，平行四辺形に着目すると，何種類の平行四辺形を合計何個見つけることができますか。ただし，正方形，ひし形，長方形は除きます。

6　次の図は，正方形の折り紙を三角形になるように３回折ったようすを表したものです。

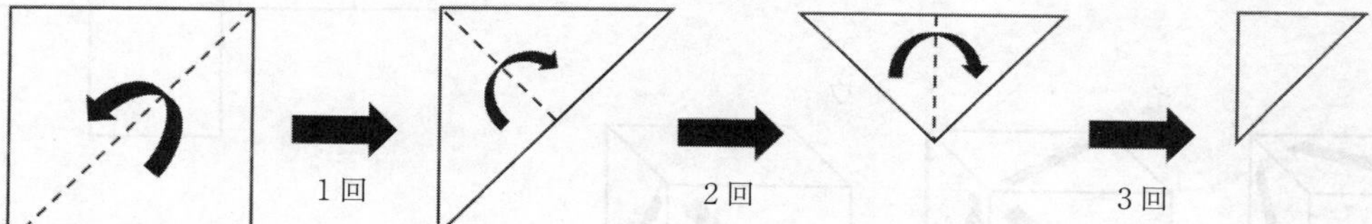

同じ折り方で，正方形の折り紙を三角形になるように５回折り，図のようにはさみで切りました。このとき，折り紙は何枚の紙に分かれますか。

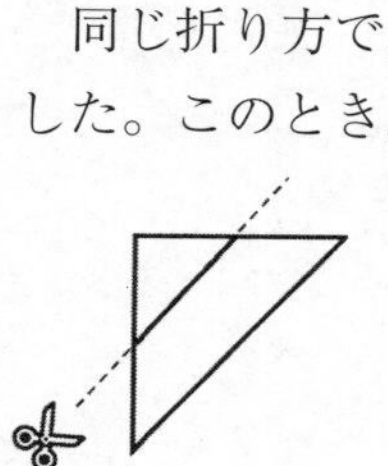

7　右の図のように，ある木の枠《わく》に同じ大きさの立方体を3個つなげて穴をあけました。この立方体を5個つなげたとき，木の枠を通り抜《ぬ》けることができる立体はどれですか。次の**ア～オ**の中から**すべて**選びなさい。ただし，木の枠を通り抜けている途中《とちゅう》では，立体をひねったり，ずらしたりせず，真っすぐに通り抜けるものとします。

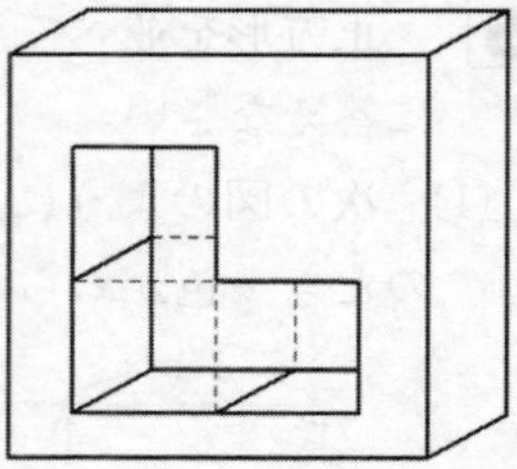

ア

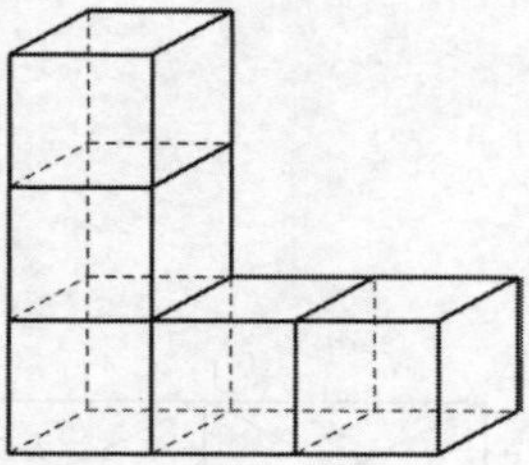

イ

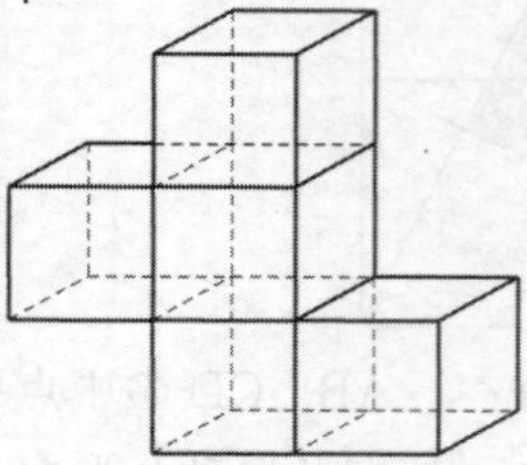

ウ

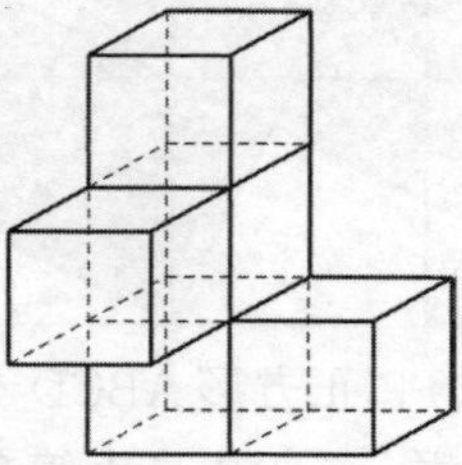

エ

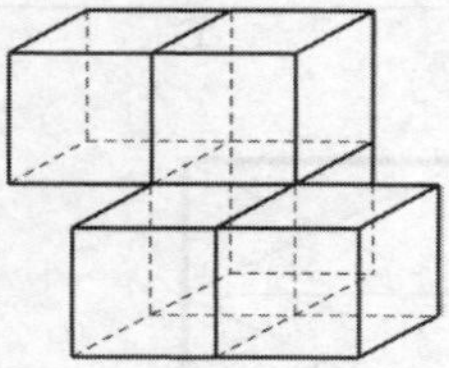

オ

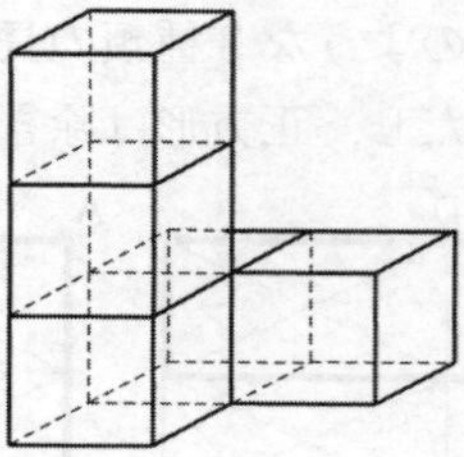

8　右の図のような立方体の展開図があります。この展開図を，矢印が書かれた面が表面になるように組み立てました。組み立てた立方体をいろいろな方向から見たとき，**あてはまらないもの**はどれですか。次の**ア～カ**の中から**すべて**選びなさい。

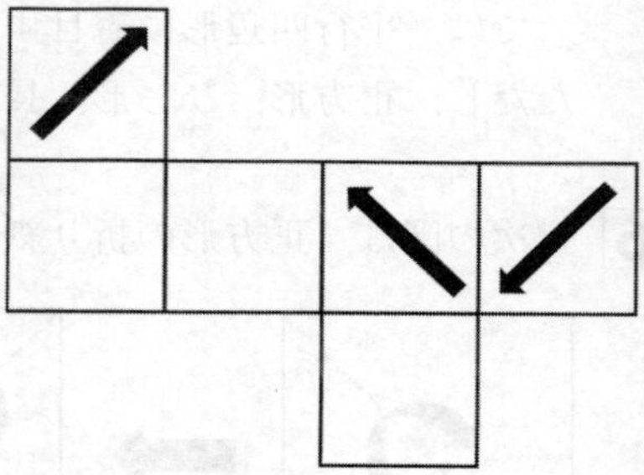

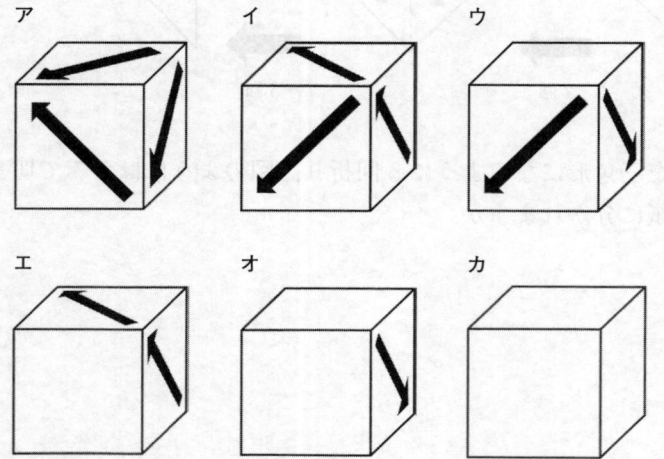

ア

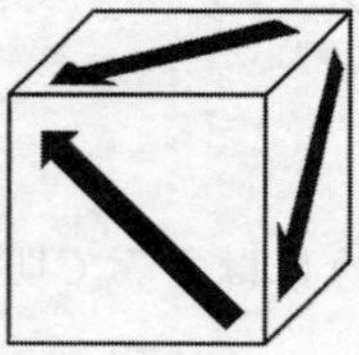

イ

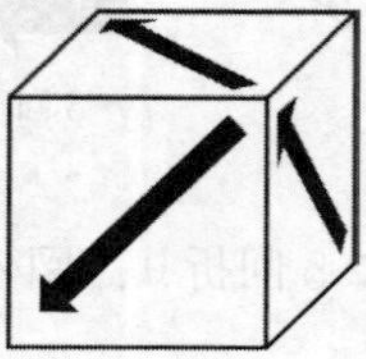

ウ

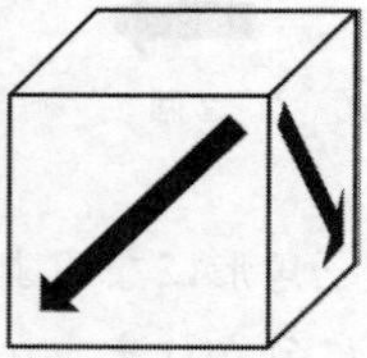

エ

オ

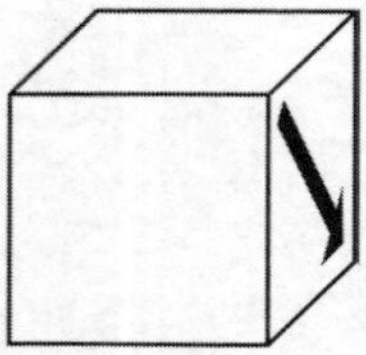

カ

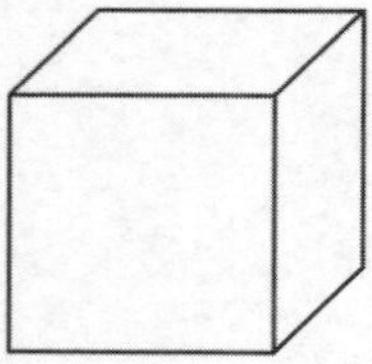

9 あるボールを地面に落とすとき，そのボールは落とした高さの75%まではね上がります。右の図のように，地面から150cmの高さから直方体の箱の上で一度はずむようにボールを落としたところ，地面に着いてから直方体の箱と同じ高さまではね上がりました。また，直方体の箱の上ではねるときは地面ではねるときの$\frac{2}{3}$までしかはね上がらないことがわかっています。このとき，直方体の箱の高さは何cmですか。

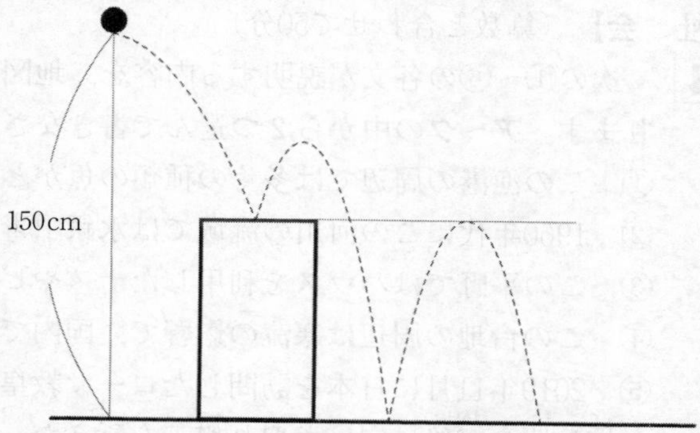

10 ケンタさんは，9時に家を出て7km離れた駅まで移動したところ，9時40分に駅に到着しました。右のグラフは，時刻とケンタさんの速さを表したもので，9時から9時10分までは分速150mで移動したことが分かります。一方，駅にいた兄のユウトさんは忘れ物をとりに行くために9時5分に駅を出発し，一定の速さで移動し9時40分に家に到着しました。

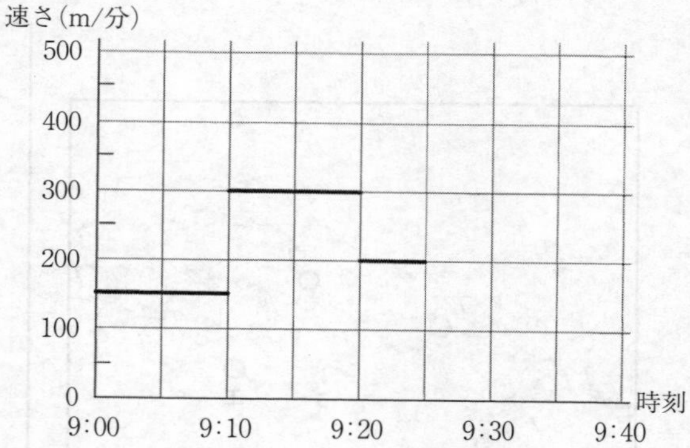

このとき，次の各問いに答えなさい。

(1) ケンタさんが9時25分から9時40分まで一定の速さで移動したとき，その速さを求めなさい。

(2) 兄のユウトさんとケンタさんが家から駅まで同じ道のりを移動するとき，2人がすれちがうのは，9時何分ですか。

【社　会】（算数と合わせて50分）

1　次の①～⑥の各文が説明する内容を，地図中の**ア～ク**にあてはめたとき，余るものが2つあります。**ア～ク**の中から**2つ**選んで書きなさい。

①　この漁港の周辺では多くの種類の魚がとれ，水揚《あ》げ量は国内第1位である。

②　1960年代にこの河川の流域では水銀中毒による公害病が確認された。

③　この平野ではハウスを利用したナスやピーマンの栽培《さいばい》がさかんである。

④　この台地の周辺は寒流の影響で，国内で最も雨が少ない地域となっている。

⑤　2019年11月に日本を訪問したローマ教皇は，1996年に世界遺産に指定された建物を前に，核《かく》兵器の廃絶《はいぜつ》に向けた取り組みを訴《うった》えた。

⑥　この地域は火山灰が降り積もった台地で，お茶の栽培や豚《ぶた》，鶏《にわとり》など畜産物《ちくさんぶつ》の生産がさかんに行われている。

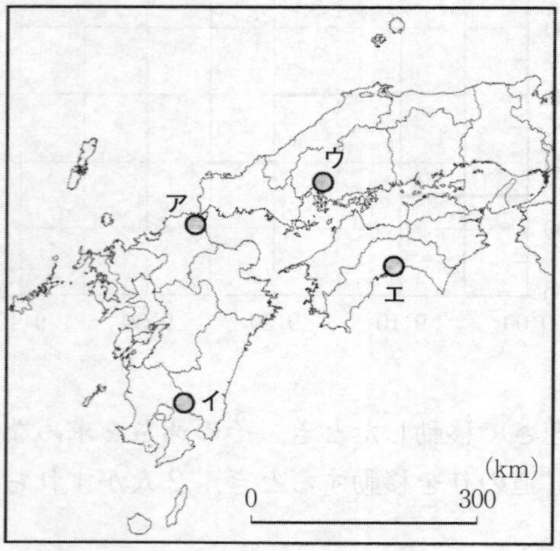

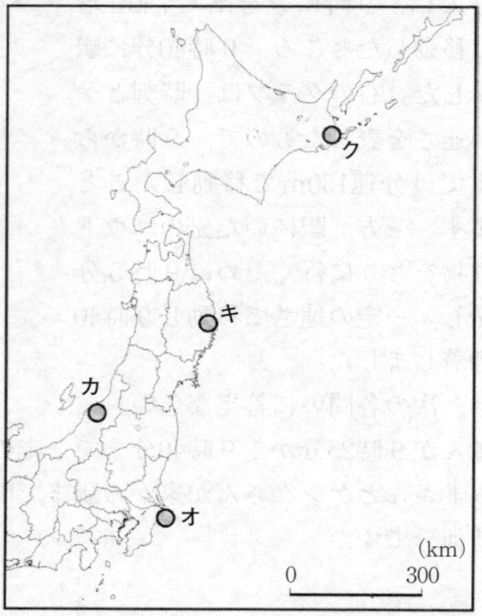

2　次の①～③のグラフは，「漁業の種類別の生産量(万 t)」，「発電の種類別の発電量(兆kWh)」，「店舗《てんぽ》の種類別の販売《はんばい》額(兆円)」のいずれかを示しています。①の「**あ**」と②の「**い**」にそれぞれあてはまるものを，下の**ア～シ**の中から選びなさい。

①

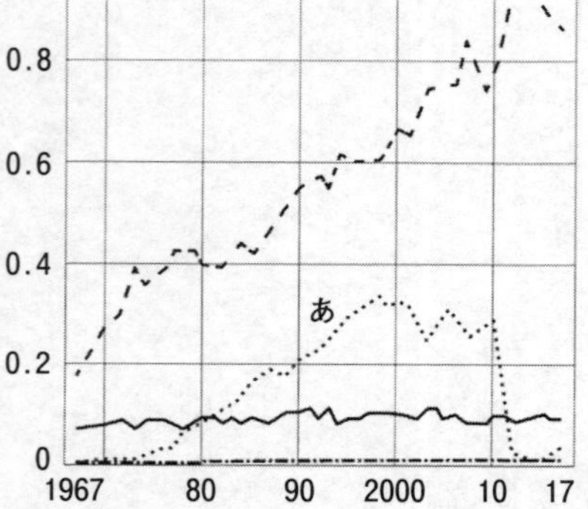

②

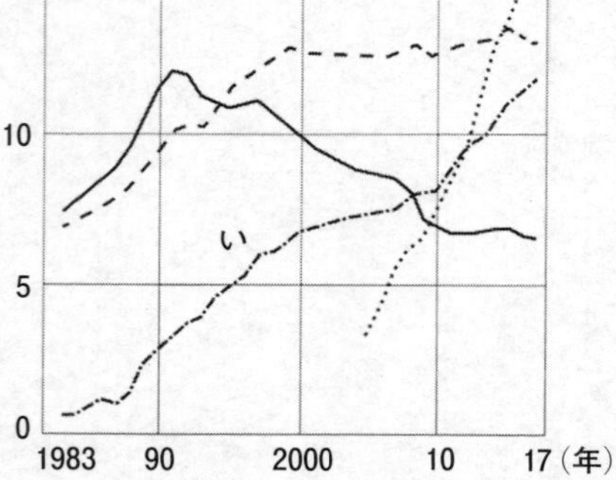

③

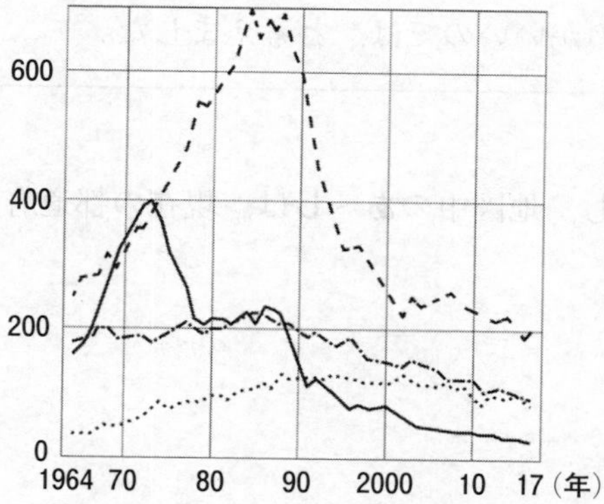

ア	沿岸漁業	イ	沖合《おきあい》漁業	ウ	遠洋漁業
エ	海面養殖《ようしょく》業	オ	水力	カ	火力
キ	原子力	ク	再生可能エネルギー	ケ	百貨店
コ	スーパー	サ	コンビニエンスストア	シ	オンライン通販(ネット販売)

3 筑波さんは，いとこの家族を題材にレポートを書こうとしています。レポートの結論にあたる［　　］の部分にあてはまる語句を，各自で考えて書きなさい。

いとこの家族と「6次産業」

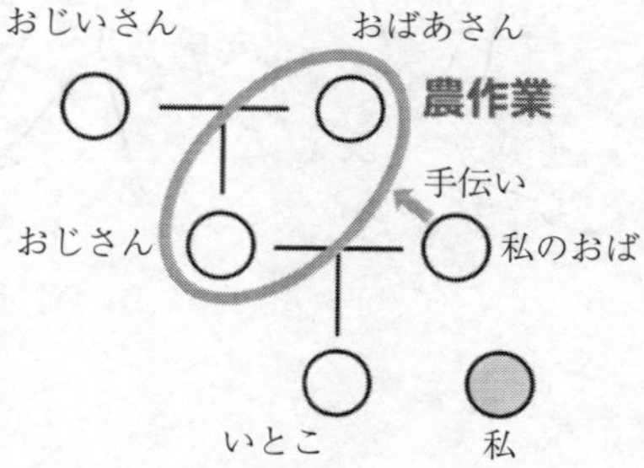

私のおばは，関東地方の北部に住んでいます。東京都心から高速道路で3時間ほどの距離《きょり》のところで，家の近くには温泉を中心とした観光地もあります。

おばの家は農業をしているおじさんとおじさんの両親，そして一人っ子の中学生のいとこの5人暮らしです。おじさんはおばあさんと一緒《いっしょ》にイチゴ栽培をしています。おばは会社で働きながら，休日には農業を手伝っています。

おじさんは今度，自分が生産したイチゴを使って「6次産業」に挑戦《ちょうせん》するそうです。私は「6次産業」について農林水産省のホームページで調べてみました。

> 農林漁業の6次産業化とは，1次産業としての農林漁業と，2次産業としての製造業，3次産業としての小売業等の事業との総合的かつ一体的な推進を図り，農山漁村の豊かな地域資源を活用した新たな付加価値を生み出す取組です。
>
> 農林水産省ホームページ「農林漁業の6次産業化」より

以上のことをまとめると，

・「いとこの家は東京都心から高速道路で3時間ほどの距離のところで，近くには温泉を中心とした観光地がある。」

・「いとこの家は主におじさんとおばあさんが農業を行っている。近所の人をパートタイムで雇《やと》うことはできそうだが，会社ではない。」

これらのことをふまえて私は，いとこの家で１次，２次，３次産業を組み合わせるやり方として，イチゴを栽培して□するのがいいのでは，と考えました。

4 次の地図を見て，後の各問いに答えなさい。ただし，地図中の**あ**～**し**は，現在の都道府県の一部を示しています。

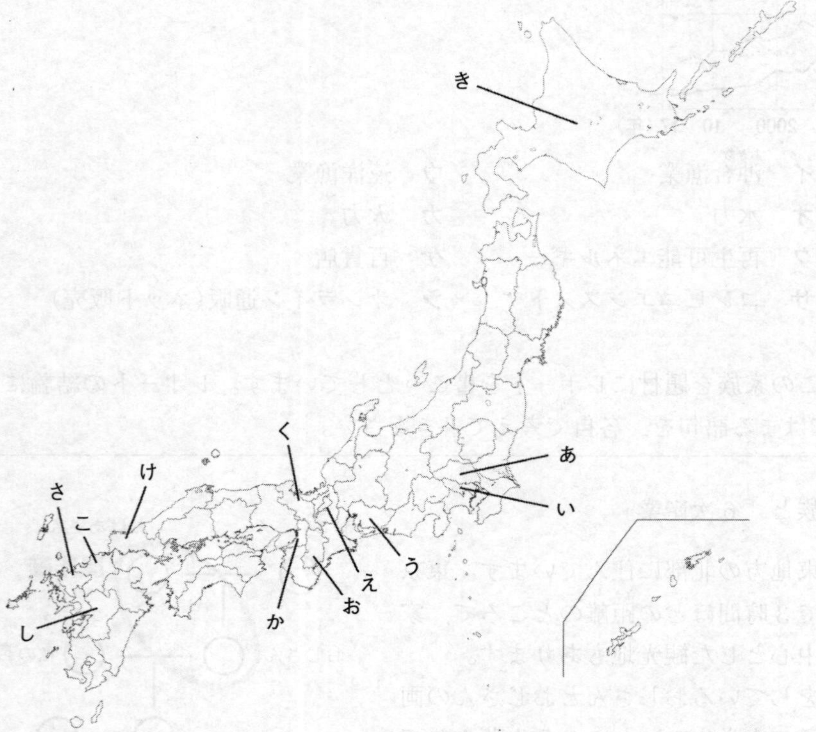

(1) 日本の政治の中心地や政治の支配がおよんだ地域について，次の**ア**～**エ**の説明文を時代の古い順にならべたときに，**３番目**に来るものを**ア**～**エ**の中から選びなさい。

ア この時期，あやしから剣《つるぎ》や鏡が出土していることから，当時の政権の支配地域の広がりがわかる。

イ この時期，いに政治の中心が，かに経済の中心があるが，政治を任せる命令を出した人物はくにいる。

ウ 戦乱がくで10年あまり続いて政治の支配が衰《おとろ》えたあと，えやかを拠点《きょてん》に政治を行なった武将があらわれた。

エ この時期の政治の中心地は，こ・さ付近か，おかで議論がわかれている。

(2) 江戸《えど》幕府のはじめごろまでの日本の戦乱についての次の①～④の説明文と，その戦乱が起こった都道府県の記号との組み合わせとして正しいものを，下の**ア**～**エ**の中から選びなさい。

① この戦いで，源氏が平氏をほろぼした。

② この戦いでは，鉄砲《てっぽう》を効果的に使った戦法によって騎馬隊《きばたい》を破った。

③ 重い年貢《ねんぐ》とキリスト教へのとりしまりに反対して一揆《いっき》が起きた。

④　御家人《ごけにん》たちは，元の軍とこの地で戦った。

ア　①—け　　**イ**　②—お

ウ　③—き　　**エ**　④—あ

5　次の図は，欧米《おうべい》の文化や制度を取り入れつつ近代化を進めた時期の人物について，共通した考えや立場などをまとめたものです。この図を見て，後の各問いに答えなさい。

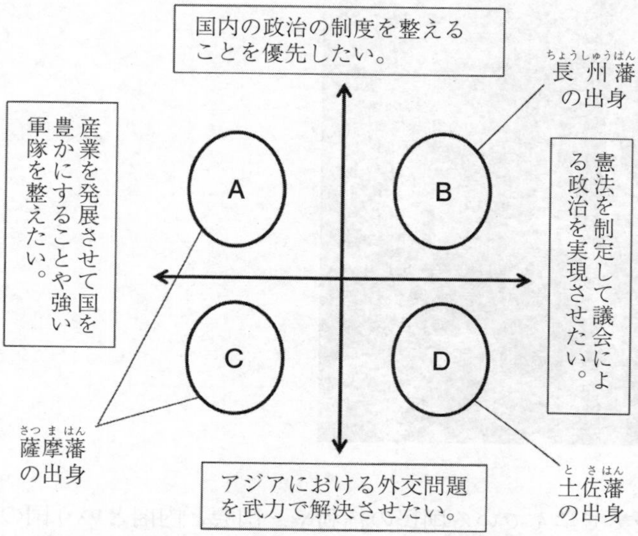
国内の政治の制度を整えることを優先したい。
長州藩《ちょうしゅうはん》の出身
産業を発展させて国を豊かにすることや強い軍隊を整えたい。
A
B
憲法を制定して議会による政治を実現させたい。
C
D
薩摩藩《さつまはん》の出身
アジアにおける外交問題を武力で解決させたい。
土佐藩《とさはん》の出身

(1)　図中の**A**には，外国を訪れた使節団を示す次の写真のいずれかの人物があてはまります。**A**にあてはまる人物名を**漢字**で書きなさい。

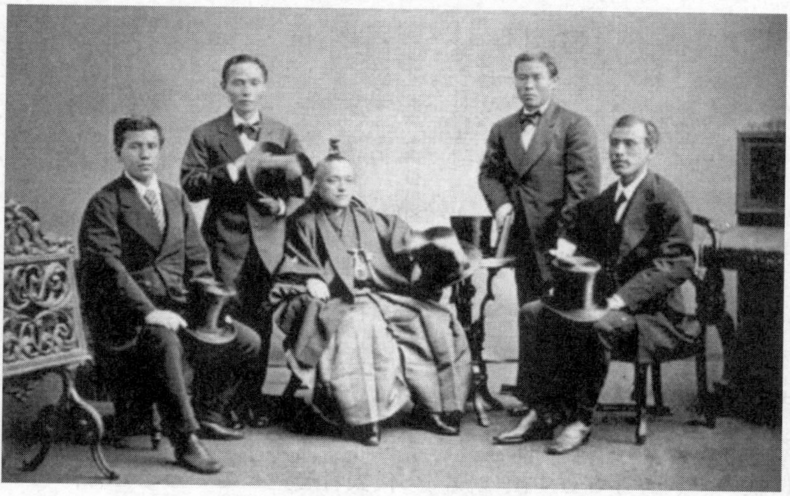

(2)　下の写真は，ある公園内の銅像と城を撮影《さつえい》したもので，銅像は図中の**D**にあてはまる人物のものです。**D**にあてはまる人物の説明として正しいものを，次の**ア**～**エ**の中から選びなさい。

ア　新しい政府の中心となり，廃藩置県《はいはんちけん》の実行を決定した。

イ　新しい政府の基本方針となる五か条の御誓文《ごせいもん》をつくり，その決定にかかわった。

ウ　政府の改革に不満をもつ士族のための学校を鹿児島の各地に設立した。

エ　政府に国会を開く意見書を出し，自由民権運動の先駆《さきが》けをなした。

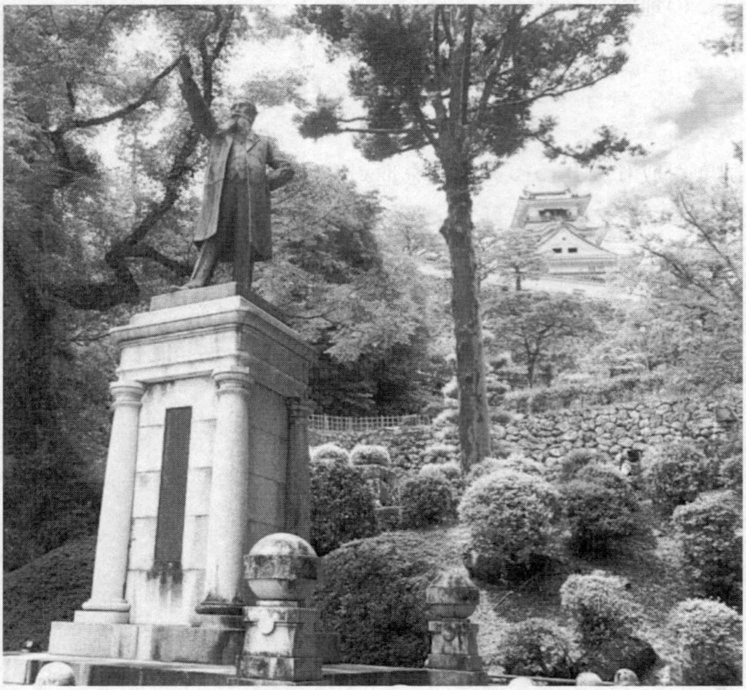

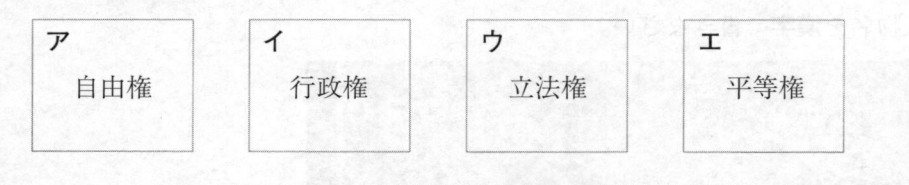

6　筑波さんは，小学校の社会科の授業で学んでいる国民の権利や，国会と内閣という国の機関がもつ権限を，次の**ア**～**キ**のカードにしました。これを見て，後の各問いに答えなさい。

- **ア**　自由権
- **イ**　行政権
- **ウ**　立法権
- **エ**　平等権
- **オ**　国民主権
- **カ**　教育を受ける権利
- **キ**　選挙権

(1)　次の会話文中の(　)にあてはまる権利や権限を示すカードを選んでいったとき，２か所にあてはまるものが３枚，１か所もあてはまらないものが３枚ありました。**１か所にだけ**あてはまるカードを，上の**ア**～**キ**の中から選びなさい。

Ａさん　わたしもいずれは(　　)をもつ年齢《ねんれい》になります。

Ｂさん　(　　)を実際に使い，(　　)をもつ国の機関へ代表者を送っていることは，(　　)のあらわれと考えられますね。

Ｃさん　(　　)を担う国の機関の長は，(　　)をもつ国の機関の議決によって指名されます。

Ｄさん　(　　)は，日本国憲法の３つの原則のうちの１つです。

(2)　日本国憲法の３つの原則のうち，上の**ア**～**キ**のいずれかのカードに示された原則と「平和主義」以外のもう１つの原則について，**ア**～**キ**のいずれかのカードに示された権利のうちの**２つ**を用いて，**20字以上25字以内**(句読点は書かない)で説明しなさい。

【理　科】（国語と合わせて50分）

1　赤色と緑色の発光ダイオードと手回し発電機を用いて，次の図のような回路を作りました。手回し発電機のハンドルを右に回すと，両方の発光ダイオードが点灯しました。これについて，後の各問いに答えなさい。

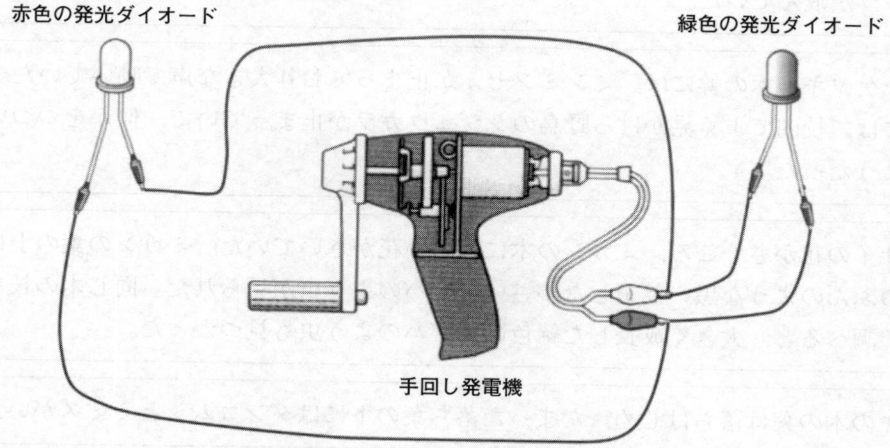

(1)　図の緑色の発光ダイオードを豆電球に変え，手回し発電機の**ハンドルを左に**回しました。この時，赤色の発光ダイオードと豆電球の点灯のしかたを次の**ア**～**エ**の中から選びなさい。

ア　赤色の発光ダイオードも豆電球も点灯する。

イ　赤色の発光ダイオードも豆電球も点灯しない。

ウ　赤色の発光ダイオードは点灯し，豆電球は点灯しない。

エ　豆電球は点灯し，赤色の発光ダイオードは点灯しない。

(2)　図の回路をもとにして，赤色と緑色の発光ダイオードが５秒ずつ交《こう》互《ご》に点灯するようにしたいと思います。この時，発光ダイオードのつなぎ方と手回し発電機の回し方はどのようにすればよいですか。

発光ダイオードのつなぎ方を解答用紙の図にかき，手回し発電機の回し方を**15字以内**(句読点は書かない)で答えなさい。

2　学校のまわりには，さまざまな植物や動物が生活しています。観察する場所や時期を変えると，見つかる生き物の種類がちがっていたり，同じ種類の生き物でも大きさや成長のしかたが異なっていたりします。次の図は，校舎とそのまわりの植物との位置関係を示した図で，下の**ア**～**オ**は，校舎のまわりを４月から１年間にわたって観察した記録です。**【注意】**を読んで，後の各問いに答えなさい。

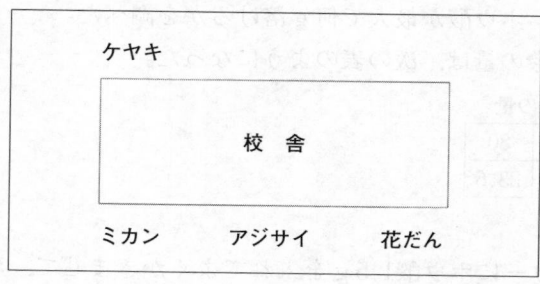

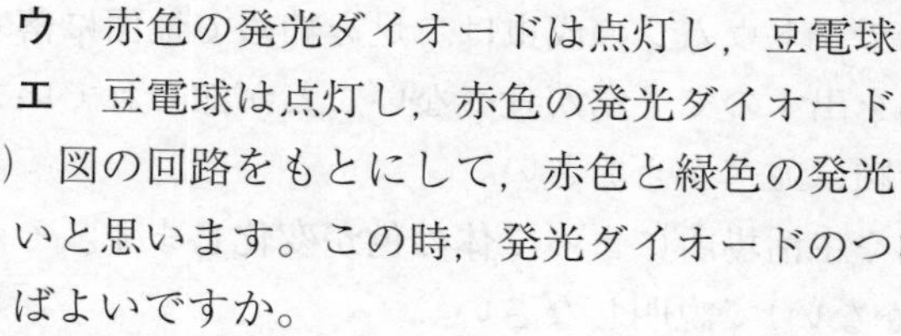

［**観察の記録**］

ア　花だんには，アブラナの花がさいていた。くきにはアブラムシがたくさんついていて，近くにはテントウムシの成虫やよう虫も見つかった。花だんのまわりには，モンシロチョウが飛んでいた。

イ　大きなケヤキの木の幹には，ミンミンゼミが止まっており大きな声で鳴いていた。枝の上には，校内でよく見かける野鳥のシジュウカラが止まっていて，何かをつついているようだった。

ウ　アジサイの花がさくころ，ミカンの木には白い花がさいていた。ミカンの葉の上には，鳥のふんのような黒い色をした小さいアゲハのよう虫が見られた。同じ木の枝をくわしく調べると，大きく成長した緑色のアゲハのよう虫も見つかった。

エ　ケヤキの木の葉は落ちはじめ，たまった落ち葉の下にはダンゴムシとミミズがいた。

オ　花だんの中のホウセンカは花がさき終わり，実ができていた。背たけが大きくなった植物の葉の先には緑色のカマキリがいたが，根元に落ちた枯《か》れ葉の上には，茶色のカマキリがいた。

【注意】：天敵などに襲《おそ》われ危険を感じたテントウムシの成虫は，足を縮めて地面に落ち，足から強い苦みのある有毒な物質を出すので，鳥が食べないことが知られています。

(1)　［**観察の記録**］の**ア**～**オ**を，観察した時期の順に並べかえなさい。

(2)　アゲハのよう虫やカマキリは，成長の時期や生活場所によって体の色が変化します。それはなぜですか。**10字以上15字以内**(句読点は書かない)で説明しなさい。

(3)　［**観察の記録**］にある動物には，食う食われる(食物連鎖《れんさ》)の関係でつながっているものがあります。［**観察の記録**］から動物を３つあげ，食物連鎖の関係を次の**例**のようにかきなさい。

例　バッタ→カエル→ヘビ

3　ホウ酸の水溶《よう》液について，次の**実験１**～**実験３**を行いました。ただし，水１gは１mLとします。これについて，後の各問いに答えなさい。

実験１

［操作］　温度が異なる水100gを５つ用意し，ホウ酸が最大で何g溶《と》けるかを調べた。

［結果］　水100gに溶かすことができたホウ酸の量は，次の表のようになった。

表：水100gに溶かすことができたホウ酸の量

温度(℃)	0	20	40	60	80
ホウ酸の量(g)	2.8	4.9	8.9	14.9	23.6

実験２

［操作］　40℃に温めた水30gが入ったビーカーにホウ酸1.5gを入れてよくかきまぜて，ホ

ウ酸水溶液(水溶液あ⃝)を作った。その後，ビーカーを風通しが良く，日の当たるところにしばらく置いた。

［結果］ 水温は20℃になり，ビーカー全体の重さをはかったところ，10 g 減っていた(水溶液い⃝)。ビーカーの底には，ホウ酸のつぶが出てきた。

実験 3

［操作］ 水溶液い⃝のビーカーを氷水につけて，0℃まで冷やした。

［結果］ ビーカーの底のホウ酸のつぶは，氷水で冷やす前よりも増えていた。

(1) **実験 2** について，次の①，②の問いに答えなさい。

① 水溶液あ⃝について，正しく説明しているものを次の**ア**～**ウ**の中から**すべて**選びなさい。

ア 水温が20℃に下がり，重さが10 g 減れば，溶けきれなくなるホウ酸のつぶが出てくる。

イ 水温が下がらなくても，重さが10 g 減れば，溶けきれなくなるホウ酸のつぶが出てくる。

ウ 重さが減らなくても，水温が20℃に下がれば，溶けきれなくなるホウ酸のつぶが出てくる。

② 下線部のように重さが減ったのはなぜですか。正しく説明しているものを次の**エ**～**キ**の中から**1つ**選びなさい。

エ 温度が下がったことで，水溶液の体積が小さくなったためである。

オ 水だけが蒸発したためである。

カ 水もホウ酸も蒸発したためである。

キ 水に溶けていたホウ酸がつぶとなって出てきたためである。

(2) **実験 3** で，氷水で冷やしたことによって出てくるホウ酸の量を調べたい。

① ホウ酸の水溶液を冷やす前にどのような操作をすればよかったですか。**15字以上20字以内**(句読点は書かない)で答えなさい。

② 氷水で冷やしたことによって出てきたホウ酸の量は何 g ですか。

4

天気の変化について，次の各問いに答えなさい。

(1) 次の文章の空らんにあてはまる言葉を答えなさい。

天気は，雲の量が増えたり減ったりすることや，雲が動くことによって変化しています。雲にはいろいろな種類があり，中には雨を降らせる雲もあります。雨を降らせる代表的な雲は(　　)で，低い空に見られる灰色や黒色の厚い雲です。雨雲とも呼ばれています。

(2) ある年の8月20日～23日にかけて，台風が日本付近に接近しました。次の**図 1**～**図 4** はこのときの雲画像です。**図 1** は8月20日のものですが，**図 2**～**図 4** は日にち順ではありません。このときの台風の動きについて，正しく説明しているものを次の**ア**～**エ**の中から選びなさい。

ア あ⃝の台風は，北西へと進み，23日にはい⃝の位置にあった。

イ い⃝の台風は，北へと進み，2日後にはえ⃝へと変化した。

ウ う⃝の台風は，北西へと進み，翌日には四国沖にあった。

エ お⃝の台風は，前日にはう⃝の位置にあった。

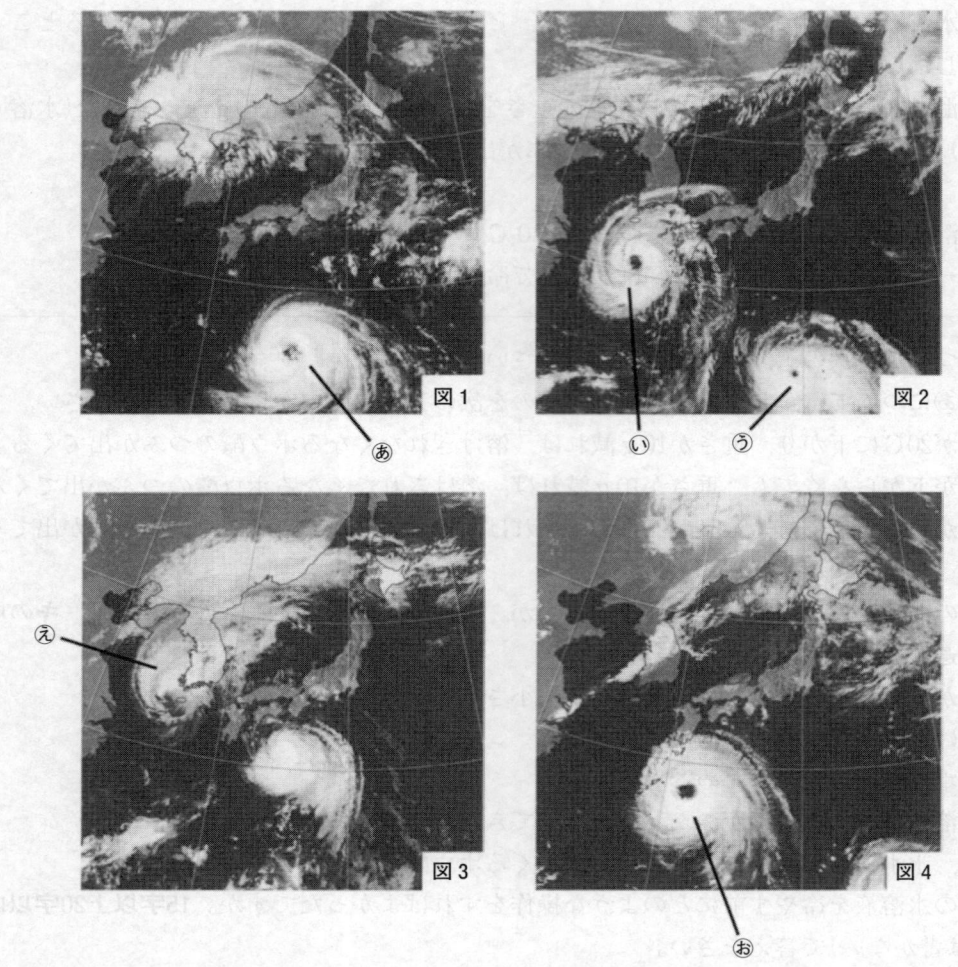

図1

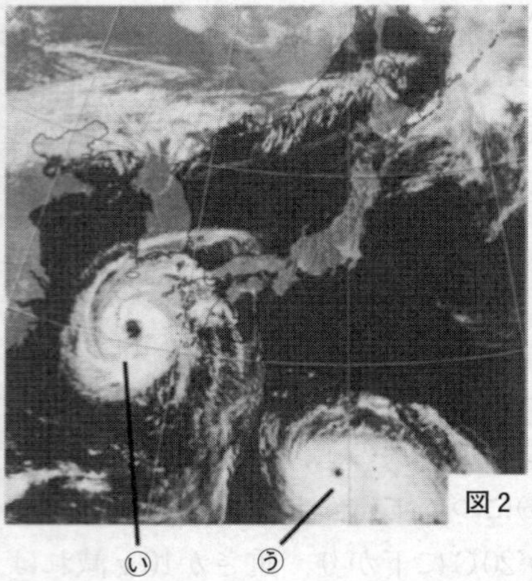

図2

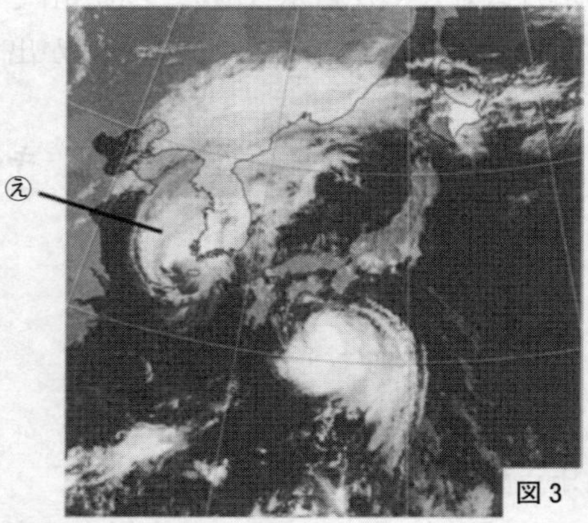

図3

図4

【音　楽】（図画工作・家庭と合わせて30分）

1 から **4** は，放送による問題です。放送をよく聴《き》いて答えなさい。〈編集部注：放送による問題の[説明文]も掲載してあります。〉

1　放送の指示のとおりに答えなさい。

2　放送の指示のとおりに答えなさい。

3　放送の指示のとおりに答えなさい。

ア 春　**イ** 夏　**ウ** 秋　**エ** 冬

4　放送の指示のとおりに答えなさい。

ア　カスタネット　**イ**　小太鼓《こだいこ》　**ウ**　大太鼓　**エ**　トライアングル

【放送による問題 説明文】

※音楽の試験はすべて放送によるもので，問題文は問題用紙に記載されていない。

※以下の説明文は，実際に放送されたものとは表現が異なる。

1　4つの曲を流し，流れてくる部分を演奏している人数が最も少ない曲を選ぶ問題。使用した曲は，「シューベルト　ます」（ピアノ五重奏曲），「箱根八里」（混声4部合唱），「春の海」（箏1・尺八1），「威風堂々」（フルオーケストラ）

2　さまざまな国の音楽を5曲流し，日本の伝統的な楽器で演奏した曲を選ぶ問題。使用した曲は，ガムラン(インドネシア　バリ島)，メヘテルハーネ(トルコ)，アルフー(中国)，雅楽(日本)，フォルクローレ(ペルー　ボリビア)

3　季節に関わりのある曲を4曲流し，そのうちの2つの曲が表す季節を選ぶ問題。使用した曲は，「もみじ」（秋），「スキーの歌」（冬），「春の小川」（春），「冬景色」（冬）

4　問題用紙に書かれた4つの楽器，**ア**　カスタネット　**イ**　小太鼓　**ウ**　大太鼓　**エ**　トライアングルで曲を演奏し，途中で1小節休む楽器を選ぶ問題。

【図画工作】（音楽・家庭と合わせて30分）

1 　８枚の色紙を，色が近いものがとなりどうしになるように並べると，右の図のようになった。

①～⑤にあてはまる色を，次の**ア**～**オ**の中から選びなさい。

ア　みどり
イ　だいだい
ウ　むらさき
エ　あか
オ　きみどり

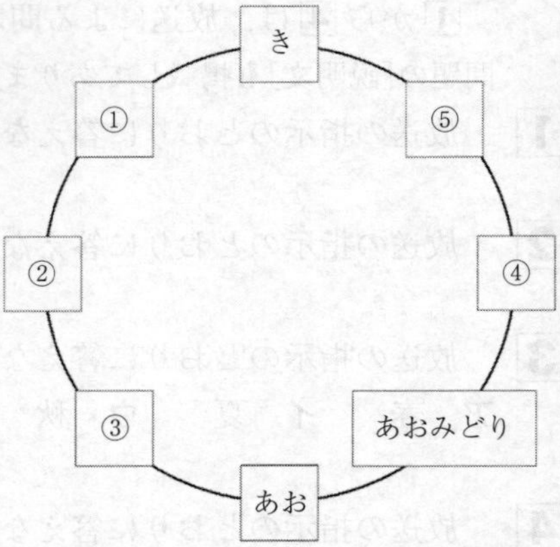

2 　次の文を読んで，正しいものには○を，誤りのあるものには×をつけなさい。

(1)　陶芸《とうげい》のうわぐすりは，ねん土に色やつやをつけたり水を吸わなくさせたりするためにかける。
(2)　陶芸のねん土は，す焼きをする前であれば乾《かわ》かした後も水をまぜて練り直すことができる。
(3)　木ねじで金具を木にとめるときには，きりなどで少し穴をあけてからドライバーでしめつける。
(4)　のこぎりで木材を切るとき，切り終わりはのこぎりを素早く引くときれいに切れる。
(5)　電動糸のこぎりで曲線を切るときは，スピードが上がるよう強めに板を押《お》す。
(6)　次の道具ではりがねを切るとき，はりがねをはさむ場所は★である。

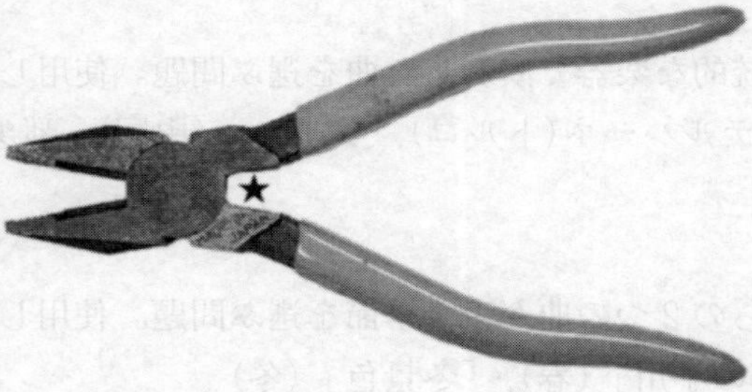

3　次の作品は，歌川広重の『大はしあたけの夕立』です。この作品についての説明として，**あてはまらないもの**を後の**ア**～**エ**の中から選びなさい。

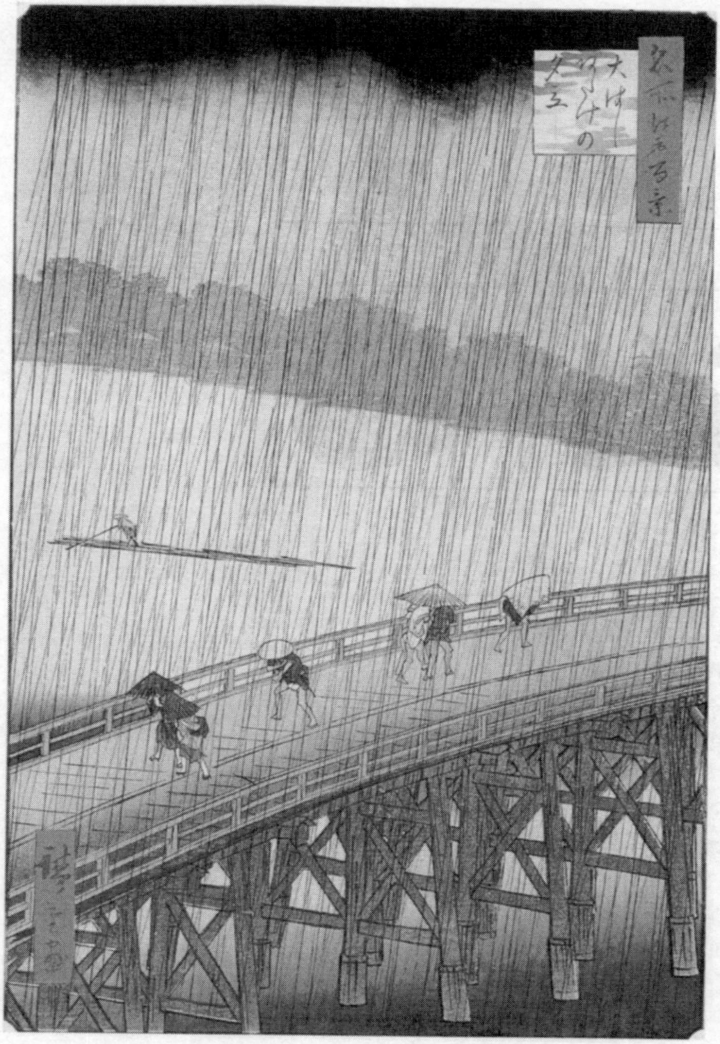

ア　急な雨に足早になる人々の様子がえがかれている。
イ　線やぼかしを生かして，夕立の音まで感じさせている。
ウ　向こう岸をぼかすことで，遠近を表している。
エ　橋と岸をジグザグにえがいて，急な川の流れを表している。

4　次の図**ア**～**カ**を見て受ける印象は，それぞれ下の①～⑥にあてはめることができます。「①緊張《きんちょう》」と「②安定」に最もよくあてはまるものを，**ア**～**カ**の中から選びなさい。

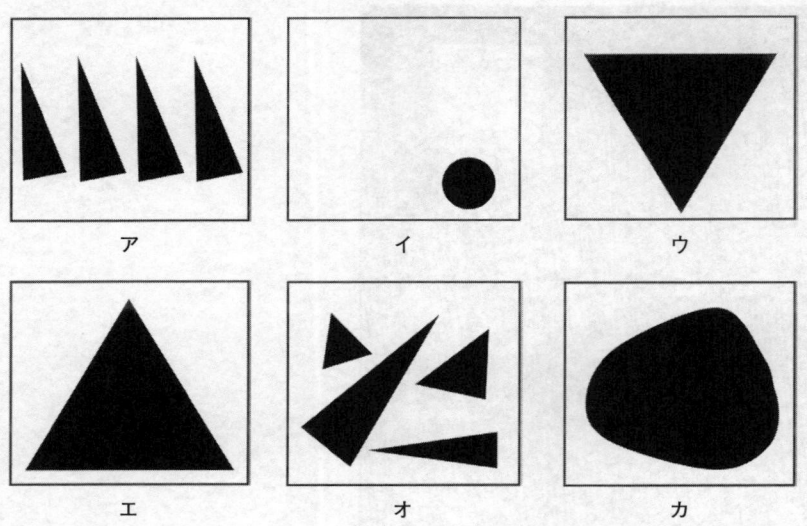

ア

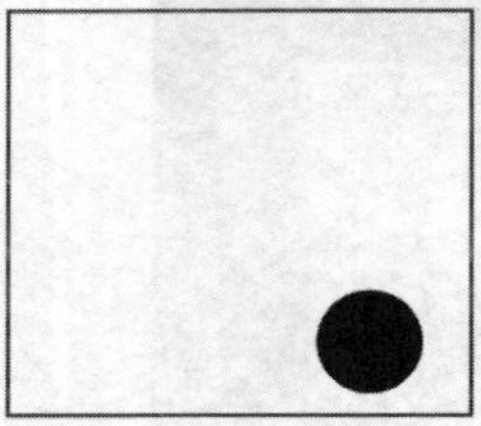
イ

ウ

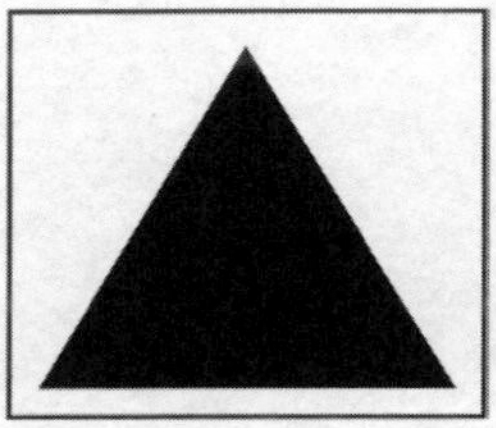
エ

オ

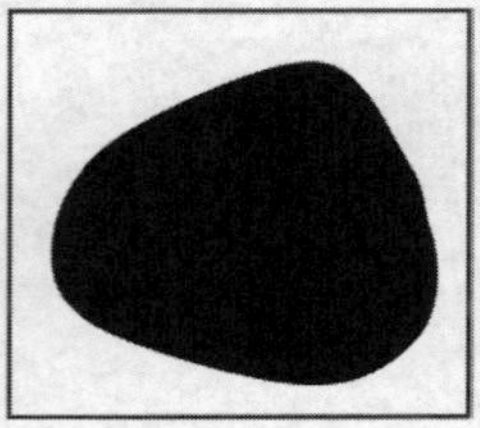
カ

受ける印象

①　緊張　　②　安定　　③　ひっそり
④　にぎやか　　⑤　やわらか　　⑥　連続

【家　庭】（音楽・図画工作と合わせて30分）

1　次の文は，ご飯とみそ汁《しる》について述べたものです。下線〰〰**ア～カ**の中から，**適切ではないもの**を1つ選び，正しいことばまたは数字に訂正《ていせい》しなさい。

米は日本の主な農作物で，私たちの生活から切り離《はな》すことのできない食品である。米には**ア**炭水化物が多く含まれている。白米は**イ**げん米を精白《せいはく》したものである。白米は味がよいためよく用いられるが，ビタミンが少ないので，他の食品でおぎなうとよい。米をたくときのちょうどよい水かげんは，米の体積の**ウ**1.5倍にするとよい。

みそは，日本独特の調味料として昔から使われている。おもな原料は**エ**だいずで，１人分のみそ汁の水を150mLとすると，４人分作るには計量カップで**オ**3ばいの水をなべに入れればよい。にぼしでだしをとる場合，にぼしの頭とはらわたを取りのぞいてから，水を入れたなべに，**カ**火をつける前に入れる。

2　次の①～⑤の中から，環境《かんきょう》を守ることと関連が深いマークを1つ選び，その意味を下の＜説明＞の**ア～オ**の中から選びなさい。

①　②　③　④　⑤

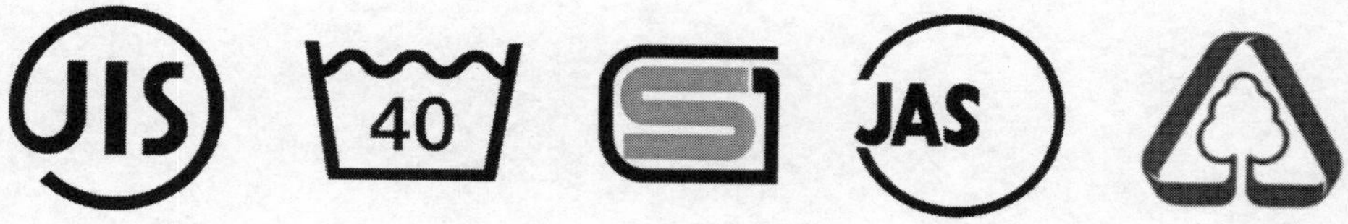

＜説明＞

ア　製品安全協会が，安全と認定した製品につけられる。
イ　日本農林規格《きかく》に適合する製品につけられる。
ウ　洗たく機で洗ってよい。洗たく温度は40℃以下。
エ　古紙を40％以上使った製品につけられる。（トイレットペーパーは100％）
オ　日本工業規格に適合する製品につけられる。

3　和食が，2013年12月，ユネスコの世界無形文化遺産《いさん》に登録されました。

ア「汁《しる》もの」と**イ**「ご飯」の正しい配ぜんとなるように，解答用紙の円の中に**ア**と**イ**を書き入れなさい。

4　スーパーマーケットやコンビニエンスストアで買い物をすると，買った商品を袋に入れてくれます。この袋をレジ袋と言いますが，今年の７月からレジ袋の有料化がすすめられようとしています。レジ袋の有料化について，あなたの考えを**35字以上40字以内**（句読点はふくむ）で書きなさい。

【体　育】

※体育の試験は，実際に運動している様子を評価する実技試験である。

※受験者への実際の指示の内容は省略する。

1．試験の内容

以下の３つの運動を行う。

① 体つくり運動　受験生自らボールを投げ上げ，ネットをくぐった後に捕球を行う。

② 走り高跳び　助走し，約70cm の高さではさみ跳びを行う。

③ ソフトボール投げ　助走ステップなしで，ソフトボールを２回投げる。

2．試験の進め方

① 筆記試験の部屋で運動しやすい服に着替え，班(部屋)ごとに試験会場へ移動する。

② 試験控室で準備運動を行い，実技試験の説明映像を２回視聴する。

③ 各班の受験番号順に１名ずつ試験を行う。

④ 試験が終了したら着替えを済ませて解散する。

イ　対象をとらえようとするとき、必ず「自分の見方」がつきまとってしまうので、どこにも属さない中立的な立場から認識することはできないから。

ウ　ステレオタイプにおちいってしまうのは、だれにとっても当たり前のことなので、自分だけが意識的に中立的な立場に立とうとする必要はないから。

エ　社会は多面的で複雑性に満ちているため、絶対中立的な立場というものは存在せず、常に何らかの立場に立ってしまうことは仕方のないことだから。

(5)　――線部④「このこと」とありますが、どのようなことを指していますか。最も適当なものを、次の中から選びなさい。

ア　さまざまな立場や意見があるということについて、これまでの文章で指摘したこと。

イ　ステレオタイプにとらわれていると、対話は創造的なものになり得ないということ。

ウ　自分のテーマを持つことは、立場や意見の違う人と対話することであるということ。

エ　立場や意見の違う人と対話するときにこそ、固有の姿勢が形をあらわすということ。

(6)　――線部⑤「『文化』の罠」とありますが、なぜ「罠」という言い方をしているのですか。その意図を説明したものとして最も適当なものを、次の中から選びなさい。

ア　ある集団に対するイメージは個々によって異なるはずなのに、何の疑いも持たずに、だれもが同じ認識をもっているという思考におちいる人間の浅はかさを強調するため。

イ　日本人という集団が持つ性格が、実際はどのようなものなのか定義づけることは不可能であるのに、自分に都合の良い解釈をしてしまいがちな人間の弱さを強調するため。

ウ　そもそも「社会」という枠組みそのものが非常にあいまいなものであるということを無視し、確かな「文化」が存在するととらえてしまう、人間の危うさを強調するため。

エ　二人以上の個人が集まり「文化」になるという規定を無視し、あるイメージを一方的に「文化」として認め、理解したつもりになっている人間のおろかさを強調するため。

(7)　――線部⑥「あたかも」とありますが、このことばを、同じような意味を表す五字以内の別のことばに置きかえなさい。

(8)　この文章の中で述べられていることとして最も適当なものを、次の中から選びなさい。

ア　「譲れること」「譲れないこと」を慎重かつ確実に見きわめることは、勝敗にこだわらない考え方を導き、他者の主張に自分を合わせていくことにつながる。

イ　「日本人は対話が下手」という言説は根拠をもたないが、不特定多数の意見であることを根拠として示せば、常識的な考え方の域を乗り越えることができる。

ウ　人間は一人ひとりが異なっているのだから、複数の個人を一まとめにして性質や特徴をとらえるのではなく、個々の違いを認め合って生きていくべきである。

エ　「日本人は自然を破壊する」「日本人は自然を愛する」という言説はいずれもステレオタイプであり、否定的・肯定的の両面を持つため、絶対中立的である。

(9)　文章中の**ジュリツ**を漢字に直しなさい。（ハネやハライなどの点画もきちんと書くこと。）

ること、譲れないことをしっかりと見きわめることを通して、自分がこの世界でどう生きるかを考えることだと思います。

世界中にまったく同じ個人は存在しません。「〜国」「〜人」「〜語」などの枠組みで個人を類型化してとらえるのではなく、一人ひとりの＊9自律した個人として認めること、これが「個の文化」の考え方です。このように考えれば、他者はすべて異文化という＊10ブラックボックス、しかしだからこそ、わたしたちは、一人ひとりの感じ方や考え方あるいは価値観の差異を超《こ》えて、ともに生きることができるという思想にたどり着くはずです。

(細川英雄《ほそかわひでお》『対話をデザインする―伝わるとはどういうことか』による)

注 ＊1 言説…考えや物事を言葉で説明したもの。
＊2 肝要…最も重要なこと。必要なこと。
＊3 概念…あるものに対する大まかな理解、イメージ。
＊4 ネガティブ…否定的。消極的。
＊5 歪曲…事実などをゆがめること。
＊6 危惧…悪い結果になりはしないかと心配しおそれること。
＊7 矮小化…規模《きぼ》を小さくしていくこと。
＊8 葛藤…もつれ。もめごと。
＊9 自律した…自分の決めた決まりに従って行動する。
＊10 ブラックボックス…よく実体がつかめないこと。

(1) Ⅰ・Ⅱ に入ることばの組み合わせとして最も適当なものを、次の中から選びなさい。

ア Ⅰ＝あるいは Ⅱ＝ところで
イ Ⅰ＝しかし Ⅱ＝たとえば
ウ Ⅰ＝だから Ⅱ＝なぜなら
エ Ⅰ＝つまり Ⅱ＝ところが

(2) ――線部①「『見た』ことにするという操作」とありますが、この「操作」にあたることとして最も適当なものを、次の中から選びなさい。

ア 相手を納得させるため、他人の意見を本人の許可なしにねじ曲げて伝えてしまうということ。
イ だれだかわからない人の言う意見を確かなことと考え、事実として認識してしまうということ。
ウ 実際には存在しないものを見たと思いこんでしまい、確かな根拠として主張してしまうこと。
エ 根拠のない意見であることを知りながら、相手を納得させるためにだましてしまうということ。

(3) ――線部②「とても粗雑で乱暴な思考だ」とありますが、なぜ「粗雑で乱暴」だと言えるのですか。最も適当なものを、次の中から選びなさい。

ア 大勢の人の意見を確認しないまま、自分の価値観だけを頼りに「○○国」という枠組みを作ってしまっているから。
イ 確かな根拠がない意見を前提とすることで、常識的な考え方を乗り越えることができなくなってしまっているから。
ウ 同じ国の中でも地域によって異なることは多いのに、それらの違いを無視して一くくりにまとめてしまっているから。
エ 実際にだれが言ったかわからないことを、すべての人が言っている意見であるかのように主張してしまっているから。

(4) ――線部③「ステレオタイプそのものをまったく排除することは不可能だ」とありますが、それはなぜですか。理由を説明したものとして最も適当なものを、次の中から選びなさい。

ア 平等で中立的な価値観に立って判断するために、物事を固定的にとらえていくことは当然のことであり、そこから離れることは難しいことだから。

ある人間関係が【ジュリツ】できなくなることを＊6危惧《きぐ》しているのです。

こうしたステレオタイプにとらわれていると、本来、豊かで創造的な広がりのあるはずの対話という活動もきわめて＊7矮小化《わいしょうか》された、つまらないものになりがちです。ですから、わたしたちは、対話という活動を通して、こうしたステレオタイプからいかに脱却《だっきゃく》するかという課題と向き合うことができるはずなのです。

自分のテーマを持つということは、その対象に向けて、固有の姿勢を持つということです。さらに自分の考えていることを相手に示すということは、その自分の姿勢をもっと強固に、他者に見えるかたちで示すということになります。

このとき、当然のこととして、立場や意見の違う人との対話が待ち構えています。一つの情報をめぐっても、さまざまな立場があり、いろいろな意見があるということを前に指摘《してき》しましたが、このときにこそ、あなた自身の姿勢が問われるといってさしつかえないでしょう。

④このことは、ちょうど「文化」の対立と同じ構造を持っています。異なる民族、異なる国家、異なる宗教、などなどの、互《たが》いに異なるものが衝突《しょうとつ》し、そこに、さまざまな＊8葛藤《かっとう》や不安、あるいは出会いの発見や喜びが生じるからです。

このときに、個人を集団の一人としてとらえてしまうと、あたかもその集団に属す人はすべておなじ性格を持っているかのように錯覚《さっかく》してしまう恐《おそ》ろしさがあります。

このことは、すでにステレオタイプのところでお話ししましたが、それは、「文化」というものについて、わたしたちがあまりにも類型的な常識にとらわれていることに由来します。

文化という場合、二人以上の個人が集まった時に生じる行動や思考の様式を指すことが一般的なのですが、この「二人以上」という規定は、だれが定めたものでもなく、いつのまにかそうなっているものです。【Ⅰ】、何の根拠もないことなのです。

社会という枠組《わくぐ》みがあって、その社会の内実として文化があると考える人も多いと思いますが、その社会という枠組み自体、とてもあいまいでよくわからないものです。たとえば、「日本人の文化」というとき、日本人という集団の持っている性格を指すということになりますが、それが具体的にどんなものなのか、だれにもわかりません。

社会のイメージということで前に少し触《ふ》れたと思いますが、この場合、「日本人」という概念について個人一人ひとりが持っているイメージによって「日本人の文化は〇〇」ということになります。一人ひとりのイメージですから、当然のこととしてすべて異なるわけで、まったく同じイメージが存在するはずはありません。

【Ⅱ】、いつのまにか相手も自分と同じイメージを持っているだろうと思いこんでしまうところに、この⑤「文化」の罠《わな》があるのです。

その一人ひとりの持っているイメージはどこから来るのかといえば、個人の感じ方や考え方あるいは価値観にあるということになります。すでに個人の中にある、このようなイメージによって、集団としての社会でのさまざまな事柄《ことがら》・事象を、⑥あたかも実在するものであるかのように認識し、それを「〇〇の文化」としてとらえてしまっているわけです。

そのもとは、すべて個人の認識によるわけですから、実際は、「文化は個人の中にある」ということになります。これがすなわち「個の文化」なのです。

テーマを定め、そのテーマをもとに対話をする行為《こうい》は、こうした、さまざまな「個の文化」の差異を認めつつ、お互いの主張を重ね合わせていくという行為に他なりません。たんに白か黒か、どちらが勝ったとか負けたという世界ではなく、さまざまな共同と協働、また譲《ゆず》れそれに対して、「国語としての日本語を学ぶほうが重要ではないか」と、この対話の筆者は考えているわけですね。つまり、この筆者の考えは、だれだかわからない不特定多数の人の言っていることを前提にしていることがわかります。

次の「欧米のほうがずっと異文化との交流の歴史が長い」というのも、これまたどこかでだれかが言ったことなのでしょう。そのことと「欧米の人々は自国語を学ぶことに対して積極的である」ことに直接関係があるかどうか、このままではわかりません。

以上のことからわかることは、この文章のように、わたしたちはとかく物事を自分の都合のいいように解釈《かいしゃく》して①「見た」ことにするという操作を行いがちだということです。しかもその根拠《こんきょ》となるものが、不特定多数の人、つまり皆《みな》がそう言っている、というのでは、きちんとした議論になりませんし、こうした、いわば勝手な解釈をしても、だれをも納得《なっとく》させることはできません。

こうしたことは、対話の活動でも同じことで、少なくとも言説のありかを明確にし、責任ある根拠を提示することが＊2肝要《かんよう》です。そのことで、わたしたちの対話はずっと内容のあるものになるでしょうし、自分のことばで固有の意見を述べることができるようになります。そして、このことにより、まず「日本人は対話が下手」という常識的な考え方を乗り越《こ》えることができるのではないでしょうか。

もう一つの問題は、この文章の「日本人」とか「欧米人」というのは、具体的にはいったいだれのことを指しているのか、というところです。

この文章の筆者も、何の疑いもなしに「○○人」という表現を用いていますが、この「○○人」とはだれのことなのでしょうか。

あなたも「日本人は○○だ」という表現を使うことがありませんか。一口に「日本」といっても、東京と大阪《おおさか》ではずいぶん違うでしょうし、また都市と地方でもさまざまに異なっています。「社会」という＊3概念《がいねん》がきわめて多面的であり複雑性に満ちたものであることからもわかるように、「○○国」「○○人」と一括《いっかつ》して論じることはできません。それを単純に「日本」とか「日本人」と規定してしまうことは②とても粗雑《そざつ》で乱暴な思考だと思いませんか。

このように簡単に一つの概念で対象をとらえてしまう認識《にんしき》を、わたしたちはステレオタイプ（画一的認識）と呼んでいます。一般《いっぱん》にステレオタイプというと、＊4ネガティブな場合をさすことが多いのですが、内容的には肯定的《こうていてき》・否定的の両方があります。たとえば、「日本人は自然を破壊《はかい》する」あるいは「日本人は自然を愛する」という言説の両方が、日本人を集団として画一的にとらえている点でステレオタイプであるといえます。

ただ、わたしたちの認識は、常に何らかの価値観をともなっており、絶対中立的な認識というものは存在しませんから、そうした認識の過程で③ステレオタイプそのものをまったく排除《はいじょ》することは不可能だといっていいでしょう。

別の言い方をすれば、わたしたちが何かを認識するときには、自分にとってわかりやすいものとするために、あえて物事を固定的にとらえるのは、いわば当然のことなのかもしれません。つまり、認識によるレッテル貼《ば》りの宿命から一〇〇％自由になることは、わたしたちにはできないといえます。

ただ、ステレオタイプが問題視されるのは、個人を画一的に＊5歪《わい》曲《きょく》したかたちでとらえ、それがひいては偏見《へんけん》や差別の原因になる可能性があるからです。ステレオタイプ的な思考や発想によって、一人ひとりの個人の顔が見えなくなり、一対一の対等な人間関係が取り結べなくなってしまうことが問題なのです。こうしたステレオタイプによって他者を認識することで、コミュニケーションが阻害《そがい》され、信頼

Aさん　ぼくだったら「キャプテンマーク」です。

Bさん　へえ。でもなぜですか？

Aさん　読んでいて、あの腕章《わんしょう》みたいなマークがすごく目に浮かんできたんです。それだけ印象深かったんだと思います。

Cさん　わたしもAさんに賛成です。文章の後半で周斗は、ライバルの大地にサッカーの技術でおとっていることを思い知らされますよね。その現実のきびしさを物語っているのが、キャプテンマークだと思うのです。

先生　とてもよく読み取っていますね。他に意見はありませんか？

Bさん　ぼくもみんなの意見を聞いていて、「キャプテンマーク」がいいと思えてきました。でも、Cさんが言ったのとは理由が少しちがっています。

先　生　なるほど。それはどんな理由ですか？

Bさん　周斗にとってこのキャプテンマークがどれだけ大事だったか、ということです。負けてばかりのチームでも、キャプテンとして戦っていきたいというほこりとこだわりの気持ちを、周斗はだれにも知られないまま持っていました。そんな周斗の気持ちが、キャプテンマークには、こめられていると思ったのです。

問い　Bさんは――線部で「負けてばかりのチームでも、キャプテンとして戦っていきたいというほこりとこだわりの気持ちを、周斗はだれにも知られないまま持っていました。」と言っていますが、そのことが最もよくわかる表現を、文章中から**三十字前後**で探し、はじめの五字をぬき出しなさい。

二　次の文章を読んで、後の問いに答えなさい。

「日本人は対話が下手」という＊1言説《げんせつ》をよく耳にします。たとえば、ヨーロッパ人は論理的に話せるが、日本人はすぐ感情的になるため、対話が成立しない、こんな話をいたるところで聞きます。

もし本当にそうならば、日本人であるかぎり、対話はできないということになりそうですが、「日本人は対話が下手」という言説の意味するところはそういうことでもなさそうです。

では、この「日本人は対話が下手」という表現にはどのような意味がこめられているのでしょうか。また、そこにはどんな落とし穴が隠《かく》されているのでしょうか。

たとえば、「国際化」の問題についての次の文章を見てみましょう。

> 日本人が国際化するためには、ふつう英語を学ぶことが必要であると言われるが、私は、国語としての日本語を学ぶほうが重要ではないかと思う。なぜなら、欧米《おうべい》のほうがずっと異文化との交流の歴史が長いにもかかわらず、欧米の人々は自国語を学ぶことに対して積極的であるからである。

この文章を読んであなたはどのように感じますか。

「いつも自分の感じていることと同じだ、なるほど、そうだったのか、やっぱり欧米の人はちがうのかな」――もし、あなたがこのように感じたなら、続いて次の分析《ぶんせき》も読んでみてください。

まず、この文では、「日本人が国際化するためには、ふつう英語を学ぶことが必要であると言われる」とありますが、この「言っている」のはどこのだれだかわかりますか。「と言われる」とあるように、このことを言っているのは、だれだかわからない不特定多数の人なのです。

＊5　ミッドフィルダー…「フォワード」と同じく、サッカーの試合での選手のポジションの一つ。

(1)　——線部①「ともすれば」とありますが、このことばの意味として最も適当なものを、次の中から選びなさい。

ア　このまま放っておくと

イ　どちらかといえば

ウ　それが本当だとすると

エ　いつでも決まって

(2)　[Ⅰ]・[Ⅱ]に入ることばの組み合わせとして最も適当なものを、次の中から選びなさい。

ア　Ⅰ＝そろそろと　Ⅱ＝すっくと

イ　Ⅰ＝わなわなと　Ⅱ＝すっと

ウ　Ⅰ＝きりきりと　Ⅱ＝しゅっと

エ　Ⅰ＝もやもやと　Ⅱ＝ふっと

(3)　——線部②「熱心に耳をかたむけているふりをした。」とありますが、この時と同様な周斗の態度が表れている一文を、これより前の文章中から探し、はじめの五字をぬき出しなさい。

(4)　——線部③「重たい頭をいつも当然のように支えている細い首が、今はとてもがんばって、けん命にこらえている。」とありますが、この文の表現の特色を説明したものとして、最も適当なものを次の中から選びなさい。

ア　がっかりしてうなだれていた周斗が、もう一度がんばろうとしていることを読者に感じさせている。

イ　周斗のようすをややおおげさに表現することで、読者が周斗に同情しやすくなる効果を生んでいる。

ウ　わずかな動きまでありありと書いて、激しく動揺する周斗の心の中が目に見えるようになっている。

エ　細い首がまるで心を持っているかのように、周斗の混乱した心を支えようとするさまを表している。

(5)　[Ⅲ]に入ることばとして最も適当なものを、次の中から選びなさい。

ア　楽天的　**イ**　事務的

ウ　強制的　**エ**　積極的

(6)　——線部④「理不尽にも怒った口調になった。」とありますが、「怒った口調になった」のが「理不尽」なのはなぜですか。その理由を解答らんに合うように、**二十字以内**で答えなさい。

(7)　〰〰線部A～Dにかけての周斗の心の動きを説明したものとして最も適当なものを、次の中から選びなさい。

ア　わだかまった気持ちのまましぶしぶ練習したが、大地のすばらしいプレーを見るとやる気に火がついて、過去の自分を後かいする気持ちになっている。

イ　大地のキックに圧とうされて動揺したが、次第に冷静になるとキャプテンの座をうばわれたこともしかたないと思えて、さびしい気持ちになっている。

ウ　初めは大地のキックにおどろいたが、実力差をみとめざるを得なくなって、大地への反発を強めながらもわびしさや不安まで感じるようになっている。

エ　大地の実力をみとめたくない一心だったが、あせってミスをした自分が情けなくなって、キャプテンマークをとられた自分の未来の暗さを感じている。

(8)　この文章を読んで、次のような話し合いをしています。これを読んで後の問いに答えなさい。

先生　今読んだ文章に自分なりの題名をつけるとしたら、なんとつけますか。

ートのはしの方まで行かなくてはいけなかった。柴山コーチがちらちら見ていたので、小走りで向かった。

「シュウトってどういう字？」

大地が唐突《とうとつ》に聞いてきた。

「えっ？」

眉間《みけん》にしわが寄った。

「シュウトって、シュ――トじゃん。かっこいいよね。」

「そっかな。」

ぶっきらぼうな返事にも、大地はめげずにくり返した。

「で、どういう字？」

「円周率の周に北斗七星の斗。」

いつも漢字を説明するときに使う決まり文句を、早口ことばみたいに猛スピードで言った。

「ええっと、円周率の周に……。」

頭の中で文字をなぞりだした大地の思考を切るように、周斗はななめにあごをしゃくって、逆サイドに行くよううながした。大地はあわてて反対側にかけ出した。みんなは短いパスからロングパスの練習に移っていた。

大地が定位置についてこちらをふり向く前に、周斗はボールをけり出した。しかも正面ではなくボールは派手にずれていた。半分わざとだった。

大地はふり向きざま、すでにボールがけられていたことに少しおどろいた様子だったが、すぐに反応してダッシュした。あっという間にボールに回りこむと、ダイレクトにけり返した。芯《しん》をとらえたキレのいいボールが返ってきた。

周斗は微動《びどう》だにしなかった。大地のけったボールは少しもぶれることなく、おどろくべき正確さで周斗のもとに返ってきたのだ。

Aんっ、と息をのむ音が自分の内側で聞こえた。

思い返せば、大地とペアを組んだのは、今日が初めてだった。

今のはまぐれだよな。

動揺《どうよう》してボールをしばらく止めてしまった。周斗は慎重《しんちょう》に大地の正面をねらって打ちこんだ。今度は大地も横に一、二歩ずれるくらいだった。それを大地は、またダイレクトに返してきた。

このボールも周斗の真正面だった。B胸がドクンとした。周斗もダイレクトでけり返してみたが、あせったのか芯でとらえることができず、ボテボテのなさけないボールが転がった。

ゆるいボールに突っこむように走ってきた大地は、ビシッと勢いをつけてけり出した。周斗はトラップに失敗し、ボールは右後ろに大きくはねた。周斗のミスなのに大地は、

「ゴメン。」

と、片手を上げた。

あやまんなよ！

C頭の皮がちりちりした。

何度くり返しても、大地がけり出す全てのボールは、完ぺきにコントロールされていた。D寒くもないのに、背中がすうすうした。

（佐藤《さとう》いつ子《こ》『キャプテンマークと銭湯《せんとう》と』による）

注 ＊1 U－14…十四才以下の子どもたち同士で競《きそ》うサッカー大会のこと。

＊2 キャプテンマーク…サッカーの試合でチームのキャプテンが腕に巻く目印のこと。

＊3 コーチング…サッカーのコーチが作戦や指示を選手に伝えること。

＊4 リフティング…「ヘディング」や「トラップ」と同じく、サッカーでボールをあつかう技術の一つ。

めた。

　ときおり、ヘディングをまぜたり、胸でトラップしたりしても、ボールが地面に落ちる気配はまるでなかった。きっとやめようと思うまで、何千回でも続けられるのだろう。

「おい、大地と周斗。」

　柴山コーチが近寄って来た。大地はボールを少し高めにけって、両手でキャッチした。

「お前らふたりはこのチームの要《かなめ》だ。＊5ミッドフィルダーの大地とフォワードの周斗で攻げきの基盤《きばん》を作ってくれ。がんがんいってくれよ。期待しているぞ。」

「ハイッ。」

　大地の声だけがひびいた。さいそくするかのように、柴山コーチが周斗の方にあごを突《つ》き出した。周斗は仕方なく、返事の代わりに小さくうなずいた。

「そうだ、周斗。キャプテンマーク、あとで大地にわたしといてくれ。」

　柴山コーチは周斗の浮かない様子など、全く意に介《かい》すことなく[Ⅲ]に伝えると、その場をはなれた。

「そろそろ、やろうよ。」

　大地は片手でボールを胸にかかえこんだ。動き出さない周斗にしびれを切らしたのだろうが、口調はいたっておだやかだ。すずしげな目元はぴくりとも動かない。

　もし逆だったら、周斗だったら、顔にも口調にも態度にも全てにイライラを出して「早くしろ」とせっついていたにちがいない。

「その前にわたしとく。」

「何を？」

　大地が首を少しかたむけた。

ざーとらしいんだよ。

　心の中で毒づきながら、リュックの置いてあるベンチに大またで近づいた。後ろから大地がついて来ているのが分かる。

　リュックの内ポケットにしまっておいたキャプテンマークを取り出した。黄色いキャプテンマークは、いつもと変わらずあざやかだった。こないだの試合のときまで、左腕《うで》に当たり前のようにはめていたキャプテンマーク。まさかこれを人に手わたすときが来るとはつゆほども思わなかった。

　実は昨夜《ゆうべ》、こっそり部屋ではめた。そんなことはだれも知るよしもない。

　手わたすのに一瞬ちゅうちょしたが、未練がましく思われたくない。周斗は大地に向かって突きだした。

「あ、ありがと。帰りのときで良かったのに。」

　そう言いながら大地は、自然と上がってしまう口角を必死でおさえている。クールな目元もふっとゆるんだ。それを見た瞬間、怒《いか》りが猛《もう》然《ぜん》と腹の奥からはい上がってきた。

　大地に対して怒《おこ》るすじ合いがまるでないのは、理性では分かっている。だけど、このマグマのように噴出《ふんしゅつ》してくるどろどろとした熱い感情は、くやしさというより、説明のつかない怒りだった。

「早くパス練やろうぜ。」

　今度は周斗がせっついた。④理不尽《りふじん》にも怒った口調になった。それなのに大地は、

「ごめん、ちょっと待って。」

と、キャプテンマークをなごり惜《お》しそうにながめると、やっと自分のリュックにていねいにしまった。リュックのファスナーが閉められると、周斗の胸もファスナーにはさまれたみたいに、しくっと痛んだ。

　他のメンバーがとっくにパス練を始めていたので、周斗と大地はコ

移ろう。まずは、キャプテンだが。」
反射的に背すじが［Ⅱ］伸《の》びた。ずっと頭から離《はな》れなかった＊2キャプテンマークのことを一瞬《いっしゅん》忘れていたのに、すぐに引きもどされた。
「キャプテンは、」
耳の奥《おく》がきんとした。
「大地《だいち》にお願いしたい。」
背すじは伸びきったまま、制止した。息も止まった。周りがかすかにざわついた。そのざわつきをおさえるように、
「はい！」
いせいのよい声が、後ろからまっすぐ飛んできた。
「よし。大地、たのんだぞ。」
柴山コーチが深くうなずいた。見えるはずもないのに、後ろの大地も呼応するようにうなずくのが、頭の中にリアルに浮かんだ。
「春のリーグ戦では、決勝トーナメント進出をねらうぞ。」
柴山コーチが息巻くと、選手全員の声が「はい」とそろった。周斗は声を出しそびれて、おくれて口パクをした。
そのあと、コーチはフォーメーションの確認をすると、具体的な戦術の説明に入った。
「せまいゾーンでプレーしてしまうことがよくあるが、そんなとき一気にサイドを変えてみる。つまりサイドチェンジだ。これが使えると、攻げきの幅《はば》がぐんと広がる。みんな頭では分かっているとは思うけど、案外試合では使えてないよな。」
選手たちが、こくこくうなずいている。
「短いパスをくり返して、敵を片サイドに引きつけておいて、一気に逆サイドにロングパスを出す。特にゴール前でのサイドチェンジは……。」
顔は柴山コーチの方に向けていた。②熱心に耳をかたむけているふりをした。でも、＊3コーチングの声はだんだん遠ざかっていった。
何で大地なんだよ。まだあいつ、このチームに来て一ヶ月じゃないか。
勝つためには、おれがキャプテンじゃダメだってことなのか？　おれがキャプテンだったから、今まで勝てなかったのか？　少なくともコーチは、おれより大地がキャプテンやった方が勝てると思っているのか……。
首がうなだれないようにだけ注意した。注意していないと、重力にぐっと引っ張られてしまいそうだった。③重たい頭をいつも当然のように支えている細い首が、今はとてもがんばって、けん命にこらえている。
――キャプテンは、大地
と発表されたとき、となりにすわっていた克彦が思わず周斗の方を向いた。必死で何食わぬ顔を作った。
「じゃ……、始め！」
柴山コーチがパンと両手を打った。選手たちが、わっとはじけた。途中《とちゅう》から話を全く聞いていなかった周斗は、おくれて立ち上がると首を左右に細かくふった。
「今日はパス練からだって。」
後ろから声をかけられてふり向くと、大地が立っていた。
「お、おう。」
思わず目をそらせた。今日、一番組みたくない相手なのに、完全に出おくれてしまって、みんなもうペアを組んでパス練習を始めていた。周斗がなかなか動かないので、大地はその場で＊4リフティングを始

二〇二〇年度 筑波大学附属中学校

【国語】（理科と合わせて五〇分）

（注意）句読点、かぎかっこ等の記号も一字と数えるものとします。

一　次の文章を読んで、後の問いに答えなさい。

練習時間が近づくと、ＦＣレックのメンバーがグラウンドに三々五々集まってきた。柴山《しばやま》コーチは姿を現すと、すぐに集合をかけた。二十一名の選手たちが二重になって、柴山コーチの前にすわった。くもり空からときおり顔を出す太陽で、柴山コーチの影《かげ》が深緑の人工芝《じんこうしば》に、浮《う》かんだり消えたりした。

「昨日話した通り、今日から＊1Ｕ－14が始まる。」

柴山コーチの熱のこもった口調に、選手たちの顔がいつになく引きしまった。

「去年はよい結果を残せなかったが、このチームはもっといけるはずだ。まずは初心にかえろう。選手ひとりひとりが、わざわざＦＣレックというクラブチームに入って、何のためにサッカーをやっているのか、もう一度考えてみろ。」

空気がしんと静まりかえった。選手たちは目を軽く閉じたり宙をにらんだりしている。周斗《しゅうと》はスパイクの足先に視線を落とした。

もっとうまくなりたくて、クラブチームに入った。ＦＣレックを選んだのは、自分の実力で入れそうだったところと、自力で通えるという家の都合だ。

思考を打ち切るように、柴山コーチが口を開いた。

「それぞれいろんな理由があったり、動機があるはずだ。入団するときにも言ったことだが、ＦＣレックが目指しているのは、サッカーというスポーツの競技選手を育てること、つまり、技術をみがき上げることでユース世代といった、次のステージにつなげていくことだ。」

周斗はごくりとつばを飲みこんだ。次のステージとか、そこまで大それたことは考えていなかったかもしれないけど、純すいにもっともっとうまくなりたい、と思っていたのは確かなことだ。

「中学の部活なら、もちろん勝つことを目指して練習するのだろうが、仲間との協調性を身につけることや、先輩《せんぱい》、後輩との縦のつながりから学ぶことなど、目的は他にもあるだろう。でも、ここは中学の部活ではない。ここでは、個々の選手の技術を極限まで上げて、勝つ、という結果を出すことが重要なんだ。」

一呼吸置いてから発せられた「勝つ」という言葉は、周斗の鼓膜《こまく》をつんと刺《さ》した。弱小クラブチームであることを忘れさせるほど、力強いことばだった。

うがった見方をすれば、柴山コーチもボランティアでコーチをしているわけではなく、きちんと結果を出さなければ自分の立場も危《あや》うい。それに、クラブチーム自体の将来に関わってくるという事情もあるだろう。

でも、コーチも選手も勝ちたくない人などいない。

勝ちたい。その思いは決してぶれてはいない。

負けぐせのついてしまったチームで、①ともすればゆるみがちな空気が［　Ｉ　］しぼられていった。となりにすわっている克彦《かつひこ》も身を乗り出している。

周斗の胸も発熱しだした。脈が元気よく打ち始める。

そうだ、勝ちたい。勝って、強いチームになりたい。

柴山コーチが話を続けた。

「まぁ、前置きはこのへんにしといて。今年度の体制についての話に

2020年度 筑波大学附属中学校 ▶解説と解答

算　数　（社会と合わせて50分）

解　答

1 (1) 272　(2) 328　(3) 10通り　(4) 7個　(5) 18　(6) $16\frac{5}{7}$　(7) 24g
2 1998番目　3 (1) $11cm^2$　(2) 54度　4 (1) 6.8cm　(2) 8cm　5 (1) $12.8cm^2$　(2) 3種類，12個　6 13枚　7 ウ，エ，オ　8 イ，オ
9 90cm　10 (1) 分速100m　(2) 9時19分

解　説

1 計算のくふう，数列，場合の数，分数の性質，整数の性質，濃度《のうど》

(1) $3.4\times250-34\div\frac{4}{3}+\frac{7}{4}\times34-3.4\div\frac{1}{180}=3.4\times250-34\times\frac{3}{4}+34\times\frac{7}{4}-3.4\times180=34\times25-34\times\frac{3}{4}+34\times\frac{7}{4}-34\times18=34\times\left(25-\frac{3}{4}+\frac{7}{4}-18\right)=34\times8=272$

(2) 連続する5個の整数の真ん中の数を□とすると，□は5個の整数の平均だから，□＝1650÷5＝330とわかる。したがって，最も小さい整数は，330－2＝328と求められる。

(3) 十の位が1の素数は13，17の2通り，十の位が3の素数は31，37の2通り，十の位が4の素数は41，43，47の3通り，十の位が5の素数は53の1通り，十の位が7の素数は71，73の2通りある。よって，素数は全部で，2＋2＋3＋1＋2＝10(通り)できる。

(4) 分子は，$50\times\frac{3}{8}=18\frac{3}{4}$より大きく，$50\times\frac{2}{3}=33\frac{1}{3}$より小さいから，この分数は$\frac{19}{50}$以上$\frac{33}{50}$以下とわかる。これらのうち，これ以上約分できない分数は，$\frac{19}{50}$，$\frac{21}{50}$，$\frac{23}{50}$，$\frac{27}{50}$，$\frac{29}{50}$，$\frac{31}{50}$，$\frac{33}{50}$の7個ある。

(5) 6＝2×3より，2が8個以上，3が8個以上あらわれれば，6で8回わったとき整数になる。また，1から順に整数を並べていくと，2の倍数の方が3の倍数よりも多くなるので，3が8個以上あらわれる場合を考えればよい。ここで，$\underline{3}$，6(2×$\underline{3}$)，9($\underline{3}$×$\underline{3}$)，12(2×2×$\underline{3}$)，15($\underline{3}$×5)，18(2×$\underline{3}$×$\underline{3}$)より，18までかけたときに3が8個となるから，1から18までをかけたとき，6で8回わると整数になる。

(6) $3\frac{1}{9}=\frac{28}{9}$，$4\frac{11}{13}=\frac{63}{13}$，$\frac{35}{39}$に分数をかけて整数になるとき，分母は28，63，35の公約数，分子は9，13，39の公倍数となる。また，最も小さい分数を求めるので，分母は28，63，35の最大公約数の7，分子は9，13，39の最小公倍数の117となる。よって，この分数は，$\frac{117}{7}=16\frac{5}{7}$である。

(7) 最後にできた20％の食塩水100gに食塩は，100×0.2＝20(g)含《ふく》まれているので，水は，100－20＝80(g)含まれている。よって，すてた食塩水に含まれていた水の重さは，100－80＝20(g)であり，最初につくった食塩水で，水と食塩の重さの比は，100：20＝5：1だから，すてた食塩水に含まれていた食塩の重さは，$20\times\frac{1}{5}$＝4(g)とわかる。よって，すてた食塩水の重さは，20＋4＝24(g)と求められる。

2 数列

右の図のように，5つごとに区切ると，

1，1，2，3，4 | 2，2，3，4，5 | 3，3，4，5，6 | 4，4，5，6，7 | …
1組 | 2組 | 3組 | 4組

奇数《きすう》は2組ごとに，3＋2＝5(個)ある。そこで，999÷5＝199あまり4より，左から999番目の奇数は，(199＋1)×2＝400(組目)の最初の奇数なので，はじめから数えて，5×(400－1)＋3＝1998(番目)とわかる。

3 面積，角度

図1

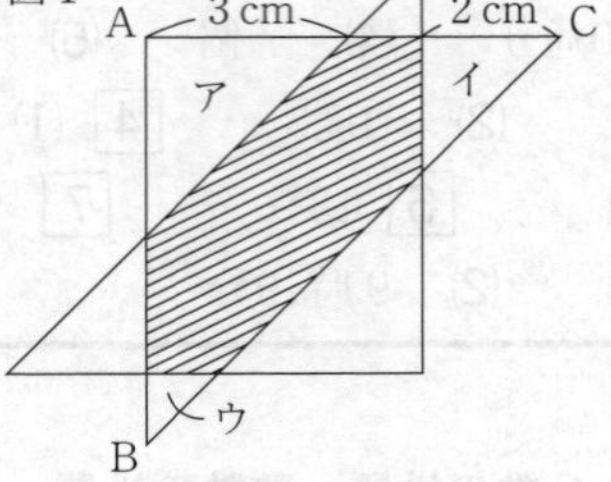

図2

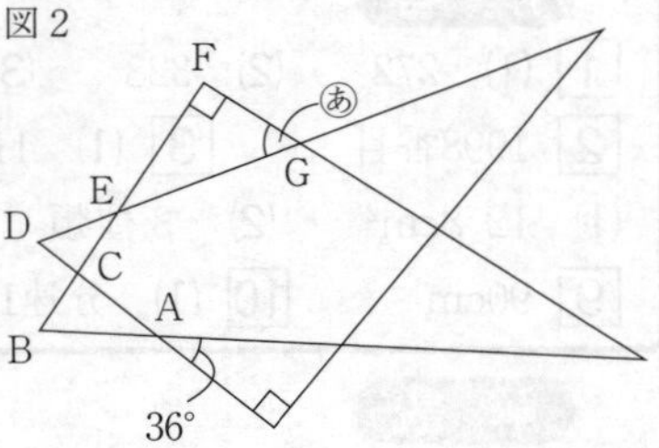

⑴ 右の図1の三角形ABCとア，イ，ウは直角二等辺三角形である。ウの直角をはさむ辺の長さは，6－(3＋2)＝1(cm)であるから，三角形ABCとア，イ，ウの面積はそれぞれ，6×6÷2＝18(cm^2)，3×3÷2＝4.5(cm^2)，2×2÷2＝2(cm^2)，1×1÷2＝0.5(cm^2)になる。したがって，斜線《しゃせん》部分の面積は，18－(4.5＋2＋0.5)＝11(cm^2)と求められる。

⑵ 右上の図2で，角ABCと角CDEの大きさはどちらも60度なので，角CABと角DECの大きさは等しくなる。よって，角CAB，角DEC，角FEGはすべて36度になるので，㋐の角の大きさは，180－(90＋36)＝54(度)と求められる。

4 辺の比と面積の比，水の深さと体積

⑴ 直線EFで分けられた左右の図形は，どちらも台形で，高さが等しいから，(AE＋BF)：(ED＋FC)＝2：3となる。また，四角形ABCDは平行四辺形で，ADとBCの長さはどちらも，6＋10＝16(cm)だから，(AE＋BF)と(ED＋FC)の長さの和は，16×2＝32(cm)とわかる。よって，AE＋BF＝$32\times\frac{2}{2+3}$＝12.8(cm)だから，BFの長さは，12.8－6＝6.8(cm)と求められる。

⑵ Aに入っていた深さ12cmの水をすべてBに入れると，Bの深さは，14－5＝9(cm)増えたので，(Aの底面積)×12＝(Bの底面積)×9となる。よって，AとBの底面積の比は，$\frac{1}{12}:\frac{1}{9}=3:4$なので，AとBの底面積をそれぞれ3$cm^2$，4$cm^2$とすると，水の体積の合計は，4×14＝56($cm^3$)と表せる。また，深さが同じになるようにしたときの深さを○cmとすると，そのときの水の体積は，3×○＋4×○＝56(cm^3)と表せる。よって，○＝56÷(3＋4)＝8(cm)と求められる。

5 面積，平面図形の構成

図1

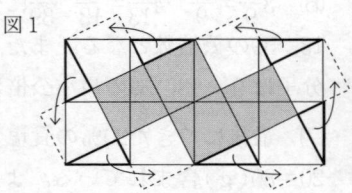

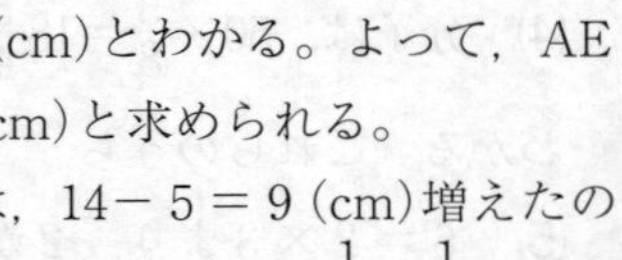

⑴ 右の図1には1辺2cmの正方形が8個あるから，面積の和は，(2×2)×8＝32(cm^2)である。また，太線で囲んだ部分を矢印のように移動すると，色がぬられた正方形と合同な正方形が，6＋4＝10(個)できる。よって，色がぬられた部分の面積は，32÷10×4＝12.8(cm^2)と求められる。

⑵ 平行四辺形は下の図2，図3，図4の太線で囲んだ3種類がある。また，それぞれ同じものが4個ずつあるから，全部で，4×3＝12(個)ある。

図２

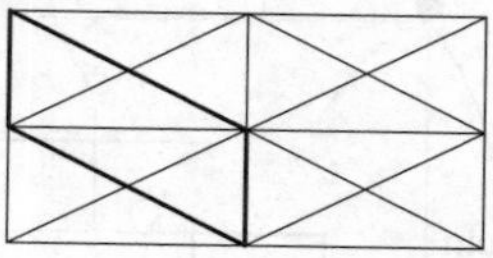

図３

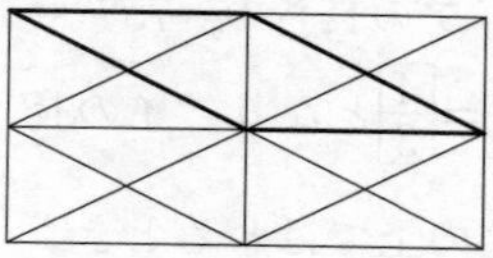

図４

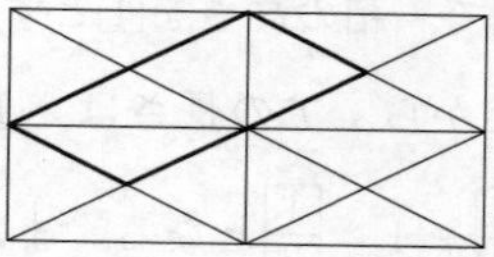

6 平面図形―構成

下の図のように紙を戻《もど》していくと，白い部分１枚と，色のついた部分12枚に分かれることがわかる。よって，全部で，１＋12＝13(枚)に分かれる。

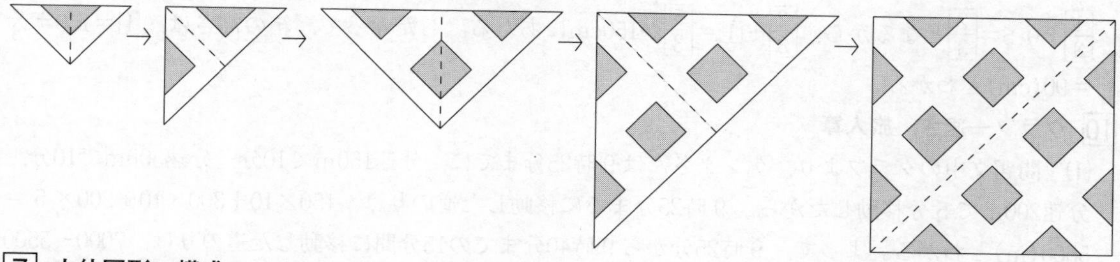

7 立体図形―構成

正面から見たときに下の図１のような形になれば，通り抜《ぬ》けることができる。ア，イはどのような方向から見ても図１のようにならないが，ウ，エ，オは下の図２～４のような方向から見ると，図１のようになる。よって，通り抜けることができる立体はウ，エ，オとなる。

図１

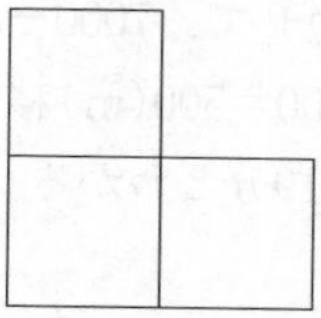

図２

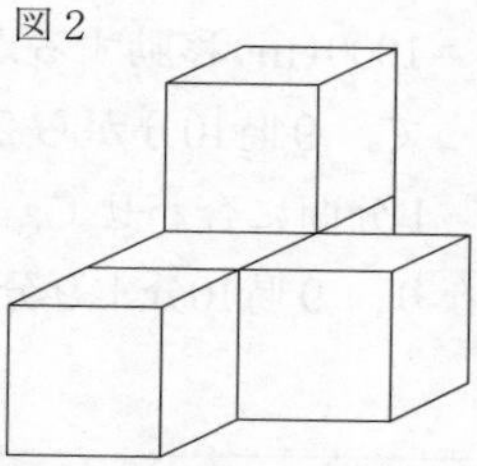

図３

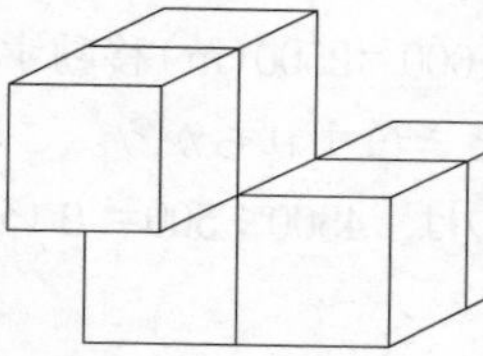

図４

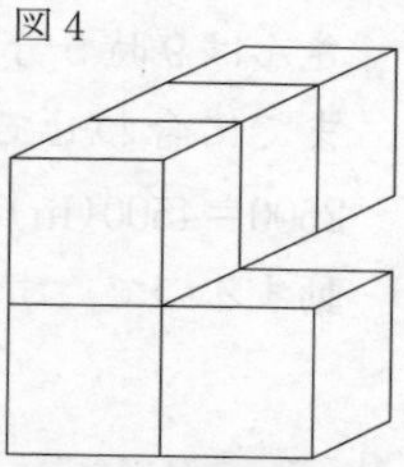

8 立体図形―展開図

右の図１のように展開図の頂点に記号をつけると，ア，ウ，エ，カは下の図２のようになる。したがって，あてはまらないものはイ，オである。

図１

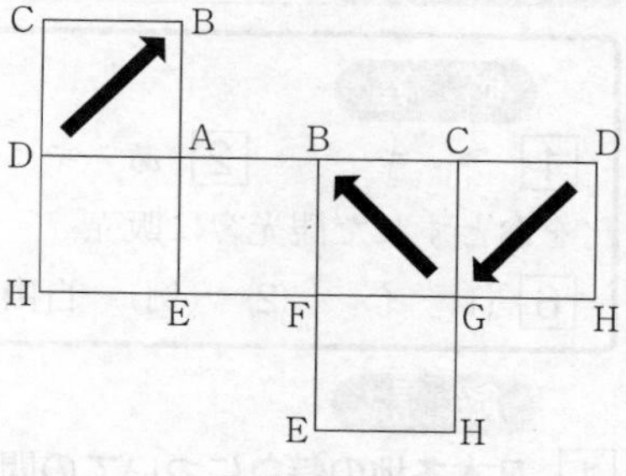

図２

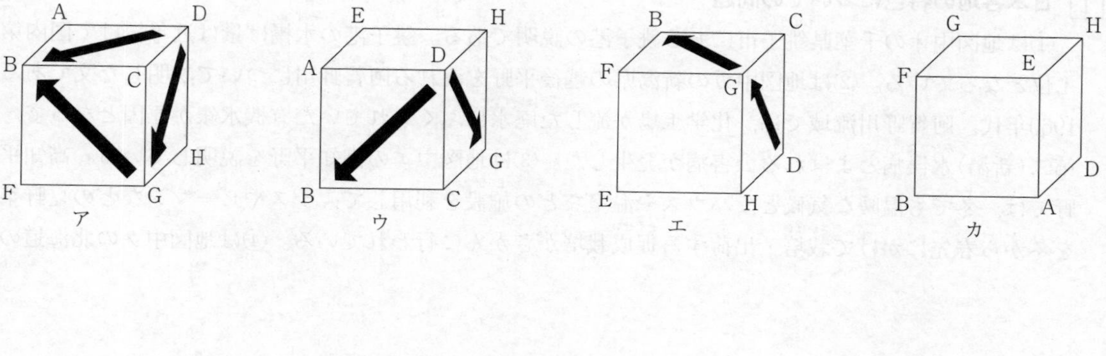

ア　ウ　エ　カ

9 相当算

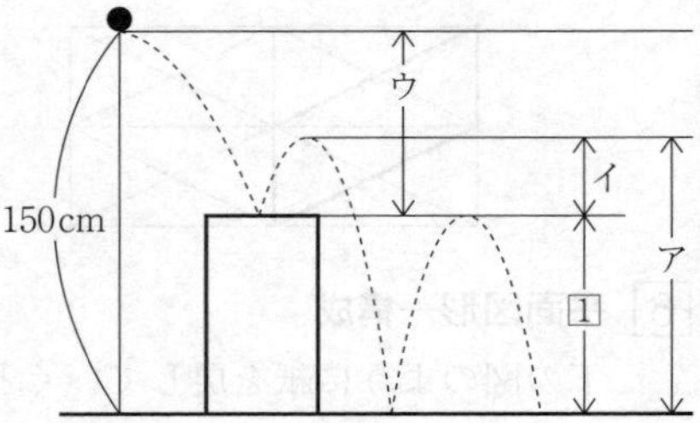

右の図で，箱の高さを$\boxed{1}$とすると，アの長さの，75％＝$\frac{3}{4}$が$\boxed{1}$だから，アの長さは，$\boxed{1}\div\frac{3}{4}=\boxed{\frac{4}{3}}$となり，イの長さは，$\boxed{\frac{4}{3}}-\boxed{1}=\boxed{\frac{1}{3}}$となる。また，箱の上ではねるとき，地面ではねるときの$\frac{2}{3}$まではね上がるので，落とした高さの，$75\times\frac{2}{3}=50$(％)まではね上がる。よって，ウの長さは，$\boxed{\frac{1}{3}}\div0.5=\boxed{\frac{2}{3}}$となるから，$\boxed{\frac{2}{3}}+\boxed{1}=\boxed{\frac{5}{3}}$が150cmにあたる。したがって，箱の高さは，$\boxed{1}=150\div\frac{5}{3}=90$(cm)とわかる。

10 グラフ―速さ，旅人算

(1)　問題文中のグラフより，ケンタさんは９時25分までに，分速150mで10分，分速300mで10分，分速200mで５分移動したから，９時25分までに移動した道のりは，150×10＋300×10＋200×５＝5500(m)とわかる。よって，９時25分から９時40分までの15分間に移動した道のりは，7000－5500＝1500(m)だから，この間の速さは分速，1500÷15＝100(m)となる。

(2)　２人がすれちがうのは２人が合わせて7000m移動したときである。まず，ケンタさんは９時10分までに，150×10＝1500(m)移動する。一方，ユウトさんは９時５分から９時40分までの35分間で7000m移動したので，ユウトさんの速さは分速，7000÷35＝200(m)となる。これより，ユウトさんは９時５分から９時10分までの５分間で，200×５＝1000(m)移動するから，２人は９時10分までに合わせて，1500＋1000＝2500(m)移動する。よって，９時10分から２人合わせて，7000－2500＝4500(m)移動したときにすれちがう。このとき，１分間に合わせて，300＋200＝500(m)移動するので，すれちがうのは，4500÷500＝９(分後)となり，９時10分＋９分＝９時19分とわかる。

社　会　(算数と合わせて50分)

解　答

1　ア，キ　　2　あ　キ　　い　サ　　3　(例)　イチゴジャムをつくり，近くの観光地をおとずれた観光客に販売　　4　(1)　ウ　　(2)　ア　　5　(1)　大久保利通　　(2)　エ
6　(1)　イ　　(2)　(例)　自由権や平等権のような基本的人権を尊重すること

解　説

1 日本各地の特色についての問題

①は地図中オの千葉県銚子《ちょうし》市にある銚子港の説明である。銚子港の水揚《みずあ》げ量は近年続けて国内第１位となっている。②は地図中カの新潟県の越後平野を流れる阿賀野《あがの》川について説明した文である。1960年代，阿賀野川流域では，化学工場が流した廃水《はいすい》にふくまれていた有機水銀が原因となって，第二(新潟)水俣《みなまた》病とよばれる公害病が発生した。③は地図中エの高知平野を説明している。高知平野では，冬でも温暖な気候と，ハウスや温室などの施設《しせつ》を利用して，ナスやピーマンなどの夏野菜を冬から春先にかけて栽培《さいばい》・出荷する促成《そくせい》栽培がさかんに行われている。④は地図中クの北海道の

根釧《こんせん》台地を説明した文。この地域は沖合を流れる寒流の千島海流(親潮)の影響で夏には濃霧《のうむ》が発生するが，降水量は年間を通して少ない。気温も低く，火山灰地であるため，農業には適さなかったが，太平洋戦争(1941～45年)後，酪農のパイロットファーム(実験農場)がつくられ，現在では北海道を代表する酪農地帯となっている。⑤には地図中ウの広島県広島市があてはまる。太平洋戦争末期の1945年8月6日，アメリカ軍によって広島市に人類史上初めて原子爆弾が投下され，市は壊滅《かいめつ》的な被害を受けた。戦後，爆心地付近にあった広島県産業奨励《しょうれい》館の焼け跡《あと》が当時のままの状態で保存され，1996年には「原爆ドーム」としてユネスコ(国連教育科学文化機関)の世界文化遺産に登録された。2019年11月にはローマ教皇フランシスコが広島を訪問し，核廃絶を訴《うった》えた。⑥は地図中イの鹿児島県の大部分や宮崎県南部に広がるシラス台地について説明した文。火山灰土であるシラスは水もちが悪く稲作には適さないため，農業はサツマイモ・茶などの畑作や豚・鶏などを飼養する畜産《ちくさん》業が中心となっている。したがって，地図中アの福岡県北九州市と，キの岩手県宮古市付近にあてはまる文はない。統計資料は『日本国勢図会』2019／20年版による(以下同じ)。

2 日本の漁業，発電，商業の統計資料についての問題

①の「あ」が2010年代になって急激に減り，ほぼ0になっていることに注目する。これは，2011年に起こった東日本大震災で東京電力福島第一発電所が重大な原子力事故を起こし，その後，国内の原子力発電所が安全点検のために次々と稼働《かどう》を停止したことで，原子力発電の発電量が減ったためだと判断できる。ここから，①は「発電の種類別の発電量」を表すグラフで，2017年に最も多いのが火力，ついで水力，少しずつ増えてはいるがまだ少ないのが再生可能エネルギーである。②では，2017年時点で最も多いものに注目する。これが2000年代後半に現れ，急激に増えていることから，新しい販売の形態であるが，急速に広がったオンライン通販(ネット販売)だと判断できる。ここから，②は「店舗《てんぽ》の種類別の販売額」を表すグラフとわかる。「い」も1983年にはほぼ0で，そこからのびていることから，こちらも比較《ひかく》的新しい店舗の形態ながら，数を着実に増やしていったコンビニエンスストアがあてはまる。なお，③は「漁業の種類別の生産量」を表すグラフで，1964年時点で最も多いのが沖合漁業，2番目が沿岸漁業，3番目が遠洋漁業，最も少ないのが海面養《よう》殖《しょく》業である。

3 「6次産業化」についての問題

6次産業化とは，本文にある通り，1次産業の農林漁業従事者が，2次産業の製造業，3次産業の小売業を一体となって行い，新たな付加価値を生み出そうという取り組みである。また，本文から，いとこの家族は，温泉がある観光地に近いところで，ほぼ家族だけの農業経営によってイチゴ栽培をしているとわかる。この状況《じょうきょう》で，1次産業としてつくられたイチゴを6次産業化する方法としては，2次産業としてイチゴを加工品にし，3次産業として近くの観光地で販売することが考えられる。イチゴの加工品にはジャムなどがあるが，フルーツソースにしてパフェに使う，クッキーの味つけに使うなど，さまざまな方法がある。イチゴそのものとともに売ることもでき，パートタイムを何人か雇《やと》えば事業が楽になる。

4 各時代の政治の中心地と戦乱についての問題

(1) アは古墳時代の説明で，「あ」の稲荷山《いなりやま》古墳(埼玉県)出土の鉄剣と，「し」の江田船山古墳(熊本県)出土の鉄刀には，「ワカタケル」と読める文字が刻まれていた。ワカタケルはヤマト政権の大王で，5世紀末に在位していた雄略《ゆうりゃく》天皇のことと推定されており，2つの出土品から，5世紀末

にはヤマト政権の支配が関東地方から九州地方に広がっていたことがわかる。イは江戸時代の説明で，「い」の江戸(東京)は幕府のある政治の中心地，「か」の大坂(大阪)は「天下の台所」とよばれる経済の中心地，「く」の京都は天皇が暮らす都であった。ウは安土桃山時代の説明で，「く」の京都を主戦場とする応仁の乱(1467～77年)が終わると，各地で戦国大名が勢力争いをくり広げる戦国時代が始まった。「え」は滋賀県の琵琶湖東岸に位置する安土で，織田信長は1576年，ここに全国統一事業の拠点《きょてん》として安土城の建設を始めた。織田信長の跡を継《つ》いで全国統一事業に乗り出した豊臣秀吉は，「か」の大坂に城を築いて全国支配の拠点とした。エは弥生時代後半の説明で，このころ30余りの小国を従えていたという邪馬台国《やまたいこく》の位置については，「こ」の福岡県と「さ」の佐賀県付近にあったという北九州説と，「お」の奈良県にあったという畿内説で意見が分かれている。よって，時代の古い順にエ→ア→ウ→イとなるので，３番目はウである。

(2)　①は平安時代終わりの1185年に起こった壇ノ浦《だんのうら》の戦いの説明で，壇ノ浦は「け」の山口県西部に位置する。②は戦国時代の1575年に「う」の愛知県東部で行われた長篠《ながしの》の戦いについて説明している。この戦いでは，織田信長と徳川家康の連合軍が，武田勝頼《かつより》の騎馬隊を破った。③は長崎県南東部の島原や，「し」の熊本県西部の天草地方の領民が起こした島原・天草一揆《いっき》(島原の乱)の説明文である。この一揆は，領主の圧政とキリスト教の厳しい取りしまりにたえかねた農民らが中心となって江戸時代初めの1637年に起こしたもので，幕府は大軍を投入して翌38年，ようやくこれをしずめた。④は鎌倉時代後半に２度行われた元寇《げんこう》(元軍の襲来《しゅうらい》)について説明している。元(中国)の軍は文永の役(1274年)と弘安の役(1281年)の２度にわたり，「こ」の福岡県北部や「さ」の佐賀県北部に襲来したが，鎌倉幕府の第８代執権《しっけん》北条時宗は御家人をまとめてよく戦い，２度とも暴風雨が発生したこともあって，元の軍を撃退《げきたい》することに成功した。

5　明治時代の近代化を進めた人物についての問題

(1)　写真は明治政府が1871年に欧米《おうべい》に派遣した使節団の中心人物で，左から木戸孝允《たかよし》・山口尚芳《なおよし》・岩倉具視《ともみ》・伊藤博文・大久保利通《としみち》になる。木戸と伊藤は長州藩(山口県)出身で図のＢにあてはまる。山口は肥前佐賀藩(佐賀県)出身で，団長の岩倉は京都府出身の元公家である。大久保は薩摩《さつま》藩(鹿児島県)出身で，図のＡにあてはまり，1873年に帰国すると，薩摩藩出身で，図のＣにあてはまる西郷隆盛が主張する征韓《せいかん》論(武力を用いてでも朝鮮を開国させようという考え方)を退け，明治政府の中心として殖産興業政策につとめた。しかし1878年，紀尾井坂(東京都千代田区)で不平士族によって暗殺された。

(2)　Ｄには土佐藩(高知県)出身の板垣退助があてはまる。岩倉使節団に同行せず，西郷隆盛とともに国内に残った板垣退助は，征韓論が受け入れられずに政府を去ると，1874年に「民撰議員設立建白書」を政府に提出して自由民権運動を指導し，藩閥《はんばつ》政治を批判した。写真は高知城を背景とした銅像である。なお，アは大久保利通，イは木戸孝允，ウは西郷隆盛の説明。

6　国民の権利や国会・内閣の働きについての問題

(1)「をもつ年齢になります」に続く１番目の空欄《くうらん》には，ある年齢になるとあたえられる権利が入るとわかる。よって，18歳以上の国民にあたえられるキの選挙権があてはまる。「をもつ国の機関へ代表者を送っている」に続く３番目の空欄には，国会がもっているウの立法権(法律をつくる権利)があてはまる。国会は，国民による選挙で選ばれた代表者である国会議員によって構成される国の機関である。選挙権を使って代表者を選ぶことは，国民主権を行使する重要な機会なので，４

番目の空欄にはオの国民主権があてはまる。国民主権は日本国憲法の３つの原則のうちの１つなので，Ｄさんのせりふの空欄にもこれがあてはまる。Ｃさんのせりふのうち，あとの空欄には，議決を行う国の機関がもつ権利が入ることになるので，国会のもつ権利であるウの立法権があてはまる。国会は内閣総理大臣を指名でき，内閣総理大臣は，イの行政権を担う国の機関にあたる内閣の長である。このように，ウ・オ・キの３枚は２か所にあてはまるが，ア・エ・カの３枚は１か所もあてはまらず，イは１か所だけにあてはまる。

(2)　日本国憲法の３つの原則は，オの国民主権と平和主義，そして基本的人権の尊重である。基本的人権は大きく，アの自由権，エの平等権，カの教育を受ける権利などをふくむ社会権の３つに分けられる。基本的人権は，人間が生まれながらにしてもっている最も基本的な権利のことで，日本国憲法は第11条でこれを「侵《おか》すことのできない永久の権利」として保障している。

理　科　（国語と合わせて50分）

解　答

1　(1)　エ　(2)　**つなぎ方**…解説の図を参照のこと。　**回し方**…(例)　５秒ごとにハンドルを逆に回す　2　(1)　ア→ウ→イ→オ→エ　(2)　(例)　天敵に見つかりにくくするため　(3)　(例)　アゲハ→カマキリ→シジュウカラ　3　(1)　①　ア，ウ　②　オ　(2)　①　(例)　水溶液㋑をろ過してホウ酸のつぶをとり除く　②　0.42ｇ　4　(1)　乱層雲　(2)　ウ

解　説

1　手回し発電機と発光ダイオードについての問題

(1)　発光ダイオードが点灯するのは，＋端子《たんし》(あしの長い方)から電流が流れこむときだけで，－端子が電源の＋極側につながっているときは点灯しない。図のつなぎ方では緑色，赤色どちらの発光ダイオードも＋端子が手回し発電機の同じ側につながっていて，手回し発電機のハンドルを右に回すと発光ダイオードが点灯したので，このとき，手回し発電機の色の濃《こ》い方の端子が＋極になっている。図の緑色の発光ダイオードを豆電球に変え，手回し発電機のハンドルを逆の左に回すと，手回し発電機の色の濃い方の端子が－極になるため，赤色の発光ダイオードは点灯しなくなる。豆電球は電流の向きに関係なく点灯する。

(2)　右の図のように，赤色と緑色の発光ダイオードの＋端子を手回し発電機の別々の極につないで並列つなぎにすると，一方の発光ダイオードの＋端子に電流が流れこむときには，

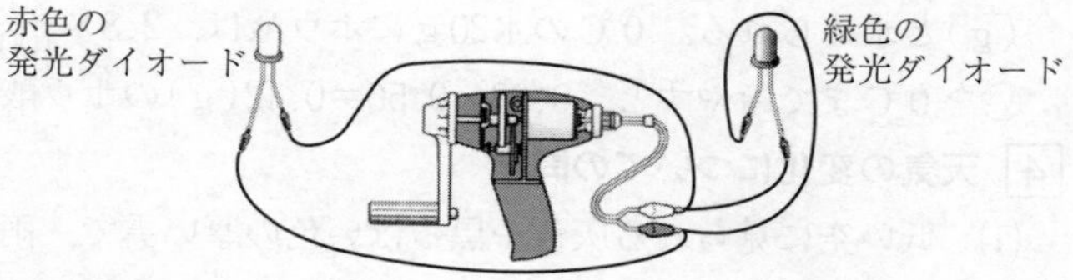

もう一方の発光ダイオードは－端子が手回し発電機の＋極につながっているので点灯しない。手回し発電機のハンドルを逆に回すと，今度は点灯していなかった方の発光ダイオードが点灯し，もう一つの発光ダイオードは消える。これを５秒ずつ交互《こうご》にくり返すには，５秒ごとにハンドルの回し方を逆回しにすればよい。

2 季節と生物の生活についての問題

(1)　アは春のはじめ(３～４月)頃《ころ》，ウは梅雨《つゆ》入りの頃，イは夏の後半の頃，オは夏の終わりから秋のはじめの頃，エは秋の終わりの頃のようすをそれぞれ表している。

(2)　アゲハのよう虫はシジュウカラなどの鳥に食べられる関係にあるが，４令よう虫までは鳥のふんのような色をしていて，鳥に食べられるのを防ぐ工夫が見られる。カマキリも緑色の葉の上で活動しているときには緑色の体色だが，枯《か》れ葉の上で活動しているときは茶色の体色をしていて，その存在を天敵から見えにくくしている。アゲハのよう虫の場合は擬態《ぎたい》，カマキリの場合は保護色とよばれる。

(3)　例にあげられているような，草食動物→小型の肉食動物→大型の肉食動物というつながりで考えてみる。草食の動物はアブラムシ，ミンミンゼミ，アゲハ，ダンゴムシ，ミミズ(生物の死がいも食べる)があてはまる。小型の肉食動物は，テントウムシとカマキリがあてはまる。テントウムシはアブラムシを食べ，カマキリはアブラムシやアゲハなどの小さなこん虫を食べる。大型の肉食動物といえるのはシジュウカラだけで，こん虫を捕《と》らえて食べる(植物の種子なども食べる)が，テントウムシは問題文にあるように鳥が食べない。したがって，アブラムシ→テントウムシのつながりではなく，アゲハ(またはアブラムシ)→カマキリ→シジュウカラのつながりとなる。

3 ものの溶《と》け方についての問題

(1)　①　ア　実験２の結果に述べられている通り，水温が20℃に下がり，重さが10ｇ減ると，ホウ酸のつぶが出てくる。　イ　水が10ｇ蒸発して水の重さが20ｇになり，温度が40℃のままだと，ホウ酸は，$8.9\times\frac{20}{100}=1.78$(ｇ)まで溶ける。したがって，1.5ｇのホウ酸はすべて溶けているので，つぶは出てこない。　ウ　20℃の水30ｇにホウ酸は，$4.9\times\frac{30}{100}=1.47$(ｇ)までしか溶けないので，水の重さが30ｇのままで温度が20℃に下がると，$1.5-1.47=0.03$(ｇ)のホウ酸が溶けきれずに出てくる。　②　ホウ酸のような固体が溶けた水溶液《すいようえき》を放置したり加熱したりすると，水だけが蒸発してその分だけ全体の重さが減るが，溶けている固体はそのまま残っている。

(2)　①　実験３の通りに実験を行うと，実験２で出てきたホウ酸のつぶと，実験３で新たに出てきたホウ酸のつぶとが混ざってしまうので，実験３で新たに出てきたホウ酸の重さを直接はかることはできない。したがって，実験３の氷水で冷やしたことによって新たに出てくるホウ酸の重さをはかるには，実験２で出てきたホウ酸のつぶを，ろ過の操作によって実験３の前にとり除いておく必要がある。　②　20℃の水溶液い⃝は，ビーカーに溶け残りのホウ酸のつぶが出てきているので，水溶液は飽和《ほうわ》(これ以上溶けない状態)している。よって，溶けているホウ酸は，$4.9\times\frac{20}{100}=0.98$(ｇ)と求められる。０℃の水20ｇにホウ酸は，$2.8\times\frac{20}{100}=0.56$(ｇ)までしか溶けないので，水溶液い⃝を０℃まで冷やすと，$0.98-0.56=0.42$(ｇ)のホウ酸が溶けきれずに出てくる。

4 天気の変化についての問題

(1)　低い空に見られる灰色や黒っぽい色の厚い雲で，雨を降らせる代表的な雲を乱層雲という。冷たい空気のかたまりの上に暖かい空気がはい上がるようにして進むと乱層雲や高層雲ができて，おだやかな雨を長い時間降らせることが多い。

(2)　８月20日の図１の雲画像で，日本の南海上に見られるあ⃝の台風は，図４ではやや北上して九州の南の海上に達し，図２では進路を北西よりに変えて九州の西側に位置していて，図３では朝鮮《ちょうせん》半島に接近している。したがって，雲画像の順番は図１→図４→図２→図３とわかる。　ア　図

1の㋐の台風は，最終日の図3では朝鮮半島の㋓の位置にある。　イ　図2の㋑の台風は，最終日の図3には㋓の位置に達しているので，2日後ではなく1日後と考えられる。　ウ　図2の㋒の台風は㋑の台風を追いかけるようにして北西の方向に進み，最終日の図3には四国沖にあるので正しい。　エ　図4の㋔の台風は，その前には図1の㋐の位置にあり，図4の次には図2の㋑の位置まで進んでいる。㋒の台風は㋔の台風を追いかけるようにして進んできた別の台風で，図3では四国沖に進んでいる。

音　楽　（図画工作・家庭と合わせて30分）

解　答

[1] 省略　[2] 省略　[3] エ　[4] 省略

解　説

[1] いろいろな演奏形態

流れる曲は，シューベルトのピアノ五重奏曲「ます」，混声4部合唱「箱根八里」，箏《そう》1・尺八《しゃくはち》1による「春の海」，フルオーケストラによる「威風堂々《いふうどうどう》」の4曲。全体を演奏している人数が最も少ないのは2人の「春の海」だが，流されるパートによって異なるので，音の厚みに注意するとよい。

[2] 世界各国の伝統的な音楽

インドネシア・バリ島のガムラン，トルコのメヘテルハーネ，中国のアルフー，日本の雅楽《ががく》，ペルー・ボリビアのフォルクローレが流された。雅楽の楽器には笙《しょう》や篳篥《ひちりき》などの笛，琵琶《びわ》のような弦《げん》楽器，和太鼓《わだいこ》などがある。楽器の音色のほか，メロディーの雰囲気《ふんいき》やリズムのちがいもヒントになる。

[3] 曲の知識

流された曲は秋を表す「もみじ」，冬を表す「スキーの歌」，春を表す「春の小川」，冬を表す「冬景色」なので，エの「冬」が選べる。

[4] 楽器の音色とリズム

途中《とちゅう》で1小節休む楽器を選ぶ問題なので，それぞれの音色とリズムに注意する必要がある。

図画工作　（音楽・家庭と合わせて30分）

解　答

[1] ①　イ　②　エ　③　ウ　④　ア　⑤　オ　[2] (1)　○　(2)　○　(3)　○　(4)　×　(5)　×　(6)　×　[3] エ　[4] ①　ウ　②　エ

解　説

[1] 色どうしの関係

どの色をまぜると何色ができるかを考えるとよい。「あおみどり」は④と「あお」をまぜてできるのだから，④にはアの「みどり」があてはまる。「き」と「みどり」をまぜてできる⑤は，オの「きみどり」である。残った3つの中に「あか」があり，「あか」と「き」をまぜると「だいだい」，「あお」と「あか」をまぜると「むらさき」ができるので，①にイ，②にエ，③にウがあてはまる。

2 道具の知識

⑴　ねん土にうわぐすりをかけて焼くと，色がついたり，水がもれなくなったり，よごれがつきにくくなったりするので，正しい。　⑵　ねん土はす焼きをすると成分が変質してしまうが，す焼きをする前ならば水をまぜて練り直すことができるので，正しい。　⑶　木に直接木ねじをとめると，木が割れたり，木ねじがななめに入ってしまったりすることがある。こういったことを防ぐため，木にきりなどで少し穴をあけてから木ねじをとめるとよい。よって，正しい。　⑷　のこぎりの切り終わりを素早《すばや》く引くと，木のはしが欠けてしまうことがあるので，ゆっくりと引くようにする。　⑸　曲線を切るときは，一方の手で板を支えるようにし，もう一方の手で注意深くゆっくりと板を回すようにするとよい。　⑹　ペンチではりがねを切るとき，はりがねをはさむのは★の部分ではなく，はさみ部とよばれるギザギザのついた先たん部分より奥《おく》の，刃部とよばれる部分である。

3 画法の特徴《とくちょう》と効果

橋と岸がジグザグにえがかれていたり，川の流れが急になった様子を絵から読み取ったりすることはできないので，エがあてはまらない。

4 図形の配置と印象

丸みを帯びたカには⑤の「やわらか」，片すみに小さな図形があるイには③の「ひっそり」，同じ形がきちんと並んでいるアには⑥の「連続」，異なる形が不規則にえがかれたオには④の「にぎやか」があてはまる。残ったウとエのうち，下に角が向いて不安定さを感じさせるウが①の「緊張《きんちょう》」で，どっしりした印象のエが②の「安定」となる。

家　庭　（音楽・図画工作と合わせて30分）

解　答

1　1.2，ウ　　2　⑤，エ　　3　右の図　　4　(例)　レジ袋を減らすことは，資源の節約とごみの減量につながるので，有料化に賛成だ。

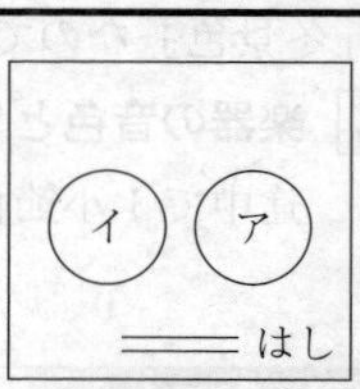

自分の位置

解　説

1 ご飯とみそ汁《しる》の知識

米をたくときの水かげんは，米の体積の1.2倍，米の重さの1.5倍なので，ウを訂正《ていせい》する。

2 製品につくマークの知識

環境を守ることと関連が深いのは⑤のグリーンマークで，エの説明があてはまる。①は鉱工業製品につけられるジスマークで説明はオ，②は洗たく表示で説明はウ，③は消費生活用製品につけられるエスジーマークで説明はア，④は食品や林産物につけられるジャスマークで説明はイになる。

3 和食の配ぜんのしかた

和食では一般的に，自分から見て手前にはし，ご飯を左側，汁ものを右側に配ぜんする。

4 レジ袋の有料化についての意見

レジ袋の多くはプラスチック製で，そのおもな原料は石油だが，使い捨てされることも多く，資源のむだづかいにつながっている。また，プラスチックは自然の状態では分解せず，ごみとして捨てられたものを動物や魚などが食べ，死んでしまうこともある。レジ袋を有料化すれば，安易にレジ袋を受け取る人が減り，そのぶん生産量も減らせる。これによって資源が節約できるうえ，ごみの減量にもつながる。レジ袋をもらわないですむよう，ふだんからマイバッグを持ち歩くことが大切だろう。

国　語　（理科と合わせて50分）

解　答

一 ⑴ ア　⑵ ウ　⑶ 周斗は声を　⑷ エ　⑸ イ　⑹ （例） キャプテンに大地を指名したのはコーチだ(から。)　⑺ ウ　⑻ 実は昨夜，　二 ⑴ エ　⑵ イ　⑶ ウ　⑷ イ　⑸ イ　⑹ ア　⑺ （例） まるで　⑻ ウ　⑼ 下記を参照のこと。

●**漢字の書き取り**

三 ⑼ 樹立

解　説

一 **出典は佐藤《さとう》いつ子の『キャプテンマークと銭湯と』による。**今年度もキャプテンを務めるつもりだった周斗《しゅうと》は，キャプテンは大地《だいち》に頼《たの》むという柴山コーチの言葉にショックを受ける。

⑴ 「ともすれば」は，“放任したり油断したりすると，そうなりがちだ”という意味。似た意味の言葉には「うっかりすると」「とかく」「ややもすると」などがある。

⑵ Ⅰ　FCレックでは，「個々の選手の技術を極限まで上げて，勝つ，という結果を出すことが重要なんだ」という柴山コーチの言葉で，「負けぐせのついてしまったチーム」のゆるみがちな空気が「しぼられ」たのだから，引きしまったようすの「きりきりと」が入る。ここでウに決まる。

Ⅱ　柴山コーチから今年度のキャプテンを発表すると言われ，周斗は反射的に背すじが「伸《の》びた」のだから，まっすぐのびるようすの「しゅっと」が合う。

⑶ キャプテンに指名されなかったことにショックを受けた周斗が上の空になっているようすは，続く「コーチングの声はだんだん遠ざかっていった」という部分からうかがえる。同様に，「春のリーグ戦では，決勝トーナメント進出をねらうぞ」と柴山コーチに言われた選手たちが声をそろえて返事をするなか，一人「おくれて口パク」をしたことからも，現実を受け止められず動揺《どうよう》している周斗のようすが読み取れる。

⑷ キャプテンになることができず，ショックのあまり混乱して気持ちの整理がつかないものの，何とか平静を保とうとしているようすが，ぼう線部③の表現から読み取れるので，エがふさわしい。

⑸ 前後に注目する。キャプテンになることができず，ショックを受けている周斗のようすなど，

「全く意に介《かい》すことなく」,「キャプテンマーク，あとで大地にわたしといてくれ」と柴山コーチは言い放ったのだから，感情を交えず，規定通りにものごとを処理するようすの「事務的」があてはまる。

⑹ 「理不尽《りふじん》」は，理屈《りくつ》に合わないようす。「キャプテンマーク」を受け取るさい，喜びを隠《かく》しきれない大地のようすに怒《いか》りがこみ上げた周斗は，その感情のままに「早くパス練やろうぜ」と大地をせっついている。「勝つ，という結果を出す」ことを目的としたチームにおいて，実力からコーチが大地をキャプテンにしたことは順当であるにもかかわらず，何の落ち度もない大地に，周斗が一方的にいらだちの矛先《ほこさき》を向けていることが「理不尽」だと言っている。

⑺ 周斗の心情の移り変わりを整理する。ロングパスの練習のさい，大地が「こちらをふり向く前」に「わざと」派手にずれたボールをけり出したものの，「おどろくべき正確さ」で返されたため，周斗は「息をのむ」ほどショックを受けている。周斗は「まぐれ」だと思いたかったが，次のボールも「真正面」に返ってきたため，大地の実力を認めざるをえなくなった。その後，トラップを失敗してしまった周斗に対し，大地が「ゴメン」と言ったため，内心「あやまんなよ」といらつき「頭の皮がちりちり」するのを感じている。それからも大地のパスのコントロールが完ぺきなのを目の当たりにし，「背中がすうすう」した気分になったのだから，自信を失って不安でいることがわかる。よって，ウが選べる。なお，アのような「やる気」，イのような「冷静」さは描《えが》かれていない。エには，大地の実力や器の大きさを目の当たりにし，認めざるをえなくなった周斗のいらだちが盛りこまれていない。

⑻ 周斗が大地に「キャプテンマーク」をわたす場面に注目する。リュックから出したキャプテンマークを見ながら，周斗は「実は昨夜《ゆうべ》，こっそり部屋ではめた。そんなことはだれも知るよしもない」と思っていることから，彼《かれ》がだれにも知られないまま，キャプテンにほこりを持っていたことがうかがえる。

二 出典は細川英雄《ほそかわひでお》の『対話をデザインする―伝わるとはどういうことか』による。「日本人は対話が下手」であるという，よく聞くステレオタイプな言説を導入に，思いこみから脱却《だっきゃく》することの必要性を語っている。

⑴ Ⅰ 文化の定義における「二人以上」という規定は「だれが定めたものでもなく，いつのまにかそうなっている」と説明した後，それは「なんの根拠《こんきょ》もない」と続くので，前のことがらを理由・原因として，後にその結果をつなげるときに用いる「だから」，あるいは，“要するに”という意味の「つまり」が合う。ここで，アとイが外れる。 Ⅱ 「日本人」という概念《がいねん》について，個人一人ひとりが持っているイメージは異なるはずだが，「いつのまにか相手も自分と同じイメージを持っているだろうと思いこんでしまう」という文脈なので，前のことがらを受けて，それに反する内容を述べるときに用いる「ところが」があてはまる。よって，エに決まる。

⑵ 前後の説明に注目する。我々は，「不特定多数の人，つまり皆《みんな》がそう言っている」というあやふやなものを根拠にして，「物事を自分の都合のいいように解釈《かいしゃく》」するというのだから，イが合う。なお，ア，エのように「相手を納得《なっとく》させる」ための操作ではなく，ウのように「実際には存在しないもの」に限定した操作でもない。

⑶ 同じ段落の内容を整理する。地域は，それぞれに「多面的」で「複雑性」に満ちたものであるにもかかわらず，単純に「日本」とか「日本人」などとひとくくりにしてとらえようとすることを，

筆者は「とても粗雑《そざつ》で乱暴な思考」だと述べている。よって，ウが正しい。

⑷　同じ文の前半で，「わたしたちの認識《にんしき》は，常に何らかの価値観をともなっており，絶対中立的な認識というものは存在」しないと，筆者はステレオタイプの排除《はいじょ》が困難な理由を述べている。イがこれをもっとも正確にまとめている。なお，アの「中立的な価値観に立って判断する」は，「絶対中立的な認識というものは存在」しないという説明に合わない。また，ウのように中立的な立場の「必要」性は述べられていない。さらに，「わたしたちの認識」が絶対中立的でありえないのは，「社会」が「多面的で複雑性に満ちている」からだとは述べられていないので，エも誤り。

⑸　続く部分で，「文化」の対立について，「互《たが》いに異なるものが衝突《しょうとつ》」するからこそ，そこに「さまざまな葛藤《かっとう》や不安」，「出会いの発見や喜びが生じる」と述べられていることをおさえる。これと「同じ」ように，われわれもまた，「立場や意見の違《ちが》う人」と向き合うことで「ステレオタイプ的な思考や発想」から脱却し，「豊かで創造的な広がりのある」対話が可能になると述べられているので，イが合う。

⑹「罠」は，人をだまして困難な状況《じょうきょう》に陥《おとしい》れること。「日本人」に対するイメージは「一人ひとり」違うのに，「相手も自分と同じイメージを持っているだろう」と思いこんでしまうことを例にあげ，こうした個人の思いこみを「文化」の「罠」と言っている。そこに陥《おちい》れば「差異を認めつつ，お互いの主張を重ね合わせていく」建設的な行為《こうい》が阻害《そがい》されるのに，「あまりにも類型的な常識」にとらわれてしまう人間の愚《おろ》かさに対し，筆者は警鐘《けいしょう》を鳴らしているのである。

⑺「あたかも」は，「ようだ」などをともなって，たとえを示す言葉。似た意味の言葉には，「まるで」などがある。

⑻　ア　筆者は，差異を認めつつ「お互いの主張を重ね合わせていく」ことや，「差異を超《こ》えて，ともに生きる」という考え方をよしとしているが，「他者の主張に自分を合わせていく」とは述べていない。　　イ　筆者は，「不特定多数の意見」を「根拠」とするのでは議論にならず，「だれをも納得させることはでき」ないと述べている。　　エ「絶対中立的な認識というものは存在し」ないというのが，筆者の考えである。

⑼「樹立」は，しっかりとつくり上げること。

Memo

2019年度　筑波大学附属中学校

〔電　話〕(03) 3945－３２３１
〔所在地〕〒112-0012　東京都文京区大塚１－９－１
〔交　通〕東京メトロ丸ノ内線―「茗荷谷駅」より徒歩10分
東京メトロ有楽町線―「護国寺駅」より徒歩７分

【算　数】（社会と合わせて50分）

（注意）三角定規，コンパス，分度器，角度の測れる定規などは机の上に出してはいけません。直定規，えんぴつまたはシャープペンシル，消しゴムだけを机の上に出しなさい。

1　次の各問いに答えなさい。

(1)　$16\times0.875-1.6\times3.75-0.16\times12.5$　を計算しなさい。

(2)　44，62，206をある同じ整数でわると，余りがすべて８になりました。ある整数をすべて求めなさい。

(3)　$\underbrace{7\times7\times7\times\cdots\times7}_{2019個}$　を計算したとき，一の位の数を答えなさい。

(4)　０，１，２，３，４の５つの数を使って，５けたの整数をつくります。12341 や 20402 のように，両端《りょうたん》の数が同じ５けたの整数は全部で何通りつくることができますか。ただし，同じ数を何回使ってもよいものとします。

(5)　水そうに水が14Ｌ入っています。はじめに水そうからある量の水を取り出し，続けて水そうに残っている水の$\frac{1}{5}$を取り出したところ，水そうには６Ｌの水が残りました。はじめに取り出した水の量は何Ｌですか。

(6)　右の図のように，模造紙をタイトル，地図，名前の３つの部分に分けて，南北約360km の九州の地図をかきます。模造紙の大きさは縦100cm，横80cm，かいた地図の縮尺は45万分の１でした。タイトル部分の縦の長さが名前部分の縦の長さの２倍になるとき，タイトル部分の縦の長さを，次の**ア**～**オ**の中から選びなさい。

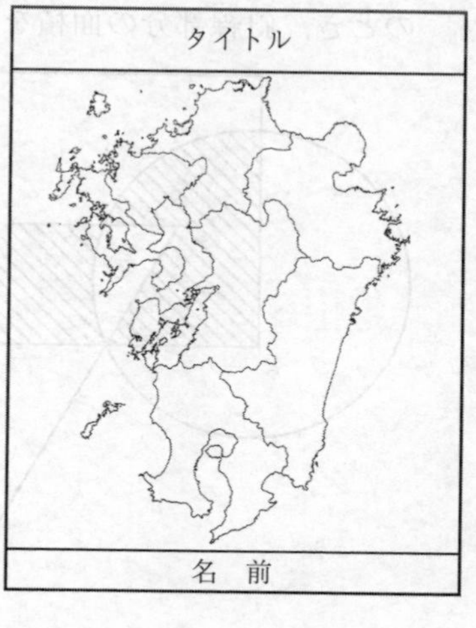

ア　約19cm　　**イ**　約16cm　　**ウ**　約13cm
エ　約10cm　　**オ**　約７cm

(7)　下の図で，㋐の角の大きさを求めなさい。

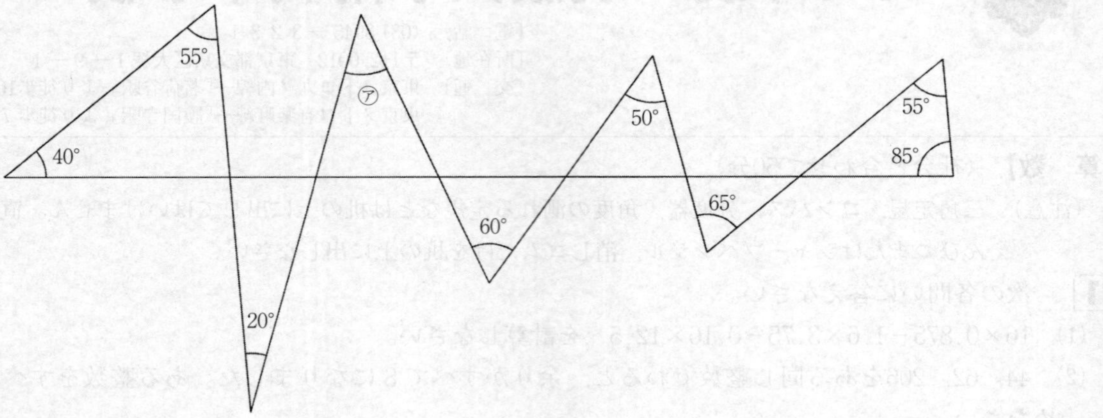

2　次の各問いに答えなさい。

(1)　右の図のように，直角二等辺三角形を3つ，$\frac{1}{4}$の円を2つ並べました。この図形全体の面積を求めなさい。ただし，円周率は3.14とします。

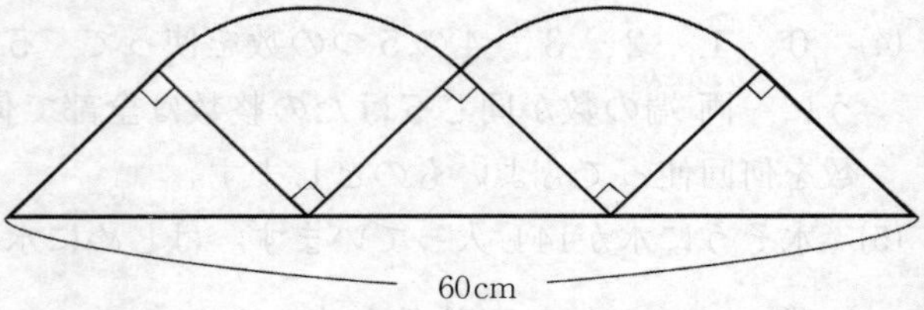

(2)　下の図のように，円，正方形，三角形が重なっています。円，正方形，三角形のそれぞれの面積は70cm^2，図形全体の面積は148cm^2，3つの図形が重なっている㋐の部分の面積が7cm^{2}のとき，斜線《しゃせん》部分の面積を求めなさい。

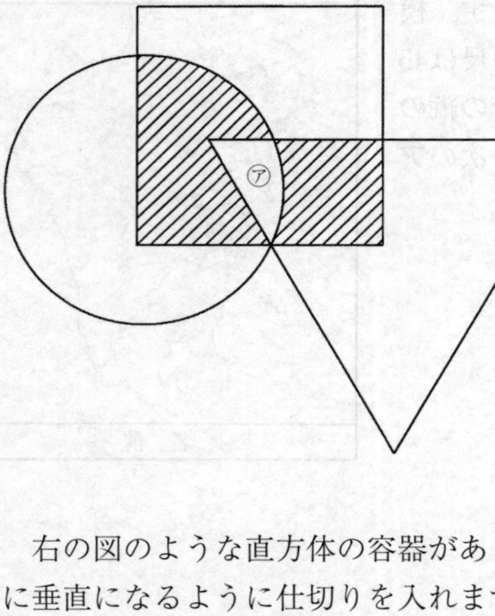

3　右の図のような直方体の容器があり，この容器の底面に垂直になるように仕切りを入れます。仕切りで分けられた3つの部分に同じ量の水を入れたところ，水面の高さがそれぞれ12cm，5cm，4cmになりました。容器から仕切りをとると水面の高さは何cmになりますか。ただし，仕切りの厚さは考えないことにします。

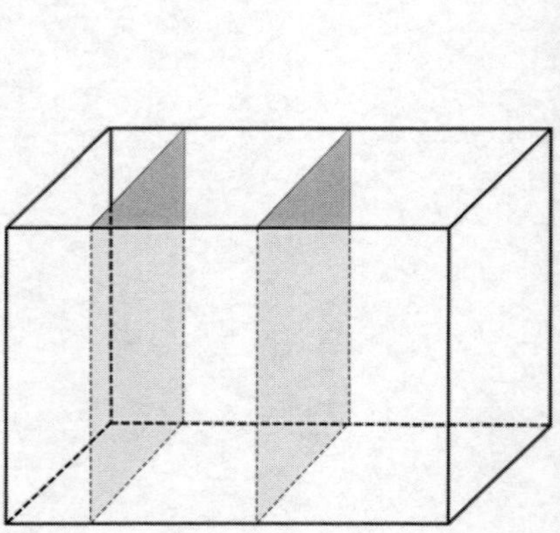

4 　弟は一定の速さで家から学校まで歩きます。兄は弟が出発してから８分後に家を出発して一定の速さで歩きましたが，途中《とちゅう》で一度歩く速さを $\frac{7}{4}$ 倍に変えて学校まで歩きました。すると，弟が出発してから40分後に，兄は弟に追いつき，弟より２分早く学校に到着《とうちゃく》しました。このとき，弟が家を出発してからの時間と二人の間の距離《きょり》の関係は，下の図のようになります。後の問いに答えなさい。

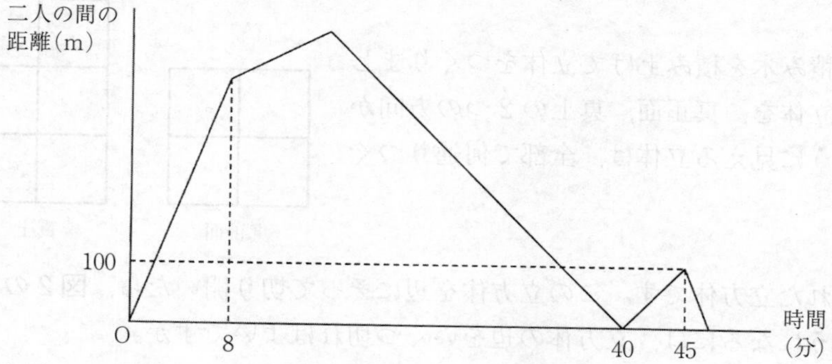

(1)　家から学校までの距離は何mですか。

(2)　兄が歩く速さを変えたのは，弟が家を出発してから何分後ですか。

5 　太郎《たろう》さんと花子さんが，授業で学んだ内容について話し合いをしています。次の文章を読んで下の問いに答えなさい。

太郎：次のような**並べ方**に従って数を並べたよ。いろいろな決まりがありそうだね。

> **並べ方**
> ・１段目の数は１
> ・２段目以降の両端の数は１，両端でない数は左上の数と右上の数を加えたもの

１段目　　　　1
２段目　　　1　1
３段目　　1　2　1
４段目　1　3　3　1
５段目 1　4　6　4　1

花子：１段目，２段目，４段目は，①すべて奇数《きすう》が並んでいるね。

太郎：２段目以降の左から２番目の数は，１，２，３，４，…と並んでいるよ。

花子：本当だ。②左から３番目の数はどうなっているのかな。

(1)　下線部①について，４段目の次にすべて奇数が並ぶのは何段目ですか。

(2)　下線部②について，３段目以降の左から３番目の数について考えます。100段目の左から３番目の数を求めなさい。

6 　次のように，Ａグループ，Ｂグループにそれぞれ９つの数があります。

Ａグループ	1	2	3	4	5	6	7	8	9
Ｂグループ	1.1	1.2	1.3	1.4	1.5	1.6	1.7	1.8	1.9

Ａグループ，Ｂグループの中から数を１つずつ選び，それぞれ a，b とします。このとき，$\frac{a+b}{a\times b}=1$ となる a，b の組み合わせは全部で何通りありますか。

7　A，B，C，D，Eの５人のテストの得点について，次のことがわかっています。

・A，B，C，D，Eの５人の得点の平均は86点である。
・A，Bの２人の得点の平均は，D，Eの２人の得点の平均より５点高い。
・B，Cの２人の得点の平均は，D，Eの２人の得点の平均より２点低い。
・Dの得点は，Cの得点より４点低い。

Cの得点が84点のとき，A，Eの２人の得点の合計は何点ですか。

8　同じ大きさの立方体の積み木を積み上げて立体をつくりました。右の図は，つくった立体を，真正面，真上の２つの方向から見たものです。このように見える立体は，全部で何通りつくることができますか。

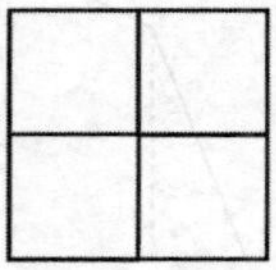

真正面

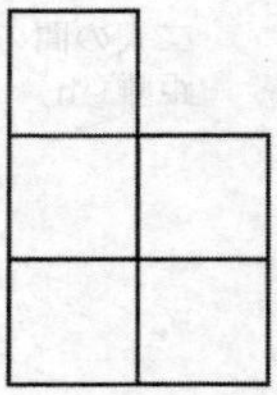

真上

9　**図１**は，厚紙でつくられた立方体です。この立方体を辺にそって切り開いたら，**図２**のようになりました。**図２**のようになるには，立方体の辺をいくつ切ればよいですか。

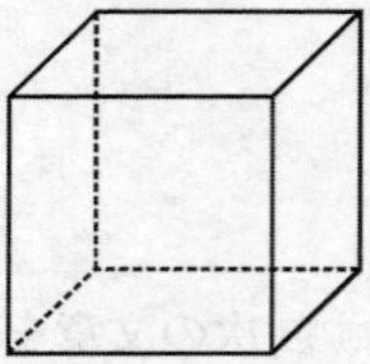

図１

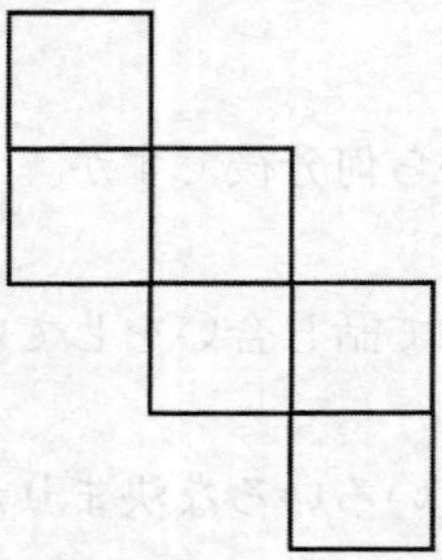

図２

10　点Pを通り，三角形ABCの面積を２等分する直線を，解答用紙にかき入れなさい。

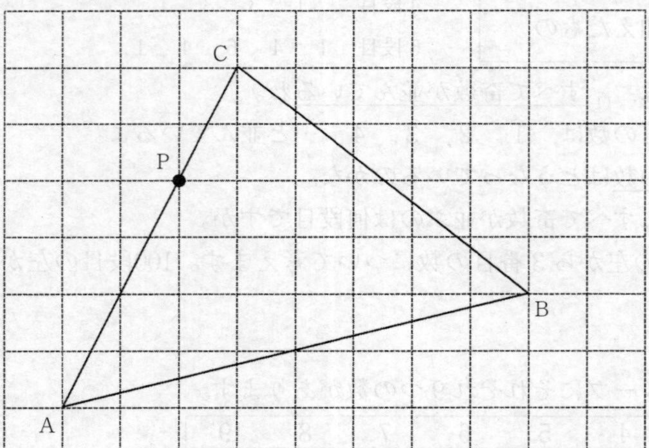

11 右の図は，２つ合わせると立方体ABCD-EFGHになる立体を厚紙でつくったものです。この立体の展開図において，四角形AJGKと三角形JFGを表したものを次の**ア**～**エ**の中から選びなさい。ただし，J，KはBF，DHの中点とします。

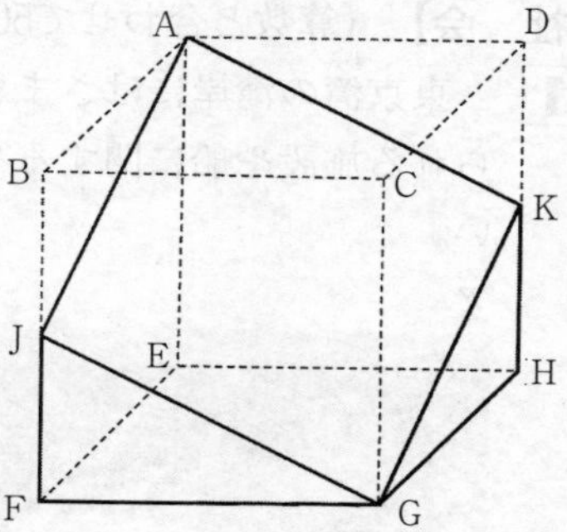

ア

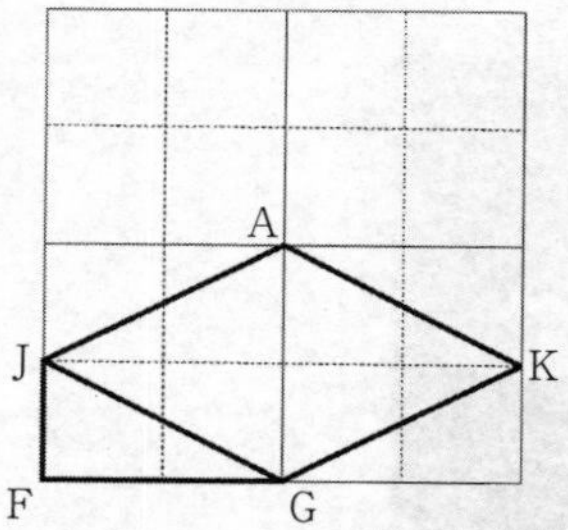

・四角形AJGKはひし形

イ

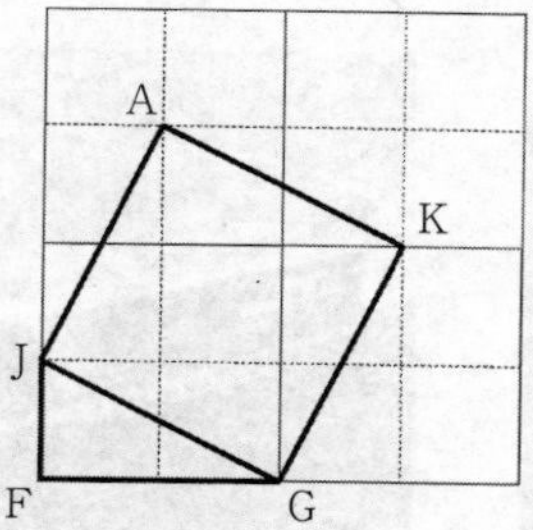

・四角形AJGKはひし形

ウ

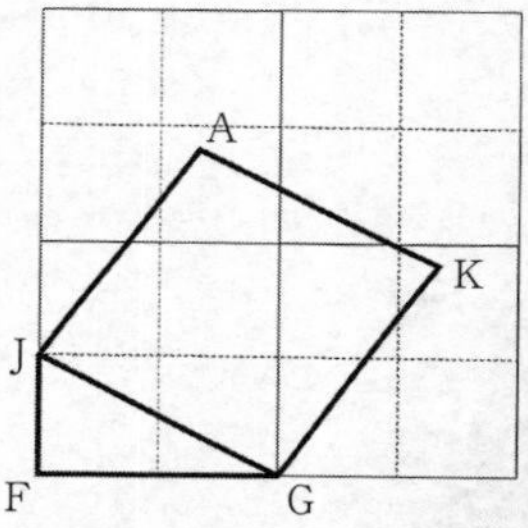

・四角形AJGKはひし形

・AGは正方形EFGHの対角線の長さと等しい

エ

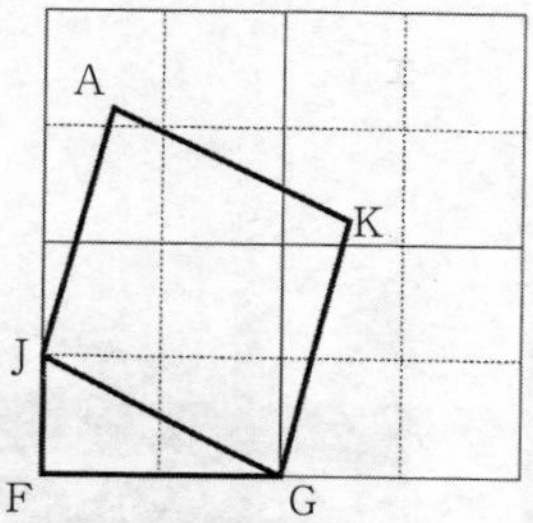

・四角形AJGKはひし形

・JKは正方形EFGHの対角線の長さと等しい

【社　会】（算数と合わせて50分）

1　東京湾《わん》の湾岸にはさまざまな施設《しせつ》があり，多くの種類の船が出入りしています。東京湾で見られる施設や船に関する写真と説明文として**適当でないもの**を，次の**ア～エ**の中から選びなさい。

ア

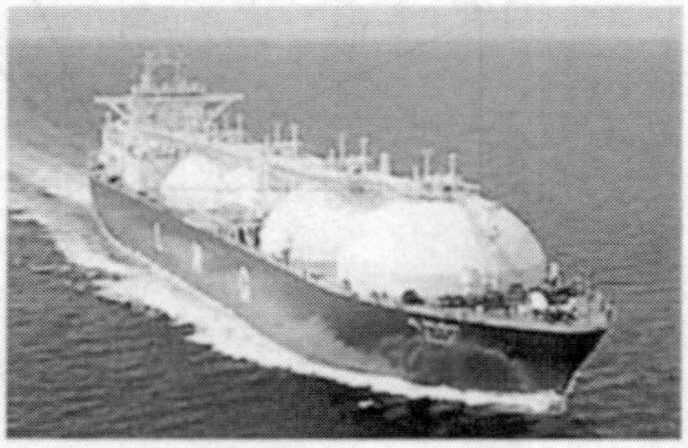

輸入した液化天然ガスをガス会社の受け入れ基地へ運ぶタンカー

イ

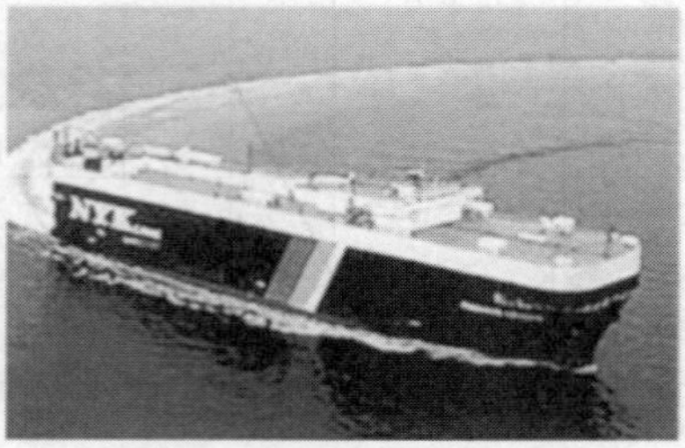

完成した自動車を組み立て工場から運び出す自動車専用船

ウ

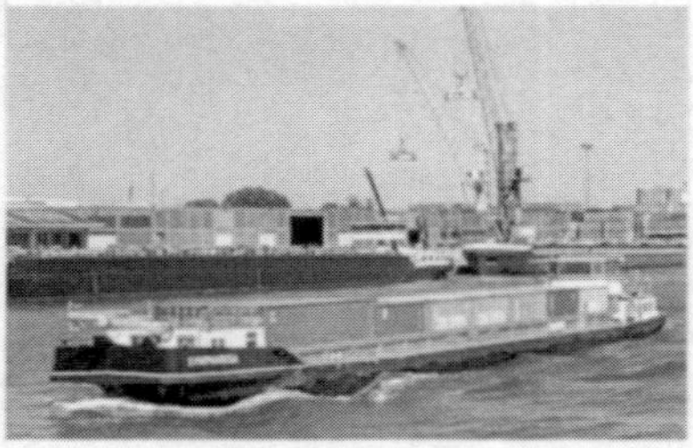

湾岸のコンテナふ頭から内陸の工業地域へ荷物を運ぶコンテナ船

エ

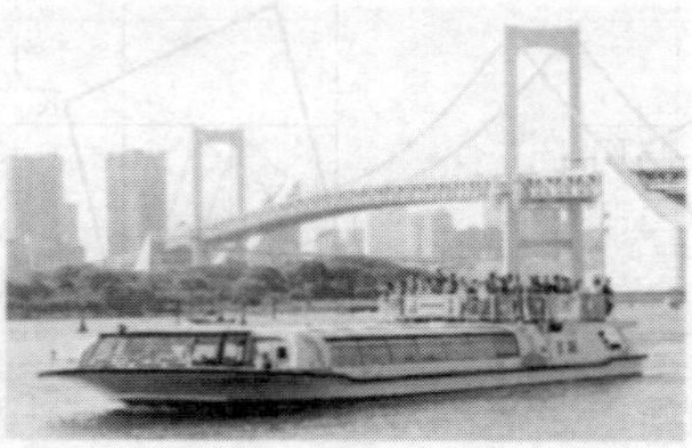

水辺の観光地や公園などを結んでたくさんの旅客を運ぶ水上バス

2　次の地図は，関東地方に山梨県と長野県を合わせた地域の全市町村の中で，農業の種類別に

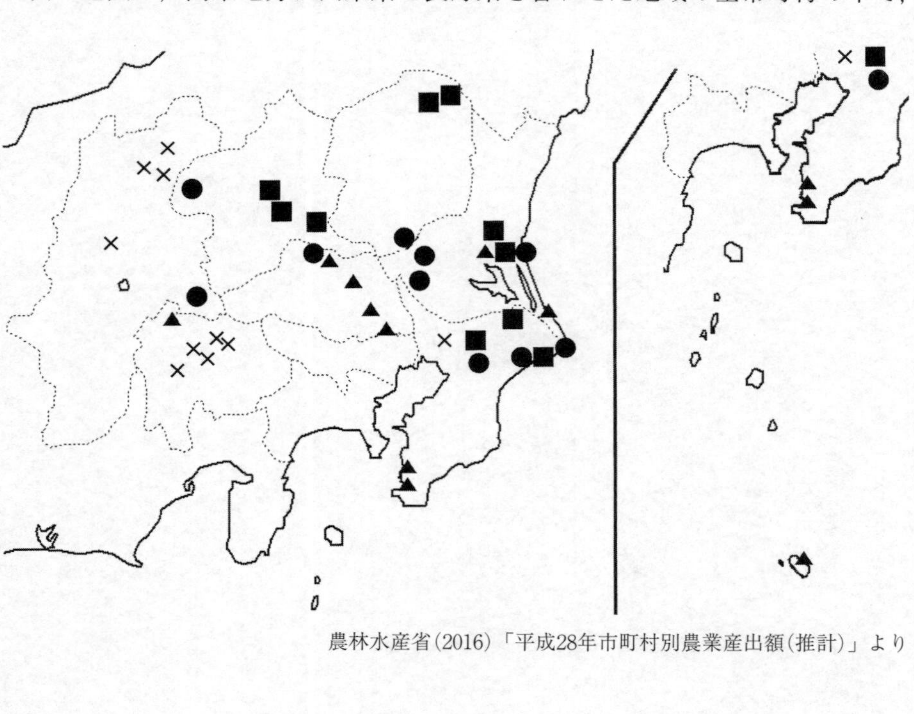

農林水産省（2016）「平成28年市町村別農業産出額（推計）」より

見た生産額がそれぞれの上位10位に入る市町村を示したものです。この地図中の記号が示している農業の組み合わせとして正しいものを，次の**ア**～**エ**の中から選びなさい。

	●	▲	■	×
ア	野　菜	花《か》　卉《き》	畜産物《ちくさんぶつ》	果　実
イ	野　菜	花　卉	果　実	畜産物
ウ	花　卉	野　菜	畜産物	果　実
エ	花　卉	野　菜	果　実	畜産物

※花卉：切り花や球根，鉢《はち》植《う》えの花など。

※畜産物：肉類や卵，牛乳など。加工品を含む。

3　次の地図は，水力，火力，原子力，地熱，風力の各発電所について，それぞれの発電出力の上位10位に入る発電所を示そうとして，北海道から長野県・静岡県付近まで作図したものです。この地図中の記号が示す発電所とその発電方法についての説明が正しいものを，下の**ア**～**エ**の中から選びなさい。

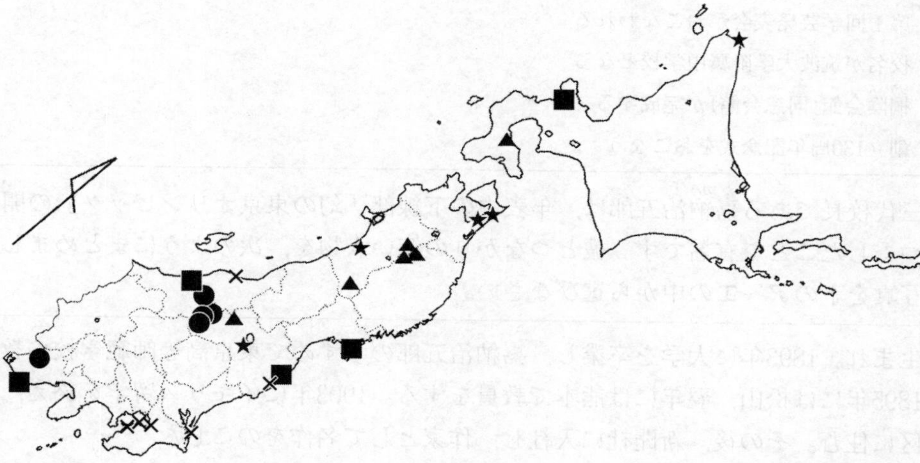

※揚水式《ようすいしき》発電所は水力発電所の順位から除く。

※原子力発電所の順位には，運転停止中の発電所を含める。福島第１発電所は除く。

資源エネルギー庁ホームページ，各電力会社ホームページなどによる

ア　●は地熱発電所の分布を表している。地熱発電は資源を輸入する必要がなく，発電出力が季節や天候に左右されない。

イ　▲は水力発電所の分布を表している。水力発電は山がちな日本ではどの地方でも行いやすく，発電時に温室効果ガスや有害ガスなどを排出《はいしゅつ》しない。

ウ　■は原子力発電所の分布を表している。原子力発電は一度発電を始めたら一定の出力を出し続ける運転に適している。

エ　×は火力発電所の分布を表している。火力発電は国内の石炭，天然ガスなどの燃料を利用して，将来も長期にわたって活用できる。

4 筑波大学附属中学校は，2018年に創立130周年を迎えました。次の略年表を見て，後の問いに答えなさい。

年代	本校の主な歴史と日本の動き	
1872年	旧昌平黌《しょうへいこう》跡（文京区湯島）に師範《しはん》学校がつくられる	
	学校制度ができる	①
1888年	高等師範学校に尋常《じんじょう》中学科が設置される	
	（附属中学校の創立）	
1895年	最初の修学旅行がおこなわれる	
1897年	最初の運動会がおこなわれる	②
1904年	千葉県の富浦《とみうら》に水泳場を開く	
1929年	長野県に高原寮《りょう》を新たにつくる（蓼科《たてしな》寮のはじまり）	
1940年	幻《まぼろし》の東京オリンピック	
1946年	野球部が全国ベスト４にすすむ	③
1949年	校名が東京教育大学附属中学校となる	
1962年	第１回学芸発表会がおこなわれる	
1978年	校名が筑波大学附属中学校となる	
2014年	桐陰《とういん》会館（同窓会館）が完成する	
2018年	創立130周年記念式をおこなう	

(1) 本校の第三代校長である嘉納治五郎《かのうじごろう》は，年表中の下線部「幻の東京オリンピック」の開催《かいさい》に向けて力をつくしたことで有名です。彼とつながりの深い人物を，次のようにまとめました。この人物の写真を下の**ア**～**エ**の中から選びなさい。

> 1867年生まれ。1893年に大学を卒業し，嘉納治五郎のすすめで東京高等師範学校の教師となる。1895年には松山，翌年には熊本で教員をする。1903年にイギリス留学を終え，現在の文京区に住む。その後，新聞社に入社し，作家として名作をのこした。

ア

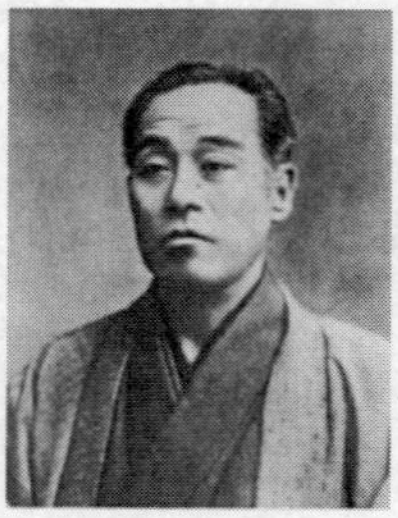

イ

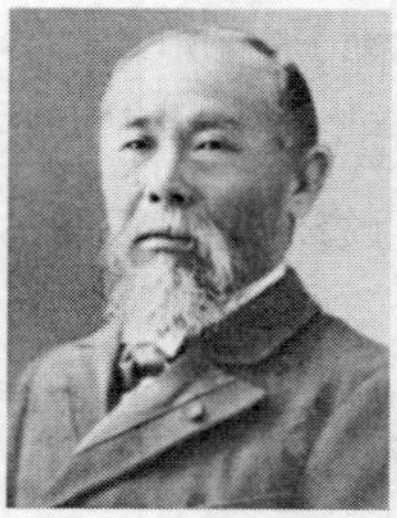

ウ

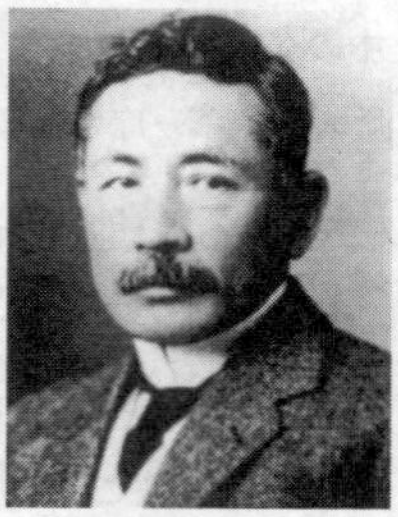

エ

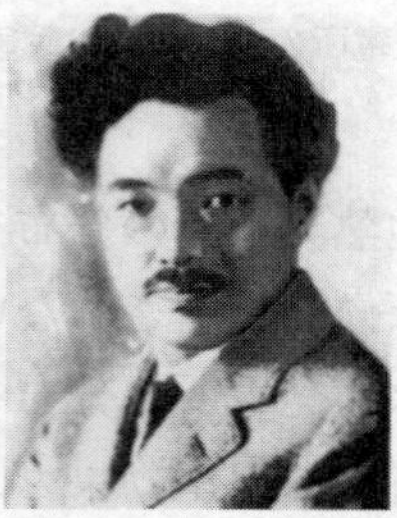

(2) 年表の①～③の各時期にあてはまる資料を次から選んだとき，余るものが１つあります。その記号を**ア**～**エ**の中から選びなさい。

ア

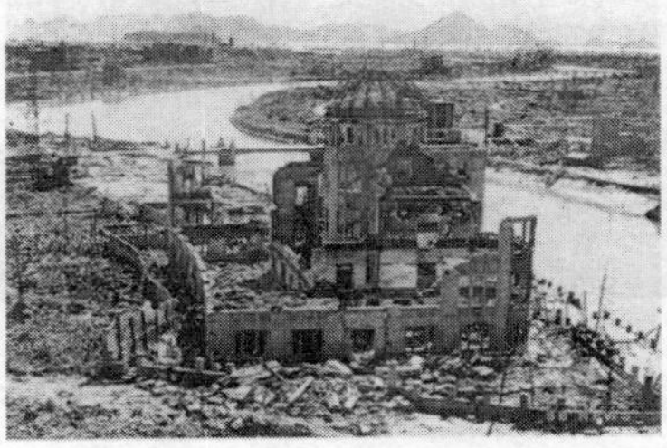

原爆《げんばく》投下１か月後の広島市内

イ

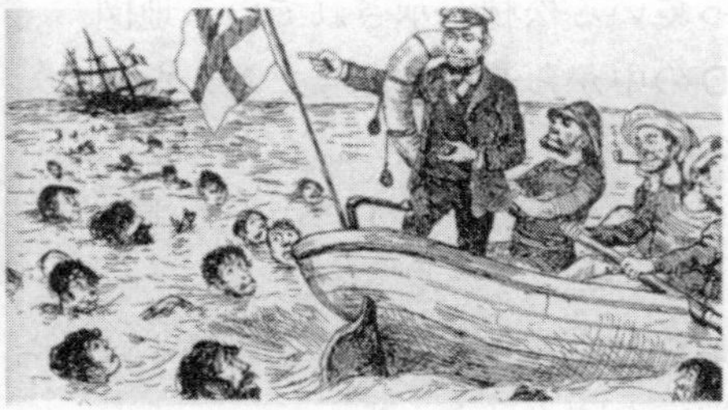

多くの日本人が亡くなった事件

ウ

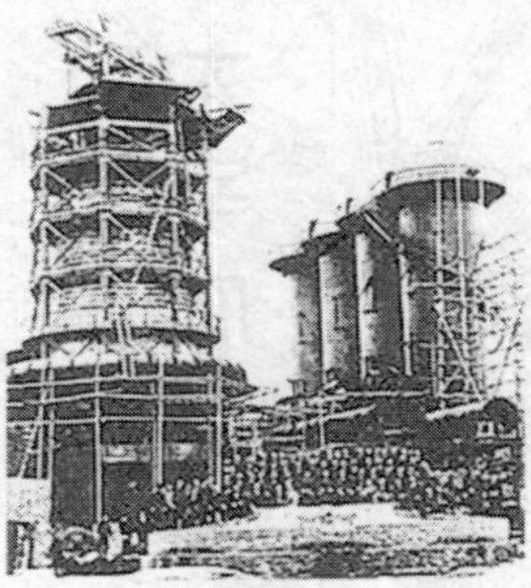

完成直前の九州の工場

エ

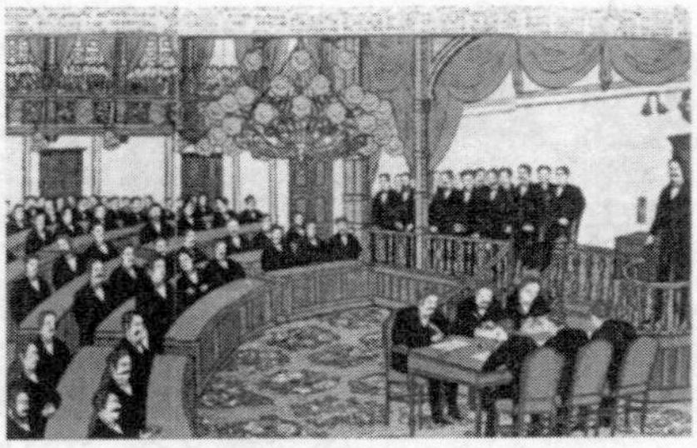

最初の議会の様子

5　次の写真①は，九州北部（福岡県，佐賀県，長崎県のいずれか）のある場所で撮影《さつえい》したものです。写真②と写真③は，写真①に写っている石碑《せきひ》と看板を拡大したものです。これらの写真を

写真①

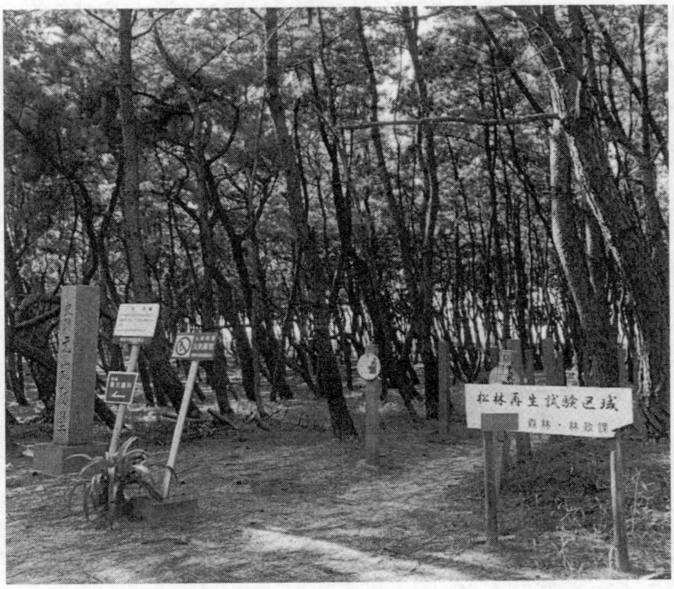

写真②

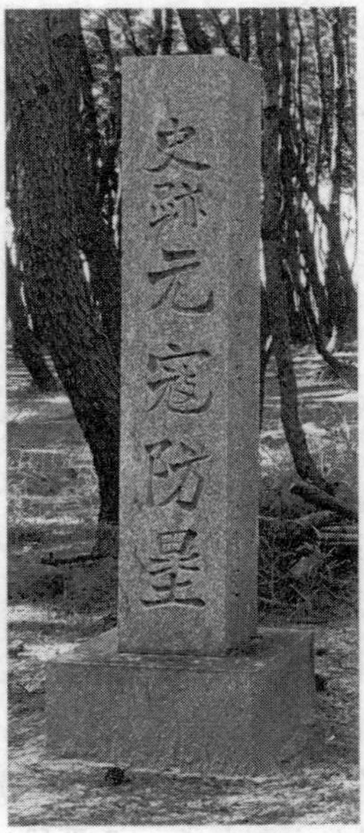

見て，次の問いに答えなさい。

写真③

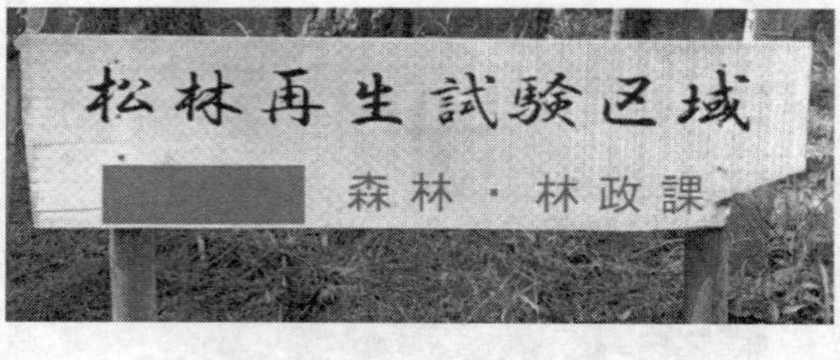

(1)　写真①に写っている松林が示されている地図を，下の**A**～**D**の中から選び，記号で答えなさい。また，この場所にある松林のはたらきとして最も適当なものを，次の**ア**～**エ**の中から選びなさい。

ア　砂が住宅地などに入ってくることを防ぐはたらき

イ　土石流の被害《ひがい》を防ぐはたらき

ウ　外部からの敵が侵入《しんにゅう》することを防ぐはたらき

エ　農業用の土壌《どじょう》の流出を防ぐはたらき

A

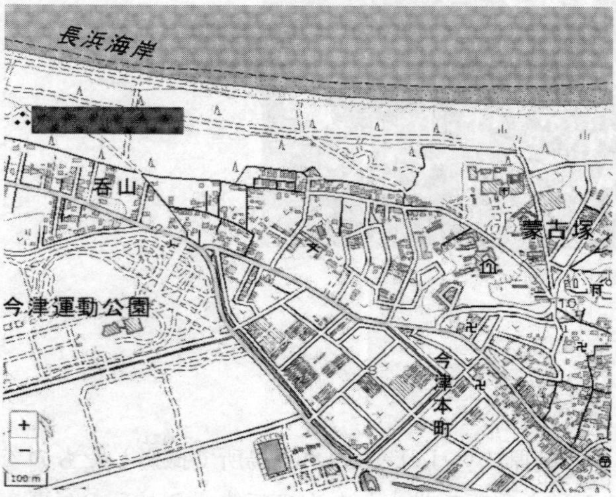

B

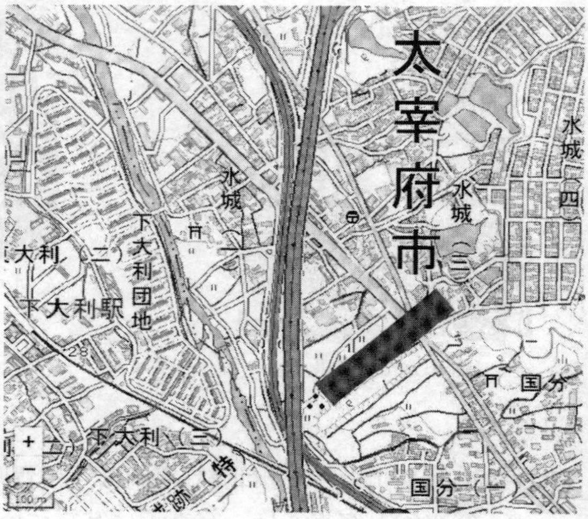

C

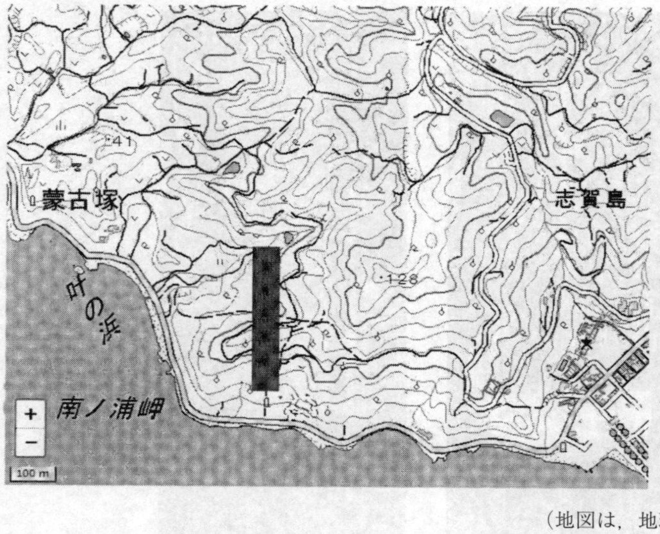

D

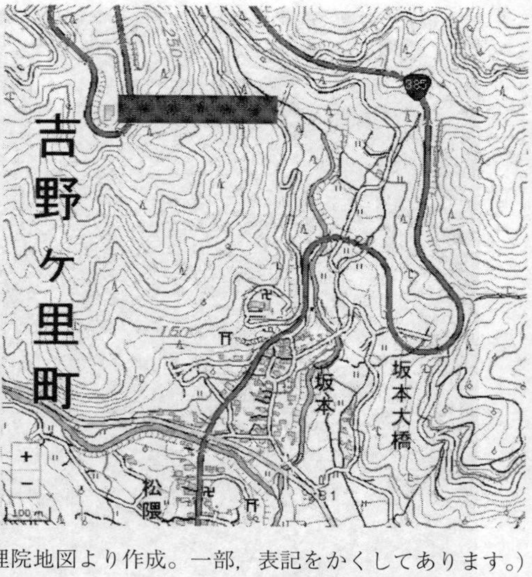

（地図は，地理院地図より作成。一部，表記をかくしてあります。）

(2)　次の**ア**～**オ**のうち，九州北部で起こった歴史上のできごとにあてはまるものを，年代の古い順に並べかえたとき，**3番目**にくるものを選びなさい。

ア　中国や朝鮮《ちょうせん》半島などから移り住んだ人々によって，稲作が伝えられた。
イ　九州の政治や防衛にあたる役所がつくられ，周辺には寺院なども建てられた。
ウ　遣唐使《けんとうし》にともなわれて来日した鑑真《がんじん》が，唐招提寺《とうしょうだいじ》をつくった。
エ　物見やぐらをかまえ，柵《さく》と深い濠《ほり》に囲まれた大きな集落ができた。
オ　巨大な古墳《こふん》が多数つくられ，大王《おおきみ》を名乗る権力者も現れた。

(3)　日本と外国の歴史を調べていた筑波さんは，異なる時代に似たような関係が見られることに気づき，次の図のようにまとめました。図中の［あ］～［う］と［a］，［b］にあてはまる言葉を考え，［あ］と［a］にあてはまる言葉をそれぞれ**漢字２字**で書きなさい。

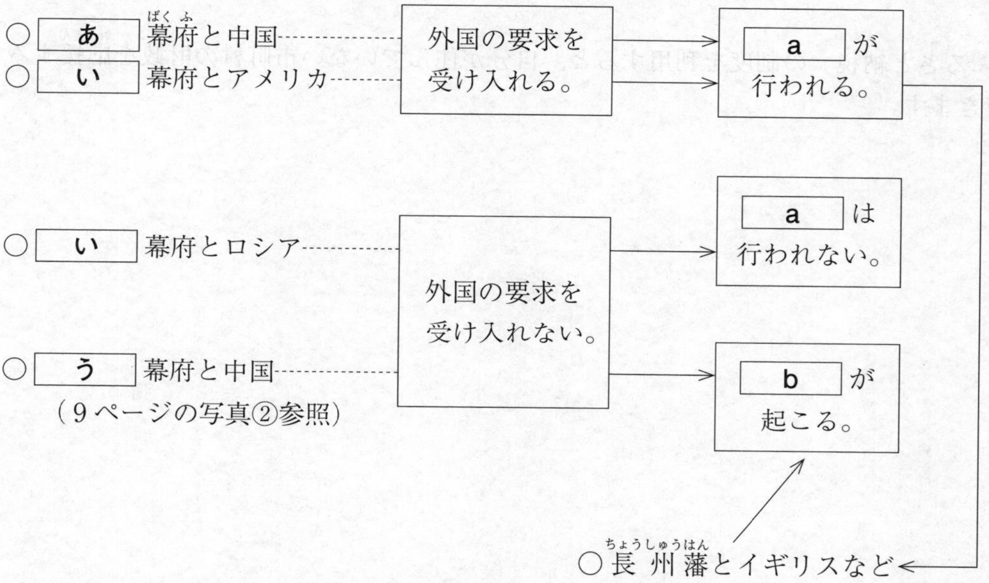

＊１　［あ］幕府～［う］幕府は，時代の古い順に並んでいるわけではない。
＊２　外国の要求は，［a］を行うことであるとは限らない。

6　筑波さんが作成したレポートの文章を読み，後の問いに答えなさい。

私の自宅に一番近い駅で，改修工事が行われ，駅はこのように変わりました。
・黄色の点字ブロックがついた。
・自動改札通路の横幅《よこはば》が，１か所，広くなった。
・トイレ入口の近くで，「左が男子トイレです」という音声が流れるようになった。
・エレベーターが新たに設置され，ボタンが低い所にもつけられた。
そこでこの工事について調べたところ，次のようなことがわかりました。
・以前はこれらの設備がなかったため，だれもが利用しやすい駅を求める①署名が鉄道会社や市に多くよせられ，改修が決まった。
・この決定には，県の「福祉《ふくし》のまちづくり②条例」も，大きく影響《えいきょう》していた。
・この工事によってユニバーサルデザインが実現した。
・改修工事には，③市からの補助金が出されていた。私たちが納める④税金が，駅の改修にも役に立っている。

(1)　波線部中の「ユニバーサル」の意味に最も近い言葉を，文章中から10字以内でぬき出しなさい。

(2)　文章中の下線部①～④に関連する次の文のうち，内容が**まちがっているもの**を，**ア**～**エ**の中から選びなさい。

ア　市役所に，署名を集めて届けたり，要望書を提出したりすることは，政治に参加する方法のひとつです。

イ　市町村が条例を制定する時には，裁判所が条例の内容についての専門的な助言を行います。

ウ　市が補助金を支出する時には，市役所が作成した予算案を市議会で議決することが必要です。

エ　「ふるさと納税」の制度を利用すると，自分が住んでいない市町村の財政を応援《おうえん》することもできます。

【理　科】（国語と合わせて50分）

1　右の図は，虫めがねを使って，紙の上に太陽の光を集めている様子を表しています。これについて，次の問いに答えなさい。

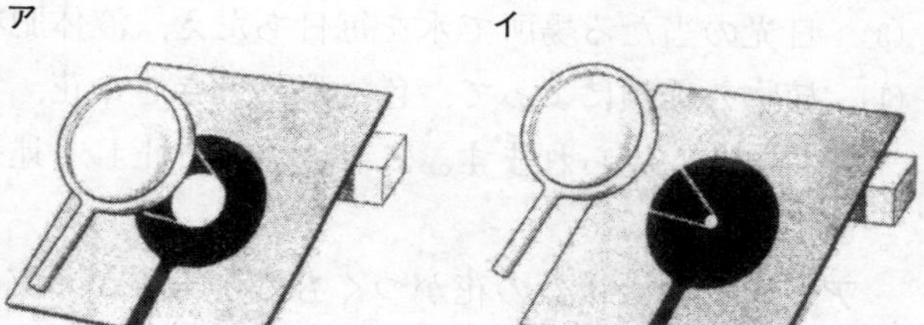

問い　**ア**と**イ**の光を集めた部分について述べた次の①～③の文のうち，正しいものには○，まちがっているものには×を書きなさい。

①　**ア**の方が，レンズと紙の上の明るい部分とが近いので，**イ**よりも明るくなる。

②　**ア**の方が，明るい部分が大きいので，**イ**よりも明るくなる。

③　**イ**の方が，太陽の光が一カ所に集中するので，**ア**よりも熱くなる。

2　次の文章は，アブラナ，ヒマワリ，カボチャ，アサガオの種子をまいて育て，花や実，種子について観察した記録です。これについて，後の問いに答えなさい。

観察した記録

・アブラナには，下から上へ順にたくさんの花が咲《さ》いた。花が咲いた後には実ができたが，実ができていないところもあった。実の中にはたくさんの種子ができていた。

・ヒマワリの花をよく調べてみると，たくさんの小さな花が集まっていることがわかった。また，外側にある花には花びらがあるが，内側にある花には花びらはなかった。できた実の中には1つずつ種子ができていた。

・カボチャには，花びらの下がふくらんでいる花とふくらみのない花とがあり，ふくらんでいる花の方にだけ実ができ，実の中にはたくさんの種子ができていた。

・アサガオの花は毎朝咲いたが，昼過ぎには花はしぼんでいた。1つの花の中にはおしべとめしべがあり，めしべの根元はふくらんでいた。がくの内側に実ができ，その中にはいくつかの種子ができていた。

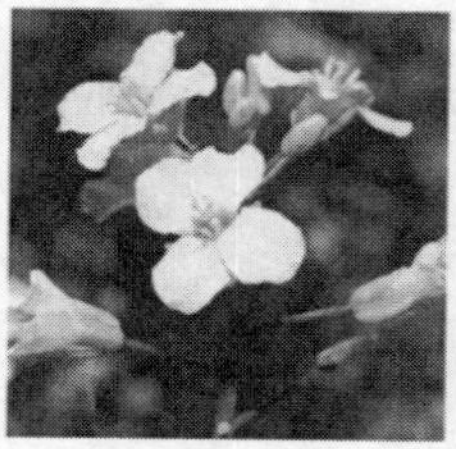
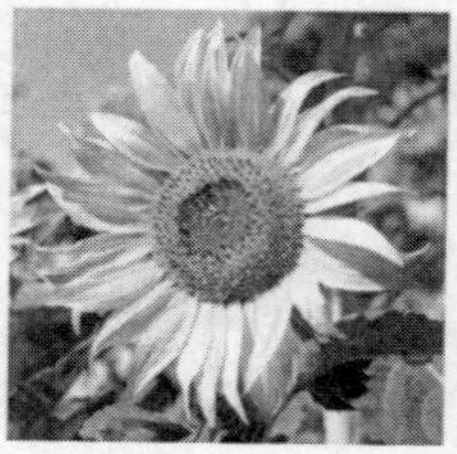
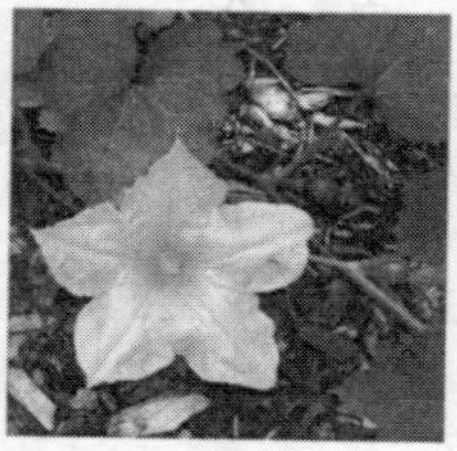
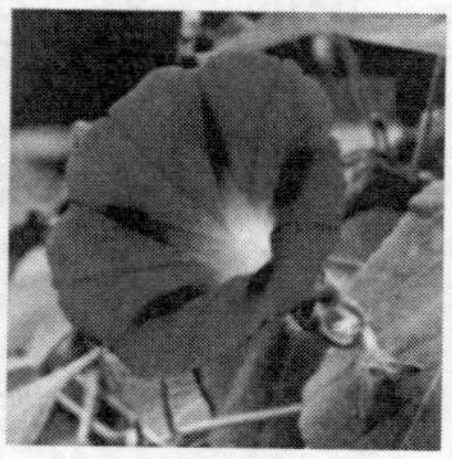

次に，アサガオの種子を土にまいて発芽させ，1週間たって同じくらいの大きさに成長したものを3つ使い，次の①～③のような異なる条件でさらに1週間育てました。変えた条件以外は同じにして育てたところ，いずれもかれていませんでしたが，3つのアサガオは，成長にちがいが見られました。

条件

①　日光の当たる場所で水を毎日あたえ，水でうすめた液体肥料を週に2回あたえた。

②　日光が当たらないように箱でおおって水を毎日あたえ，水でうすめた液体肥料を週に2回あ

たえた。

③　日光の当たる場所で水を毎日あたえ，液体肥料はあたえなかった。

(1)　植物の種類によって，色，形，大きさや花，実，種子のでき方はちがっていても，共通した特ちょうが見られます。これについて正しく述べているものを，次の**ア**～**オ**の中から**すべて**選びなさい。

ア　植物には複数の花がつくものがあるが，実の数は花の数と必ず同じである。

イ　受粉後，めしべの根元のふくらんだ部分は実になりその中に種子ができる。

ウ　植物の種子が芽生えて成長し，花が咲いて受粉し，実ができて種子ができるまでの順はみな同じである。

エ　1つの種子をまいて育てると，たくさんの種子を得ることができる。

オ　どんな花にも，がく，花びら，おしべ，めしべがあり，それぞれの数や形がちがっていても，花の中心から外側にかけて並ぶ順番は決まっている。

(2)　①～③の3つのアサガオの成長のちがいに関係している条件にあてはまる言葉を，**2つ**答えなさい。

3　まさみさんは国語の時間に，次のような月についてよんでいる和歌を習いました。これについて，後の問いに答えなさい。

東《ひむがし》の野に炎《かぎろい》の立つ見えて　かへり見すれば月傾《かたぶ》きぬ　（柿本人《かきのもとのひと》麻呂《まろ》）　…A

（現代語訳）　東の方角の野に，日の出前の光が射《さ》し始めるのが見えた。
後ろをふり返って見てみると，月が傾き，しずもうとしていた。

(1)　まさみさんは月の形が変わって見えるのはなぜかを考えるために，暗くした部屋で，ボールとかい中電灯を用いて右図のようにモデル実験を行いました。

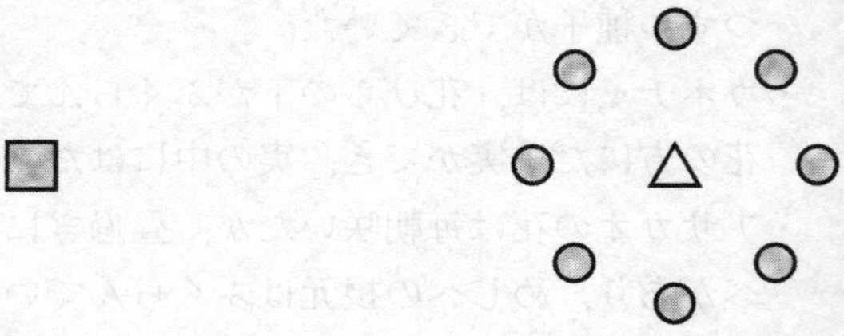

右図において地球，月を表しているのはどれですか。次の**ア**～**ウ**の中からそれぞれ選びなさい。

ア　□　**イ**　○　**ウ**　△

(2)　**A**の和歌の作者が見た月は，どの位置に，どのような形に見えますか。月が見えた位置に最も近い□の中に，見えた月の形をかきなさい。

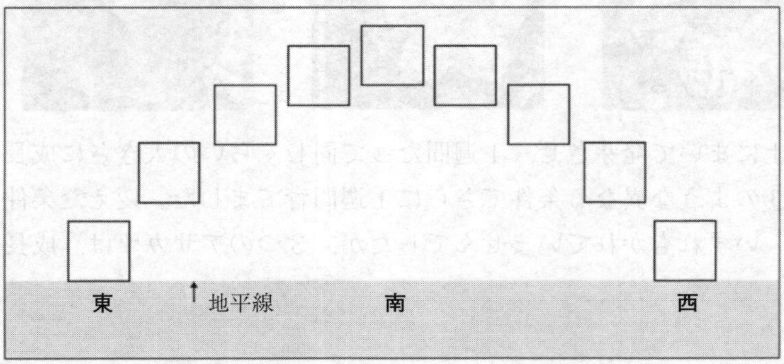

4 ものの燃え方について調べる実験をしました。次の問いに答えなさい。ただし，○，□，■はある気体を表しています。

(1) 右の図は空気で満たした集気びん中の気体の体積の割合を表したものです。

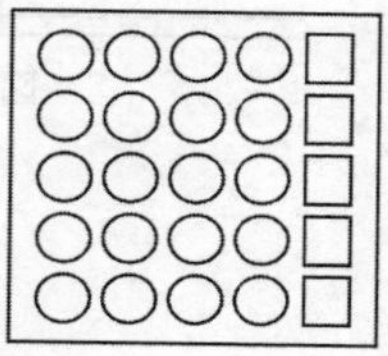

右の図中の□が表す気体の名前を答えなさい。

(2) 集気びんの中に火のついたろうそくを入れてふたをしたところ，しばらくして火が消えました。このときの集気びん中の気体の体積の割合について，最も近いものはどれですか。次の**ア**～**エ**から選び，記号で答えなさい。

ア

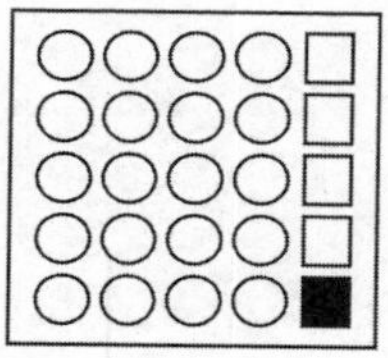

イ

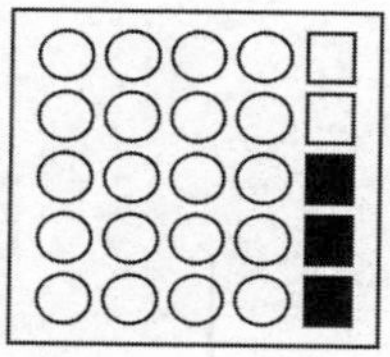

ウ

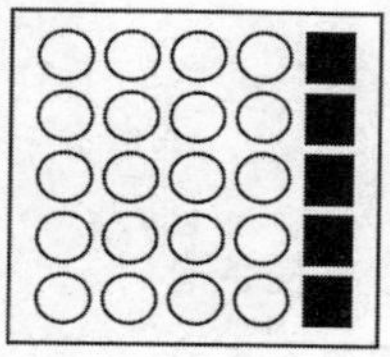

エ

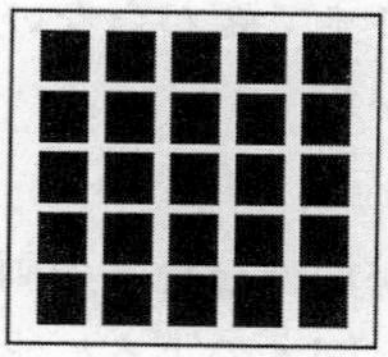

(3) **ア**～**カ**のように気体の体積の割合を変えた集気びんを用意し，この中に火のついたろうそくを入れる実験を行いました。ろうそくを集気びんに入れるとすぐに火が消えるものを，次の**ア**～**カ**の中から**すべて**選びなさい。

ア

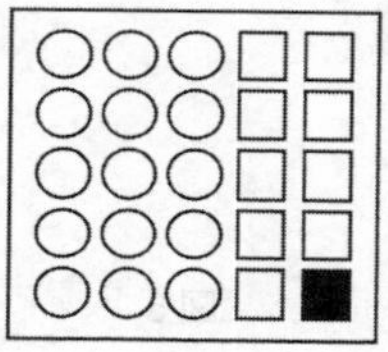

イ

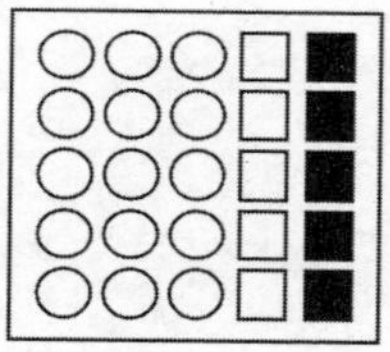

ウ

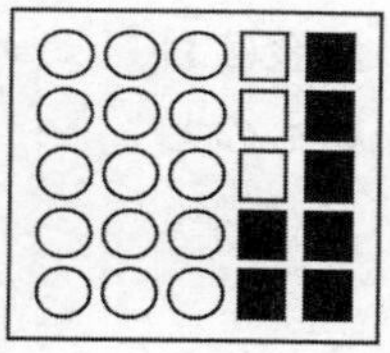

エ

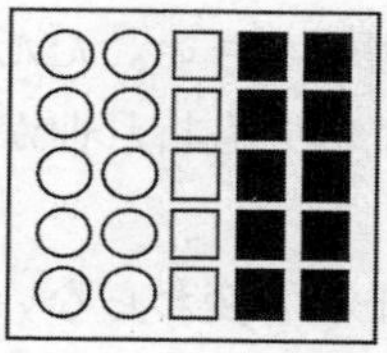

オ

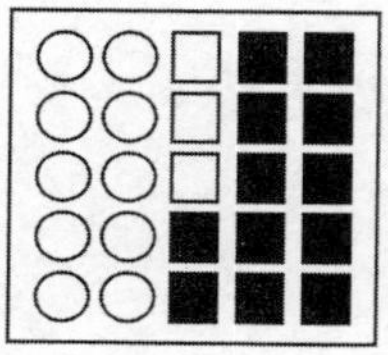

カ

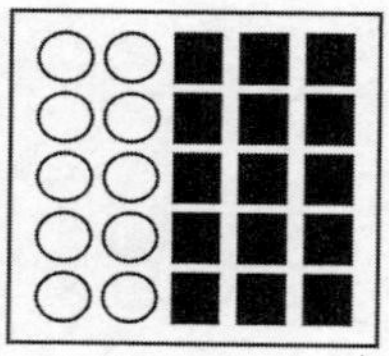

5 次の問いに答えなさい。

(1) 太さが均一な針金の真ん中に糸を結んでぶら下げると，**図1**のように針金は水平になりました。この針金を**図2**のように真ん中の糸から同じ長さのところで直角に折り曲げたところ，針金は水平のままでした。この時，**図3**のように左は折った場所に，右は針金の先に同じ重さのおもりをぶら下げると，針金のつり合いはどうなりますか。後の**ア**～**ウ**の中から選びなさい。ただし，針金はおもりをぶら下げても折れ曲がらないものとします。

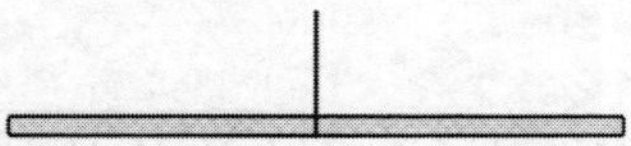
図1

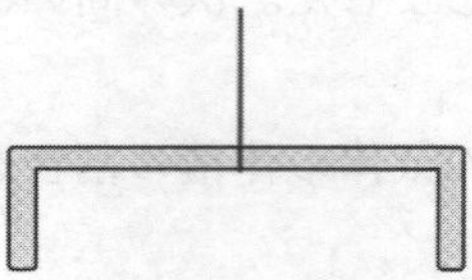
図2

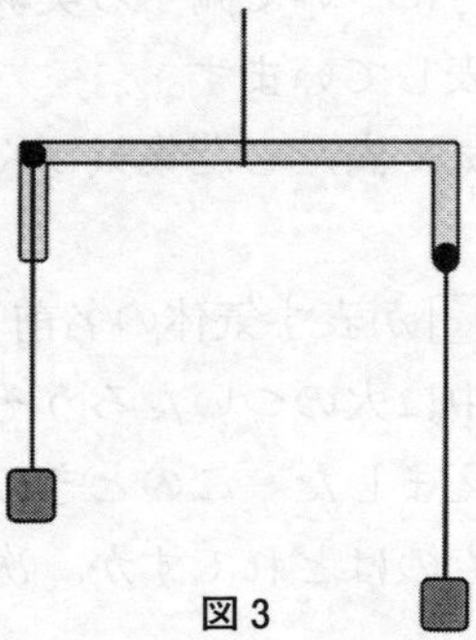
図3

ア　水平のままで変わらない。
イ　左が下がる。
ウ　右が下がる。

(2)　次に太さが均一な針金の両はじを長さを変えて折り，**図4**のように水平になるようにして糸でぶら下げました。このとき，**図5**のように左は折った場所に，右は針金の先に同じ重さのおもりをぶら下げると，針金のつり合いはどうなりますか。次の**ア**～**ウ**の中から選びなさい。ただし，針金はおもりをぶら下げても折れ曲がらないものとします。

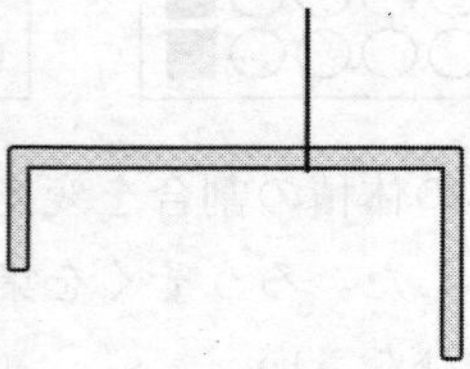
図4

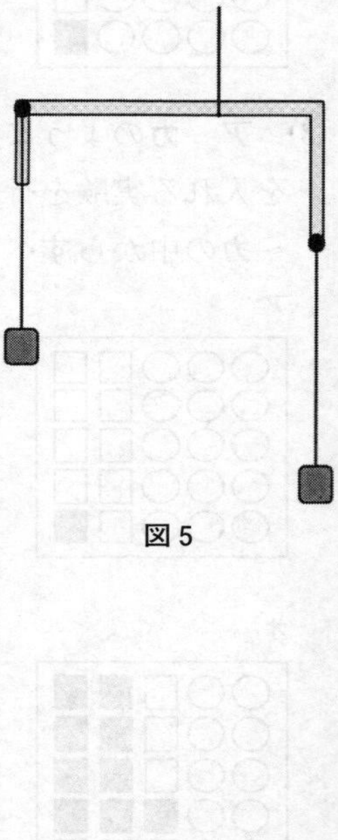
図5

ア　水平のままで変わらない。
イ　左が下がる。
ウ　右が下がる。

【音　楽】（家庭・図画工作と合わせて30分）

問題1から4は，放送による問題です。放送をよく聴《き》いて答えなさい。〈編集部注：放送による問題の[説明文]も掲載してあります。〉

1 放送の指示のとおりに答えなさい。

2 放送の指示のとおりに答えなさい。

ア $\frac{2}{4}$　イ $\frac{3}{4}$　ウ $\frac{4}{4}$　エ $\frac{6}{8}$

3 放送の指示のとおりに答えなさい。

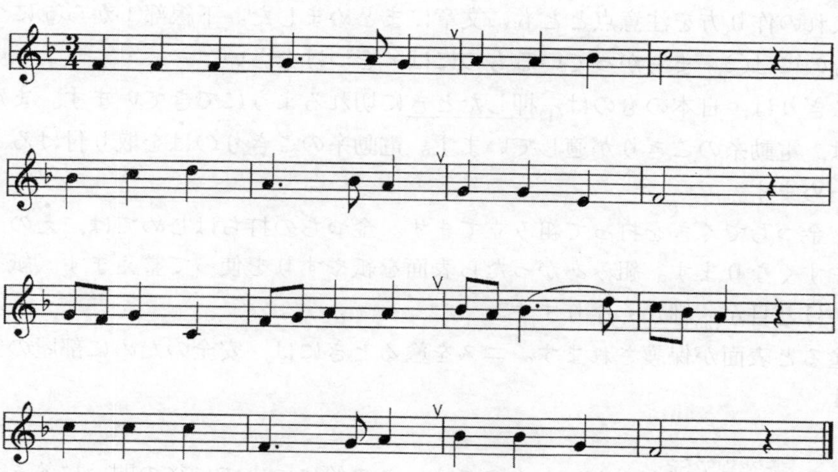

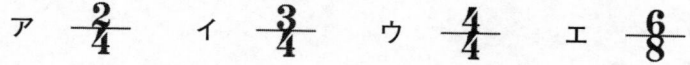

4 放送の指示のとおりに答えなさい。

ア「こいのぼり」　イ「茶摘《つ》み」　ウ「村まつり」　エ「箱根《はこね》八里」

【放送による問題 説明文】

※音楽の試験はすべて放送によるもので，問題文は問題用紙には記載されていない。

※以下の説明文は，実際に放送されたものとは表現が異なる。

1 ある曲を４つの部分に分けて，順序をかえて歌われた音を聴いて，元の曲になるように並べなおし，指定された順番の部分を選ぶ問題。使用した曲は，「おぼろ月夜」。

2 いろいろな拍子の曲を聴いて，同じ拍子の曲を選び，それが何分の何拍子かを選ぶ問題。使用した曲は，「こきりこ節」，「冬げしき」，「威風堂々」，「仰げば尊し」，「越天楽今様」の５曲。

3 問題用紙に示された楽譜を見ながら，リコーダーで演奏される曲を聴き，まちがえて演奏された音符を選ぶ問題。曲は「ふるさと」。

4 カスタネットのリズムだけで演奏された曲を聴いて，演奏された曲名を選ぶ問題。

【図画工作】（音楽・家庭と合わせて30分）

1 あか あお き しろ の４色の絵具の中から２色を選んで混ぜ合わせ，色をつくります。

次の(1)〜(3)の色をつくるには，どの色を組み合わせればよいですか。①から⑤にあてはまるものを，後の**ア〜エ**の中から選びなさい。同じ記号を２回以上使ってもかまいません。**(2)と(3)は，それぞれ色が明るい順に答えなさい。**

(1) むらさき （ ① ）と あお

(2) きみどり （ ② ）と（ ③ ）

(3) だいだい （ ④ ）と（ ⑤ ）

ア あか **イ** あお **ウ** き **エ** しろ

2 板を使った小物入れの作り方を注意点とともに文章にまとめました。下線部①から⑤についてそれぞれ正しいものには○，まちがっているものには×をつけなさい。

板を切り出すのこぎりは，日本のものは①押したときに切れるようにできています。また，曲線を切り出すには，電動糸のこぎりが適しています。電動糸のこぎりのはを取り付けるときは，②下から先に止めます。

切り終わったら，金づちでくぎを打って組み立てます。金づちの打ちはじめでは，えの③前の方を持つと打ちやすくなります。組みあがったら表面を紙やすりを使って整えます。紙やすりは，数字が小さいほど目が④細かくなります。

仕上げにニスを塗《ぬ》ると表面が保護されます。ニスを塗るときには，安全のために部屋の窓を⑤閉めるとよいです。

3 次の絵は，江戸時代に俵屋《たわらや》宗達《そうたつ》がえがいたものです。この絵について，後の問いに答えなさい。

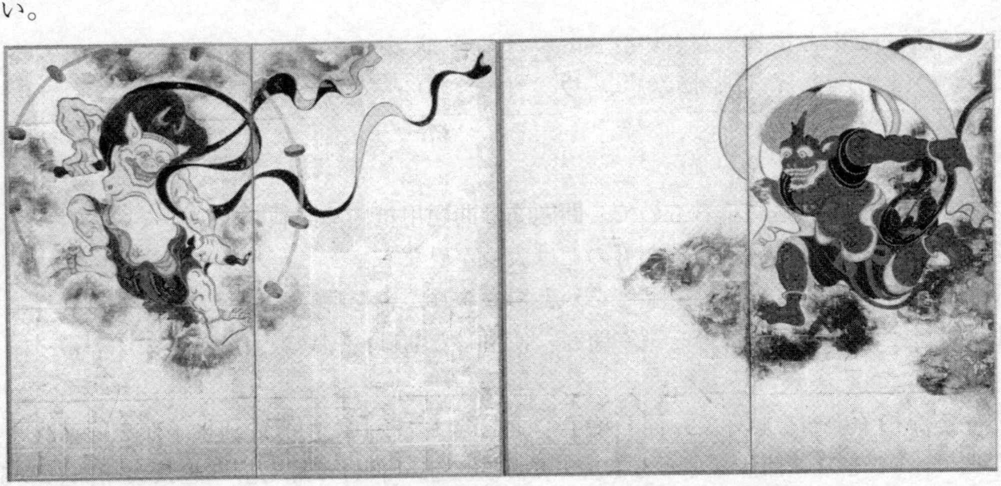

(1) この絵の特ちょうとして，**適当でないもの**を次の**ア〜エ**の中から選びなさい。

ア 余白を広く残して，その場の静けさを表している。

イ 衣を揺《ゆ》らめかせることで，画面に動きを生み出している。

ウ 画面からはみ出してえがくことで，迫力《はくりょく》を生み出している。

エ 大胆《だいたん》なポーズで，生き生きした様子を表している。

(2)　この絵について，正しいものを次の**ア**～**エ**の中から選びなさい。

ア　城のふすまにえがかれている。

イ　大きなかべにえがかれている。

ウ　寺の門の両側に置かれるものである。

エ　折り目で折り曲げ，立てて使われる。

【家　庭】（音楽・図画工作と合わせて30分）

1　次の各問いに答えなさい。

(1)　**表1**は，ある日の夕食の計画です。この計画で使用する食品を，**表2**に分類すると，空らんになるところは，いくつありますか。**数字**で答えなさい。

表1　夕食の計画

料理名	食品名	料理名	食品名
ごはん	米	みそしる	とうふ わかめ だいこん み　そ
ハンバーグ	牛肉 牛乳 パン粉 たまねぎ バター 油 塩	サラダ	レタス きゅうり トマト マヨネーズ
		デザート	ヨーグルト りんご

表2　おもなはたらきによる分類

	おもにエネルギーのもとになる食品	おもに体をつくるもとになる食品	おもに体の調子を整えるもとになる食品
ごはん	（例）　米		
ハンバーグ			
みそしる			
サラダ			
デザート			

(2)　この計画のみそしるを作るとき，一番はじめになべに入れる実は何ですか。

2 衣類のJIS(日本工業規格)による取り扱い表示は，2016年12月から国際的に使われている表示に変わりました。次の表中で，表示に**まちがいがあるもの**を，**ア～エ**の中から選びなさい。

	日本で使われてきた表示		国際的に使われている表示	
ア	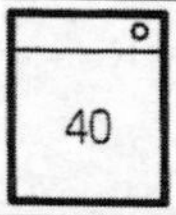	電気洗たく機で洗ってよい。液温は40℃以下。	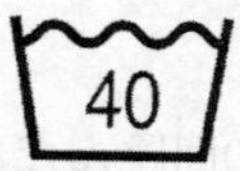	洗たく機で洗ってよい。洗たく温度は40℃以下。
イ	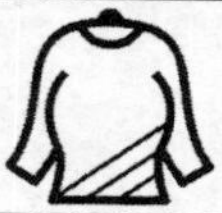	日かげのつり干し。		日かげのつり干し。
ウ	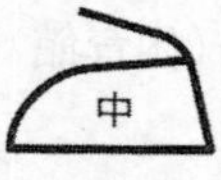	アイロンは「中」の温度でかける。	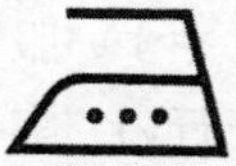	アイロンは150℃以下の温度でかける。
エ	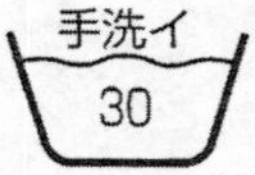	弱い手洗いをする(洗たく機は使用しない)。液温は30℃以下。	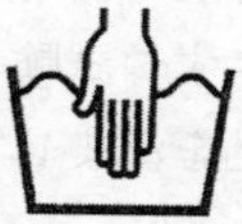	手洗いをする(洗たく機は使用しない)。洗たく温度は40℃以下。

3 近隣《きんりん》の人々と気持ちよく生活するために，あなたが日常生活の中でできることにはどのようなことがあるかを考えて，その具体的な行動を35字以上40字以内にまとめて書きなさい。

【体　育】

※体育の試験は，実際に運動している様子を評価する実技試験である。

※受験者への実際の指示の内容は省略する。

1．試験の内容

以下の３つの運動を行う。

① 短なわ跳び　前跳びを10回跳んだあと，二重跳びを３回跳ぶ。

② マット運動　大きな前転を２回行ったあと，後転を２回行う。

③ 立ち幅跳び　立ち幅跳びを行う。

2．試験の進め方

① 筆記試験の部屋で運動しやすい服装に着替え，班(部屋)ごとに試験場(体育館)へ移動する。

② 試験控え室で準備運動を行い，実技試験の説明映像を２回視聴する。

③ 試験場において試験内容及び会場についての説明を受ける。

④ 各班の受験番号順に１名ずつ試験を行う。

⑤ 試験が終了したら着替えを済ませて解散する。

ことが多いから。

イ　サクラは枝を切ると病気になりやすいので、木が大きくなりすぎてしまうから。

ウ　ウメは枝を切っても病気にはなりにくく、観賞するのに手間がかからないから。

エ　サクラは言い伝えのために枝を切ることができず、盆栽にすることはないから。

(8)　この文章の話の進め方や表現の特色を説明したものとして適当なものを、次の中から**二つ**選びなさい。

ア　古い言い伝えをふり返りながら、二つの植物が長く日本人に親しまれてきたことを明らかにし、最後にどちらがすぐれているかの結論を導き出している。

イ　文章の前半と後半とを対比する内容を書くことで、二つの植物の良いところにそれぞれふれながら、二つの植物に共通する特徴の存在を証明している。

ウ　二つの植物を比べる視点からいくつもの疑問が示され、その疑問が、はば広く日本の文化や科学的な事実にもとづいてわかりやすく解き明かされている。

エ　最も言いたいことが最初に示され、次にそれを確かめられるような具体例が数多く書かれたあと、二つの植物のことから発展した内容につなげている。

オ　日ごろ気づかない二つの植物の〝ひみつ〟について、人間にたとえた表現を多く用いることで、読者が親しみやすく考えられるようにくふうされている。

エ　Ⅰ＝すなわち　Ⅱ＝したがって

(2)　——線部①「ウメがサクラをうらやましがる二つ目は、葉っぱの香りです。」とありますが、その理由として最も適当なものを、次の中から選びなさい。

ア　虫がサクラの葉っぱをいやがるのはクマリンのためであること。
イ　人間に好まれる香りを出してサクラと人間が共存していること。
ウ　桜もちなど人間の食用に利用されることで広く人気があること。
エ　葉っぱから出るよい香りには虫を追いはらうきき目もあること。

(3)　～～～線部「童謡」、「唱歌」、「小唄」とありますが、これらは文章中でどのようなものと説明されていますか。最も適当なものを次の中から選びなさい。

ア　童謡や唱歌は子どもが歌うものだが、小唄を歌う子どもはいない。
イ　ウメは小唄には歌われても、童謡や唱歌にはほとんど出てこない。
ウ　サクラは童謡や唱歌には出てくるが、小唄に歌われることはない。
エ　小唄は童謡や唱歌とはちがい、多くの人に口ずさまれることはない。

(4)　——線部②「香り十里」とありますが、この言葉はどういうことを表していますか。最も適当なものを次の中から選びなさい。

ア　ウメの香りがたいへんに強いこと。
イ　ウメの香りが風に乗りやすいこと。
ウ　ウメの香りの質がとてもよいこと。
エ　ウメの香りにちなんだ語があること。

(5)　——線部③「これも、ウメがサクラからうらやましがられる特徴の一つです。」とありますが、この「特徴」の説明として最も適当なものを、次の中から選びなさい。

ア　ウメの果実は、サクラほど時間がかからずに大きな実が実ること。
イ　ウメは、サクラとちがってかぐわしい香りの果実を実らせること。
ウ　サクランボの人気は高いが、果実としてはウメよりも小さいこと。
エ　サクラの実は、ウメの果実のように食用として注目されないこと。

(6)　——線部④「その食品を燃焼させたあとに残る物質で、決まることになっています。」とありますが、なぜ食品を燃焼させるのですか。その理由を次の中の二つを組み合わせて説明しようとする時、最も適当な**二つ**を選びなさい。

ア　梅ぼしを食べた時の味わいは、消化したあとで体に残る物質に左右されるから。
イ　食品を燃焼させると〝ひみつ〟の成分が消えて、本当の性質が判断できるから。
ウ　食べて消化したあとに残る物質は、燃焼したあとに残る物質と変わらないから。
エ　食品を食べて体内で消化したあとの物質で、酸性かアルカリ性かが決まるから。
オ　梅ぼしの酸っぱい味の〝ひみつ〟は、クエン酸の成分の中にかくれているから。

(7)　——線部⑤「サクラ切るばか、ウメ切らぬばか」とありますが、この言い伝えについて、なぜサクラはウメをうらやましがるのかを説明したものとして、最も適当なものを次の中から選びなさい。

ア　ウメは枝を切る栽培方法が適していて、盆栽として観賞される十三年もかからず、二～三年です。

ウメの果実である梅ぼしの味について、よく〝ふしぎ〟に思われることがあります。梅ぼしの味は酸っぱいです。この〝酸っぱさ〟は、主にクエン酸という〝酸性〟といわれる物質の味です。ですから、梅ぼしの味は、酸性の酸っぱさの代表として、多くの人に知られています。

Ⅰ、梅ぼしは〝アルカリ性食品〟といわれます。「なぜ、酸性の酸っぱい味をしている梅ぼしが、アルカリ性食品といわれるのか」との〝ふしぎ〟が浮《う》かびます。この〝ふしぎ〟には、梅ぼしの〝ひみつ〟の成分がかくされています。

「ある食品が、酸性であるか、アルカリ性であるか」は、味で決められるのではないのです。④その食品を燃焼《ねんしょう》させたあとに残る物質で、決まることになっています。梅ぼしを燃やすと、〝酸性〟といわれるクエン酸は残りません。

梅ぼしが燃えたあとには、カルシウムやマグネシウム、カリウムなどが多く残ります。これらの物質は、アルカリ性をもたらすものなのです。そのため、からだをアルカリ性にするという意味で、梅ぼしはアルカリ性食品といわれるのです。

「なぜ、燃やしたあとの状態で決めるのか」との疑問があります。燃やしたあとの状態を調べるのは、この食品を食べて消化されたあと、からだの中に何が残るかを知るための方法なのです。食品を食べて体内で消化したあとにからだに残るものと、その食品を燃やすと残るものが、同じなのです。

また、サクラがウメをうらやましがらねばならない言い伝えもあります。「⑤サクラ切るばか、ウメ切らぬばか」です。これにはウメもサクラも名前が出てくるのですが、この言い伝えのために、サクラはウメをうらやましがるのです。

これは、「サクラの枝は切ってはいけないが、ウメの枝は切らなければならない」という意味です。この言い伝えのおかげで、ウメは＊3盆栽《ぼんさい》として多く栽培《さいばい》されるのに対し、サクラは盆栽にはなれないのです。

「ウメの枝は切らなければならない」ということは、ウメは枝を切らないと、枝が長くのび、花がきれいに咲かないだけでなく、木が大きくなり、ウメの果実が取りにくくなることを示しています。また、木が大きくなりすぎると、できる果実の個数が減る傾向《けいこう》があります。

Ⅱ、ウメは、枝を切っても病気になりにくいのです。だから、ウメは盆栽にしやすく、実際に、ウメの盆栽は多くあります。ウメの盆栽を展示する「盆梅展」が、毎年、各地で春早くに開かれます。

それに対し、サクラは、枝が切られると、その切り口から病原菌《びょうげんきん》が入りこみ、病気になりやすいのです。ですから、サクラは盆栽には適しません。ただ、サクラの盆栽がまったくないわけではなく、ときどき見かけることはあります。しかし、それらは、枝を切っても病気になりにくいサクラの品種を選んでつくられているものです。ですから、ごくまれであり、めずらしいものです。

（田中《たなか》　修《おさむ》「植物のひみつ」による）

注　＊1　文部省唱歌…かつて国の機関が小学校で歌うように定めた歌曲。

＊2　大福茶…元旦《がんたん》を祝うお茶。梅ぼしやこんぶを入れて飲む。

＊3　盆栽…観賞用に植木鉢《うえきばち》で育てた草木。

(1)　Ⅰと Ⅱに入る言葉の組み合わせとして最も適当なものを、次の中から選びなさい。

ア　Ⅰ＝すなわち　Ⅱ＝さらに

イ　Ⅰ＝ところが　Ⅱ＝したがって

ウ　Ⅰ＝ところが　Ⅱ＝さらに

ラという名前はランキングの上位にあります。
たとえば、二〇一六年のある調査では「葵（あおい）」が第一位でしたが、「さくら」が第二位でした。サクラに由来する名前としては、この年は他にも、第五位に「咲良（さくら）」があり、第十一位に「美桜（みお）」があります。サクラの名前や「桜」という文字は、女の子の名前として、人気なのです。
ウメがサクラをうらやましがる四つ目は、サクラが童謡《どうよう》や唱歌に歌われることです。曲名は「さくら」であるとか「さくらさくら」であるとかいわれますが、「さくら　さくら　やよいの空は」などと歌われます。
ウメにも、＊1文部省唱歌の「梅にうぐいす」というのがあるのですが、多くの人は、この童謡を歌うこともないし、耳にすることもありません。ウメはサクラとともに、「ウメは咲《さ》いたか、サクラはまだかいな」と歌われることがあります。これは、小唄《こうた》といわれるものです。節をつけて歌われますが、多くの人に口ずさんでもらえるものではありません。
ウメにとっては、サクラのように、童謡や唱歌に歌われることがないのが残念でしょう。
ウメには、サクラにはない特徴がいくつかあります。サクラは、ウメのそれらの特徴的な性質をうらやましがっているかもしれません。では、「サクラがウメをうらやんでいる」というのは、どのようなことか」との〝ふしぎ〟が浮上します。
ウメがサクラからうらやましがられる特徴は、いろいろ考えられますが、その一つは〝香り〟でしょう。ウメの果実の最高級品といわれる「南高梅《なんこううめ》」の産地、和歌山県日高《ひだか》郡みなべ町の梅林は、「一目百万、②香り十里」と称《しょう》されます。「ウメの木が百万本見わたせ、香りは十里（四十キロメートル）も飛びただよう」という意味です。
「百万本のウメの木がある」とたとえられる、南部梅林のウメの木は、実際は約八万本と発表されていますが、それらからただよい出る香りは、風に乗れば、「十里も飛ぶ」と表現されます。
ただよう距離《きょり》だけでなく、香りの質で、ウメの香りはひと味ちがうものになっています。かぐわしい香りを形容する言葉に〝馥郁《ふくいく》〟という語句があります。これは、質の高い香りにしか似合わないものです。
この言葉にもっともふさわしいのが、高い香りをただよわせる花の中でも、とりわけウメの花なのです。「ウメは、馥郁とした香りをただよわせる」のように使われます。サクラには、このようにたとえられるほどの香りはなく、ウメをうらやましがっているでしょう。
ウメでは、花の季節が終わると、果実がなります。③これも、ウメがサクラからうらやましがられる特徴の一つです。ウメの果実は、梅ぼし、梅酒、＊2大福茶《おおぶくちゃ》などとして、私たちにいろいろ利用されています。サクラも小さな果実をつくることはありますが、私たち人間が食用とするものではないので興味がもたれません。
「サクランボがあるではないか」と言う人がいるように、サクランボがサクラの果実と思われていることもあります。でも、サクランボは「オウトウ（桜桃）」という別の種類の樹木の果実です。
果実にまつわる、「モモ、クリ三年、カキ八年」という言い伝えがあります。これは、発芽してからはじめて実がなるまでのおおよその年数を示しています。「モモやクリでは、芽が出てから三年目、カキでは、八年目になると、花が咲き、果実ができはじめる」ということです。
この言い伝えには、続きがあります。たとえば、「モモ、クリ三年、カキ八年、ウメは酸《す》い酸い十三年」といわれ、ウメが登場します。ただ、ウメは、実際には、芽が出てから花を咲かせ実をつけるまでに、

(6) ――線部⑥「ぼくの胸がゴトンと音をたててはねた。」とありますが、壮太はどのようなことに気づいたのですか。四十字以内で説明しなさい。

(7) ――線部⑦「夜の山のおそろしさは、いつも元さんから聞かされている。」とありますが、壮太が夜の山をどのように感じているかがわかる表現を、これより後の文章中から十字程度でぬき出しなさい。

(8) ――線部⑧「元さん、もうあんなとこまで上ったんだ。」とありますが、この時の壮太の気持ちを説明したものとして最も適当なものを、次の中から選びなさい。

ア 山の奥《おく》まで分け入る元さんの様子から、クマが出る危険をかえりみずに雄大を探していることがわかり、元さんの無事ばかりを気にしている。

イ 勢いよく山を登る元さんの様子を見て、雄大はきっと見つかるだろうと思い、二人の無事を願うとともに後悔《こうかい》する気持ちがこみあげている。

ウ 全力で雄大を探す元さんの様子から、雄大がどれほど危険な状態に置かれているかがわかり、雄大のことを心配して気持ちが張りつめている。

エ けんめいに山を登る元さんの様子を見て、大変なことをしてしまったと思い、あせりを感じるとともに雄大に対するいらだちを感じている。

(9) 文章中の［ヘイセイ］を漢字に直しなさい。（ハネやハライなどの点画もきちんと書くこと。）

二 次の文章を読んで、後の問いに答えなさい。

ウメとサクラには、共通の性質が多くあります。しかし、ウメには、サクラにある特徴《とくちょう》のいくつかが欠けています。ウメは、サクラのもつそれらの特徴的な性質をうらやましがっているかもしれません。

そのように思うと、「ウメとサクラには、どのような性質のちがいがあるのか」との疑問が改めて生まれます。同時に、「ウメがサクラをうらやんでいるというのは、どのようなことか」との〝ふしぎ〟が浮上《ふじょう》します。

ウメがサクラをうらやましがる一つ目は、サクラが色の名前に使われることです。桜色といえば、サクラの花のようにほんのりと赤みを帯びた色を指します。桜色をした魚のタイ(鯛)は、桜鯛《さくらだい》といわれます。それに対し、ウメ色とはいわれません。

①ウメがサクラをうらやましがる二つ目は、葉っぱの香《かお》りです。サクラの花の香りはウメに比べて弱いですが、葉っぱからは、おいしい香りが発散します。葉っぱを傷つけると、ほのかに桜もちの香りがします。これは「クマリン」という物質によるものです。

この香りは、人間にはおいしさを感じさせますが、虫にはいやな香りなのです。葉っぱが傷つけられるということは、サクラにとっては、虫にかじられるということです。そのため、虫のいやがる香りを発散させて、虫を追いはらおうとしているのです。

ソメイヨシノなどのサクラの葉っぱから、この香りはただよいます。でも、古くから、桜もちに使われる場合には、オオシマザクラの葉っぱを一年間塩づけにしておくという、香りが強くただようようなくふうがなされています。

ウメがサクラをうらやましがる三つ目は、赤ちゃんにつけられる名前です。その年に生まれた赤ちゃんにつけられる名前の人気ランキングが、いくつかの企業《きぎょう》から発表されます。それによると、毎年、サク

（八東澄子《やつかすみこ》「ぼくらの山の学校」による）

注　＊1　ババぬき＝トランプを使った遊びの一つ。「大富豪」「神経衰弱」も同じ。
＊2　意味深に＝意味ありげに。
＊3　バックれた＝にげた。さぼった。
＊4　松つぁん＝山村留学センターの職員。
＊5　元さん＝山村留学センターをよくおとずれる地元の猟師《りょうし》。
＊6　クロ＝元さんが飼っている猟犬《りょうけん》。

(1)　――線部①「札を投げ出し、ホールの床にひっくり返ってふてくされた。」とありますが、なぜふてくされたのですか。最も適当なものを、次の中から選びなさい。

ア　沙也に良いところを見せようと張り切っていたが、逆に同情されるほど負けがたてこんだから。
イ　すぐに年下の子たちに勝てると思っていたが、みんなの意外な強さに歯が立たないでいたから。
ウ　ババぬきなど簡単だと思っていたが、雄大のせいで思うように勝つことができないでいたから。
エ　ほんとうは大富豪がやりたかったが、たくとやみきのためにしかたなくババぬきをしていたから。

(2)　②には、「歯止めがきかなくなる」という意味の次の慣用句が入ります。（　）内に入る言葉をひらがな二字で答えなさい。

（　）がはずれた

(3)　――線部③「ぼくの中の残酷ななにか」とはどのようなものだと考えられますか。最も適当なものを、次の中から選びなさい。

ア　雄大の味方がだれもいない状況につけこんで、雄大をさらに痛めつけてやりたいと思う気持ち。
イ　雄大への悪口大会を利用して、自分は裏切っていないことをみんなにも伝えたいと思う気持ち。
ウ　雄大のよくない行動をあげつらうことで、トランプに関する言い争いに勝ちたいと思う気持ち。
エ　すでに十分傷ついている雄大のことを、もっと責めたてて言うことを聞かせたいと思う気持ち。

(4)　――線部④「大そうどうの中、ぼくは急いで雄大のひざの下にあった札を拾い上げた。」とありますが、このときの壮太について説明したものとして最も適当なものを、次の中から選びなさい。

ア　雄大が押さえてはなさなかったトランプの札をうばい取ることで、雄大をもっとおこらせてやろうとしている。
イ　取り乱している雄大を気にとめることなく、トランプの札が自分の予想通りだったかどうか確かめようとしている。
ウ　沙也に勝てそうなゲームをやめたくなかったので、トランプの札が飛び散らないように拾い上げようとしている。
エ　周りの子供たちが雄大に対する悪口を言ったことで満足し、雄大のことより自分の記憶《きおく》の正しさが気になっている。

(5)　――線部⑤「ようやくぼくの胸がさわぎ始めた。」とありますが、その理由はどのようなことですか。最も適当なものを、次の中から選びなさい。

ア　みんなを白けさせた雄大が悪いと思っていたが、追い出すようなことをした自分たちも悪いと思うようになったこと。
イ　雄大は部屋かセンターの周りに隠れていると思っていたが、みんなで探してもいっこうに見つけられないでいること。
ウ　雄大がすねて帰ってこなかったり、呼びかけに応じなかったりと、雄大の思い出がよみがえるような状況であること。
エ　大人たちが緊張した様子で雄大が出ていった事情を聞いたり、周辺を探したりと、ふだんとはまるでちがっていること。

そおってはいるけど、やっぱりどこか緊張している。川面《かわも》を走る懐《かい》中《ちゅう》電灯の明かりが不安をますますかきたてた。

――だいじょうぶなのか？　雄大。

⑤ようやくぼくの胸がさわぎ始めた。二学期が始まっても帰ってこなかった雄大。ぼくの作った鉄砲《てっぽう》をうれしそうになでていた雄大。そんな雄大の姿ばかりが目の前にちらつく。

一時間が過ぎても、二時間が過ぎても、雄大は見つからなかった。

晩ごはんを先にすませるように言われたぼくらは、食卓《しょくたく》にはついたものの気が気じゃなく、あわただしい動きを見せるセンター長や松つぁんを目で追っていた。

「そうですか。＊5元さんのとこにも行ってないですか。はい、はい。」

事務室から元さんに電話するセンター長の声がもれてくる。

「みんなで、雄大一人をこうげきしたよね……。」

しょんぼりと、冷えたハヤシライスをスプーンの先でつついていた沙也がつぶやいた。⑥ぼくの胸がゴトンと音をたててはねた。ここへ来る前、学校でも家でも居場所をなくしていた自分を思い出した。ここに来てやっと、みんなのいるここがぼくの居場所だって思えるようになった。なのにぼくは、今の雄大にとってたったひとつの居場所であるここを、うばうようなことをした。

――わあー。

ぼくはさけびそうになった。いつもだったら軽く三杯《ばい》は平らげるハヤシライスがのどにつかえて、どうしても胃までおりていかなかった。

「まだ帰らんか。」

頭にヘッドライトをつけた元さんが玄関に飛びこんできたのは、お皿を洗っていたときだった。鉄砲をかついで、＊6クロも連れている。クロはしっぽをピンッとたてて、目を大きく見開いている。すっかり臨戦態勢だ。

「今年はドングリが不作で、クマの冬眠《とうみん》がおくれとるからな、もし山に入っとったら危険や。」

元さんの顔からはいつものへらへら笑いが消えていた。ぼくの頭からいっきに血の気が引いた。

――大変なことになった！

「ちょっくら行ってくるわ。」

身をひるがえして、すぐに元さんとクロは山に向かった。⑦夜の山のおそろしさは、いつも元さんから聞かされている。玄関につっ立って元さんとクロを見送ったぼくたちは、全員が無言だった。

消灯一時間前のセンターは、いつもだったら一番そうぞうしい時間帯だ。テレビをみたり、ゲームに興じたり、みんなの笑い声が八角形の屋根の下にひびきわたる。

なのに今日は、センター中がしずまりかえっていた。空気までこおりついたように動かない。事務室からは、消防署と雄大の親へ連絡《れんらく》するセンター長の声が聞こえてくる。ぽつりぽつりと交代で風呂《ふろ》には入るものの、だれも寝《ね》に行こうとはしなかった。どうせねむれないことはわかっていた。

ぼくは息苦しくなって、そっとセンターをぬけ出した。夜の空が落ちてきそうな存在感で迫《せま》ってきた。目の前の真っ黒な巨人《きょじん》みたいな山に目をこらす。ぼくは、いつ元さんの鉄砲の音がひびきわたるかとびくついた。最初はなにも見えなかったけれど、じっと見つめていると漆黒《しっこく》の山肌《やまはだ》にときおりホタルみたいにたよりない光がちらつくのが見えた。

――⑧元さん、もうあんなとこまで上ったんだ。

こぶしに握《にぎ》ったぼくの手のひらに、いつの間にか爪《つめ》が食いこんでいた。

「いやだ！ぜったいにいやだ。」
とうとう雄大は体を丸めて、札をお腹《なか》にかかえこんだ。
「ずるう、ずるう。」
たくとがはやしたてた。みきまでが、
「雄大くんってうそつくし、ずるだし、サイテー。」
とくちびるをゆがませた。
　そこから［　②　］ように、
「ゆうべだって、おかわりの列に横入りした。」
「トイレのそうじ当番だったくせに、洗剤《せんざい》もらってくるとか言って＊3バックれた。」
　全員が口々に、雄大こうげきを始めた。③ぼくの中の残酷《ざんこく》ななにかがうごめき出す。
「そうだよ。この間、事務室の引き出しに＊4松つぁんが隠《かく》してたチョコレートをぬすみ食いしてバレたときだって、『ぼくはやってない。壮くんが無理やりくれた。』ってうそつきやがった。」
　気がついたら、口からつばを飛ばしながらまくしたてていた。すっかり頭に血が上っていた。こうなったらとまらない。これでもか、これでもかというくらい、雄大の悪口大会が始まった。
　一対四。みんなに責めたてられ、雄大のくちびるがぶるぶるふるえた。そしたらとつぜん、
「うわあぁー。」
とさけび声をあげて仁王《におう》立ちになったと思ったら、足でトランプをけ散《ち》らし始めた。
「きゃー。」
「やめろや！」
　④大そうどうの中、ぼくは急いで雄大のひざの下にあった札を拾い上げた。おー、やっぱりキングだ！
　にんまり笑ったとたん、雄大がホールを飛び出して玄関へダッシュするのが見えた。
　――どこ行くんだ？
と思ったけど、追う気になんてならなかった。せっかく勝てそうだったのに、あいつのせいで台無しだ。雄大って、いつもそうだ。みんなが盛り上がってるときに白けさせる名人。ほっときゃいい。
　晩ごはんの時間が近くなっても、雄大は帰ってこなかった。部屋にもセンターの周りにも姿が見えない。冬間近の山は日暮れが早い。まだ五時半なのに、日はとっぷりと暮れていた。
　センター長に報告したら、いつも笑っているセンター長から笑顔《えがお》が消えた。「それで？」「それから？」と緊張《きんちょう》した面持《おもも》ちで質問を重ね、ぼくらから大まかな状況《じょうきょう》を聞き出すと、
「まずいな。」
とつぶやいて立ち上がった。眉間《みけん》には深いしわが寄っている。いわゆる仁王顔。こういうときのセンター長は、人が変わったみたいに迫《はく》力《りょく》がある。
　――もしかして、なにかとんでもないことがおこったのか？
　さすがにぼくも不安になった。
　みんなで手分けして探すことになった。
　――どうせどっかそのへんに隠れてすねてんだろ。
　それでもまだぼくは軽く考えていた。めんどうくさいやつと、腹をたてていた。
「雄大、早く出てこいよー。」
　盛り上がってるベッドのふとんをたたく。……いない。風にゆれてるカーテンの陰《かげ》をのぞく。……いない。
「おーい、雄大ー。めしだぞー。」
真っ暗な屋外から松つぁんの声が聞こえてくる。［ヘイセイ］をよ

二〇一九年度　筑波大学附属中学校

【国　語】（理科と合わせて五〇分）

一　次の文章を読んで、後の問いに答えなさい。

岡山県に住む小学校四年生の壮太《そうた》は、ある事件がきっかけで、テレビの特集で取り上げられていた「山村留学センター」に行きたいと思うようになる。両親を説得した壮太は、沙也《さや》（四年生）、雄大《ゆうだい》（三年生）、たくと（二年生）、みき（二年生）ら十三人の児童とともに、四国の山の中にある山村留学センターで集団生活を送っている。

あんまり退屈《たいくつ》なので、トランプを取り出した。

「トランプやる人ー。」

札を切りながらホールのみんなに声をかけたら、「はーい。」「はーい。」といくつもの手があがった。ここがセンターのいいところだ。遊び相手に困らない。お、沙也の手もあがっている。よしっ。ぼくは張り切った。

「なにやる？」

たくとが、「＊1ババぬきー。」と言った。ぼくはほんとうは大富豪《だいふごう》がやりたかったけど、ここは小さい子に合わせるべきだ。

ババぬきなんてとバカにしていたのに、負けがたてこんだ。まったくついてない。右隣《みぎどなり》の雄大からことごとくババを引かされてしまう。そのたび、「うししし。」と＊2意味深に笑うので腹がたった。

「やめえや！　バレるが。」

おかげで順番が次のたくとはとても用心深くなり、ぼくの手元にはいつもババが残された。

「くっそう！」

①札を投げ出し、ホールの床《ゆか》にひっくり返ってふてくされた。

だから沙也が、

「じゃ、次は神経衰弱《すいじゃく》やろ。」

と言ってくれたときにはほっとした。神経衰弱なら得意だ。これならぜったいに負けない。ぼくは気合いを入れてすわり直した。

三、三、三……。確かあのあたりにあったはず。よしっ、ゲットォ！　次々同じ札を引き当てるぼくに、雄大があせるのがわかった。少しずつひざを進めて身を乗り出してくる。

「雄大、近すぎ。」

「いいじゃん、このくらい。」

目はトランプに張り付いたままで、ぼくの言うことなんかまったく無視。沙也がたて続けに三組取った。ぼくは上目づかいに沙也の手の札の厚みを測る。いい勝負みたい。ぜったいに沙也には負けたくない。

次、ぼくの番だ。キング、キング、キング……。ぼくが雄大のひざ先の札に手をのばしたとたん、雄大がひざで押《お》さえこんだ。

「いってえ。なにすんだよ！」

はさまれた指がめっちゃ痛かった。

「これはぼくんだ！」

「はあ？」

「なにそれ？」

沙也もたくともあきれた声をあげた。

「ずっとねらってたんだ！」

「だからって、おまえのなわけないじゃん。」

「そんなの雄大が勝手に思ってただけでしょ。カンケーないじゃん。」

「そうだよ。キングだろ、それ。わかってんだからよこせ。」

2019年度
筑波大学附属中学校 ▶解説と解答

算　数　(社会と合わせて50分)

解　答

[1] (1)　6　(2)　9，18　(3)　3　(4)　500通り　(5)　6.5 L　(6)　ウ　(7)　40度
[2] (1)　614cm²　(2)　48cm²　[3]　$5\frac{5}{8}$ cm　[4] (1)　2350m　(2)　16分後
[5] (1)　8段目　(2)　4851　[6]　2通り　[7]　186点　[8]　21通り　[9]　7本
[10]　解説の図2を参照のこと。　[11]　エ

解　説

[1] 計算のくふう，整数の性質，周期算，場合の数，相当算，相似，角度

(1)　$A\times B-A\times C=A\times(B-C)$となることを利用すると，$16\times0.875-1.6\times3.75-0.16\times12.5=16\times0.875-16\times0.375-16\times0.125=16\times\frac{7}{8}-16\times\frac{3}{8}-16\times\frac{1}{8}=16\times\left(\frac{7}{8}-\frac{3}{8}-\frac{1}{8}\right)=16\times\frac{3}{8}=6$

(2)　44をわると8余るから，44－8＝36をわるとわり切れる。同様に，62－8＝54と，206－8＝198をわるとわり切れるので，ある整数は36と54と198の公約数である。右の図1から，最大公約数は，2×3×3＝18と求められるから，公約数は18の約数であり，{1，2，3，6，9，18}とわかる。ただし，余りはわる数よりも小さいので，あてはまるのは8よりも大きい数であり，9と18になる。

図1

2)	36	54	198
3)	18	27	99
3)	6	9	33
	2	3	11

(3)　一の位の数だけを計算すると，1個かけたときは7，2個かけたときは，7×7＝49，3個かけたときは，9×7＝63，4個かけたときは，3×7＝21，5個かけたときは，1×7＝7，…となる。よって，7を何個かかけたときの一の位は，{7，9，3，1}の4個の数がくり返されることになる。したがって，2019÷4＝504余り3より，7を2019個かけた数の一の位は，3個かけたときと同じ数である3とわかる。

(4)　両端《りょうたん》の数は{1，2，3，4}の4通り考えられる。そのほかの3つの数は{0，1，2，3，4}の5通りずつ考えられるから，全部で，4×5×5×5＝500(通り)つくることができる。

(5)　はじめに取り出した量を□Lとする。また，そのときの残りの量を1とすると，右の図2のようになる。図2から，$1-\frac{1}{5}=\frac{4}{5}$にあたる量が6Lとわかるので，1にあたる量は，$6\div\frac{4}{5}=7.5$(L)と求められる。よって，□＝14－7.5＝6.5(L)となる。

図2

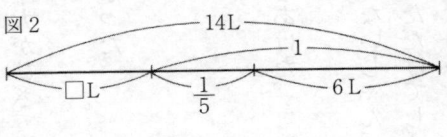

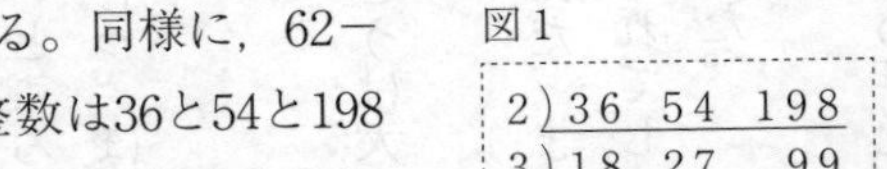

(6)　地図の実際の南北の長さは，360km＝360000m＝36000000cmだから，地図部分の縦の長さは，$36000000\times\frac{1}{450000}=80$(cm)になる。よって，下の図3のようになるので，タイトル部分と名前部分の縦の長さの和は，100－80＝20(cm)とわかる。これを2：1に分けるから，タイトル部分の縦の長さは，$20\times\frac{2}{2+1}=13\frac{1}{3}$(cm)となり，最も近いのはウの約13cmである。

図3

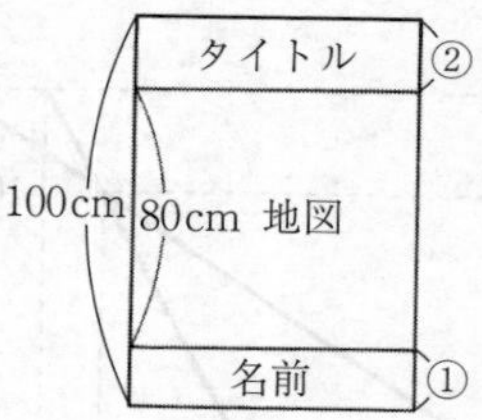

図4

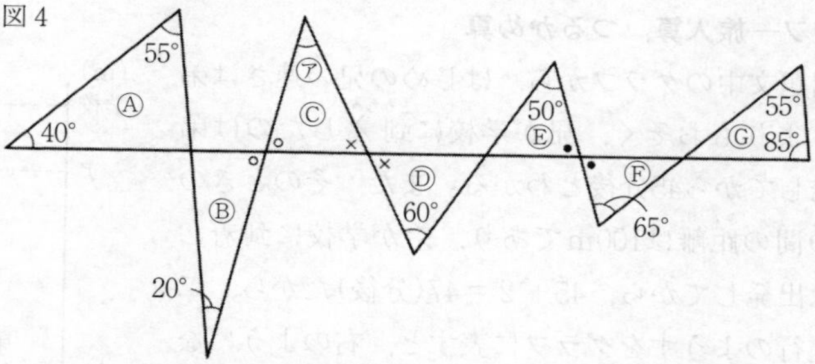

⑺　上の図4で，Ⓐの三角形とⒷの三角形の内角に注目すると，○印をつけた角の大きさは，55＋40－20＝75(度)とわかる。同様に，ⒼとⒻの三角形に注目すると，●印をつけた角の大きさは，55＋85－65＝75(度)となり，ⒺとⒹの三角形に注目すると，×印をつけた角の大きさは，50＋75－60＝65(度)と求められる。よって，Ⓒの三角形に注目すると，㋐の角の大きさは，180－(75＋65)＝40(度)とわかる。

2　面積

⑴　直角二等辺三角形の直角と向かい合う辺の長さは，60÷３＝20(cm)だから，直角をはさむ辺の長さを□cmとすると，下の図1のようになる。また，正方形の面積は，(対角線)×(対角線)÷２で求めることができるので，□×□＝20×20÷２＝200(cm^2)とわかる。よって，直角二等辺三角形１つの面積は，200÷２＝100(cm^2)，$\frac{1}{4}$の円１つの面積は，□×□×3.14×$\frac{1}{4}$＝200×3.14×$\frac{1}{4}$＝50×3.14＝157(cm^2)だから，この図形全体の面積は，100×３＋157×２＝614(cm^2)と求められる。

図1

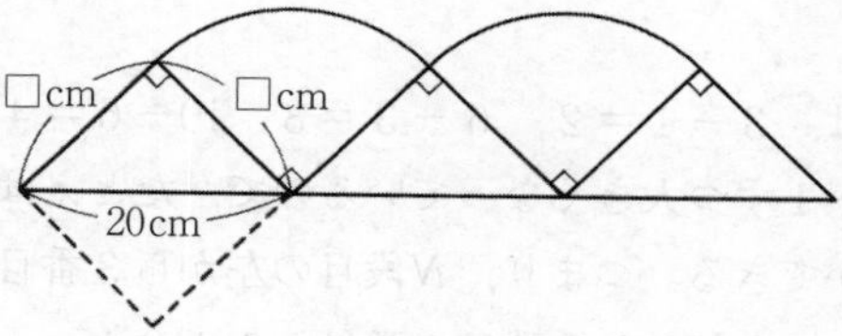

図2

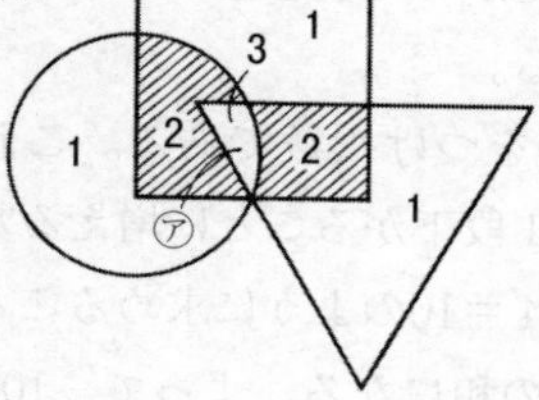

図3

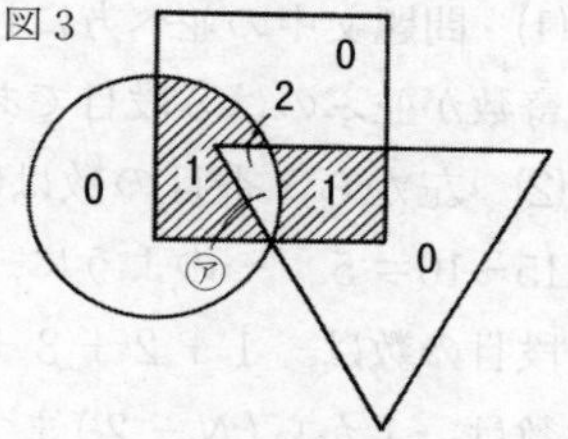

⑵　上の図2のように，円，正方形，三角形の面積を加えると，斜線《しゃせん》部分を２回，㋐の部分を３回かぞえた面積になる。次に，図2の面積から全体の面積をひくと，上の図3のように，斜線部分を１回，㋐の部分を２回かぞえた面積になる。さらに，図3の面積から㋐の部分の面積を２回ひくと，斜線部分の面積を求めることができる。よって，斜線部分の面積は，(70＋70＋70)－148－７×２＝48(cm^2)である。

3　水の深さと体積

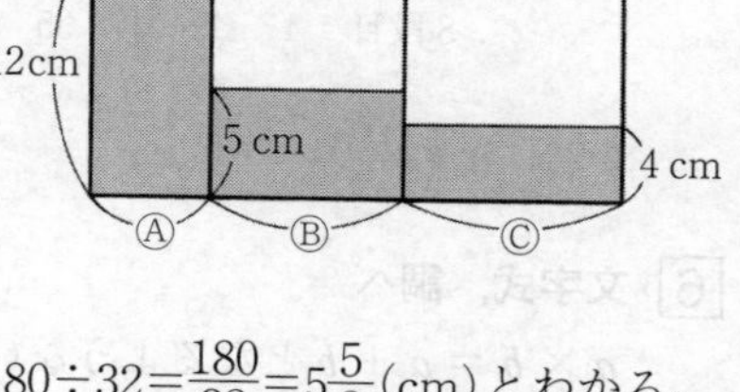

右の図のように，各部分の底面積をⒶ，Ⓑ，Ⓒとする。このとき，各部分に入れた水の体積が等しいから，Ⓐ×12＝Ⓑ×５＝Ⓒ×４より，Ⓐ：Ⓑ：Ⓒ＝$\frac{1}{12}$：$\frac{1}{5}$：$\frac{1}{4}$＝$\frac{5}{60}$：$\frac{12}{60}$：$\frac{15}{60}$＝５：12：15とわかる。この値を用いると，各部分に入れた水の体積は，５×12＝60となるので，水の体積の合計は，60×３＝180と求められる。また，底面積の合計は，５＋12＋15＝32だから，仕切りをとったときの水面の高さは，180÷32＝$\frac{180}{32}$＝$5\frac{5}{8}$(cm)とわかる。

4 グラフ―旅人算，つるかめ算

⑴　問題文中のグラフから，はじめの兄の速さは弟の速さよりもおそく，兄が学校に到着《とうちゃく》したのは弟が出発してから45分後とわかる。また，そのときの二人の間の距離《きょり》は100mであり，弟が学校に到着したのは出発してから，45＋２＝47(分後)だから，二人の進行のようすをグラフに表すと，右のようになる。グラフから，弟が最後の２分で歩いた距離が100mとわかるので，弟の速さは毎分，100÷２＝50(m)である。よって，家から学校までの距離は，50×47＝2350(m)と求められる。

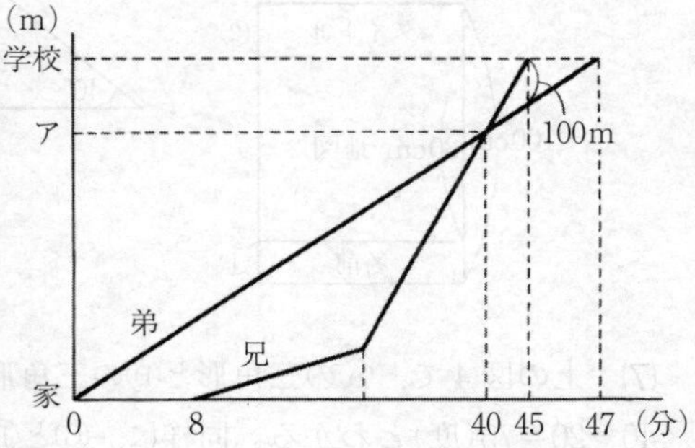

⑵　40～45分後の，45－40＝５(分)で二人の間の距離は100m広がったから，このときの二人の速さの差は毎分，100÷５＝20(m)とわかる。よって，このときの兄の速さは毎分，50＋20＝70(m)なので，はじめの兄の速さは毎分，70÷$\frac{7}{4}$＝40(m)となる。また，アの距離は，50×40＝2000(m)だから，兄は８～40分後の，40－８＝32(分)で2000m歩いたことになる。毎分70mの速さで32分歩いたとすると，70×32＝2240(m)進むので，実際に歩いた距離よりも，2240－2000＝240(m)長くなる。したがって，毎分40mの速さで歩いた時間は，240÷(70－40)＝８(分)だから，兄が歩く速さを変えたのは，弟が出発してから，８＋８＝16(分後)である。

5 数列

⑴　問題文中の並べ方にしたがって数を並べると下の図１のようになるから，４段目の次にすべて奇数《きすう》が並ぶのは８段目である。

⑵　左から３番目の数は○をつけた数である。これは，３－１＝２，６－３＝３，10－６＝４，15－10＝５，…のように，１段下がるごとに増える数が１ずつ大きくなっているので，たとえば６段目の数は，１＋２＋３＋４＝10のように求めることができる。つまり，N段目の左から３番目の数は，１から(N－２)までの和になる。よって，100段目の左から３番目の数は，１＋２＋…＋98＝(１＋98)×98÷２＝4851とわかる。

図１

１段目　1
２段目　1　1
３段目　1　2　①
４段目　1　3　③　1
５段目　1　4　⑥　4　1
６段目　1　5　⑩　10　5　1
７段目　1　6　⑮　20　15　6　1
８段目　1　7　㉑　35　35　21　7　1

図２

$a=3$のとき…$b=\frac{3}{3-1}=1.5$　○
$a=4$のとき…$b=\frac{4}{4-1}=1\frac{1}{3}$　×
$a=5$のとき…$b=\frac{5}{5-1}=1.25$　×
$a=6$のとき…$b=\frac{6}{6-1}=1.2$　○
$a=7$のとき…$b=\frac{7}{7-1}=1\frac{1}{6}$　×
$a=8$のとき…$b=\frac{8}{8-1}=1\frac{1}{7}$　×
$a=9$のとき…$b=\frac{9}{9-1}=1.125$　×

6 文字式，調べ

$a\times b=a+b$となるような(a，b)の組み合わせを求めればよい。この式を変形すると，$a\times b-b=a$，$a\times b-b\times 1=a$，$b\times(a-1)=a$より，$b=\frac{a}{a-1}$となる。はじめに，分母が

0になることはないから，$a=1$ の場合はあてはまらない。次に，$a=2$ とすると，$b=\frac{2}{2-1}=2$ となるので，やはりあてはまらない。同様に，$a=3$，4，…，9の場合を調べると上の図2のようになるから，(a，b)の組み合わせは，(3，1.5)，(6，1.2)の2通りある。

7 平均とのべ，和差算

図1

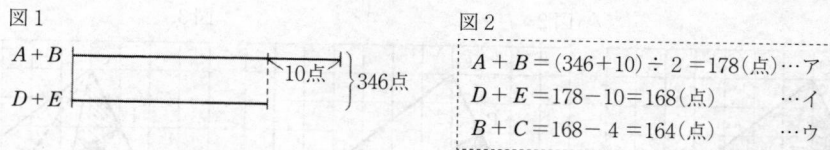

図2

A＋B＝(346＋10)÷2＝178(点)…ア
D＋E＝178－10＝168(点)　　…イ
B＋C＝168－4＝164(点)　　…ウ

(平均)＝(合計)÷(人数)より，(合計)＝(平均)×(人数)となるから，A，B，C，D，Eの5人の合計は，86×5＝430(点)となり，ここからCの得点をひくと，A，B，D，Eの4人の合計は，430－84＝346(点)とわかる。また，AとBの平均がDとEの平均より5点高いので，AとBの合計はDとEの合計より，5×2＝10(点)高くなる。よって，上の図1のように表すことができるから，上の図2のア，イが求められる。次に，BとCの平均がDとEの平均より2点低いので，BとCの合計はDとEの合計より，2×2＝4(点)低くなり，図2のウがわかる。さらに，Cは84点だから，ウより，Bは，164－84＝80(点)となり，アより，Aは，178－80＝98(点)と求められる。また，Dは，84－4＝80(点)なので，イより，Eは，168－80＝88(点)とわかる。したがって，AとEの合計は，98＋88＝186(点)である。

8 立体図形―構成，場合の数

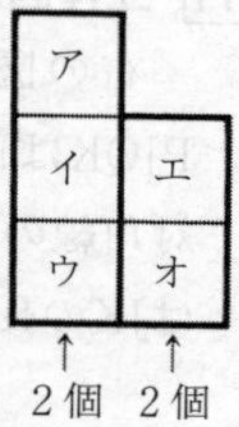

右の図で，矢印の方向から見たときにそれぞれ2個見えるから，{ア，イ，ウ}の中の少なくとも1か所に2個あり，{エ，オ}のどちらかに2個あればよい。また，ア～オはどれも1個か2個のどちらかなので，{ア，イ，ウ}の個数の組み合わせは全部で，2×2×2＝8(通り)ある。このうち，すべてが1個の場合を除くと，8－1＝7(通り)とわかる。同様に考えると，{エ，オ}の個数の組み合わせは，2×2－1＝3(通り)あるから，全部で，7×3＝21(通り)と求められる。

9 立体図形―展開図

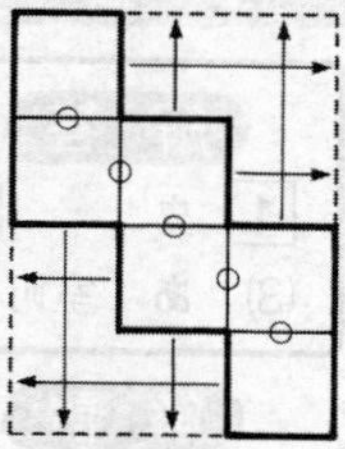

右の図の矢印のように移動すると，展開図のまわりの辺の数(太線の辺の数)は，(4＋3)×2＝14(本)とわかる。また，この展開図を組み立てるとき，2本の辺が重なって1本の辺になるから，切る辺の数は，14÷2＝7(本)である。

〔ほかの解き方〕 立方体には全部で，4×3＝12(本)の辺がある。このうち，展開図でつながったままの辺の数(○をつけた辺の数)は5本なので，切る辺の数は，12－5＝7(本)と求めることもできる。

10 平面図形―面積，作図

方眼の1目盛りの長さを1cmとする。下の図1のように，三角形ABCをかげをつけた2つの三角形に分けると，三角形ABCは，底辺がア，高さがイの三角形と考えることができる。また，斜線をつけた三角形の底辺と高さの比は4：1だから，高さは，$3\times\frac{1}{4}=0.75$(cm)となり，アの長さは，6－0.75＝5.25(cm)とわかる。さらに，イの長さは8cmなので，三角形ABCの面積は，5.25×8÷2＝21(cm^2)と求められる。よって，下の図2のように辺AB上に点Qをとり，三角形

PAQの面積が，21÷２＝10.5(cm²)になるようにすればよい。図２で，三角形PAQは，底辺がウ，高さがエの三角形と考えることができる。ここで，ウの長さは3.5cmだから，エの長さを，10.5×２÷3.5＝６(cm)にすればよいことがわかる。つまり，点Ｑは図２の位置になり，三角形ABCの面積を２等分する直線はPQとなる。

図１

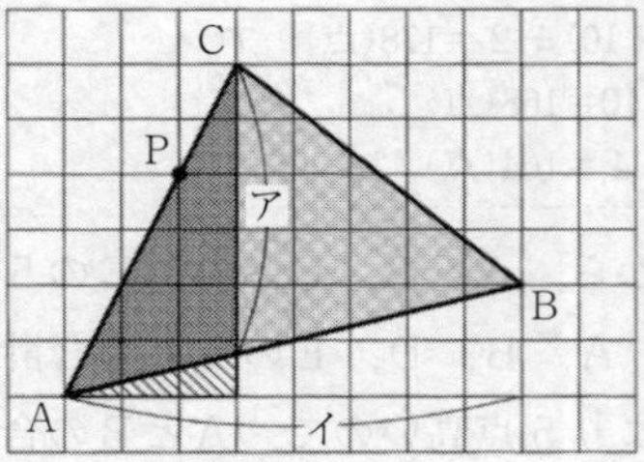

図２

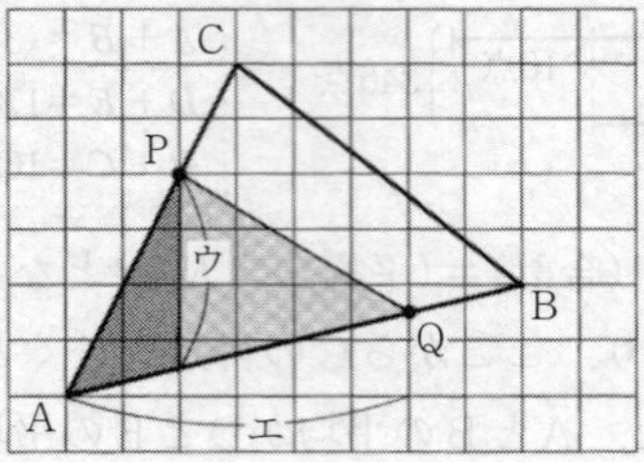

図３

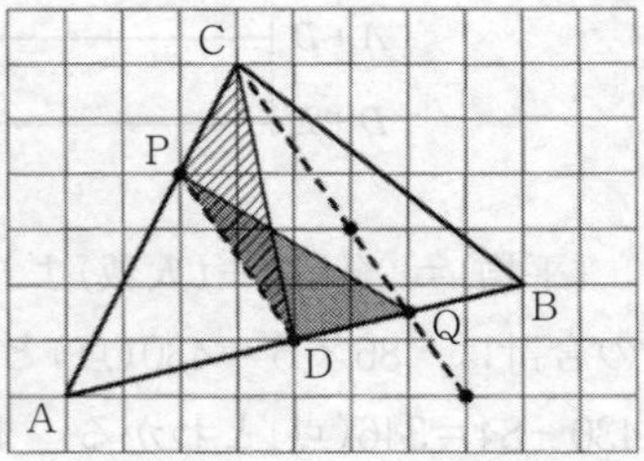

〔ほかの考え方〕　上の図３のように，辺ABの真ん中の点をＤとすると，三角形CADの面積は三角形ABCの面積の半分になる。よって，辺AB上に点Ｑをとり，三角形CPDと三角形QPDの面積が等しくなるようにする。そのためには，Ｃを通るPDと平行な直線を引けばよい。ここで，直線PDは，「右方向に２目盛り，下方向に３目盛り」というかたむき方をしているので，同じ方向に直線を引くと図３のようになる。この直線が辺ABと交わる点がＱである。

11　立体図形—構成

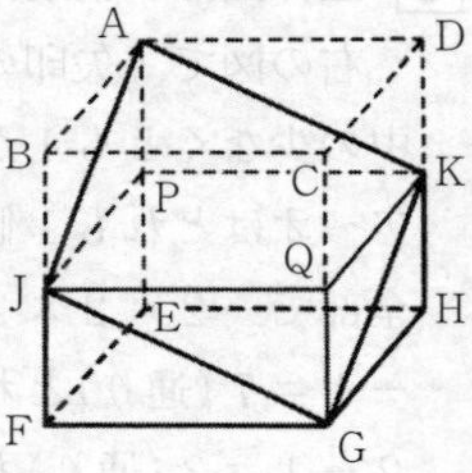

右の図のように，AE，CGの真ん中の点をＰ，Ｑとすると，四角形PJQKは正方形EFGHと合同になる。すると，JKの長さは正方形EFGHの対角線の長さと等しくなるから，正しいのはエである。なお，AGの長さはJKの長さよりも長いので，四角形AJGKはひし形になる。

社　会　(算数と合わせて50分)

解　答

1 ウ　2 ア　3 ウ　4 (1) ウ　(2) エ　5 (1) Ａ，ア　(2) オ
(3) あ　室町　a　貿易　6 (1) だれもが利用しやすい　(2) イ

解　説

1　東京湾《わん》で見られる船についての問題

ウはバージ船とよばれるタイプの船で，外国から大型のコンテナ船で運ばれてきたコンテナを，国内のほかの港や内陸に運ぶさいに用いられる。川を使って内陸へコンテナを運ぶ方法は，川幅《かわはば》が広いヨーロッパの河川などで見られるが，日本の川は流れが急で川幅もせまく，内陸の中・上流域へコンテナ船が進んでいくのには適さない。よって，「内陸の工業地域へ荷物を運ぶ」という点が適当でないと判断できる。なお，日本では，港湾と内陸とのコンテナ輸送には，鉄道やトラックを用いるのが一般的である。

2 関東甲信地方の農業についての問題

●は，群馬県西部の嬬恋《つまごい》村，長野県東部の野辺山原といった高原野菜の産地や，春キャベツの産地として知られる千葉県銚子《ちょうし》市にあることから，野菜だとわかる。また，×はりんごの生産量が多い長野県の各地や，ぶどう・ももの生産量が全国第1位の山梨県に多く見られることから，果実と判断できる。▲は花卉《かき》で，千葉県南部，八丈《はちじょう》島(東京都)といった温暖な地域や埼玉県でさかんに栽《さい》培《ばい》されている。■は畜《ちく》産物で，特に関東地方では大都市向けに生乳を出荷する酪農《らくのう》がさかんである。

3 日本の発電についての問題

越後《えちご》山脈が連なる新潟県と福島県の県境付近に集中して見られる●は，水力発電所である。水力発電は水の落下するエネルギーを利用して発電する方法であるため，発電所は大型ダムとともに山間部につくられることが多い。岩手県北西部と秋田県北東部にまたがる奥羽《おうう》山脈には，烏帽子岳《えぼしだけ》や八幡平《はちまんたい》といった火山が連なり，これを利用した地熱発電が行われているので，▲は地熱発電所の分布を表しているとわかる。よって，アとイは，●と▲を入れかえれば正しい文となる。泊《とまり》(北海道)，女川《おながわ》(宮城県)，福島，柏崎刈羽《かしわざきかりわ》(新潟県)，浜岡(静岡県)などに分布している■は原子力発電所で，ウの説明文も正しい。エについて，×は火力発電所の分布を表しているが，燃料となる石炭や天然ガスは大部分を輸入にたよっており，しかも将来は枯渇《こかつ》する心配があるので，正しくない。

4 明治時代から昭和時代にかけて活躍《かつやく》した人物と歴史的な資料についての問題

(1)　松山(愛媛県)で教員をしていたことやイギリス留学をしたこと，作家であることなどから，ウの夏目漱石《そうせき》だとわかる。漱石の代表作の1つである『坊《ぼ》っちゃん』は，漱石自身の経験をもとにして書かれたものである。なお，アは福沢諭吉《ふくざわゆきち》，イは伊藤博文《いとうひろぶみ》，エは野口英世《ひでよ》。

(2)　アメリカ軍によって広島市に原爆《げんばく》が投下されたのは1945年8月6日のことなので，アは③にあてはまる。イは1886年に起こったノルマントン号事件をえがいたフランス人画家ビゴーの風刺《ふうし》画なので，①にあてはまる。ノルマントン号事件では，ノルマントン号が紀伊半島沖で沈没《ちんぼつ》したさい，イギリス人船長が日本人を全員見殺しにしたということで裁判にかけられたが，当時の日本は領事裁判権(治外法権)を認めていたため，裁判はイギリス領事が行い，船長は軽い刑罰《けいばつ》に問われただけとなった。このため，領事裁判権の撤廃《てっぱい》を求める国民の声が高まった。ウは1901年に操業を開始した官営八幡製鉄所の写真なので，②にあてはまる。エは最初の議会である第一回帝国《ていこく》議会のようすをえがいた錦《にしき》絵で，第一回帝国議会は1890年に開かれた。したがって，エが余ることになる。

5 地形図を用いた地理と歴史の問題

(1)　松が針葉樹であることと，写真②に「史跡元寇防塁《げんこうぼうるい》」とあることから，海岸線に沿って針葉樹林(Λ)が分布しているAの地図があてはまる。地図A中の「長浜海岸」(今津長浜)は博多湾(福岡県)西部にある海岸で，鎌倉時代に元軍が海から襲来《しゅうらい》したさい，その上陸を防ぐために築かれた防塁(石塁)の一部が残っていることで知られる。また，海岸線に並ぶ松林は，日本海から吹《ふ》いてくる北西の季節風などにより海岸の砂が飛ばされ，住宅地や農地などに被害を生じさせることを防ぐために植えられた防砂林であると考えられる。したがって，アが正しい。なお，地図Bは福岡県太宰《だざい》府《ふ》市，地図Cは博多湾北部に位置する志賀島《しかのしま》，地図Dは佐賀県吉野ヶ里町。

(2)　アは紀元前4世紀ごろ，イは7世紀ごろ，ウは8世紀，エは1～2世紀ごろ，オは4～6世紀ごろのできごとなので，年代の古い順にア→エ→オ→イ→ウとなる。

(3)　幕府が中国やアメリカの要求を受け入れた例としては，室町幕府が明(中国)から倭寇《わこう》(日本の武装商人団・海賊《かいぞく》)の取りしまりを求められたさい，これを受け入れた足利義満が，明と正式に国交を開き，日明貿易(勘合《かんごう》貿易)を開始したことと，江戸幕府がアメリカから開国を求められたさい，ハリスとの間で日米修好通商条約を結び，横浜など5港を開き，貿易を開始したことがあげられる。以上のことから，「あ」には「室町」，「い」には「江戸」，「a」には「貿易」があてはまることがわかる。一方，幕府がロシアや中国の要求を受け入れなかった例としては，根室に来航したロシアの使節ラ(ッ)クスマンが江戸幕府に開国を要求したさい，幕府がこれを断ったことと，元(中国)の皇帝フビライが鎌倉幕府に服属を求めてきたさい，鎌倉幕府の第8代執権《しっけん》北条時宗がこれを強く断ったことがあげられる。フビライはこれを受け，1274年(文永の役)と1281年(弘安の役)の2度にわたって大軍を日本に派遣し，九州北部で戦いが起きた(元寇)。また，さらに，江戸時代末期には長州藩が1863年，下関海峡《かいきょう》を通る外国船を砲撃《ほうげき》し，翌64年，イギリスなど4か国の連合艦隊に報復攻撃を受け，下関砲台を占領される事件を起こしている。以上のことから，「う」には「鎌倉」，「b」には「戦い(戦争)」があてはまる。

6 ユニバーサルデザインについての問題

(1)「ユニバーサル」は，「一般的な，普遍《ふへん》的な，すべての人にかかわる」といった意味を表す英語。したがって，「だれもが利用しやすい」がぬき出せる。なお，ユニバーサルデザインとは，年齢や性別，障がいの有無などにかかわらず，だれでも使いやすいようにつくられた製品や施設《しせつ》などを表す言葉で，車いすの人でも通りやすいように横幅を広くした駅の改札，さわっただけでシャンプーとリンス(コンディショナー)の区別がつくように表面に細かい凹凸《おうとつ》の表示がつけられた容器，右利きの人でも左利きの人でも使えるようにデザインされたハサミなどが，例としてあげられる。

(2) 条例はその自治体だけに適用されるきまりのことで，制定には都道府県や市(区)町村の議会での可決が必要となる。その制定にあたって司法権を持つ裁判所が地方行政に介入《かいにゅう》することは，地方自治や三権分立の原則に反するといえるので，イがまちがっている。

理　科　(国語と合わせて50分)

解　答

1 ① ×　② ×　③ ○　2 (1) イ，ウ，エ　(2) 日光，肥料　3 (1) 地球…ウ　月…イ　(2) 解説の図を参照のこと。　4 (1) 酸素　(2) ア　(3) ウ，オ，カ　5 (1) ア　(2) イ

解　説

1 虫めがねと光の進み方についての問題

①，② レンズを通過した光が集まって紙の上にできた明るい円は，アの方がイよりも大きい。この円の明るさは同じ面積当たりに当たる光の量に関係するので，同じ面積当たりに当たる光の量が多いほど明るくなる。レンズを通過した光の量はアもイも同じと考えられるため，太陽の光が集まった円の大きさが小さいイの方が，同じ量の光をより小さい面積で受けていることになり，アよりも明るくなる。　③ イのように，レンズを通過した光が小さい部分に集まると，太陽の光にふくまれている熱も小さい面積に集まるので，その部分の温度はアよりも高くなる。

2 植物の育ち方と条件についての問題

(1) ここでは観察した記録をもとに考えると，4種類の植物はいずれも，花が咲《さ》いた後に実ができ，実の中に種子ができている。花粉がめしべの先につくことを受粉といい，受粉するとめしべのふくらんだ部分(子房《しぼう》)が実となり，その中に種子ができる。よって，イとウは正しいといえる。また，アブラナやカボチャ，アサガオは実の中に複数の種子ができ，ヒマワリは実の中に1つの種子しかできないが，小さな花が複数あるためたくさんの種子ができる。このことから，アは誤り，エは正しいと考えられる。なお，カボチャは，花びらの下にめしべの子房が見られるめ花と，見られないお花があり，め花にはおしべがなくお花にはめしべがないため，オは誤りとなる。

(2) 発芽した後の植物の成長には，日光と肥料という条件が必要となる。肥料の条件が異なる①と③で育てたアサガオでは③よりも①の方の成長がよく，日光の条件が異なる①と②で育てたアサガオでは②よりも①の方の成長がよいという結果になる。

3 月の動きと満ち欠けについての問題

(1) アが太陽の位置にあたり，ここにかい中電灯を置いてイやウの方を照らす。地球の位置はウで，そのまわりを回るイが月にあたる。ボールを月としてイのようにその位置をいろいろ変えて，地球の位置からかい中電灯の光に照らされたボールの明るい面の形を観察する。このモデル実験により，月の形が変化して見えるのは，地球と月の太陽に対する位置関係が変わるからだとわかる。

(2) Aの和歌は，東の方角から太陽がのぼり始めるときに，月がその反対の方角の西にしずみかけているようすがよまれている。日の出のころに西にしずむ月は満月なので，右の図のようにかけばよい。

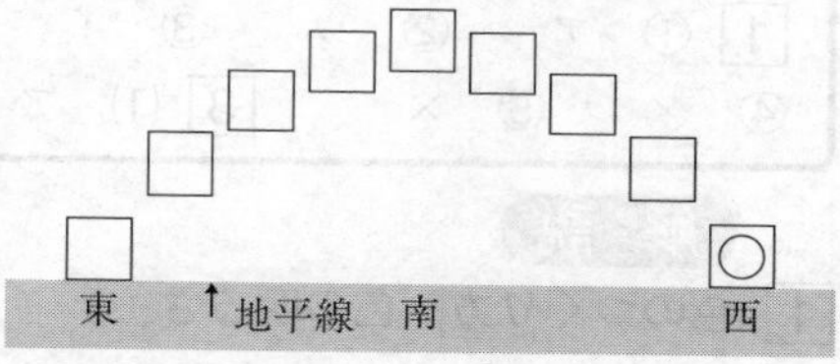

4 ものの燃え方についての問題

(1) □は空気の体積の$\frac{1}{5}$(20％)をしめているので，酸素を表している。なお，○は空気の$\frac{4}{5}$(80％)をしめているので，窒素《ちっそ》を表している。

(2) ふたをした集気びんの中のように，閉じられた空間でろうそくを燃やすと，酸素の割合が16～17％くらいになったときにろうそくの火が消える。このようすを表しているのはアで，□の割合が，4÷25×100＝16(％)となっている。

(3) (2)に述べたことから，□の酸素の割合が16％以下のものを選べばよい。ウは，3÷25×100＝12(％)，オも同様に12％，カは酸素がまったくふくまれていないので0％である。

5 てこのつり合いについての問題

(1) 図3で，針金自身の重さは図2より針金の真ん中をつるしている糸で支えられているとわかるので，針金のつり合いはつるしたおもりの重さによるモーメント(針金を真ん中の糸でつるした支点のまわりに回転させるはたらき)だけを考えればよい。モーメントの大きさは，(おもりの重さ)×(おもりの重さが針金にはたらく点の支点からの水平距離《きょり》)で求められ，おもりの重さも支点からの水平距離も支点の左右で等しいので，左まわりと右まわりのモーメントはつり合う。よって，針金は水平のままで変わらない。

(2) 図4のように針金がつり合っているので，図5ではつるしたおもりの重さによるモーメントの影響《えいきょう》だけを考えればよい。図5で支点からの水平距離は，左のおもりの方が右のおもりよりも長くなっているので，おもりの重さが同じであれば支点からの水平距離が長い左のおもりによるモーメントの方が右のおもりによるものより大きくなる。したがって，針金は左が下がる。

音楽　(図画工作・家庭と合わせて30分)

解答

[1]～[4]　放送問題につき省略

解説

[1]～[4]　放送問題につき省略

図画工作　(音楽・家庭と合わせて30分)

解答

[1] ①　ア　②　ウ　③　イ　④　ウ　⑤　ア　[2] ①　×　②　○　③　○　④　×　⑤　×　[3] (1)　ア　(2)　エ

解説

[1]　色のつくり方，色の明るさ

①　むらさきは「あか」と「あお」を混ぜることでつくれる。　②，③　きみどりは「き」と「あお」を混ぜればつくれる。「き」と「あお」では「き」のほうが明るい色のため，「き」を多くすれば明るいきみどりが，「あお」を多くすればやや暗いきみどりができる。　④，⑤　だいだいは「き」と「あか」を混ぜることででき，明るいほうの「き」を多くすればより明るいだいだいが，「あか」を多くすればあかみの強いだいだいがつくれる。

[2]　板を使った工作

①　日本ののこぎりは引いたときに切れるようにできており，押《お》して力を入れると「は」が曲がってしまうことがある。　②　電動糸のこぎりの「は」は，まず下から取り付け，は止めねじで固定する。その後，上から押さえながら上のは止めねじをしめ，完全に固定する。「は」が下向きになるように取り付け，取り付けが終わるまでは電源が入らないようにコンセントをぬいておく。　③　金づちの打ちはじめはくぎの位置がずれやすいので，「え」の前のほうを持って小きざみに動かし，少しずつ打ちこんでいく。　④　紙やすりの数字は，「番手」ともよばれ，$1\,cm^2$あたりの研磨《けんま》剤の粒子《りゅうし》の数を示している。番手の数字は小さいほど目があらく，大きいほど目が細かくなる。　⑤　ニスには水性のものと油性のものがあるが，特に油性のニスはにおいが強く，人体に有害なものもふくまれているので，部屋の換気《かんき》が必要になる。したがって，使用のさいには，安全のために部屋の窓を開けておくとよい。

[3]　俵屋宗達《たわらやそうたつ》の絵についての問題

(1)　絵は江戸時代初期に活躍《かつやく》した画家・俵屋宗達の代表作「風神雷神図屏風《びょうぶ》」である。中央の余白は天空のおくゆきを感じさせ，そのなかで躍動する風神と雷神が，揺《ゆ》らめく衣や大胆《だいたん》なポーズによって表現されている。よって，「静けさを表している」とあるアが適当でない。　(2)　屏風は折り目で折り曲げ，立てて使われる。「風神雷神図屏風」は左右２枚からなる屏風で，それぞれの中央に折り目があるのがわかる。

家　庭　（音楽・図画工作と合わせて30分）

解　答

1　(1)　５　　(2)　だいこん　　**2**　ウ　　**3**　(例)　早朝や深夜に家をかけ回ったり，大きな音でテレビを見たり音楽を聞いたりしないこと。

解　説

1　食品と栄養，みそしるのつくり方

	おもにエネルギーのもとになる食品	おもに体をつくるもとになる食品	おもに体の調子を整えるもとになる食品
ごはん	(例)米		
ハンバーグ	バター，パン粉，油	牛肉，牛乳	たまねぎ
みそしる		とうふ，わかめ，みそ	だいこん，わかめ
サラダ	マヨネーズ		レタス，きゅうり，トマト
デザート		ヨーグルト	りんご

(1)　炭水化物・しぼうをふくむものは「おもにエネルギーのもとになる食品」，たんぱく質・無機質(ミネラル)をふくむものは「おもに体をつくるもとになる食品」，ビタミンをふくむものは「おもに体の調子を整えるもとになる食品」に分類される。これをもとに表１の食品を分類すると，上の表のようになるので，色のついた５つが空らんになる。なお，調味料である塩は，これらの分類にふくまない。

(2)　みそしるに入れるだいこんはわかめやとうふに比べて火が通りにくいので，これをはじめに入れるとよい。

2　洗たく表示

国際的に使われている表示では，アイロンの温度をアイロンの絵の中の点の数で表す。アイロンの中の点が１つの場合は110℃以下，２つの場合は150℃以下，３つの場合は200℃以下の温度でアイロンをかけることを示すので，ウがまちがっている。

3　地域で気持ちよく生活するためのくふう

まず，自分の行動が近隣《きんりん》の人々のめいわくになっていないかどうかを考え，できることを書くことが考えられる。マンションのような集合住宅に住んでいれば，生活の中で出るさまざまな音に気をつける必要がより大きいだろうし，家の前の道路に自転車を放置すると交通のさまたげになる。あるいは，近隣の人々に会ったときには元気よくえがおであいさつしたり，地域の行事に積極的に参加して，地域の人たちとの交流を増やしたりすることも，近隣の人々と気持ちよく生活することにつながるだろう。

国　語　（理科と合わせて50分）

解　答

一 ⑴　ウ　⑵　たが　⑶　ア　⑷　イ　⑸　イ　⑹　（例）　かつて居場所がなくつらかった自分が，今の雄大のただひとつの居場所をうばったこと。　⑺　真っ黒な巨人みたいな山　⑻　ウ　⑼　下記を参照のこと。　二 ⑴　ウ　⑵　ウ　⑶　エ　⑷　ア　⑸　エ　⑹　ウ（と）エ　⑺　ア　⑻　ウ（と）オ

●漢字の書き取り

一 ⑼　平静

解　説

一 **出典は八束澄子《やつかすみこ》の『ぼくらの山の学校』による。**トランプ遊びをするうち，雄大《ゆうだい》のずるを「ぼく」（壮太《そうた》）たちみんなで責めてしまい，センターから飛び出していった雄大が見当たらず大騒《おおさわ》ぎになった場面である。

⑴　「ぼく」は「右隣《みぎどなり》の雄大からことごとくババを引かされ」，そのたび雄太が「うしししし」と笑うので，ババを持っていることが「バレ」て「負けがたてこん」でいる。この状況《じょうきょう》で「ふてくされた」のだから，ウが合う。「ふてくされる」は，不満から投げやりになったり反抗《はんこう》的になったりすること。

⑵　「たがはずれる」は，束縛《そくばく》が解けて収拾がつかなくなること。「たが」は，桶《おけ》や樽《たる》などがばらばらにならないように周囲にはめる輪。

⑶　今まで雄大がやってきた「ずる」や「うそ」をあげつらい，全員で「こうげきを始めた」場面である。「ぼく」もまた，「そうだよ～ぬすみ食いしてバレたときだって～うそつきやがった」とまくしたて，追い打ちをかけているので，アがよい。ア以外は，雄大に対するこれまでの不満が「とまらない」ようす，「これでもか，これでもかというくらい」悪口が噴《ふ》き出していることに焦点《しょうてん》が合っていない。

⑷　「大そうどうの中」，「ぼく」は雄大のひざの下にあった札を拾い上げ，「やっぱりキングだ」と思って「にんまり笑っ」ている。また，「周りの子供たち」ばかりでなく，「ぼく」自身も「これでもかというくらい」悪口を言っていたのだから，イがふさわしい。

⑸　雄大がいなくなり，「まずいな」とつぶやいたセンター長の「仁王顔」を見て，「ぼく」は不安になったものの，まだ「そのへんに隠《かく》れてすねてんだろ」と考えていた。しかし，屋内にも屋外にも雄大の姿が見えず緊張《きんちょう》感の高まる中，「ぼく」は「だいじょうぶなのか」と「胸がさわぎ始め」ている。この経緯《けいい》を正確にまとめているのはイである。イ以外は，探しても雄大の姿が見えない点をおさえていない。

⑹　続く部分から読み取る。「みんなで，雄大一人をこうげきしたよね」という沙也《さや》のつぶやきを聞いた「ぼく」は，雄大への仕打ちを悔《く》やんでいる。「学校でも家でも居場所をなくし」，センターに来て「やっと，みんなのいるここがぼくの居場所」だと思えるようになった経験をしていながら，「ぼく」は「今の雄大にとってたったひとつの居場所であるここを，うばうようなことをした」と気づいたのである。これをふまえ，センターが今の雄大のたったひとつの居場所である点を入れて

まとめる。

⑺　少し後で，「真っ黒な巨人《きょじん》みたいな山」と表されている。「巨人」は，巨大な身体で超人《ちょうじん》的な能力を発揮する存在。ここでは，人の手に余る自然の「おそろしさ」をたとえている。

⑻「あんなとこ」とは，⑺でみた「夜の山」を指す。山肌《やまはだ》にちらつく「たよりない光」から，雄大を探しに行った元さんの居場所がわかり，「ぼく」は「あんなとこまで上ったんだ」と思っている。その状況で，「ぼく」の「こぶしに握《にぎ》った」手のひらに「爪《つめ》が食いこんでいた」のだから，切《せっ》迫《ぱく》した雰囲気《ふんいき》に緊張しているのが読み取れる。よって，ウがふさわしい。なお，ア，エには，雄大を案じる気持ちが盛りこまれていない。また，イのように「きっと見つかる」という確信はない。

⑼「平静」は，おだやかで落ち着いたようす。

二　出典は田中《たなか》 修《おさむ》の『植物のひみつ―身近なみどりの“すごい”能力』による。共通の性質を多く持つウメとサクラについて，一方にはあっても他方には見られない特徴《とくちょう》に着目し，身近なことわざなどを紹介《しょうかい》しつつウメとサクラのちがいを説明している。

⑴　Ⅰ　梅干しは酸《す》っぱいのに「アルカリ性食品」と言われているという文脈なので，前のことがらを受けて，それに反する内容を述べるときに用いる「ところが」がよい。ここで，アとエが外れる。　　Ⅱ　ウメの枝を切らなければならない理由が述べられた後，枝を切っても病気になりにくいという説明が続くので，前のことがらに別のことをつけ加えるときに使う「さらに」が入る。これでウに決まる。

⑵　続く部分で，「おいしい香《かお》り」を発散する葉は，塩づけにして桜もちに使うと述べられているので，ウがよい。なお，特徴についての具体例はすべて「人間」とのかかわりに主眼《しゅがん》が置かれており，次の段落の「虫のいやがる香り」は補足にあたるので，アとエは合わない。また，イの「人間」との共生はウメにもいえるので，正しくない。

⑶　ウメがサクラをうらやむ例として，誰《だれ》もが知る「童謡《どうよう》や唱歌に歌われること」が取り上げられている。ウメを題材とした「小唄《こうた》」もあるが，「多くの人に口ずさんでもらえるもの」ではないというのだから，イかエにしぼられる。ただし，ウメをあつかった「小唄」については，「ウメは咲《さ》いたか，サクラはまだかいな」と「歌われることがあります」と述べられるにとどまっており，「小唄」でよく歌われる題材かどうかは読み取れないので，「ウメは小唄には歌われても」とあるイはふさわしくない。

⑷　ア　「香り十里」とは，遠くまでウメの香りがただようことを言っている。風に乗れば十里も飛ぶのは，ウメの香りが強いからである。　　イ　「香り」が「風に乗りやすい」のは，ウメに限らないので合わない。　　ウ　遠くまで香りが届くことと「質」の関係は述べられていない。ウメの香りの「質」の高さは，「馥郁《ふくいく》」という語を使う点に表れている。　　エ　ウメの香りにちなむ「語」は，その存在の有無が要《かなめ》なのではなく，その語で表される特徴を述べるためのものである。

⑸「これ」は，ウメの「果実」を指す。続く部分で，梅の果実は人に「いろいろ利用され」るが，サクラの実は「人間が食用とするものではない」と説明されているので，エがよい。

⑹　少し後で，燃やして残った物質は「食品を食べて体内で消化したあとにからだに残るもの」と同じだと述べられている。だから，アルカリ性か酸性かは食品を「燃やしたあとの状態で決める」というのである。よって，ウとエが合う。

⑺　続く部分で，筆者はウメの枝を切らなければならない理由と，枝を切っても病気になりにくく

「盆栽《ぼんさい》」に適していることを説明したうえで，サクラは枝を切ると「病気になりやすい」ため「盆栽」に適さないと述べている。よって，アが正しい。

⑻　ウメとサクラの「ちがい」について，「ウメがサクラをうらやんでいる」「サクラがウメをうらやんでいる」と，擬人《ぎじん》化した視点から説明しているので，オが合う。また，ことわざを取り上げて，自然科学的な事実から説明しているので，ウもよい。

2018年度　筑波大学附属中学校

〔電　話〕(03) 3945－3231
〔所在地〕〒112-0012　東京都文京区大塚1－9－1
〔交　通〕東京メトロ丸ノ内線－「茗荷谷駅」より徒歩10分
東京メトロ有楽町線－「護国寺駅」より徒歩7分

【算　数】（社会と合わせて50分）

（注意）三角定規，コンパス，分度器，角度の測れる定規などは机の上に出してはいけません。直定規，えんぴつまたはシャープペンシル，消しゴムだけを机の上に出しなさい。

1　次の各問いに答えなさい。

(1)　$1\frac{2}{5}\div0.4+3.2-0.2\times\frac{5}{2}$　を計算しなさい。

(2)　$5\frac{1}{2}$ mのリボンがあります。$\frac{1}{3}$ mずつ切り取ると，何本切り取れて何m余りますか。

(3)　赤玉と白玉が7：13の割合《わりあい》で袋《ふくろ》の中に入っています。この袋の中に赤玉3個，白玉2個を加えたところ，赤玉と白玉は9：16の割合になりました。最初の袋の中に入っていた赤玉は何個ですか。

(4)　$\frac{2}{11}$＝0.181818…のように，$\frac{2}{11}$は1と8の数字がくりかえされる小数で表すことができます。8と1の数字がくりかえされる0.818181…を分数で表しなさい。

(5)　けんたさんは2時間55分で完走する予定で30km走に挑戦《ちょうせん》しましたが，20km走った時点で出発してから2時間5分経過していることに気がつきました。予定時間で完走するためには速さをそれまでの何倍にする必要がありますか。

(6)　重さが異なる4つのおもりA，B，C，Dがあります。この4つのおもりからいくつか選んでてんびんにのせたところ，次の図のような関係になりました。

4つのおもりA，B，C，Dを，解答用紙に左から軽い順に答えなさい。

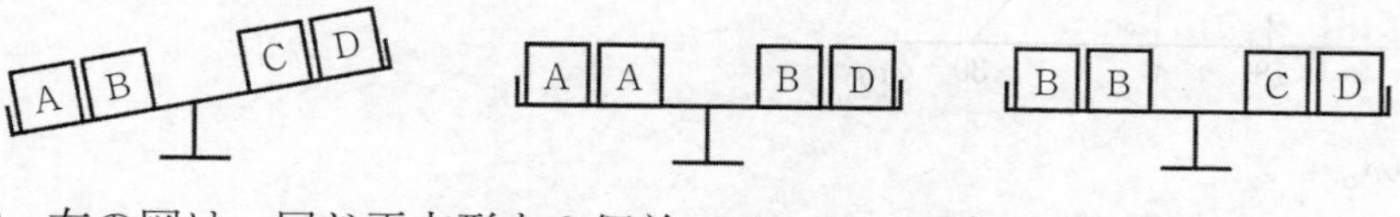

(7)　右の図は，同じ正方形を9個並べて，1つの大きな正方形をつくったものです。図のように2つの直線が交わっているとき，あの角度は何度ですか。

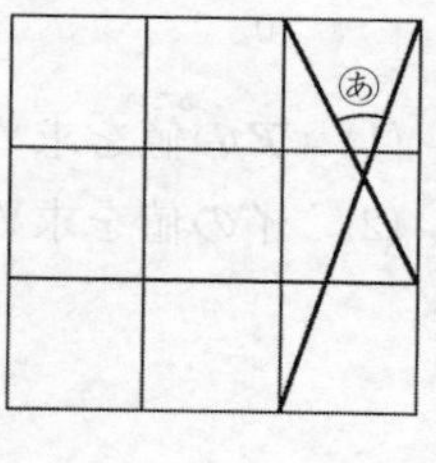

2　ゆりさんはA，B，Cの3つの水そうで熱帯魚を飼っています。3つの水そうの体積と水そうの中にいる熱帯魚の割合は**図1**，**図2**のようになっていて，Aの水そうの体積は$0.06\mathrm{m}^3$で，$1\mathrm{m}^3$当たり250匹《ぴき》の熱帯魚が入っています。ゆりさんは熱帯魚を5匹増やすことにし，3つの水そうに入る$1\mathrm{m}^3$当たりの熱帯魚の数が同じになるように入れ直したいと考えました。

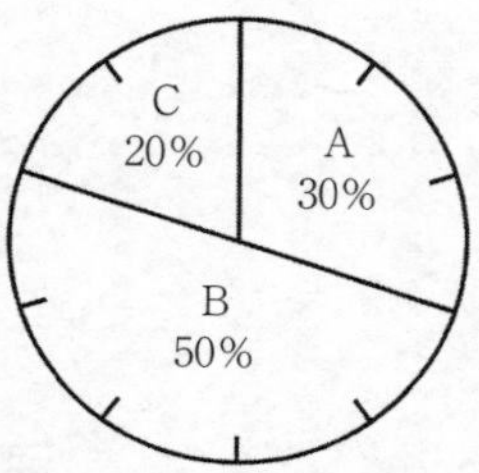

図1　水そうの体積の割合

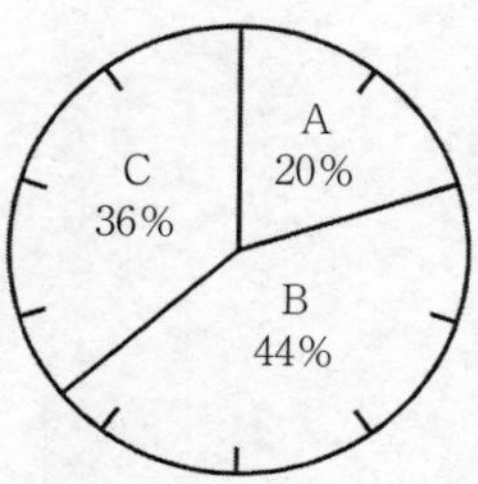

図2　熱帯魚の割合

入れ直した後，Cの水そうには何匹の熱帯魚が入っていますか。

3　下の図のように立方体を規則的に重ね，底の面も含《ふく》めてすべての表面をペンキで塗《ぬ》ります。7段まで積み上げたとき，1面だけが塗られた立方体の個数を求めなさい。

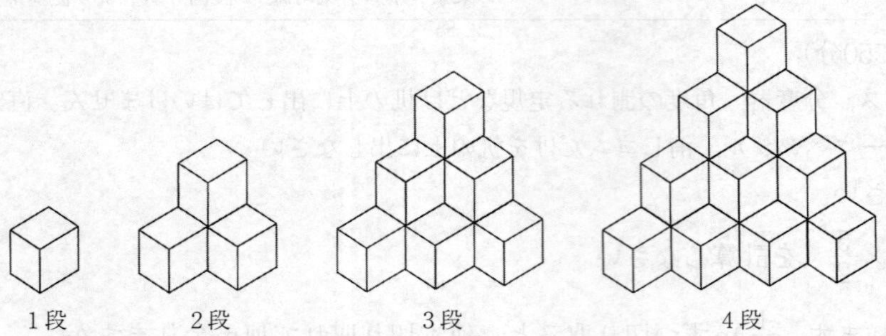

4　30cm 離《はな》れた2地点A，Bがあります。点P，Qはそれぞれ点A，Bから同時に出発し AB 間を一定の速さで往復します。点P，Qが1回目に出会った後，点PはBに，点QはAに着いてから折り返し，点P，Qは2回目に出会い止まりました。下のグラフは出発してからの時間とPQ間の距離《きょり》を表したものです。後の各問いに答えなさい。

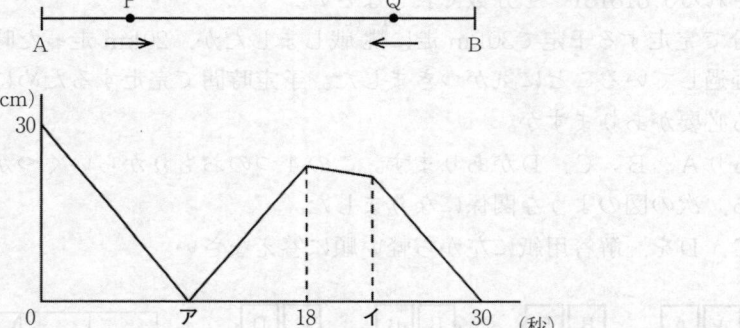

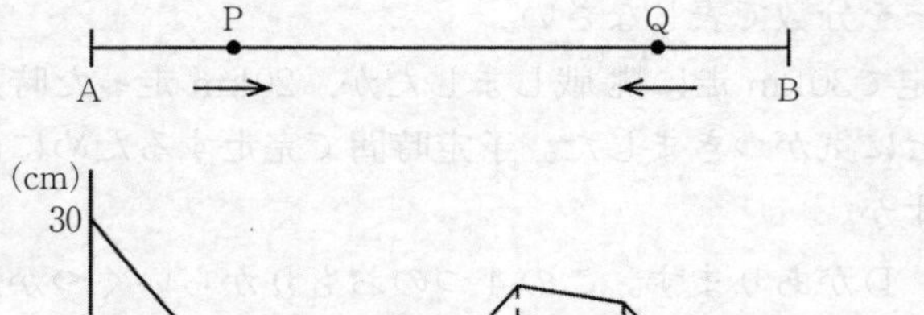

(1)　アの値《あたい》を求めなさい。

(2)　イの値を求めなさい。

5 下の図は，中身の見える立方体の容器の中に入れた棒を，正面と真上から見たものです。

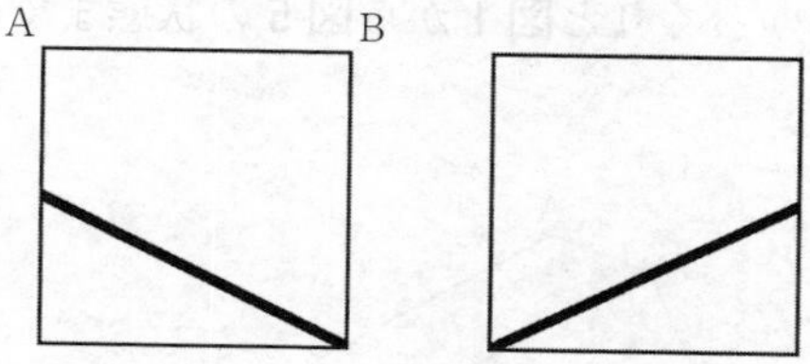

正面　　真上

下の見取図において，棒はどのように見えますか。解答用紙にかきなさい。

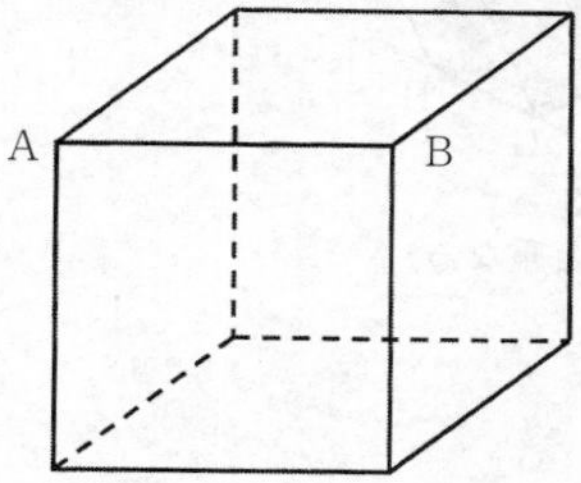

6 下の図は，平行四辺形の紙から大きさの異なる平行四辺形の紙を切り取ったものです。この紙を１本の直線で二等分するためには，どのように切ればよいですか。切り目を解答用紙にかきなさい。なお，切り目をかく際に用いた線は消さないでおくこと。

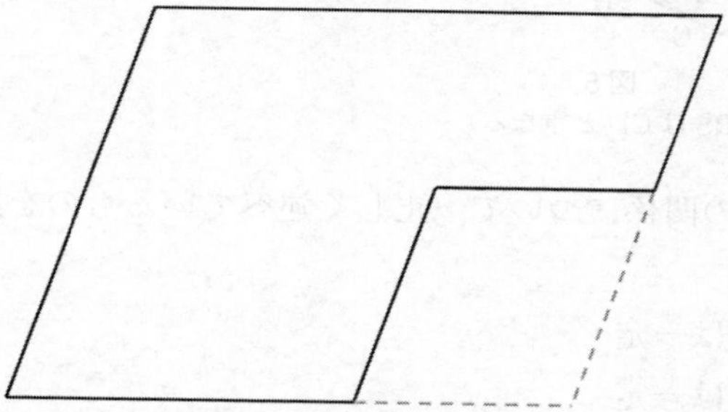

7 右の**図１**のように，円形の折り紙を，直径を折り目として半分に折ります。半分に折ったあと，**図２**のように直線で切り目を入れて開き，いくつに分かれているかを調べます。例えば，**図２**のような１本の直線で切り目を入れて開くと，もとの円形の折り紙は３つの部分に分かれます。

３本の直線で切り目を入れて開いたところ，もとの円形の折り紙は８つの部分に分かれました。どのように切り目を入れましたか。切り目を解答用紙にかきなさい。

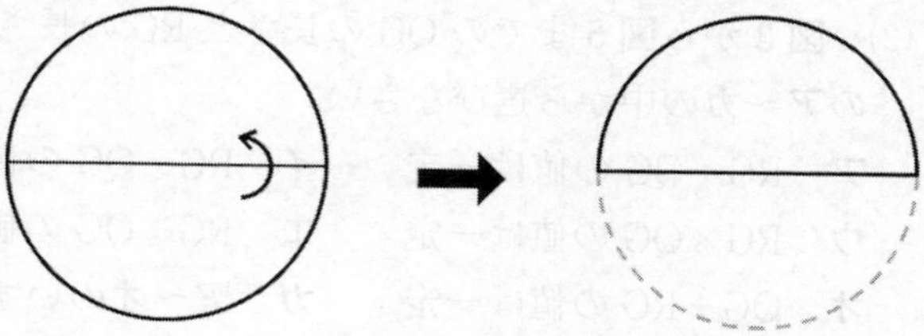

図１

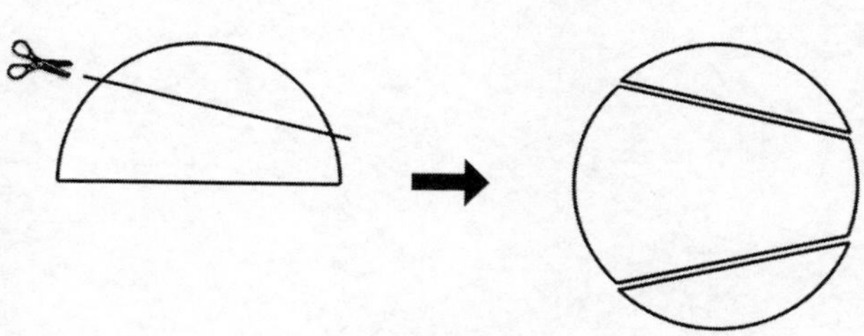

図２

8　１辺が10cmのリットルますに，深さ３cmまで水を入れて机の上に置きました。

辺GHを机の上につけたまま水がこぼれないようにゆっくりと**図１**から**図５**の状態まで傾《かたむ》けました。後の各問いに答えなさい。

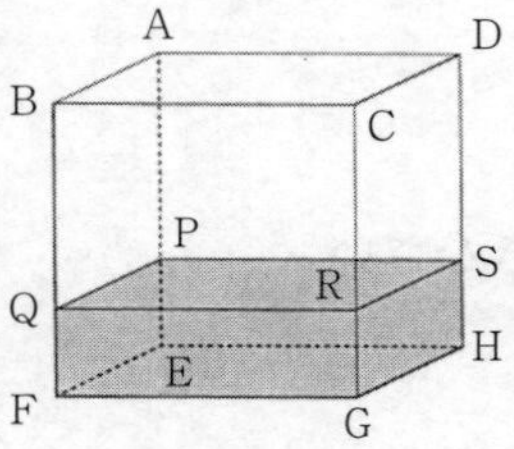

図１

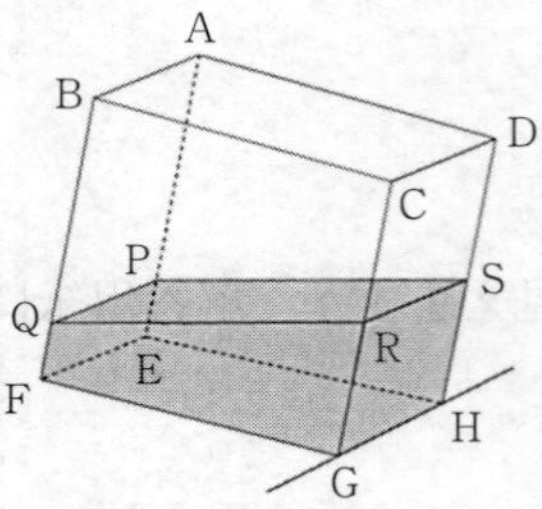

図２

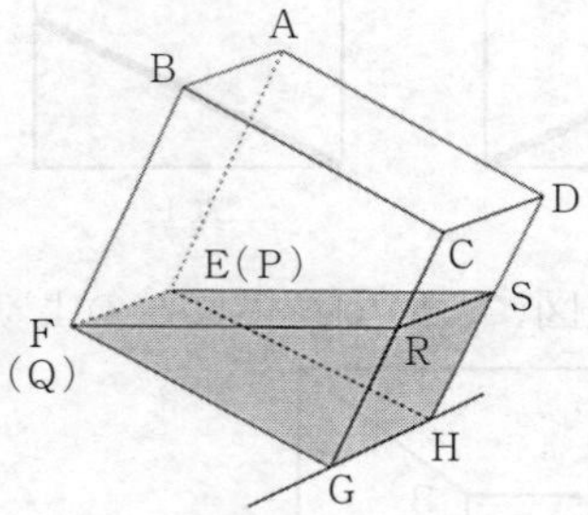

図３
（PQはEFと重なる）

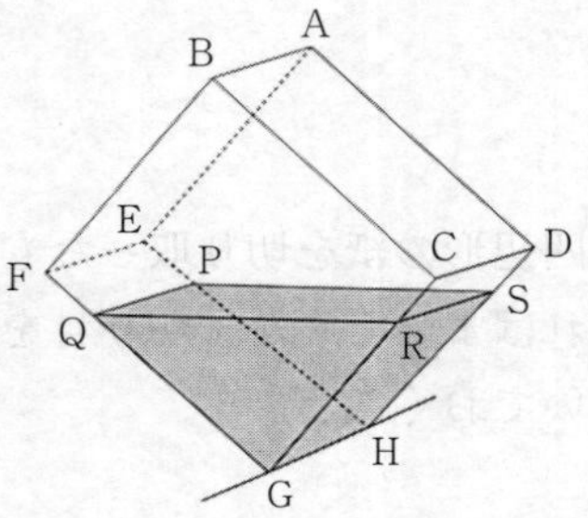

図４

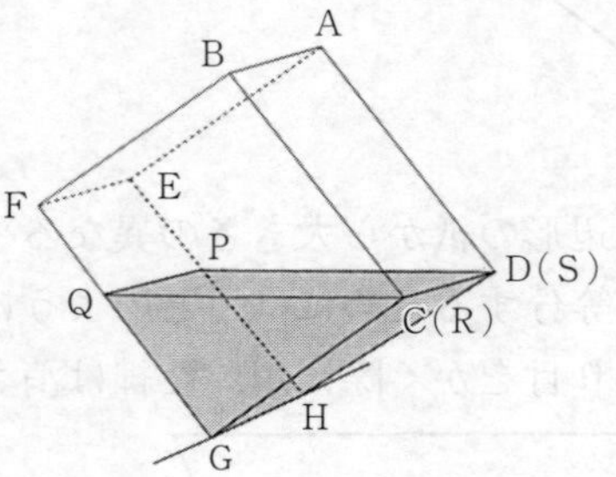

図５
（RSはCDと重なる）

(1)　**図１**から**図３**までのQFの長さとRGの長さの関係について，正しく述べているものを，次の**ア**～**カ**の中から選びなさい。

ア　RG＋QFの値は一定　　**イ**　RG－QFの値は一定

ウ　RG×QFの値は一定　　**エ**　RG÷QFの値は一定

オ　QF÷RGの値は一定　　**カ**　**ア**～**オ**のいずれでもない

(2)　**図３**から**図５**までのQGの長さとRGの長さの関係について，正しく述べているものを，次の**ア**～**カ**の中から選びなさい。

ア　RG＋QGの値は一定　　**イ**　RG－QGの値は一定

ウ　RG×QGの値は一定　　**エ**　RG÷QGの値は一定

オ　QG÷RGの値は一定　　**カ**　**ア**～**オ**のいずれでもない

9 下の**図１**のように，１から８までの数字が書かれた８つの正三角形でつくられた立体があります。**図１**で頂点Ａ，Ｂを上下にして，①の方向から頂点Ｃを正面に見たものが**図２**，②の方向から頂点Ｄを正面に見たものが**図３**です。

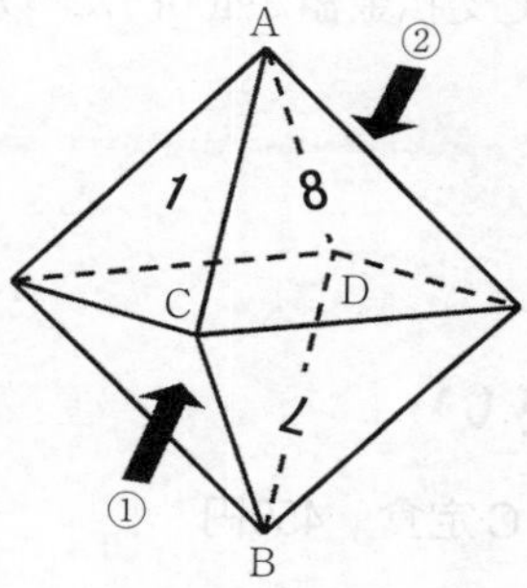

図１

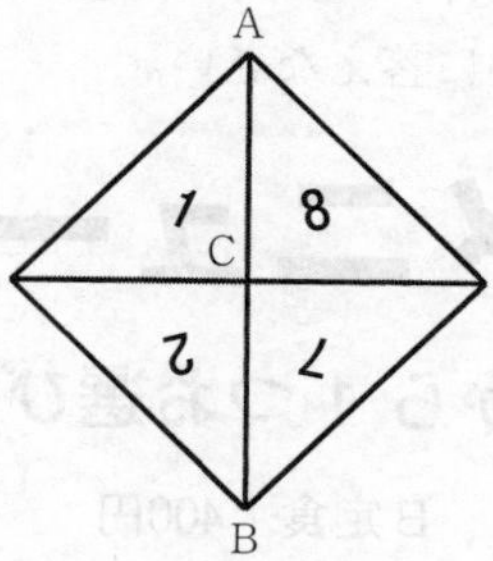

図２

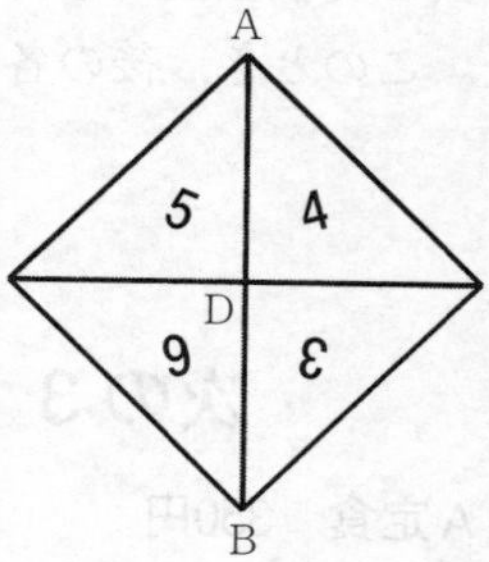

図３

この立体で次の展開図を考えるとき，面㋐と面㋑として正しいものを，**ア**～**カ**の中から選びなさい。

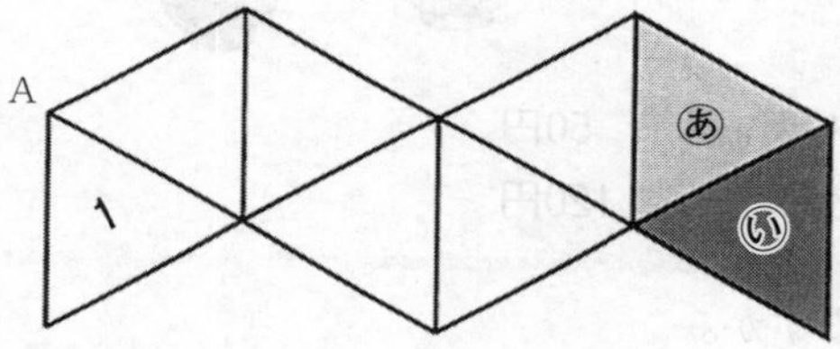

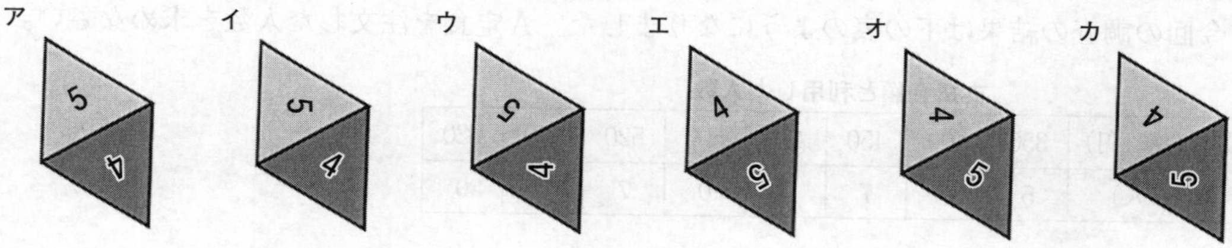

10　ある食堂では，350円のＡ定食，400円のＢ定食，450円のＣ定食があり，そのうちからどれか１つを選んで注文します。また，追加として，50円でごはん大盛りを，120円でサラダを選ぶことができます。ある時間帯に，この食堂を利用した人数と支払《しはらい》金額を調べたところ，Ａ定食を注文した人の支払金額の平均は417円であり，Ｂ定食を注文して支払金額が400円だった人は６人でした。このとき，後の各問いに答えなさい。

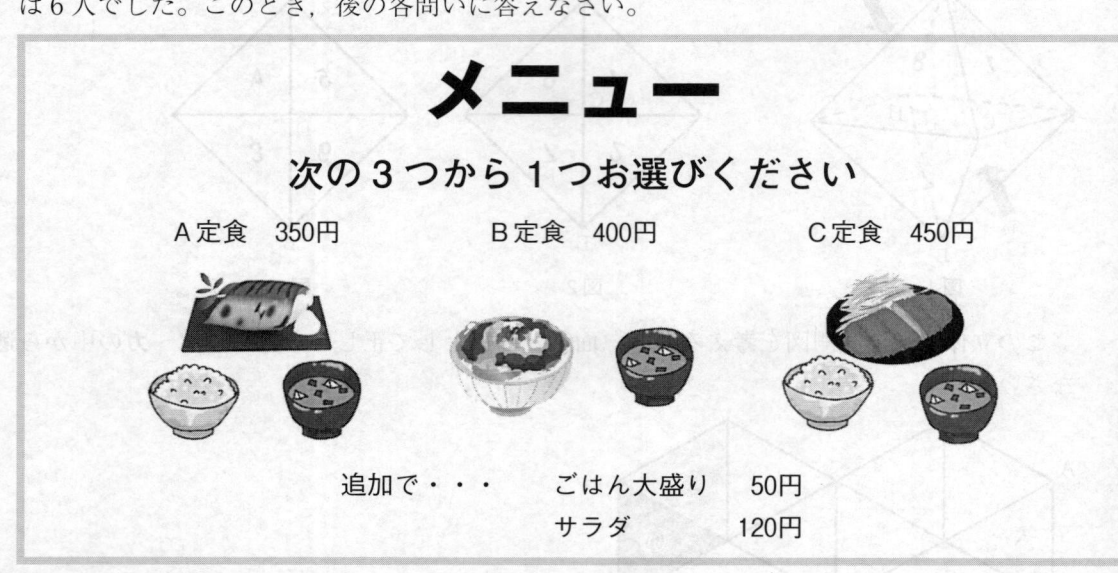

メニュー

次の３つから１つお選びください

Ａ定食　350円　　Ｂ定食　400円　　Ｃ定食　450円

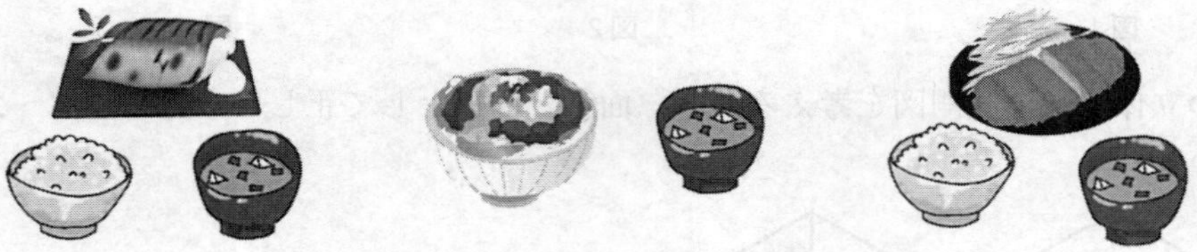

追加で・・・　ごはん大盛り　50円
サラダ　120円

(1)　この食堂での注文の仕方は，全部で何通りありますか。

(2)　今回の調査の結果は下の表のようになりました。Ａ定食を注文した人数を求めなさい。

支払金額と利用した人数

支払金額(円)	350	400	450	470	500	520	570	620
人数(人)	5	14	7	5	0	7	0	0

【社　会】（算数と合わせて50分）

1　あきさんが，筑波大学附属《ふぞく》中学校の周辺のようすを地球儀《ちきゅうぎ》ソフトを用いて調べたところ，次の写真のように富士山の方向に**X**の高層ビル群が見えました。この**X**の位置にあてはまるものを，下の地図中の**ア**～**エ**の中から選びなさい。

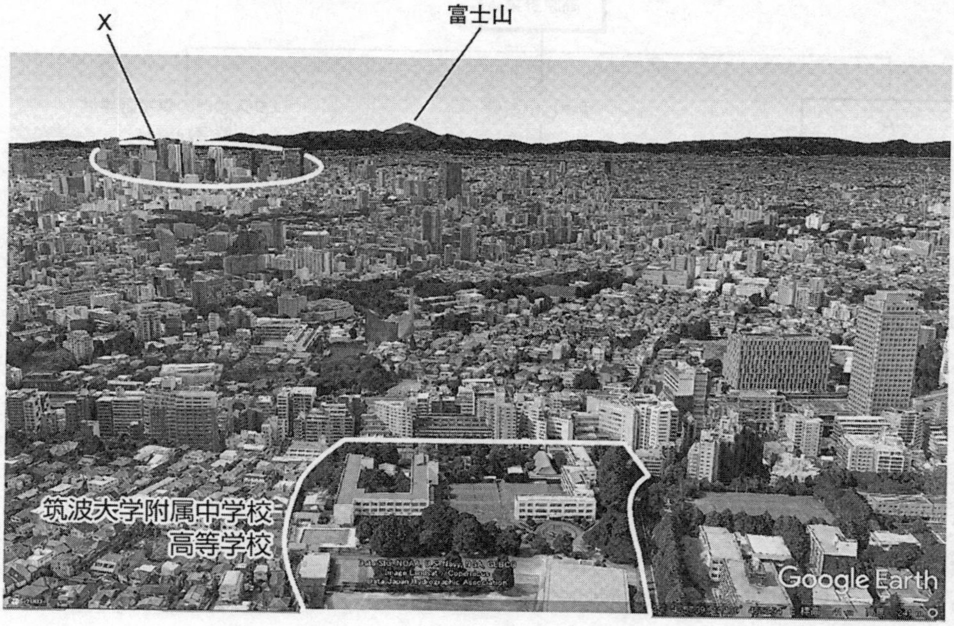

（「グーグル・アース」より作成）

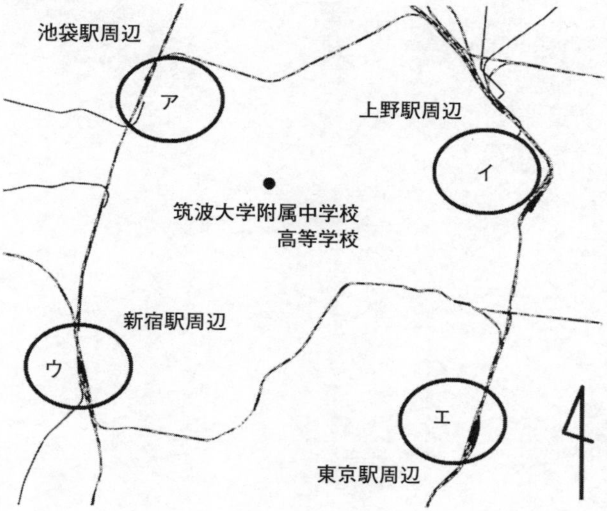

2　けんとさんは，なぜ長野県でレタスなどの高原野菜の生産がさかんになったのか，後の**資料1**，**資料2**を用いて調べ，次の図のようにまとめました。図中の空らん A ～ D にそれぞれ最もよくあてはまるものを，下の**ア**～**オ**の中から選びなさい。

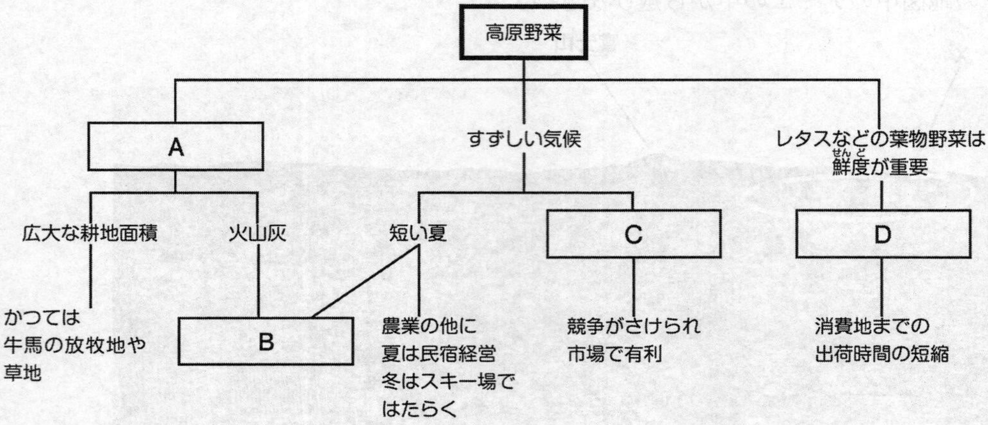

ア　高原野菜の産地は火山のふもとに集中している

イ　高速道路が整備され，消費地への輸送の便がいい

ウ　葉がしっかりして日持ちするレタスが生産できる

エ　自然条件から他の作物を栽培《さいばい》して出荷することが難しい

オ　他の産地と出荷の時期をずらすことができる

資料１　東京市場における産地別レタス出荷量

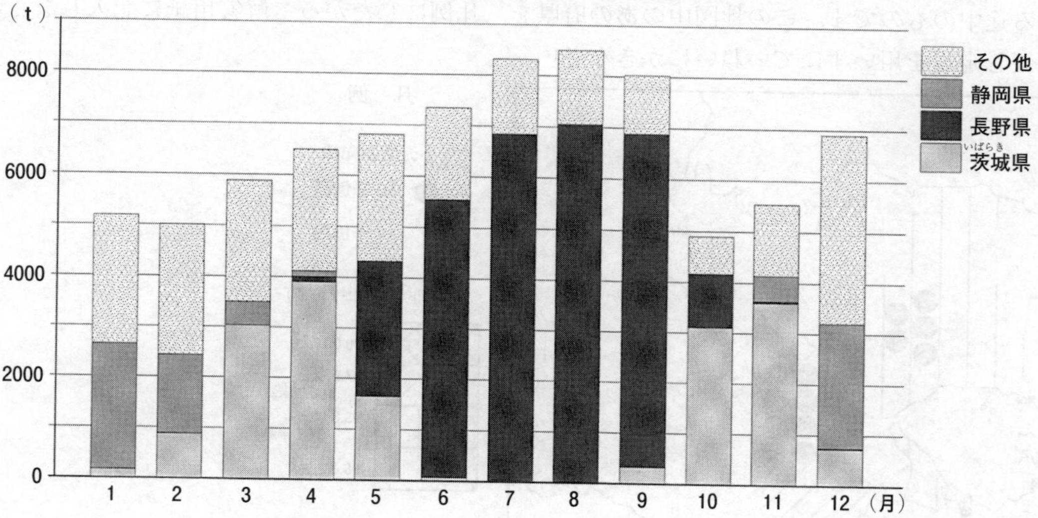

(東京都中央卸売《おろしうり》市場「平成28年 市場統計情報」より作成)

資料２　高原野菜の産地とおもな火山

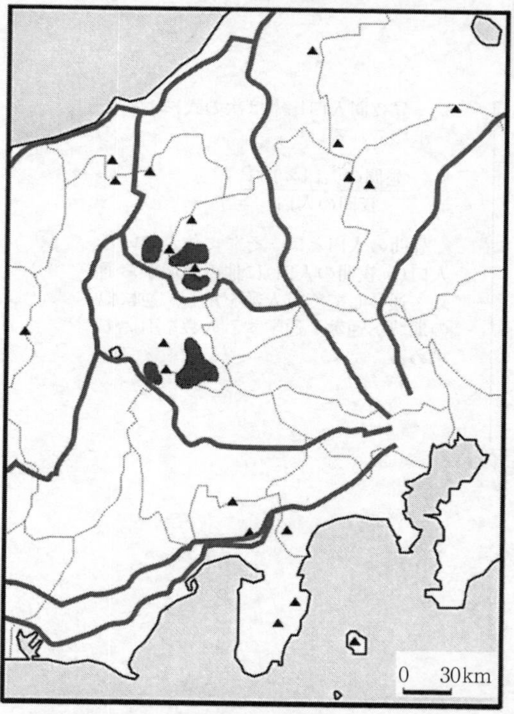

3　次の地図は後の表に示された「小売業販売《はんばい》額」と「※昼夜間人口比率」とをえがこうとしている途中《とちゅう》のものです。この地図中の**あ**の府県を，凡例《はんれい》にしたがって解答用紙に記入しなさい。ただし定規を用いずにていねいにかきなさい。

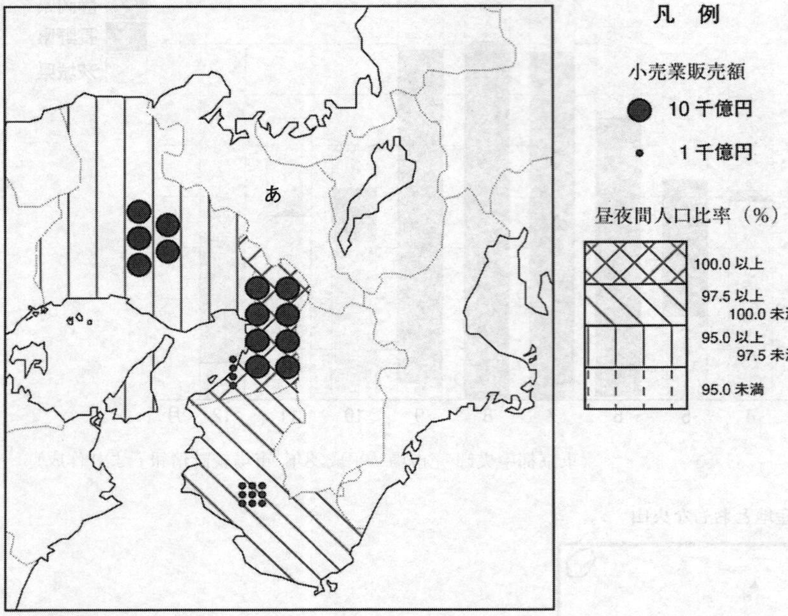

府県名 （五十音順）	小売業販売額 （2014年）	※昼夜間人口比率 （2015年）
	千億円	%
大阪《おおさか》府	84	104.4
京都府	26	101.8
滋賀《しが》県	13	96.5
奈良《なら》県	11	90.0
兵庫《ひょうご》県	50	95.7
三重《みえ》県	17	98.3
和歌山県	9	98.2

（「2014年　商業統計」，「2015年　国勢調査」による）

※　昼夜間人口比率は次の式によって求められる。

$$\frac{\text{昼間の人口} \times 100}{\text{夜間の人口}}$$

昼間の人口とは，そこに住んでいる人口（＝夜間の人口）に他の地域から通勤・通学してくる人数を足し，逆に他の地域へ通勤・通学する人数を引いて求める。

4　次の地図中の**A**～**D**の各地域は，それぞれ隣《とな》り合う４つの県をまとめたものです。後の２つのグラフは，**A**～**D**の農業と工業の特色を表しています。**A**と**B**の地域にあてはまるものを，**ア**～**エ**，**オ**～**ク**の中からそれぞれ選びなさい。

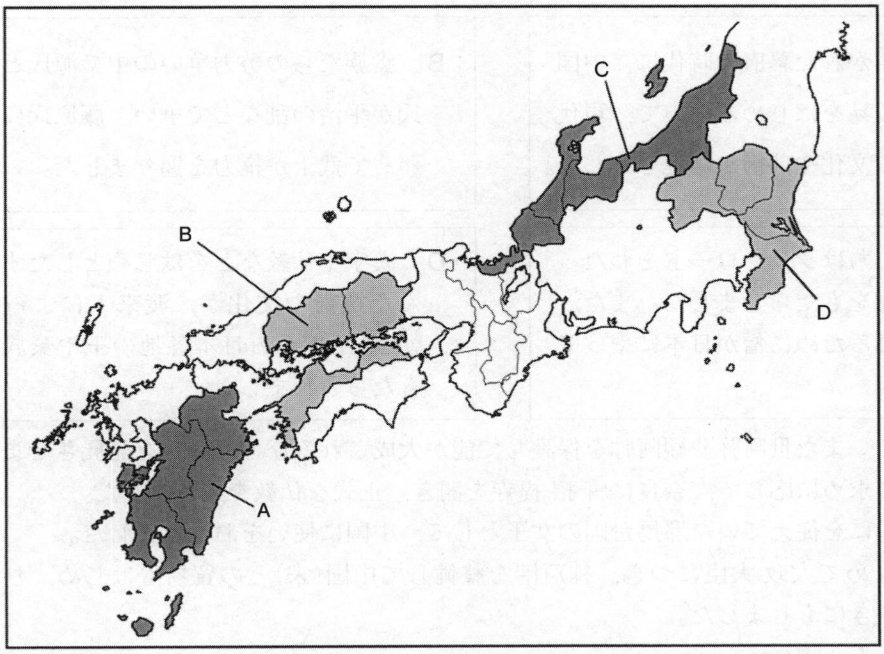

４つの地域の農業生産額とそのうちわけ（2015年）

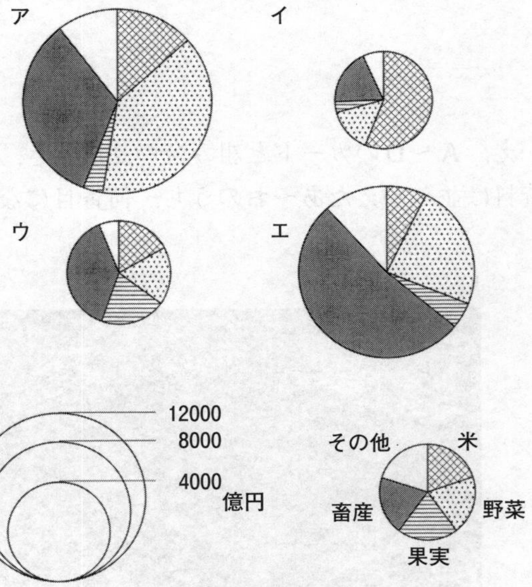

（「2015年 生産農業所得統計」より作成）

４つの地域の工業出荷額と工場数（2014年）

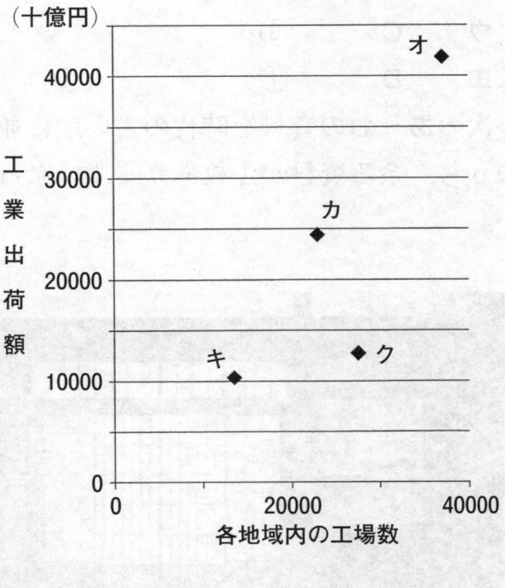

（「2014年 工業統計表」より作成）

5 次の各問いに答えなさい。

(1) 次の**A**～**D**のカードの時代に活やくした人物の説明として，あてはまるものを下の①～④の文から選びます。そのとき，カードと人物の組み合わせが正しいものを，後の**ア**～**エ**から選びなさい。

A 京都に開かれた幕府《ばくふ》の時代に，中国(明《みん》)との貿易をはじめる一方で，現代につながる文化や芸術が発達しました。

B 貴族たちの勢力争いの中で源氏《げんじ》と平《へい》氏《し》が平治《へいじ》の乱などで争い，藤原氏にかわって武士が権力を握《にぎ》りました。

C 留学生たちはシルクロードをわたってきた宝物をもたらしました。また，仏教を広めるために僧《そう》が日本にやってきました。

D 漢字や仏教などをはじめとしたすすんだ技術や文化が，渡来人《とらいじん》によって朝鮮《ちょうせん》半島から日本各地の王や豪族《ごうぞく》にもたらされました。

① 金閣《きんかく》を建て，また世阿弥《ぜあみ》や観阿弥《かんあみ》を保護して能が大成されるなど，文化を発展させました。
② 聖武《しょうむ》天皇《てんのう》の求めに応じて，奈良に唐招提寺《とうしょうだいじ》を開き，正式な仏教を広めました。
③ 30ほどのくにを従えていた邪馬台国《やまたいこく》の女王として，中国に使いをおくりました。
④ 武士ではじめて太政大臣《だじょうだいじん》につき，神戸《こうべ》港を整備して中国(宋《そう》)との貿易もはじめ，むすめを天皇のきさきにもしました。

	カード	人物
ア	**A**	②
イ	**B**	④
ウ	**C**	③
エ	**D**	①

(2) 次の**あ**～**お**の資料を時代の古い順に並べかえ，**A**～**D**のカードと組み合わせたとき，**あ**～**お**のうち，余る資料が1枚あります。余った資料は並べかえた**あ**～**お**のうち，何番目になりますか。

あ

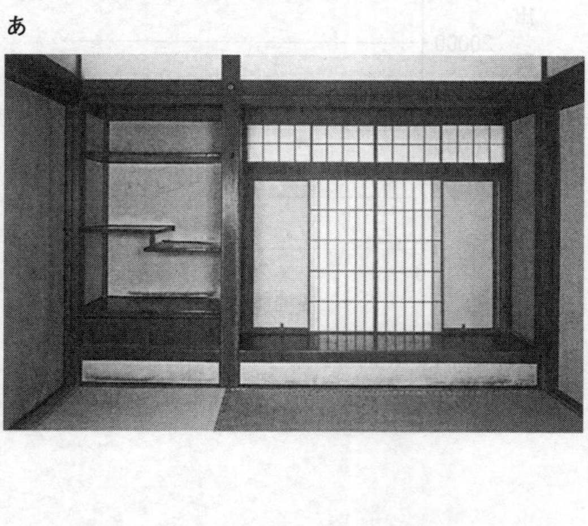

い

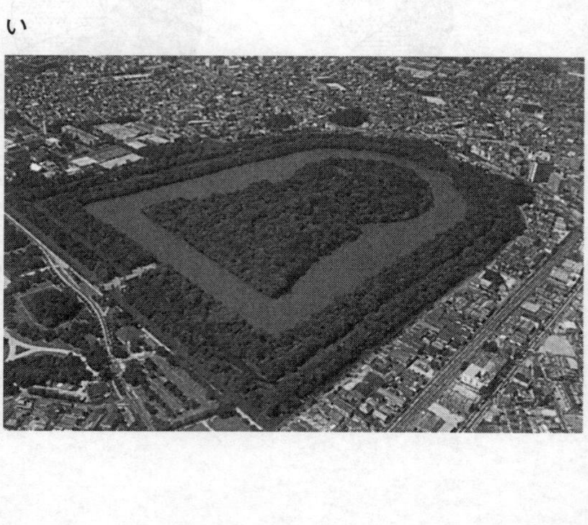

う

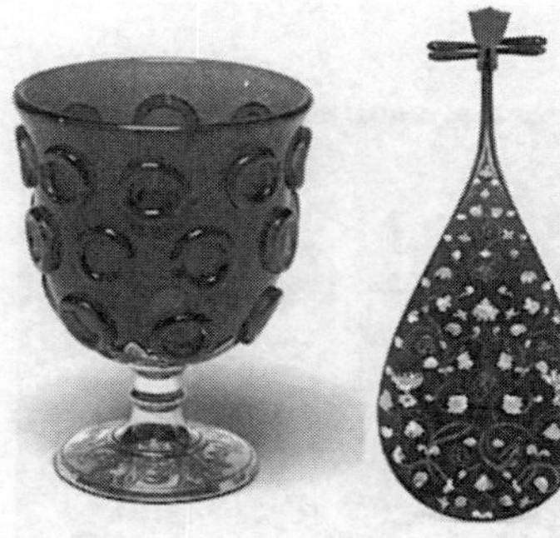

え

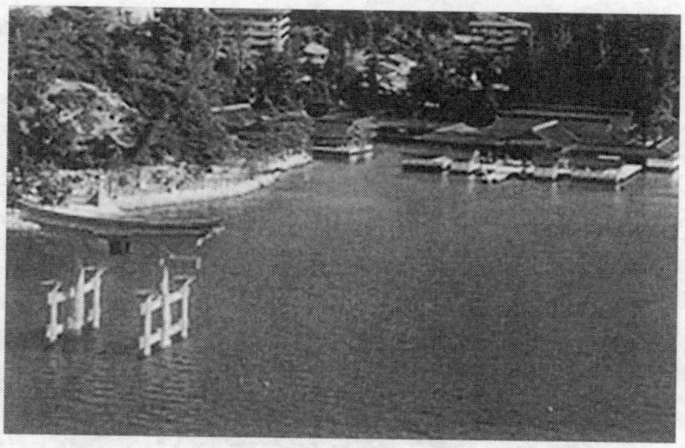

お

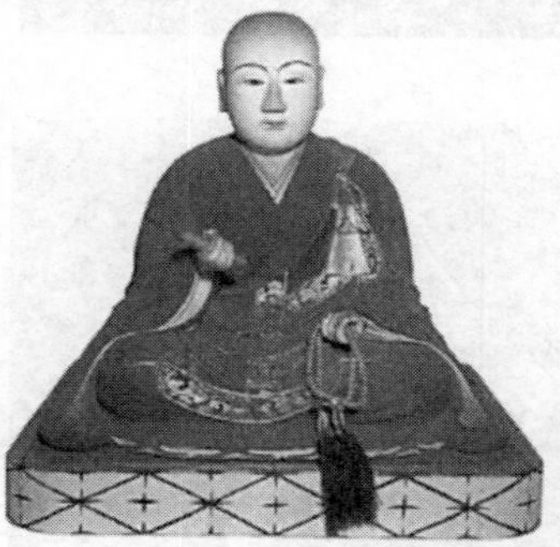

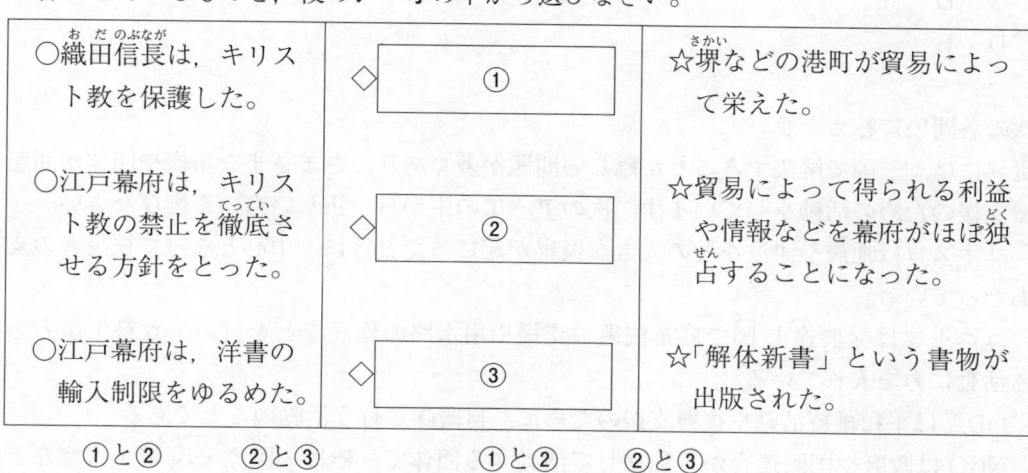

6　まさみさんは，歴史のノートを整理して，社会の動きや変化の流れをまとめてみることにしました。次の各問いに答えなさい。

(1)　次の表は，○によって◇のことがらが起こり，さらに☆という結果につながっていったことを示そうとしているものです。

表中の①と②，②と③の内容に共通して深いかかわりをもっている国名をそれぞれ正しく組み合わせているものを，後の**ア**～**オ**の中から選びなさい。

○織田信長《おだのぶなが》は，キリスト教を保護した。	◇ ①	☆堺《さかい》などの港町が貿易によって栄えた。
○江戸幕府は，キリスト教の禁止を徹底《てってい》させる方針をとった。	◇ ②	☆貿易によって得られる利益や情報などを幕府がほぼ独《どく》占《せん》することになった。
○江戸幕府は，洋書の輸入制限をゆるめた。	◇ ③	☆「解体新書」という書物が出版された。

	①と②	②と③		①と②	②と③
ア	アメリカ	オランダ	**イ**	オランダ	アメリカ
ウ	オランダ	ポルトガル	**エ**	ポルトガル	アメリカ
オ	ポルトガル	オランダ			

(2)　表中の①と②の内容との関係が最も深い船を，次のA～Dからそれぞれ正しく組み合わせているものを，後の**ア～オ**の中から選びなさい。

A

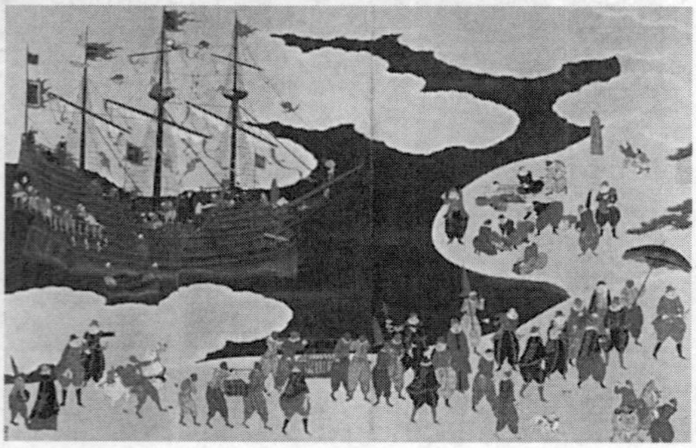

B

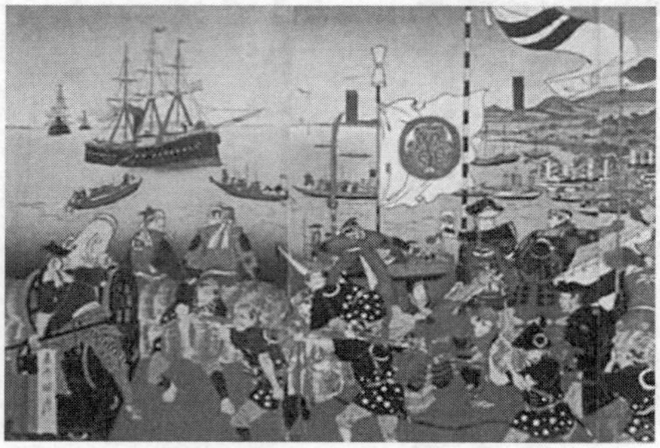

C

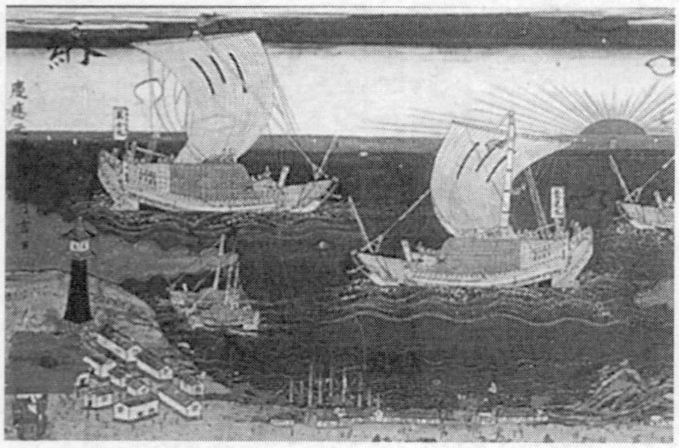

D

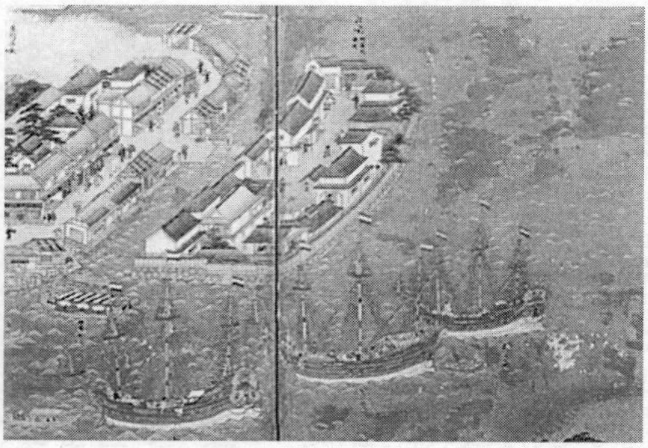

	①	②
ア	A	B
イ	A	D
ウ	C	A
エ	C	D
オ	D	B

7　次の各問いに答えなさい。

(1)　世界には，一国で解決することが難しい問題が多くあり，さまざまな組織や団体が問題の解決や支援《しえん》のための活動をしています。次の**ア～エ**の中から，正しいものを選びなさい。

ア　ユネスコは地震《じしん》や津波《つなみ》などの大きな災害が起こったときに，中心となって被災者の支援にあたっている。

イ　ユニセフは発展途上国《とじょうこく》で農業技術の支援や用水路の建設などを行い，食料生産力を高める活動に力を入れている。

ウ　ODAは平和維持《いじ》活動や復興支援のために，自衛隊が行う活動のことである。

エ　NGOは政府や国際連合から独立して活動する団体で，難民・医療《いりょう》・環境《かんきょう》・人権などの分野で活動を行っている。

(2)　国の政治を進める仕事は，国会，内閣，裁判所の3つの機関が分担して行っています。次の**A**，**B**の仕事が同じ機関で行われているものを，次の**ア～エ**の中から選びなさい。

	A	B
ア	天皇の国事行為《こうい》に助言と承認を行うこと	法律に従って実際の政治を行うこと
イ	法律にもとづいて裁判を行うこと	裁判官を裁く裁判を行うこと
ウ	予算を決めること	予算案を作成すること
エ	条約を結ぶこと	条約を承認すること

【理　科】（国語と合わせて50分）

1　次の文章を読んで，後の各問いに答えなさい。

私たちが住む地球には海や川，湖などに，水が液体の状態で存在しています。大気中には水蒸気が，北極周辺や南極大陸，高山などには氷が存在しています。地面や海面などから蒸発した水蒸気は雲となって雨を降らせ，地面や川，海などへもどってきます。また，植物や動物は常に水を取り入れており，体の中にも水が多くふくまれています。生物は，それらを食べることでも，体の中の水をおぎなっています。

このように，水は，生物や自然のはたらきをとおして循環《じゅんかん》していて，地球環境が一定に保たれていることにも役立っています。

(1)　水の性質やはたらきについて述べた次の**ア～カ**の中から，正しいものを**すべて**選びなさい。

ア　水が液体から気体に変化するのは表面だけで，液体の中から気体には変化しない。

イ　水は100℃に近づくとふっとうし，ふっとうしている間は，温度は変化しない。

ウ　水蒸気は目に見えないが，温度が下がると白い気体となって見えるようになる。

エ　氷が液体の水に浮くのは，水が氷になると体積が小さくなるからである。

オ　呼吸によってはき出した空気の中にも，水蒸気がふくまれている。

カ　地層の中に見られる砂や石の角が丸いのは，流れる水によってしん食されたからである。

(2)　次の①～③について，水が関わっているものには**○**を，水が関わっていないものには**×**を書きなさい。

①　アサガオの種子を土にまいたら，数日後に芽が出た。

②　人の体の中にできた不要なものが，体外に運ばれる。

③　メダカの体の中に取り入れられた養分が，体のすみずみまで運ばれる。

2　はるとさんは，季節ごとに公園の草むらや木にはどのようなこん虫がいるのかを観察し，記録をつけました。次の観察記録を読み，後の各問いに答えなさい。

公園のこん虫　　　　筑波　はると

結果

季節	日時	気温	見つけたこん虫のようす
春	4月25日 午後3時	23℃	アブラナの花のまわりにはモンシロチョウがたくさん飛んでいて，ナナホシテントウは葉についたアブラムシを食べていた。
夏	8月6日 午後6時	30℃	草むらにはオオカマキリがいて，木の枝にはセミのぬけがらがたくさんついていた。日が暮れてくるとクヌギの幹にカブトムシが飛んできた。
秋	10月20日 午後4時	19℃	草むらではコオロギやキリギリスなどのこん虫が鳴いていた。もう，セミの鳴き声は聞こえなかった。
冬	1月19日 午後3時	12℃	ほとんどの草が枯《か》れて，木の下には落ち葉が多かった。こん虫はほとんど見つからなかった。

(1) はるとさんは，春から秋にはたくさんのこん虫を観察することができましたが，冬にはほとんど見つけられなくなってしまいました。次の①～③のこん虫は，冬の間どのようにすごしますか。最も適当なものを，後の**ア**～**オ**の中からそれぞれ選びなさい。

① ナナホシテントウ　② オオカマキリ　③ カブトムシ

ア 成虫が落ち葉にかくれてすごす。
イ 成虫が暖かい地方に移動してすごす。
ウ よう虫が土の中にもぐってすごす。
エ よう虫が葉や枝でさなぎとなってすごす。
オ 成虫の多くは死んでしまうが，葉や枝に産みつけられた卵が春まで残る。

(2) はるとさんは観察するときに右の絵のように気温をはかりました。しかし，はるとさんのはかり方では正しく気温をはかることができていません。どこを，どのように直してはかればよいですか。次の**ア**～**オ**の中から**すべて**選びなさい。

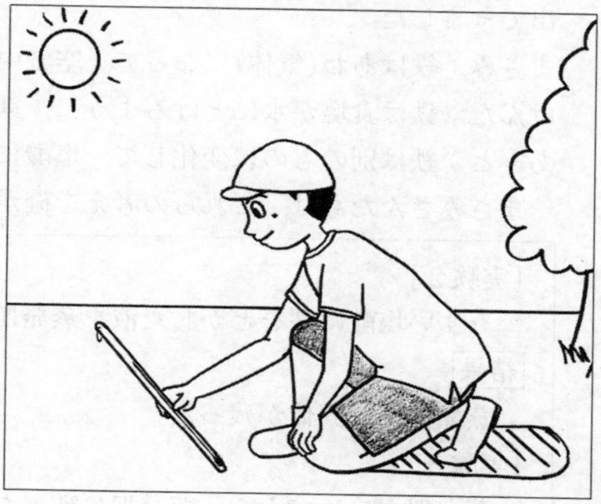

ア 立って，温度計を目の高さまで持ち上げてはかる。
イ しゃがんだまま，温度計をもっと顔に近づけてはかる。
ウ 温度計の球部に土をそっとかぶせてはかる。
エ 温度計の球部をしめらせたガーゼでくるんではかる。
オ 厚紙で温度計全体におおいをしてはかる。

(3) はるとさんは冬から春にかけての季節の変化を，夜空のようすを観察して調べることにしました。何を，どのように観察したら，季節によって夜空のようすが変化していることがわかりますか。次の**ア**～**オ**の中から**すべて**選びなさい。

ア 1週間ごとに同じ場所，同じ時刻に月を観察して，月の形が変わっていくようすを記録する。
イ 1週間ごとに同じ場所で月を観察して，月が出てくる時刻が変わっていくようすを記録する。
ウ 1週間ごとに同じ場所，同じ時刻に冬の大三角を観察して，一等星の色が変化していくようすを記録する。
エ 1か月ごとに同じ場所，同じ時刻にオリオン座を観察して，オリオン座の位置が変わっていくようすを記録する。
オ 1か月ごとに同じ場所，同じ時刻に同じ方角を観察して，見られる星座の種類が変わっていくようすを記録する。

3 まさみさんの班は，次のような実験を行いました。これについて，後の各問いに答えなさい。

［実験１］

うすい塩酸を入れた試験管に鉄(スチールウール)を入れた。

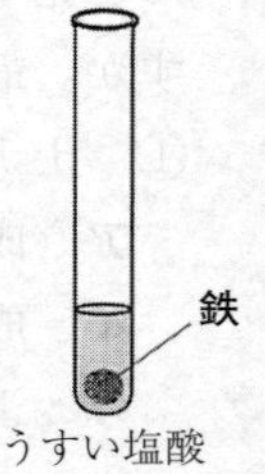

結果

- 鉄の表面からはあわがさかんに出ていた。
- 試験管はあたたかくなっていた。
- しばらく放置すると，鉄はすべてとけて見えなくなった。

とけて見えなくなった鉄はどうなったのかについて班で話し合い，下のような３つの考えが出てきました。

まさみ：鉄はあわ(気体)になって，空気中に出ていったと思う。
けんた：鉄は食塩が水にとけるように，鉄のまま塩酸にとけていると思う。
あきと：鉄は別のものに変化して，塩酸にとけていると思う。

まさみさんたちは，これらの考えを確かめるために，［実験２］と［実験３］を行いました。

［実験２］

うすい塩酸に鉄をとかした液を蒸発皿にとり，加熱して液体を蒸発させた。

結果

蒸発皿に，固体が残った。

［実験３］

蒸発皿が冷めてから，蒸発皿に残った固体の性質を調べ，鉄の性質と比べた。

結果

	色	磁石を近づける	うすい塩酸を加える
蒸発皿に残った固体	うすい黄色	引きつけられなかった。	とけたけれど，あわは出なかった。 あたたかくならなかった。
鉄	銀色	引きつけられた。	あわを出してとけた。 あたたかくなった。

(1) 実験結果からまさみさんの考えが誤っていることがわかります。それは，どの実験の結果から判断できますか。次の**ア**～**ウ**の中から選びなさい。

ア ［実験１］
イ ［実験２］
ウ ［実験３］

(2) ［実験２］で蒸発皿に残った固体は，鉄をとかす前の塩酸にもともととけていたものではありません。そのことを確かめるには，どのような実験をすればよいですか。15字以内で答えなさい。

4　電磁石の強さは，条件を変えることによって強くしたり弱くしたりすることができます。右図のように4ｍのエナメル線を100回巻いたコイルに鉄しんを入れ，乾《かん》電《でん》池《ち》１個につなぎ，電磁石を作りました。

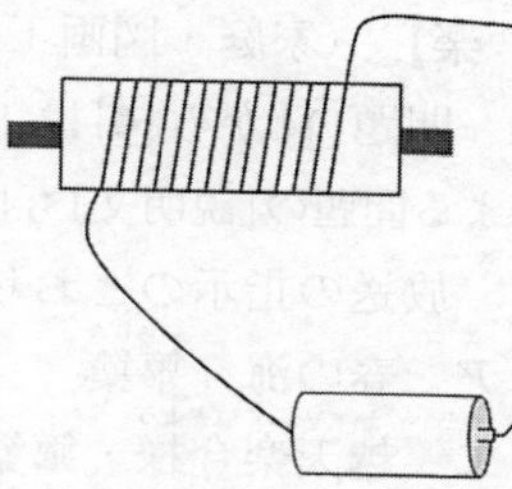

後の各問いに答えなさい。

(1)　右図の電磁石をより強い電磁石にするには，どのようにすればよいですか。正しいものを，次の**ア**～**カ**の中から**すべて**選びなさい。

ア　エナメル線の長さを長くする。

イ　エナメル線の長さを短くする。

ウ　コイルの巻き数を増やす。

エ　コイルの巻き数を減らす。

オ　乾電池の数を直列つなぎで増やす。

カ　乾電池の数を並列つなぎで増やす。

(2)　コイルに巻くエナメル線の太さと，電磁石の強さが関係あるかどうか調べようと思います。どのような実験を行えば調べることができますか。次の**ア**～**カ**から同じにする条件と，変える条件をそれぞれ**すべて**選びなさい。

ア　コイルの巻き数

イ　乾電池の数

ウ　エナメル線の長さ

エ　エナメル線の太さ

オ　鉄しんの太さ

カ　しんの種類

【音　楽】（家庭・図画工作と合わせて30分）

問題 1 から 4 は，放送による問題です。放送をよく聴《き》いて答えなさい。〈編集部注：放送による問題の［説明文］も掲載してあります。〉

1　放送の指示のとおりに答えなさい。

ア　春の海・篳篥《ひちりき》　　イ　春の海・尺八　　ウ　春の海・笙《しょう》

エ　越天楽今様《えてんらくいまよう》・篳篥　　オ　越天楽今様・尺八　　カ　越天楽今様・笙

2　放送の指示のとおりに答えなさい。

3　放送の指示のとおりに答えなさい。

ア

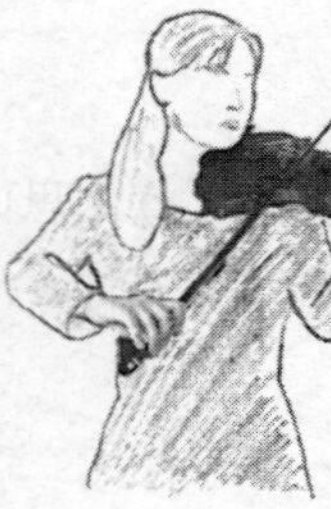

イ

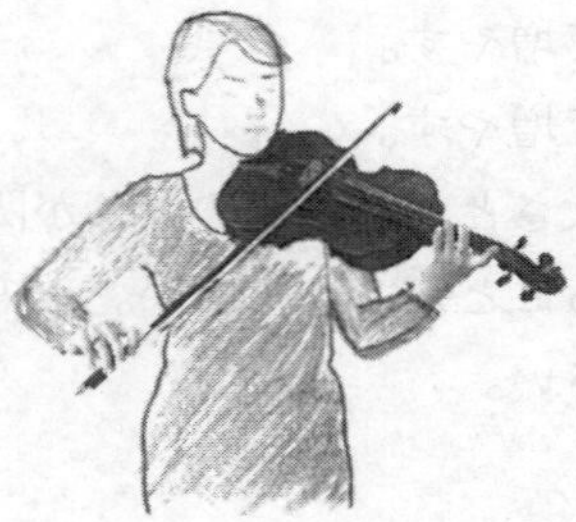

ウ

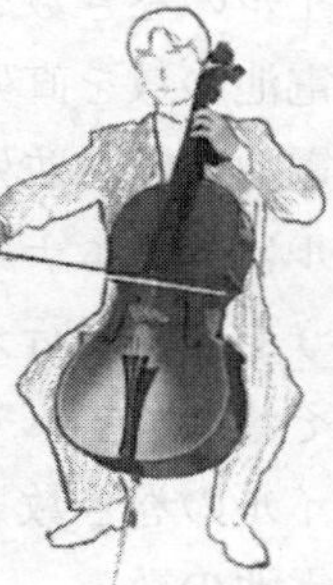

エ

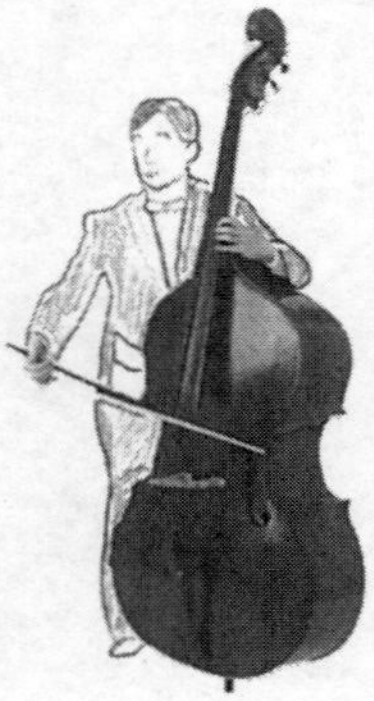

オ

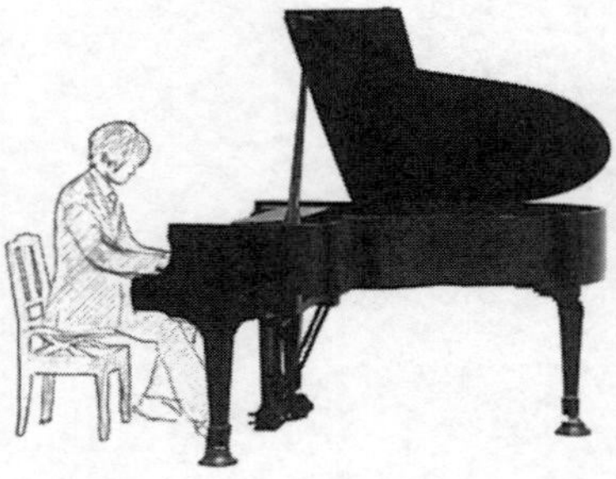

4　放送の指示のとおりに答えなさい。

【放送による問題 説明文】

※音楽の試験はすべて放送によるもので，問題文は問題用紙には記載されていない。

※以下の説明文は，実際に放送されたものとは表現が異なる。

1　ある曲の一部分を聴いて，その曲名と演奏に用いられている楽器の名称の正しい組み合わせを選ぶ問題

2　ある単旋律の曲の一部分を聴いて，その中で一度も使われていない音を答える問題（曲は『箱根八里』の冒頭８小節，最初の音がドであることを示してから木琴で演奏）

3　ある曲の一部分を聴いて，その中で最も低い音を出している楽器を示された図から選ぶ問題（曲はシューベルト『鱒』第４楽章の一部分）

4　４つの楽器の音を聴いて，演奏に「ばち」を用いていないものを答える問題（**ア**　小太鼓　**イ**　三味線　**ウ**　小鼓　**エ**　和太鼓）

【図画工作】（音楽・家庭と合わせて30分）

1　教室の入口に図工室を表す正方形のマークを掲《けい》示《じ》したいと思います。次の例を参考にして，図工室のマークを考えてえがきなさい。

＜注意＞

1　文字は入れないこと。

2　形を単純化してひと目でわかるようにえがくこと。

3　白と黒でていねいにあらわすこと。

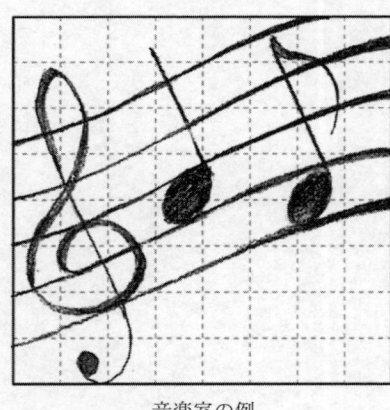

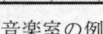

音楽室の例

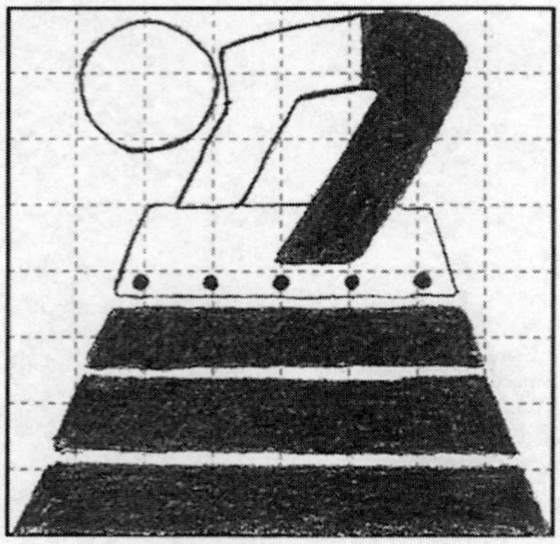

体育館の例

2　次の文を読み，**誤っているもの**を**ア～エ**の中から選びなさい。

ア　ねんどを平らにするときには，たたら板を使うとよい。

イ　版画の表現で，ぼやかせてほるときには，丸刀を使うとよい。

ウ　かなづちを打ちはじめるときには，柄《え》の前の方をにぎるとよい。

エ　絵の具で色をぬるときには，明るい色からぬるとよい。

3 次の作品は，ゴッホがえがいた「夜のカフェテラス」という作品です。この作品の特ちょうとして，最もふさわしいものを，後の**ア**～**エ**の中から選びなさい。

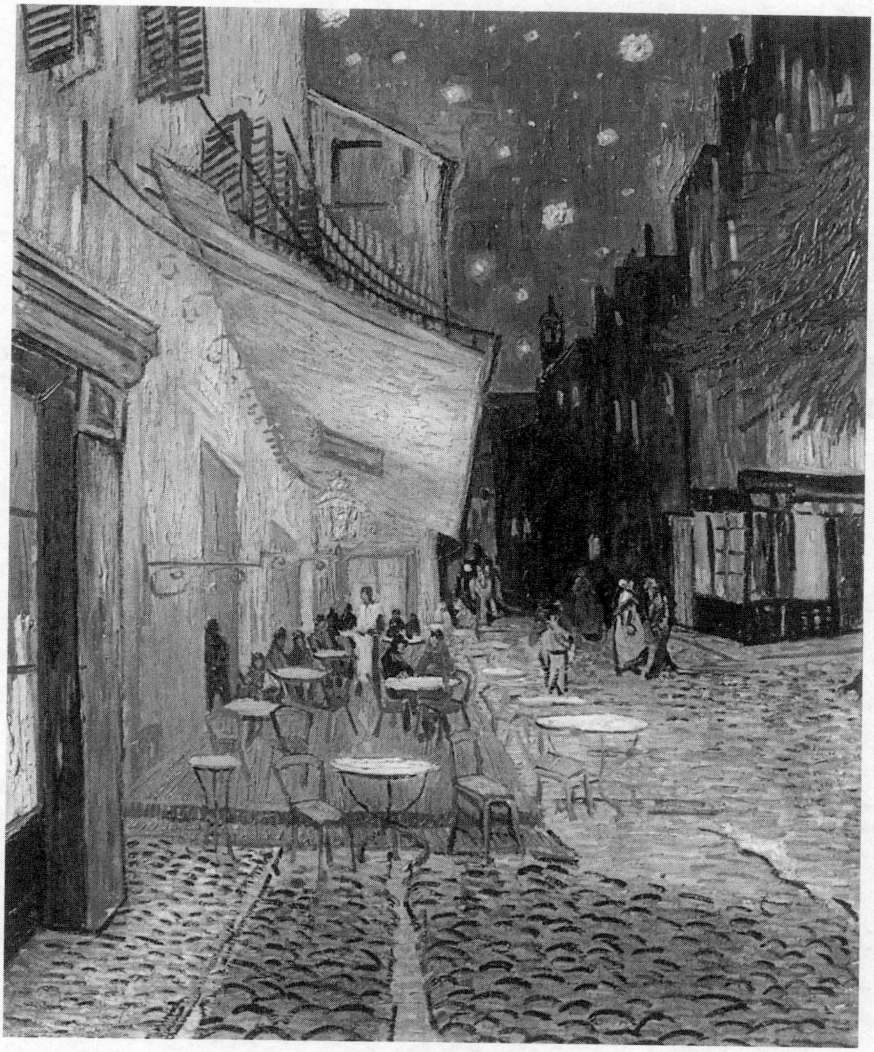

ア 実際の景色を細かいところまで本物そっくりにえがいている。
イ 画面全体を軽やかで明るいふんいきでえがいている。
ウ 奥《おく》行きを表すために遠くのものを小さくえがいている。
エ 水彩《すいさい》絵の具ですき通るような表現でえがいている。

【家　庭】（音楽・図画工作と合わせて30分）

1　次は，調理や裁縫《さいほう》に使用する道具の問題です。後の各問いに答えなさい。

あなじゃくし	あわ立て器	まな板	計量カップ		
フライ返し	糸切りばさみ	しゃもじ	まち針	アイロン	
のみ	洗いおけ	スポンジ	たちばさみ	すり切りべら	ぬい針
バット	糸	計量スプーン	なべ	ざる	包丁	メジャー
チャコえんぴつ	さいばし	きりふき	フライパン		

(1)　上の中で，調理の計量に用いる道具はいくつありますか。数字で答えなさい。

(2)　ミシンの縫《ぬ》い目をほどくときに使う道具の名前をカタカナ４文字で答え，あてはまるものを**ア**～**エ**の中から選びなさい。

ア　**イ**　**ウ**　**エ**

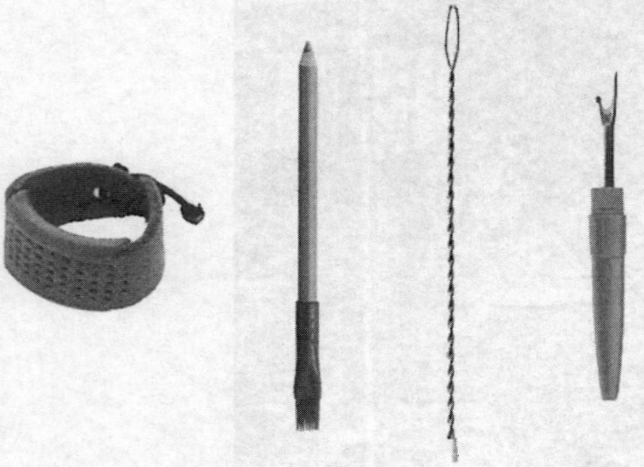

2　ペットボトルカバーを作りたいと思います。下記のような条件で作る場合，どのくらいの大きさの布が必要ですか。必要な布のたてと横の長さを答えなさい。

＜製作の条件＞

①　ペットボトルカバーのできあがり寸法の高さは20cmです。

②　ペットボトルの周囲の寸法は21cmです。

③　周囲のゆとりは３cmとします。

④　ぬいしろはすべて２cmとします。

⑤　布のたち方は次の図のようにします。

⑥　底の部分の布は，①の高さに４cmたして考えます。

できあがり線
横　周囲の寸法＋ゆとり＋ぬいしろ×２
たて　高さ＋底の部分＋ぬいしろ×２

3　次の各文のうち，**誤りのあるもの**を，**ア**～**カ**の中から選びなさい。

ア　上皿自動ばかりは，平らなところに置き，針をゼロに合わせる。はかるものは静かにのせ，正面から目盛りを読む。

イ　二つ穴ボタンのつけ方は，ボタンをつける位置に布のうらから針をさし，ボタンの穴に通した後，３～４回糸を穴に通し，ボタンと布の間に糸を固く巻く。次に針を布のうらに出し，玉どめをする。

ウ　自分で活用できない物でも，地域の決まりに従って，きちんと分別して出すと，資源として再使用・再利用ができるようになる。原料に，規定割合以上の古紙を利用している商品にはグリーンマークがつけられている。

エ　そうじの手順は，上から下へ，奥から前へ行うとよい。汚《よご》れを落とすときは，汚れが水で落ちるか，湯で落ちるか，洗ざいが必要か，どのような洗ざいがよいかなどを考える。

オ　食事は，ご飯，パン，めんなどの主食と，みそしる，スープなどのしる物や飲み物，野菜や魚・肉・卵などを使ったおかずを組み合わせて作る。

カ　命を保ったり，活動したり，成長したりするために必要な成分を栄養素という。この栄養素は食品にふくまれており，食事からとることが必要である。栄養素には，炭水化物，とう質，たんぱく質，無機質，ビタミンがあり，これらは五大栄養素と呼ばれている。

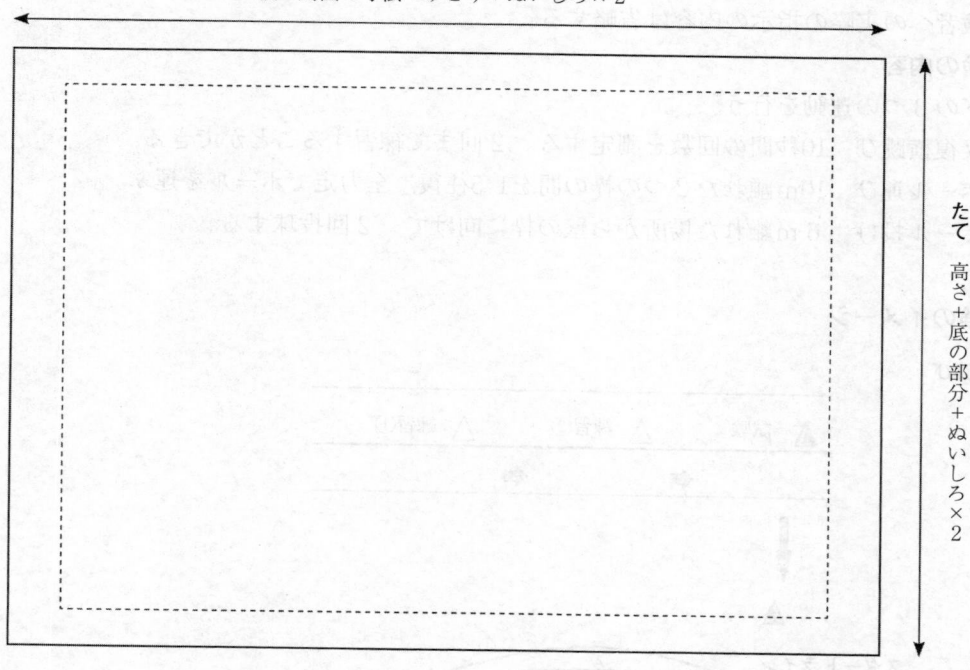

【体　育】

※体育の試験は，実際に運動している様子を評価する実技試験である。

※受験者への実際の指示の内容は省略する。

1．試験の内容

以下の３つの運動を行う。

① 反復横跳び　10秒間の回数を測定する。２回まで練習することができる。

② ボール運び　10m離れた２つの枠の間を1.5往復，全力走でボールを運ぶ。

③ ボール投げ　６m離れた場所から壁の枠に向けて，２回投球する。

2．試験のイメージ

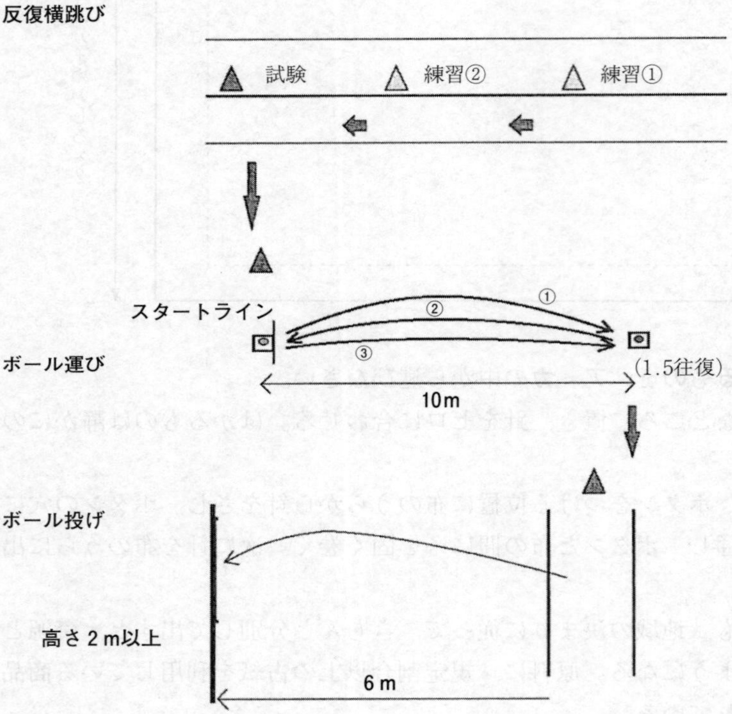

3．試験の進め方

① 筆記試験の部屋で運動しやすい服装に着替え，班(部屋)ごとに試験場(体育館)へ移動する。

② 試験控え室で準備運動を行い，実技試験の説明映像を２回視聴する。

③ 試験場において試験内容及び会場についての説明を受け，模範演技を見る。

④ 各班の受験番号順に１名ずつ試験を行う。

⑤ 試験が終了したら着替えを済ませて解散する。

エ　元の場所に急いで戻れるようにしておくことは、動物が見知らぬ環境で安全を保つために重要な行動だから。

(3)　——線部③「(　)を殺し」と、——線部⑥「(　)にも留まりません。」には、慣用句がふくまれています。それぞれの(　)に入る語を漢字一字で答えなさい。

(4)　——線部④「わなから出たときの用心深さは微塵もなく、図太さを感じるほど、堂々と歩きまわります。」とありますが、この時にネコが堂々と歩きまわった理由として最も適当なものを、次の**ア**～**エ**の中から選びなさい。

ア　初めての場所にとまどっていたが、歩き回っておりの中の情報を大量に入手することができ、恐怖《きょうふ》心がなくなったから。

イ　新しい経験や初めての環境から受ける強烈な刺激が、本当は用心深いはずのネコの感情をかき乱し、冷静さを失わせたから。

ウ　人間をこわがっていたが、おりの中には入ってこないことがわかり、逃げたり隠れたりしなくてもよいことを理解したから。

エ　自分の身のまわりのことをよく知りたいという気持ちが、初めての環境に対する用心深さよりも強くなり、大胆になったから。

(5)　——線部⑤「極端な二面性」が表す内容について説明している部分を文章中から探し、十字以上十五字以内でぬき出しなさい。

(6)　——線部⑦「一週間もすると、室内はすっかりネコの世界です。」とありますが、次の図は、室内(おりの中)が「ネコの世界」となるまでにネコがとった行動を順に並べたものです。[1]～[5]に当てはまる行動を、後の**ア**～**オ**の中からそれぞれ選びなさい。

鼻と耳でわなの外の様子をうかがう。
↓
[1]
↓
[2]
↓
[3]
↓
[4]
↓
[5]
↓
おりの中を飛ぶように移動する。

ア　おりのはしに沿って歩く。

イ　わなの外に頭だけを出す。

ウ　周囲を気にせずに歩き回る。

エ　薄暗くなるまで巣箱に隠れる。

オ　人間の動きを察知して固まる。

(7)　——線部⑧「知能の高さ」とありますが、この文章では、ネコのどのような「知能の高さ」について書かれていますか。最も適当なものを、次の**ア**～**エ**の中から選びなさい。

ア　身を隠しておくのに適切な場所や堂々と歩き回っても安全かどうかについて、すばやく判断することができること。

イ　どのようにすれば安全を確保できるかや反射的に移動するための方法について、深く考えていくことができること。

ウ　自分がいる場所にどのようなものがあるかや目の前に置かれた不審物について、興味を持ち続けることができること。

エ　探索してわかった身のまわりの環境や自分に危険をおよぼす可能性があるものについて、覚えておくことができること。

方では堂々と我《わ》が物顔でパトロールをしたり。あのときの姿はどこへ行ったのかとふしぎに思ってしまうほど、⑤極端《きょくたん》な二面性です。

ネコのなかでは、「あれは何だろう？　ここはどこだろう？」という気持ちと、「見知らぬ場所・物だ、身を隠せ！」という気持ちが天《てん》秤《びん》に載《の》って、グラグラとせめぎ合っていたのでしょう。強い探索心と強い警戒心はネコの特徴《とくちょう》的な気質であり、進化を重ねるうえで身につけた生存戦略でもあるのです。

おりのなかのネコの様子をもう少し紹介《しょうかい》しましょう。巣箱の中で丸まっていたネコですが、周囲が薄暗くなってから、いきなり活動をはじめました。

巣箱から出るとゆったりと伸《の》びをして、あたりの空気を嗅ぎ、足早に歩きはじめます。その姿はまるでヤマネコのようです。おりの隅《すみ》に行って匂いを嗅いで点検し、それから水を飲み、フードの匂いを嗅ぎ、食べようか食べまいか思案している様子です。

こちらが急に動こうものなら、おりのどこにいようともネコは脱兎《だっと》のごとく巣箱に飛び込みます。前日の堂々たる歩きはなく、すっかり用心深さを取り戻《もど》しています。

驚《おどろ》いて巣箱に入ってしまうと、もうなかなか出てきません。前日の歩きは、おりになれたからではなく、探索心が強かった証拠《しょうこ》でしょう。

警戒して巣箱に飛び込む速さは⑥（　）にも留まりません。このすばやさは、前日からの探索行動の成果です。ぐるぐるとまわっていたあの行動で、室内にある巣箱や水入れ、フード入れの位置関係を把《は》握《あく》しており、おりの中の「地理・地形」をネコは記憶《きおく》していたのでした。夜目《よめ》が利《き》くとはいえ、薄暗い室内で反射的に巣箱に飛び込めるのは、記憶から成る感覚なのです。

⑦一週間もすると、室内はすっかりネコの世界です。室内にあるあらゆる物とその配置を知り尽《つ》くしており、驚くようなすばやさで飛ぶように移動します。

そこへ、見慣れない新型のわなを置いてみます。すると、無視しているのかと思うほどに何事もないそぶりでネコは歩きまわります。これは無視しているのではなく、室内を歩きながら、不審物《ふしんぶつ》を偵察しているのです。数十周もすると、ようやく新型のわなに近づくようになり、より詳細《しょうさい》に観察し、最後には匂いを嗅いで、二度と近寄ることはありません。

最初に捕《と》らえたときに比べるとネコの警戒心はぐんと高まっており、見た目が異なっていても二度とわなには入りません。臆病とも思えるほどの用心深さは⑧知能の高さと相《あい》まってネコの性質をかたちづくっています。（今泉忠明《いまいずみただあき》『飼い猫《ねこ》のひみつ』による）

注　＊フリーズ…動きを止め、停止状態になること。

(1)　――線部①「こりゃ長期戦だわ」とありますが、「長期戦」とはどのようなことに長い時間がかかることを表現したものですか。それを説明した次の文の（　）に当てはまる語句を十五字以内で答えなさい。

（　　　）こと。

(2)　――線部②「これをネコは気が弱いからだとか、臆病だからだという人もいますが、そうではありません。」とありますが、それはなぜですか。最も適当なものを、次の**ア**～**エ**の中から選びなさい。

ア　自分をわなで捕まえた人間をおそれることは、人間をうらんでいる動物にとって当然の行動だから。

イ　初めての環境に対して用心深くなることは、多くの動物にとって生きていくために必要な行動だから。

ウ　何か異常がないか確認《かくにん》しながら行動することは、トラよりも力が弱いネコにとって大切な行動だから。

出すと思いきや、わなの中でじっとしています。

ビクついているのかな……いっこうに出てくる気配がないから、わなの扉からのぞくと、たちまち「シャーッ！」と怒《いか》りの洗礼を受けます。そりゃそうだ、たいそう怒《おこ》っているのです。

怒りながらも、見知らぬ環境《かんきょう》に怯《おび》えているのか、わなからは出てくる様子はありません。仕方がないので、静かにその場を離《はな》れて、物《もの》陰《かげ》からそっと観察します。

ネコはわなの中で毛づくろいをして、気を落ち着かせようとしています。そしてときおり、鼻面《はなづら》をわなの扉からのぞかせて、外の空気をすっています。自分が置かれている立場を、まずは鼻と耳で判断しようとしているのです。

いよいよ出てくるな、と期待するとスッと引っ込んでしまう。こんなことを繰《く》り返して、出てくる気配すらなくなってきます。出てくればいいのに……と、こちらがじりじりと気をもむばかり。

①こりゃ長期戦だわ、と座《すわ》り直したころに、頭ひとつが扉から出てきました。さて、いよいよだ、と構えると、ネコはまだ警戒しているようです。

わなにかかったときは悔《くや》しがって大暴れしたくせに、いまやわなから離れるのがつらいといったそぶり。この変貌《へんぼう》ぶりはなんなんだ、などと考えていると、ようやく、へっぴり腰《ごし》で全身を現しました。

ゆっくりと慎重《しんちょう》におりの縁《ふち》へ進み、おりの金網《かなあみ》に沿って歩き始めます。②これをネコは気が弱いからだとか、臆病《おくびょう》だからだという人もいますが、そうではありません。世界最強のトラだって異常を察知すると警戒して動かないのです。

ある動物園でトラの力を測定しようとしたことがありました。放飼《ほうし》場《じょう》に機器を設置し、いよいよ測定という段になって、寝部屋《ねべや》からトラを放飼場に出そうとすると、トラは開けた扉から放飼場の様子をチラリと見ただけで引っ込んでしまいました。

実は、いったん警戒したらもうテコでも動かないのがトラの性分《しょうぶん》です。臆病な奴《やつ》だとあざけってはいけません。警戒心の強さは、生きるうえで欠かせないものだからです。

さて、ようやくにしてわなから出たネコは、ここでこちらが少しでも動こうものならギクッとして固まり、「*フリーズ」し、十分以上固まっていることもあります。こちらも③（　　）を殺して静かにしていると、ネコはやがてゆっくりと歩きだしました。

室内をひとまわりするとネコは少し大胆《だいたん》になり、そのまま歩き続けます。次第《しだい》に大胆になり、こちらが少し物音を立てても、もはやフリーズすることはありません。おりの金網から人間が入ってこないことを理解したようです。

ネコは歩きながらあたりを偵察《ていさつ》しています。巣箱に入っても中でくつろぐわけでもなくすぐに出てきてしまうから、隠れ場を探しているわけではないようです。匂《にお》いを嗅《か》ぎ、よく見て、音を聞き、情報を入手しています。

未知のおりに入ったネコは、新しい経験、初めての環境から大量の強烈《きょうれつ》な刺激《しげき》を受け、逃《に》げたり隠《かく》れたりする行動ではなく、ひたすら探索《たんさく》行動をとっているのです。ともかく、④わなから出たときの用心深さは微塵《みじん》もなく、図太さを感じるほど、堂々と歩きまわります。

ところが、翌日になってそっとおりの前に行き、観察を始めると、前日の堂々たる歩きは見せてくれません。どうかしたのか？と、心配になるほど様子がちがいます。

巣箱の中をそっとのぞくと、中で丸まって眠《ねむ》っており……いや、ピクリと動く耳を見ると、起きているけれど動かないのでした。また活動を延々と待つことになり、ネコが動きだすのは薄暗《うすぐら》くなってからです。

おっかなびっくり姿を現してはこちらの気配にフリーズしたり、一た。」とはどういうことですか。これを説明したものとして最も適当なものを、次の**ア**～**エ**の中から選びなさい。

ア 吾郎が明かしたことの意外さに驚《おどろ》いて、いつもはそっけない蕗子が急にうろたえたように見えたということ。

イ 教師にならなかった理由に深刻な家庭の事情があったことを察して、心を動かされたように見えたということ。

ウ 教師になることができなかった吾郎の無念な気持ちに同情して、蕗子が涙をうかべたように見えたということ。

エ 社会には子どもにはうかがい知れないような複雑な現実があることを知って、驚いたように見えたということ。

(6) ――線部④「神妙にうなずいてみせた蕗子」とありますが、このときの蕗子の様子を説明したものとして最も適当なものを、次の**ア**～**エ**の中から選びなさい。

ア 吾郎と心が通ったことを感じてうれしそうな様子。

イ 心の動きを吾郎にかくそうとするいじらしい様子。

ウ ようやく吾郎の真意がわかって感動している様子。

エ 幼いなりに吾郎の気持ちを理解しようとする様子。

(7) ――線部⑤「『吾郎面』」を別の言い方で表している五字以内の表現を、文章中から探し、そのままぬき出しなさい。

(8) ――線部⑥「花をしめらす朝つゆみたいな涙」とありますが、作者はこの比ゆによってどのようなことを表そうとしているのですか。説明として最も適当なものを、次の**ア**～**エ**の中から選びなさい。

ア 蕗子の涙が心から自然に生まれたもので、思わず吾郎がひきつけられるほど美しいものだったこと。

イ 思わぬできごとに驚いて大笑いしていた吾郎が、蕗子の涙を見て自分までしんみりしてきたこと。

ウ その涙を見た吾郎が蕗子の愛らしさに心を打たれたことから、物語が新たな展開に入っていくこと。

エ 吾郎がやっと本当の蕗子に気づいたように、その涙には人の目を開かせるふしぎな力があること。

(9) この文章の話の進みかたや表現のしかたの特ちょうを説明したものとして、最も適当なものを、次の**ア**～**エ**の中から選びなさい。

ア 用務員室で勉強にはげむ子どもたちの姿が生き生きとえがかれ、読者がその中の一人の少女の気持ちに寄りそっていけるように語られている。

イ 始めに年代や具体的な地名を明らかにしておくことで、読者がかつての日本人の送っていた生活をなつかしんで思い出せるように語られている。

ウ 主人公とのふれ合いを通じて一人のなぞめいた少女のことが明らかになっていく過程で、また次のなぞが読者に示されるように語られている。

エ めぐまれない境遇《きょうぐう》にあっても理想をつらぬこうとする主人公を通して、現代の学校がかかえる問題点を読者につきつけるように語られている。

(10) 文章中の **キュウイン** を漢字に直しなさい。（ハネやハライなどの点画もきちんと書くこと。）

三 **次の文章を読んで、後の問いに答えなさい。**

ネコに限らず、ライオンでもネズミでも多くの動物は、初めて見るものを警戒《けいかい》します。仮に、ノラネコを一匹《ぴき》、アライグマ用のわなで捕《つか》まえて、動物園のライオンのおりくらいの広さのところに入れて観察するとしましょう。

おりのなかには隠《かく》れ場となる巣箱などを入れておきます。わなごとおりに運び込《こ》み、扉《とびら》を開けてみると、ネコは喜び勇んでわなから飛び

「え。」

「君がわかってるのは、わかってたから。」

蕗子の＊8嗚咽《おえつ》が止まった。そろりと吾郎を見上げたその顔には、ばつの悪さと安《あん》どの色が同居している。

「吾郎さん。うそをついてて、ごめんなさい。」

「理由があるんだよね。君は、大人をからかって楽しむような子じゃない。」

その言葉に、⑥花をしめらす朝つゆみたいな涙《なみだ》がほろりと頰を伝《つた》うのを見て、吾郎は無しょうに蕗子がいとおしくなった。

「どうしてわからないふりを？　怒《おこ》らないから、教えてくれないか。」

「お母さんのことも怒らない？」

「お母さん？」

「お母さんに言われたんです。吾郎さんが、どんなふうにお勉強を教えてるのか見てきなさいって。」

「どうして、お母さんはそんなことを？」

「わかりません。」

蕗子のお母さん。未婚《みこん》の母であるというその人が娘《むすめ》を用務員室に送りこんだというのか。なんのために？　なぞは深まるばかりだが、吾郎はそれ以上の追《つい》きゅうをひかえた。代わりに、そこにのしかかっていた重責を払《はら》うように、蕗子の肩《かた》に手を置いた。

「帰ったら、お母さんに伝えてくれるかな。何か知りたいことがあるのなら直接会いにきてください、と。蕗ちゃんも、また用務員室に来たくなったら、いつでも助手として歓迎《かんげい》するよ。ちょうど思ってたところなんだ、ぼくがもう一人いればいいのになって。」

ようやく蕗子がほほえんだのを見て、吾郎はほっと胸をなでおろした。

（森《もり》　絵《え》都《と》『みかづき』による）

注　＊1　這々の体で…やっとのことで。

＊2　腐心…よく考えてうまくいくようにくふうすること。

＊3　虚をつかれた…思いがけずはっとした。

＊4　臆する…気おくれする。

＊5　懇意にしている…心をゆるしてなかよくしている。

＊6　垂涎の的…ほしくてたまらないもの。

＊7　中座…途中《とちゅう》でその場からはなれること。

＊8　嗚咽…声を上げて泣くこと。

(1)　Ⅰ に入ることばとして最も適当なものを、次の**ア**～**エ**の中から選びなさい。

ア　四苦八苦　**イ**　一長一短　**ウ**　十人十色　**エ**　一心不乱

(2)　Ⅱ に入る五字以上八字以内のことばを文章中から探し、そのままぬき出しなさい。

(3)　――線部①「違和感」とありますが、それがどのようなものかがわかる四十字以上五十字以内の部分を文章中から探し、はじめの五字をぬき出しなさい。（句読点などの記号も一字として数えます。）

(4)　――線部②「これまた痛いところをつかれた。」とありますが、ここでの吾郎の気持ちを説明したものとして最も適当なものを、次の**ア**～**エ**の中から選びなさい。

ア　学校の先生ではないのに子どもに勉強を教えるのが好きだという不自然なところを指摘《してき》されてしまった。

イ　子どもに勉強を教えるのは好きでも勉強と関係のないおしゃべりは苦手なところを指摘されてしまった。

ウ　本当は学校の先生になりたかった後悔《こうかい》をかくして子どもに勉強を教えている本心を見破られてしまった。

エ　突然《とつぜん》思ってもみない質問をされてしどろもどろになって答えている心の中の動揺《どうよう》を見破られてしまった。

(5)　――線部③「それまでゆらぎのなかった蕗子の瞳が初めて波立っ

＊5懇意《こんい》にしている教員の矢津文彦《やつふみひこ》に頼み、一年九組の学級内における蕗子の成績を調べてもらったのは、考えあぐねた末のことだ。予感は的中。予想外だったのは、申し分のない成績とともに告げられた彼女の家庭環境《かんきょう》だった。

「赤坂《あかさか》蕗子は少々複雑な家の子みたいですね。母親は結婚《けっこん》せずにひとり身のまま彼女を生んでいます。今は、祖母と母親と、女三人の暮らしのようですよ。」

そんな内幕を知って以来、吾郎はいよいよ蕗子のことが気になりだしたのだが、たとえ事情をかかえた家庭であるとしても、赤坂家の暮らしむきがそう悪いようには見えなかった。蕗子はいつも清けつなシャツとスカートを身につけているし、セルロイドの筆入れももっている。児童の大半がアルミ缶《かん》やビニール製の筆入れに鉛筆《えんぴつ》を入れている今日日《きょうび》、高級品のセルロイド製は＊6垂涎《すいぜん》の的《まと》である。

むろん、金銭的にこまっていないにしても、今の暮らしに満たされているとはかぎらない。ひょっとして、蕗子は自分に父親のぬくもりを求めているのか。うそをついてまで用務員室に通うのはそのためか。吾郎はそんな深読みさえしかけたが、しかし、蕗子はけっしてべたべたと甘《あま》えてくるような子ではなかった。常に一定の距離《きょり》をへだてた先からそそがれる視線には、父を求める子というよりもつつしみ深い観察者の鋭利《えいり》さがあった。

胸のもやつきが晴れないままに季節は流れ、用務員室をしゃく熱地《じ》獄《ごく》に変えた夏を脱《だっ》したころ、ついに決定的な事件が起こった。

毎夕、小一時間ほど子どもたちの勉強につきあうのが日課の吾郎だったが、その間にもちょこちょこと雑用に追われることはある。その放課後も、学校の校庭に野良犬《のらいぬ》が出たとの報を受け、しばし大島教室を＊7中座した。犬を追いはらった彼が戻《もど》ってきたとき、蕗子は同級生の女児に算数を教えてやっていた。

吾郎があっけにとられたのは、そこで教授されていた問題こそ、まさにその日、彼が蕗子から教えてほしいと請《こ》われたものだったからだ。

しかも、蕗子はお姉さん然としてかまえ、「ここだけ見て」「これだけ考えて」と吾郎の口ぐせを連発している。「順番に、一つずつよ」。まるで吾郎二世だ。

「蕗ちゃん。吾郎さんが……。」

周囲の忍《しの》び声にはたとふりむいた蕗子が真っ赤に頬《ほお》を染めた。初めて目にした子どもらしい反応に、瞬時《しゅんじ》、吾郎の腹からせりあがってきたのは爆発《ばくはつ》的な笑いだった。

仕事場では極力おさえているものの、本来、彼は大変な笑い上戸《じょうご》なのである。何がおかしいのかわからないと人が首をかしげるところでも、自分のつぼにはまればいくらでも笑う。蕗子の⑤「吾郎面《づら》」はまさしくつぼで、子どもたちの当惑《とうわく》を前にしても、よじれた腹のけいれんは治まるところを知らない。

蕗子のすすり泣きに気付いたのは、笑いの発作《ほっさ》が引いてからだった。しまった、と我に返るも、もうおそい。

「吾郎さんが蕗ちゃんを泣かした。」

「笑いすぎて泣かした。いけないんだ。」

上級生たちがはやすほどに泣き声は高まり、ついに蕗子はかけ足で用務員室を飛びだしていった。みなに自習を言いつけ、吾郎もあわててそのあとを追った。

西日に赤らむ校庭には今日も所せましとはねまわる子どもたちの影《かげ》が点々としていた。校舎増築のたびに目《め》減《べ》りする土を奪《うば》いあうように、メンコやベーゴマ、鬼《おに》ごっこなどに興じている。はしゃぎ声が飛びかうその波をかいくぐり、吾郎は蕗子をつかまえた。

「ごめんよ。笑って悪かった。ただ、うれしかったんだ。本当の君を見られて。」

「授業についていけません。」

「今日一日、先生が何を言っているのか、ひと言もわかりませんでした。」

放課後、五十余名がひしめく鮨《すし》づめの学級からようやく解放され、*1這々《ほうほう》の体《てい》で用務員室にやってくる個々のうったえは［Ⅰ］ながらも、共通しているのはみなが一様に瞳《ひとみ》をきょろきょろとさまよわせていることだった。

勉強ができない子は集中力がない。集中力がない子は瞳に落ちつきがない。この〈瞳の法則〉を見いだして以来、吾郎はまず何よりも彼《かれ》らの視線を一点にすえさせることに*2腐心《ふしん》した。

わからない勉強をわからなければならない、というあせりでいっぱいの心を落ちつかせる。それが最初の一歩だ。急ぐことはない。あれこれといっぺんにつめこむ必要もない。まずは神経をしずめ、考える力のすべてを目の前の一問へそそぐこと。その一歩さえふみだすことができれば、多くの子はおのずから歩みだす。［キュウイン］力に富んだ彼らはいったん集中のこつをつかむとすぐに化け、中にはたった数回で大島教室を卒業していく者もいる。吾郎さん、ありがとう。笑顔《えがお》で去っていく彼らの瞳はもはや［Ⅱ］していない。

だからこそ、まだ一年生の蕗子《ふきこ》が初めて用務員室へあらわれたとき、その視線のゆらぎのなさに吾郎は*3虚《きょ》をつかれたのだ。

勉強ができない子の目ではなかった。

実際、蕗子《こ》に教えを請われた算数の計算問題を説明しているあいだも、吾郎には①違和《いわ》感がつきまとった。それまでわからなかったことがわかった瞬間《しゅんかん》、子どもたちはぽんと音が鳴るような「わかった顔」をするものだ。が、蕗子にはそれがなかった。かといって理解していないわけでもなく、与《あた》えた問題はどれも難なく解いてみせる。

教える前からこの子はわかっていたのではないか。いや、しかし、だったらなぜここにいるのか。

「吾郎さん。」

吾郎の混乱に輪をかけるように、蕗子は突如《とつじょ》、算数とは関係のない問いを放った。

「吾郎さんは、用務員さんなのに、どうして勉強を教えてくださるんですか。学校からお手当《てあて》をもらっているのですか。」

*4臆《おく》することのない直球に吾郎は面食《めんく》らった。

「いや、そんなものはもらえないよ。これは、ぼくが好きでやってることだから。」

「好き？」

「君たちといると楽しいし、勉強ができるようになっていく姿を見るのもうれしい。」

「じゃあ、どうして、学校の先生にならなかったんですか。」

②これまた痛いところをつかれた。ふだんならば適当にごまかすところだが、どこまでもまっすぐな蕗子の目に吾郎はうそを返したくなかった。

「ぼくが高校生のとき、親父《おやじ》があきなっていた問屋がつぶれてしまって、ぼくも働くことになってね。職業を選んでいる余ゆうはなかったんだ。」

③それまでゆらぎのなかった蕗子の瞳が初めて波立った。知だけでなく情もある子だ。吾郎はほほえみ、そのおかっぱ頭に手をのせた。

「大丈夫《だいじょうぶ》。ぼくは今の仕事に満足しているよ。ばく然と、人の役に立つことがしたかったんだ。」

④神妙《しんみょう》にうなずいてみせた蕗子は、その日以降、定期的に用務員室を訪《おとず》れる常連の一人となった。たいていは算数か理科の教科書を胸にかかえて来る。しかし、何をどう教えても、吾郎には彼女《かのじょ》が本気で助けを求めているとは思えないのだった。

二〇一八年度　筑波大学附属中学校

【国　語】（理科と合わせて五〇分）

一　次のグラフは、世論調査で「科学技術についてのニュースや話題に関心がありますか」とたずねた結果を男女別・年齢《ねんれい》別に示したものです。グラフから読み取れることとして適当なものを、後のア～オの中から二つ選びなさい。

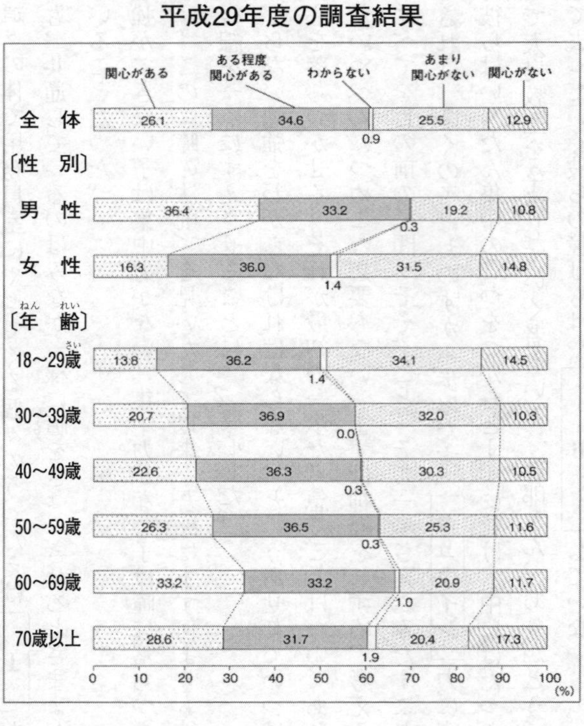

（平成29年度「科学技術と社会に関する世論調査」による）

ア　「関心がある」割合《わりあい》と「関心がない」割合がそれぞれ最も高いのは、ともに六十歳《さい》代である。

イ　「関心がある」「ある程度関心がある」割合の合計は、五十歳代と六十歳代で「全体」を上回るが、七十歳以上では「全体」を下回る。

ウ　三十歳未満で「関心がある」割合は全世代のなかで最も低く、逆に「あまり関心がない」「関心がない」割合の合計は最も高い。

エ　「女性」で「関心がある」割合は「男性」の半分以下であり、「ある程度関心がある」割合を加えても女性全体の五割をこえない。

オ　「ある程度関心がある」割合は年齢が上がるにつれ低くなっていくが、六十歳未満では世代間の差はほとんどなく、1ポイント以内におさまっている。

二　次の文章を読んで、後の問いに答えなさい。

昭和三十六年、大島《おおしま》吾郎《ごろう》が千葉県習志野《ならしの》市立野瀬《のせ》小学校に勤めて三年目のことだった。

明治の末に建てられた野瀬小学校は、増築につぐ増築により、目下、三棟《むね》の木造校舎を連ねている。そのもっとも古い棟の一階北端《ほくたん》にあてがわれた吾郎の仕事場兼《けん》住居は、用務員室という正式の名称《めいしょう》があるにもかかわらず、一部の学童から「大島教室」と呼ばれていた。

学校の教員たちよりも年若の吾郎は、そのぶん子どもたちとの垣根《かきね》が低かったのだろう。吾郎さん、吾郎さんとしたってくる子たちと遊んでいるうちに、ある日、一人の男子から「勉強がわからない」と泣きつかれた。頼《たの》まれるまま用務員室で勉強を見てやったのが事の始まりだ。吾郎さんに教わるとよくわかる。そんなうわさがみるみる広まり、ぼくも、私もと子どもたちが集まってくるようになった。今では連日二十人近くが押《お》しよせるため、卓袱台《ちゃぶだい》一つの六畳《じょう》一間は常にぎゅうぎゅうづめである。

「吾郎さん、宿題ができません。」

2018年度 筑波大学附属中学校 ▶解説と解答

算 数 （社会と合わせて50分）

解 答

1 (1) 6.2 (2) 16本，余り$\frac{1}{6}$m (3) 42個 (4) $\frac{9}{11}$ (5) 1.25倍 (6) C→B→A→D (7) 45度 **2** 16匹 **3** 30個 **4** (1) 10 (2) 22.5 **5** (例) 解説の図２を参照のこと。 **6** 解説の図２を参照のこと。 **7** (例) 解説の図③を参照のこと。 **8** (1) ア (2) ウ **9** イ **10** (1) 12通り (2) 20人

解 説

1 四則計算，倍数算，分数の性質，速さ，調べ，角度

(1) $1\frac{2}{5}\div0.4+3.2-0.2\times\frac{5}{2}=1.4\div0.4+3.2-0.2\times2.5=3.5+3.2-0.5=6.2$

(2) $5\frac{1}{2}\div\frac{1}{3}=\frac{11}{2}\times3=\frac{33}{2}=16\frac{1}{2}$より，$5\frac{1}{2}$mのリボンを$\frac{1}{3}$mずつ切り取ると$16\frac{1}{2}$本，つまり，16本切り取れて，$\frac{1}{3}\times\frac{1}{2}=\frac{1}{6}$(m)余る。

(3) 最初の袋《ふくろ》の中の赤玉，白玉の個数をそれぞれ⑦，⑬とする。赤玉３個，白玉２個を加えると赤玉と白玉の割合は９：16になるから，(⑦＋３)：(⑬＋２)＝９：16である。ここで，$A:B=C:D$のとき，$A\times D=B\times C$となるので，(⑦＋３)×16＝(⑬＋２)×９と表すことができ，⑪②＋48＝⑪⑦＋18となる。よって，⑪⑦－⑪②＝⑤は，48－18＝30(個)だから，最初の袋の中の赤玉の個数は，30÷５×７＝42(個)である。

(4) $\frac{2}{11}=0.181818\cdots$ より，$\frac{1}{11}=0.181818\cdots\div2=0.090909\cdots$ である。よって，0.818181…は，0.090909…を９倍したものになるから，0.818181…を分数で表すと，$\frac{1}{11}\times9=\frac{9}{11}$となる。

(5) 20kmを２時間５分で走ったから，10kmを，２時間５分÷２＝125分÷２＝62.5分で走っている。よって，予定時間で完走するためには，残りの10kmを，２時間55分－２時間５分＝50分で走らなければならない。したがって，50：62.5＝４：５より，同じ距離《きょり》をそれまでの$\frac{4}{5}$の時間で走らなければならないので，$1\div\frac{4}{5}=\frac{5}{4}=1.25$(倍)の速さで走る必要がある。

(6) 右の図１より，ＡとＢの和はＣとＤの和より大きいが，ＡをＢと入れかえると，右の図３のようになるから，ＡはＢより重い。また，右上の図２より，Ａ２個はＢとＤの和と等しいが，ＡはＢより重いので，図２の状態からＡとＢを１つずつ取り除くと右側に傾《かたむ》く。したがって，ＤはＡより重いとわかる。同様に，図３でＢ２個はＣとＤの和と等しいが，ＤはＢより重いから，ＣはＢより軽い。よって，軽い順に，Ｃ，Ｂ，Ａ，Ｄ

図１

図２

図３

となる。

(7) 右の図4で，㋐の角度は㋑の角度と㋒の角度の和と等しい。また，右の図5の三角形ACBで，角CABの大きさは㋑の角度と㋒の角度の和と等しく，AB＝CBより，三角形ACBは直角二等辺三角形とわかる。よって，㋐の角度は45度となる。

図4

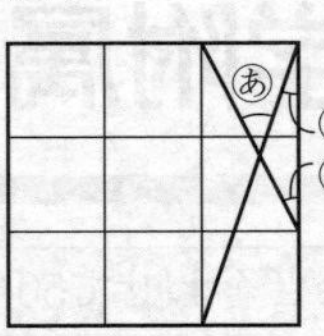

図5

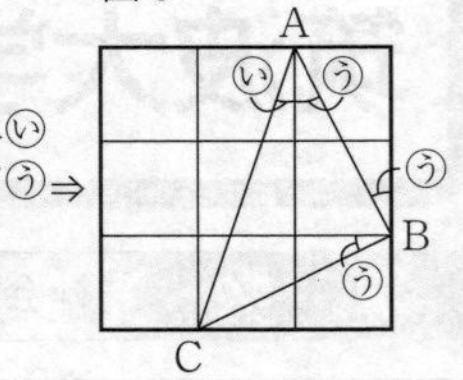

2 グラフ―割合

Aの水そうは0.06m³で，1m³当たり250匹の熱帯魚が入っているから，Aの水そうの中に熱帯魚は，250×0.06＝15(匹)入っている。次に，この15匹が全体の20％なので，3つの水そうの中の熱帯魚の数は全部で，15÷0.2＝75(匹)である。よって，5匹増やすと全部で，75＋5＝80(匹)だから，水そうの体積に比例して熱帯魚を入れ直すと，Cの水そうには，80×0.2＝16(匹)入る。

3 図形と規則

上から3段目，4段目，7段目に積まれた立方体を上から見ると右の図のようになる。3段目で，㋐，㋑の立方体は上下と太線以外の3つの側面が外から見えないので，1面だけ塗《ぬ》られた立方体は2個あることがわかる。同様に，4段目は㋒～㋕の4個，5段目は6個，6段目は8個ある。また，7段目で，図の斜線《しゃせん》部分の10個の立方体は下の面だけが塗られる。よって，1面だけが塗られた立方体は全部で，2＋4＋6＋8＋10＝30(個)となる。

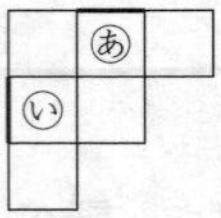

3段目

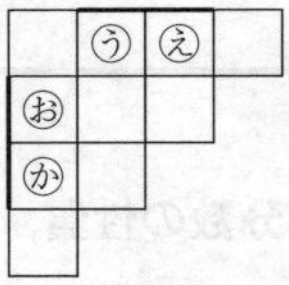

4段目

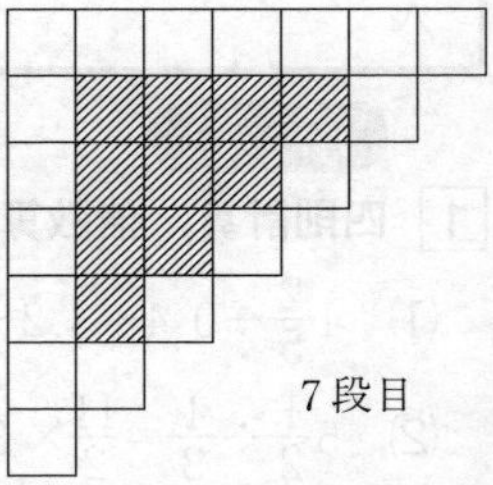

7段目

4 グラフ―速さと比

(1) 右のグラフより，点P，Qが2回目に出会うのは30秒後で，30秒間に点P，Qが動いた長さの和は，30×3＝90(cm)である。よって，点P，Qの速さの和は毎秒，90÷30＝3(cm)だから，点P，Qが1回目に出会うのは，30÷3＝10(秒後)となる。つまり，アの値は10である。

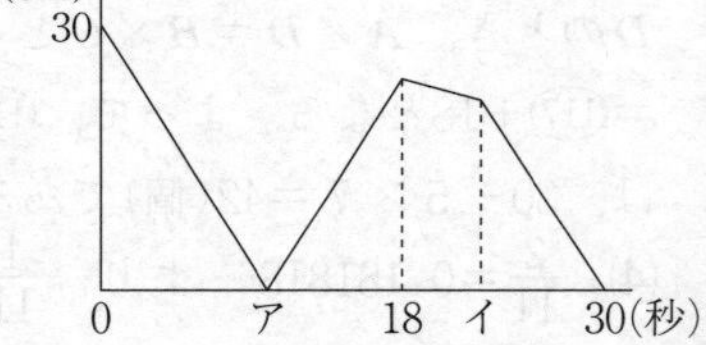

(2) 点Pが点Qより速いとすると，点Pは10秒後に点Qと出会い，18秒後に点Bに着くので，点Qが10秒かかった距離を点Pは，18－10＝8(秒)かかる。よって，点Pが18秒かかる距離を点Qが動くのに，$18\times\frac{10}{8}$＝22.5(秒)かかるから，グラフのイの値は22.5である。なお，点Qが点Pより速いとしてもイの値は同じになる。

5 立体図形―構成

たとえば，右の図1，図2のように各頂点に記号をかくと，点Pは辺AD上，点Qは辺CG上にあるから，見取り図において棒は図2のように見える。

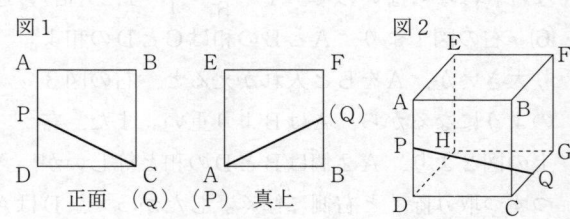

図1

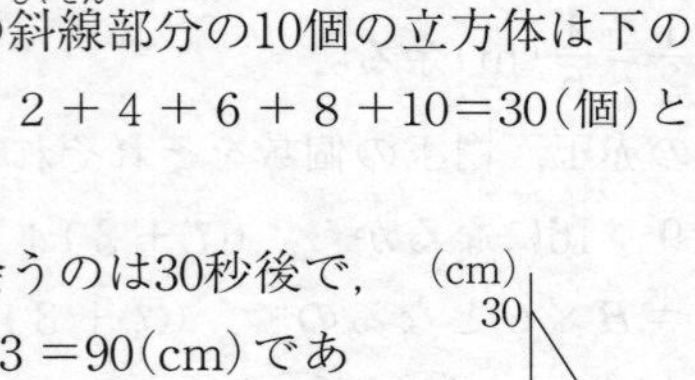

図2

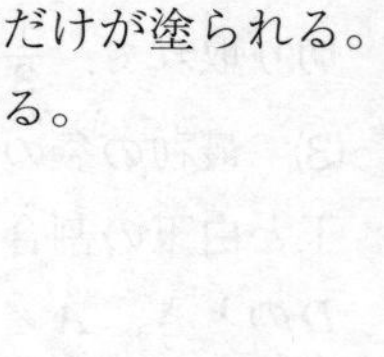

6 平面図形―構成，分割

右の図１のように，平行四辺形の対角線の交点を通る直線は平行四辺形の面積を二等分する。よって，右の図２のように，２つの平行四辺形の対角線の交点どうしを通る直線で切ればよい。

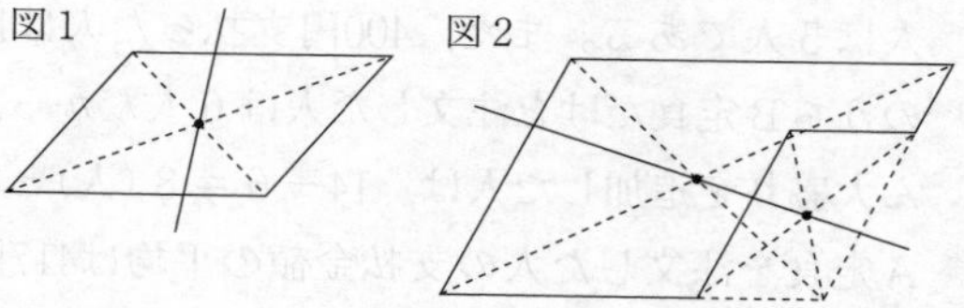

7 平面図形―構成，分割

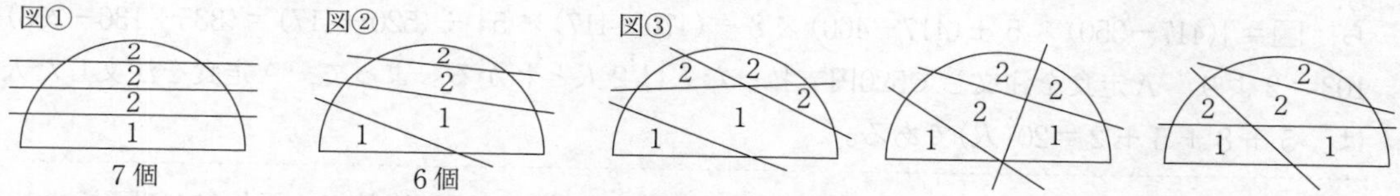

上の図①のように，直径を通らない３本の直線で切ると奇数《きすう》個に分かれる。また，上の図②のように，直径を通る直線が１本あり，残りの２本の直線が交わらないときは６個の部分に分かれる。よって，８個の部分に分かれるのは，たとえば上の図③のように切った場合である。

8 水の深さと体積

⑴　容器を傾けても水の体積は同じだから，右の図①で，正面から見える水の面積は同じである。つまり，四角形QFGRの面積はつねに，$3 \times 10 = 30(cm^2)$なので，RG＋QFの値は，$30 \times 2 \div 10 = 6$(cm)で一定になる。

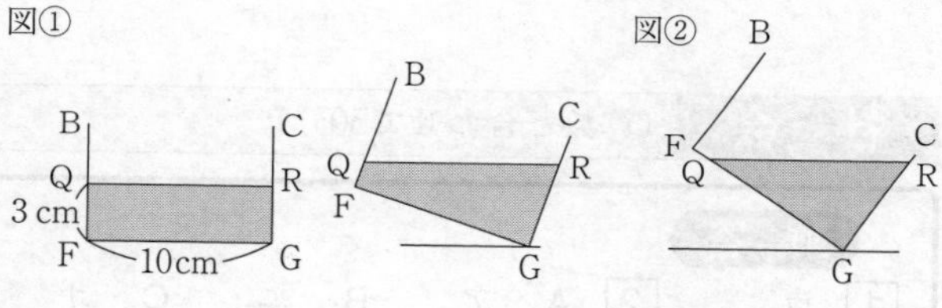

⑵　右上の図②で，三角形QGRの面積はつねに$30cm^2$だから，RG×QGの値は，$30 \times 2 = 60$で一定である。

9 立体図形―展開図

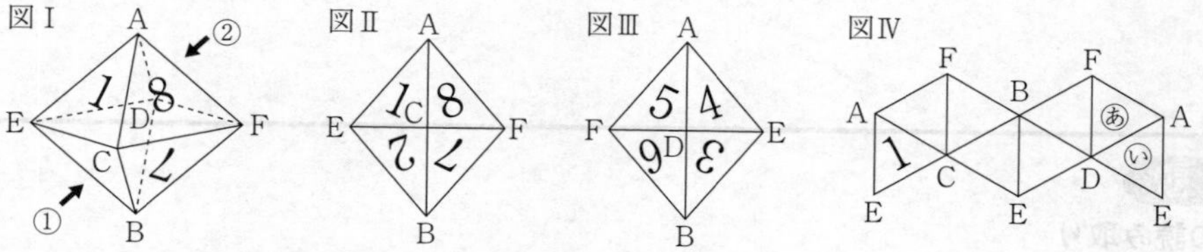

この立体の残りの頂点を上の図Ⅰ～図Ⅲのように，E，Fとする。次に，展開図の各頂点に対応する頂点の記号をつけていくと，上の図Ⅳのようになる。図Ⅲより，この立体を②の方向から頂点Dを正面に見ると右側がE，左側がFになるから，面㋐は三角形ADFの「５」，面㋑は三角形ADEの「４」とわかる。また，それぞれ頂点Aの向きが上になっているので，面㋐，面㋑として正しいものはイである。

10 表―場合の数

⑴　A定食について，A定食だけ注文する，ごはん大盛りを追加する，サラダを追加する，ごはん大盛りとサラダを追加する，の４通りの注文の仕方ができる。B定食，C定食についても同様に４通りずつある。よって，この食堂での注文の仕方は全部で，$4 \times 3 = 12$(通り)ある。

⑵　A定食を注文した人が支払《しはら》う金額は350円，400円，470円，520円であり，問題文中の表より，

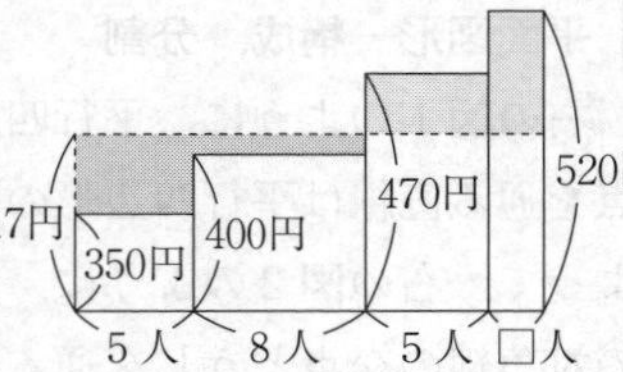

Ａ定食だけを注文した人は５人，Ａ定食にサラダを追加した人は５人である。また，400円支払った人は14人いるが，このうちＢ定食だけを注文した人は６人だから，Ａ定食にごはん大盛りを追加した人は，14－６＝８（人）となる。ここで，Ａ定食を注文した人の支払金額の平均は417円なので，右の図のように表すことができる。この図で，こいかげとうすいかげをつけた部分の面積が同じことから，□＝{(417－350)×５＋(417－400)×８－(470－417)×５}÷(520－417)＝(335＋136－265)÷103＝２より，Ａ定食を注文して520円支払った人は２人とわかる。よって，Ａ定食を注文した人数は，５＋８＋５＋２＝20(人)である。

〔ほかの考え方〕 Ａ定食を注文した人の支払金額の合計は10円の倍数で，平均は417円だから，人数の合計は10の倍数となる。また，Ａ定食を注文して支払金額が520円だった人は７人以下である。つまり，Ａ定食を注文した人数は，５＋８＋５＋０＝18(人)以上，５＋８＋５＋７＝25(人)以下なので，20人とわかる。

社　会　（算数と合わせて50分）

解　答

1 ウ　2 **A** ア　**B** エ　**C** オ　**D** イ
3 右の図　4 **農業** Ａ…エ／Ｂ…ウ　**工業** Ａ…キ／Ｂ…カ　5 (1) イ　(2) 4（番目）　6 (1) オ　(2) イ　7 (1) エ　(2) ア

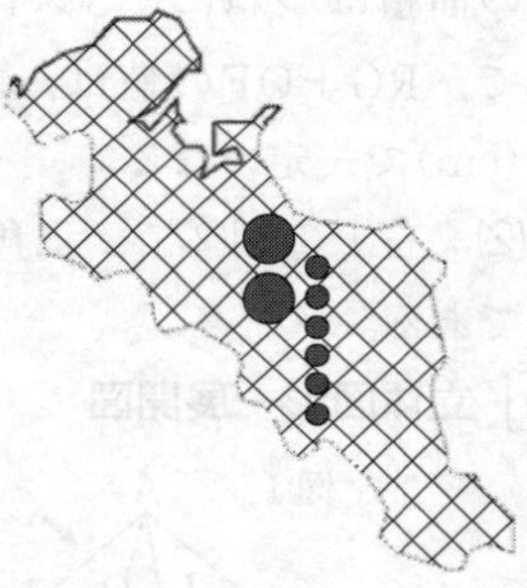

解　説

1 地図の読み取り

富士山は山梨県と静岡県にまたがっており，東京都の中心部からは西南西の方向にあたる。また，Ｘの高層ビル群は富士山の左側に見えるのだから，筑波大附属中学校から南西の方向に位置するウの「新宿駅周辺」があてはまる。

2 高原野菜の栽培・出荷条件についての問題

A 「広大な耕地面積」「火山灰」など，土地に関する内容なので，アがあてはまる。資料２からも，長野県と，群馬県や山梨県との県境に位置する火山のまわりに産地が分布していることがわかる。なお，長野・群馬県境の火山は浅間山，長野・山梨県境の火山は八ヶ岳である。　**B** 図で「火山灰」や「短い夏」と自然条件と結びついていることや，これらが農作物の栽培に不利な条件だということから，エだとわかる。　**C** 「競争がさけられ市場で有利」ということは，他の産地のものと競争しなくてよいため，高値で売れるということを意味している。これは，他の産地と出荷の時期をずらしているためなので，オがあてはまる。資料１からも，６月から９月の暑い時期に，長野県産のレタスが多く出荷され，他産地との競争がほとんどないことが読み取れる。　**D**　「消費地までの出荷時間の短縮」と結びつく内容なので，イがふさわしい。資料２からも，産地と東京都を結ぶ高速道路が整備されていることがわかる。

3　資料の読み取りと作図

表より，「あ」の京都府の小売業販売額が26(千億円)だとわかるので，「凡例《はんれい》」にしたがって「10千億円」の大きな●を２つと，「１千億円」を表す小さな●を６つえがく。また，昼夜間人口比率は101.8(%)なので，「100.0以上」を表すななめの格子を府全体にえがけばよい。

4　日本各地の農業と工業についての問題

はじめにそれぞれの地域にふくまれる県を特定しておくと，Ａは大分・宮崎・熊本・鹿児島の各県，Ｂは岡山・広島・香川・愛媛の各県，Ｃは新潟・富山・石川・福井の各県，Ｄは茨城・栃木・群馬・千葉の各県である。　**農業**　Ａの４県には，豚の飼養頭数と肉用若鶏《わかどり》の飼養羽数において全国の上位２位を占《し》める鹿児島県と宮崎県がふくまれているので，畜産の割合が高いエだと判断できる。Ｃの地域には，米の生産量で北海道と全国１，２をあらそう新潟県をはじめ，水田単作地帯として知られる北陸地方がふくまれているので，米の割合が高いイがあてはまる。農業生産額が多く，野菜の割合も高いアには，北海道についで農業生産額が多い茨城県をはじめ，近郊農業がさかんな県がふくまれているので，Ｄの地域があてはまる。残ったウが，Ｂの４県のグラフである。統計資料は『日本国勢図会』2017／18年版による。　**工業**　工業出荷額，工場数とも最も多いオには，京葉工業地域(千葉県)，鹿島臨海工業地域(茨城県)，関東内陸工業地域(埼玉県・群馬県・栃木県)という３つの工業地域をかかえるＤの４県があてはまる。オについで工業出荷額の多いカは，瀬戸内工業地域の広がるＢの４県だとわかる。残ったＡとＣのうち，Ａにふくまれる大分県は製鉄所や石油化学コンビナートのような大工場が中心となっているため，工場の数は比較《ひかく》的少ないと考えられる。よって，キはＡに，クはＣにあてはまると判断できる。

5　歴史上の人物と関係することがらについての問題

⑴　Ａ「京都に開かれた幕府」は室町幕府をさす。室町幕府の第３代将軍足利義満は明(中国)と国交を開き，勘合《かんごう》貿易としても知られる日明貿易を行った。また，観阿弥《かんあみ》・世阿弥父子を保護して能楽の大成に貢献《こうけん》し，京都北山に金閣(鹿苑《ろくおん》寺)を建てた。よって，①が合う。　Ｂ　平清盛は1159年の平治の乱で源義朝をやぶると，1167年には武士としてはじめて太政《だいじょう》大臣となり，政治の実権を握《にぎ》った(平氏政権)。また，清盛は大輪田泊《おおわだのとまり》(現在の神戸港の一部)を修築して宋(中国)と民間貿易を行い，大きな利益を得た。よって，④があてはまる。　Ｃ　奈良時代を中心に派遣された遣唐使について述べた文。奈良時代，唐(中国)の高僧鑑真《がんじん》は日本の求めに応じて来日を決意。５度の渡航失敗と失明という苦難を乗りこえて753年に来日をはたすと，僧が守るべきいましめである戒律《かいりつ》を伝え，都の平城京(奈良県)に唐招提寺を建てた。よって，②があてはまる。　Ｄ　４～７世紀ごろに百済《くだら》などの朝鮮半島や中国大陸から日本に移り住んだ人びとを渡来人といい，日本に漢字・仏教・儒教《じゅきょう》などの文化や機織り・鉄製農具・須恵器《すえき》づくりなどの技術を伝えた。　なお，邪馬台国《やまたいこく》の女王卑弥呼《ひみこ》が魏《ぎ》(中国)に使いをおくったのは３世紀のことで，この時期は弥生時代にあたる。

⑵　「あ」は室町幕府の第８代将軍足利義政が京都東山に建てた銀閣(慈照《じしょう》寺)の東求堂同仁斎《とうぐどうどうじんさい》のな

かを写したもの。東求堂同仁斎には，現在の和風建築のもととなる「書院造」が取り入れられている。「い」は大阪府堺《さかい》市にある大山《だいせん》(大仙)古墳で，墳丘の全長が486mある日本最大の前方後円墳である。「う」は東大寺(奈良県)の宝物庫である正倉院に納められたもののうち，瑠璃杯《るりのつき》と螺鈿紫檀《らでんしたんの》琵琶《びわ》で，いずれもシルクロード(絹の道)をへて遣唐使が日本にもたらしたものである。「え」は平清盛があつく信仰し，「平家納経」とよばれる経典を奉納した厳島《いつくしま》神社(広島県)を写したもの。「お」は鎌倉幕府の初代将軍源頼朝の妻で，頼朝の死後も幕府で権力をふるって「尼《あま》将軍」ともよばれた北条政子の像なので，あてはまるカードはない。よって，組み合わせと時代の古い順に，「い・D」→「う・C」→「え・B」→「お」→「あ・A」となるので，「お」は４番目である。

6 織田信長と江戸幕府の外交政策についての問題

(1) 織田信長は一向一揆《いっき》などの仏教勢力をおさえるため，キリスト教を保護した。この時期には，ポルトガルやスペインとの南蛮《なんばん》貿易がさかんに行われ，堺や博多(福岡県)が港町として栄えた。江戸時代になると，幕府の支配のさまたげになるとしてキリスト教が禁止され，禁教を徹底《てってい》するために1639年にはポルトガル船の来航が禁止された。そして，ヨーロッパの国ではキリスト教の布教を行わないオランダとだけ，長崎の出島で貿易を行った。その後，江戸幕府の第８代将軍徳川吉宗は，享保の改革のなかで，キリスト教に関係のない洋書の輸入制限をゆるめ，青木昆陽《こんよう》らにオランダ語を学ぶよう命じた。これによって蘭学《らんがく》が発展し，1774年にはオランダ語の医学解剖《かいぼう》書『ターヘル・アナトミア』を杉田玄白や前野良沢らが翻訳《ほんやく》した『解体新書』が出版された。よって，オが選べる。

(2) 南蛮人とよばれたポルトガル人やスペイン人が日本を訪れたときのようすをえがいたのが，Aの「南蛮図屏風《びょうぶ》」である。また，Dは，オランダ人との貿易の窓口として，長崎港内を埋《う》め立ててつくった出島をえがいたもの。よって，イが正しい。なお，Bは江戸時代末にアメリカ合衆国のペリー艦隊(黒船)が来航したようすをえがいた絵，Cは江戸時代に蝦夷《えぞ》地(北海道)から西廻《まわ》り航路を使って物資を運んだ北前船をえがいたものである。

7 国際的組織と日本の政治のしくみについての問題

(1) NGO(非政府組織)は，国境を越《こ》えて活動する民間組織で，難民の救済や医療《いりょう》の提供，人権の擁護《ようご》など，多方面での活動を行っている。よって，エが正しい。なお，アのユネスコ(UNESCO，国連教育科学文化機関)は，教育・科学・文化などの分野での国際協力を進め，世界平和に貢献することを目的としている。イは，ユニセフ(UNICEF，国連児童基金)ではなくFAO(国連食糧農業機関)やWFP(世界食糧計画)について述べた文。ウはODA(政府開発援助)ではなくPKO(国連平和維持活動)が正しい。

(2) 天皇の国事行為に助言と承認を行ったり，法律に従って実際の政治を行ったりするのは内閣なので，アが選べる。なお，イについて，法律にもとづいて裁判を行うのは裁判所，裁判官を裁く裁判(弾劾《だんがい》裁判)を行うのは国会。ウについて，予算を決めるのは国会だが，予算を作成するのは内閣である。エについて，条約は内閣が結ぶが，事前か事後に国会の承認を得なければならない。

理　科　（国語と合わせて50分）

解　答

1 ⑴　イ，オ　⑵　①　○　②　○　③　○　2 ⑴　①　ア　②　オ　③　ウ　⑵　ア，オ　⑶　エ，オ　3 ⑴　イ　⑵　（例）　うすい塩酸だけを加熱してみる。　4 ⑴　イ，ウ，オ　⑵　**同じにする条件**…ア，イ，ウ，オ，カ　**変える条件**…エ

解　説

1 水の性質やはたらきについての問題

⑴　ア，イ　水は100℃に近づくと，液体の水が気体の水蒸気に変化し，水の中からさかんに水蒸気のあわが生じてふっとうし始める。水がふっとうしている間は，加えた熱が水が液体から気体に変化するために使われ，温度が100℃のまま変化しない。　ウ　水蒸気は目で見ることはできない。水蒸気が冷えて液体の水の小さなつぶ(水てき)になると，白いけむりのように見える。　エ　液体の水が固体の氷になると，重さは変わらないが体積は約1.1倍と大きくなり，同じ体積当たりの重さが水よりも小さくなる。同じ体積当たりの重さが水よりも小さいものは，水に入れたときに浮《う》く。　オ　寒い日に息をはくと，はいた空気にふくまれている水蒸気が冷えて水てきとなり，白く見えることがある。このように，呼吸によってはき出した空気の中には水蒸気がふくまれる。　カ　地層にふくまれる砂や石は，川の水で運ばれる途中《とちゅう》でほかの石や川岸などとぶつかったりこすれたりするため，角が取れて丸みをおびている。

⑵　①　アサガオなどの種子が発芽するためには，水が必要である。水を吸収することで種皮がやわらかくなり，中から芽が出やすくなる。また，発芽のしくみが開始されるためにも，水が必要である。　②　人の体内に生じた不要物のうち，二酸化炭素は肺からはく息に混じって体外に排《はい》出《しゅつ》されるが，そのほかの不要物(尿素《にょうそ》など)は尿や汗《あせ》にふくまれて体外に排出される。汗や尿は，水にいろいろな不要物の成分がとけている。　③　メダカなどの動物の体内では，体内に取り入れられた養分が血液によって体のすみずみまで運ばれる。血液の液体成分の多くは水である。

2 季節の変化と観察についての問題

⑴　①　ナナホシテントウは，成虫が落ち葉の下や岩のかげなどにかくれて冬ごしをする。　②　オオカマキリなどカマキリのなかまは，木の葉や枝などに卵のう(卵を入れる容器のようなもの)というものをつくり，その中に多数の卵を産みつける。その後，成虫は死んでしまい，卵が冬をこす。　③　カブトムシは，夏から秋に枯《か》れてくさった葉などを多くふくむ土の中に卵を産みつける。そして，ふ化したよう虫が土の中で冬ごしをする。

⑵　気温をはかるときは，まわりに建物などがない風通しのよい場所で，温度計に直射日光が当たらないようにして地面から1.2～1.5mくらいの高さ(およそ立っている人の目の高さ)ではかる。よって，アとオが正しい。なお，イで，温度計に顔を近づけると息などが温度計に当たって温度が変化することがあり，地面に近い高さでは地面からの熱が伝わるため空気の温度(気温)を正しくはかれない。ウは地面の温度をはかるときの方法である。エの温度計の球部をしめらせたガーゼでくるんだものは，くるんでいないものとあわせて用いるとしつ度を求めることができる。

⑶　夜空のようすが季節ごとに変化するのは，地球が１年をかけて太陽のまわりを公転しているか

らである。たとえば，同じ時刻に星座が見える方位は，１年の周期で変化する。また，同じ時刻に同じ方位に見える星座は，季節の変化とともに変わり，１年でもとにもどる。冬から春にかけての季節の変化を調べるには，このように１年を周期として変化する現象を観察する必要がある。なお，月の形や出てくる時刻などは，およそ１か月の周期で変化するため，季節の変化を観察するには不適切である。また，星の色は１年程度の時間では変化しない。

3 うすい塩酸と鉄の反応についての問題

(1) うすい塩酸は気体の塩化水素の水よう液なので，うすい塩酸に鉄がとけたとき，鉄が気体になって空気中に出ていくならば，加熱して液体を蒸発させた後には何も残らないはずである。しかし，実験２では液体の蒸発後に固体が残っているので，鉄が気体になって空気中に出ていったのではないことがわかる。

(2) うすい塩酸にもともととけていたものであれば，反応前のうすい塩酸だけを加熱して蒸発させた後に同じもの(うすい黄色の固体)が残るはずである。したがって，うすい塩酸だけを加熱して蒸発させてみればよい。何も残らないことを確認すれば，実験２で蒸発皿に残った固体は，うすい塩酸に入れた鉄に関係する物質であるといえ，実験３もあわせると鉄とは別の物質であると考えられる。

4 電磁石についての問題

(1) 電磁石の強さは，コイルのエナメル線に流れる電流の大きさ，コイルの巻き数，鉄しんの太さに関係し，流れる電流が大きいほど，巻き数が多いほど，鉄しんが太いほど，磁石の強さは強くなる。エナメル線の長さを短くすると，エナメル線全体の電流の流れにくさ(抵抗《ていこう》)が小さくなり，コイルに流れる電流は大きくなる。また，乾電《かんでん》池《ち》の数を直列に増やしても，電流を流そうとするはたらきが大きくなるため，コイルに流れる電流は大きくなる。なお，乾電池を並列につないだ場合は，コイルに電流を流そうとするはたらきが乾電池１個のときと同じようになり，コイルに流れる電流は変わらない。

(2) 調べたい条件だけを変え，ほかの条件をそろえた実験を行って，その結果を比べることで，調べたい条件がその変化に関係するかどうかを確かめることができる。ここでは，エナメル線の太さだけを変え，コイルの巻き数や乾電池の数などのほかの条件はすべて同じにして実験を行えばよい。

音楽 (図画工作・家庭と合わせて30分)

解答

1 放送問題につき省略　　2 ファ，シ　　3 放送問題につき省略　　4 ウ

解説

1 曲の知識と楽器の音色

「篳篥《ひちりき》」「笙《しょう》」は，日本の伝統的な音楽である雅楽《ががく》の演奏に用いられる管楽器。「尺八《しゃくはち》」も伝統的な管楽器で，日本では江戸時代に流行した。また，「春の海」(宮城道雄作)はもともと箏《そう》と尺八の二重奏として作曲された曲で，「越天楽今様《えてんらくいまよう》」は雅楽の「越天楽」のメロディに歌詞をつけたもの。

2 音の聞き取り

「箱根八里」の冒頭８小節分を，最初の音をドとして階名で書くと，「ドドミミソソソ／ドララソ／ミミミソミ／レレミレド／ドドドララ／ドドドソソ／ラソソミミミ／ソソミミレレレ」となる。よって，使われていない音はファとシである。

3 楽器と音色

アはバイオリン，イはヴィオラ，ウはチェロ，エはコントラバス，オはピアノである。弦《げん》楽器では，楽器が大きくなるごとに出せる音が低くなる。

4 楽器のしくみ

小鼓《こつづみ》は「ばち」を使わずに，手で革をたたいて演奏する。

図画工作 （音楽・家庭と合わせて30分）

解答

1 （例） 右の図　　2 イ　　3 ウ

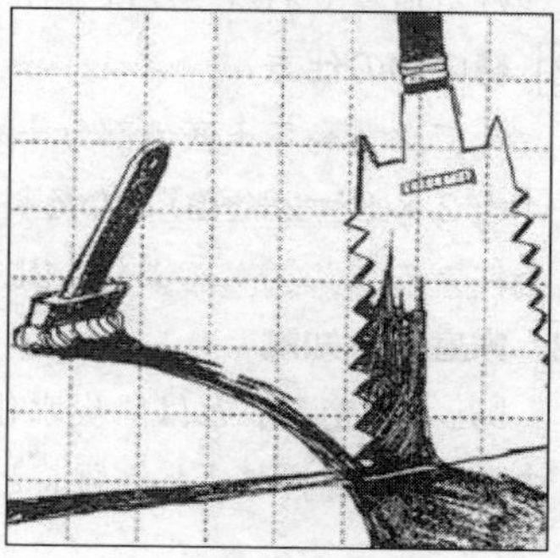

解説

1 ピクトグラムの作成

例には，音楽室であれば音符《おんぷ》，体育館であればとび箱といったように，その教科からイメージできるものがえがかれているので，これにならって，図工という教科からイメージできる道具などを選べばよい。絵の具とパレット，のこぎりやはけなど，単純化してもひと目でそれとわかるようなものが考えられる。人をえがくさいも，体育館の例にあるように，単純化して表すとよいだろう。

2 道具の知識

ア　ねんどを平らな板状にするには，細長い長方形で，同じ厚さの板である「たたら板」をねんどの左右に置くのが一般《いっぱん》的である。　イ　版画で，ぼやかせた感じを表現するには，丸刀ではなく平刀を用いて刃を立てて，ひっかくように使うとよい。よって，誤っている。　ウ　かなづちで釘《くぎ》を打つさい，打ちはじめは細かく打つ必要があるので，柄《え》の前のほうをにぎるとよい。　エ　明るい色は重ねぬりで暗くすることができるが，暗い色はそれができないので，ぬるさいは明るい色からぬる。

3 画法の特ちょう

テーブルや人物に注目すると，絵の中央に向かってじょじょに小さくえがかれていることがわかる。これは「一点透視《とうし》図法」という遠近のえがき方で，奥行《おくゆ》きを表現できる。よって，ウがふさわしい。

家　庭　（音楽・図画工作と合わせて30分）

解　答

1 ⑴　3　⑵　リッパー，エ　2 たて…28(cm)　横…28(cm)　3 カ

解　説

1 調理・裁縫《さいほう》の道具

⑴「計量カップ」は１ぱいで200mL，「計量スプーン」は大さじで15mL，小さじで５mLが計量できる。また，粉末を計量するときには，「すり切りべら」ですり切って正確に計量する。

⑵　ミシンの縫《ぬ》い目をほどくときに使うのは，エの「リッパー」である。アは「指ぬき」で，手ぬいのときに運針をしやすくするのに使う。イは「チャコえんぴつ」で，裁縫をするときに布に印をつける道具である。ウは「ひも通し」で，先たんの輪の部分にひもやゴムを通して使う。

2 縫い物の仕方

たては「高さ＋底の部分＋ぬいしろ×２」とあるので，＜製作の条件＞の①，④，⑥より，20＋４＋２×２＝28(cm)となる。横は「周囲の寸法＋ゆとり＋ぬいしろ×２」とあるので，＜製作の条件＞の②，③，④より，21＋３＋２×２＝28(cm)と求められる。

3 家庭科の知識

「五大栄養素」とは，炭水化物・たんぱく質・脂質《ししつ》・ビタミン・無機質(ミネラル)の５つをさすので，「脂質」が「とう質」となっているカが誤りである。

国　語　（理科と合わせて50分）

解　答

一 イ，ウ　二 ⑴　ウ　⑵　きょろきょろ(と)　⑶　教える前か　⑷　ア　⑸　イ　⑹　エ　⑺　吾郎二世　⑻　ア　⑼　ウ　⑽　下記を参照のこと。　三 ⑴　(例)　おりの中のネコの行動を観察する　⑵　イ　⑶　③　息　⑥　目　⑷　エ　⑸　強い探索心と強い警戒心　⑹　イ→ア→オ→ウ→エ　⑺　エ

●漢字の書き取り

二 ⑽　吸引

解　説

一 出典は内閣府の「平成29年度『科学技術と社会に関する世論調査』」による。世論調査の結果を，男女別・年齢《ねんれい》別にグラフ化したものである。

ア　「関心がない」割合が「最も高いのは」，「六十歳《さい》代」としている点が合わない。「関心がない」割合は，六十歳代で11.7%であるのに対して，七十歳以上は17.3%で最も高くなっている。　イ「『関心がある』『ある程度関心がある』割合の合計」は，全体では60.7%となっているのに対し，三十歳未満では50.0%，三十歳代では57.6%，四十歳代では58.9%，五十歳代が62.8%，六十歳代が66.4%，七十歳以上が60.3%である。よって，全体を上回っているのは五十歳代と六十歳代だと

わかる。　ウ　「関心がある」割合は，三十歳未満では13.8%しかなく全世代の中で最も低いのに対し，「『あまり関心がない』『関心がない』割合の合計」は，三十歳未満は48.6%，三十歳代は42.3%，四十歳代は40.8%，五十歳代が36.9%，六十歳代が32.6%，七十歳以上が37.7%となっており，三十歳未満が全世代の中で最も高い。　エ　「女性」で，「『関心がある』『ある程度関心がある』割合の合計」は52.3%となっている。よって，「女性全体の五割をこえない」が誤り。

オ　「『ある程度関心がある』割合は年齢が上がるにつれ低くなっていく」が合わない。三十歳未満では36.2%であるのに，三十歳代では36.9%となり，割合が高くなっていることが見て取れる。

二　出典は森絵都《もりえと》の『みかづき』による。小学校で用務員をしている大島吾郎《おおしまごろう》のもとに，蕗子《ふきこ》という一年生の女の子がやってきた場面である。

(1)　それぞれの子どもたちのうったえはちがうのに，「共通しているのはみなが一様に瞳《ひとみ》をきょろきょろとさまよわせていることだ」というつながりなので，“好みや考え方などは人によってそれぞれ異なる”という意味の「十人十色」がよい。なお，アの「四苦八苦」は，とても苦しむこと。イの「一長一短」は，長所も短所もあること。エの「一心不乱」は，一つのことに心を集中させて，ほかに気を散らさないようす。

(2)　勉強がわからないとうったえて用務員室にやってくる子どもたちには「集中力がな」く，「瞳をきょろきょろとさまよわせていること」に気づいた吾郎は，子どもたちの「神経をしずめ，考える力のすべてを目の前の一問へ」そそがせることに力を入れたとある。そうして「集中のこつ」をつかみ，「笑顔《えがお》で去っていく彼《かれ》らの瞳はもはや『きょろきょろと』していな」かったというのである。

(3)　「違和《いわ》感」は，どことなくちぐはぐで，しっくりこない感じのこと。勉強を教わるために吾郎のもとをおとずれたが「勉強ができない子の目」をしていなかった蕗子に対し，吾郎は「教える前からこの子はわかっていたのではないか〜なぜここにいるのか」と思い，「違和感」を覚えていたものと考えられる。

(4)　子どもたちに勉強を教えているのは自分が「好きでやってること」で，「君たちといると楽しいし，勉強ができるようになっていく姿を見るのもうれしい」と言う吾郎に対し，蕗子は「じゃあ，どうして，学校の先生にならなかったんですか」と聞いている。勉強を教えるのが好きで，子どもたちの成長を見ることを楽しみにしていながら，「学校の先生」ではなく「用務員」をしている不自然さを指摘《してき》され，吾郎は「痛いところをつかれた」と思ったのである。

(5)　直後に「知だけでなく情もある子だ」とあることに注目する。吾郎が経済的な事情から進学をあきらめ，「職業を選んでいる余ゆう」もなく働かざるを得なかったことに蕗子は胸を痛め，心を動かされたものと考えられるので，イが選べる。

(6)　「神妙《しんみょう》に」は，おとなしく素直《すなお》な心があらわれたようす。職業を選ぶ余ゆうなどなかったが，今の仕事に満足していると語る吾郎の気持ちを，蕗子は幼いなりに理解しようとして「神妙にうなずいてみせた」のだから，エがふさわしい。

(7)　少し前に注目する。「蕗子の『吾郎面《づら》』」とは，蕗子が「吾郎の口ぐせを連発」しながら，同級生の女児に算数を教えていたようすを指す。その教え方があまりに自分に似ていたために，吾郎は「まるで吾郎二世だ」と感じたのである。

(8)　前後から読み取る。吾郎から「君は，大人をからかって楽しむような子じゃない」と言われた蕗子はほろりと涙《なみだ》を流している。その「心から自然に生まれた」美しい涙にひきつけられ，吾郎は

「無しょうに」蕗子を「いとおしく」感じているのだから，アが合う。

⑼　勉強を教わる必要のない蕗子が吾郎のもとに通い続けていることがなぞの一つとしてえがかれ，さらに「お母さんに言われた」ために通ってきているのだと知り，吾郎は「なんのために？　なぞは深まるばかりだ」と思っている。最初のなぞの後で，また次のなぞが読者に示されるように語られているので，ウがふさわしい。

⑽　「吸引」は，ここでは吸い取って自分のものとして取りこんでいくこと。

三　出典は今泉忠明《いまいずみただあき》の『飼い猫《ねこ》のひみつ』による。強い探索《たんさく》心と強い警戒《けいかい》心はネコの特徴《とくちょう》的な気質であり，進化を重ねるうえで身につけた生存戦略であると述べられている。

⑴　本文の最初の部分から，筆者は「ノラネコを一匹《いっぴき》，アライグマ用のわなで捕《つか》まえて，動物園のライオンのおりくらいの広さのところに入れて観察」しようとしていることがわかる。ところが，ネコはわなの中でじっとしているばかりで「出てくる気配」がないので，おりの中のネコの行動を観察するのは長い時間がかかると筆者は考えているのである。

⑵　前後の内容から，ネコがおりの中で慎重《しんちょう》に行動するのは，「気が弱い」わけでも「臆病《おくびょう》」なわけでもなく，「警戒して」いるからだとわかる。少し後で，「警戒心の強さ」は初めての環境《かんきょう》の中で「生きる」ために「欠かせないもの」であることが読み取れるので，イが選べる。

⑶　③「息を殺す」は，息をするのもおさえて，じっとしているようす。　⑥「目にも留まらない」は，動きがひじょうに速く，目で追うこともできないようす。

⑷　前の部分で，ネコが「堂々と歩きまわ」るのは，「匂《にお》いを嗅《か》ぎ，よく見て，音を聞き，情報を入手」するための「探索行動」なのだと述べられている。つまり，探索心が警戒心をうわまわったために，少し大胆《だいたん》になったのだと言える。

⑸　「おっかなびっくり姿を現してはこちらの気配にフリーズ」していたかと思えば，「堂々と我が物顔でパトロールをしたり」するネコの性質を，筆者は「極端《きょくたん》な二面性」と述べている。それを少し後で，「強い探索心と強い警戒心」と言いかえている。

⑹　わなの中で，ネコはまず「鼻と耳で」自分が置かれた立場を判断しようとしていた。その後，警戒しながら「わなの外に頭だけを出」し，しばらくしてゆっくりと「おりのはしに沿って歩」き始めたが，「人間の動きを察知」するととたんに動かなくなってしまった。しかし，やがて探索心が警戒心よりも強くなると「図太さを感じるほど，堂々と歩きまわ」るようになり，翌日は周囲が「薄暗《うすぐら》くなるまで巣箱に隠《かく》れ」，「薄暗くなってから，いきなり活動」しだしたというのである。よって，イ→ア→オ→ウ→エの順になる。

⑺　ネコは「ひたすら探索活動」をすることによって，おりの中のあらゆる物とその配置を記憶《きおく》し，「驚《おどろ》くようなすばやさで飛ぶように移動」できるようになったと書かれている。また，「新型のわな」に対しては，たとえ見た目が異なっていても，ネコは自分が一度捕まったときのことを覚えているので警戒心が高まっており，「二度とわなには入」らないとも述べられている。よって，エがふさわしい。

Dr.福井の

入試に勝つ！ 脳とからだのウルトラ科学

入試当日の朝食で，脳力をアップ！

朝食を食べない学生は，朝食をきちんと食べる学生に比べて成績が悪かった――という研究発表がある。まあ，ちょっと考えればわかると思うけど，朝食を食べないということは，車にガソリンを入れないで走らせようとするようなものだ。体がガス欠になった状態では，頭が十分に働くわけがない。入試当日の朝食はちゃんと食べよう！　朝食を食べた効果があらわれるように，試験開始の２時間以上前に食べるようにするとよい。

では，入試当日の朝食にふさわしいものは何か？

まず，脳の直接のエネルギー源はブドウ糖だけであるから，それを補給するためのご飯やパン，これは絶対に必要だ。また，砂糖や果物の糖分は吸収されやすく，効果が速くあらわれやすいので，パンにジャムをぬったり果物を食べたりするのもよいだろう。

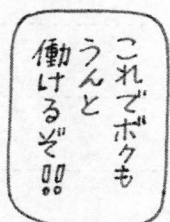

次に，タンパク質。これは脳の温度を上げる作用がある。温度が低いままでは十分に働かないからね。タンパク質を多くふくむのは肉や魚，牛乳，卵，大豆などだが，ここでは大豆でできたとうふのみそ汁や納豆をオススメする。そして，記憶力がアップするDHAを多くふくんでいる青魚，つまりサバやイワシなども食べておきたい。

生野菜も忘れてはならない。その中にふくまれるビタミンBは，ブドウ糖を脳に吸収しやすくする働きを持つので，結果的に脳力アップにつながるんだ。

コーヒーや紅茶，緑茶は，カフェインという成分の作用で目覚めをうながすが，トイレが近くなってしまうので，飲みすぎに注意！　試験当日はひかえたほうがよいだろう。眠気を覚ましたいときはガムをかむといい。脳が刺激《しげき》されて活性化し，目が覚めるんだ。

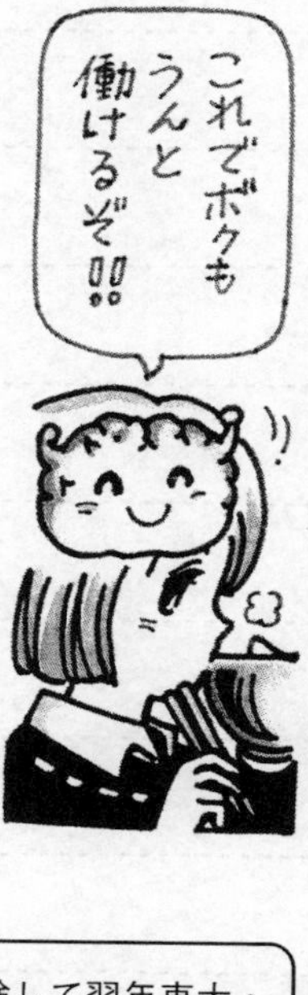

Dr.福井（福井《ふくい》一成《かずしげ》）…医学博士。開成中・高から東大・文Ⅱに入学後，再受験して翌年東大・理Ⅲに合格。同大医学部卒。さまざまな勉強法や脳科学に関する著書多数。

Memo

平成29年度　筑波大学附属中学校

〔電　話〕 (03) 3945－３２３１
〔所在地〕 〒112-0012　東京都文京区大塚１－９－１
〔交　通〕 東京メトロ丸ノ内線－「茗荷谷駅」より徒歩10分
東京メトロ有楽町線－「護国寺駅」より徒歩７分

【算　数】（社会と合わせて50分）

（注意）　三角定規，コンパス，分度器，角度の測れる定規などは机の上に出してはいけません。直定規，えんぴつまたはシャープペンシル，消しゴムだけを机の上に出しなさい。

1　次の問いに答えなさい。

(1)　$27\times42+42\div4-19\times42+42\div0.8$　を計算しなさい。

(2)　下のように，分数を規則的に変え，その和を求めます。

$\frac{1}{2}$，$\frac{11}{20}$，$\frac{101}{200}$，$\frac{1001}{2000}$，$\frac{10001}{20000}$，…

和が5.55…５になるには，何個の分数をたせばよいですか。

(3)　ある数の整数部分を a，小数部分を b とします。例えば，ある数が29.23のとき，$a=29$，$b=0.23$ となります。

$3\times a+8\times b=100$ となる数のうち，最も小さい数を求めなさい。

(4)　縮尺が $\frac{1}{10000}$ の地図があります。１辺が３cm の正方形の土地の，実際の面積は何km^2ですか。

(5)　３g，4.5g，5.4gのコインが55枚あります。３gと4.5gのコインすべての平均の重さを求めると４gでした。また，4.5gと5.4gのコインすべての平均の重さを求めると５gでした。4.5gのコインは何枚ありますか。

(6)　長方形の紙を AB，CD で２回折りました。このとき，㋐の角度は何度ですか。

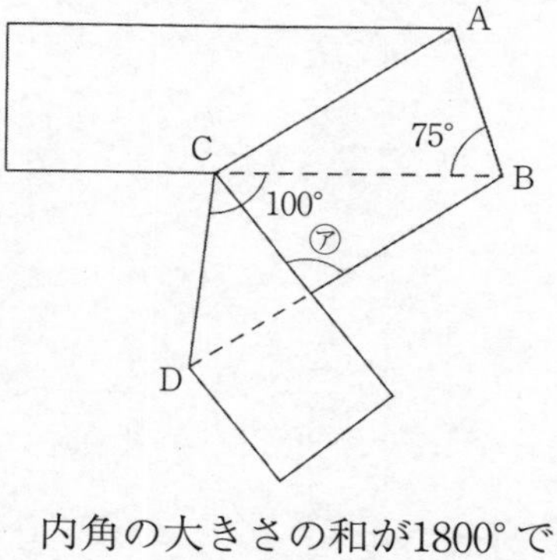

(7)　内角の大きさの和が1800°である正多角形があります。この正多角形の対角線は全部で何本ですか。

(8)　右の図の三角柱で，体積が56cm^3のとき，高さaの値を求めなさい。

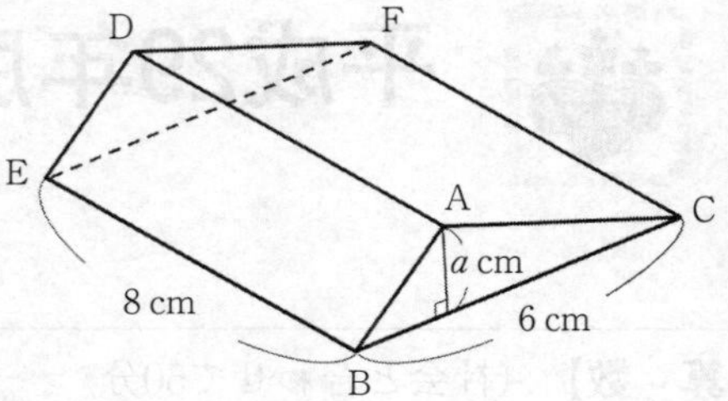

2　右の図で，内側の五角形と外側の七角形の頂点に置かれた黒色の石が，図の位置から１秒に１マスずつ時計回りに動きます。

このとき，次の問いに答えなさい。

(1)　直線Ａ上で，２つの石が２回目に並ぶのは何秒後ですか。

(2)　10分間動き続けると，２つの石は直線Ａ上で何回並びますか。

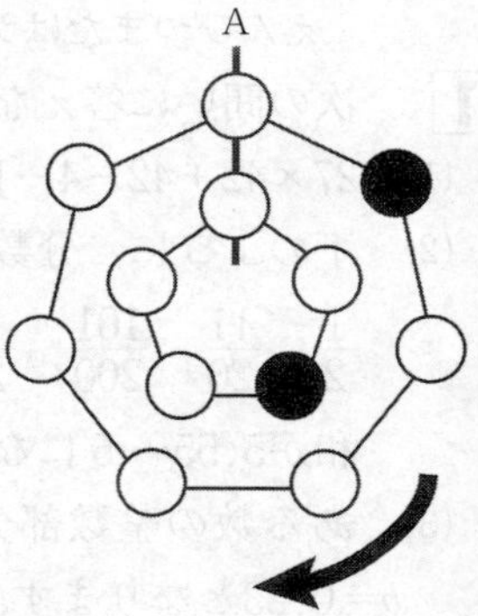

3　太郎さんは，時速４km で駅に移動していましたが，途《と》中で忘れ物に気づき，時速６km で家に引き返しました。このときの平均の速さを求めなさい。

4　降った雨の量は，図のような円型の受水器を使い，下部の円柱型の容器に集めて量ることができます。ある雨の日に，半径20cm の円型の受水器と半径12cm の円柱型の容器を用いて雨水を集めたところ，２時間で１cm になりました。このとき，１時間で１cm^2あたり何 mm の雨が降ったと考えられますか。ただし，円周率は3.14とします。

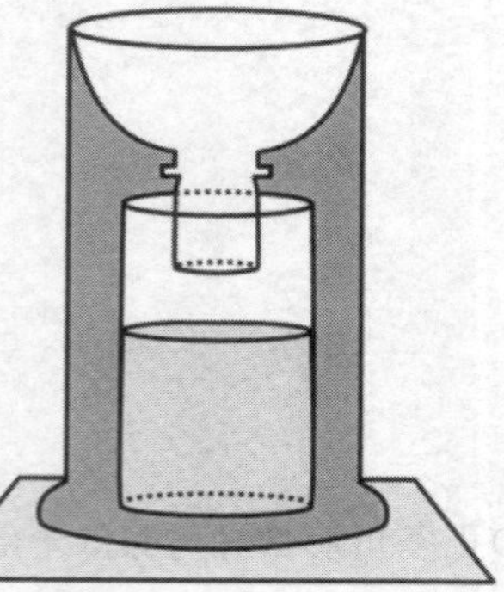

5　次のページの**図１**のように，正方形の周上を，スタート地点から点Ａが一定の速さで時計回りに１周します。**グラフ１**はスタートしてからの時間と，スタート地点から点Ａまでの**直線距離《きょり》**をグラフに表したものです。

図形が① $\frac{1}{4}$ 円（おうぎ形）と②正三角形のとき，スタートしてからの時間と，スタート地点から点Ａまでの直線距離のグラフを完成させなさい。ただし，円周率は3.14とします。

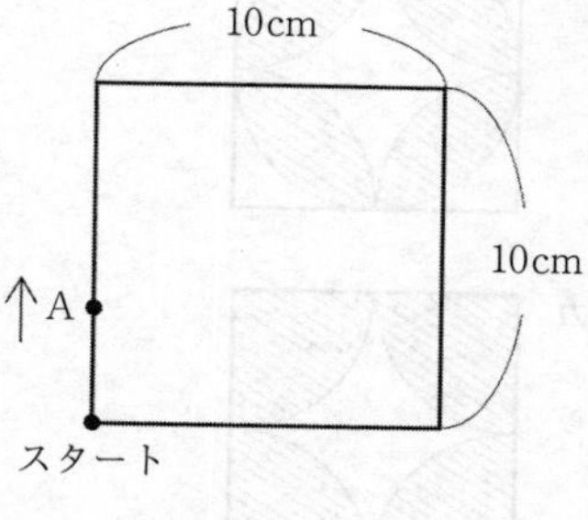

図１

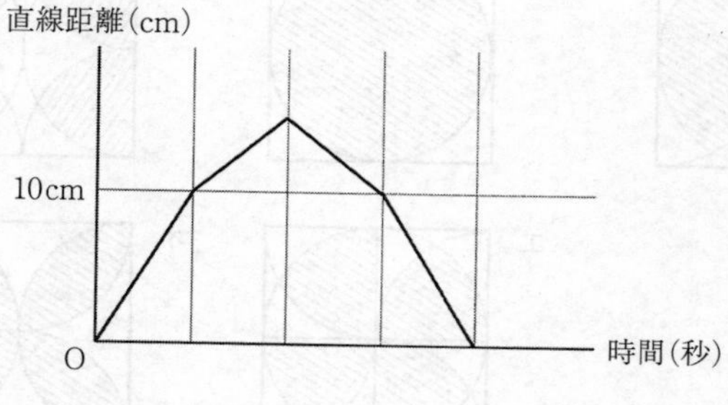

グラフ１

① $\frac{1}{4}$ 円（おうぎ形）

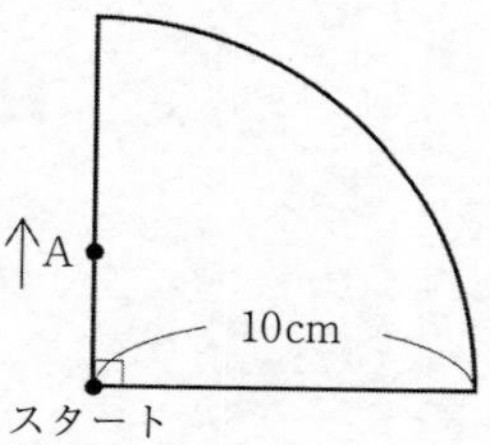

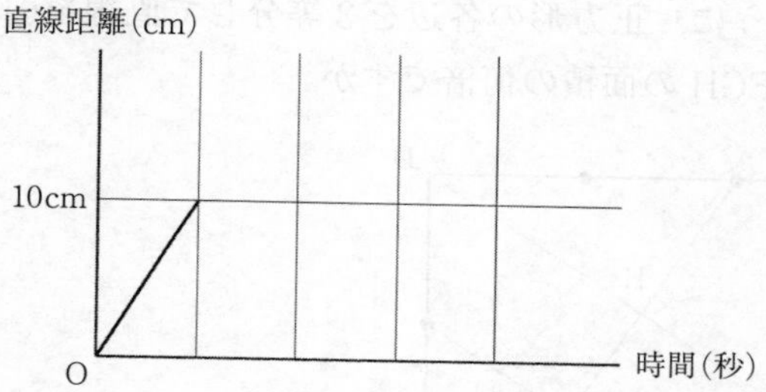

② 正三角形

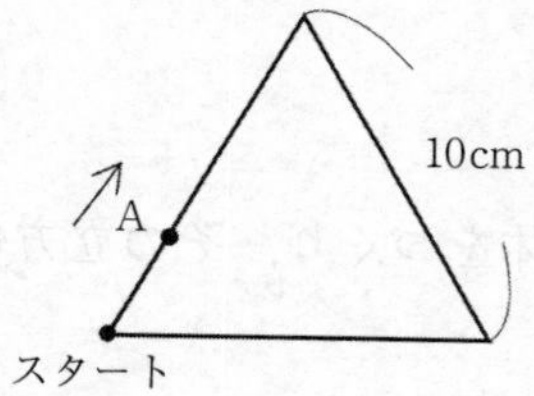

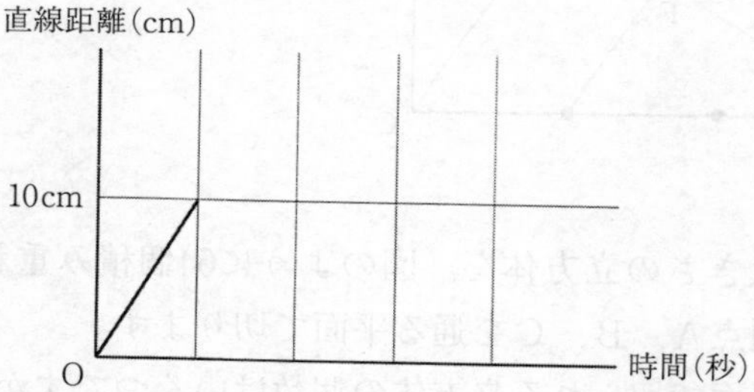

6 はりがねを折り曲げて立体を作成したところ，下の図のように見えました。はりがねは何 cm 必要ですか。ただし，円周率は3.14とします。

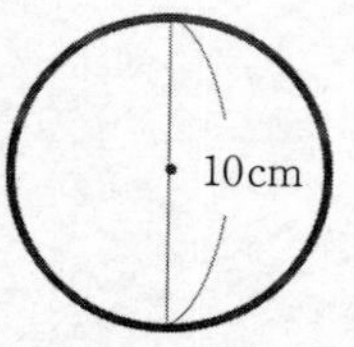

真上から見た図

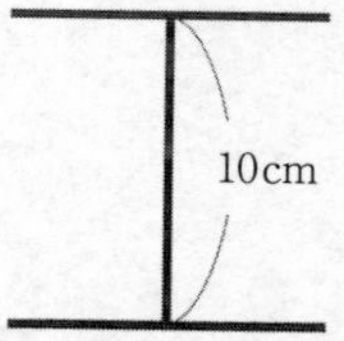

真正面から見た図

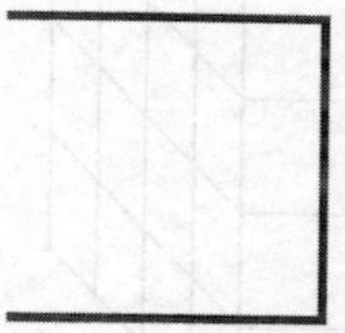

真横から見た図

7 次の図は半径が5 cmの円やおうぎ形でかいたものです。このとき，**図1**の斜線《しゃせん》部の面積と等しいものをすべて記号で答えなさい。ただし，正方形はすべて同じ大きさのものとします。

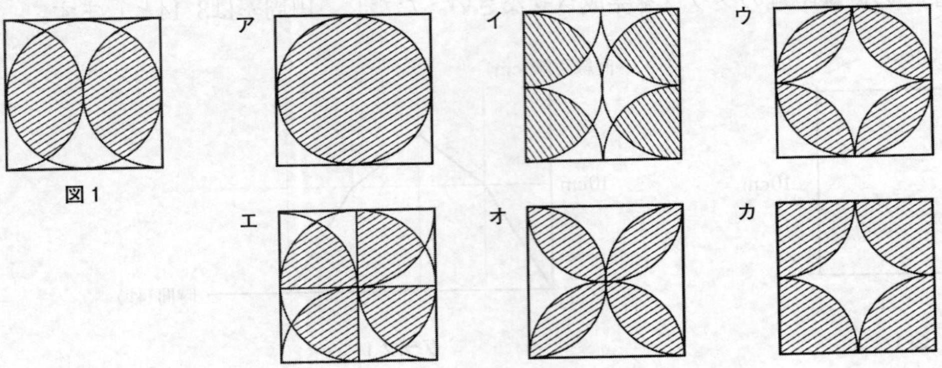

8 図のように，正方形の各辺を3等分して直線を引きました。正方形ABCDの面積は，平行四辺形EFGHの面積の何倍ですか。

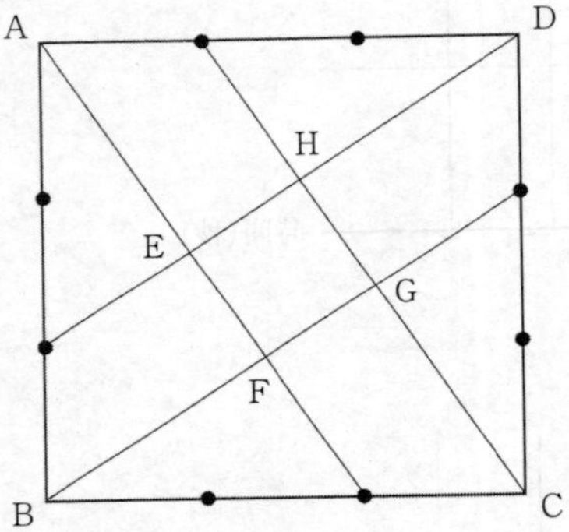

9 同じ大きさの立方体を，図のように64個積み重ねて大きな立方体をつくり，その立方体を3つの頂点A，B，Cを通る平面で切ります。

その平面で切られる立方体の個数はいくつですか。

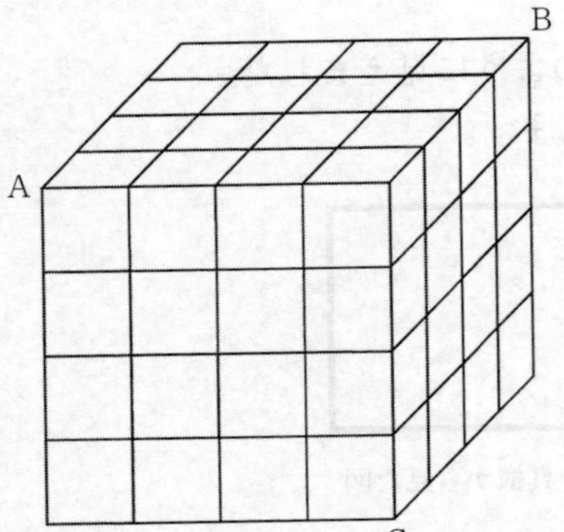

10　太郎さんは，お掃除《そうじ》ロボットに３種類の形があることを知り，算数の自由研究として，その形から分かる特徴《とくちょう》についてまとめました。次のまとめを読んで，後の問いに答えなさい。ただし，円周率は3.14とします。

お掃除ロボットの３種類の形の特徴

６年１組　筑波　太郎

○形について調べたこと

次のような３種類の図形とみなすことができる。

・**ア**は一辺30cm の正方形

・**イ**は直径30cm の円

・**ウ**は一辺30cm の正三角形に各頂点を中心とする円の一部をかきたしたもの

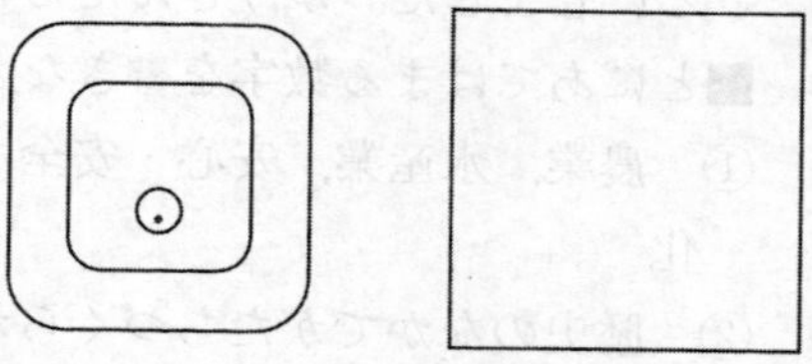

ア

○周の長さについて調べたこと

ア，**イ**，**ウ**のそれぞれの図形の周の長さを計算したところ，最も長い周の長さと最も短い周の長さの差は，［①］cmだった。

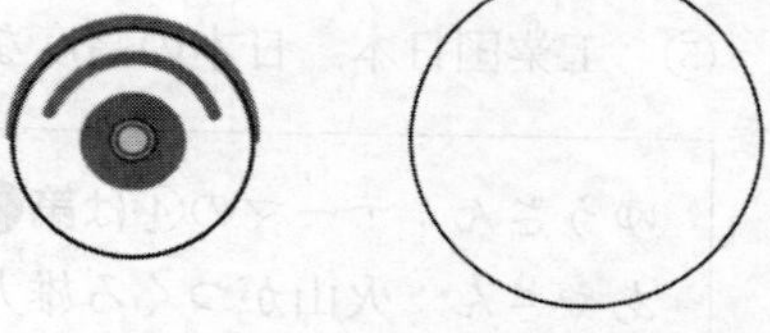

イ

○掃除をすることができる面積について調べたこと

ロボットが直線上を100cm 移動したとすると，掃除をすることのできる範囲《はんい》は，下の図の斜線部分であり，いずれも同じ面積だった。

よって，②<u>機械の大きさがより小さい方が便利だと思う</u>。

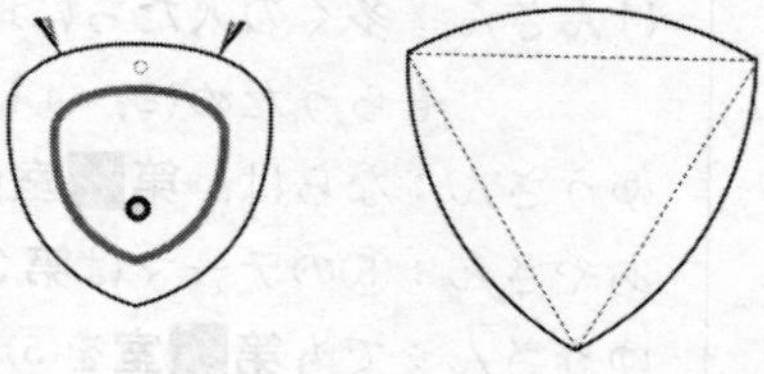

ウ

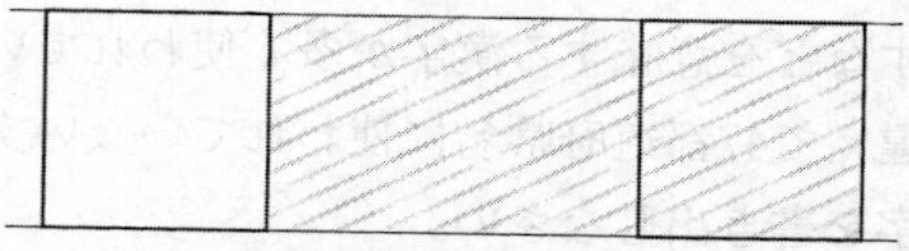

アが掃除をする面積

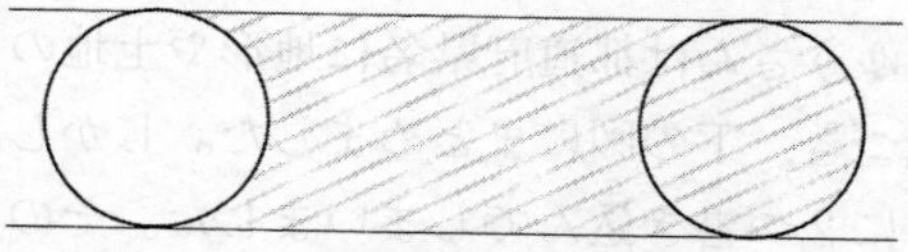

イが掃除をする面積

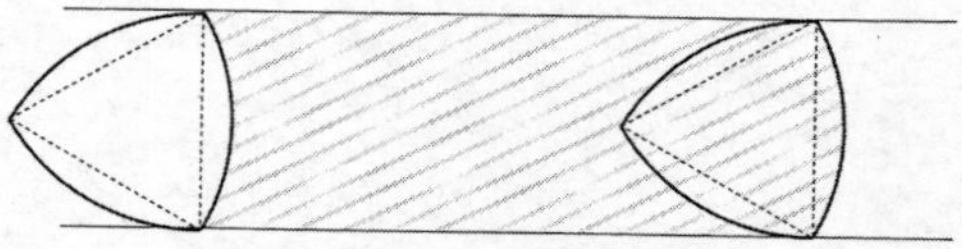

ウが掃除をする面積

(1)　［①］にあてはまる数を答えなさい。

(2)　下線部②について，**ア**，**イ**，**ウ**の図形の面積で，最も大きい面積と最も小さい面積の差は何 cm^2 ですか。ただし，正三角形の高さは26cm とします。

【社　会】（算数と合わせて50分）

1　ゆうさんのクラスでは，日本の地理について学習しています。次の各問いに答えなさい。

(1)　ゆうさんたちは，右の図の「**日本地理資料館**」の展示内容を考えています。**第１室**から**第７室**では，北海道から九州までの地方ごとの展示を行うものとします。ゆうさんたちは，次の①～⑤の５つのテーマをどこかの展示室で必ず取り上げることにしました。ゆうさんたちの会話文中の●と■とにあてはまる数字を書きなさい。

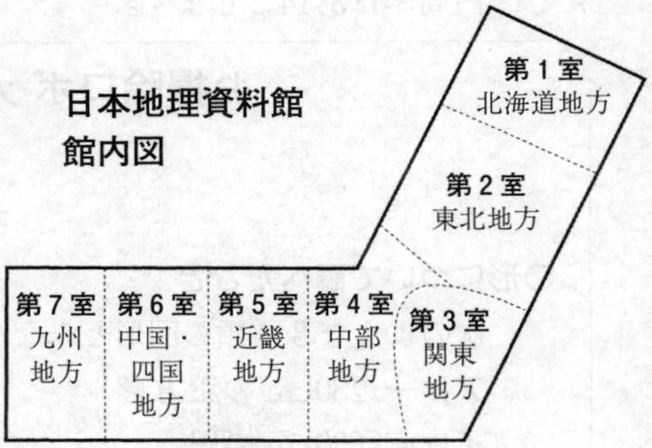

①　農業，水産業，安心・安全な食料生産と食文化

②　歴史のなかでかたちづくられた和風の文化

③　世界へ発信する現代日本の文化

④　自然の恵みと恐《おそ》ろしい災害，災害からの復興

⑤　工業国日本，日本の高度な技術力

> ゆうさん：テーマの④は**第●室**か**第■室**にしようよ。
> あやさん：火山がつくる雄大《ゆうだい》な地形，温泉が多いこと，そして近年に大きな自然災害に見《み》舞《ま》われたことなどが共通しているね。
> けんさん：多くの人たちに地震《じしん》と津波被害《つなみひがい》の恐ろしさ，そして今の復興のようすを知ってもらうために，④は**第●室**のテーマにしようよ。
> ゆうさん：ならば，**第■室**には⑤がいいんじゃないかな。
> あやさん：⑤のテーマは**第３室**や**第４室**にあてはまると思うけど。
> ゆうさん：でも**第■室**を⑤にすれば，日本の近代工業の始まりを紹介《しょうかい》できるし，公害や環境《かんきょう》問題に取り組んだ事例も紹介できるのがいいと思うんだ。

(2)　ゆうさんは都道府県名に地形や土地のようすなどを意味する漢字が多く使われていることに気づき，下の図にまとめました。しかし，間違《まちが》えて47都道府県名に使われていない文字を図の中に２つ書き込《こ》んでしまいました。その２文字を書き出しなさい。

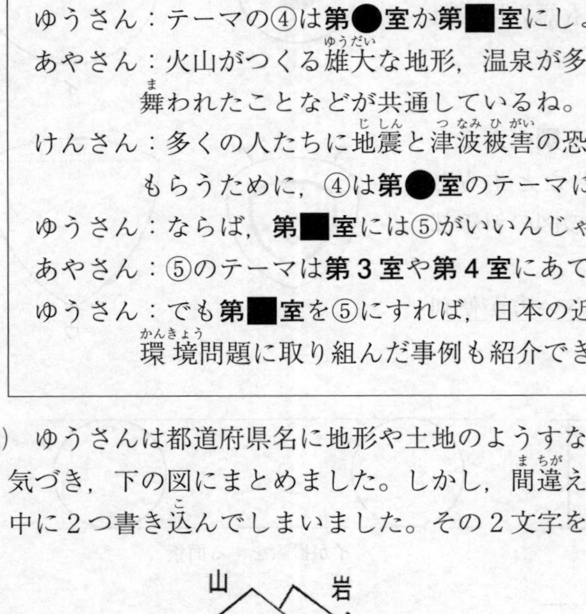

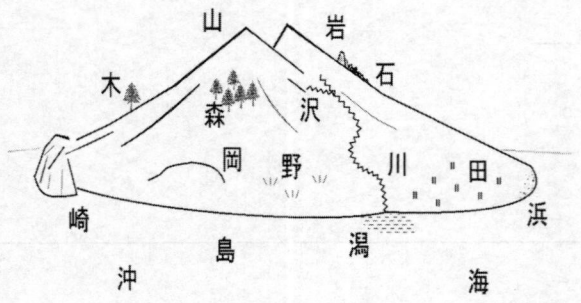

2 なおさんのクラスでは，市内の学校周辺の地区について学習しています。次の資料や地図を見て，後の各問いに答えなさい。

資料「公民館の役割と建設計画」
“この地区で市立公民館の建設計画が進んでいます！”

「公民館には地域の昔のようすを学習できる資料室もつくられます。」
「お年寄りから子どもたちまで，みんなが集まるイベントを開催します。」
「公民館は自然災害の時の避難《ひなん》所にもなります。」

公民館は地図中の●A～Gのいずれかの位置に建設される予定です。

学校周辺の地図(1950年)

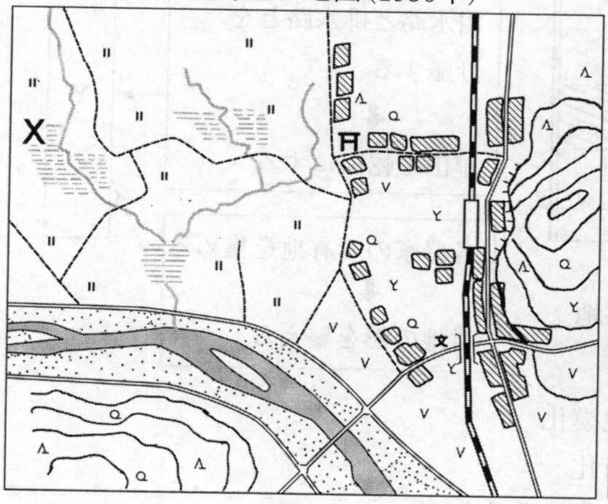

学校周辺の地図(2015年)

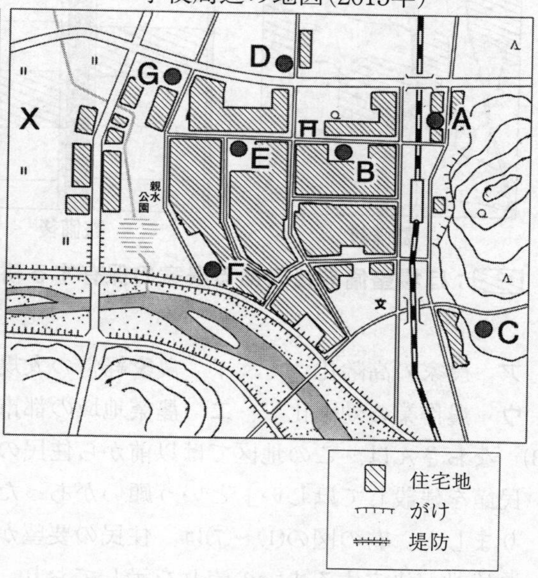

(1) 次のなおさんたちの発表の中の(　)に最もよくあてはまるものを，後の**ア～ウ**から選びなさい。

私たちは，公民館の位置を考える上で，さまざまな条件があることに気づきました。私たちは，その中でも特に(　　　　)という考え方が重要だと思い，公民館の建設候補地は次の３カ所のどれかにするべきだと考えました。

この考えにしたがえば，最もよい候補地は**B**です。その次によい候補地は**A**または**C**です。

ア「自動車を利用した交通の便がよく，ショッピングセンターなどが多く集まっている場所に公民館を建てるとよい。なぜなら，日常の利用の便がいいだけでなく，災害時に物資を運び込むのにも便利でよい」

イ「大通りを徒歩や自転車で横断しなくても行くことができる住宅地の周辺に公民館を建設するとよい。そうすれば，台風や大雨による洪水のような，予報や予測が可能な災害の際に，施設《しせつ》に早めに避難できる」

ウ「防災拠点《きょてん》としての役割を一番重視しながら，駅や住宅地からの距離《きょり》を考えて決めるのがよい。その場合，かつて水田だったところは浸水《しんすい》しやすく，地震の際の液状化も心配なので，避《さ》ける方がよい」

(2) 地図中の「X」の周辺で「ほ場整備」が行われたことを知ったなおさんは，「ほ場整備」について次の図をまとめました。図中の Y に最もよくあてはまるものを，後のア～エから選びなさい。

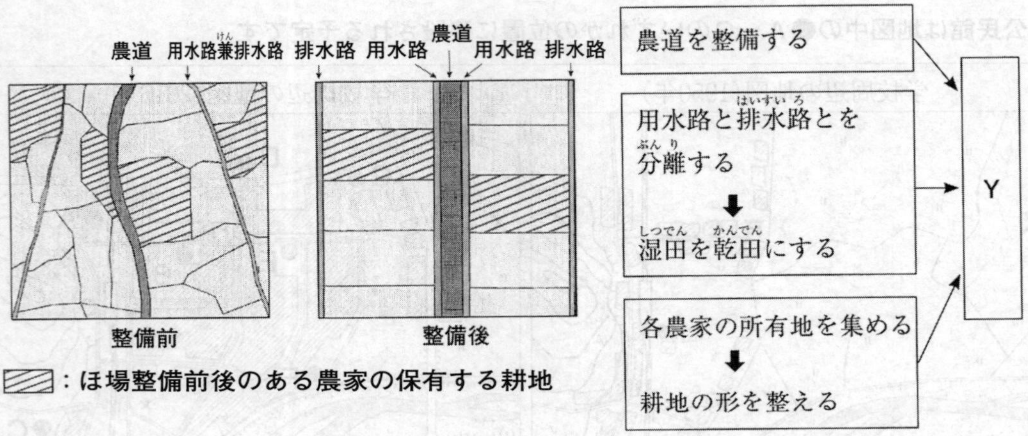

ア　農家の高齢《れい》化　　イ　農家経営の大規模化

ウ　農作業の効率化　　エ　農業地域の都市化

(3) なおさんは，この地区では以前から住民の間で「公民館を建設してほしい」という願いがあったことを知りました。右の図の①～⑦は，住民の要望から公民館の建設が決定するまでの流れを示しており，a～eには次のア～カのいずれかの語句があてはまります。a，d，eにあてはまるものを，次のア～カからそれぞれ選びなさい。

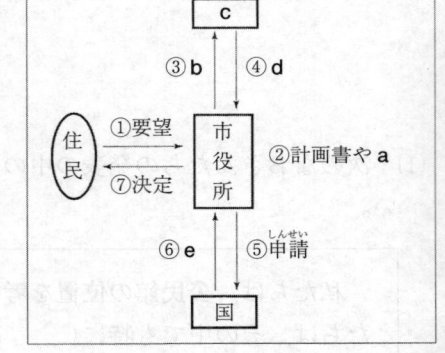

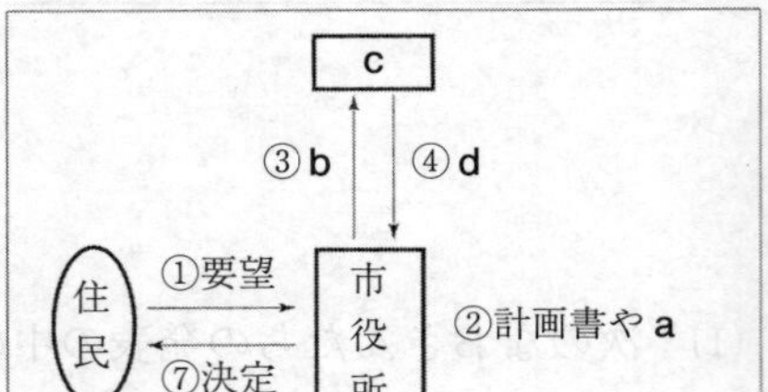

ア　市議会　　イ　裁判所

ウ　費用の補助（税金）　　エ　予算案の提出

オ　予算案の作成　　カ　予算案の議決

3　すばるさんは，歴史の学習でザビエルやペリーに興味を持ち，当時の世の中の様子などについて調べてみました。次の各問いに答えなさい。

(1) すばるさんは，日本でキリスト教の布教が可能になったのは，織田信長《おだのぶなが》による政策が関係していることに気づきました。歴史が好きな先生が持っていた，織田信長を特集した雑誌を読んでみると，ある研究者の考えとして次のような内容のことが書いてありました。文章中の●，■にあてはまる文字を，下の年表も参考にして，それぞれ**漢字1字**で書きなさい。

源　頼朝《みなもとのよりとも》が幕府を開いて以降，何となく，●家が社会の中心になっていったと思われている。しかし実際には，織田信長の時代にも，公家《くげ》(朝廷勢力)や■家(■社勢力)の力が強く残っていた。信長は各地の神社を保護したり，安土《あづち》城内に■を造ったりする一方で，■社の特権をうばったり，敵対する勢力とは長期間にわたる戦いを続けたりしていた。

信長が「天下布●」という言葉を使い始めたのは，抵抗《ていこう》する勢力を排除《はいじょ》し，●家中心の社会を築きたいと考えたからではないか。

織田信長に関する年表

年	おもなできごと
1560	桶狭間《おけはざま》の戦いで今川氏を破る
1568	足利義昭《あしかがよしあき》を立てて京に入る
1569	キリスト教の布教を許可する
1570	石山本願寺の一向宗と戦う(1580年まで)
1571	延暦《えんりゃく》寺を焼く
1576	安土城を築く
1582	明智光秀《あけちみつひで》の謀反《むほん》で死亡(本能寺の変)

(2)　すばるさんは，東インド艦隊《かんたい》司令長官のペリーが日本に来航した時代のことを調べてみました。次の**資料1**は，ペリーが来航したときの航路と，**ある条約**による開港地を，**資料2**は，ペリーが来航したころのアメリカの中国との貿易に関する内容を，**資料3**は，1849年にアメリカ大統領に就任したフィルモアが考えていたことを示しています。

資料1

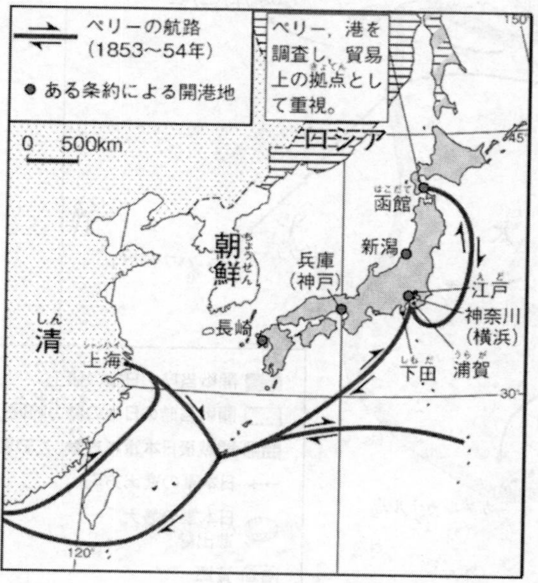

資料2

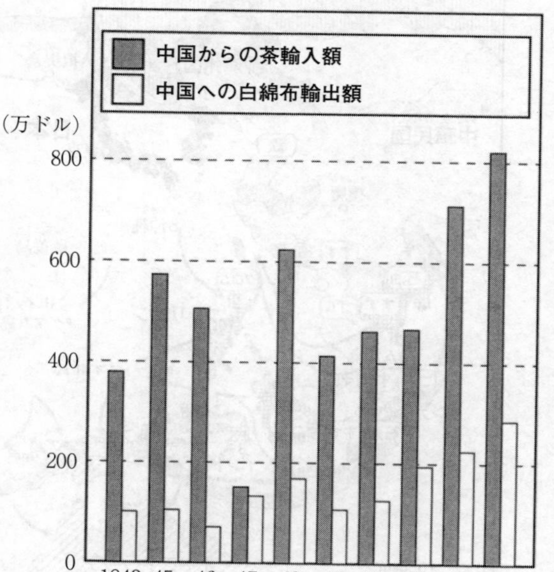

資料3

> 日本が開国するようになれば，世界のすべての国々を結ぶ巨大な鎖《くさり》の最後の環《わ》を，企業《きぎょう》心に富むわが国の商人たちに提供できる。

① **資料1**の中の「**ある条約**」を何といいますか。条約名を**漢字**で書きなさい。

② **資料1**～**資料3**について述べた次の**ア**～**エ**の文のうち，内容が適切であるものを選びなさい。

ア　アメリカ船が燃料や食料などを補給するための基地を置ける場所を探すために，ペリーは沖縄《おきなわ》島や長崎《ながさき》に何度か立ち寄っていた。

イ　ペリーが２度目に来航したときに結んだ条約における開港地は，**資料1**中には示されていない。

ウ　**資料2**を見ると，中国とアメリカとの貿易はペリーが日本に来航する前から始まっているが，茶や白綿布の貿易額はペリー来航の数年前から減少し続けていた。

エ　**資料3**中の「巨大な鎖の最後の環」とは，太平洋を指しており，フィルモア大統領は，日本の開国によって，中国との貿易を拡大できると考えていた。

4　つばささんは，かつての日本とアメリカとの戦争に興味を持ち，開戦から終戦までのできごとについて，調べてみました。**資料**と**年表**を見て，後の**ア**～**エ**の文のうち，内容が適切であるものを選びなさい。

資料　アジア，太平洋での戦争

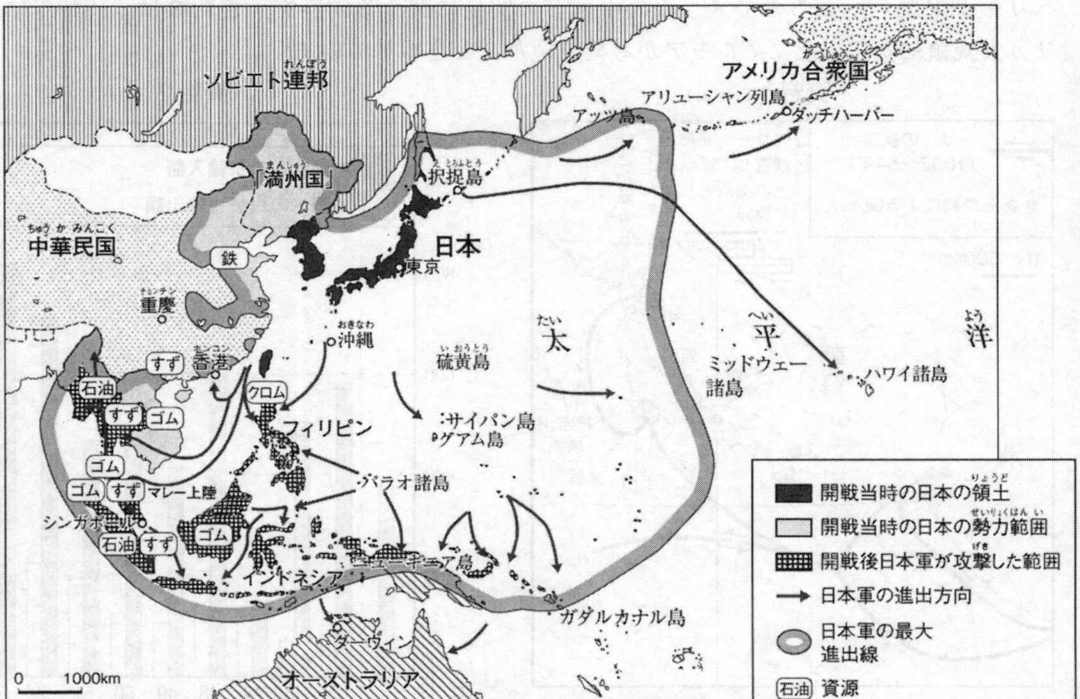

年表　日本の動き

年・月	おもなできごと
1941・7	南部仏印《ふついん》(フランス領インドシナ)進駐《ちゅう》を始める (→アメリカが日本への石油の輸出を禁止する)
1941・12	アメリカとイギリスに宣戦を布告する
1942・6	ミッドウェーの海戦で敗れる
1943・2	ガダルカナル島から撤退《てったい》する
1943・11	占《せん》領地域の代表者を東京に集めて首脳会議を開く
1944・7	サイパン島における戦いで敗れる
1945・8	ポツダム宣言の受諾《じゅだく》を連合国に通告する

ア　日本は1941年にハワイの真珠湾を攻撃し，翌年にかけてハワイ諸《しょ》島やミッドウェー諸島などを勢力下においた。

イ　1942年にはアメリカ軍機による日本各地への空襲《しゅう》が本格化したため，大都市の小学生は，農村などへ集団で疎《そ》開《かい》することになった。

ウ　日本は開戦後，東南アジアのほぼ全域を占領したことで，石油やすず，ゴムなどの資源を獲《かく》得することができた。

エ　日本が占領したアジア地域の国々は，1943年には独立を達成し，平和を取り戻すことができた。

5　次の文章を読んで，□□にあてはまる**漢字２字**と，○○○○○○にあてはまる**カタカナ６字**を書きなさい。

・ある病院は電子カルテを使っていて，医師や看護師・薬剤《やくざい》師が患者の体調や検査結果・手術の予定などを，病院のどの場所でも見たり書きこんだりすることができます。
・カーナビでは，自分の車が今いる場所がわかるとともに，周辺の道路の混雑状況《じょうきょう》が，とても混んでいると赤で，少し混んでいると黄で表示されます。
・学校の図書室と区の図書館がつながれていて，必要な本がどこの図書館にあるかがわかり，予約をすると学校にとどけてくれます。

これらは□□○○○○○○の活用によって大変便利になった事例を示している。

【理　科】（国語と合わせて50分）

1　インゲンマメを使って，次のような実験を行いました。これについて，後の問いに答えなさい。

<実験１>　１日水にひたしてやわらかくしたインゲンマメの種子を横に切り，切り口にヨウ素液をつけて，色が変わるかを調べた。

<実験２>　土が入った容器を４つ用意し，それぞれにインゲンマメの種子をまいたところ，どれも同じように発芽し，子葉が出てきた。４つとも同じように成長し，しばらくして本葉が出てきた。１つの容器のインゲンマメからしぼんだ子葉の部分を横に切り，切り口にヨウ素液をつけて，色が変わるかを調べた。

<実験３>　子葉を切り取ったもの以外の３つの容器のインゲンマメを，次の**ア**～**ウ**のように条件を変えて，成長の様子を調べた。ただし，他の条件は同じにした。

ア　肥料をとかした水をあげ，日光を十分に当てる。

イ　肥料をとかした水をあげ，日光が当たらないようにおおいをする。

ウ　水だけをあげ，日光を十分に当てる。

(1) <実験２>では，インゲンマメが同じように発芽するために，条件を同じにしました。種子の発芽に関係する３つの条件を**すべて**答えなさい。

(2) <実験３>の**ア**～**ウ**を，生育のよいものから順に左から書きなさい。

(3) <実験１>と<実験２>は，異なる結果が得られました。この２つの実験の結果から，どのようなことが言えますか。15字以上20字以内で答えなさい。

2　ある気体を発生させる実験を行いました。これについて，後の問いに答えなさい。

<実験の手順>

①　少量の二酸化マンガンをフラスコに入れ，右図のような装置を組み立てた。

②　ろうとからうすい過酸化水素水（オキシドール）を少しずつ注いだ。

③　気体が発生して，A しばらくしてから水で満たした集気びんに気体を集めた。

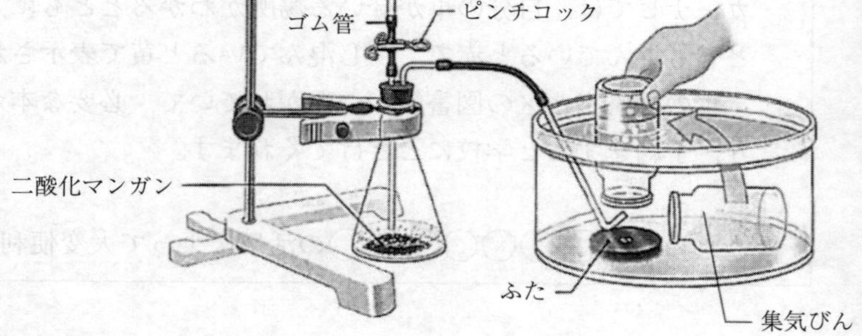

④　集気びんにふたをしてから，水そうから取り出した。

⑤　④の集気びんに少量の石灰水を入れ，ふたをしてふったところ，石灰水に変化はなかった。

⑥　⑤の集気びんに火のついたろうそくを入れてふたをすると激しく燃え，しばらくすると，B ろうそくの火が消えた。

⑦　ろうそくを取り出して，ふたをして集気びんをふったところ，石灰水が白くにごった。

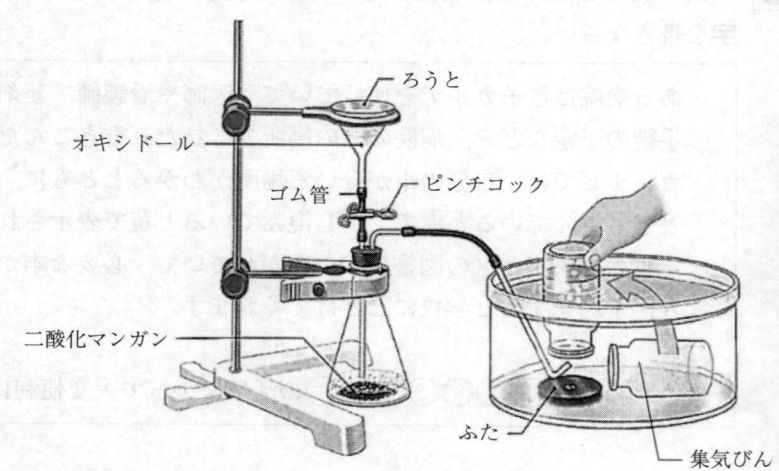

(1) 下線部**A**について，「しばらくしてから」気体を集めるのはなぜですか。下の文の空らんにあてはまることばを，6字以上12字以内で答えなさい。

はじめに出てくる気体は(　　　　　)ため，純すいな気体が集められないから。

(2) 下線部**B**について，ろうそくの火が消えたとき，集気びん内の気体の体積の割合について，正しく説明しているものを，**ア〜カ**から**すべて**選びなさい。

ア　酸素は，すべてなくなっている。

イ　二酸化炭素は，すべてなくなっている。

ウ　酸素は，二酸化炭素に比べて多い。

エ　二酸化炭素は，酸素に比べて多い。

オ　酸素は，ろうそくが燃える前よりも多い。

カ　二酸化炭素は，ろうそくが燃える前よりも多い。

3　タロウ君は，橋の上から川や川原の様子を観察し，スケッチをしました。これについて，後の問いに答えなさい。

〔スケッチ〕

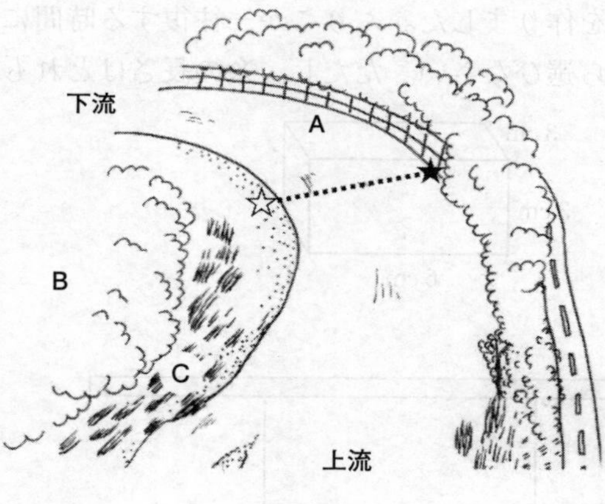

〔気づいたこと〕

- **Aの部分はがけになっていて，コンクリートで固められていた。**
- **Bの部分には背の高い木がよく育っていたが，Cの部分には木がなく，小石の中に草がしげり，下流に向かってたおれていた。**

(1) **A**の部分がコンクリートで固められている理由を，タロウ君は次のように考えました。文中の空らん①，②にあてはまる語句を答えなさい。

「**A**の部分は，川が曲がっているところの外側にあるため，流れが(①)，(②)するはたらきが大きいので，コンクリートで固めて保護をしている。」

(2) 川について，正しく説明しているものを，**ア〜エ**から**すべて**選びなさい。

ア　川岸や川底をコンクリートで固めても，生き物の数は変化しない。

イ　大雨のときには**C**の川原は水にしずんでしまうことがある。

ウ　下流には，**C**の川原にある石よりも大きな石が運ばれることはない。

エ　川の水による災害を防ぐために，人工的に川の流れを変えることがある。

(3)　スケッチの☆……★の断面を上流側から見たとき，川底の様子はどうなっていますか。正しく表しているものを**ア**～**カ**から選びなさい。

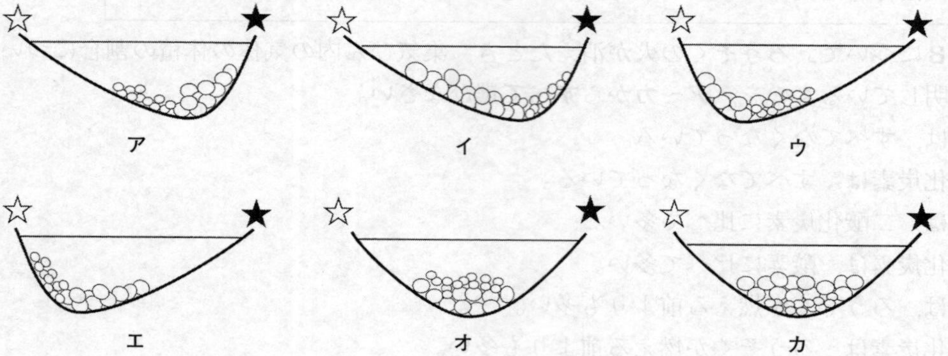

4　ふりこが往復する時間について調べる実験を行いました。これについて，次の問いに答えなさい。

(1)　同じ物質でできた立方体と直方体の２種類のおもりがあります。このおもりを使って下の図のようなふりこA，B，Cを作りました。ふりこが一往復する時間について，正しく説明しているものを，後の**ア**～**カ**から選びなさい。ただし，糸の長さはどれも同じとします。

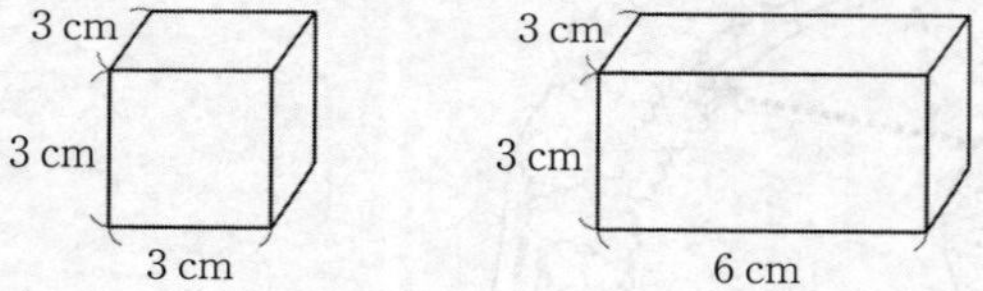

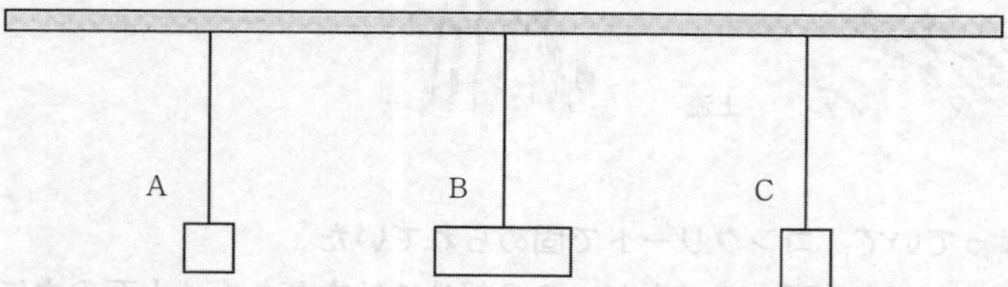

ア　ふりこが一往復する時間は，AとBが等しく，Cの方が長い。
イ　ふりこが一往復する時間は，AとBが等しく，Cの方が短い。
ウ　ふりこが一往復する時間は，BとCが等しく，Aの方が長い。
エ　ふりこが一往復する時間は，BとCが等しく，Aの方が短い。
オ　ふりこが一往復する時間は，すべて等しい。
カ　ふりこが一往復する時間は，A，B，Cの順で長くなる。

(2)　次のページの図のように，容器に砂を入れてふりこを作りました。砂の量をA，B，Cのように変えて，ふりこが10回往復する時間を比べました。正しく説明しているものを，後の**ア**～**ウ**から選びなさい。

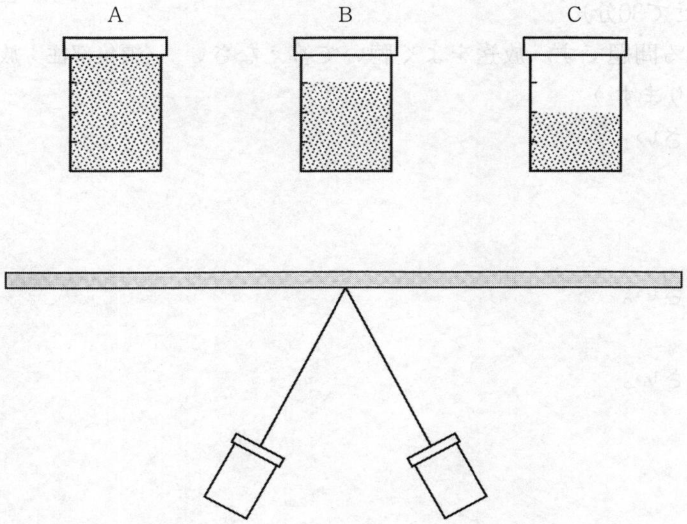

ア　ふりこが10回往復する時間は，すべて等しい。

イ　ふりこが10回往復する時間は，A，B，Cの順に長い。

ウ　ふりこが10回往復する時間は，A，B，Cの順に短い。

【音　楽】（家庭・図画工作と合わせて30分）

問題**1**から**4**は，放送による問題です。放送をよく聴《き》いて答えなさい。〈編集部注：放送による問題の［説明文］も掲載してあります。〉

1　放送の指示のとおりに答えなさい。

ア　$\frac{2}{4}$　　**イ**　$\frac{3}{4}$　　**ウ**　$\frac{4}{4}$

2　放送の指示のとおりに答えなさい。

3　放送の指示のとおりに答えなさい。

ア　トライアングル

イ　カスタネット

ウ　小太鼓《こだいこ》

エ　大太鼓

4　放送の指示のとおりに答えなさい。

【放送による問題 説明文】

※音楽の問題はすべて放送によるもので，問題文は問題用紙には記載されていない。

※以下の説明文は，実際に放送されたものとは表現が異なる。

1　流れてくる４曲を聴き，同じ拍子の曲を２曲選んでその拍子を答える問題

１曲目　『ふるさと』

２曲目　『鍛冶屋のポルカ』

３曲目　『春がきた』

４曲目　『冬げしき』

ア　$\frac{2}{4}$　　イ　$\frac{3}{4}$　　ウ　$\frac{4}{4}$

2　『われは海の子』の歌が４つの部分ア・イ・ウ・エに分けられて原曲と異なる順に流れてくるのを聴き，本来の曲の３番目を答える問題

ア　　　　イ　　　　ウ　　　　エ

3　４つの打楽器のリズム合奏を聴き，最初から最後まで同じリズムを演奏し続けている楽器はどれか聴きとる問題

ア　トライアングル

イ　カスタネット

ウ　小太鼓《こだいこ》

エ　大太鼓

上記の４つの打楽器による「４分の４拍子・４小節」のリズム合奏

4　流れてくる５曲を，音の出るしくみ(ア　たたく・イ　吹く・ウ　弦をこする・エ　弦をはじく)で聴きわけて，２回出てくるものを選ぶ問題

１曲目　(弦楽合奏)

２曲目　(リコーダー合奏)

３曲目　(太鼓)

４曲目　(箏)

５曲目　(尺八)

【図画工作】（音楽・家庭と合わせて30分）

1 次の詩に，絵をつけたいと思います。後の＜**注意**＞を読み，詩の感じがよく伝わるように絵をかきなさい。

石ころ

きのうは子供を
ころばせて
きょうはお馬を
つまずかす。
あしたは誰《だれ》が
とおるやら。

田舎《いなか》のみちの
石ころは
赤い夕日に
*けろりかん。

（金子みすゞ《ず》「石ころ」）

注　＊けろりかん…けろりとしているようす

＜**注意**＞

1　「田舎のみちの石ころ」を想像して，具体的にかくこと。
　それ以外は何をかいてもよい。

2　線の太さやえんぴつの濃《こ》さをくふうしてかくこと。

2 次の文を読み，**誤っているもの**を１つ選びなさい。

ア　ほり進み版画で２回，３回と，ほりと刷りをくり返すとき，前に刷った色が作品に残るのは新しくほったところである。

イ　絵の具のきいろにあおを少し混ぜると，きみどりになる。

ウ　湯のみなどの焼き物は，す焼きと本焼きの２回焼いてつくられている。

エ　紙やすりは番号が大きいほど目があらい。

【家　庭】（音楽・図画工作と合わせて30分）

1　次の各問いに答えなさい。

(1)　家族や身近な人と過ごす団らんのひとときは，1日の中で，疲《つか》れをいやし，ほっとする時間です。日本には，そのようなときにお茶を入れて飲む習慣があります。次のお茶の入れ方についての文を読み，下線①～④の中で間違《まちが》っているものの番号を1つ選び，正しいことばに直しなさい。

お茶(せん茶)の入れ方

> 人数分より少し多い水を用意し，やかんに入れる。やかんをこんろにかけ，ふっとうしたら火を止める。①<u>きゅうす</u>に人数分の茶葉と②<u>ふっとうした</u>湯を入れ，しばらく待つ。茶葉の1人分は，せん茶の場合約2gで，これは小さじ③<u>1ぱい</u>くらいである。
> どの茶わんも同じ濃《こ》さになるように，くふうして注ぐ。④<u>茶たく</u>に茶わんをのせ，お茶を出す。

(2)　せん茶を人数分入れるとき，どの茶わんも同じ濃さになるようにするためには，どのように注いだらよいか説明しなさい。

2　**表1**はある日の朝食の計画です。この計画で使用する食品を，おもに含まれる栄養素をもとに**表2**の**ア～ウ**に分類したとき，最も多くの食品が含まれるのは**ア～ウ**のどれですか。また，そこに含まれる食品の数はいくつですか。記号と数字で答えなさい。

表1

<table>
<tr><th>料理名</th><th>食品名</th><th>料理名</th><th>食品名</th></tr>
<tr><td>ごはん</td><td>米</td><td rowspan="3">野菜いため</td><td rowspan="3">キャベツ
たまねぎ
にんじん
ピーマン
ハム
油</td></tr>
<tr><td>みそしる</td><td>とうふ
油あげ
ほうれんそう
みそ</td></tr>
<tr><td>焼き魚</td><td>あじ</td></tr>
<tr><td>だいこんおろし</td><td>だいこん</td><td>デザート</td><td>りんご</td></tr>
</table>

表2

<table>
<tr><td></td><td colspan="2">おもにエネルギーのもとになる食品</td><td colspan="2">おもに体をつくるもとになる食品</td><td>おもに体の調子を整えるもとになる食品</td></tr>
<tr><td>おもに含まれる栄養素</td><td>炭水化物</td><td>脂質《ししつ》</td><td>たんぱく質</td><td>無機質</td><td>ビタミン(無機質)</td></tr>
<tr><td>記　号</td><td colspan="2">ア</td><td colspan="2">イ</td><td>ウ</td></tr>
<tr><td>食品名</td><td colspan="2"></td><td colspan="2"></td><td></td></tr>
</table>

3 次の**〈例〉**を参考にして，「環境《かんきょう》を考えた生活をするために自分ができること」について考え，その具体的な方法を30〜40字で説明しなさい。

〈例〉

夏を涼《すず》しく過ごすくふうとして，エアコンを使わずに，ベランダの窓にすだれをかける。

【体　育】

※体育の試験は，実際に運動している様子を評価する実技試験である。

※受験者への実際の指示の内容は省略する。

１．試験の内容

以下の４つの運動を，一連の動きの中で行う。

① 正座の姿勢から，腕を振ってジャンプし，両足で着地する。

② 一定の高さのゴムを，両足をそろえたまま連続でジャンプして越える。

③ テニスボールを壁に向かって投げ，跳ね返ってきたボールをキャッチする。

④ 一定の間隔で置かれた複数のハードルを，走りながら飛び越える。

２．試験のイメージ

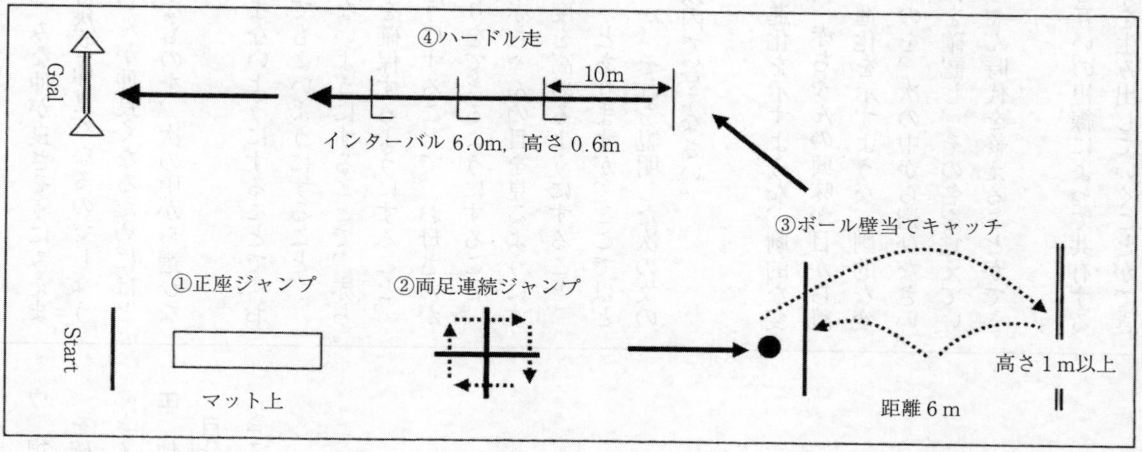

３．試験の進め方

① 筆記試験の部屋で運動しやすい服装に着替え，班(部屋)ごとに試験場(体育館)へ移動する。

② 試験場で準備運動を行う。

③ 試験内容の説明を受け，模範演技を見る。

④ 各班の受験番号順に１名ずつ試験を行う。

⑤ 試験終了後，班ごとに筆記試験の部屋に戻り，着替えを済ませたら解散する。

とおわりの五字をぬき出しなさい。

(4) ——線部④「お母さんと赤ちゃんは、みな仲が良さそうにみえます。生まれてずっと一緒にいると、自然と仲良くなるのでしょうか。」とありますが、お母さんと赤ちゃんが仲良くなるためにはどのようなことが大切ですか。最も適当なものを、次の中から選びなさい。

ア 孤立した環境にお母さんを追い込まないようにすることで、お母さんがあまり子育てに関わらなくてもよいようにすること。

イ お母さんが子育て以外のことをしないようにすることで、赤ちゃんとお母さんの息を合わせる時間を確保するようにすること。

ウ 周囲の人々がお母さんを支えるようにすることで、お母さんが安心して赤ちゃんとの視線のやりとりをできるようにすること。

エ お母さんが忙しい中でもなるべく赤ちゃんの目を見るようにすることで、赤ちゃんの視線を見る感度を高めるようにすること。

(5) ——線部⑤「自分の状況を判断する」とありますが、ここではどのような判断を行うことをいうのですか。それを説明した次の文の□に入る言葉を十五字以上二十字以内で答えなさい。

□を判断すること。

(6) ——線部⑥「それは動物から人への進化を示すような、劇的な変化ともいえましょう。」とありますが、赤ちゃんの興味が目から離れることがどうして「動物から人への進化を示すような、劇的な変化」といえるのですか。最も適当なものを、次の中から選びなさい。

ア 指さしを通じて一つひとつの物体を確認し、その名を覚えていくことで、言葉の通じなかった赤ちゃん時代を終えることができるから。

イ お母さんの視線の先にあるものを互いの視線によって共有することで、お母さんと共通の認識世界を生み出していくことができるから。

ウ 視線の先にあるものを他者と共有し、さらに指さした先のものを確認しあえるようになることで、言葉を獲得していくことができるから。

エ 他者の視線に込められた意味を読み取れるようになることで、自分だけの閉じた世界から脱却し、外界に自分を広げることができるから。

すこととなります。これもさらなる進化の予感を感じさせる行動です。
やがて「視線の先」から「指の先」へと、認識世界の共有は移行します。指さしを通じて、一つひとつの物体を互いに確認しあい、「これがお母さん」「これがマンマ」と、言葉を教えることができるのです。人類だけが持つ「言葉」の獲得《かくとく》へとつながっていくのです。言葉の通じなかった赤ちゃん時代の終わりが近づく＊4兆候《ちょうこう》です。
目は自身の器官を通じ、外界に自分を広げる窓のようなものなのかもしれません。赤ちゃんは母親との視線の共有によって、自分だけの閉じられた世界から脱却《だっきゃく》し、他者と共有した世界に発達していくようです。言葉を含《ふく》めたコミュニケーション能力の獲得には、とにかくまずは視線や目が、大切な役割を果たしているということでしょう。そうであれば、あなた自身の視線が他者に開かれているかを知ることは、大切なことかもしれません。

（山口真美《やまぐちまさみ》『自分の顔が好きですか？――「顔」の心理学』による）

注　＊1　忙殺…非常に忙《いそが》しいこと。
＊2　資質…生まれつきの性質や才能。
＊3　ホルモンバランスの変化…身体の組織や器官を調整する物質（ホルモン）の一部が多くなったり少なくなったりすること。
＊4　兆候…何かが起こる前ぶれ。

(1)　――線部①「一度目が合うと、なかなか目をそらしてくれなくて、嬉しかったり恥ずかしかったりするものです。」とありますが、赤ちゃんはなぜ目が合うとなかなか目をそらしてくれないのですか。最も適当なものを、次の中から選びなさい。

ア　赤ちゃんは、初めて会った人を意識して覚えようとするから。
イ　赤ちゃんは、視線が合っている人の顔を好んで注目するから。
ウ　赤ちゃんは、自分を見てくれている人を喜ばせようとするから。
エ　赤ちゃんは、視線が合っている人を自分の母親だと考えるから。

(2)　――線部②「目への気づきから視線の方向の把握へと、目から受け取る内容は洗練されていきます。」とありますが、ここでは赤ちゃんのどのような発達について説明していますか。最も適当なものを、次の中から選びなさい。

ア　相手の顔をぼんやりと見ているだけだった赤ちゃんが、自分を見てくれているかに興味を持つようになること。
イ　相手がどこを見ているかを確かめるだけだった赤ちゃんが、自分に向けられた視線に反応するようになること。
ウ　目が合う人をしげしげと注目するだけだった赤ちゃんが、視線が合う相手の顔を学習していくようになること。
エ　周囲の人々と視線を交わしているだけだった赤ちゃんが、相手が大切な人かどうかを見きわめるようになること。

(3)　――線部③「ある意味で赤ちゃんは、周りの大人たちを導き、親へと成長させる力を持っているのです。」とありますが、この部分に関する次の二つの問いに答えなさい。

(A)　「親へと成長」することを、この文章ではどのようにとらえていますか。最も適当なものを、次の中から選びなさい。

ア　赤ちゃんと視線が合わなかった母親が目の合わせ方を学んでいくこと。
イ　赤ちゃんと気持ちを合わせてコミュニケーションできるようになること。
ウ　赤ちゃんと遊びながらしっかりと観察することができるようになること。
エ　赤ちゃんとの接し方がわからない初心者が子育ての方法を学んでいくこと。

(B)　赤ちゃんのどのような変化が「周りの大人たち」を導くのですか。それが書かれた部分を文章中から四十字以内で探し、はじめ見てくれるようになる、そんな変化が子育てのご褒美《ほうび》となって、お母さんのやる気を湧《わ》き立たせるのです。そしてだんだんと、赤ちゃんとお母さんの息は合っていくのです。

　ところで、このご褒美を、うまく受け取れないお母さんもいます。子育てに疲れたり、子育て以外のことに＊1忙殺《ぼうさつ》されたりと、理由はさまざまありますが、本人の＊2資質というよりはその時の状況《じょうきょう》の方が大きいようです。

　特に子育ての疲れは、誰《だれ》もが直面する問題ともいえます。産後の＊3ホルモンバランスの変化から、うつ状態になるのはよくあることだからです。忙《いそが》しいお父さんや、知り合いのいない場所での孤立《こりつ》した子育ての環境《かんきょう》は、お母さんを追い込《こ》んでいくことにもなりましょう。この時期に赤ちゃんの視線をうまく受け取ることができないと、息が合うきっかけを失うことにもつながるのです。こうした小さなつまずきは、いたるところで起きている可能性があります。もちろん、子育ての役割はお母さんに限りませんし、誰でもお母さんの代わりに成長できるのです。子育てには、周囲の環境が大切なのです。

　赤ちゃんを産んだらそのまま親になれる――そんなわけではないことがわかりました。赤ちゃんとのやり取りの中で、親も成長するのです。もちろん、親の成長は赤ちゃん時代に限られるものではありません。みなさんの親も、今でもみなさんと一緒に、成長を続けていることでしょう。

　赤ちゃんの話に戻《もど》ると、親子の視線は、コミュニケーションの大切な土台となることがわかっています。これまでみてきた赤ちゃんの視線の読み取りは、単に開いている目やこっちを見ている目に注目するだけで、私たちの視線の読み取りと比べると、幼稚《ようち》に思えます。

　私たち大人にとって、視線にはたくさんの意味が込《こ》められています。見つめられてドキッとしたり、なんらかの意図を感じたり、さまざまな感情を伴《ともな》います。視線に意図を読み取ることは、いつ頃《ごろ》からできるのでしょうか。親子で行き交《か》う視線の巧《たく》みなトレーニングが、そこにあるようです。

　新生児には意図を読み取る術《すべ》はありませんが、一歳《さい》になるよりも早く、生後一〇か月頃からすでに、相手の意図らしきものを読み取るようです。言葉を話すようになるのが一歳半から二歳頃であるのと比べると、会話をするよりも以前に、相手の意図がわかるのです。それはとても早い発達ともいえましょう。

　生後一〇か月の赤ちゃんは抱《だ》っこされているお母さんの顔を覗《のぞ》き込み、その顔色をうかがって、自分の行動を決めることが実験からわかっています。ガラス板の下に崖《がけ》が見える怖《こわ》い場所に座《すわ》らせても、お母さんが微笑《ほほえ》んでいるとそのまま崖の上に渡《わた》されたガラス板の上を進んでいきます。ところがお母さんが怖い顔をしていると、進まずにその場に留《とど》まったのです。お母さんの表情から、⑤自分の状況を判断することができたのです。

　では、赤ちゃんの注意が、お母さんの目から離《はな》れて外界へと移るのは、いつ頃でしょうか。

　生後六か月になると、注意は視線の先へと進むようです。相手が見ている対象を気にしだすのです。赤ちゃんの興味の対象は、目そのものではなくて、目から離れていくのです。⑥それは動物から人への進化を示すような、劇的な変化ともいえましょう。

　目から先の世界には、少しずつ進んでいきます。まずは「共通理解」の場へと進みます。生後九か月頃になると、親と子とで互《たが》いにひとつのものを見つめ合うようになるのです。お母さんの視線の先に注目し、そこに新しい玩具《がんぐ》があったりお菓子《かし》があったりするのに気づき、その対象を確認《かくにん》しあうことができるのです。ひとつの世界を互いの視線によって共有することは、人間だけが持つ共通の認識世界を生み出ます。つまり、赤ちゃんと一度目が合ってしまうと、しげしげと注目され続けてしまうというわけです。

顔と同じように視線には、生まれた時から敏感です。そして顔の読み取りの発達と同じように、②目への気づきから視線の方向の把握《はあく》へと、目から受け取る内容は洗練されていきます。

視線や顔を合わせることは、赤ちゃんにとっては大切なことのようです。視線が合っていない顔は、視線が合った顔と比べて、学習しにくいことがわかっています。脳を調べた実験からは、生後五か月の幼い乳児では、横顔を見ても顔を見る脳が反応しないことがわかっています。そこでこれまで行われてきた、赤ちゃんを対象にした実験で使われた顔を調べてみました。すると、ほぼすべてが正面向きの顔であることがわかりました。つまり、目と目を合わせる顔と視線が、赤ちゃんをひきつける最大の魅力《みりょく》といえるのです。

こっちを向いて視線の合った顔は、自分とのかかわりのある顔であり、意味のある顔であり、意識して把握するべき対象となるのでしょう。一方で視線の合わない顔は、こちらに無関心だということで、無視してもいいものとなるのかもしれません。

赤ちゃんに会う機会があったら、ぜひ試《ため》してほしいことがあります。赤ちゃんを見つめることによって、あるいは目をそらすことによって、赤ちゃんはどのような変化を見せるでしょうか。私たちが無意識のうちにする視線への反応、それは赤ちゃんにも備わっているのでしょうか。

赤ちゃん時代から、視線のやりとりは積極的に学習されて発達していくのです。お母さんも赤ちゃんに応対することによって、親子は一緒《いっしょ》に発達していくのです。③ある意味で赤ちゃんは、周りの大人たちを導き、親へと成長させる力を持っているのです。

ぜひ機会を見つけて、赤ちゃんと対面してほしいと思います。赤ちゃん初心者に向けて、「赤ちゃんパチパチ目合わせ遊び」を考案したことがあります。これは、表情をつくるのが恥ずかしかったり、育児に疲《つか》れて表情をつくるのが面倒《めんどう》になっているお母さんでも、目をパチパチ開けたり閉じたりするとか、目をキョロキョロさせて横を見たり前を見たりするなど、簡単なしぐさをつくりながら赤ちゃんをしっかり観察していくというもので、赤ちゃんとのコミュニケーションを学ぶことができると思います。コミュニケーションの原点を考える上でも、子育てを考える上でも、学びの場となる遊びのひとつとなりましょう。

④お母さんと赤ちゃんは、みな仲が良さそうにみえます。生まれてずっと一緒にいると、自然と仲良くなるのでしょうか。

生まれてからの赤ちゃんとお母さんの行動を丁寧《ていねい》に観察した研究から、意外なことがわかってきました。赤ちゃんとお母さんは、生まれつきウマが合うわけではないのです。

赤ちゃんがお母さんの目を見る時間と、お母さんが赤ちゃんの目を見る時間を、生まれた直後から観察すると、発達的な変化がみられたのです。赤ちゃんの注視時間だけでなく、お母さんの注視時間も、だんだんと長くなっていったのです。赤ちゃんの発達は先に説明した通りで、視線の発達とともに、新生児の開いた目への好みから、視線の合った目へと、視線を見る感度も高まり、自然と目を見る時間は長くなっていくのです。

それに合わせてお母さんも発達することが、データの中からわかったのです。赤ちゃんの目を追うスキルがアップしていくのです。お母さんは、最初からお母さんになれるわけではなく、子育てしていくうちにお母さんになっていくのです。

自分のほうをぼんやりと見ていた赤ちゃんが、自分の目をしっかり

ア　高瀬先生から期待されず、仲間の記録ばかりとらされる上に、つらい練習が続くことに対してくじけそうになっていたこと。

イ　南原さんと対等の力をもつ瑞希の存在を意識するあまり、身近な栞の成長を見逃《のが》していたことに気づいて気落ちしていたこと。

ウ　南原さんや高瀬先生から認められている瑞希の実力に圧倒され、いつまでもよい記録を出せない自分をみじめに思っていたこと。

エ　自分をかわいがってくれた畑谷さんに嫌われることをおそれて、本当の自分の気持ちと向き合うことからは逃げてしまっていたこと。

(6)　――線部⑦「胸がぎゅっと締め付けられる。」とありますが、そのような気持ちになったのはなぜですか。その理由として最も適当なものを、次の中から選びなさい。

ア　選手として理想的な肉体をもち、雲の上の人だと感じていた南原さんが、実は苦しみにたえていたことに初めて気づいたから。

イ　道具を丁寧にあつかう南原さんらしく、念入りに体の手入れをする姿を見て、本当の陸上選手としての意識に目覚めたから。

ウ　あこがれの南原さんが、痛みにたえて苦しい練習をしていたことを知り、努力をしていない自分のことをはずかしく思ったから。

エ　欠点のない完ぺきな存在だと思っていた南原さんが、誰にも知られず不調に苦しんでいたことがわかり、かわいそうになったから。

(7)　――線部⑧「――負けるな。自分に負けるな。／何度も、その言葉を繰り返した。」とありますが、ここでの歩についての説明として最も適当なものを、次の中から選びなさい。

ア　体調がよくないにもかかわらず、山の奥《おく》まで自分を探しに来てくれた南原さんのように、自分も他の陸上部の仲間を気づかえるほどの余裕《よゆう》を持った選手になりたいと思い、自分をはげましている。

イ　後輩《こうはい》と同じタイムであったことを全く気にせず、いつもどおりの練習を静かにこなしている南原さんのように、自らの記録を伸ばせるかどうかに集中して練習したいと思い、自分を元気づけている。

ウ　自分だけの力で冷静に体の手入れを行い、次の戦いにのぞもうとしている南原さんのように、つらいことがあっても一人で立ち向かえる強さを持った選手になろうと思い、自分を奮い立たせている。

エ　足のマメが痛くてタイムが伸びなくても、決して練習をやめようとしない南原さんのように、今まで以上に厳しい練習をこなして同級生に負けないタイムを出したいと思い、自分を勇気づけている。

(8)　文章中の[ヨケイ]を漢字に直しなさい。（ハネやハライなどの点画もきちんと書くこと）

三　次の文章を読んで、後の問いに答えなさい。ただし、文章の一部を削除《さくじょ》しています。

電車の中などで小さい赤ちゃんに、じっと見つめられたことはないですか。①一度目が合うと、なかなか目をそらしてくれなくて、嬉《うれ》しかったり恥《は》ずかしかったりするものです。いったい赤ちゃんはなにをそんなに見つめて、どんな顔を好むのでしょう。

新生児がどちらかの顔を選択《せんたく》する場合、目が重要なポイントになります。目を閉じた顔よりも、目が開いた顔を好んで注目するのです。それが生後四か月になると、視線の方向に敏感《びんかん》になります。同じ開いた目でも、視線が合っていない顔よりも、視線が合っている顔を好み

(2)　――線部②「自分の中で何かが切り替わり、制御できない。」とありますが、この部分に関する次の二つの問いに答えなさい。

(A)　「切り替わり」とありますが、どのような自分からどのような自分に切り替わったのですか。最も適当なものを、次の中から選びなさい。

ア　苦しい合宿を投げ出して楽になることを望む自分から、困難を避《さ》けてしまってよいのかどうかまよう自分に切り替わっている。

イ　暑さにたえながら一人で練習にはげむ自分から、つらさに背を向けて先輩《せんぱい》に気づかってもらうことを願う自分に切り替わっている。

ウ　他人との実力差を認めることから逃げていた自分から、自分の無力さと向き合って受け入れようとする自分に切り替わっている。

エ　仲間に比べて劣《おと》っていることをくよくよ思いなやむ自分から、もうどうでもいいという投げやりな気持ちでいる自分に切り替わっている。

(B)　「制御できない。」とありますが、このあと、「制御」したことが分かる歩の行動をふくむ一文のはじめの五字を文章中からぬき出しなさい。

(3)　――線部③「その時、辺りの景色が、灰色のベールをかけたように暗くなっているのに気付いた。外灯もなく、木々が作る薄墨色の影のせいか、道も狭くなったように見える。」とありますが、この表現についての説明として最も適当なものを、次の中から選びなさい。

ア　比喩《ひゆ》を用いながら周りの神秘的な情景を豊かに表現することで、歩が不思議な感情に支配されてしまっていることを表している。

イ　色合いの変化を強調して周辺の様子を描くことで、他選手とは比較《ひかく》にならないほど記録が悪いことを気にする歩の心情を表している。

ウ　暗さに関する表現を立て続けに並べて周りの様子を表現することで、これまでの歩の陸上部での苦労が大きかったことを表している。

エ　不気味な色合いの光景を細かに描くことで、我に返った歩が時間の経過に気づき、自分の置かれた状況《じょうきょう》を自覚したことを表している。

(4)　――線部④「急きたてるように、ヒグラシが激しく鳴いている。」、――線部⑤「いつの間にかヒグラシは鳴き止み、水の音だけが聞こえる。」とありますが、この二つの文から読み取れる歩の心情の変化の説明として最も適当なものを、次の中から選びなさい。

ア　周囲の虫が立てる音におびやかされて取り乱していた歩が、南原さんとのぐうぜんの出会いから、落ち着きを取りもどしてきている。

イ　不気味な場所から逃げだそうとあせっていた歩が、南原さんとめぐり会えて我に返り、前向きに自分と向き合っていこうとしている。

ウ　虫の鳴き声に包まれて恐怖《きょうふ》でいっぱいだった歩が、あこがれの南原さんから直接話しかけられて、さわやかな気持ちになっている。

エ　何もかもいやになり、落ち込んでいた歩が、理想の存在である南原さんを前にして、走ることへの興味と意欲を思い出してきている。

(5)　――線部⑥「くだらない事」とはどのようなことですか。最も適当なものを、次の中から選びなさい。

るほど欲しい、ぴしりと引き締《し》まった細いふくらはぎ。几帳面《きちょうめん》な性格らしく、傍に置いたタオルはきちんと畳《たた》まれている。

じっと見ていると、南原さんが歩に気付いた。そして、手招きされた。

——え、私の事？

左右を見回しても誰もいない。緊張《きんちょう》のあまり、すぐには動けなかった。

相手は名実ともにエース。港ヶ丘高校の顔。いや、福岡県、九州地区を代表する選手だ。雲の上の人で、口をきくのさえ憚《はばか》られるような相手。もちろん、今までだって喋《しゃべ》った事はない。挨拶《あいさつ》しても、無言で会釈《えしゃく》を返される程度だ。

その人が自分を呼んでいるのだ。

傍に寄ったが、南原さんは何かを話すのでもなく、脇《わき》に置いたタオルを手に取り、濡《ぬ》れた足を拭《ぬぐ》い始めた。

「お、お一人ですか？」

声が聞こえなかったのか、南原さんは無言で手と腕《うで》を洗い始めた。

⑤いつの間にかヒグラシは鳴き止《や》み、水の音だけが聞こえる。息苦しいほどの沈黙《ちんもく》の後、南原さんは下を向いたまま呟《つぶや》いた。

「何かあった？　酷《ひど》い顔」

思わず顔に手をやった。

南原さんが笑った。「なんにも付いてないよ」と言いながら。よぶんな肉がそぎ落とされているせいか、笑うと目尻《めじり》に皺《しわ》が寄る。

「頑張《がんば》ってる？」

「はい」

「皆が羨《うらや》ましがってた。倉本は高瀬先生に可愛《かわい》がられてるって……」

意外な言葉をかけられ、返答に困った。苛《いじ》められてるの間違いじゃないか？

「高田……栞が、今日はタイムを縮めた」

はっとする。

瑞希にばかり気を取られていたけど、栞が十分三十秒台を出したと言う。

体が震えた。

⑥くだらない事で落ち込んでいる場合じゃないと気付いて——。

南原さんが体の手入れを再開していた。足の指には絆創膏《ばんそうこう》が巻かれ、一枚ずつ外されてゆく。マメが潰《つぶ》れ、血が滲《にじ》んでいるのが痛々しい。

今日の南原さんはベストコンディションではなかった。三〇〇〇メートル走でタイムが伸《の》びず、瑞希と同時にフィニッシュした。走り終わった後に眉《まゆ》をしかめていたのが印象に残っている。

⑦胸がぎゅっと締め付けられる。

——今、きついんだ、南原さん。

新しい絆創膏を貼《は》るのを手伝おうと手を伸ばしかけ、思いとどまった。丁寧《ていねい》にマメをチェックする南原さんの横顔は、他人《ひと》の手伝いを必要としていない。

その静かな佇《たたず》まいを見るうちに、歩も落ち着きを取り戻した。自分の肉体だけで戦う人の、あるべき姿だと思った。

⑧——負けるな。自分に負けるな。

何度も、その言葉を繰《く》り返した。

（蓮《はす》見恭子《みきょうこ》『襷《たすき》を、君に。』による）

(1)　——線部①「おこがましい。」の意味として最も適当なものを、次の中から選びなさい。

ア　相手のことを気づかえず失礼だ。

イ　自分の力をわきまえず生意気だ。

ウ　相手との差が大きすぎて不可能だ。

エ　自分で解決するのは難しくむだだ。

逃《に》げてないか？

恥《はじ》を忍《しの》んで通いつめ、ようやく入部を許されたというのに。

（こないだから何度か見に来てた新入生よね？髪《かみ》、切ったんだ。かーわいっ）

畑谷さんの笑顔《えがお》が浮《う》かんだ。

駄目《だめ》だ。

そんな事をしたら、畑谷さんに嫌《きら》われる。皆も二度と口をきいてくれなくなるだろう。嫌われたくない。

「やっぱり、……いいです」

一歩下がった途端《とたん》、目の前でドアが閉まり、排気《はいき》ガスを撒《ま》き散らしながらバスが去った。

体は小刻みに震《ふる》え、頭の中は真っ白だった。

見送ったバスが、やがて山陰《やまかげ》に消えた。

——あれは一体何やったんやろう？

よく考えたら、こんな山の停留所に、あんな豪華なバスが停《と》まる事じたいおかしかった。

狐《きつね》に化かされたような気分になり、急に怖《こわ》くなる。

③その時、辺りの景色が、灰色のベールをかけたように暗くなっているのに気付いた。外灯もなく、木々が作る薄墨色《うすずみいろ》の影《かげ》のせいか、道も狭《せま》くなったように見える。

山は時間帯によって姿を変える。

——どうしよう……。

先程《さきほど》、駆《か》け下りてきた山道はさらに暗く、一人で入り込むのが怖いぐらいだ。

国道から登ろうかと思ったが、バスを待っている間、車一台、人一人、通らなかった。山を登る途中にはトンネルもあり、傍にお地蔵さんが立っているのが、行きのバスの窓から見えた。

嫌《いや》だ。もっと怖い。

スマホも圏外《けんがい》になっている。背筋が寒くなる。完全に日が暮れる前に宿舎に戻《もど》らないと、ここに取り残される。

恐《おそ》る恐る、山道へと分け入る。

道の両端《りょうたん》から虫の声が聞こえ、時折、ガサゴソと生き物が立てる音がする。生《お》い茂《しげ》った草が作る暗がりは、都会のそれとは違って何が潜《ひそ》んでいるか分からない。

④急《せ》きたてるように、ヒグラシが激しく鳴いている。

なるべく左右を見ないようにして、道の真ん中を行くものの、少し上っただけで足が竦《すく》んだ。

目の前を鬱蒼《うっそう》とした枝に阻《はば》まれ、後じさりしてしまう。今にも暗がりから、得体の知れないものが飛び出してきそうだった。

——駄目。こんなとこ一人でおれん。

その時、下の方から激しい息づかいと足音が聞こえてきた。歩は身を翻《ひるがえ》して山道を駆け下りた。「青少年自然の家」で合宿中の誰かが走っているのだ。「すみません、すみません」と叫《さけ》びながら、必死に国道へと引き返した。

だが、ようやく国道まで戻ったものの、人の姿はなかった。

「だ、誰かー。今、走って行った人ー！　何処《どこ》ですかー？」

大声で呼びかけながら周りを見た。薄暗くて、辺りの様子がよく見えない。

歩は動きを止めた。

誰かが湧き水の傍に蹲《うずくま》り、シューズの紐《ひも》を解いていたからだ。

——な、南原さん？

シューズを脱《ぬ》ぐと、南原さんは水で脚《あし》を洗い始めた。つるつるとして、筋肉で盛り上がった太い腿《もも》。中長距離《ちゅうちょうきょり》の選手なら喉《のど》から手が出

二　次の文章を読んで、後の問いに答えなさい。

駅伝の魅力《みりょく》を知り、高校から本格的に陸上を始めた歩《あゆむ》は、一学年上の畑谷《はたや》さんの助けを得て陸上部に入部した。キャプテンの南原《なんばら》さんや同学年の栞《しおり》、圧倒的《あっとうてき》な才能を持つ瑞希《みずき》など、陸上部の仲間とともに夏の合宿に参加している。

夕方、食事の前に一人で走りに出かけた。

砂浜《すなはま》でのランニングで消耗《しょうもう》したので、疲《つか》れを抜《ぬ》く為《ため》に爽快感《そうかいかん》のある練習がしたかった。

その日は、今夏一番の猛暑《もうしょ》とかで、日が傾《かたむ》き始める時間になっても暑かった。ヒグラシの鳴き声がシャワーのように降ってくる山道を、歩は一人で走っていた。

瞬《またた》く間に大汗《おおあせ》が噴《ふ》き出してきた。爽快などころか、ヨケイにどんよりとする。

やがて、樹木が途切《とぎ》れ、舗装《ほそう》された道路へと出る。崖下《がけした》の路肩《ろかた》にバス停があり、すぐ傍《そば》に水が湧《わ》き出ていた。岩の間からパイプが突《つ》き出て、水が流れ落ちている。手ですくうと、綺麗《きれい》な湧き水だ。その水で顔を洗い、汗《あせ》を拭《ふ》き取った後、ベンチに座《すわ》って呼吸を整えた。

西側の空が赤い。見事な夕焼けだ。眺《なが》めるうちに太陽が雲の中に隠《かく》れ、空には複雑な模様が描《えが》き出された。

今日は練習の最後に三〇〇〇メートル走を皆《みな》でやったが、それも歩には関係なかった。トラックに入るなりストップウォッチを持たされ、瑞希の千メートルごとのタイムを測っていた。

最初の千メートルの通過タイムは三分十秒を切っており、あの南原さんが置いて行かれていた。最後はペースが落ちたが、瑞希は南原さんと同時にゴールインした。

タイムは九分三十六秒。

練習をしていない期間があったにもかかわらず、南原さんと勝負できるスピードを保っていたのが驚異的《きょういてき》だった。

歩が読み上げるタイムをバインダーに書き込んでいた高瀬《たかせ》先生は「はは、ははは……。凄《すご》いね」と言ったまま、暫《しばら》く口を開けていた。

十一分を切った程度で喜んでいる自分とは、格が違《ちが》う。いや、比べるのも①おこがましい。

悔《くや》しいとか、負けたくないとか。

そんな気力すら萎《な》えさせる、圧倒的な力の差だ。

ふいに派手なクラクションを鳴らしながら、バスが急カーブから姿を現した。何気なく時刻表を見る。こんな時間から駅へと向かう人もいないのか、六時半の最終便だった。

目の前にバスが止まり、後部ドアが開く。

「あ、乗りません」と言いながら、慌《あわ》ててベンチから離《はな》れる。だが、中は高速バスのような豪華《ごうか》な内装で、思わず目を奪《うば》われる。クーラーで冷やされた空気が流れ出してきて、歩の体を包んだ。

――もし、このままバスに乗って山を下りたら、南原さんや畑谷さんは心配してくれるやろうか……。

ドクンと心臓が波打った。

――え？　何をやろうとしてるん？

気が付くと、歩はバスに向かって一歩踏《ふ》み出していた。②自分の中で何かが切り替《か》わり、制御《せいぎょ》できない。バスに乗ってしまえば、自分は二度とみじめな思いをせずに済む。誰《だれ》かと比べて落ち込む事もなくなる。一人で砂浜を走らされたり、孤独《こどく》で永遠に続く拷問《ごうもん》とも思えるような練習も――。

ステップに片足をかける。そこで足が止まる。体が動かない。

本当にいいの？

平成二十九年度 筑波大学附属中学校

【国語】（理科と合わせて五〇分）

一　下は、全国の十六歳《さい》以上の男女を対象に実施《じっし》した「国語に関する世論調査」の結果の一部をグラフにしたものです。「中学生・高校生が担任の先生に対してどういった場面で敬語を使って話すべきか」という質問に対する三回分の調査結果が示されています。よく見て次の問いに答えなさい。

(1)　このグラフから読み取れることとして適当でないものを、次の中から選びなさい。

ア　場面にかかわらず、敬語を使って話すべきだと考える人の割合は、平成27年度の調査結果が最も高くなっている。

イ　平成27年度の調査結果で、話題によらず敬語を使って話すべきだと考える人の割合が最も高かったのは、「授業中」である。

ウ　いずれの年度の調査結果においても、休み時間に話す時の二つを比べると、「休み時間に学校の廊下で話すとき」より「休み時間に職員室で話すとき」のほうが、敬語を使って話すべきだとする人の割合が高い。

エ　平成9年度の調査では、「クラブ活動で指導を受けているとき」よりも「休み時間に職員室で話すとき」のほうが敬語を使って話すべきだと思うと答えた人の割合が高かったが、平成27年度の調査結果で逆転した。

(2)　いずれの年度の調査結果においても、「休み時間に学校の廊下で話すとき」より「放課後、道で出会ったとき」のほうが敬語を使って話すべきだと思う人の割合が高いのはなぜだと思いますか。あなたの考えを書きなさい。

中学生・高校生が先生に敬語を使うべき場面

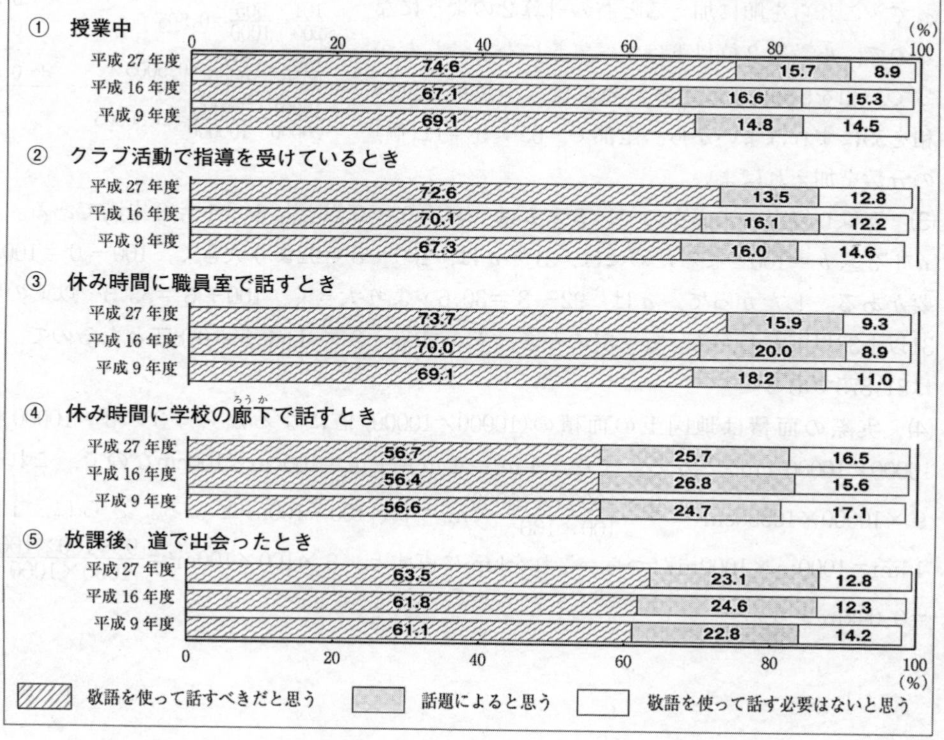

（「平成27年度『国語に関する世論調査』の結果の概要《がいよう》」による）

平成29年度

筑波大学附属中学校 ▶解説と解答

算　数　(社会と合わせて50分)

解　答

[1] (1)　399　(2)　11個　(3)　31.875　(4)　0.09km^2　(5)　20枚　(6)　100度　(7)　54本　(8)　$2\frac{1}{3}$　[2] (1)　48秒後　(2)　17回　[3]　4.8km/時　[4]　1.8mm
[5] ①　解説の図イを参照のこと。　②　解説の図エを参照のこと。　[6]　57.1cm
[7]　イ，エ　[8]　13倍　[9]　16個　[10] (1)　25.8cm　(2)　267cm^2

解　説

[1]　四則計算，計算のくふう，条件の整理，縮尺，単位の計算，平均とのべ，比の性質，角度，平面図形の構成，体積，面積

(1)　$A\times B+A\times C=A\times(B+C)$となることを利用すると，$27\times42+42\div4-19\times42+42\div0.8$
$=42\times27+42\times\frac{1}{4}-42\times19+42\div\frac{4}{5}=42\times27+42\times\frac{1}{4}-42\times19+42\times\frac{5}{4}=42\times\left(27+\frac{1}{4}-19+\frac{5}{4}\right)$
$=42\times\left(8+\frac{3}{2}\right)=42\times\left(\frac{16}{2}+\frac{3}{2}\right)=42\times\frac{19}{2}=399$

(2)　それぞれの分数の分母と分子を５倍してから小数に直すと右の計算１のようになるから，５番目以降の分数はすべて0.50…05となることがわかる。よって，これらを順に加えると右の計算２のようになるので，小数第２位以下はすべて５になる。したがって，和を5.55…5にするためには，小数第１位の和を55にすればよいから，全部で，55÷５＝11(個)の分数を加えればよい。

計算１

$\frac{1}{2}=\frac{5}{10}=0.5$

$\frac{11}{20}=\frac{55}{100}=0.55$

$\frac{101}{200}=\frac{505}{1000}=0.505$

$\frac{1001}{2000}=\frac{5005}{10000}=0.5005$

$\frac{10001}{20000}=\frac{50005}{100000}=0.50005$

計算２

```
   0.5
   0.55
   0.505
   0.5005
   0.50005
  ………………
+ 0.50000……05
  ?.?5555……55
```

(3)　bは０以上１未満なので，８×bは，８×０＝０以上，８×１＝８未満である。よって，３×a＋８×b＝100となるためには，３×aは，100－８＝92より大きく，100－０＝100以下である必要がある。したがって，aは，92÷３＝30.6…より大きく，100÷３＝33.3…以下の整数だから，31以上33以下とわかる。a＝31のとき，b＝(100－３×31)÷８＝0.875となるので，最も小さい数は31.875である。

(4)　実際の面積は地図上の面積の(10000×10000)倍になるから，３×３×10000×10000＝９×10000×10000(cm^2)となる。また，１m^2＝１m×１m＝100cm×100cmなので，これをm^{2}に直すと，９×10000×10000cm^2＝$\frac{9\times10000\times10000}{100\times100}$m^2＝９×100×100m^{2}となる。さらに，１km^2＝１km×１km＝1000m×1000mだから，これをkm^{2}に直すと，９×100×100m^2＝$\frac{9\times100\times100}{1000\times1000}$km^2＝$\frac{9}{100}$km^2＝0.09km^{2}となる。

⑸　3g，4.5g，5.4gのコインの枚数をそれぞれa枚，b枚，c枚として図に表すと，下の図1，図2のようになる。図1で，a×ア＝b×イという関係があり，また，ア：イ＝(4－3)：(4.5－4)＝2：1なので，a×2＝b×1より，a：b＝$\frac{1}{2}$：$\frac{1}{1}$＝1：2とわかる。同様に，図2で，ウ：エ＝(5－4.5)：(5.4－5)＝5：4だから，b×5＝c×4より，b：c＝$\frac{1}{5}$：$\frac{1}{4}$＝4：5となる。よって，これらの比をそろえると下の図3のようになる。また，a，b，cの和は55枚なので，$b=55\times\frac{4}{2+4+5}$＝20(枚)と求められる。

図1

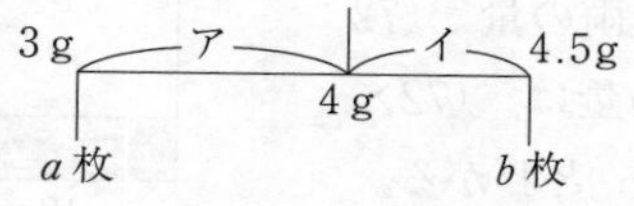

図2

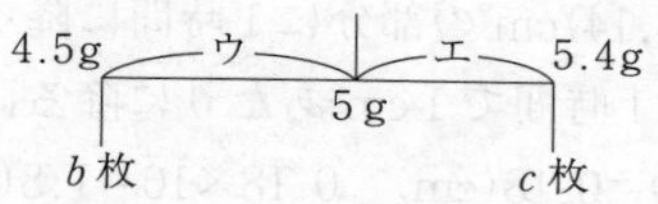

図3

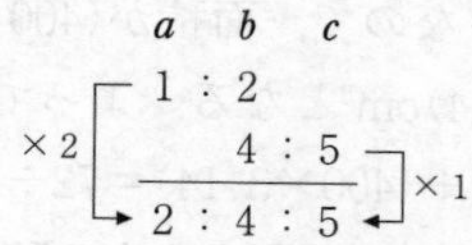

⑹　折る前のようすは右の図4のようになる。AEとCBは平行だから，角EAB＝角ABCとなり，直線ABで折っているので，角EAB＝角CABとなる。よって，角ABC＝角CABだから，三角形CBAは二等辺三角形となり，角ACBの大きさは，180－75×2＝30(度)と求められる。したがって，角FCDの大きさは，180－(30＋100)＝50(度)なので，角GCDの大きさも50度になる。さらに，FCとDBは平行だから，角㋐の大きさは角FCGの大きさと等しく，50＋50＝100(度)と求められる。

図4

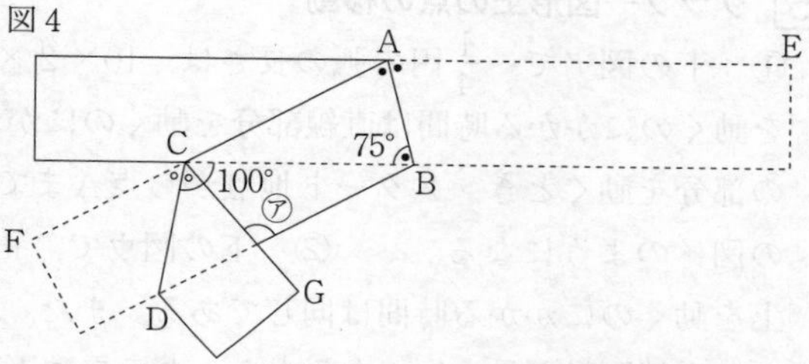

⑺　N角形の内角の和は，180×(N－2)度となるので，180×(N－2)＝1800(度)，N＝1800÷180＋2＝12より，この図形は正十二角形とわかる。また，N角形の対角線の本数は，(N－3)×N÷2(本)となるから，正十二角形の対角線の本数は，(12－3)×12÷2＝54(本)と求められる。

⑻　体積が$56cm^3$，高さが8cmの三角柱なので，底面積(三角形ABCの面積)は，56÷8＝7(cm^2)である。よって，6×a÷2＝7(cm^2)と表すことができるから，$a=7\times2\div6=\frac{14}{6}=2\frac{1}{3}$(cm)となる。

2　整数の性質，植木算

⑴　内側の石は，動き始めてから3秒後にはじめて直線A上にきて，その後は5秒ごとにくるから，直線A上にくる時間は{3，8，13，…}秒後となる。また，外側の石は，動き始めてから6秒後にはじめて直線A上にきて，その後は7秒ごとにくるので，直線A上にくる時間は{6，13，20，…}秒後となる。よって，2つの石がはじめて同時に直線A上で並ぶのは13秒後であり，その後は5と7の最小公倍数である35秒ごとに並ぶから，2回目に並ぶのは，13＋35＝48(秒後)とわかる。

⑵　10分は，10×60＝600(秒)なので，(600－13)÷35＝16余り27より，右の図のように表すことができる。この図で，2つの石が直線A上に並ぶのは●の部分だから，全部で，16＋1＝17(回)あることがわかる。

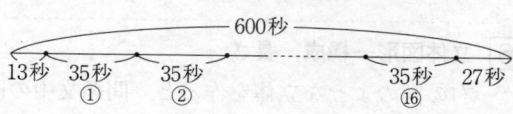

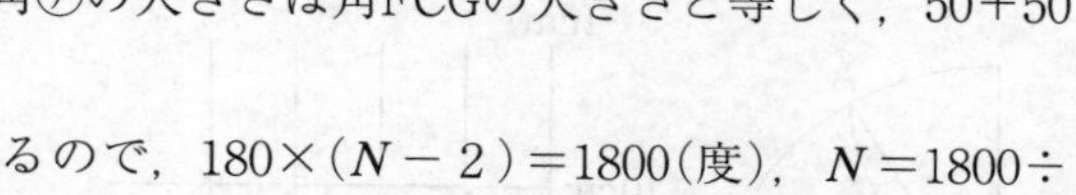

3　速さ

往復の平均の速さは，(往復の道のり)÷(往復にかかった時間)で求める。家から引き返した地点までの道のりを，４と６の最小公倍数である12とすると，往復の道のりは，12×２＝24となる。また，行きにかかった時間は，12÷４＝３，帰りにかかった時間は，12÷６＝２だから，往復にかかった時間は，３＋２＝５となる。よって，往復の平均の速さは時速，24÷５＝4.8(km)である。

4 体積，面積

右の図で，２時間でたまった水の量は，12×12×3.14×１＝144×3.14(cm^3)だから，１時間にたまった水の量は，144×3.14÷２＝72×3.14(cm^3)となる。また，受水器の受水部分の円の面積は，20×20×3.14＝400×3.14(cm^2)なので，面積が(400×3.14)cm^{2}の部分に１時間に降った雨の量が(72×3.14)cm^{3}となる。よって，１時間で１cm^{2}あたりに降る雨の量は，(72×3.14)÷(400×3.14)＝72÷400＝0.18(cm)，0.18×10＝1.8(mm)とわかる。

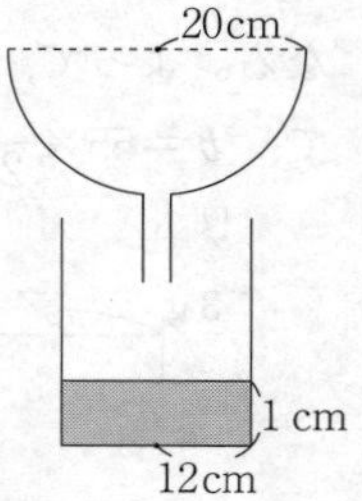

5 グラフ―図形上の点の移動

①　下の図アで，$\frac{1}{4}$円の弧《こ》の長さは，10×２×3.14×$\frac{1}{4}$＝５×3.14＝15.7(cm)だから，弧の部分を動くのにかかる時間は直線部分を動くのにかかる時間の，15.7÷10＝1.57(倍)である。また，弧の部分を動くとき，スタート地点から点Aまでの直線距離《きょり》は常に10cmのままなので，グラフは下の図イのようになる。　②　下の図ウで，正三角形をPQRとすると，辺PQ上，辺QR上，辺RP上を動くのにかかる時間は同じである。また，辺QR上を動くとき，点Aが辺QRの真ん中にきたときに直線距離が最も短くなるから，グラフは下の図エのようになる。

図ア

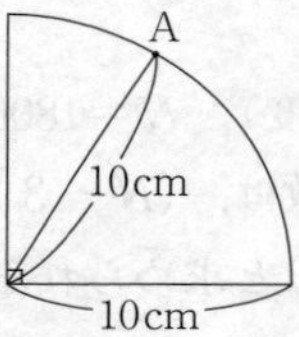

図イ

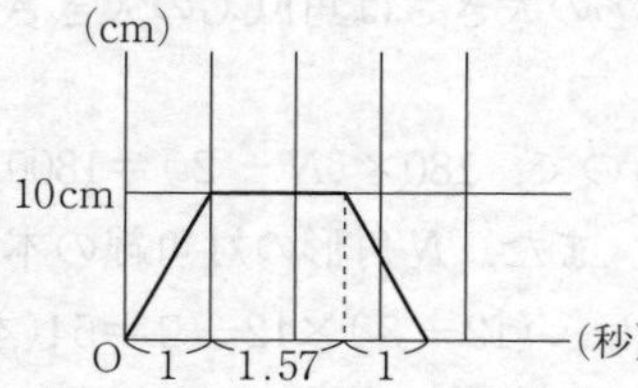

図ウ

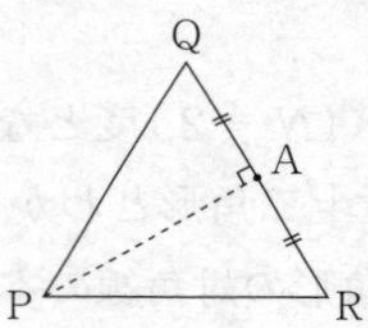

図エ

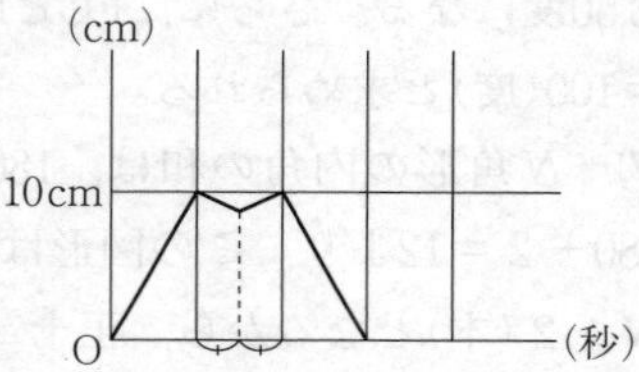

〔注意〕　問題文中の図１の場合，点Aの移動距離が10cmから20cmの間(20cmから30cmの間)は，直線距離の増える割合(減る割合)が一定ではないので，正確なグラフは右上の図オのようになる。同様に，②の場合も正確なグラフは上の図カのようになるが，ここでは，問題文中のグラフ１のようにかけていればよい。

図オ

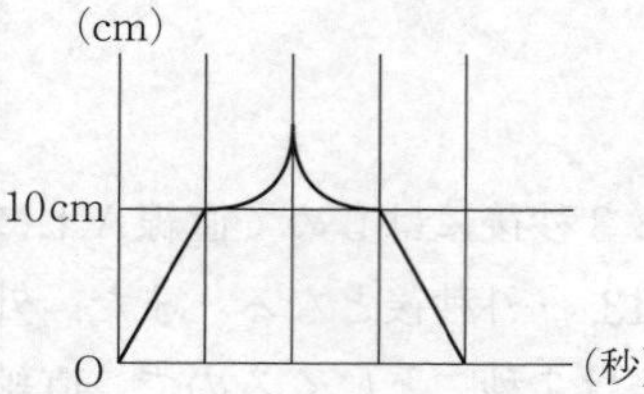

図カ

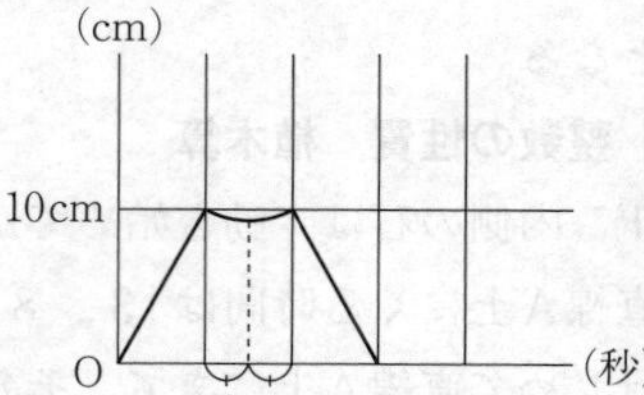

6 立体図形―構成，長さ

右の図のような立体を作ると，問題文中の図のように見える。このとき，上下の円の一部に使う長さは，$10\times3.14\times\left(1-\frac{1}{4}\right)\times2$＝15×3.14＝47.1(cm)，直線部分に使う長さは10cmだから，全部で，47.1＋10＝57.1(cm)となる。

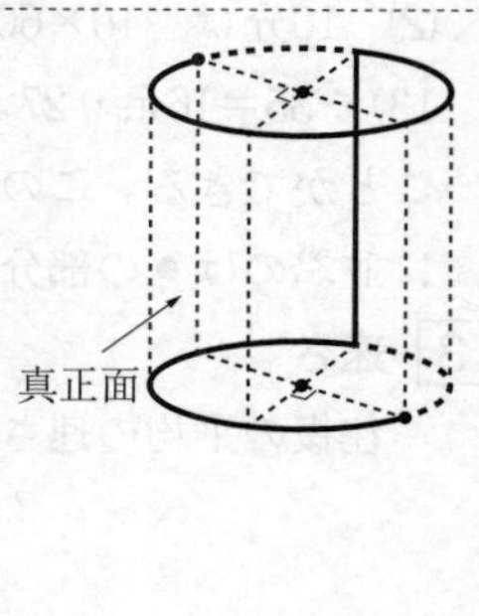

7 平面図形―面積

下の図1とア～カの斜線《しゃせん》部はすべて，かげをつけた図形を4個合わせたものである。かげをつけた図形は，図1とイとエ，アとカ，ウとオがそれぞれ合同だから，図1の斜線部の面積と等しいのはイとエである。

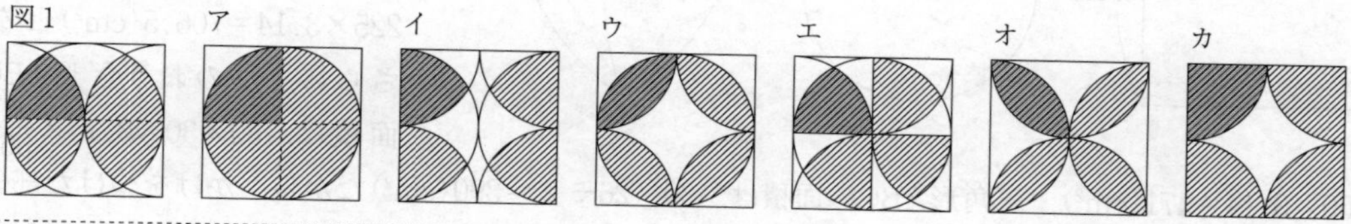

〔注意〕 アやウの部分の面積は実際に求めることができるが，図1の面積は正三角形の高さがわからないと求めることはできない。よって，図1の面積は，アやウの面積とは異なる。

8 平面図形―相似，辺の比と面積の比

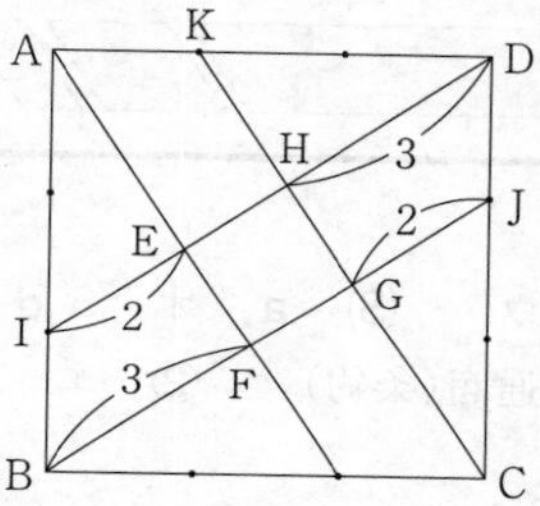

左の図で，三角形AIEと三角形ABFは相似であり，相似比は2：3だから，IEの長さを2とすると，BFの長さは3になる。また，この図形は点対称な形をしているので，JGの長さも2，DHの長さも3となる。次に，三角形DKHと三角形DAEも相似であり，DH：HE＝DK：KA＝2：1だから，HEの長さは，$3\times\frac{1}{2}=1.5$となり，IE：EH：HD＝2：1.5：3＝4：3：6と求められる。よって，平行四辺形IBJDの面積は正方形ABCDの面積の$\frac{1}{3}$，平行四辺形EFGHの面積は平行四辺形IBJDの面積の，$\frac{3}{4+3+6}=\frac{3}{13}$なので，平行四辺形EFGHの面積は正方形ABCDの面積の，$\frac{1}{3}\times\frac{3}{13}=\frac{1}{13}$とわかる。したがって，正方形ABCDの面積は平行四辺形EFGHの面積の，$1\div\frac{1}{13}=13$(倍)である。

9 立体図形―分割

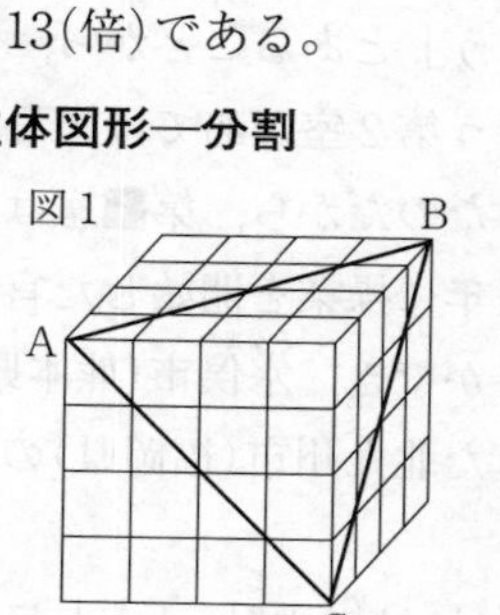

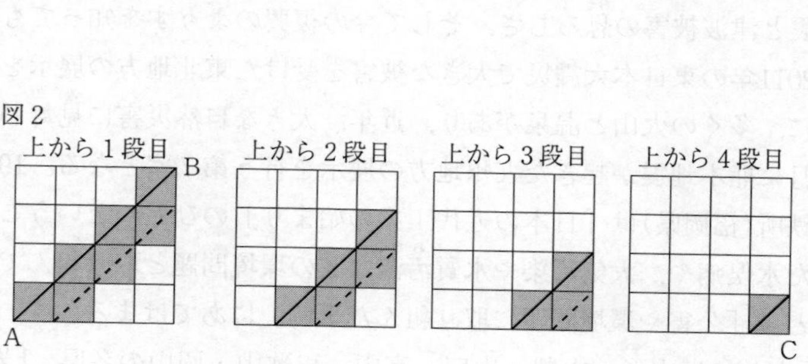

切り口は上の図1の正三角形ABCになる。上の図2のように段ごとに調べると，切り口が各段の上の面と交わる直線は実線，下の面と交わる直線は点線になる。よって，切られる立方体はかげをつけた部分の立方体だから，全部で，7＋5＋3＋1＝16(個)ある。

10 平面図形―長さ，面積

(1) 下の図で，アの周の長さは，30×4＝120(cm)，イの周の長さは，30×3.14＝94.2(cm)である。また，ウの周は，半径が30cmで中心角が60度のおうぎ形の弧《こ》を3つ合わせたものだから，ウの周の長さは，$30\times2\times3.14\times\frac{60}{360}\times3=30\times3.14=94.2$(cm)となる。よって，最も長い周の長さと最も短い周の長さの差は，120−94.2＝25.8(cm)である。

ア　　　　　イ　　　　　ウ

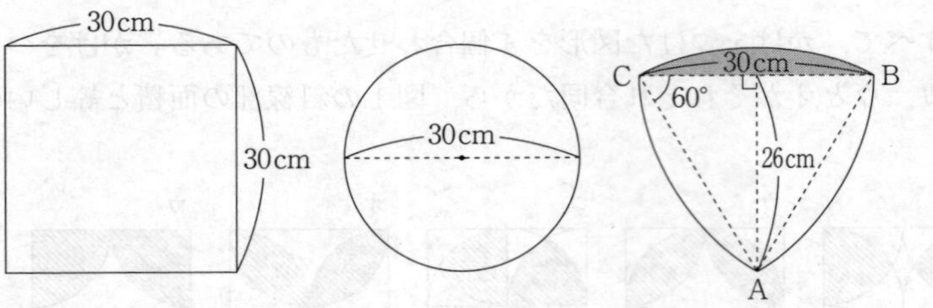

(2)　アの面積は，30×30＝900(cm²)である。また，イの半径は，30÷２＝15(cm)なので，イの面積は，15×15×3.14＝225×3.14＝706.5(cm²)となる。さらに，ウのおうぎ形ABCの面積は，$30\times30\times3.14\times\frac{60}{360}=$150×3.14＝471(cm²)，三角形ABCの面積は，30×26÷２＝390(cm²)だから，かげをつけた部分の面積は，471－390＝81(cm²)とわかる。ウの面積は，かげをつけた部分の面積２つ分とおうぎ形ABCの面積の和になるので，81×２＋471＝633(cm²)と求められる。よって，最も大きい面積と最も小さい面積の差は，900－633＝267(cm²)である。

社　会　（算数と合わせて50分）

解　答

1　(1)　●　2　■　7　(2)　沢，浜　　2　(1)　ウ　(2)　ウ　(3)　a　オ　d　カ　e　ウ　　3　(1)　●　武　■　寺　(2)　①　日米修好通商(条約)　②　エ
4　ウ　　5　情報ネットワーク

解　説

1　日本の各地方の特色と都道府県名についての問題

(1)「火山がつくる雄大《ゆうだい》な地形，温泉が多いこと」はいくつかの地方に共通するが，「多くの人たちに地震と津波被害の恐《おそ》ろしさ，そして今の復興のようすを知ってもらう」とあることから，第●室には2011年の東日本大震災で大きな被害を受けた東北地方の展示を行う第２室があてはまる。同じように，多くの火山と温泉があり，近年，大きな自然災害に見舞《みま》われたのだから，第■室は，2016年４月に熊本地震が起きた九州地方の展示を行う第７室となる。1901年に操業を開始した官営の八幡製鉄所(福岡県)は「日本の近代工業の始まり」のひとつということができ，水俣《みなまた》市(熊本県)で発生した水俣病や，大気汚染や水質汚濁《おだく》などの環境問題と取り組んできた北九州市(福岡県)の取り組みなどは「公害や環境問題に取り組んだ事例」にあてはまる。

(2)「山」には山形・山梨・山口・富山・和歌山・岡山の各県，「岩」には岩手県，「木」には栃木県，「森」には青森県，「石」には石川県，「岡」には岡山・静岡・福岡の各県，「野」には長野県，「川」には神奈川・石川・香川の各県，「田」には秋田県，「崎」には長崎県と宮崎県，「沖」には沖縄県，「島」には島根・福島・広島・徳島・鹿児島の各県，「潟」には新潟県，「海」には北海道が，それぞれあてはまる。「沢」と「浜」は都道府県名に使われていない。

2　公民館を題材とした問題

(1)　最もよい候補地がBであることと，その次によい候補地がAまたはCであることから考える。「自動車を利用した交通の便」がよいのは大通りに面したDやGであるから，アは不適切。「住宅地の周辺」に建設するのであればEもあてはまるから，イもふさわしくない。ウは「かつて水田だっ

たところは浸水《しんすい》しやすく，～避《さ》ける方がよい」とあるので，A，B，Cがあてはまることになり，「防災拠点《きょてん》としての役割を一番重視しながら，駅や住宅地からの距離《きょり》を考えて決めるのがよい」ともあるので，最もよい候補地は，住宅地にあり駅からも近く，がけや川から離《はな》れた平地にあるBということになる。

(2)　農道の整備，用水路と排水路の分離，湿田《しつでん》の乾田《かんでん》化，耕地の形を整える耕地整理は，農業機械を使いやすくするなどして農作業の効率を上げるためのくふうである。

(3)　公民館の建設といった住民から要望のあった事業が決定されるまでには，①住民が市役所へ要望を出す→②市役所が事業の計画書や予算案を作成する→③議会に予算案を提出する→④議会が予算案を議決する→⑤必要があれば市役所が国に補助を申請する→⑥国からの補助が認められれば，補助金が下りる→⑦決定，という手順が必要となる。

3　織田信長の政策と開国についての問題

(1)　桶狭間《おけはざま》の戦い(1560年)で今川義元《よしもと》を破って勢いをのばした織田信長は，尾張《おわり》(愛知県西部)から美濃《みの》(岐阜県南部)に進出し，さらに足利義昭を将軍に立てて京都に上ったが，そのころから「天下布武」の印章を用いるようになった。これは，武力によって天下を治める意志を示したものとされる。その後，統一事業を進めた信長は，延暦《えんりゃく》寺を焼き討《う》ちしたり，各地の一向一揆《いっき》を弾圧したりするなど寺社勢力と対立する姿勢を打ち出すとともに，寺社の保護により成立することが多かった座を廃止するなどして寺社の特権をうばい，武家政治を確立するための政策をおし進めた。以上のようなことから，●には「武」，■には「寺」があてはまると判断できる。

(2)　①　函館・神奈川(横浜)・新潟・兵庫(神戸)・長崎の５港の開港を認めたのは日米修好通商条約。1858年に大老井伊直弼《なおすけ》がアメリカの総領事ハリスとの間で調印した条約である。　②　ア　ペリーは長崎には寄航していない。　イ　ペリーが２度目に来航したさいに結んだのは日米和親条約(1854年)。この条約で開港されたのは下田と函館であるから，いずれも資料１の地図中に示されている。　ウ　ペリーが日本に来航したのは1853年と1854年であり，中国とアメリカとの間の茶と白綿布の貿易額は，その数年前から増加を続けていることが資料２からわかる。　エ　アメリカが日本に開国を求めた理由のひとつは，中国との貿易を拡大させるため，その寄港地として日本の港を必要としたことである。資料３には，アメリカのそうした考えが示されている。

4　太平洋戦争についての問題

ア　1941年12月，日本はハワイの真珠湾《しんじゅわん》にあったアメリカの海軍基地を奇襲《きしゅう》攻撃し，太平洋戦争に突入《とつにゅう》したが，ハワイは勢力下に入っていない。また，ミッドウェー諸島は1942年６月，この付近であった海戦で日本軍がアメリカ軍に大敗した地である。　イ　アメリカ軍機による日本本土に対する空襲が本格化したのは1944年のこと。同年７月にサイパン島が陥落《かんらく》し，同島を根拠《こんきょ》地として日本本土への空襲が本格的に行われることとなった。　ウ　日本は1940年９月に北部仏印(フランス領インドシナ)へ，1941年７月には南部仏印に進駐《しんちゅう》を開始した。これは，日中戦争の局面を打開するため，東南アジアを通して行われていたアメリカやイギリスによる中国への支援《しえん》ルートを断つことと，東南アジアにある資源を確保することをねらいとするものであった。さらに日本は1941年12月，真珠湾攻撃とほぼ同時にマレー半島にも侵攻。さらにビルマ(現在のミャンマー)などにも侵攻した。これにより東南アジアで産出する石油やすず，天然ゴムなどの資源を確保することができたから，この文は正しい。　エ　日本が占領したアジア地域の国々が独立をはたすのは，日本の降伏により第二次世界大戦が終結した1945年以降のことである。

5 情報の共有についての問題

本文で述べられている電子カルテ，カーナビ(カーナビゲーション・システム)，図書館のオンライン・システムの例は，いずれも情報機器どうしをインターネットでつなげて情報をやり取りする「情報ネットワーク」を活用したものである。

理　科　(国語と合わせて50分)

解　答

1 (1) 水，温度，空気　(2) ア，ウ，イ　(3) (例) 種子は種子の中の栄養分を使って発芽する。　2 (1) (例) 空気が混じっている　(2) ウ，カ　3 (1) ① 速く　② しん食　(2) イ，エ　(3) ア　4 (1) ア　(2) ウ

解　説

1 種子の発芽と成長についての問題

(1) インゲンマメの種子が発芽するためには，水がある，温度が適当である，空気(酸素)がある，の3つの条件が満たされる必要がある。このうちの1つでも条件が欠けると，種子は発芽しない。

(2) 発芽した後の植物が成長を続けるには，発芽の条件以外に日光と肥料が必要となる。したがって，日光と肥料が十分あたえられたアが最もよく成長していく。イとウでは，日光を利用して栄養分をつくることができるウの方がイよりもよく成長する。肥料は植物の体をつくるもとになる物質などをふくんでいるが，肥料があっても栄養分をつくるはたらき(光合成)ができないと育ち方はたいへん悪くなる。

(3) 種子には発芽のための栄養分(デンプン)がたくわえられていて，発芽するときには栄養分を使ってエネルギーを得るはたらき(呼吸)がさかんに行われる。インゲンマメの種子にははい乳がなく，栄養分が子葉にたくわえられている。そのため，発芽後の子葉は栄養分がなくなるにつれてしぼんでいき，やがてかれ落ちてしまう。実験1では，種子にまだ栄養分のデンプンが多くふくまれているので，切り口にヨウ素液をつけると青むらさき色を示すが，実験2のしぼんだ子葉にはほとんどデンプンが残っていないため，切り口にヨウ素液をつけても青むらさき色への変化はほとんど見られない。

2 気体の発生とろうそくの燃焼についての問題

(1) 二酸化マンガンにうすい過酸化水素水を加えると酸素が発生するが，三角フラスコにははじめ空気が入っているので，図の水そうに入れたガラス管の先から出てくる気体は最初空気が混じっている。そのため，しばらく気体を発生させたままにして三角フラスコ内の空気を追い出した後，目的の気体である酸素を集気びんに集めている。

(2) 集気びんなどの容器に火のついたろうそくを入れてふたをすると，しばらくしてろうそくの火が消える。これはろうそくの燃焼により容器内の酸素が使われて，容器内に十分な量の酸素がなくなったからである。このとき，容器内には空気中での割合(約21%)よりも少ないが，酸素が16〜17%ほどある。一方，⑤と⑦の石灰水の変化からもわかるように，ろうそくの燃焼により二酸化炭素

が発生して増える。しかし，容器内の二酸化炭素の割合は４％ほどしかない。つまり，ろうそくの火が消えても，容器内では二酸化炭素よりも酸素の方が多い。

3 流れる水のはたらきについての問題

(1) 川が曲がって流れているところでは，曲がりの外側の方が内側よりも流れが速く，流れる水が川底や川岸をけずるしん食作用が大きくなる。そのため，曲がりの外側は内側よりも川底が深く，川岸ががけになっていることが多い。Ａの部分は川の曲がりの外側にある川岸にあたり，この場所がコンクリートで固められているのは，川岸がけずられる(しん食される)のを防ぐためである。

(2) ア 川岸や川底をコンクリートで固めると，そこにすんでいた生物の一部がすめなくなって，川とその周辺にすむ生物の種類や数が減少することが多い。 イ 大雨のときには，川の水量が一時的に増えるので，Ｃの川原の部分が水にしずむことがある。 ウ 大雨で川の流れが速くなると，石などを運ぶ運ぱん作用が大きくなり，大きな石がより下流まで運ばれていく。 エ 川の流れの道すじによっては，水害の危険をさけるために，人工的に水路をつくって川の流れを変えることがある。

(3) (1)にのべたように，川の曲がっているところでは，曲がりの外側の方が内側よりもしん食作用が大きく，川底が深くなる。また，運ぱん作用も大きいため，川底には内側よりも大きな石が運ばれてきて積もっている。

4 ふりこの動きについての問題

(1) ふりこが１往復する時間は，ふれはばやおもりの重さには関係なく，ふりこの長さによって決まり，ふりこの長さが長いほど長くなる。また，ふりこの長さは，糸を固定している点(支点)から重心(物体の重さが１点に集まったと考えられる点)までの長さである。Ａ～Ｃのふりこにおいて，ふりこの長さはＣが最も長く，ＡとＢがＣよりも短くたがいに等しい。したがって，１往復する時間はＣが最も長く，ＡとＢはＣより短くて等しい。

(2) ふりこのおもりを容器に砂を入れてつくったＡ～Ｃにかえると，Ａをつけたふりこが最も重心の位置が高くなり，ふりこの長さが短くなる。次に，ふりこの長さが短いのはＢ，最もふりこの長さが長いのはＣとなる。１往復する時間はおもりの重さには関係がなく，ふりこの長さによって決まるので，１往復する時間や10往復する時間は短いものから順にＡ＜Ｂ＜Ｃとなる。

音 楽 (図画工作・家庭と合わせて30分)

解 答

1 イ　　2 省略　　3 省略　　4 イ

解 説

1 拍子《ひょうし》の理解

『ふるさと』と『冬げしき』がともに４分の３拍子なので，イが選べる。なお，『鍛冶《かじ》屋のポルカ』は４分の２拍子，『春がきた』は４分の４拍子である。

2 唱歌『われは海の子』の構成

放送問題につき省略。

3 リズムの聞き取り

放送問題につき省略。

4 楽器のしくみ

2曲目の「リコーダー合奏」と5曲目の「尺八」はともに笛による演奏なので，吹《ふ》くことで音が出る楽器が用いられている。よって，イが合う。なお，1曲目は「弦楽《げんがく》合奏」なので，弦をこすって音が出る楽器で奏《かな》でられる。3曲目は「太鼓《たいこ》」なので，たたくことで音が出る。4曲目は箏《そう》(琴《こと》)なので，弦をはじいて音を出す。

図画工作 （音楽・家庭と合わせて30分）

解　答

1 （例） 右の図

2 エ

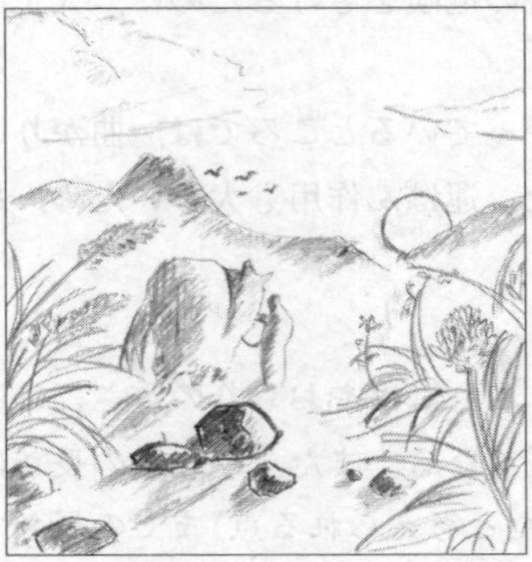

解　説

1 絵での表現

詩には，子供をころばせたり，馬をつまずかせたりしては「あしたは誰《だれ》が　とおるやら」と，また誰かをころばせてやろうと考えているいたずら好きな石ころが描《えが》かれている。のどかな田舎道をゆったり照らす赤い夕日と，子供や馬を困らせても「けろりかん」と，知らないふりをしているような石ころを想像すると，ユーモラスで楽しげな情景が思いうかぶ。石ころや夕日のほか，田舎道らしく，遠くの山や，山へ帰っていく鳥などを描くことも考えられる。テーマとなる「石ころ」が目立つように，中央に配置したり構図をくふうしたりするほか，太めの線で描く，濃く色をつけるなどするとよい。

2 さまざまな作品のつくり方，道具の知識

紙やすりの番号は目のあらさ(細かさ)を示しており，番号が大きいほど目が細かくなる。よって，エが誤っている。

家　庭　（音楽・図画工作と合わせて30分）

解　答

[1] ⑴ **番号** ②　**訂正**（例）少し冷ました　⑵（例）少しずつ均等に，順に注ぎ分けるとよい。　[2] ウ，7　[3]（例）ごみを減らすくふうとして，買い物には袋を持っていき，レジ袋や不必要な包装は断る。

解　説

[1] お茶の入れ方

⑴　お茶の種類によって適温は異なるが，ふっとうした湯ではお茶のうまみが引き出せないので，きゅうすにはふっとうした湯ではなく少し冷ました湯を入れるのがよい。湯を冷ますさいに湯を茶わんに注げば，茶わんを温めておくこともできる。

⑵　お茶は時間が経つと濃くなるので，何回かに分けて少しずつ均等に，順に注ぎ分けていく。色が均等になるようにすればよい。

[2] 食品グループと栄養素

アには炭水化物をふくむ米と，脂質である油の２つがあてはまる。たんぱく質は大豆や肉，魚に多くふくまれる栄養素なので，イには大豆が原料のとうふ・油あげ・みそや，あじ，ハムの５つが入る。ビタミンは野菜や果物に多くふくまれるので，ほうれんそう・だいこん・キャベツ・たまねぎ・にんじん・ピーマン・りんごの７つがあてはまる。よって，最も多くの食品がふくまれるのはウで，その数は７つである。

[3] 環境を考えた生活のくふう

環境に対してできるくふうとしては，資源やエネルギーを節約することや，ごみを減らすことなどが考えられる。夏の暑いときにエアコンを使わず，すだれをかけたり打ち水をしたりすれば，電力の節約になる。これは，発電にともなって発生する二酸化炭素などを減らし，地球温暖化が進むのを防ぐ取り組みといえる。小さくなって着られなくなった服を人にゆずることや，食べ物を残さず食べることは，ごみを減らすくふうとして有効である。買い物のさいに袋を持参してレジ袋をもらわないようにすることも，ごみを減らし，資源を節約することにつながる。

国　語　（理科と合わせて50分）

解　答

[一] ⑴ エ　⑵（例）休み時間の廊下は緊張しなくていい場所と時間なので，担任と気安い態度で話すことができるが，校外では他人の目があり，目上と目下の意識が強まるから。

[二] ⑴ イ　⑵ (A) イ　(B) 一歩下がっ　⑶ エ　⑷ ア　⑸ ウ　⑹ ア　⑺ ウ　⑻ 下記を参照のこと。　[三] ⑴ イ　⑵ ウ　⑶ (A) イ　(B) はじめ…自分のほう／おわり…ようになる　⑷ ウ　⑸（例）お母さんが喜ぶことをしているのかどうか　⑹ ウ

●漢字の書き取り

三 ⑻ 余計

解説

一 出典は文化庁の「平成27年度『国語に関する世論調査』の結果の概要《がいよう》」による。全国の十六歳《さい》以上の男女を対象に行ったアンケートの結果を，一部グラフ化したものである。

⑴ 平成９年度，平成27年度ともに，「クラブ活動で指導を受けているとき」よりも「休み時間に職員室で話すとき」のほうが，敬語を使って話すべきだと思うと答えた人の割合は高いので，エが適当でない。

⑵ 校内では，担任の先生と生徒は同じ環境《かんきょう》を共有し，日常的に接することが多いため，家における家族のように，同一集団内の親近性や慣れが生じる。校外においては，周りに公衆という他者の目があるため，ある程度の緊張《きんちょう》感をもって接し，なれなれしさを避《さ》ける意識が働く。よって，休み時間の廊下《ろうか》が慣れた場所でリラックスしている時間であるため，ふだん接している担任と気安く話せることと，校外では他人の目を意識してしまうことを，対比してまとめればよい。

二 出典は蓮見恭子《はすみきょうこ》の『襷《たすき》を，君に。』による。合宿での練習後，自主的に山道を走っていた歩《あゆむ》が，瑞希《みずき》との力の差を思って気力が萎《な》えてしまったとき，エースの南原《なんばら》さんと出くわす場面である。

⑴ “身のほど知らずで生意気だ”という意味。

⑵ ⒜ 「砂浜でのランニング」の後，歩は山へ「一人で走りに出かけた」と本文の最初にあり，歩の意欲的な気持ちが読み取れる。ところがその後，休憩《きゅうけい》中に瑞希との「圧倒《あっとう》的な力の差」を思って歩は気力が萎えてしまい，目の前に止まった「バス」で山を下りたら「南原さんや畑谷さんは心配してくれるやろうか」と思っている。「南原さん」はキャプテン，「畑谷さん」は一学年上の先《せん》輩《ぱい》。先輩たちから心配してもらいたいという気持ちを「制御《せいぎょ》」できず，バスのほうに「踏《ふ》み出し」たのだから，イが合う。 ⒝ バスに乗りかけたのが「制御できない」状態なので，乗らないことが「制御」にあたる。この後，迷ったあげく「やっぱり，……いいです」と断り，バスから「一歩下がった」行動が描《えが》かれている。

⑶ 歩が休憩に入ったときは「見事な夕焼け」が見えたが，バスの一件の後，辺りの景色は「暗くなって」いたのだから，時間の経過が表れていると言える。また，「暗くなっている」ことに「気付いた」歩は，「どうしよう」「怖《こわ》い」と思っている。山中で日が暮れかけた状況《じょうきょう》をはっきり認識した恐怖《きょうふ》なので，エがよい。エ以外は，時間の経過と，「怖い」状況に歩が「気付いた」点をとらえていない。

⑷ ぼう線部④の前後に描かれているのは，道の左右から聞こえる「虫の声」や「生き物が立てる音」におびえ，「なるべく左右を見ないようにして，道の真ん中」を歩きながらも，「暗がり」が怖くて「後じさり」する歩のようすである。「ヒグラシ」の激しい鳴き声は，そういう歩を「急《せ》きたてる」ように聞こえるのだから，おびえを増す要素になっていると考えられる。ぼう線部⑤の前後に描かれているのは，南原さんにぐうぜん出くわし，「雲の上の人」から手招かれて「緊張」するようす，それまで感じていた怖さを忘れたようすである。アが，このいきさつと「ヒグラシ」の声が消えた静かさに合う。イ，エのような「前向き」な「意欲」はまだ湧《わ》いていない。この後，南原さんから栞《しおり》のタイムを聞いたことが，「落ち込《こ》んでいる場合じゃない」と意気込んだきっかけであ

る。ウのような「さわやかな気持ち」は描かれていない。喋《しゃべ》ったこともない「雲の上の人」のそばで，「息苦しいほど」緊張している。

⑸　⑵で見たように，瑞希との「圧倒的な力の差」を思って萎えていたのだから，ウがよい。

⑹　「マメが潰《つぶ》れ，血が滲《にじ》んでいる」南原さんの指を見て，歩はこの日南原さんが「走り終わった後に眉《まゆ》をしかめていた」のを思い出している。「雲の上の人」とあおぎ見ていた南原さんが，「きつい」状態にたえていたと知り，「胸がぎゅっと締《し》め付けられる」ほどの衝撃《しょうげき》を受けたのだから，アが合う。

⑺　歩は，潰れたマメに「新しい絆創膏《ばんそうこう》を貼《は》る」南原さんを見て「手伝おうと」した。しかし，南原さんの静かな横顔から「他人《ひと》の手伝いを必要としていない」と察し，「自分の肉体だけで戦う人の，あるべき姿」だと思っている。南原さんの佇《たたず》まいに刺激《しげき》され，歩自身「あるべき姿」に近付かなければという気持ちで「負けるな」と繰《く》り返したのだから，ウが選べる。ウ以外は，戦いに臨むために南原さんが自分の身体と向き合うようすをとらえていない。

⑻　「余計に」は，程度がさらに増すようす。

三　**出典は山口真美《やまぐちまさみ》の『自分の顔が好きですか？―「顔」の心理学』による。**赤ちゃんにとって視線を合わせることがどのような発達をもたらすか，母親にとってどのような意義があるかを，段階を追って説明している。

⑴　次の段落に，生後四か月になった赤ちゃんは「視線が合っている顔を好みます」と述べられている。

⑵　直前の段落で，新生児は「目が開いた顔」を好むが，生後四か月になると，目が開いている顔の中でも，視線が合っていない顔より「視線が合っている顔」を好むようになると述べられている。「視線が合っている顔」については，直後の二つの段落で「視線が合っていない顔」より「学習」しやすく，「意識して把握《はあく》するべき対象となる」と説明されている。ウが，この内容を最も正確にまとめている。

⑶　(A)　前後の部分で，「視線のやりとり」によって「赤ちゃんとのコミュニケーションを学ぶことができる」ということを説明しているので，イがよい。　(B)　本文の中ほどに注目する。「自分のほうをぼんやりと見ていた赤ちゃんが，自分の目をしっかり見てくれるようになる」という「変化」が「お母さんのやる気を湧き立たせ」，だんだんと「赤ちゃんとお母さんの息は合っていく」と述べられている。

⑷　⑶の(A)で見たように，「視線のやりとり」が息の合う関係を育む。しかし，「子育てに疲《つか》れたり，子育て以外のことに忙殺《ぼうさつ》されたり」という状況が，「視線のやりとり」をじゃまするのである。つまり，「周囲の環境が大切」だと言えるので，ウが合う。

⑸　直前にあげられた具体例を読み取る。「ガラス板の下に崖《がけ》が見える怖い場所」に座《すわ》らせた赤ちゃんは，「お母さんが微笑《ほほえ》んでいる」とそのままガラス板の上を進んでいくが，「お母さんが怖い顔をしている」とその場に留《とど》まる。つまり，「お母さんの表情」から，いま自分はどう行動すればよいかということや，これからすることをお母さんが喜ぶかどうかなどを「判断」したのである。

⑹　「それ」とは，「赤ちゃんの興味」が相手の「視線の先」，つまり，「相手が見ている対象」に向くことを指す。その意義は，直後の二つの段落で説明されている。「視線の先」に興味が向くと，親子でひとつのものを「互《たが》いの視線によって共有」するようになり，やがて「指の先」にあるもの

を「互いに確認しあ」うようになって，赤ちゃんは「言葉」を獲得《かくとく》することができるのである。

平成28年度　筑波大学附属中学校

〔電　話〕(03) 3945－３２３１
〔所在地〕〒112-0012　東京都文京区大塚１－９－１
〔交　通〕東京メトロ丸ノ内線―「茗荷谷駅」より徒歩10分
東京メトロ有楽町線―「護国寺駅」より徒歩７分

【算　数】（社会と合わせて50分）

（注意）三角定規，コンパス，分度器，角度の測れる定規などは机の上に出してはいけません。直定規，えんぴつまたはシャープペンシル，消しゴムだけを机の上に出しなさい。

1　次の問いに答えなさい。

(1)　$1.8\times2.75-0.18\times12.5+1.8\times3.5$　を計算しなさい。

(2)　和が60になる２つの整数の最大公約数が６のとき，これら２つの整数の組は２種類あります。２つの整数の組を答えなさい。

(3)　７でわって２あまり，９でわって４あまる100から500までの整数は全部でいくつありますか。

(4)　右の表は，A，B，C，Dの４人の年齢《れい》を，２人ずつ一組にして合計した結果です。４人の年齢は，Aが一番若く，B，C，Dの順に年齢が高くなっています。このとき，Dは何歳《さい》ですか。

27	31	36	37	42	46

(5)　１本のロープを10等分したところに赤い印を，11等分したところに青い印をつけました。赤い印と青い印の間の長さは，２番目に短いところが６cmでした。このロープの長さは何cmですか。ただし，ロープの両端《りょうたん》には，赤い印も青い印もつけていません。

(6)　同じ大きさの直角二等辺三角形を，右の図のように重ねました。このとき㋐の角度は何度ですか。

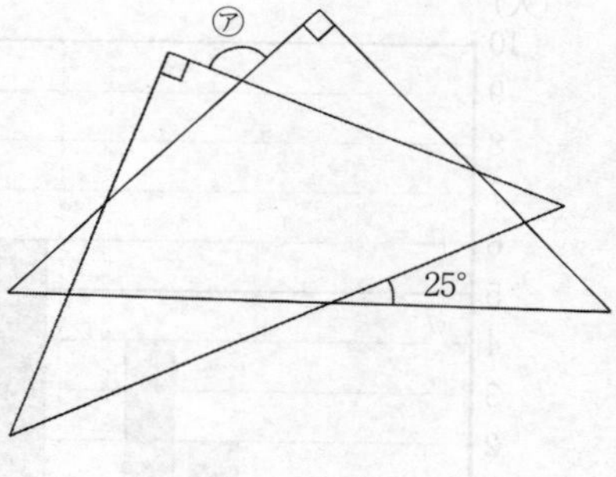

(7)　$\frac{1}{9}+\frac{1}{99}+\frac{1}{999}$ を小数で表すと，小数第100位までに，２は何回現れますか。

(8)　次の式が成り立つように，□の中に＋か×の記号を入れなさい。

２□４□６＋８＝１□３□５□７

2　右の図のようなマラソンコースを，A，B，Cの３人は，同じ場所から同時にスタートし，何周か走ります。Aは毎分60mで，Bは毎分45mで走ります。Cが，A，Bと逆の向きにスタートし，Aと２回目にすれ違ったのは，スタートしてから10分後で，Bと３回目にすれ違ったのは，スタートしてから18分後でした。マラソンコースは１周何mですか。ただし，Cの速さは一定で，Bよりおそいものとします。

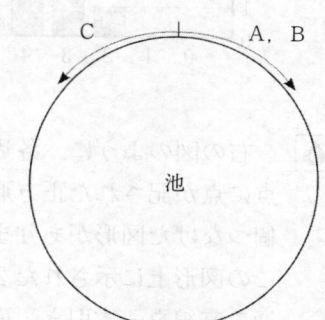

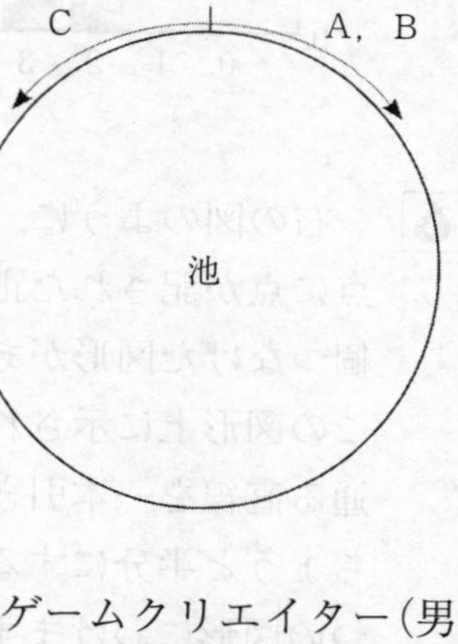

3　小学生のなりたい職業を調査したところ，次のようになりました。ゲームクリエイター（男子）と獣《じゅう》医師（女子）の人数の比が４：３のとき，パティシエール（女子）の人数はシェフ（男子）の

人数の何倍ですか。

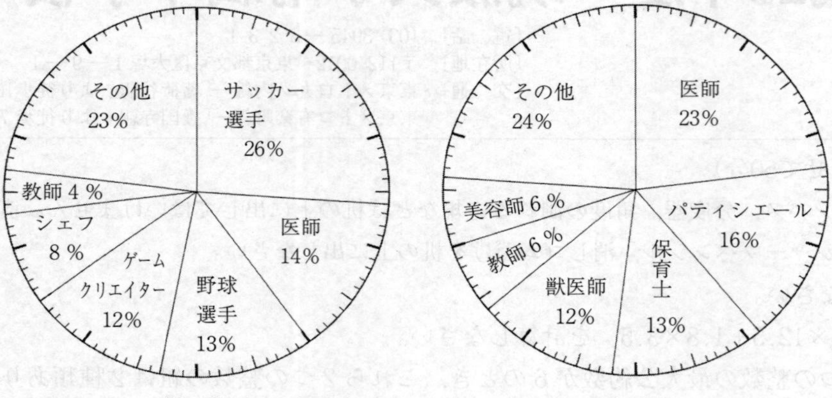

男子　　　　女子

4　40人のクラスでテストを行ったところ，クラスの平均点は70点でした。60点以上の生徒全員に自分の点数から60点を引いた値《あたい》を計算させたところ，その合計は450点でした。60点未満の生徒全員に60点から自分の点数を引いた値を計算させると，その合計は何点になりますか。

5　ゆうじ君は，40人のクラス全員分の10点満点のテスト結果をグラフに表そうとしています。クラスの平均点は6.5点で，１点以下の人はいませんでした。得点が５点と７点の人数を求め，解答用紙のグラフを完成させなさい。

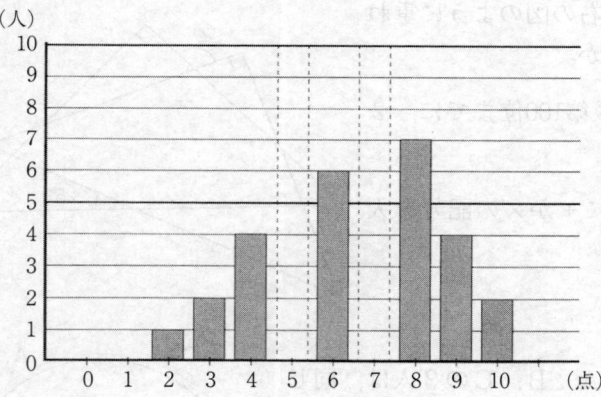

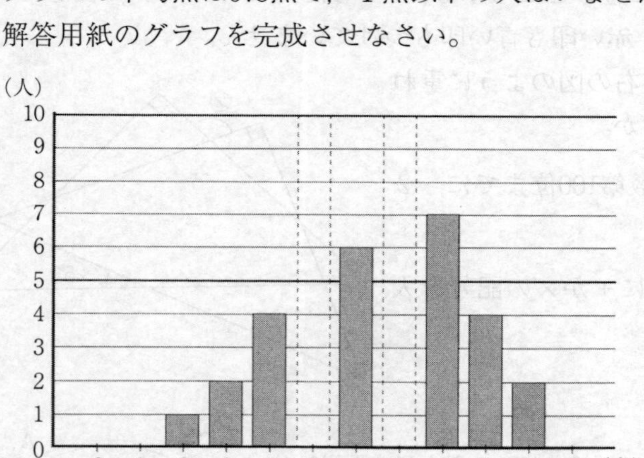

6　右の図のように，各辺の中点に点が記された正方形を７個つなげた図形があります。この図形上に示された２点を通る直線を一本引き，面積をちょうど半分にするように２つの図形にわけます。どのようにわけたらよいか，解答用

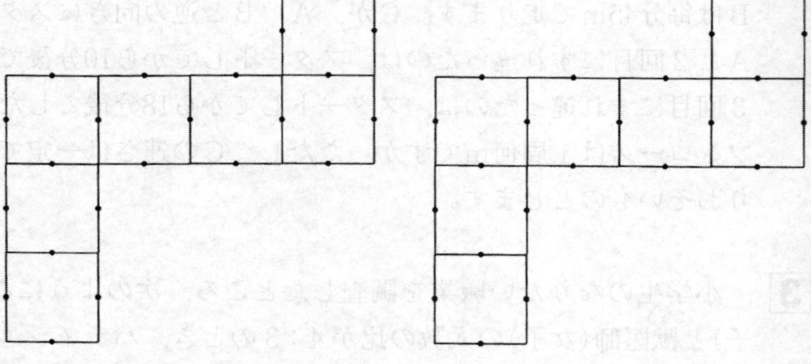

紙に２通りかき入れなさい。

7 すべての面が黒い立方体とすべての面が白い立方体があります。それぞれの立方体を32個ずつ交互《こうご》に積み重ねて，図１のような立方体 ABCD-EFGH をつくりました。頂点Hは，図では見えない頂点です。この立方体から図２のような展開図をつくりました。解答用紙に，黒い立方体にあたる部分について，面 CGHD **だけ**をぬりつぶしなさい。

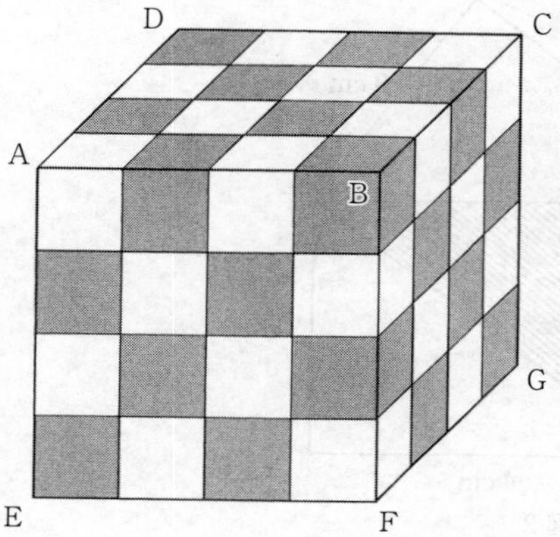

図１

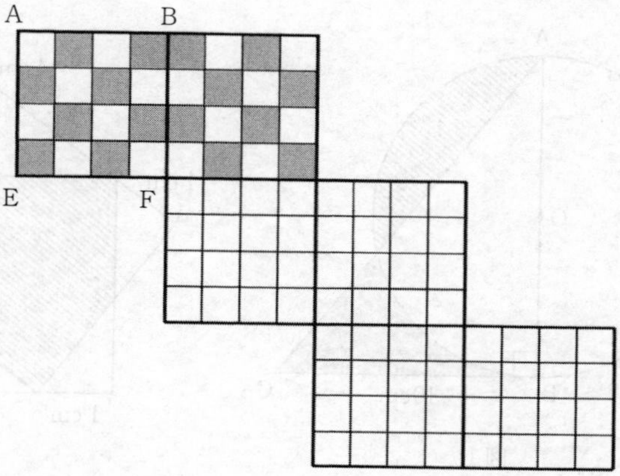

図２

8 立方体の積み木を重ねたところ，下の図のように見えました。積み木は最小でいくつ必要ですか。

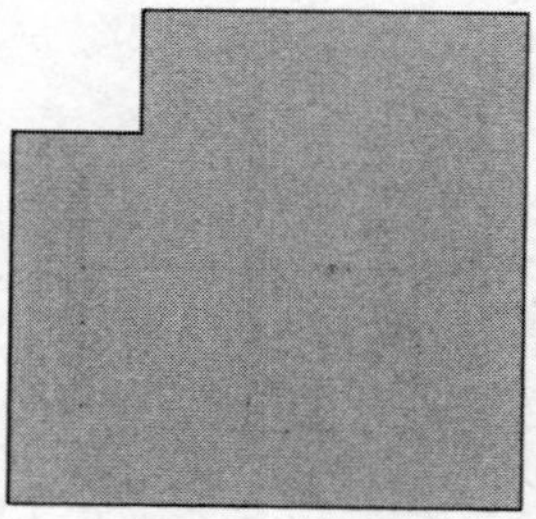
真上から見た図

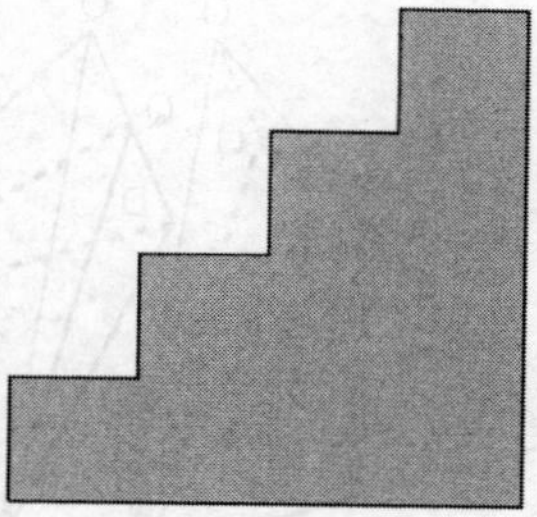
真正面から見た図

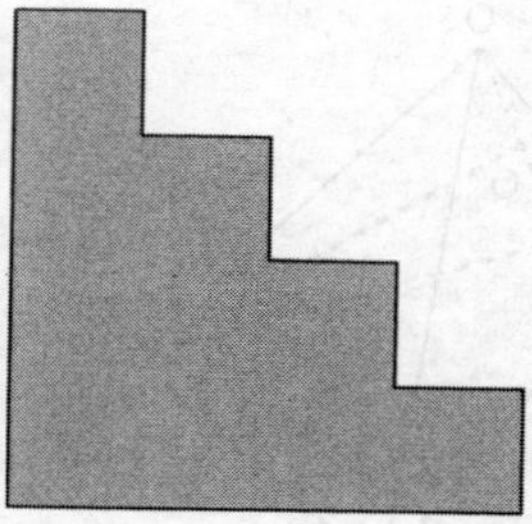
真横から見た図

9 下の図のように，正方形の枠《わく》が４個並んでいるところに，右の図のようなタイルを敷《し》き詰《つ》めます。できあがった模様が，線対称ではあるが点対称にはならないようにします。図の①にはタイルをどの向きに置けばいいですか。解答用紙にタイルをかき入れなさい。

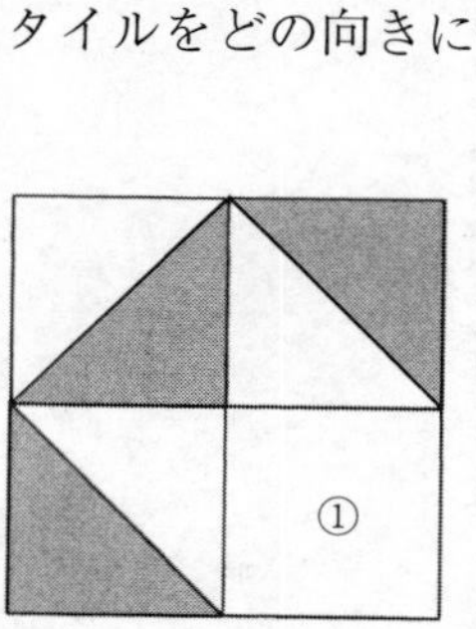

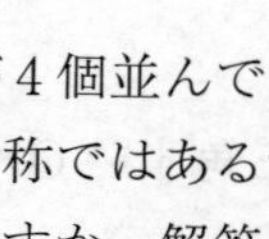

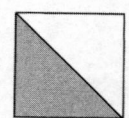

10 次の問いに答えなさい。

(1) 下の図1のように，直角三角形ABCが，円Oの直径と辺ABで重なっています。図の中の  部分と 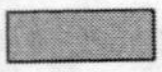 部分の面積が等しいとき，円Oの半径は何cmですか。ただし，円周率は3とし，分数で答えなさい。

(2) 下の図2は，たて3cm，横5cmの長方形を2つ重ねたものです。このとき，斜線部分の面積を分数で答えなさい。

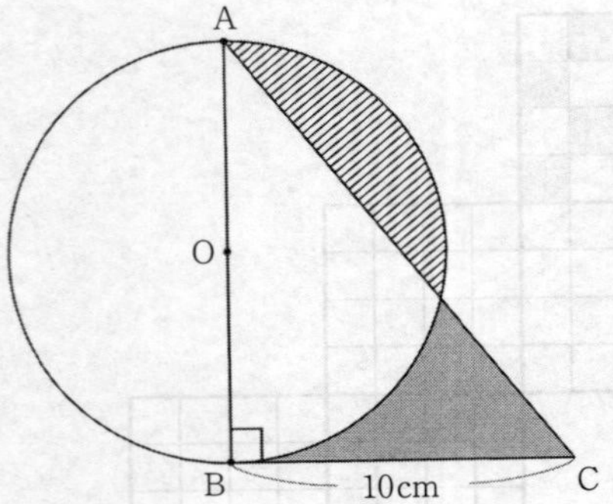

図1

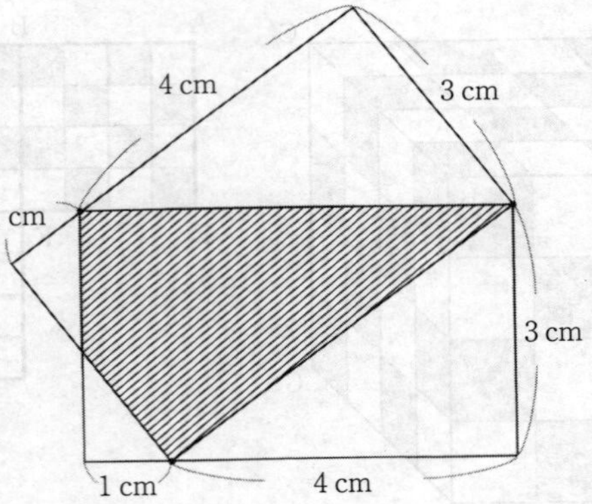

図2

11 下の図1は，各辺が6cmの四角すいをOA，ODの中点P，Qと点B，Cを通るように切り，図2は，さらに点O，D，Bを通るように切り分けたものです。このとき，次の問いに答えなさい。

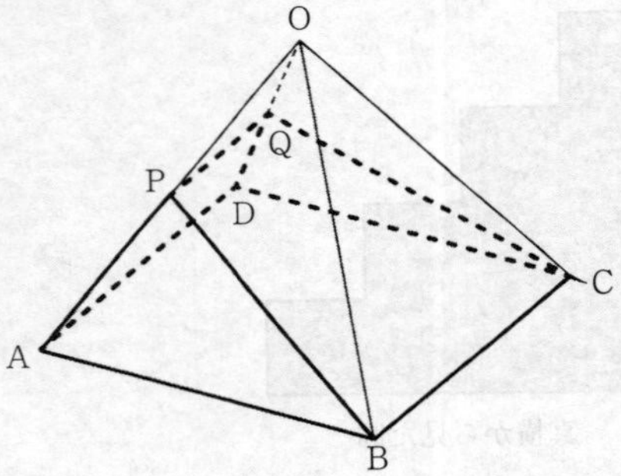

図1

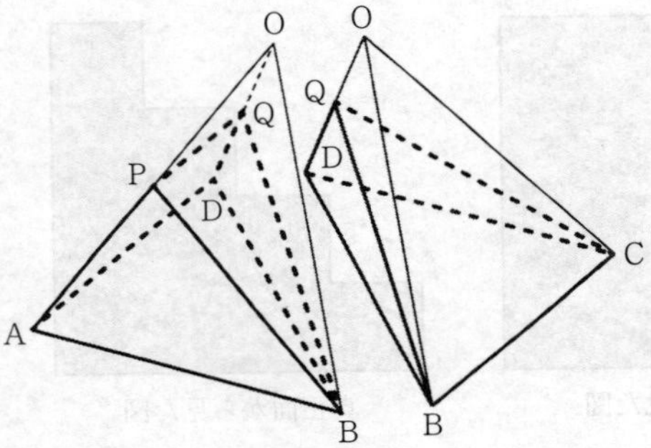

図2

(1) 三角形ODBの面積は何cm^2ですか。

(2) 図2の上部の立体，三角すいO-PBQと三角すいO-QBCの体積の和は，もとの四角すいO-ABCDの体積の何分のいくつですか。

【社　会】(算数と合わせて50分)

1　次の図は日本のおもな河川《かせん》の流路の長さと流域面積とを表しています。①～⑤は，下の地図中に示された木曽《きそ》川，信濃《しなの》川，天竜《てんりゅう》川，利根《とね》川，淀《よど》川(五十音順)のいずれかにあてはまります。②と④の組み合わせとして正しいものを，後の**ア**～**エ**の中から選びなさい。

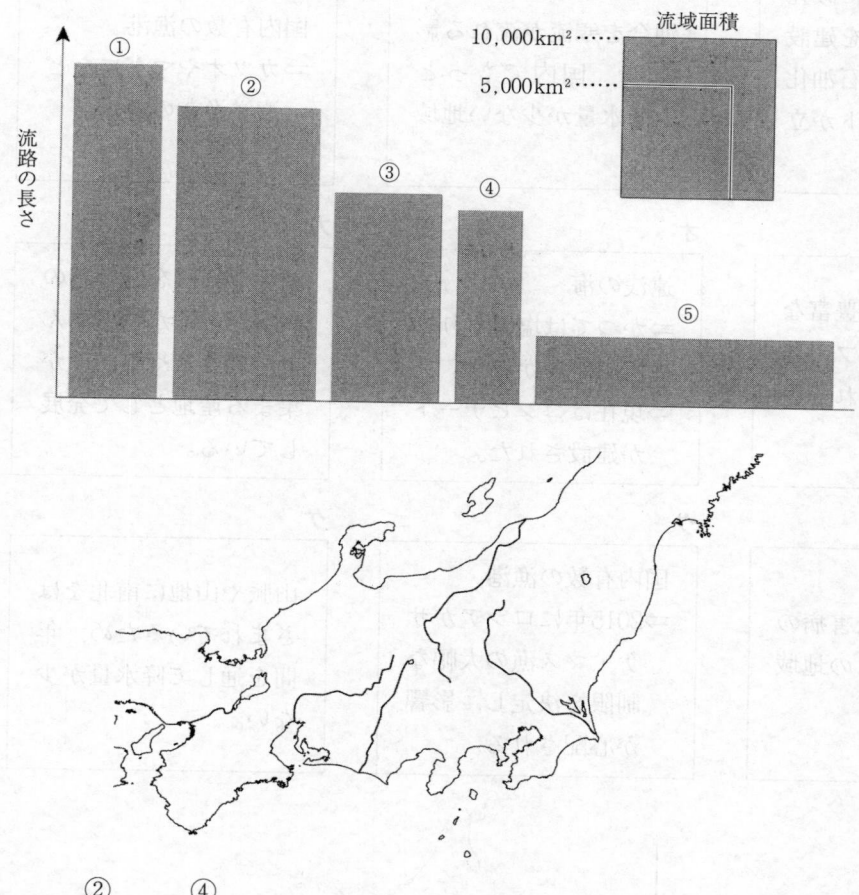

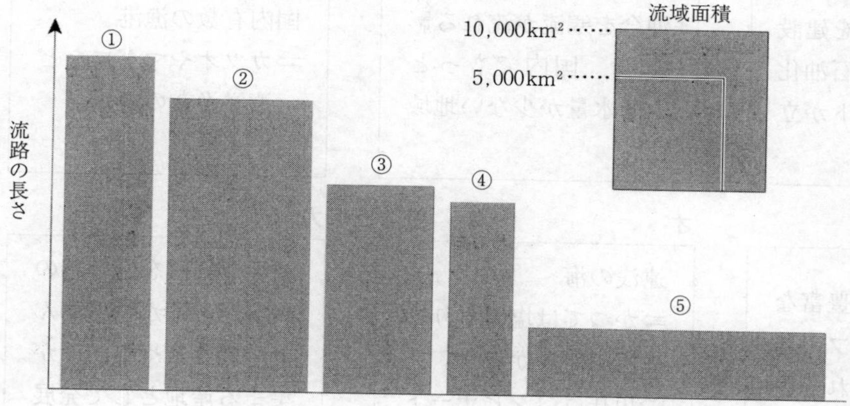

	②	④
ア	信濃川	木曽川
イ	信濃川	天竜川
ウ	利根川	木曽川
エ	利根川	天竜川

2　次の**ア**～**ケ**の各カードは，下の地図中の**A**～**E**のいずれかの範囲《はんい》に含《ふく》まれる都市や地域の特色を説明したものです。

ア

高度経済成長期に砂丘《さきゅう》を掘《ほ》りこんで港を建設
⇒現在は飼料や石油化学コンビナートが立地

イ

沖合を寒流が流れる影《えい》響《きょう》で，国内でもっとも降水量が少ない地域

ウ

国内有数の漁港
⇒カツオやマグロなど遠洋漁業の拠点《きょてん》

エ

雪どけの季節の豊富な水がチューリップの球根生産に活《い》かされている。

オ

遠浅の海
⇒かつては塩づくりの塩田が多かった。
⇒現在はコンビナートが建設された。

カ

温暖な気候を好む茶の栽培《さいばい》が古くからさかんで，製茶業や茶問屋が集まる産地として発展している。

キ

かつて，四大公害病のうちの１つがこの地域で発生した。

ク

国内有数の漁港
⇒2015年にロシアがサケ・マス漁の大幅な制限を決定し，影響が心配される。

ケ

山脈や山地に南北をはさまれているため，年間を通して降水量が少ない。

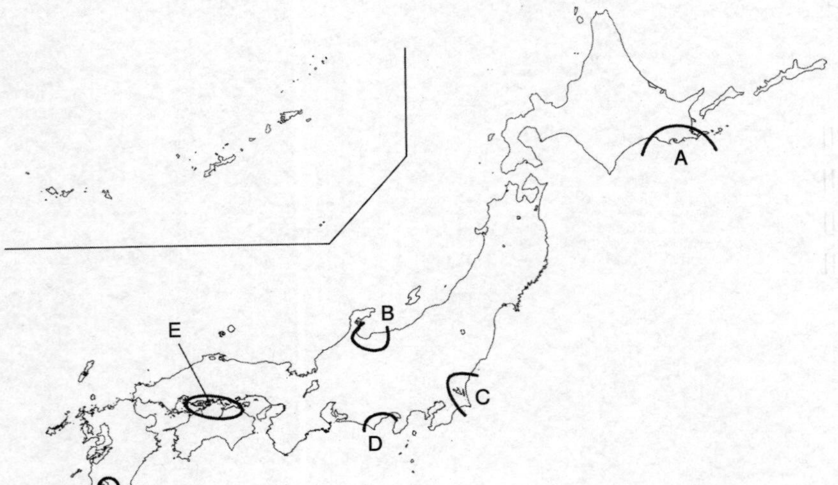

(1)　説明しているカードが１枚しかない地域を，地図中の**A**～**E**の中から選びなさい。また，そのカードの記号を，**ア**～**ケ**の中から選びなさい。

(2)　次の**資料１**と**資料２**は，前のページの地図中の**あ**の地域の特色を説明するために，参考になるものです。

資料１　都道府県別の□

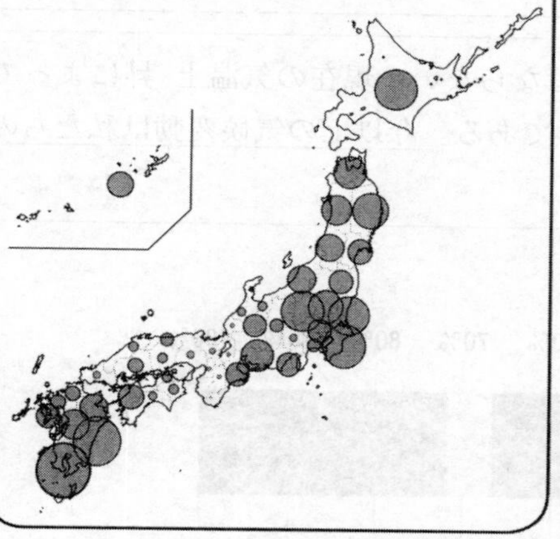

資料２　日本のおもな□の分布

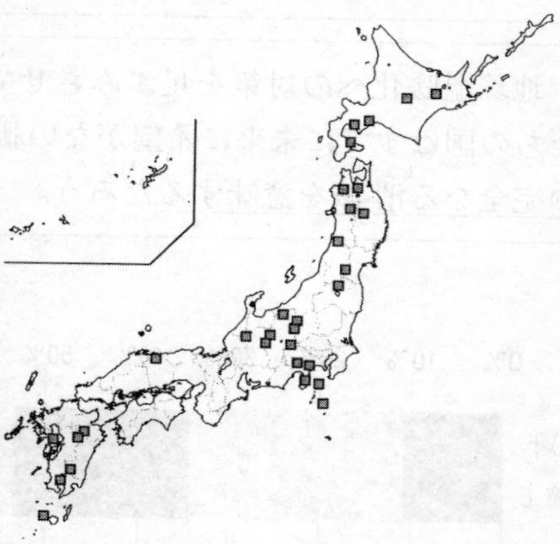

①　**資料１**の□にあてはまる語句を，次の**ア**～**エ**の中から選びなさい。

ア　サツマイモの生産量　　**イ**　ブタの飼育頭数

ウ　自動車出荷《しゅっか》台数　　**エ**　コンピュータ出荷台数

②　**資料２**の□にあてはまる語句を書きなさい。

3　2015年11月末からパリで行われた「COP21(気候変動枠組《わくぐみ》条約第21回締約《ていやく》国会議)」の開会に際して，世界各国の代表がそれぞれの意見を主張しあう場面が見られました。下のＡ国～Ｃ国は，アメリカ合衆国，インド，ツバルのいずれかの国にあてはまります。また，次のページの資料**ア**～**ウ**は，各国のスピーチの下線部の主張を裏付けるものです。

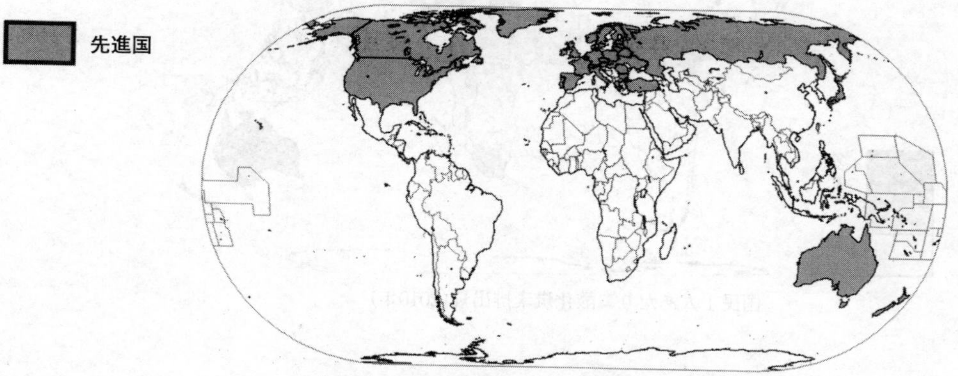

気候変動枠組条約によって「先進国」と定められた国々

①　Ａ国の国名を書きなさい。

②　Ｂ国の発言内容にあてはまる資料を，後の**ア**～**ウ**の中から選びなさい。

Ａ国代表　私たちの国の国民は貧困《ひんこん》からの脱却《だっきゃく》を望んでいる。温暖化対策がその妨《さまた》げにならってはならない。温暖化問題をまねいた歴史的な責任は先進国にあり，今なお排出量《はいしゅつりょう》を削減《さくげん》できる余地も大きい。

Ｂ国代表　地球温暖化は全ての国が急いで対策を取らなくてはならない。特に，近年急速に二酸化炭素の排出量が増加している一部の国々は，今後は一定の責任を負わなければならない。

Ｃ国代表　地球温暖化への対策を足ぶみさせてはならない。現在の気温上昇《じょうしょう》によって私たちの国はすでに未来に希望がない状態である。今以上の気候変動は私たちの国の完全なる消滅《しょうめつ》を意味するだろう。

資料ア

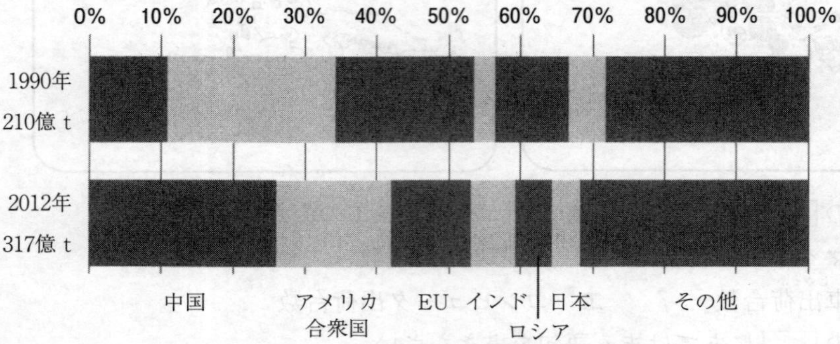

おもな国の二酸化炭素排出量比率

資料イ

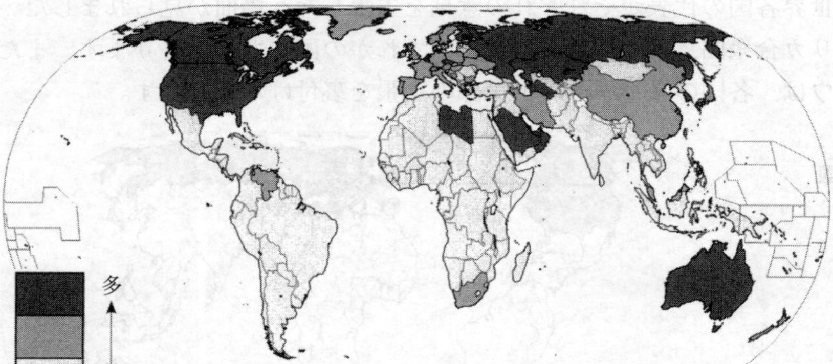

国民１人あたり二酸化炭素排出量（2010年）

資料ウ

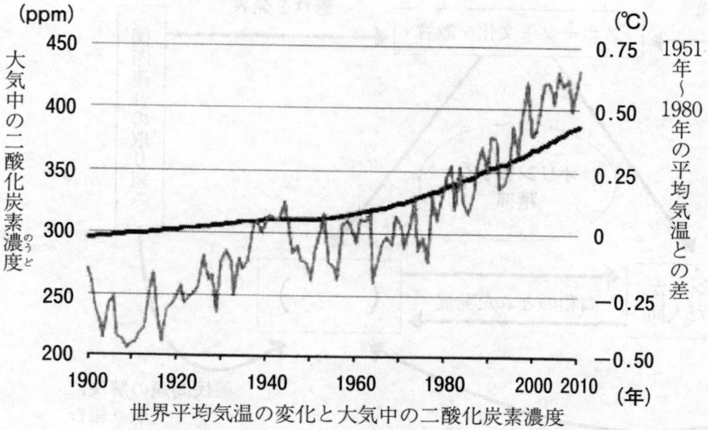

世界平均気温の変化と大気中の二酸化炭素濃度

出典　IEA(2013)『エネルギーと気候変動の構図を描《えが》き直す』

4　オリンピックに興味をもって調べていたさつきさんは，オリンピック憲章をわかりやすい言葉に直してまとめ，日本や世界の取り組みを関連づけた**図**をかいてみました。次の**資料**と**図**を見て後の各問いに答えなさい。

資料　オリンピック精神の根本原則

○　オリンピック精神は，体と心と頭がすべてすぐれていて，バランスがとれた人間をめざすものである。オリンピック精神はスポーツを文化，教育と結び，理想の生き方をさがし求めるものである。

○　オリンピック精神の目的は，人としての尊さを大切にする平和な社会をめざし，スポーツを人類の調和の取れた発展に役立てることにある。

○　すべての個人はどんな差別も受けることなく，オリンピック精神に基《もと》づき，スポーツをする機会を与えられなければならない。

○　このオリンピック憲章の定める権利および自由は，人種，肌《はだ》の色，性別，言語，宗教，政治的またはその他の意見，出身国，財産，身分などの理由による差別をされることなく，確実に保障されなくてはならない。

図

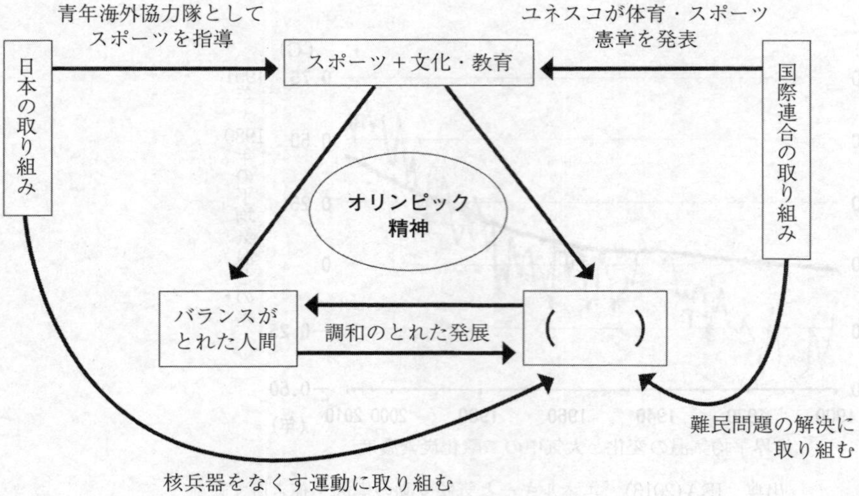

(1)　さつきさんのかいた**図**の(　)にあてはまる語句を，**資料**から抜《ぬ》き出して書きなさい。

(2)　次の写真①・②は，**資料**の下線部のどの語句にもっとも関係がありますか。語句の組み合わせとして適切なものを後の**ア**～**エ**の中から選びなさい。

写真①
アメリカのバスケットボール代表チーム

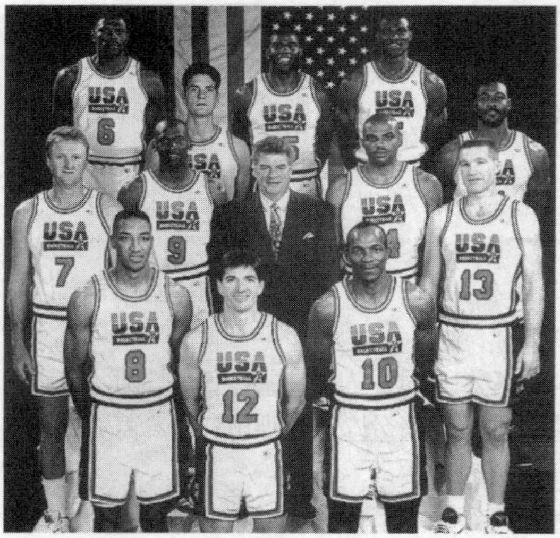

写真②
サウジアラビア初の女性選手

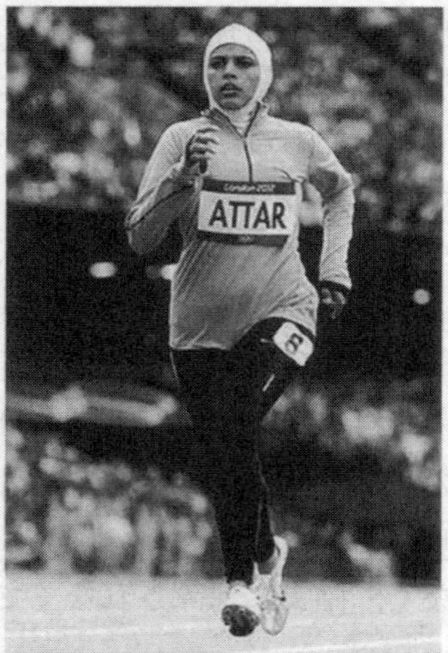

2012年にサウジアラビアから女性が初めてオリンピックに参加しました。

	写真①	写真②
ア	人種	言語
イ	人種	宗教
ウ	身分	言語
エ	身分	宗教

5 次の(1)と(2)の各文は，あきらさんが歴史上のできごとや人物について，興味や疑問をもって調べてみたいと考えた内容を示しています。各文の内容と関係が深い資料の組み合わせとして適切なものを，それぞれ後の**ア**～**カ**の中からそれぞれ選びなさい。

(1) ① 仏教を取り入れるなどしながら新しい国づくりを進めていく上で，外国とはどのような関係を結ぼうとしたのだろうか。

② かな文字で日記や物語を書いた人々は，どのような生活を送っていたのだろうか。

③ 朝廷《ちょうてい》や貴族の政治の実権をめぐる争いにまきこまれたのち，どのようにして武士で初めて政治の実権をにぎることができたのだろうか。

④ 戦いで活躍《かつやく》したにもかかわらず，十分な恩賞を得ることができなかったとき，どのような行動を起こしたのだろうか。

A

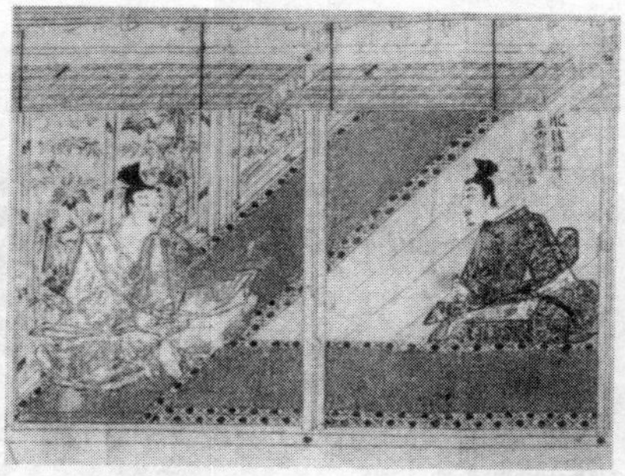

B

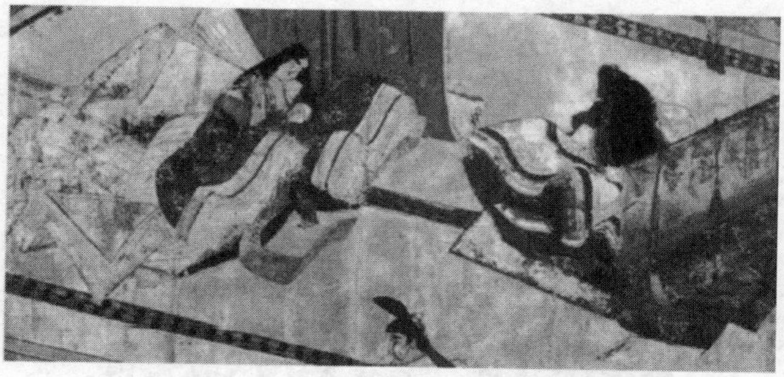

C

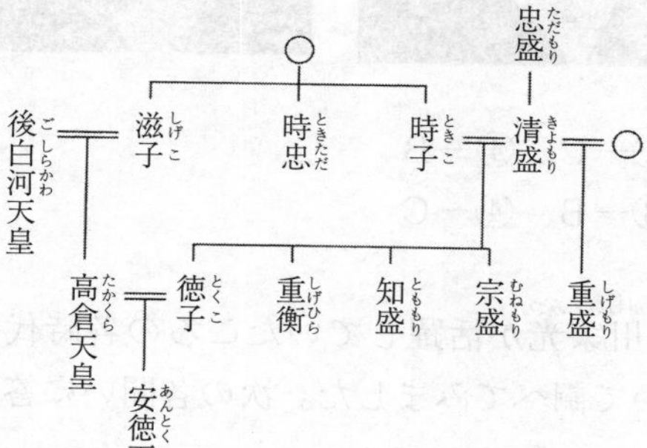

D

その国書には，「日ののぼる国の王から日の沈む国の王に手紙を送ります。お元気ですか。」とありました。煬帝《ようだい》はこの手紙を見て不愉快《ふゆかい》になり，「外国からの手紙で無礼なものは，今後自分の耳に入れないように」と言いました。

ア ①―B ②―D　**イ** ①―C ③―D　**ウ** ①―A ④―C
エ ②―B ③―C　**オ** ②―A ④―D　**カ** ③―B ④―A

(2) ① 新しくできた政府は，国の産業をどのように発展させようと考えていたのだろうか。

② 新しくできた政府は，どのような交渉を外国と行い，前の時代に結んだ条約を改めようとしたのだろうか。

③ 政府は，どのような交渉《こうしょう》を外国と行い，前の時代に結んだ条約を改めることに成功したのだろうか。

④ 政府がさまざまな改革を行う中で，人々は政治に対してどのような不満を抱《いだ》き，どのような要求をしていたのだろうか。

A

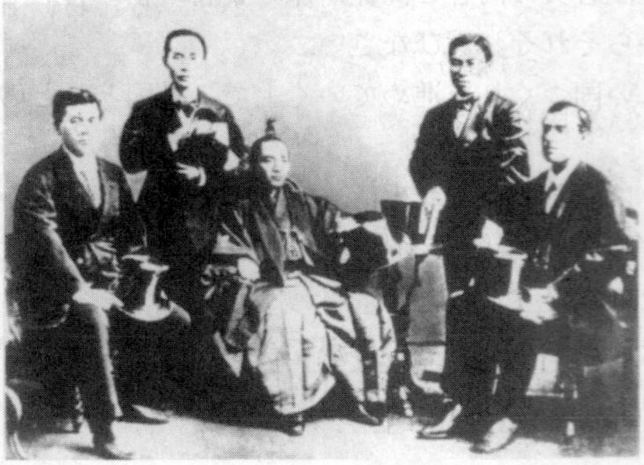

B

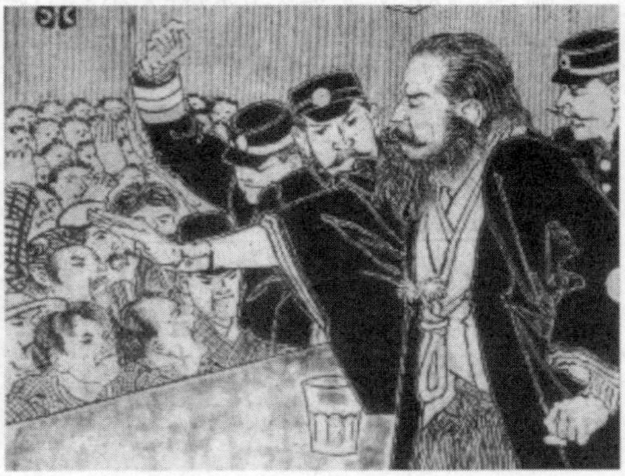

C

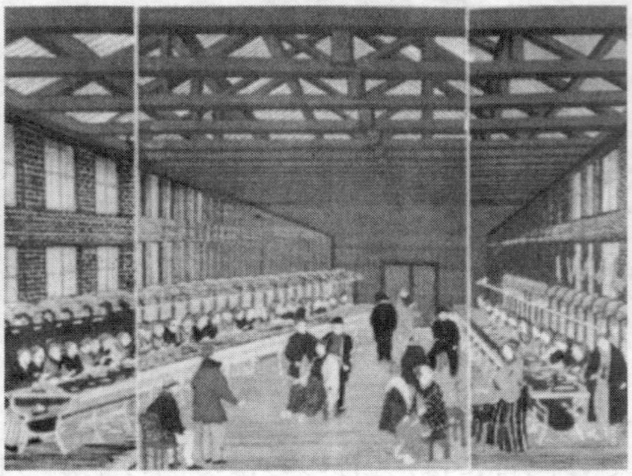

D

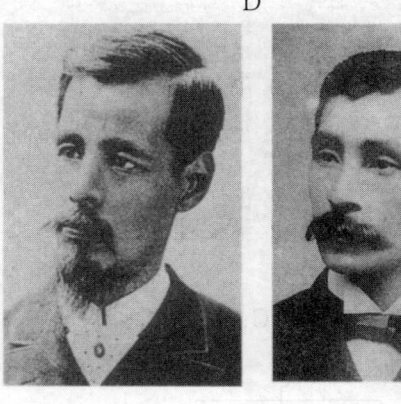

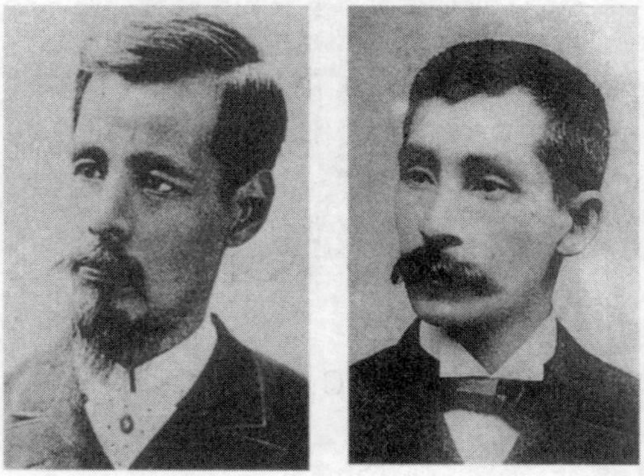

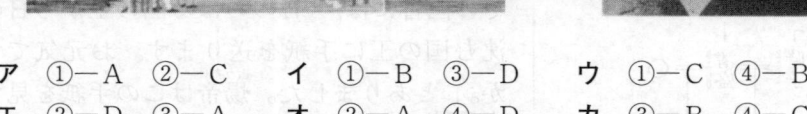

ア ①—A ②—C　**イ** ①—B ③—D　**ウ** ①—C ④—B
エ ②—D ③—A　**オ** ②—A ④—D　**カ** ③—B ④—C

6 ひかりさんは，足利義満《あしかがよしみつ》，伊藤博文《いとうひろぶみ》，織田信長《おだのぶなが》，徳川家光《とくがわいえみつ》が活躍していたころの各時代の人々の暮らしに興味をもち，世の中のしくみなどについて調べてみました。次の各問いに答えなさい。

(1) 各時代と現在の結びつきを述べた次の文の□には，上の人物のいずれかがあてはまります。**ア**～**エ**の文を，□にあてはまる人物が活躍した時代の古い順に並べかえなさい。

ア □の保護を受けて大成された能や，同じころに生まれた狂言《きょうげん》は，民衆の間にも広まり，現在でも伝統的芸能として受け継《つ》がれている。

イ 現在の日本国憲法で認められている国民の権利の一部は，□が制定にかかわった憲法でも，制限つきながら認められていた。

ウ □のときに制度化された参勤交代などにより，街道《かいどう》の宿場町が栄え，現在でも当時の町並みが観光資源になっているところがある。

エ □が安土の城下町で商人たちの自由な営業を許したように，現在でも国の規制をゆるめることなどにより，経済活動の活性化が図られている。

(2) 次の文章の□に共通してあてはまる言葉を書きなさい。

　足利義満が活躍していた時代は，身分の区別もなく，いざというときは農民でも□になったが，徳川家光の時代には，農民は□になることがない世の中になった。
　伊藤博文が内閣総理大臣になったころには，平等な世の中になったのだからということで，20歳《さい》以上の男子は，再び□として国のために尽《つ》くす義務があるとされた。

【理　科】（国語と合わせて50分）

1　Ａさんと Ｂさんは，それぞれミョウバンの濃《こ》い水溶液《すいようえき》をつくろうとして，次のような実験をしました。

Ａさん　ビーカーに湯を取り，ミョウバンを少しずつ加えてかき混ぜながらとかしていきましたが，とけのこりが出ないうちに，授業時間が終わってしまったので，そのまま置いておきました。翌日見ると，ビーカーの液体の底にミョウバンの結晶《けっしょう》がたまっていました。

Ｂさん　ビーカーに湯を取り，ミョウバンを一度に加えてかき混ぜていましたが，すべてとけきらないうちにかき混ぜるのをやめて，そのまま置いておきました。翌日見ると，ビーカーの中のミョウバンはすべてとけていました。

(1)　ミョウバンが水にとける量と温度の関係について，正しく述べているものを選びなさい。

ア　ミョウバンが水にとける量は，温度に比例する。
イ　ミョウバンが水にとける量は，温度に反比例する。
ウ　ミョウバンが水にとける量は，温度が高くなるにつれて多くなる。
エ　ミョウバンが水にとける量は，温度が高くなるにつれて少なくなる。
オ　ミョウバンが水にとける量は，温度が高くなっても，あまり変わらない。

(2)　Ａさんと Ｂさんの実験で，翌日のビーカーの中の液体について，正しく述べているものを選びなさい。

ア　Ａさんの実験でも Ｂさんの実験でも，ビーカーの中の液体には，それ以上のミョウバンはとけない。
イ　Ａさんの実験では，ビーカーの中の液体には，それ以上のミョウバンはとけないが，Ｂさんの実験では，ビーカーの中の液体には，まだミョウバンがとけるかもしれない。
ウ　Ａさんの実験では，ビーカーの中の液体には，まだミョウバンがとけるかもしれないが，Ｂさんの実験では，ビーカーの中の液体には，それ以上のミョウバンはとけない。
エ　Ａさんの実験でも Ｂさんの実験でも，ビーカーの中の液体には，まだミョウバンがとけるかもしれない。

2　リカさんは水そうでメダカを飼育しています。後の問いに答えなさい。

メダカの卵《たまご》の観察記録

５月10日
　メダカを飼いはじめた。今回は，次のようにしてメダカを飼うことにした。卵が産まれるといいな。えさを少しだけあげた。

メダカの飼い方

・水そうは，日光が直接あたらない明るいところに置く。
・よく洗った小石をしき，池の水を入れて，水草を植える。
・めすとおすを10匹《ぴき》ずつ入れる。

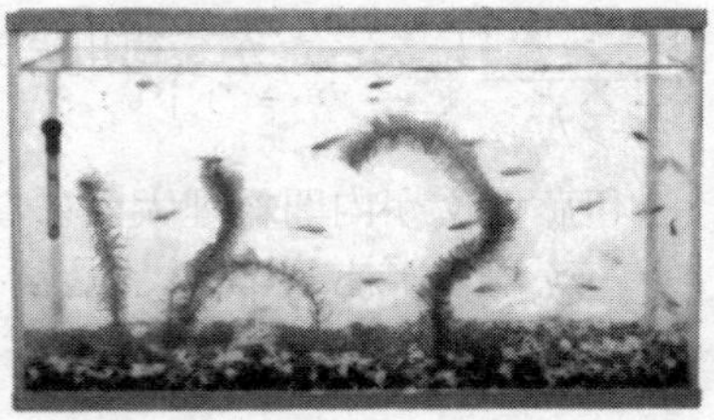

6月7日

2回目のえさやり。みんな元気に泳いでいる。えさをあげようとすると，卵が産みつけられていることに気がついた。とても小さな卵だ。他のメダカとは別にして，卵のようすを記録しよう。ふ化するのが楽しみだ。

6月18日

メダカが卵からふ化した。すぐに泳ぎ出せるなんてすごいなあ。たったの11日で，どんどんと体ができてくるようすも不思議だった。ふ化したばかりの赤ちゃんメダカは，親のメダカとは違い，はらがふくらんでいる。

私たち人の赤ちゃんは，どうやって育つのだろう。図書館で調べてみよう。

メダカの成長

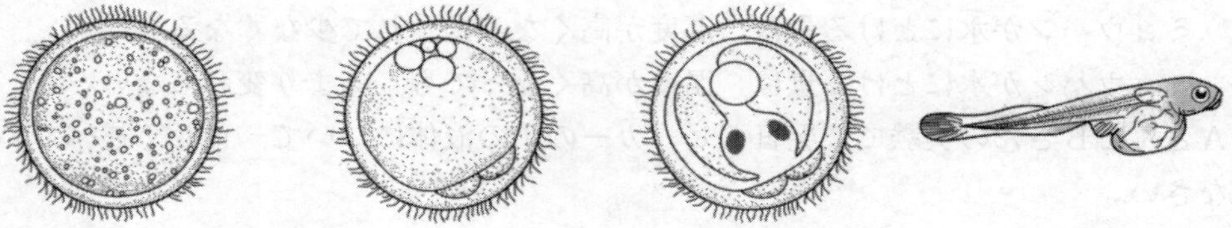

6/7　6/8　6/10　6/18

(1)　メダカの飼い方について，正しく説明しているものを**ア～オ**から**すべて**選びなさい。

ア　水そうを明るいところに置くのは，メダカは活発に養分をつくり出すからである。

イ　小石を入れるのは，メダカが産卵《さんらん》しやすい場所をつくるためである。

ウ　池の水の中には小さな生物がいるので，毎日えさをあげなくてもよい。

エ　水草を植えるのは，メダカが呼吸で使う酸素を水草が出すからである。

オ　めすとおすが同数でないと，メダカは産卵しない。

(2)　メダカと人の赤ちゃん(たい児)の育ち方について，正しく説明しているものを**ア～カ**から**すべて**選びなさい。

ア　メダカの卵の中には羊水が入っており，メダカはこれを使って育つ。

イ　卵の中で，メダカの形がはっきりとわかるようになるころには，心臓が動き出している。

ウ　ふ化したばかりのメダカは，ふくらんだはらの中に水分が入っているが，養分はないので，すぐにえさを食べなくてはならない。

エ　人のたい児は母親の子宮の中で育つ。

オ　人のたい児の成長に必要な養分などは，母親とつながっているへそのおを通して，羊水からたい児にわたされる。

カ　人のたい児が成長している間にいらなくなったものは，たいばんに送られて母親にわたされる。

3　がけにみられる地層を観察すると，過去にどのようなことが起こったかがわかります。同様に，ボーリング調査によって得られた試料を使っても，地面の下のようすを知ることができます。右下の図は，ある地域のボーリング試料を表しています。後の文章は，この試料から得られた4つの層にふくまれる粒《つぶ》について調べた結果から言えることをまとめたものです。文章中の①～③にあてはまる言葉は何か。それぞれ**ア**，**イ**から選びなさい。

> 試料に違う種類の粒の層がみられたことから，たい積する時の河口からの距離《きょり》や水底の深さが違ったり，過去に大きな地震《じしん》や火山活動などがあったことが推測される。
>
> ペットボトルの中で，土と水をよくふり混ぜてしばらく置くと，砂やれきよりもどろの粒の方が①(**ア**　はやく・**イ**　おそく)沈《しず》む。このことから，どろは河口からの距離が②(**ア**　近く・**イ**　遠く)，水底が③(**ア**　深い・**イ**　浅い)場所にたい積すると言える。
>
> 試料の層の順から考えると，この地域では水底が下がるような大きな地震があり，その後火山活動があったことがわかる。

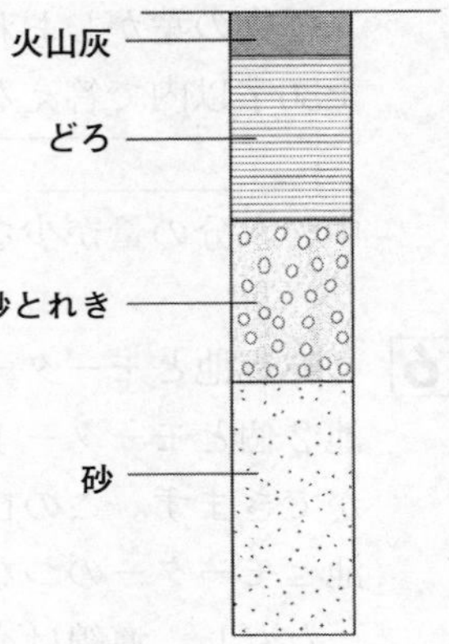

4　AさんとBさんは，豆電球と発光ダイオードとでは，電気の使われ方に違いがあるかという疑問を持ちました。そこで，同じ電気の量で明かりのついている時間を次のような方法で比べました。

> ①　Aさんは，手回し発電機にコンデンサーAをつないで，10秒間ゆっくりとハンドルを回してコンデンサーに電気をためた。
>
> ②　Bさんは，手回し発電機にコンデンサーBをつないで，10秒間素早《すばや》くハンドルを回してコンデンサーに電気をためた。
>
> ③　AさんのコンデンサーAには発光ダイオードを，BさんのコンデンサーBには豆電球を同時につなぎ，明かりのついている時間を比べた。

AさんとBさんは，「両方ともほぼ同時に消えたので，豆電球と発光ダイオードを光らせる時に使われる電気の量は，だいたい同じ。」という結論を出しました。

結果を発表したところ，実験方法が悪かったことがわかりました。正しい実験方法を**ア**～**ウ**，その時の正しい結果を**エ**～**カ**からそれぞれ1つずつ選びなさい。

ア　Aさんは手回し発電機を10秒間素早く，Bさんは10秒間ゆっくり回せばよかった。

イ　Ａさんと B さんは手回し発電機を，回す時間は関係なく，同じ回数を回せばよかった。
ウ　Ａさんと B さんは手回し発電機を，もっと長い時間回せばよかった。
エ　豆電球と発光ダイオードとでは，豆電球の方が先に消えた。
オ　豆電球と発光ダイオードとでは，発光ダイオードの方が先に消えた。
カ　豆電球と発光ダイオードは，調べるたびに結果が違った。

5　「水」は，生物が生きていくためにはなくてはならないものです。例えば，海や池は生物が生活する重要な場所であり，天気や気温は大気中の水分の量に影響《えいきょう》を受けています。
　雨が降らず，長い間水をあげないと，植物はしおれてしまいます。これは，植物の体の中の水分の量が少なくなってしまうからです。しかし，しおれた葉に直接水をかけても，しおれた葉はもとにはもどりません。
　植物の葉がしおれてしまうのはなぜですか。下の文の空らんにあてはまることばを，21字以上30字以内で答えなさい。
［　　　　　　　　　　　　　　　　　　　　］ため，植物の体の中の水分の量が少なくなってしまうから。

6　乾《かん》電池とモーターを使って，自動車の模型を作りました。乾電池２個とモーター１個を使うと，自動車の走らせ方を変えることができます。この自動車を次の①，②のように走らせるときの電池とモーターのつなぎ方を図に示しなさい。
　ただし，導線は交差しないように示すこと。
①　速く走らせる
②　長時間走らせる

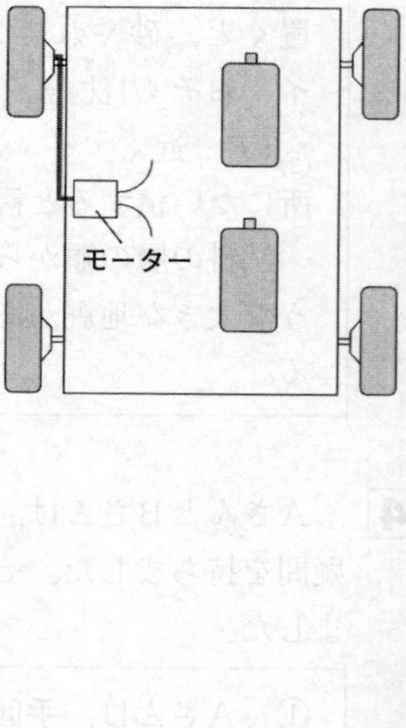

【音　楽】（家庭・図画工作と合わせて30分）

問題**1**から**4**は，放送による問題です。放送をよく聴《き》いて答えなさい。〈編集部注：放送文は未公表につき掲載してありません。〉

1　放送の指示のとおりに答えなさい。

ア　あたり一面に，さくらがさいている様子。

イ　スキーで雪の上を，いきおいよくすべりおりている様子。

ウ　いろいろな虫たちが，きれいな声で鳴いている様子。

エ　太陽の光がふりそそぐ海で，泳ぎを楽しむ様子。

2　放送の指示のとおりに答えなさい。

3　放送の指示のとおりに答えなさい。

4　放送の指示のとおりに答えなさい。

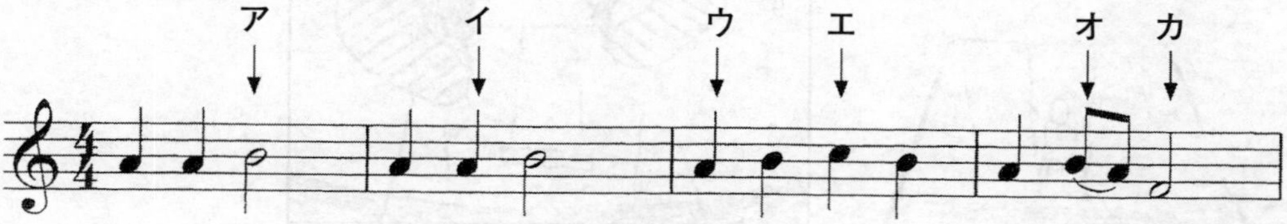

【図画工作】（音楽・家庭と合わせて30分）

1　工作の道具の使い方に関する次の文を読み，**間違《まちが》っているもの**を１つ選びなさい。

ア　電動糸のこぎりは，刃《は》を下向きにして下側から取りつける。

イ　太い針金《はりがね》は，ペンチで切れ目を入れてから折り曲げて切る。

ウ　のこぎりで木材を切るときには，しっかりと固定して引くときに力を入れる。

エ　小刀でえんぴつをけずるときには，刃を垂直に当てて押《お》し出すようにする。

2　下の図のように，連続した動きの絵を続けて見せることでアニメーションは動きを表します。例に挙げた作品は，奥行きの表し方を工夫しています。自分が考えた工夫を取り入れて，解答用紙に卵《たまご》から始まるアニメーションを作りなさい。

後の**＜注意＞**をよく読んで解答すること。

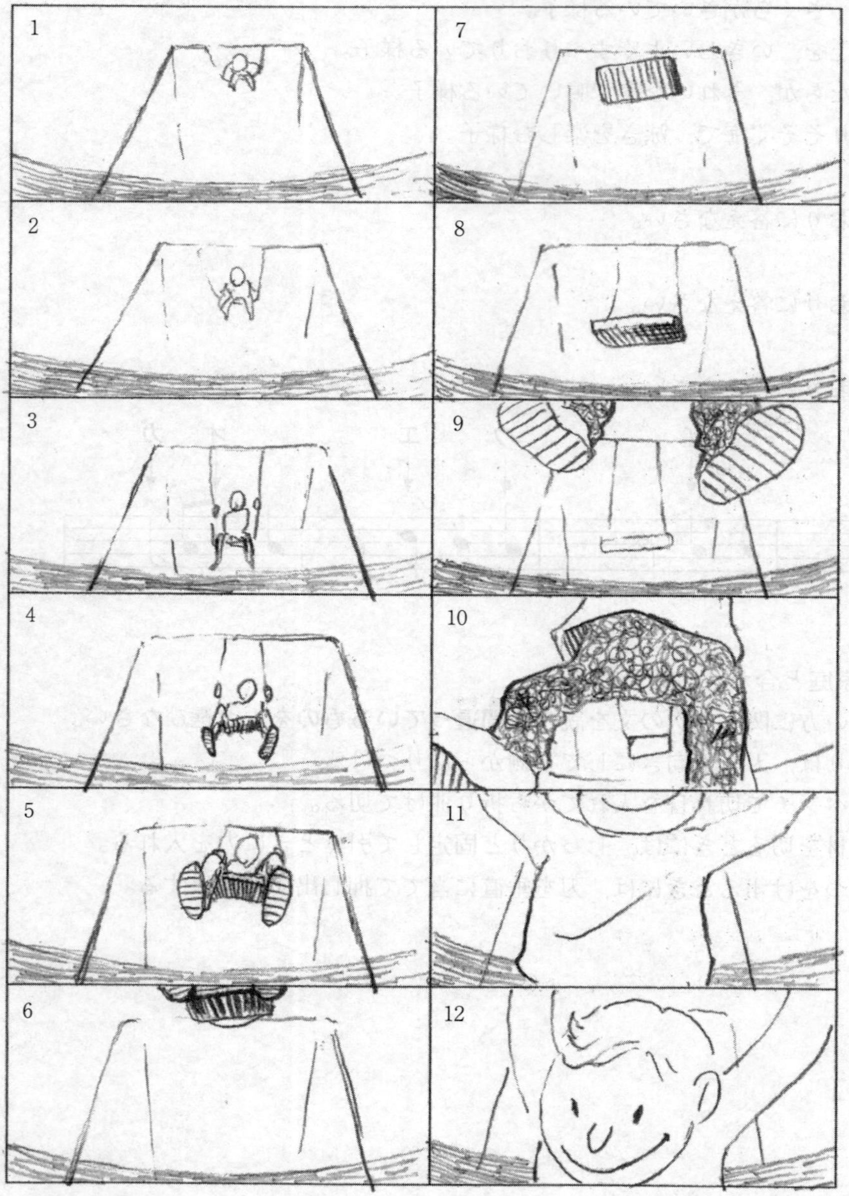

＜注意＞

1　1コマ目にはかき足さないこと。

2　解答欄《らん》は12コマあるが，10コマ目までは使うこと。

【家　庭】（音楽・図画工作と合わせて30分）

1　卵《たまご》に関する問題です。次の各問いに答えなさい。

(1)　次の**ア**〜**コ**の文は，ゆで卵を作るときの手順を書いたものです。正しい順に並べかえて，6番目になる文の記号を答えなさい。ただし，関係のない文が２つ含《ふく》まれているので，それを除《のぞ》いて考えなさい。

ア　からをむき，切る。
イ　なべをこんろにかけて，点火する。
ウ　卵をなべに入れる。
エ　水に入れてすぐに取り出す。
オ　穴じゃくしで卵を取り出し，水で冷やす。
カ　ふっとうしたら，ふっとうが続くぐらいに火を弱め，ふたをして10分間ゆでる。
キ　卵がかぶるぐらいの水を入れる。
ク　ふっとうしたら，強火のまま10分間ゆでる。
ケ　器《うつわ》に盛りつけて，塩をそえる。
コ　卵を洗う。

(2)　卵は，下の**ア**〜**オ**のどれにあてはまるか選び，記号で答えなさい。

ア　炭水化物を多く含む食品
イ　脂質《ししつ》を多く含む食品
ウ　たんぱく質を多く含む食品
エ　無機質を多く含む食品
オ　ビタミンを多く含む食品

2　次の文の中で，下線の**間違っているもの**を１つ選び，下線を正しい言葉になおして答えなさい。

ア　ごみが増えないように，買ったものはくり返し使うようにする。これを**リユース**という。
イ　へやのそうじをするときは，上から下に，**おく**から手前に向かって行う。
ウ　プリペイドカードには，図書カードやテレホンカードのように，前もってお金で買って，残額《ざんがく》がなくなったら使えなくなるカードと，一度買ったカードに何度も**お金を足して**使えるカードとがある。
エ　住まいの中に日光を採り入れ，室内を明るくすることを**照明**という。
オ　かん気装置のついていない暖ぼう器具を使っているときは，必ず時間を決めて**空気**の入れかえをするとよい。
カ　買い物をしたあとは，記録や**レシート**を保存しておくと，使い方のふり返りや，次の計画を立てるときの参考になる。

3　食品の日付表示《ひょうじ》には，「しょうひ期限」と，「しょうみ期限」がありますが，おいしく食べられる期限はどちらですか。解答欄《らん》にあてはまる漢字２字を書きなさい。

うに工夫しながら生活していた」とありますが、どのような工夫ですか。最も適当なものを次から選びなさい。

ア　病気を流行させないようにするため、川から離《はな》れたところに住むこと。

イ　病気を媒介する蚊を避けるため、村と水田の間に標高差をつけること。

ウ　悪い空気にあたるのを防ぐため、標高の高いところに村をつくること。

エ　感染する確率を下げるため、住まいから離れた場所に水田をつくること。

(4)　――線部③「このように、病気の捉え方は個人によってだけでなく、社会によっても違う場合があります」とありますが、この文章ではどのような例を挙げて「社会によって違う場合」を説明していますか。それを説明した次の文の［Ⅰ］・［Ⅱ］にふさわしい語句を、Ⅰは五字以上十字以内、Ⅱは十五字以上二十字以内でそれぞれ文中から抜き出しなさい。

> マラリアを、［　Ⅰ　］と捉える社会と、［　Ⅱ　］社会の例。

(5)　――線部④「子どもの目線に寄り添って病気と向き合うこと」とありますが、そのためにはどのようなことが必要ですか。次の中から最も適当なものを選びなさい。

ア　当事者が自らの体調をどのように感じているかに着目するとともに、病院での検査結果に基づく診断《しんだん》を重視していくこと。

イ　子どもを守ろうとする側の価値観を押しつけないようにするとともに、子どもに共通する病気のあり方に注意していくこと。

ウ　大人が子どもに余計な世話をやかないようにするとともに、個人や社会による病気の捉え方にとらわれないようにすること。

エ　子どもによって違う病気の捉え方を尊重するとともに、当事者以外の人の見方や価値観で病状を判断しないようにすること。

(6)　各段落の役割を説明した次の文の中から、**適当でないもの**を一つ選びなさい。

ア　[2]段落では、[3]段落以降でインフルエンザに対する見方の違いを述べるために、それにつながる疑問を示している。

イ　[11]段落では、[10]段落で示した自らのマラリアについての見方を受けて、同じ見方をしてきた社会の例を紹介している。

ウ　[17]段落では、[15]・[16]段落で述べた医学的な病気の捉え方の特《とく》徴《ちょう》について、新たな観点からくわしく説明している。

エ　[19]段落では、[18]段落で示した病気や障がいへの向き合い方について、慣用表現を交えながらその必要性を論じている。

え方の違いに注目します。そして、医学的に捉えた場合の病気を「疾病《しっぺい》」、個人や社会からみた場合の病気を「病い」と呼び、区別しています。そうすることで、医学的な捉え方とは異なる、個人や社会による病気の多様な捉え方を、たんに間違っているものや劣《おと》っているものなどとして評価するのではなく、それ自体として尊重しようとするとともに、当事者である個人や社会の側からみた病気のあり方や位置づけなどを深く理解しようとするのです。

18 子どものいのち（ひいてはすべての人のいのち）を守るために、病気や障がいなどの問題と向き合うときに必要なことは何でしょうか。さまざまなことがあるでしょう。しかし、とりわけ欠かせないものの一つに、次のようなことがあると思います。それは、いのちの担《にな》い手である一人ひとりの子どもの見方や考え方を尊重し、そのニーズ（求めていること）などを当事者の子どもの目線に寄り添《そ》って理解しようとすることです。

19 当事者の子どもになりきれない以上、ほかの人がその子どものことを百パーセント理解することなどおそらくできないでしょう。けれども、子どものいのちを守ろうとして行われていることが、当の子どもからみた場合、守ろうとする側の価値観や考え方などの押《お》しつけになってしまっていないともかぎりません。子どもの側にとって「小さな親切、大きなお世話」になってしまっているような事態です。言葉で意思などを確認《かくにん》することの難しい赤ちゃんや小さな子ども、言語コミュニケーションの面で障がいを抱《かか》えた子どもの場合、そうした事態が起きる可能性はより大きくなるかもしれません。そうしたなかで、子どものニーズなどを子ども目線で理解しようと努めることは、「小さな親切、大きなお世話」になってしまうことを防いだり、万一そんな事態が起きたとしても早い段階で気付き、軌《き》道《どう》修正したりするために不可欠なことです。

20 子どものいのちを守ろうとして病気と向き合うときにも、同じことがあてはまります。先に文化人類学では、病気を「疾病」と「病い」に分けて位置づけていることに触《ふ》れました。それとの関連で言えば、子どもの病気を「疾病」の面からだけでなく、「病い」の面からも理解しようとすることが必要だと言えます。つまり、当事者である個々の子どもからみた病気のあり方にも十分注意を払《はら》う必要があるということです。これは④子どもの目線に寄り添って病気と向き合うことと同じです。そうすることで、子どものニーズなどを適切に理解するための道が自《おの》ずと拓《ひら》けてくるはずです。

（道信《みちのぶ》 良子《りょうこ》 編著『いのちはどう生まれ、育つのか―医療《いりょう》、福祉《ふくし》、文化と子ども』による。なお、問題の都合上、本文中の出典等を省略しています。）

注 ＊1 媒介蚊…人から人へと病気をうつす蚊。

＊2 語彙…ここでは「言葉」の意。

＊3 マラリア原虫…マラリアの原因となる微生物《びせいぶつ》。

(1) [a] と [b] にあてはまる言葉を、それぞれ次の中から選びなさい。

ア あるいは　**イ** しかし　**ウ** さらに

エ そして　**オ** たとえば

(2) ――線部①「病気の捉え方が個々の人によって違う」とありますが、このことについて説明した次の文の[　]に適切な言葉を補いなさい。ただし、十五字以上二十字以内（句読点は字数にふくむ）で答えること。

> インフルエンザという病気について、[　　　　]という二つの理由から「怖い」と思う人もいれば、百パーセント死に至る病気ではないという理由から「怖くない」と思う人もいる。

(3) ――線部②「この病気を重大なものと捉え、それにかからないよようにみえます。

11 実際、マラリアはもともと古いイタリア語で、「悪い」を指す「マル」と「空気」を指す「アリア」を組み合わせた語です。イタリアには今はもうありませんが、かつてはマラリアの感染《かんせん》が起きていました。そして、人々はそれを無視できないものとみなし、「悪い空気」にあたるとかかってしまうと考えたわけです。

12 同じように②この病気を重大なものと捉え、それにかからないように工夫《くふう》しながら生活していた人々の例は、世界各地から報告されています。ネパールのある地域の人々は、川に近い標高の低いところに村をつくると、水田をつくるのには便利な反面、病気が流行《はや》るので、高いところに村をつくるようにしていたそうです。村と水田の間には標高差があるので、上り下りするのが大変です。しかし、標高の高いところには川で繁殖《はんしょく》するマラリアの＊1媒介蚊がいないので、マラリアにかかる心配もありません。この病気が蚊によって媒介されることを人々が知っていたかどうかはわかりませんが、川の近くの低いところに村をつくると病気にかかりやすくなることは、経験として知っていたのです。

13 一方、これとは対照的な例もみられます。マラリアの感染が頻繁《ひんぱん》に起きていたアメリカのミシシッピ川周辺や西アフリカのリベリアなどの人々の間では、マラリアは怖い病気どころか、そもそも病気としてさえ捉えられていなかったそうです。これらの地域では誰《だれ》もがかかるありふれたものだったので、病気というよりもちょっとした不調のようなものとして位置づけられていたようです。

14 マラリアの感染は、私がマラリア対策や研究などでたびたび訪《おとず》れてきた南太平洋の島国ヴァヌアツでも、頻繁に起きてきました。ところが、それにもかかわらず、現地の人々の使っている言語のなかには、マラリアに相当する＊2語彙《ごい》がないという興味深い例がみられます。マラリアの症状である発熱や頭痛、悪寒《おかん》などを指す語彙はあるのですが、病名を表す語彙がないのです。どうしてなのか定かではありませんが、先に紹介《しょうかい》したアメリカや西アフリカなどの例のように、多くの人がかかるので病気と捉えられず、そのために病名もできなかったのかもしれません。

15 ③このように、病気の捉え方は個人によってだけでなく、社会によっても違う場合があります。これに対して、医学では、むしろそうした差異を超《こ》えた共通のことがらに注目します。マラリアに関して言うと、それにかかったすべての人に共通して認められること、たとえば病原体である＊3マラリア原虫や、マラリア原虫がハマダラカという蚊によって人から人へと媒介されてゆく感染メカニズムなどに注目するわけです。そして、それらの知識に基《もと》づいて、各種の予防法や治療薬の開発などが行われてきました。その結果、多くの人々がマラリアを防いだり、治したりすることができるようになりました。これは医学がもたらした大きな成果と言えるでしょう。

16 ただし、医学の病気の捉え方は、病気にかかっている当事者の捉え方と重なっている場合もある反面、異なっていることもあります。先に紹介した、マラリアを病気とみなさず、ちょっとした不調などと位置づけていた社会の例が、まさにそれにあたります。また、別にマラリアでなくとも、「検査では異常がみつからなかったのに、どうも体調が悪い」とか、逆に「検査で異常がみつかったけど、自覚症状もなくピンピンしている」といった例は、それほど珍《めずら》しいことではないでしょう。いずれも個人の病気の捉え方と病院での検査などに基づく捉え方が異なる場合です。

17 私が専門としている文化人類学では、以上のような個人や社会による病気の捉え方の違い、あるいは個人や社会の捉え方と医学の捉

三 次の文章を読んで、後の問いに答えなさい。ただし、数字は段落番号を示します。

1 インフルエンザという病気があります。冬から春先にかけて流行し、高い熱や頭痛、関節痛などの症状《しょうじょう》が出る病気です。おそらくほとんどの人が知っているのではないでしょうか。実際にかかったことのある人や、かからないように予防接種を受けたことのある人も多いかもしれません。

2 ところで、このインフルエンザ、怖《こわ》い病気だと思いますか。

3 怖いと思う人もいるでしょう。実際、厚生《こうせい》労働省によると、日本では二〇〇〇年以降、インフルエンザを直接の原因とする死亡者が毎年二百人から千八百人は出ているとされます。また、インフルエンザの流行を直接もしくは間接の原因として死亡した人の数を推計すると、年間一万人に上るとも言われています。

4 インフルエンザはたびたび世界的な大流行を起こしてきた病気としても知られています。「スペイン風邪《かぜ》」と呼ばれた一九一八年から一九年にかけての流行では、日本で四十万人近く、世界全体では四千万人から一億人もの死亡者が出たとされます。その後、一九六八年にも「香港《ほんこん》風邪」と呼ばれる流行が起きました。また、将来新型のインフルエンザが現れた場合には、人の側に免疫《めんえき》がないことなどから、「スペイン風邪」や「香港風邪」のときのような大流行が起きるのではないかとも言われています。

5 一方、インフルエンザをそれほど怖いと思っていない人もいると思います。たしかにインフルエンザは、かかったとしても百パーセント死に至る病気ではありません。予防接種も治療薬《ちりょうやく》もあるので、予防や治療のできない難病というわけでもありません。

6 もとより、インフルエンザと普通《ふつう》の風邪をはっきり区別していない人もいるのではないでしょうか。「高い熱が出たりしてしんどいけど、寝《ね》ていればそのうちに治る」と思っている人もいるかもしれません。私自身、インフルエンザが流行《はや》っているのに、きちんとうがいをしなかったり、予防接種を受けなかったりしたこともありました。

7 このように、インフルエンザのことを怖いと思う人もいれば、それほど怖いと思っていない人もいるでしょう。そのことからは、①病気の捉《とら》え方が個々の人によって違《ちが》うことがわかります。しかし、病気の捉え方は個人によって異なるばかりでなく、社会によっても違う場合があります。

8 [a] 蚊《か》が媒介《ばいかい》するマラリアという熱病があります。私は南太平洋のヴァヌアツや東南アジアのミャンマーといった国々で、青年海外協力隊の隊員や国際協力機構（JICA）の専門家として、その対策活動に携《たずさ》わってきました。

9 世界保健機関（WHO）の情報によると、マラリアは二〇一三年には熱帯地域を中心に世界で年間五十八万人以上もの人々のいのちを奪《うば》っており、その大半は五歳《さい》以下の子どもたちであるとされます。このように、子どもを中心におびただしい数の人々を死に追いやっていることから、マラリアは国際社会のなかできわめて重大な病気の一つと位置づけられてきました。国連が二〇〇〇年に採択《さいたく》したミレニアム開発目標（国際社会が二十一世紀に協力して達成すべき目標を定めたもの）のなかでも、エイズなどとならんでこの病気をなくしてゆくことが、大きな目標の一つに挙げられています。

10 マラリアには予防接種はありません。ただし、治療薬はあるので、かかったとしても治すことができます。だから、インフルエンザと同じように、治すことのできない難病というわけではありません。

[b]、私にはインフルエンザよりもマラリアの方が怖い病気の

とにしたのだった」とありますが、その理由として最も適当なものを、次の中から選びなさい。

ア　おじさんが自分たちを誤解していることがわかって、いごこちの悪い気持ちになったから。

イ　タオと何を話していいかもわからないのに、どう遊べばよいのか見当もつかなかったから。

ウ　本がたくさんあるタオの家は別世界のようで、緊張《きんちょう》のあまり何も考えられなかったから。

エ　予想もしていなかったおじさんの言葉と態度に、どうしたらよいかわからなくなったから。

(5)　――線部⑤「わかってただろ」とありますが、何をわかっていたというのですか。最も適当なものを、次の中から選びなさい。

ア　むりやりタオを飛び込ませたことが伝われば、父親に殴られるに違いないこと。

イ　転校生をいじめても、天徳島の伝統や神事を守っていくことにはならないこと。

ウ　海で危険な行動をとることは、命に関わる重大な事件を起こす可能性があること。

エ　フィンがないと泳げないタオを海につき落とせば、おぼれて気絶してしまうこと。

(6)　――線部⑥「保生は怒っているのではなく、悲しんでいるのだ」とありますが、保生はどんなことを悲しんでいるのですか。最も適当なものを、次の中から選びなさい。

ア　非を認めてきちんとタオに謝ってほしかったのに、孝俊が内地人に対する自分の考えを曲げようとしていないこと。

イ　自分も孝俊と同じように天徳島の神様や決まりを大事に思っているのに、孝俊がその気持ちを理解してくれないこと。

ウ　孝俊が、いつも親しく遊んでいる自分たちやタオのことよりも、島の神様やおばあたちの方を大事に思っていること。

エ　リーダーシップのある孝俊と仲違《なかたが》いしたいわけではなかったのに、孝俊から一方的に絶交を言い渡《わた》されてしまったこと。

(7)　――線部⑦「保生の言葉に、自分でもわからないなにかが喉元をせり上がってきて、鼻の奥がつんとした」とありますが、ここでの征人について説明したものとして最も適当なものを、次の中から選びなさい。

ア　自分とは違い天徳島の問題を真剣《しんけん》に考えて解決しようとしている保生の姿に、強く心を打たれている。

イ　タオがこのままいじめられるのは見過ごせないという保生の友情のあたたかさにふれ、感動している。

ウ　天徳島のことを一番考えていると思っていた保生の、「正直興味ない」という言葉にがっかりしている。

エ　みんなと仲良くしたい一心で孝俊に歯向かった保生に対し、何の手助けもしなかったことを後悔《こうかい》している。

(8)　征人の人物像として最も適当なものを、次の中から選びなさい。

ア　友達の言動に対する自分の思いを率直《そっちょく》に伝えることにはためらいがある。天徳島の外の世界へ強い憧《あこが》れをもっている。

イ　友達どうしの争いごとには巻き込まれたくないと思っている。天徳島がさびれつつあるという事実から目を背《そむ》けている。

ウ　友達に子分のように扱われることに不満をもっている。天徳島を大事に思っていないことに後ろめたさを感じている。

エ　友達とは表面的なつきあいしかできずにいる。天徳島の古くさいしきたりが嫌で、一刻も早くこの島を出たいと思っている。

(9)　文章中の A ケハイ ・ B カンバン を漢字に直しなさい。(ハネやハライなどの点画もきちんと書くこと)

難しかった。

「あ、あのさ、さっきの保生、かっこよかったよー。見直した。尊敬する。」

「どこがよー。なに言ってる。」

「ここのことちゃんと考えてるんだなって思ったさ。おれは保生の言う通りだと思うけど、孝俊も、あれはあれで天徳のこと考えてるんだよな。どっちもすごいさー。」

おれだけだ。おれだけ、なにも考えていない。早くこの島から出て、新しい景色を見てみたいと思っている。

「おれはただ、みんな仲よくしたいだけ。天徳のことなんて正直興味ないよー。でもさー、そのために、内地から来たタオがいじめられるんだったら、ここの問題を解決しないと。」

⑦保生の言葉に、自分でもわからないなにかが喉元《のどもと》をせり上がってきて、鼻の奥《おく》がつんとした。

(椰月美智子《やづきみちこ》『14歳《さい》の水平線』による)

注　＊1　内地人…天徳島の人から見て本州などに住む人を指す方言。

＊2　神事…神に関して行われる儀式《ぎしき》やしきたり。

(1) ――線部①「その表情でまた孝俊がイラついたのが見てとれた」とありますが、なぜ孝俊は「イラついた」のですか。最も適当なものを、次の中から選びなさい。

ア　タオに声をかけて自分の仲間にしようとしたのに、タオが征人や保生の言うことばかりを聞いていたから。

イ　飛び込みは島の住人になることを意味する行為《こうい》なのに、タオがその意味を理解しようとしていなかったから。

ウ　東京から移住してきたことを持ち出してタオにいやな思いをさせようとしたのに、タオが平然としていたから。

エ　いっしょに海へ飛び込む遊びをしようとタオに声をかけたのに、タオがその誘《さそ》いに全く乗ってこなかったから。

(2) ――線部②「保生が叫ぶ。長い時間に感じられた。突然、盛大なしぶきがあがり、タオが浮かんで、また沈んだ。大きなしぶきが立つ。おぼれているのだ」とありますが、ここからは征人のどのような様子がわかりますか。最も適当なものを、次の中から選びなさい。

ア　孝俊の軽はずみな行動によって深刻な事態が引き起こされるとは思ってもいなかったので、冷静に判断することができない様子。

イ　島の人間ではないというだけでタオを憎《にく》む孝俊が、命に関わるむごいしうちをしたことに恐《おそ》ろしくなり、立ちすくんでいる様子。

ウ　すぐにタオを救うために海に飛び込もうとしたが、保生の気迫《きはく》と叫び声に気後《きおく》れしてしまい、すぐに行動を起こせないでいる様子。

エ　恐《おそ》れていたことが実際に起こってぼう然としており、目の前の出来事を一つひとつ受けとめていくことでせいいっぱいである様子。

(3) ――線部③「タオは首を振って『いい経験させてもらったよ。』と、唇の端を持ち上げた」とありますが、ここでのタオについて説明したものとして最も適当なものを、次の中から選びなさい。

ア　征人たちに感謝し、今後もこの島で様々な経験を積んでいきたいという気持ちを伝えようとしている。

イ　征人たちの謝罪を受け入れ、今回のことをとがめるつもりはないという気持ちを伝えようとしている。

ウ　皮肉をこめた言葉で征人たちを非難し、まだ許す気にはなれないという気持ちを伝えようとしている。

エ　征人と保生は許すことができても、頭を下げただけの孝俊は許せないという気持ちを伝えようとしている。

(4) ――線部④「おれたちはへどもどして頭を下げて、タオの家をあ

タオの家をあとにしたのだった。

「孝俊、ちゃんとタオに謝《あやま》るまでおれは許さん。命にかかわることだ。」

タオの家からの帰り道、保生が厳しい口調で孝俊に詰《つ》め寄った。これまでも孝俊はどこか、おれと保生を子分のように扱《あつか》っていたし、リーダーシップのある孝俊の言うことは、おれたちも自然と受け入れる態勢になっていた。孝俊に面と向かって歯向かうなんて、これまで一度もなかったことだ。

「……冗談《じょうだん》のつもりだったんだけどよ。」

父ちゃんに殴られて目の下を紫色《むらさきいろ》にした孝俊が、ぼそりと言う。

「冗談ですむか。⑤わかってただろ。」

保生の言葉に孝俊は黙っていたが、保生はかまわず続けた。

「そもそもお前の考え方におれはついていけん。新しく来た人がなんで悪い。ここに住むんだよ。天徳の人間はどんどん減ってる。感謝するんじゃなくて、いじめるんか。おかしいだろ。＊1内地人《ないちゃー》も、本島の人間も、ここの人間もみんな同じ。差別するな。」

しばらくの沈黙《ちんもく》のあと、孝俊が口を開いた。

「……天徳を勝手に荒《あ》らされてもいいんか。これまでの＊2神事がなくなってもいいんか。」

「荒らされていいって言ってない。内地人《ないちゃー》が間違いするのは、決まりを知らないからさ。立ち入り禁止の場所とか、ここの決まりをちゃんと教えればいいだけさ。それもしないで文句だけ言うのはおかしい。」

「おばあたちが許さんからしょうがないだろ。Bカンバンひとつ立てるのも、神様がいいって言わんし。」

「神様の答えを何年も待っている間に、なにも知らん内地人《ないちゃー》が来て問題になってるわけだろ。神様も大事だけど、生きてる人間がなにかするほうが大事っておれは思う。」

「保生はここの神様とか、おばあたちをばかにしてる。」

「してない！　逆、大事にしてる。」

今まで見たことのない、おれの知らない保生だった。保生はいつでも穏《おだ》やかに笑っていて、争いごとを好まないし、小さい子や女子にだってやさしい。学校で先生に指されても、ぼけっとしていてしばらく気が付かないこともあるくらいののんびりした男だ。

「征人はどう思う。」

孝俊に急に振られて、どう言おうかと一瞬悩《なや》んだ。孝俊の気持ちもわかる。孝俊は天徳島が大好きで、とても大事に思っているということはちゃんとわかっている。でも、それでも、今回の件は見過ごせなかった。

「……保生に賛成。」

孝俊の目つきが鋭《するど》くなる。

「そうか。確かに、タオのことはおれが悪かった。だけど、天徳のことは話がべつ！」

「べつじゃない！」

保生が間髪《かんはつ》を容《い》れずに返す。

「もういい。おれが嫌《いや》なら、一緒に遊ばんくていい。」

孝俊が背を向けて歩き出した。

「待って。まだ話終わってない。」

保生の声を無視して、孝俊は自転車に乗って行ってしまった。保生と顔を見合わせる。

「なんでよー。」

⑥保生は怒っているのではなく、悲しんでいるのだ。

保生と二人で、ぶらぶらと天浜《てんはま》まで自転車をこいでいった。

〈中略〉

いろんな感情がぐるぐると渦巻《うずま》いていた。今ここで言葉にするのは

「孝俊。」

保生が再度、声をかけた。その次の瞬間《しゅんかん》、孝俊がタオの背中にすっと手を伸《の》ばしたのが見えた。

「やるなっ！」

保生の声と、タオの破裂音《はれつおん》のような短い悲鳴が聞こえた。タオが手をばたつかせ、海に吸《す》い込まれていくのがスローモーションのように見えた。

「タオッ！」

②保生が叫《さけ》ぶ。長い時間に感じられた。突然、盛大なしぶきがあがり、タオが浮《う》かんで、また沈《しず》んだ。大きなしぶきが立つ。おぼれているのだ。

保生がすぐさま飛び込んだ。考える間もなく、おれも続いた。タオは無様に手足を動かして、必死に保生にしがみついた。

「タオ、大丈夫《だいじょうぶ》！　落ち着け、落ち着け！」

タオは無我夢中《むがむちゅう》で手足を動かす。完全にパニックになっている。このままでは、こっちまでおぼれてしまう。

「大丈夫やさ！　落ち着け！」

おれもタオにしがみつかれて何度も顔が沈み、海水を飲んだ。鼻が痛い。目がしみる。

保生と二人で、なんとかタオの左右の脇《わき》に肩を入れ、必死で岩場まで連れて行った。

「タオ、大丈夫かっ。」

タオは激しくむせている。その顔は真っ青だった。眼球が泳いで白《しろ》眼《め》になった。

「タオッ！　しっかりしぇ！」

タオはそのまま意識を失った。

「お前はなにをしてるかっ！」

孝俊は、父ちゃんに大目玉を食《く》らい、おれと保生の前でガツンと二発ぶん殴《なぐ》られた。

今回のことはあっという間に知れ渡《わた》った。気絶したタオをどうしたらいいのかわからずに、大人たちを呼びに走ったから、当然といえば当然だった。

タオの意識はそのあとすぐに戻《もど》ったけれど、ひとつ間違《まちが》えれば、大変なことになっていたかもしれないのだ。

なぜ一緒《いっしょ》にいたのに止めなかったのかと、保生もさんざん父ちゃんに怒《おこ》られ、おれも母ちゃんにこっぴどく叱《しか》られた。

〈中略〉

翌々日、三人でタオのお見舞《みま》いに行った。タオはすっかり体調がよくなったのか、いつも通りの様子で、本を読んでいた。

「タオ、ごめんな。」

「本当にごめん。」

おれと保生は頭を下げた。孝俊は口をつぐんで、一緒に頭を下げただけだった。③タオは首を振って「いい経験させてもらったよ。」と、唇《くちびる》の端《はし》を持ち上げた。笑ったのだと思う。タオんちのおじさんも、男の子は仕方ないよなあ、とにこにこ笑っていた。

タオの家は本だらけだった。本棚《ほんだな》に入りきらない本が、そこらじゅうに無造作に積み重ねてあった。ここだけ別世界のようで、おれはちょっと興奮した。夢中で眺《なが》めていたら、おじさんが、

「読みたいものがあったら持っていっていいよ。」と声をかけてくれたけど、そもそもどれが読みたい本なのかすらわからなかった。

帰り際《ぎわ》、おじさんが、

「タオとまた遊んでやってください。」

と急にかしこまって言い、④おれたちはへどもどして頭を下げて、

と、質問なのかひとり言なのかわからない一本調子で言った。それから崖を見下ろして、遠くの海を見て、手をかざして空を見て、また海面に目をやるという動きを何度か繰《く》り返した。

気まずいのはおれたちのほうだった。なにを話していいかわからないし、孝俊がイラついているのも伝わってきた。タオは暑いなあと言って、首に巻いたタオルでのんびりと額の汗《あせ》を拭《ふ》いたりしている。

「お前もやってみ。」

突然、孝俊が口を開いた。

「え?」

「飛び込みだよ。簡単だよ。ここではみんなやってる。ここに住んでるなら、お前もやれ。」

タオは涼《すず》しげな表情で、どうかなー、厳しいだろうなー、と誰《だれ》にともなくつぶやいている。

「やってみーって。」

「えー、やるなー、孝俊。」

思わず声をかけた保生を、孝俊がにらむ。

「港のほうでよくやってただろ。同じさー。」

孝俊があおる。確かに午前中にやった宗見《そうみ》港のほうの防波堤《ぼうはてい》では、タオが飛び込みをしているのを何度か見かけたことがあった。タオは飛び込みよりも、シュノーケリングが好きな様子で、シュノーケルと足ひれを着けて、海面をバチャバチャと泳いでいるのをたまに見かける。ここの人間で、泳ぐときにシュノーケルや足ひれを着ける奴《やつ》なんていないから、いやでも目立つ。

「飛び込んでみー。気持ちいいよ。泳げるんだろ。」

「いや、ぼくはあまり泳ぎは得意じゃないよ。フィンがないと無理だと思う。」

ああ、足ひれのことをフィンて呼ぶんだ、とおれはそんなことを思った。

「無理しないほうがいいよ。」

保生が言い、

「そうだよ、この高さはきついよ。やらん方がいいよ。」

と、おれも加勢した。海で無理をしてはいけないことは、身体がよく知っている。

「お前たちは黙《だま》れ。どうか、タオ。やらんのか。」

タオは少し考えるような素振《そぶ》りを見せてから、「やめておくよ。」と言った。

「港のほうで練習して、もっと泳げるようになったらいつか挑戦《ちょうせん》したい。」

「使えんな。だから東京人《とうきょうんちゅ》はダメなんだよ。」

タオは、意味がわからないといった顔で首をかしげた。①その表情でまた孝俊がイラついたのが見てとれた。

「ここ、何メートルあるの?」

「六メートルくらいじゃないか。」

と、おれは答えた。タオは崖の下を興味深そうに覗《のぞ》き込んでいる。

「高いなあ。」

しみじみと言う。

「高くない。やってみー。」

孝俊がタオの後ろに立った。

「足をここにかけて、一歩進むだけ。」

タオが崖に足をかける真似《まね》をした。孝俊がもう一歩近づく。

「孝俊、やるなよ。わかってるよな。」

保生が少し大きな声を出した。おれは、まさかと思っていた。いくら孝俊だって、そんなばかな真似はしないだろうと。孝俊がほんの一《いっ》瞬《しゅん》、おれたちのほうを見た。

表2（つづき）

<table>
<tr><th></th><th colspan="13">女　性　（歳）</th></tr>
<tr><th></th><th>16－</th><th>20－</th><th>25－</th><th>30－</th><th>35－</th><th>40－</th><th>45－</th><th>50－</th><th>55－</th><th>60－</th><th>65－</th><th>70－</th><th>75～</th></tr>
<tr><td>1973年</td><td colspan="2">愛</td><td colspan="5">利</td><td colspan="5">愛</td><td>快</td></tr>
<tr><td rowspan="2">1978年</td><td colspan="4" rowspan="2">愛</td><td colspan="3" rowspan="2">利</td><td colspan="6">愛</td></tr>
<tr><td colspan="4"></td><td>快</td><td></td></tr>
<tr><td>1983年</td><td colspan="5">愛</td><td colspan="3">利</td><td colspan="5">愛</td></tr>
<tr><td>1988年</td><td>快</td><td colspan="5">愛</td><td colspan="2">利</td><td colspan="3">愛</td><td colspan="2">快</td></tr>
<tr><td>1993年</td><td colspan="2">愛</td><td>利</td><td colspan="3">愛</td><td>利</td><td colspan="6">愛</td></tr>
<tr><td>1998年</td><td>快</td><td colspan="12">愛</td></tr>
<tr><td rowspan="2">2003年</td><td>愛</td><td rowspan="2">利</td><td colspan="11" rowspan="2">愛</td></tr>
<tr><td>快</td></tr>
<tr><td rowspan="2">2008年</td><td rowspan="2">快</td><td colspan="12">愛</td></tr>
<tr><td colspan="11"></td><td>快</td></tr>
<tr><td>2013年</td><td colspan="13">愛</td></tr>
</table>

自分の目指す生活目標が四つのタイプのどれに最も近いか
（男女別・年齢《ねんれい》別）

（NHK放送文化研究所『現代日本人の意識構造［第八版］』より作成）

(2)　（問題は放送で指示します）

ア　四つのタイプのうち「正」を選ぶ人は男女ともに少なく、特に女性では、全ての年齢層において最も多く選ばれたことがない。

イ　「利」のタイプを選ぶ人はこの四十年間で減少する傾向にあり、男女ともに、その前の回の調査と比べて増加したことはない。

ウ　この四十年間の傾向を見ると、「快」のタイプは、男女ともに若くて独身の人が多い年齢層と高齢者層から多く選ばれていると言える。

エ　女性は男性に比べ「愛」のタイプを選ぶ人が多く、二〇一三年には、全ての年齢層において「愛」のタイプを選ぶ人が最も多くなった。

二

次の文章を読んで、後の問いに答えなさい。

中学生の征人《ゆきと》は、同級生の孝俊《たかとし》や保生《やすお》とともに天徳《てんとく》島で生まれ育った。天徳島は、羽田空港から飛行機で二時間半かかる本島から、さらにフェリーで三十分かかる小さな島である。この島は「神の島」と呼ばれており、何かを決める際、「おばあ」（年寄りの女性）たちを通して神様にうかがいを立てる風習が残っている。タオの父は学者で、天徳島の文化や歴史について調べるためにタオとともに東京から移住してきた。

「こんにちは。」

突然《とつぜん》の声に、思わず肩《かた》が持ち上がる。振《ふ》り向くと、そこにはタオがいた。驚《おどろ》いた。まったく気が付かなかった。

「飛《と》び込《こ》み？」

捉《とら》えどころのない、なんの感情もないような表情で聞いてくる。

「あ、ああ、そうだよ。」

声が裏返ってしまった。**A**［ケハイ］を察したのか、孝俊と保生が上体を起こす。

タオの姿を見て、孝俊が眉根《まゆね》を寄せた。保生は困り顔だ。タオは二人の様子におかまいなしで、崖《がけ》の先端《せんたん》まで行き、

「ここから飛び降りるの？　すごいなあ。」

平成二十八年度　筑波大学附属中学校

【国　語】（理科と合わせて五〇分）

一　放送を聞いて、後の問いに答えなさい。〈編集部注：放送文は未公表につき掲載してありません。〉

表1

<table>
<tr><td colspan="2" rowspan="2"></td><td colspan="2">時間的な見通し</td></tr>
<tr><td>現在に
重点を置く</td><td>未来に
重点を置く</td></tr>
<tr><td rowspan="2">社会的な
見通し</td><td>自己に
重点を置く</td><td>快</td><td>利</td></tr>
<tr><td>社会に
重点を置く</td><td>愛</td><td>正</td></tr>
</table>

人は何に価値を置いて生きるか

(1)（問題は放送で指示します）

ア　四つのタイプのうち「利」を選ぶ人は、「自分の欲求をすぐに満たす」ことに価値を置いて、「その日その日を自由に楽しく過ごす」ことを期待している。

イ　未来より現在を重視する「愛」や「快」のタイプが全体として増加している理由は、豊かな生活を目指してまじめに努力することをきらう傾向《けいこう》の表れである。

ウ　男性において、人生のそれぞれの時期に応じて目標が変化しているということが明らかだったのは一九七〇年代だけであり、その後はそのような傾向は見られない。

エ　この四十年間の変化を見たとき女性が男性に比べて年齢別の目標が大きく変わらないのは、家族を中心とする生活目標が設定されているからだと考えられる。

表2

<table>
<tr><td rowspan="2"></td><td colspan="13">男　性　（歳《さい》）</td></tr>
<tr><td>16－</td><td>20－</td><td>25－</td><td>30－</td><td>35－</td><td>40－</td><td>45－</td><td>50－</td><td>55－</td><td>60－</td><td>65－</td><td>70－</td><td>75～</td></tr>
<tr><td rowspan="2">1973年</td><td rowspan="2">愛</td><td rowspan="2">快</td><td colspan="6" rowspan="2">利</td><td rowspan="2">正</td><td colspan="4">愛</td></tr>
<tr><td></td><td>正</td><td>快</td><td></td></tr>
<tr><td>1978年</td><td>快</td><td>愛</td><td colspan="7">利</td><td colspan="2">正</td><td>快</td><td>愛</td></tr>
<tr><td>1983年</td><td>快</td><td>愛</td><td>利</td><td>愛</td><td colspan="5">利</td><td>快</td><td>愛</td><td colspan="2">快</td></tr>
<tr><td rowspan="2">1988年</td><td colspan="3">愛</td><td rowspan="2">利</td><td colspan="2" rowspan="2">愛</td><td colspan="2" rowspan="2">利</td><td colspan="3">愛</td><td colspan="2" rowspan="2">快</td></tr>
<tr><td>快</td><td colspan="2"></td><td colspan="3"></td></tr>
<tr><td>1993年</td><td>快</td><td>愛</td><td>利</td><td>愛</td><td>利</td><td colspan="2">愛</td><td>利</td><td>愛</td><td>快</td><td colspan="2">愛</td><td>快</td></tr>
<tr><td rowspan="2">1998年</td><td>愛</td><td rowspan="2">快</td><td rowspan="2">愛</td><td rowspan="2">利</td><td colspan="7">愛</td><td colspan="2" rowspan="2">快</td></tr>
<tr><td></td><td></td><td>利</td><td colspan="5"></td></tr>
<tr><td>2003年</td><td colspan="2">快</td><td>愛</td><td>利</td><td colspan="4">愛</td><td colspan="2">利</td><td colspan="3">愛</td></tr>
<tr><td>2008年</td><td>愛</td><td>快</td><td colspan="8">愛</td><td colspan="3">快</td></tr>
<tr><td>2013年</td><td>快</td><td>愛</td><td>利</td><td colspan="6">愛</td><td colspan="4">快</td></tr>
</table>

自分の目指す生活目標が四つのタイプのどれに最も近いか
（男女別・年齢《ねんれい》別）

（表2は次のページにつづく）

平成28年度

筑波大学附属中学校 ▶解説と解答

算　数　(社会と合わせて50分)

解　答

1 (1)　9　(2)　6と54，18と42　(3)　7個　(4)　26歳　(5)　330cm　(6)　115度　(7)　51回　(8)　2×4＋6＋8，1×3×5＋7

2 450m　**3** 1.5倍　**4** 50点　**5** 右のグラフ　**6** 解説の図①を参照のこと。

7 解説の図②を参照のこと。　**8** 16個

9 解説の図のⓘを参照のこと。　**10** (1)　$6\frac{2}{3}$cm　(2)　$8\frac{1}{3}$cm²　**11** (1)　18cm²　(2)　$\frac{3}{8}$

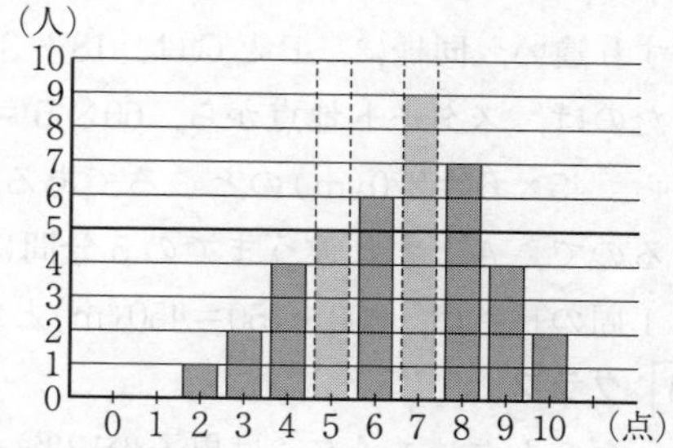

解　説

1 **計算のくふう，約数と倍数，和差算，割合と比，角度，周期算，調べ**

(1)　1.8×2.75−0.18×12.5＋1.8×3.5＝1.8×(2.75−1.25＋3.5)＝1.8×5＝9

(2)　最大公約数が6である2つの整数をそれぞれ(6×A)，(6×B)(AとBは1以外に公約数を持たない)とすると，和は60だから，6×A＋6×B＝6×(A＋B)＝60である。よって，A＋B＝60÷6＝10より，(A，B)＝(1，9)，(3，7)なので，2つの整数の組は，(6，54)と(18，42)である。

(3)　7−2＝5，9−4＝5より，7でわると2あまり，9でわると4あまる数は，7と9の公倍数より5だけ小さい数である。つまり，7×9＝63の倍数より5だけ小さい数である。よって，63×2−5＝121，63×8−5＝499より，このような整数は100から500までの中に，8−2＋1＝7(個)ある。

(4)　4人の年齢《ねんれい》をA，B，C，Dとすると，A＋B＝27，A＋C＝31，C＋D＝46，B＋D＝42である。さらに，CとBの差は，31−27＝4より，BとCの和は偶数《ぐうすう》だから，B＋C＝36，A＋D＝37とわかる。よって，Cの年齢は，(36＋4)÷2＝20(歳《さい》)なので，Dは，46−20＝26(歳)となる。

(5)　ロープの長さを110とすると，赤い印がつく目盛りは11，22，33，44，…，99であり，青い印がつく目盛りは10，20，30，40，…，100である。よって，赤い印と青い印の間の長さが2番目に短くなるのは22と20の間だから，6cmは，22−20＝2にあたる。したがって，このロープの長さは，6÷2×110＝330(cm)である。

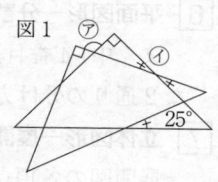

図1
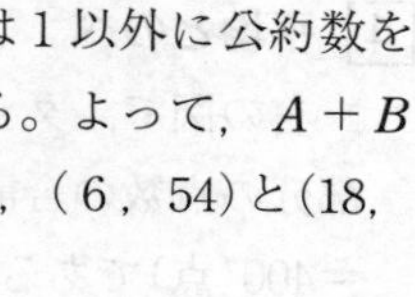

(6)　右の図1で，㋑の角の大きさは25度なので，㋐の角度は，25＋90＝115(度)である。

(7)　$\frac{1}{9}$＝0.11111…，$\frac{1}{99}$＝0.010101…，$\frac{1}{999}$＝0.001001…だから，$\frac{1}{9}$＋$\frac{1}{99}$＋

$\frac{1}{999}$を小数で表すと，右の図２より，0.122213122213…となり，小数点以下の数字は１，２，２，２，１，３の６個がくり返される。よって，６個の中に２は３回現れるので，100÷６＝16あまり４より，小数第100位までに，２は，３×16＋３＝51(回)現れる。

図２

$\frac{1}{9}$＝0.1111111…
$\frac{1}{99}$＝0.0101010…
＋) $\frac{1}{999}$＝0.0010010…
0.1222131…

⑻　２□４□６＋８の計算の結果は，２＋４＋６＋８＝20，２×４＋６＋８＝22，２＋４×６＋８＝34，２×４×６＋８＝56であるが，このうち，１□３□５□７の計算結果と同じになるのは，２×４＋６＋８＝１×３×５＋７の場合である。

2　旅人算

Ｃはスタートしてから10分後にＡと２回目にすれ違《ちが》ったから，ＡとＣは，10÷２＝５(分)ごとにすれ違い，同様に，ＢとＣは，18÷３＝６(分)ごとにすれ違う。つまり，ＡとＣが初めてすれ違ったのは，スタート地点から，60×５＝300(m)，ＢとＣが初めてすれ違ったのは，スタート地点から，45×６＝270(m)のところである。よって，Ｃは，６－５＝１(分間)に，300－270＝30(m)走るので，Ａとすれ違うまでの５分間に，30×５＝150(m)走る。したがって，このマラソンコース１周の長さは，300＋150＝450(m)となる。

3　グラフ

ゲームクリエイターは男子の12%，獣医師《じゅういし》は女子の12%で，その人数の比は４：３だから，男子と女子の人数の比も４：３である。また，パティシエールは女子の16%，シェフは男子の８%である。よって，パティシエールとシェフの人数の比は，(３×16)：(４×８)＝３：２なので，パティシエールの人数はシェフの人数の，３÷２＝1.5(倍)となる。

4　平均とのべ

右の図で，クラスの平均点は70点だから，(あ)の部分の点数は，(う)と(え)の部分の点数の合計と等しく，(い)と(う)の部分の点数の合計は，(70－60)×40＝400(点)である。よって，(あ)と(い)の部分の点数の合計が450点であるとき，(あ)と(う)の部分の点数の差，つまり，(え)の部分の点数は，450－400＝50(点)だから，60点未満の生徒全員に60点から自分の点数を引いた値を計算させると，その合計は50点になる。

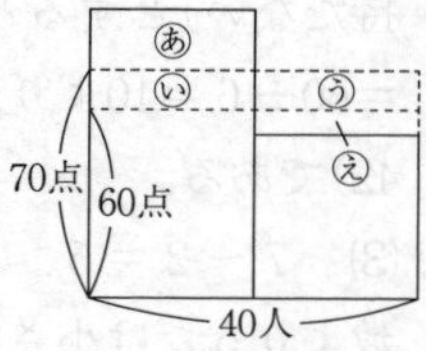

5　つるかめ算

得点が５点と７点の人数の和は，40－(１＋２＋４＋６＋７＋４＋２)＝14(人)で，その得点の合計は，6.5×40－(２×１＋３×２＋４×４＋６×６＋８×７＋９×４＋10×２)＝260－(２＋６＋16＋36＋56＋36＋20)＝260－172＝88(点)である。ここで，５点の人だけが14人いたとすると，その得点の合計は，５×14＝70(点)であるが，７点の人が１人いると，７－５＝２(点)多くなる。よって，得点が７点，５点の人数はそれぞれ，(88－70)÷２＝９(人)，14－９＝５(人)である。

6　平面図形―分割

まん中(４番目)の正方形の対角線の交点Ｐを通るような直線を引けばよいから，下の図①のような２通りの分け方ができる。

7　立体図形―展開図

展開図の各頂点に対応する頂点の記号をつける。また，頂点Ｄ，Ｇの部分の立方体は黒，頂点Ｃ，Ｈの部分の立方体は白である。よって，面CGHDだけをぬりつぶすと下の図②のようになる。

図①

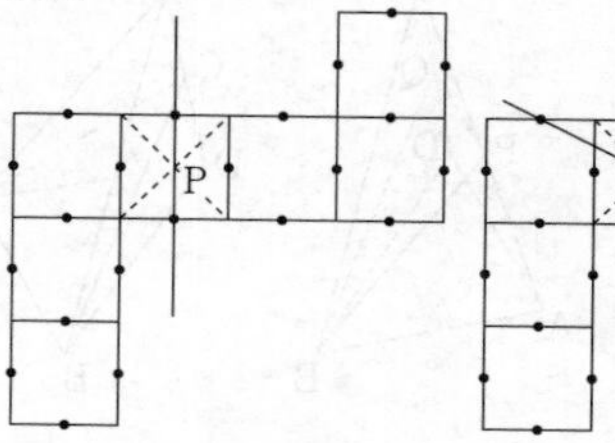

図②

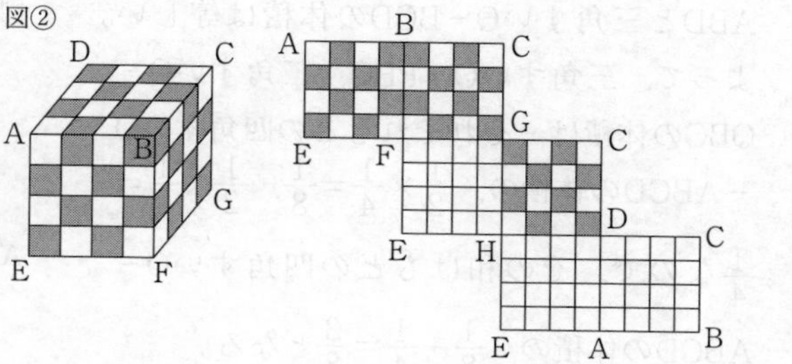

8 **立体図形―構成**

右の図(ア)，(イ)のように1辺が1の正方形に区切る。また，太線部には1辺が2の立方体を置く。図(ウ)のとき積み木の個数は最小で(太線部は1辺が2の立方体の上に置く)，1×11＋2×2＋1＝16(個)ある。

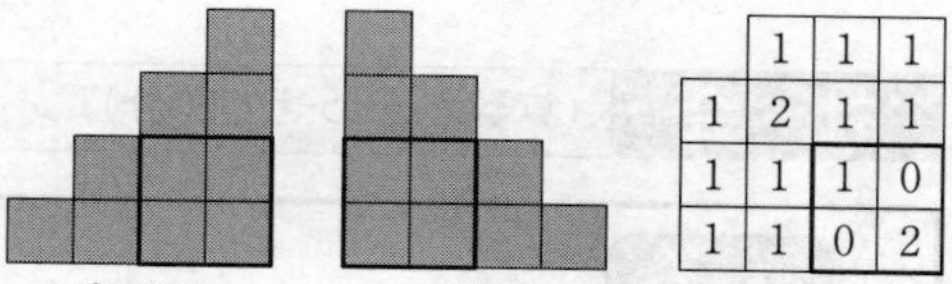

真正面 (ア)　真横 (イ)　真上 (ウ)

9 **平面図形―構成**

右の図のあは180度回転させるともとの図形と重なるので，線対称であり，点対称でもある。一方，いは回転させてももとの図形とは重ならないから，点対称ではない。よって，タイルをいの向きに置けばよい。

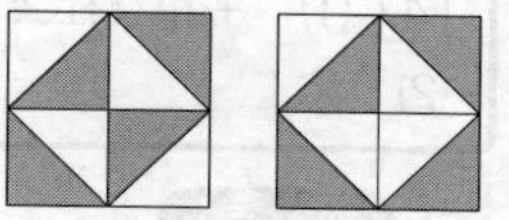

あ　い

10 **長さ，面積，相似**

図1

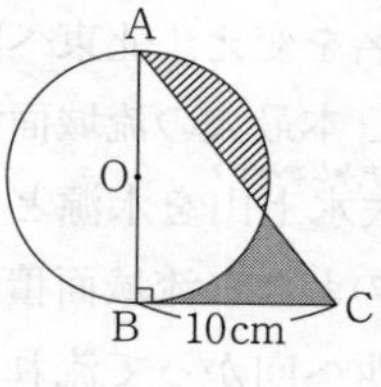

図2

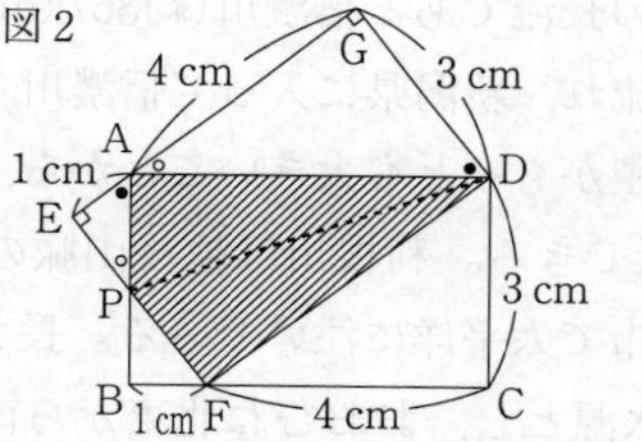

(1) 左の図1で，▨部分と■部分の面積が等しいとき，半円の面積と三角形ABCの面積は等しい。よって，円Oの半径を□cmとすると，半円の面積は$\left(□\times□\times3\times\frac{1}{2}\right)$，三角形ABCの面積は，$10\times(□\times2)\times\frac{1}{2}=10\times□$なので，$□\times□\times\frac{3}{2}=10\times□$より，円Oの半径は，$10\div\frac{3}{2}=10\times\frac{2}{3}=\frac{20}{3}=6\frac{2}{3}$(cm)となる。

(2) 上の図2で，三角形APEと三角形DAGの相似より，AP：AE＝DA：DG＝5：3だから，AP＝$1\times\frac{5}{3}=\frac{5}{3}$(cm)である。よって，三角形APDの面積は，$5\times\frac{5}{3}\times\frac{1}{2}=\frac{25}{6}$($cm^2$)であり，同様に，三角形PFDの面積も$\frac{25}{6}$$cm^2$なので，斜線《しゃせん》部分の面積は，$\frac{25}{6}\times2=8\frac{1}{3}$($cm^2$)となる。

〔**ほかの解き方**〕 PB＝$1\times\frac{4}{3}=\frac{4}{3}$(cm)より，三角形PBFの面積は，$1\times\frac{4}{3}\times\frac{1}{2}=\frac{2}{3}$($cm^2$)だから，斜線部分の面積は，$3\times5-4\times3\times\frac{1}{2}-\frac{2}{3}=15-6-\frac{2}{3}=8\frac{1}{3}$($cm^2$)となる。

11 **立体図形―構成，分割**

(1) 下の図①で，OD＝OB＝AB＝ADより，三角形ODBと三角形ADBは合同なので，三角形ODBの面積は，6×6÷2＝18(cm^2)である。

(2) 下の図②で，三角形OPQと三角形OADの面積の比は，(1×1)：(2×2)＝1：4で，三角すいO－PBQと三角すいO－ABDの高さは同じだから，三角すいO－PBQと三角すいO－ABDの体積の比は1：4である。また，三角すいO－QBCと三角すいQ－DBCの体積は等しく，三角すいO－

ABDと三角すいO－BCDの体積は等しい。
よって，三角すいO－PBQ，三角すいO－QBCの体積は，それぞれもとの四角すいO－ABCDの体積の，$\frac{1}{2}\times\frac{1}{4}=\frac{1}{8}$，$\frac{1}{2}\times\frac{1}{2}=\frac{1}{4}$なので，その和はもとの四角すいO－ABCDの体積の，$\frac{1}{8}+\frac{1}{4}=\frac{3}{8}$となる。

図①

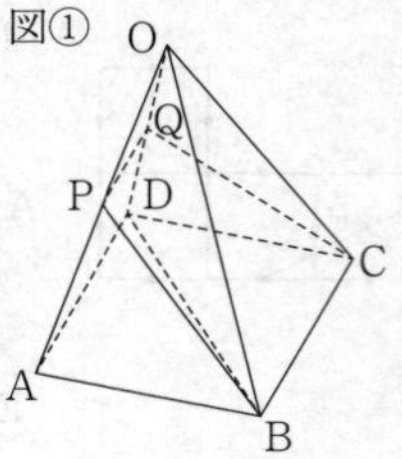

図②

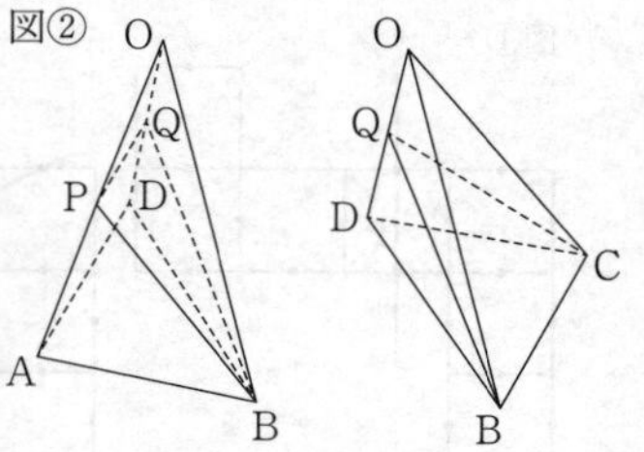

社　会　（算数と合わせて50分）

解　答

1　エ　　2　(1)　C，ア　　(2)　①　イ　　②　火山　　3　①　インド　　②　ア
4　(1)　平和な社会　　(2)　イ　　5　(1)　エ　　(2)　ウ　　6　(1)　ア→エ→ウ→イ
(2)　兵士

解　説

1　日本のおもな河川についての問題

①は流路がもっとも長いことから，日本最大の長流である信濃《しなの》川(約367km)とわかる。信濃川は，本流の千曲《ちくま》川が長野県の東部から北部にかけて流れ，新潟県に入って信濃川と名を変え，北東へ向かい新潟市で日本海に注いでいる。②は流域面積がもっとも大きいことから，日本最大の流域面積(約16840km^2)をもつ利根《とね》川(約322km)だと判断できる。利根川は越後《えちご》山脈の大水上山《おおみなかみやま》を水源とし，関東平野を南東へ向かって流れ，千葉県の銚子《ちょうし》市で太平洋に注いでいる。長さのわりに流域面積が広い⑤は淀《よど》川(約75km)で，滋賀県の琵琶湖を水源とし，おおむね北東から南西へ向かって流れ，大阪湾に注ぐ。日本最大の湖である琵琶湖を含《ふく》むため，長さは短いが流域面積は広い。③と④のうち，流域面積の大きい③は日本で第５位の流域面積(約9100km^2)をもつ木曽川(約229km)で，長野県中部から岐阜県・愛知県を流れて濃尾《のうび》平野を形成し，三重県北東部で伊勢湾に注いでいる。残る④は天竜川(約213km)で，長野県中央部の諏訪《すわ》湖を水源とし，おおむね南へ向かって流れ，静岡県浜松市の東で遠州灘《えんしゅうなだ》に注いでいる。

2　日本各地の特色についての問題

(1)　地図中のＡは北海道東部の釧路《くしろ》平野から根釧《こんせん》台地にかけての地域で，沖合《おきあい》を寒流の千島海流(親潮)が流れ夏には濃霧が発生するため，太平洋側にありながら気温が上がらず，また，梅雨や台風の影響をあまり受けないため降水量が少ない。釧路港は日本有数の漁港で，サケ・マスなどの水《みず》揚《あ》げ量が多いが，2015年，自国の排他的経済水域でのサケ・マス流し網《あみ》漁を2016年１月から制限する法案がロシアで可決され，その影響が心配されている。よって，カードはイ，クがあてはまる。Ｂはおおむね富山湾の周辺地域で，富山平野は，立山連峰《れんぽう》をはじめとする山々の雪どけ水を利用した水田単作地帯となっており，西部の砺波《となみ》平野ではチューリップの球根栽培がさかんである。また，富山平野を流れる神通《じんずう》川流域では「四大公害病」の１つイタイイタイ病が発生した。よって，カードはエ，キが選べる。Ｃは茨城県南東部の霞ケ浦《かすみがうら》周辺地域で，鹿島灘に面する鹿嶋市には，1960年代に砂浜海岸を掘《ほ》り下げて人工港がつくられ，これを中心に鹿島臨海工業地域が形成された。よって，カードはアの１枚だけである。Ｄは静岡県の牧ノ原《まきのはら》周辺地域で，日本最大の茶園地帯となっている。また，駿河湾《するがわん》西岸に位置する焼津港は遠洋漁業の基地となっており，カツオ・マグロの水揚げ量が多い。よって，カードはウ，カがふさわしい。Ｅは瀬戸内海の中央部地域で，かつては塩田での塩づくりがさかんであったが，現在ではその跡地などを利用した臨海工業地域が形成されている。また，この地域は夏の南東の季節風を四国山地，冬の北西の季節風を中国山地にさえぎられるため，年間を通して降水量が少ない。よって，カードはオ，ケがあてはまる。

⑵　①　地図中の「あ」は鹿児島県の錦江《きんこう》湾(鹿児島湾)の周辺地域で，この地域にはシラスと呼ばれる火山灰土の台地が広がっているが，シラスは水もちが悪いため稲作には適さず，畑作や畜産を中心に農業が行われている。資料１は「都道府県別のブタの飼育頭数」を表しており，黒豚で知られる鹿児島県のブタの飼育頭数は全国一で，以下，宮崎，千葉，北海道，群馬の各道県が続く。統計資料は『日本国勢図会』2015／16年版による。　②　資料２は「日本のおもな火山の分布」を表している。鹿児島県には桜島や宮崎県境の霧島山などの火山があり，2015年５月には，屋久島の北西にある口永良部島《くちのえらぶじま》の新岳で噴火があった。

3　地球温暖化を題材とした問題

①　Ａ国はインドで，経済発展のためには石油・石炭などのエネルギー資源を多く消費するが，地球温暖化をまねいた責任は先進国にあり，先進国にはもっと温室効果ガスを削減する余地があると主張している。資料イからは，アメリカ合衆国やカナダなど先進国を中心に，国民１人あたりの二酸化炭素排出量が多いことがわかる。インドは近年急速な経済成長をとげているが，気候変動枠組《わくぐみ》条約によって「先進国」と定められた国には入っていない。　②　Ｂ国はアメリカ合衆国で，先進国ばかりではなく，近年急速に二酸化炭素の排出量が増加している一部の国々も，地球温暖化について一定の責任があると主張している。その「一部の国々」とは，資料アが示す中国(中華人民共和国)やインドを指している。　なお，Ｃ国はツバルで，地球温暖化に対する政策を，世界の国々が力をあわせて緊急に行うべきだと主張している。ツバルは南太平洋上の島国で，地球温暖化による海面水位の上昇により国土が水没する危機にさらされている。資料ウからは，近年，大きく気候変動が進んでいることがわかる。

4　オリンピック憲章を題材とした問題

⑴　図の空らんには，国際連合の取り組みとして「難民問題の解決に取り組む」ことや，日本の取り組みとして「核兵器をなくす運動に取り組む」ことが矢印で示され，スポーツを通して社会全体の平和をめざしていることがわかる。また，資料「オリンピック精神の根本原則」の２つ目に，「オリンピック精神の目的は，人としての尊さを大切にする平和な社会をめざし」とある。つまり，オリンピックは「スポーツの祭典」であるとともに，「平和な社会」をめざす世界的なイベントなのである。

⑵　写真①「アメリカのバスケットボール代表チーム」を見ると，白人・黒人などさまざまな人種の選手で構成されていることがわかる。写真②「サウジアラビア初の女性選手」を見ると，手や足の肌《はだ》を露出《ろしゅつ》せず，髪の毛も隠《かく》していることがわかる。サウジアラビアはイスラム教国で，イスラム教の教えでは，女性は人前で髪や肌を露出させてはならないとされる。

5 各時代の歴史的なことがらについての問題

⑴　①は聖徳太子の外交政策について述べているので，資料Dの『隋書《ずいしょ》』倭国伝《わこくでん》の一部があてはまる。太子は小野妹子を遣隋使として隋(中国)に派遣し，中国と対等な外交関係を開こうとした。②は平安時代の宮廷女官の生活について述べているので，資料Bの「紫式部《むらさきしきぶ》日記絵巻」の一部がふさわしい。紫式部が著した『源氏物語』では，当時の貴族社会がいきいきと描《えが》かれている。③は平氏政権の成立について述べているので，資料Cの平家と皇室の関係図が選べる。平清盛は保元の乱(1156年)と平治の乱(1159年)を勝ち抜き，1167年には武士として初めて太政《だいじょう》大臣となった。また，清盛は娘を天皇のきさきにし，生まれた子(孫)を天皇に立てて皇室との関係を強め，天皇の外祖父として大きな権力をにぎった。④は鎌倉時代の元寇《げんこう》(1274年の文永の役，1281年の弘安の役)における御家人の行動について述べているので，資料Aの「蒙古《もうこ》襲来《しゅうらい》絵詞《えことば》」の一部があてはまる。この絵は，肥後《ひご》国(熊本県)の御家人竹崎季長《たけざきすえなが》が，元寇における武功と鎌倉幕府から恩賞《おんしょう》を得るまでのいきさつを子孫に伝えるため描かせたものといわれる。なお，２度にわたる元軍との戦いは国土防衛戦であり，勝ったからといって新しい領土を得たわけではなく，幕府は元寇で大きな負担を強いられた御家人に十分な恩賞を与えることができなかった。

⑵　①は明治政府の殖産《しょくさん》興業政策について述べているので，資料Cの富岡製糸場の内部を描いた絵がふさわしい。明治政府は殖産興業政策の１つとして，1872年，養蚕業のさかんな群馬県に日本初の官営模範工場である富岡製糸場を設立し，生糸の生産を開始した。②は明治政府が1871年に条約改正の予備交渉《こうしょう》のため欧米に派遣した，岩倉具視《ともみ》を団長とする使節団のことを述べているので，資料Aの使節団メンバーを撮影した写真が選べる。中央でイスに座っている人物が岩倉具視で，交渉は失敗に終わったものの，欧米視察により日本の近代化の方針が決められることになった。③は不平等条約の改正について述べているので，資料Dの陸《む》奥《つ》宗光《むねみつ》(左)と小《こ》村《むら》寿《じゅ》太《た》郎《ろう》(右)の肖像写真があてはまる。陸奥宗光は1894年にイギリスとの交渉で治外法権(領事裁判権)の撤廃《てっぱい》に成功し，小村寿太郎は1911年にアメリカ合衆国との交渉で関税自主権の回復に成功した。④は自由民権運動について述べているので，資料Bの民権派の弁士による演説会とこれを制止しようとする官憲を描いた絵が選べる。明治時代のはじめ，板垣退助らが藩閥《はんばつ》政治を批判し，国会を開いて国民を政治に参加させることなどを要求する民選議院設立建白書を政府に提出すると，これをきっかけに自由民権運動が各地でさかんになった。

6 歴史上の人物を題材とした問題

⑴　アは室町時代前半，観阿弥《かんあみ》・世阿弥《ぜあみ》父子が能楽を大成したことを述べているので，空らんには足利義満が入る。義満は室町幕府の第３代将軍で，京都室町に「花の御所」を造営して政治を行い，明(中国)と正式な国交を開くなど，室町幕府の全盛期を築いた。イは明治時代の大日本帝国憲法について述べているので，空らんには伊藤博文が入る。博文は長州藩(山口県)出身の政治家で，1885年には内閣制度を創設して初代内閣総理大臣となり，憲法制定の中心人物となった。ウは江戸時代の参勤交代について述べているので，空らんには徳川家光が入る。家光は江戸幕府の第３代将軍で，武家諸法度を強化して参勤交代を制度化するなど，幕府の支配体制を確立した。参勤交代は大名を１年おきに江戸と領地に住まわせることでその経済力を弱め，大名の妻子は人質として江戸に住まわせることで幕府に反抗できないようにした制度。エは安土城下での楽市楽座について述べているので，空らんには織田信長が入る。信長は尾張《おわり》国(愛知県)の戦国大名で，全国の統一事業を進め，

琵琶湖東岸に安土城を築いて全国支配の根拠地とした。楽市楽座は特権的な商工業者の同業組合である座を廃止し，市場を開放することで商工業の発展をうながす政策のこと。よって，時代の古い順に，ア→エ→ウ→イとなる。

⑵　室町時代から戦国時代にかけて，農民は兵士としてかり出されることもあった。しかし，安土桃山時代から江戸時代にかけては，豊臣秀吉による検地(太閤《たいこう》検地)と刀狩によって武士と農民の身分が固定され，ふつうは農民が兵士としてかり出されることはなくなった。その後，明治時代になると，近代的な軍隊をつくるため1873年に徴兵令が発布され，20歳以上の男子に兵役の義務が課された。こうして，農民は再び兵士とされるようになったのである。

理　科　(国語と合わせて50分)

解　答

1　⑴　ウ　⑵　イ　2　⑴　ウ，エ　⑵　イ，エ，カ　3　①　イ　②　イ　③　ア　4　**方法**…ウ　**結果**…エ　5　(例)　植物から出ていく水の量が根から吸収する水の量より多い　6　①　右の図1　②　右の図2

図1

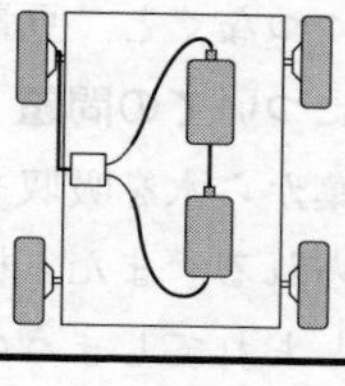

図2

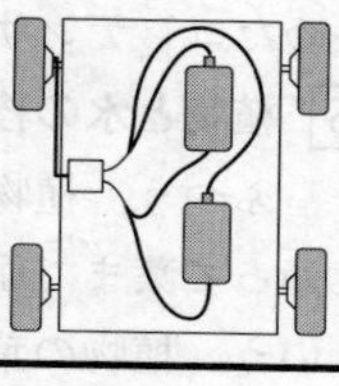

解　説

1　ミョウバンのとけ方についての問題

⑴　多くの固体の物質は，水の温度が高くなるほどとけやすくなる。ミョウバンが水にとける量も，温度が高くなるにつれて多くなっていく。

⑵　Aさんの実験では結晶《けっしょう》が出てきていて，ミョウバンはこの水にとける限度までとけており，それ以上はとけない。一方，Bさんの実験ではミョウバンがすべて水にとけており，ミョウバンがこの水の限度までとけているのかはわからないので，まだミョウバンがとけるかもしれない。

2　メダカの飼い方とたい児の育ち方についての問題

⑴　メダカの水そうを明るいところに置き，水草を植えるのは，メダカが呼吸で使う酸素を水草が出すためである。また，水草は産んだ卵をからみつける場所になる。水そうは，直射日光があたるところに置くと水温の変化が激しくなるので，直射日光をさけた明るい窓ぎわなどに置く。水そうに小石を入れると，小石がバクテリアのすみかになって水をきれいにしてくれる。水そうに池の水を入れた場合，池の水の中には小さな生物がすんでいるため，毎日えさをあたえなくてもメダカは育つと考えられる。めすとおすが同数でなくても産卵するが，めすの数がおすの数よりも多いときの方が産卵しやすい。

⑵　メダカの卵の中には卵黄が入っており，メダカはこれを使って育つ。産卵後3日目ごろになると心臓が動き始め，8日目ごろになるとメダカの形がはっきり見え，目やむなびれなどが動くようすが観察できる。ふ化したばかりのメダカは，はらの下にふくろを持っていて，その中に養分が入っているので，2～3日はえさを食べずに水底でじっとしている。一方，人のたい児は，母親の子宮の中で育つ。たい児と母親は子宮のかべにあるたいばんと，そこからのびるへそのおでつながっ

ている。たいばんでは，母親の血液からたい児の血液へ酸素や養分がわたされ，たい児の血液から母親の血液へ二酸化炭素などの不要物がわたされる。

3　土の粒《つぶ》の大きさとたい積についての問題

ペットボトルの中で土と水をよくふり混ぜてしばらく置くと，粒の大きなものから先に沈《しず》むため，粒の小さなどろの方が粒の大きな砂やれきよりもおそく沈む。そのため，川から運ばれてきた土砂は，河口からの距離《きょり》が近いところに砂やれきがたい積して，遠いところにどろがたい積し，どろの方が砂やれきよりも水底が深いところにたい積しているといえる。

4　手回し発電機とコンデンサー，豆電球と発光ダイオードについての問題

豆電球と発光ダイオードのそれぞれを光らせるのに使われる電気の量に違《ちが》いがあるかどうかを調べるためには，２つのコンデンサーにためる電気の量を同じにしなければならない。手回し発電機のハンドルを回して２つの同じコンデンサーに同じ量だけ電気をためる場合，ハンドルを同じ速さで同じ回数だけ回したり，長い時間ハンドルを回してコンデンサーに最大まで電気をためたりすればよい。豆電球は発光ダイオードよりも光らせるのに使う電気の量が多いため，同じ電気の量をためたコンデンサーにつなぐと，豆電球の方が発光ダイオードより先に消える。

5　植物と水の移動についての問題

ふつう，植物は葉から水を吸収せず，根から水を吸収する。吸収された水は，根やくきの道管を通って葉まで届けられる。また，植物は葉の気孔《きこう》から水を蒸発させており，このはたらきを蒸散という。植物の葉がしおれてしまうのは，蒸散により植物から出ていく水の量の方が，根から吸収する水の量より多くなり，体内の水分の量が少なくなってしまうためである。

6　電池のつなぎ方とモーターの回転についての問題

①　模型の自動車を速く走らせるには，モーターに流れる電流の大きさを大きくすればよいので，２個の乾《かん》電池が直列つなぎになるように導線をつなげばよい。

②　模型の自動車を長時間走らせるには，乾電池から流れる電流の大きさをできるだけ小さくすればよい。よって，２個の乾電池が並列つなぎになるようにする。

音　楽　（図画工作・家庭と合わせて30分）

※放送問題につき省略。

図画工作 （音楽・家庭と合わせて30分）

解答

[1] エ　　[2] （例）以下の図

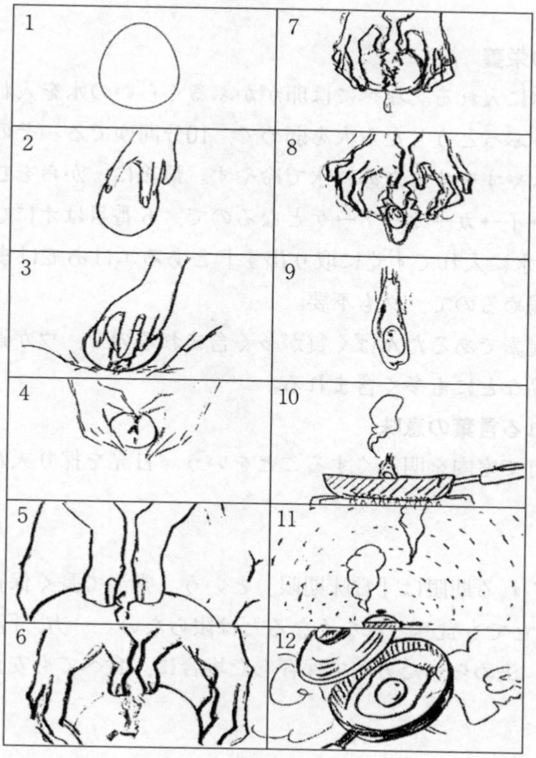

解説

[1] 工作の道具の使い方

小刀でえんぴつをけずるときには，刃《は》を垂直に当てるのではなく，刃をねかせ気味にし，えんぴつの先に向けてけずるようにするとよい。よって，エが間違《まちが》っている。

[2] アニメーションの制作

1コマ目は卵が立っている絵なので，たとえば，卵にしだいに割れ目が入り，ひよこが生まれるまでの過程や，人が卵を手に取り，割って目玉焼きやオムレツを作るまでの流れなどが題材になるだろう。あるいは，卵をほかの動物が持ち去って食べる様子，卵を温めてひよこをかえすといったストーリーも考えられる。前のコマからの変化がはっきり伝わるよう，かきたい対象をアップにしたり，見る人の視線を集中させるために背景をシンプルにしたりするなどの工夫をするとよい。

家　庭　（音楽・図画工作と合わせて30分）

解　答

1 ⑴ オ　⑵ ウ　　2 エ，採光　　3 賞味(期限)

解　説

1 ゆで卵の作り方，卵の栄養

⑴　まず卵を洗い，なべに入れる。なべには卵がかぶるぐらいの水を入れ，こんろにかけたら火をつけ，ふっとうさせる。ふっとうしたら火を弱めて，10分間ゆでる。その後，穴じゃくしで卵を取り出したら，からをむきやすくするために水で冷やす。最後に，からをむいて切り，器《うつわ》に盛りつける。記号はコ→ウ→キ→イ→カ→オ→ア→ケとなるので，６番目はオになる。なお，冷やさなくてはならないのだから，「水に入れてすぐに取り出す」とあるエはあてはまらない。卵を入れたなべの水はふっとうしたら弱めるので，クも不要。

⑵　卵は，体を作る栄養素であるたんぱく質が多く含《ふく》まれるので，ウが選べる。たんぱく質はほかに，肉・魚・豆・豆製品などにも多く含まれる。

2 くらしのなかで使われる言葉の意味

エの「照明」は，電灯で室内を明るくすることをいう。日光を採り入れ，室内を明るくすることは「採光」という。

3 消費期限と賞味期限

おいしく食品が食べられる期限は「賞味期限」という。常温で長く保存がきく食品に用いられ，「賞味期限」が切れたあとでも食べられなくなるとは限らない。一方，「消費期限」は長く保存がきかない食品に用いられ，決められた方法で保存した場合に，食べても安全な期限を示したものである。

国　語　（理科と合わせて50分）

解　答

一 省略。　二 ⑴ ウ　⑵ エ　⑶ イ　⑷ エ　⑸ ウ　⑹ ア　⑺ ア　⑻ ア　⑼ 下記を参照のこと。　三 ⑴ a オ　b イ　⑵ (例) 亡くなる人が多く，世界的な大流行を起こす　⑶ ア　⑷ Ⅰ 怖ろしい病気　Ⅱ ちょっとした不調などと位置づけていた　⑸ エ　⑹ ウ

●漢字の書き取り

二 ⑼ A 気配　B 看板

解　説

一　放送問題につき省略

二 出典は椰月美智子《やづきみちこ》の『14歳《さい》の水平線』による。「内地人《ないちゃー》」をよく思っていない孝俊《たかとし》が，東京から移住してきたタオを崖《がけ》から海へ突《つ》き落としてしまい，「おれ」(征人《ゆきと》)と保生《やすお》がタオを助ける場面で

ある。

(1)　孝俊は崖から「飛び込《こ》んでみー」とタオをあおったが，タオは正直に，「泳ぎは得意じゃない」から「やめておくよ」と断っている。孝俊はさらに「使えんな。だから東京人《とうきょうんちゅ》はダメなんだよ」と挑発《ちょうはつ》したが，これにもタオは「意味がわからないといった顔で首をかしげた」だけだった。つまり，タオが挑発に乗らないことで「イラついた」のだから，ウが合う。

(2)　孝俊がタオを崖から海へ突き落とした直後である。いくら孝俊でも「まさか」そんな「ばかな真似《まね》はしないだろう」と思っていた「おれ」は，「ばかな真似」が現実になった驚《おどろ》きで，目の前の出来事をただ見つめている。また，極度の緊迫《きんぱく》感の中で体感時間がのび，タオが海に落下するまでが「スローモーション」のように見え，「長い時間」にも感じている。よって，エがよい。なお，「海で無理をしてはいけない」ことは知っていたのだから，アはふさわしくない。

(3)　タオが「いい経験させてもらったよ」と言って「笑った」様子に，皮肉やうらみは込められていない。本文の前半に，「なんの感情もないような表情」で「一本調子」に受け答えするタオの様子がえがかれており，淡々《たんたん》とした率直さがタオの持ち味とわかる。ぼう線部③でも，突き落とされたものの，本心から「いい経験」と思い，「おれ」たちの謝罪を受け入れているものと推測できるので，イが合う。

(4)　「へどもど」は，どうしたらよいかわからず，うろたえる様子。謝罪に来た「おれ」たちが，タオの父親から「タオとまた遊んでやってください」と「かしこまって」言われ，うろたえる様子なので，エがふさわしい。「かしこまる」は，へりくだって姿勢を正すこと。

(5)　孝俊がタオを高い崖から海へ突き落としたことについて，保生は「命にかかわること」だと言っている。「冗談《じょうだん》」ではすまない，「命にかかわる」危険なことだと「わかって」やったのだろうと怒《おこ》っているのだから，ウが合う。ウ以外は，「命にかかわる」点をおさえていない。

(6)　保生はこの後，「おれはただ，みんな仲よくしたいだけ。天徳のことなんて正直興味ないよー。でもさー，そのために，内地から来たタオがいじめられるんだったら，ここの問題を解決しないと」と言っている。保生は孝俊にタオとも仲よくしてほしいのに，孝俊はタオが「内地人」だから悪く思っているのである。こういう気持ちの食い違《ちが》いを「悲しんでいる」のだから，アが最も近い。ア以外は，タオとも「仲よく」してほしいという，保生のいちばんの願いをとらえていない。

(7)　前の部分に，「おれ」の気持ちがえがかれている。保生も孝俊も「天徳のこと」を考えていて「すごい」と感心し，自分だけ「なにも考えていない」と思っている。また，保生は「天徳のことなんて正直興味ない」と言っているが，タオと孝俊の仲をよくするには，島の人間が「内地人」に持つ偏見《へんけん》や態度を変えなくてはならないと，こみいった事情をきちんと考えており，そうしたことに「おれ」は感動しているのだから，アが合う。

(8)　「おれ」(征人)と，孝俊や保生を比べるとわかりやすい。「孝俊に面と向かって歯向かうなんて，これまで一度もなかった」保生が，タオを突き落とした件についてははっきり孝俊をとがめているのに，「おれ」は「保生に賛成」と言うのがやっとの様子である。また，孝俊と保生が「天徳島」のことを大事に考えているのを目《ま》の当たりにして「おれ」は「すごい」と思い，「おれだけ，なにも考えていない。早くこの島から出て，新しい景色を見てみたいと思っている」と，後ろめたい様子である。アが，こういう「おれ」の態度や気持ちに合う。

(9)　**A**　はっきりとは見えないが，なんとなく感じられる様子。　**B**　人の注意をひくために，店名や芝居《しばい》の演目などを書いてかかげたもの。

三 **出典は道信《みちのぶ》 良子《りょうこ》編著の『いのちはどう生まれ，育つのか—医療《いりょう》，福祉《ふくし》，文化と子ども』所収の「病気と向き合う（白川千尋《しらかわちひろ》作）」による。**個人や社会から捉《とら》えた病気（「病い」）と，医学的に捉えた病気（「疾病《しっぺい》」）の違いを説明し，その捉え方が異なる場合も，「病い」としての捉え方を尊重することが大切だと述べている。

(1) **a** 前では，「病気の捉え方」が社会によって違う場合があると述べている。後ではその例として，「マラリア」を取り上げているので，具体的な例を挙げるときに用いる「たとえば」が合う。
b 治療薬のある「マラリア」は治せない難病ではないが，筆者はマラリアを「怖《こわ》い病気」と思っているという文脈である。よって，前のことがらを受けて，それに反する内容を述べるときに用いる「しかし」がよい。

(2) [3]，[4]段落で，「インフルエンザ」の怖さを説明している。二つの理由を入れて，「死亡者が多く出て，世界的な大流行を起こす」のようにまとめる。

(3) 続く部分で，「ネパールのある地域」での「工夫」を紹介《しょうかい》している。人々は，「川に近い標高の低いところに村をつくると〜病気が流行《はや》る」ことを知っていたため，水田は川に近い標高の低いところにつくっても，村は川から離《はな》れた「高いところ」につくるようにしたのである。アが，この内容に最も近い。ア以外は，「川」に触《ふ》れていない。 イ 病気と蚊《か》の関係を人々が知っていたかどうかはわからないと述べられている。 ウ 「悪い空気」を病気の原因と考えたのはイタリアで，ネパールではない。 エ 「住まいから離れた場所に水田」をつくったのではなく，川から離れた高いところに村をつくったのである。

(4) Ⅰ [11]，[12]段落では，マラリアを「怖《おそ》ろしい病気」と捉えてきた社会の例が挙げられている。
Ⅱ [13]，[14]段落では，アメリカのミシシッピ川周辺や西アフリカのリベリア，ヴァヌアツなど，「マラリア」を病気として捉えていなかった社会の例を紹介している。これらの社会では，[16]段落にあるように，「マラリア」を「ちょっとした不調などと位置づけていた」のである。

(5) すぐ前にある「これ」が，直前の二文の内容を指すことをおさえる。直前の二文の内容と，「子どもの目線に寄り添《そ》って病気と向き合うこと」は「同じ」なのである。つまり，医学的に捉えた場合の「疾病」の面だけでなく，当事者である個々の子どもからみた「病い」の面に十分注意を払《はら》って，子どもの病気を深く理解しようとすることが必要とされるのだから，エが合う。

(6) [17]段落では，「医学的な病気の捉え方の特徴《とくちょう》」ではなく，文化人類学では「個人や社会による病気の多様な捉え方」を「尊重」するということを述べているので，ウが合わない。

2025年度用
中学スーパー過去問

■編集人 声の教育社・編集部
■発行所 株式会社 声の教育社
〒162-0814 東京都新宿区新小川町8-15
☎03-5261-5061(代) FAX03-5261-5062
https://www.koenokyoikusha.co.jp

本書の内容についての一切の責任は当社にあります。内容・解説・解答・その他は当社ホームページよりお問い合わせ下さい。

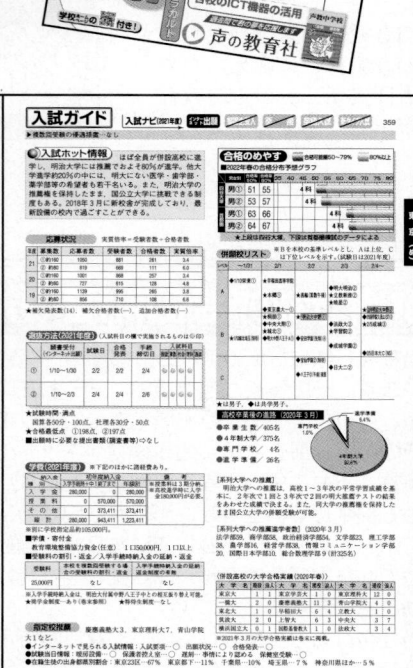

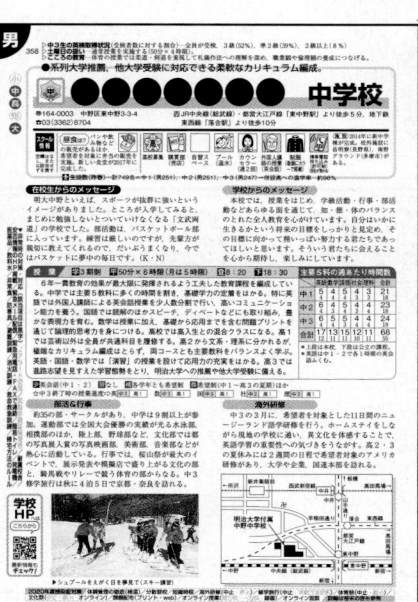

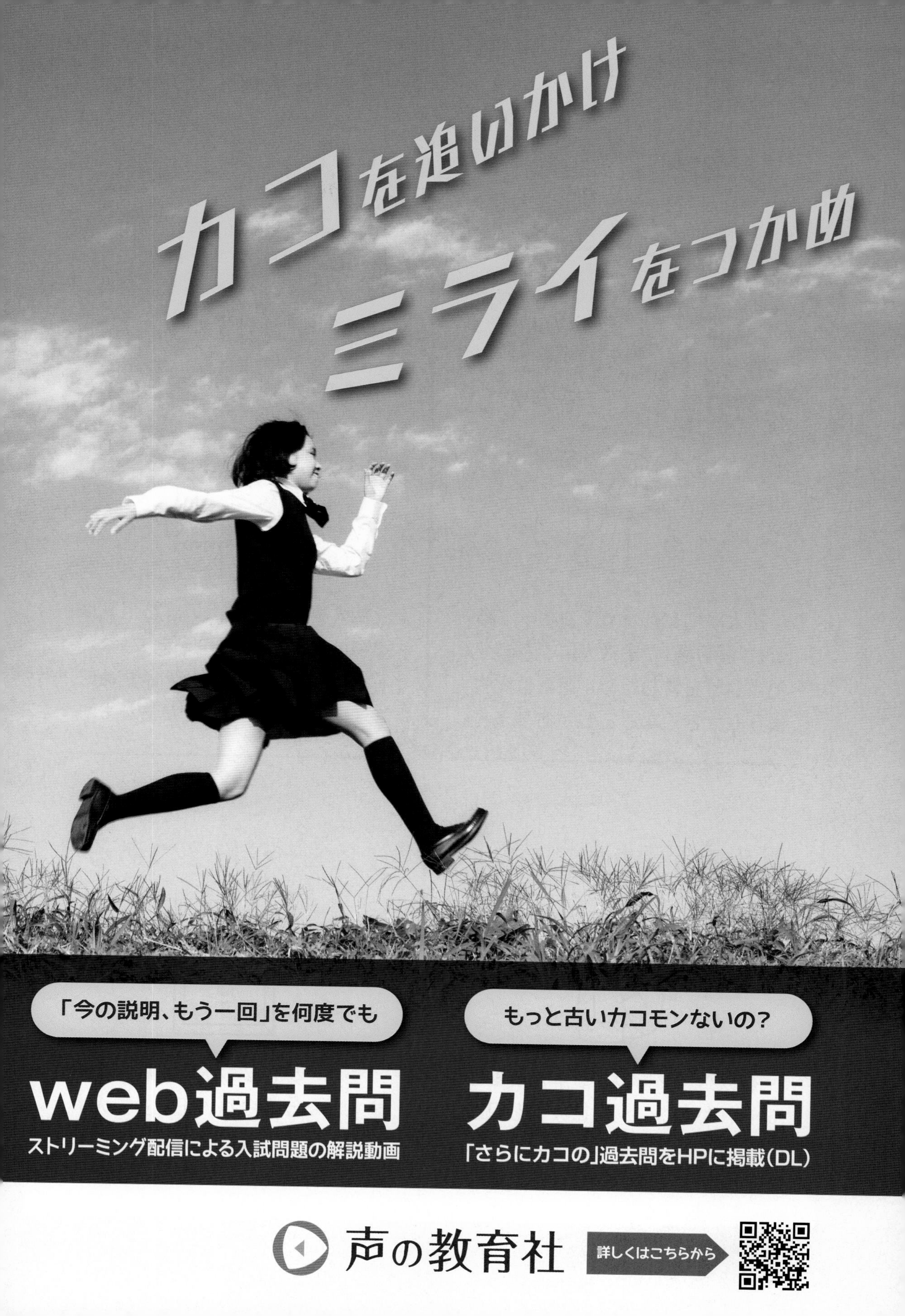
カコを追いかけ
ミライをつかめ
「今の説明、もう一回」を何度でも
web過去問
ストリーミング配信による入試問題の解説動画
もっと古いカコモンないの?
カコ過去問
「さらにカコの」過去問をHPに掲載(DL)
声の教育社
詳しくはこちらから

よくある解答用紙のご質問

01

実物のサイズにできない

　拡大率にしたがってコピーすると，「解答欄」が実物大になります。配点などを含むため，用紙は実物よりも大きくなることがあります。

02

A3用紙に収まらない

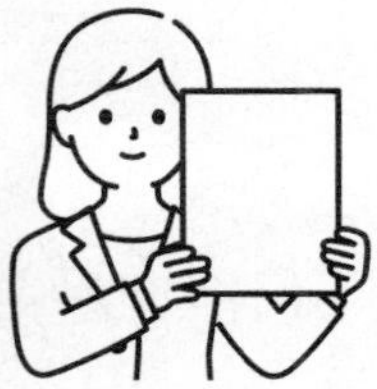

　拡大率164％以上の解答用紙は実物のサイズ（「出題傾向＆対策」をご覧ください）が大きいために，Ａ３に収まらない場合があります。

03

拡大率が書かれていない

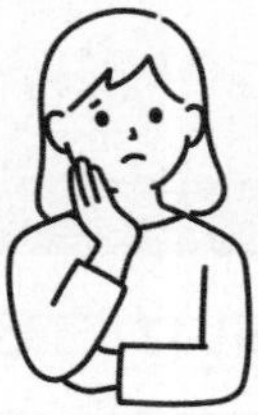

　複数ページにわたる解答用紙は，いずれかのページに拡大率を記載しています。どこにも表記がない場合は，正確な拡大率が不明です。

04

１ページに２つある

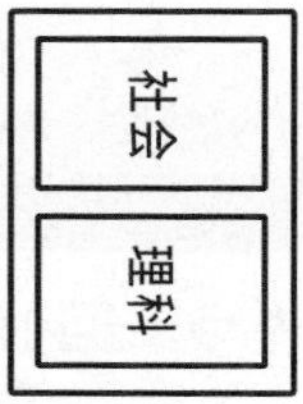

　１ページに２つ解答用紙が掲載されている場合は，正確な拡大率が不明です。ほかの試験回の同じ教科をご参考になさってください。

筑波大学附属中学校

つかいやすい書きこみ式

入試問題解答用紙編

最近９年間収録

＊解答用紙は本体と一緒にとじてありますから、ていねいに抜きとってご使用ください。

■注意

●一部の科目の解答用紙は小社で作成しましたので、無断で転載することを禁じます。

●収録のつごうにより、一部縮小したものもあります。

●本校は各科目満点・配点ともに非公表です(2024～21 年度は配点のみ非公表)。採点しやすいように小社が推定して作成したものです。

【最近の入試結果】満点（合格者最低点）

2024（令和６）年度：※４科合計 150　報告書 42
男 192（142）　女 192（146）

2023（令和５）年度：※４科合計 150　報告書 42
男 192（132）　女 192（138）

2022（令和４）年度：※４科合計 150　報告書 42
男 192（146）　女 192（150）

※ 実際の解答欄の大きさで練習するには、指定の倍率で拡大コピーしてください。なお、ページの上下に小社作成の見出しや配点を記載しているため、コピー後の用紙サイズが実物の解答用紙と異なる場合があります。

声の教育社

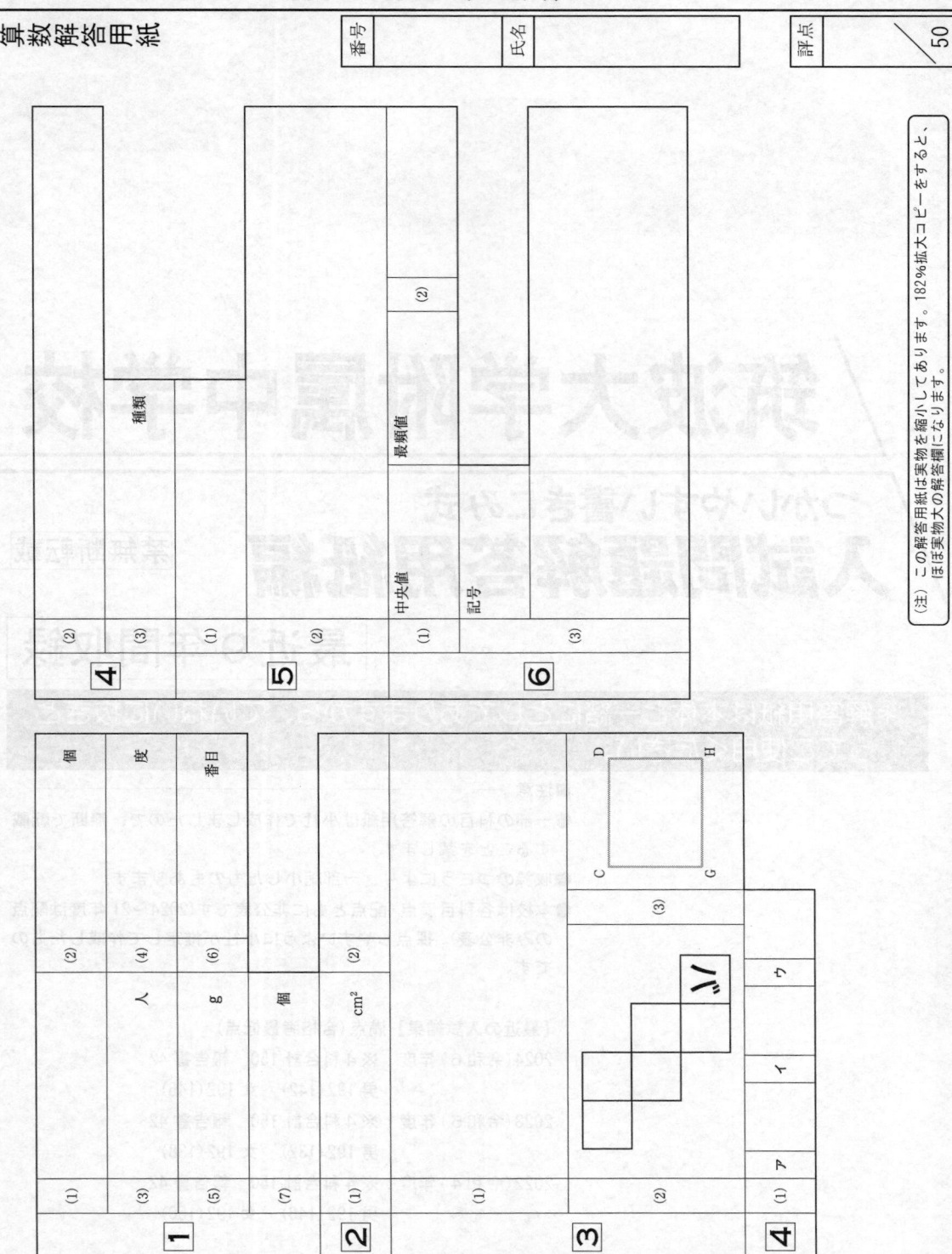

２０２４年度　筑波大学附属中学校

算数解答用紙

番号		氏名		評点	／50

（注）この解答用紙は実物を縮小してあります。182％拡大コピーをすると、ほぼ実物大の解答欄になります。

1

(1)
(2) 個
(3) 人
(4) 度
(5) g
(6) 番目
(7) 個

2

(1) cm²
(2)

3

(1)

(2)

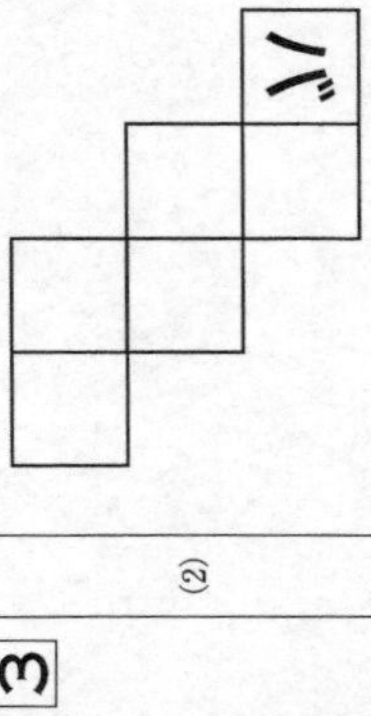

(3)

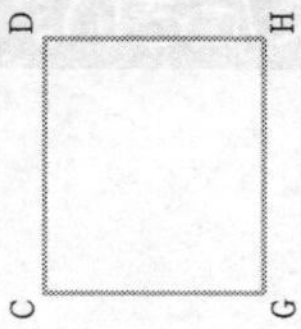

4

(1) ア　イ　ウ
(2) 種類
(3)

5

(1) 中央値　最頻値
(2)

6

(1) 記号
(2)
(3)

〔算　数〕50点（推定配点）

1, 2　各２点×9　3　各３点×3　4　(1)　各１点×3　(2), (3)　各３点×2　5　各３点×2＜(1)は完答＞　6　(1)　３点＜完答＞　(2)　２点　(3)　３点

２０２４年度　筑波大学附属中学校

社会解答用紙

番号　　氏名

評点　／25

（注）この解答用紙は実物を縮小してあります。Ｂ５→Ａ３（163％）に拡大コピーすると、ほぼ実物大の解答欄になります。

5　(1)　２番目　３番目　(2)

6　(1)　(2)　省　(3)　(4)

1　(1)　(2)

2　(1)　(2)　記号　(3)　(4)

3　(1)　(2)

4　(1)　→　→　(2)　(3)　①　②　内容　名前

〔社　会〕25点(推定配点)

1　(1)　1点　(2)　2点　2　各1点×4＜(2)は完答＞　3　(1)　2点　(2)　1点　4　(1), (2)　各1点×2＜(1)は完答＞　(3)　①　1点＜完答＞　②　内容…2点, 名前…1点　5　各2点×2＜(1)は完答＞　6　(1)～(3)　各1点×3　(4)　2点

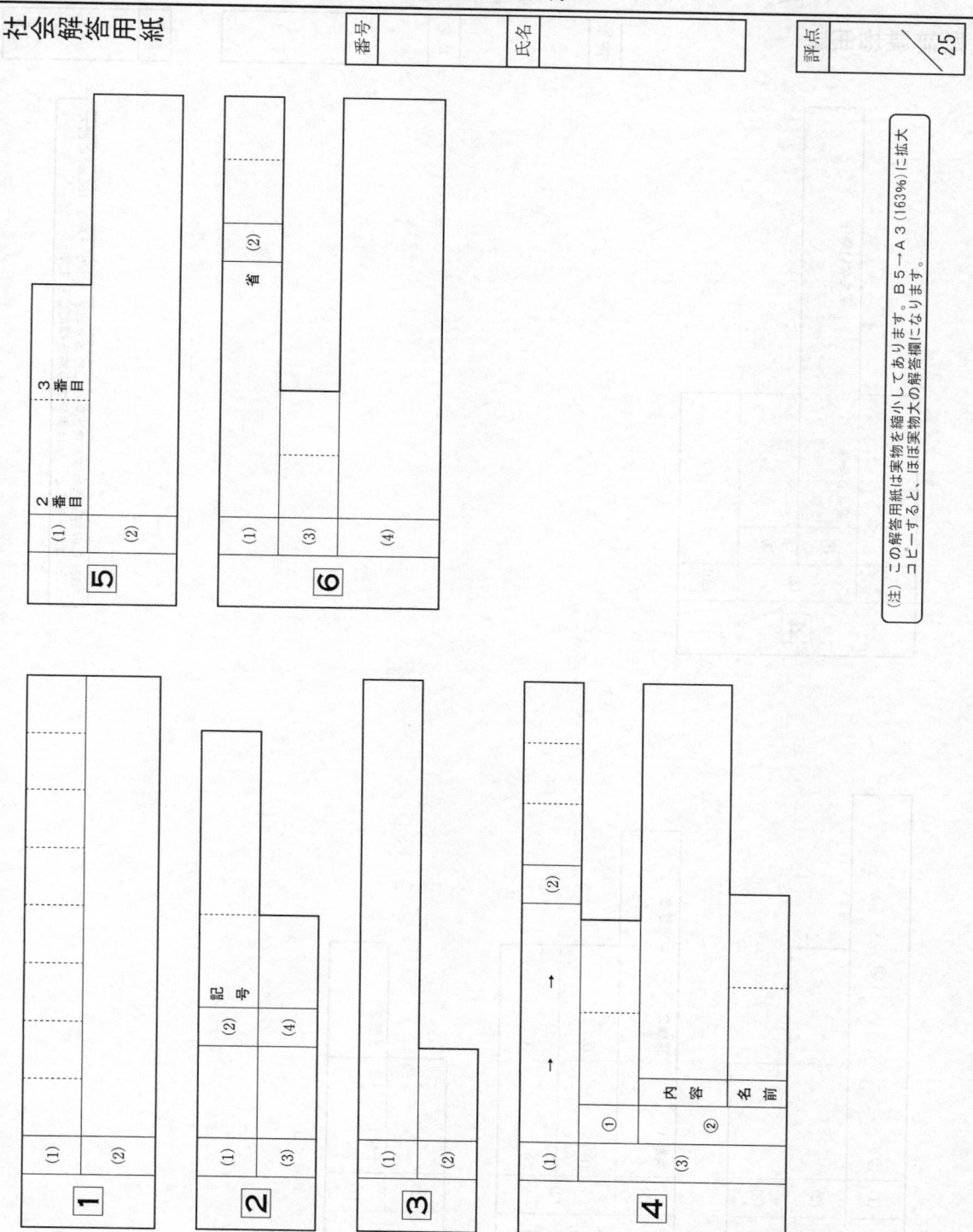

２０２４年度　筑波大学附属中学校

理科解答用紙

番号　　　　氏名

評点　／25

(注) この解答用紙は実物を縮小してあります。B５→A３（163%）に拡大コピーすると、ほぼ実物大の解答欄になります。

4
(1)
(2) ① ② 変える条件 変えない条件
(3)

1
(1) ① ②
(2)
(3)

2
(1) 実験１ 実験２ 実験３
(2) ① ② ③ ④

3
(1)
(2) 予想１ 予想２

〔理　科〕25点（推定配点）

1 (1) 各１点×２　(2), (3) 各２点×２＜(2)は完答＞　2 各１点×７　3 (1) ２点　(2) 各１点×２　4 各２点×４＜(2)の①は完答＞

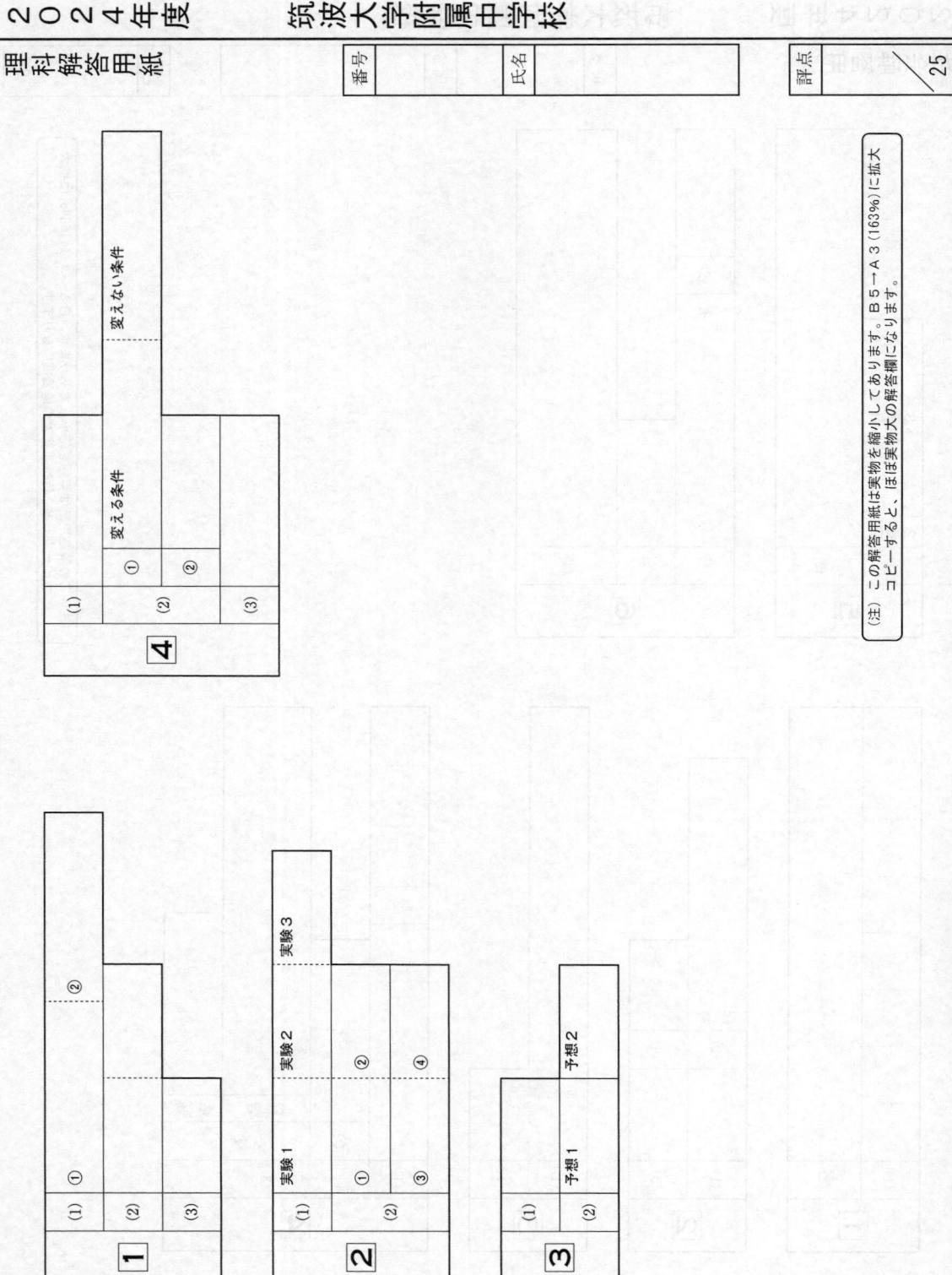

2024年度 筑波大学附属中学校

国語解答用紙

番号　　氏名　　評点 ／50

一

(1)
(2)
(3)
(4)
(5) a b
(6)
(7)
(8)
(9)
1 「　」から始まる一文には、…
2 「　」で始まる一文からは、…
3 「　」から始まる一文は、…
(10) X Y

二

(1)
(2)
(3)
(4)
(5) (i) (ii) (iii) (iv)

(注) この解答用紙は実物を縮小してあります。B5→A3(163%)に拡大コピーすると、ほぼ実物大の解答欄になります。

〔国　語〕50点(推定配点)

一 (1)～(5)　各2点×6　(6)　3点　(7)～(10)　各2点×7　二 (1)～(3)　各2点×3　(4)　3点　(5)　各3点×4

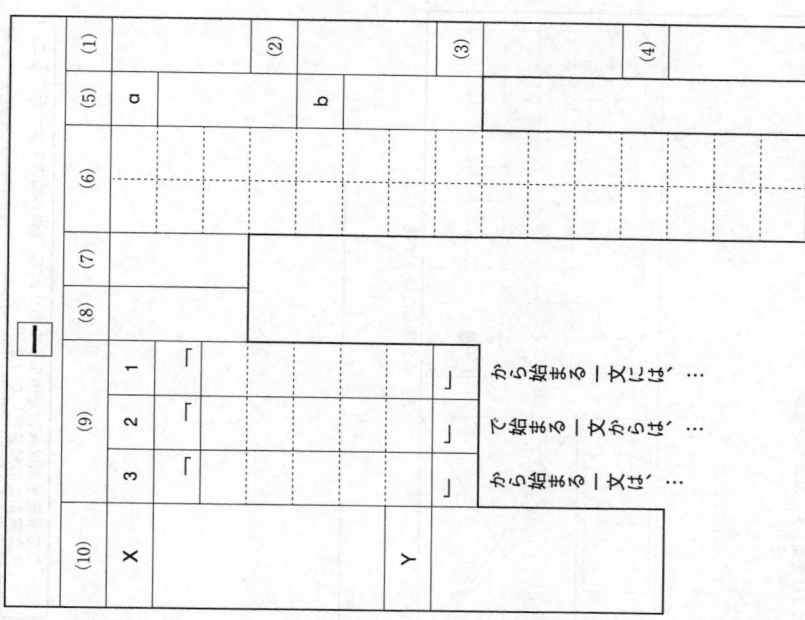

2023年度　筑波大学附属中学校

算数解答用紙

番号		氏名		評点	/50

1	(1)		(2)	
	(3)	個	(4)	%
	(5)	cm		

2

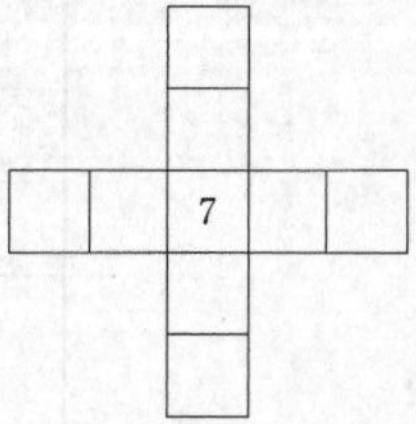

3	(1)	個	(2)	個
4	(1)		(2)	個
5		cm		

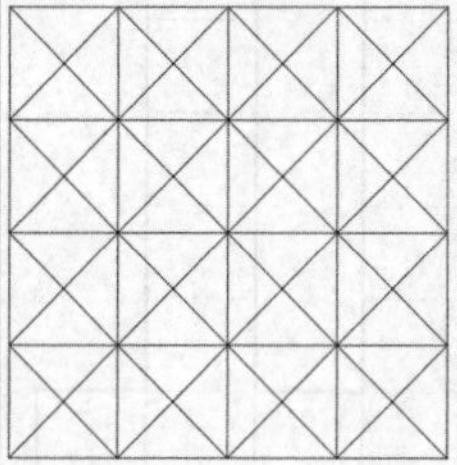

6	(1)	時　分　秒	(2)	km
7	(1)	通り		
	(2)	いえる　・　いえない		
	(3)	つくば交通　・　おおつか交通		
8	(1)		(2)	
	(3)	記号	ア，イを選んだ場合は数	

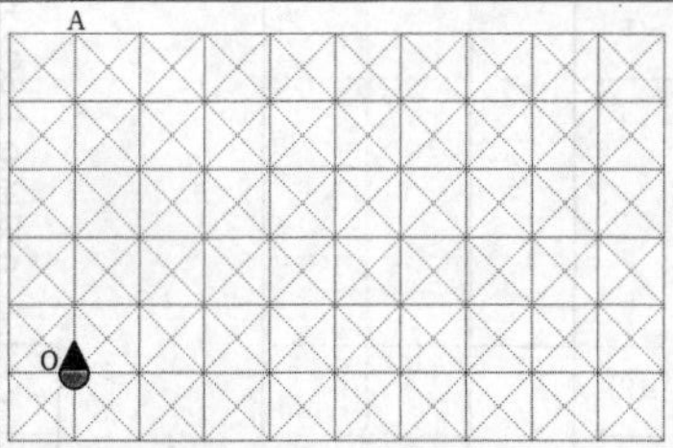

（注）この解答用紙は実物を縮小してあります。185％拡大コピーをすると、ほぼ実物大の解答欄になります。

〔算　数〕50点（推定配点）

1　各２点×５　2　説明…２点，図…２点　3～7　各３点×10＜7の(2)，(3)は完答＞　8　各２点×３＜(3)は完答＞

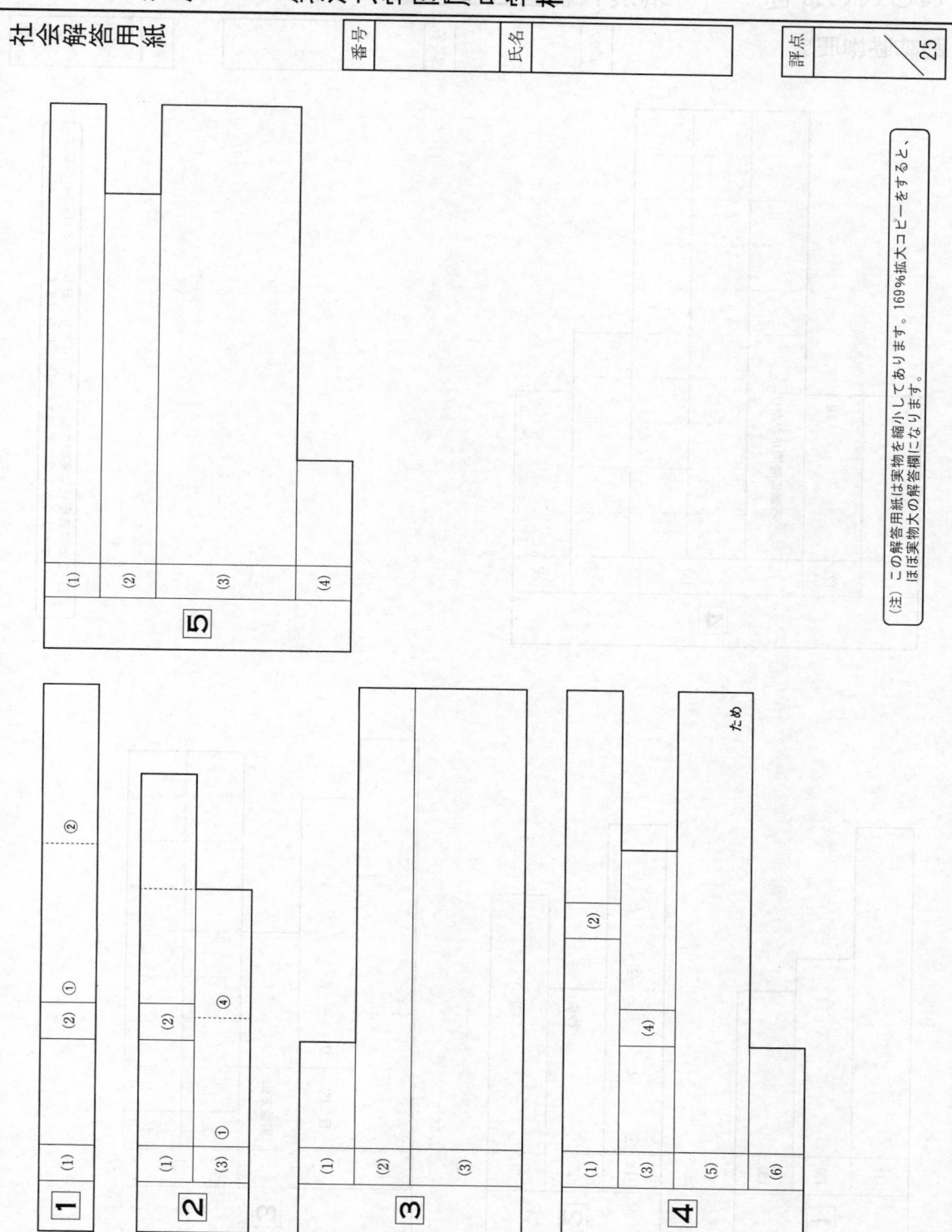

2023年度　筑波大学附属中学校

社会解答用紙

番号		氏名	

評点	/25

（注）この解答用紙は実物を縮小してあります。169%拡大コピーをすると、ほぼ実物大の解答欄になります。

5

(1)

(2)

(3)

(4)

1

(1)

(2) ①

②

2

(1)

(2)

(3) ①

④

3

(1)

(2)

(3)

4

(1)

(2)

(3)

(4)

(5) ため

(6)

〔社　会〕25点(推定配点)

1, 2　各1点×8　3　(1), (2)　各1点×2　(3)　2点　4　(1)〜(4)　各1点×4　(5)　2点　(6)　1点　5　(1)　2点　(2)　1点　(3)　2点　(4)　1点

2023年度 筑波大学附属中学校

理科解答用紙

番号　　　氏名　　　評点　／25

1

(1)

(2)

(3)

2

(1) ①　　と　　②　　と

(2)　　秒後

(3) ①　　②

3

(1) X　　Y　　Z

(2) 目的 ①　　②

実験方法

(3) ③　　④

4

(1)

(2)　　g

(3) ろ過に時間がかかり，

(4)

(注) この解答用紙は実物を縮小してあります。B５→A３（163%）に拡大コピーすると、ほぼ実物大の解答欄になります。

〔理　科〕25点(推定配点)

1　各２点×3＜(1)，(2)は完答＞　2　(1)　各１点×2　(2)，(3)　各２点×2＜(3)は完答＞　3　各１点×5＜(1)，(2)の目的は完答＞　4　各２点×4

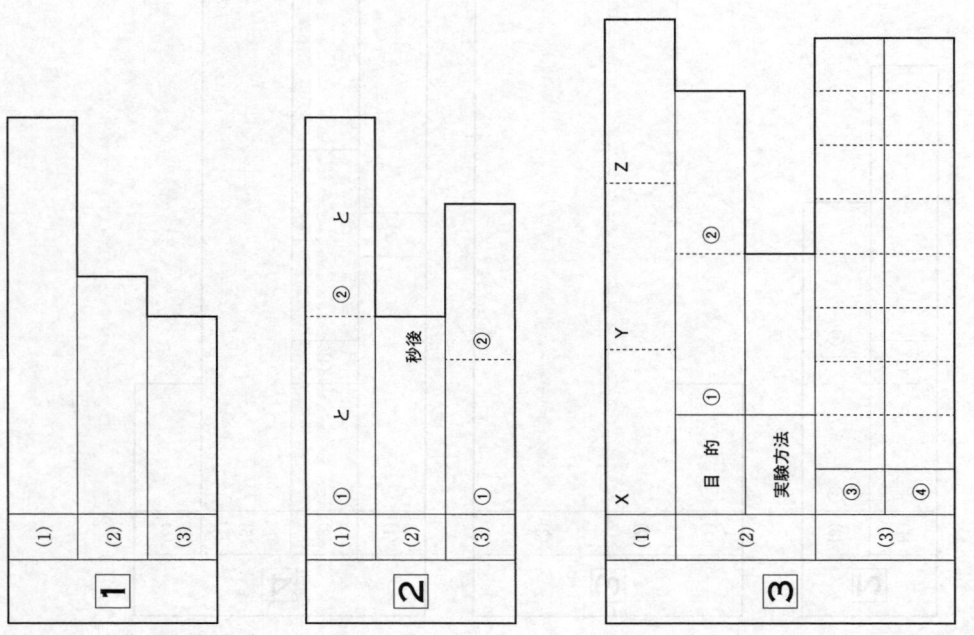

二〇二三年度　筑波大学附属中学校

国語解答用紙

番号		氏名		評点	/50

一

(1) a　b

(2)

(3)

(4)

(5)

(6) (i) 1　2　(ii)

(7)

(8)

(9) X　Y

二

(1) という例。

(2)

(3)

(4)

(5) (i)　(ii) はじめ　終わり

(6)

(7) a　b

(8)

(9)

（注）この解答用紙は実物を縮小してあります。B5→A3（163%）に拡大コピーすると、ほぼ実物大の解答欄になります。

〔国　語〕50点（推定配点）

一 (1) 各2点×2　(2) 3点　(3)～(9) 各2点×10　二 (1) 3点　(2)～(9) 各2点×10＜(8)は完答＞

2022年度　筑波大学附属中学校

算数解答用紙

番号		氏名	

評点	/50

（注）この解答用紙は実物を縮小してあります。169％拡大コピーをすると、ほぼ実物大の解答欄になります。

6	(1)	①　　②
	(2)	
	(3)	
	(4)	cm²
7	(1)	
	(2)	秒速　　m
	(3)	通り

2	(1)	%
	(2)	円
3		秒後と　　秒後
4		
5	(1)	
	(2)	
	(3)	

1	(1)		
	(2)		
	(3)	ア	
		イ	
		ウ	
	(4)		回目
	(5)		人
	(6)		人

〔算　数〕50点（推定配点）

1～4　各２点×10＜1の(3)，3，4は完答＞　5～7　各３点×10＜6の(1)は完答＞

2022年度　筑波大学附属中学校

社会解答用紙

番号		氏名		評点	/25

1

記号	
意味	

2

(1)		(2)	
(3)			

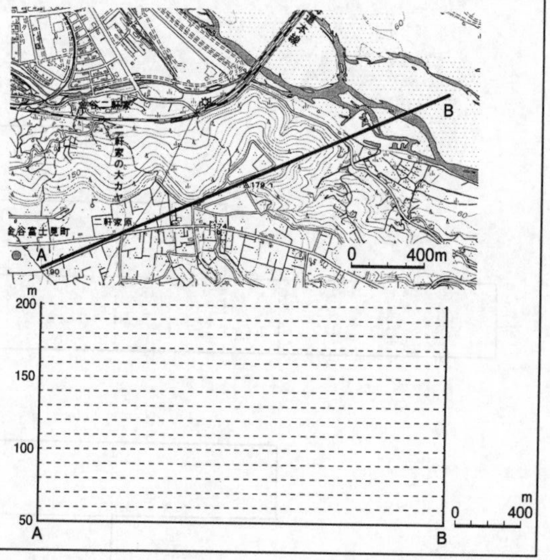

3

(1)	
(2)	

4

(1)	3番目	5番目	(2)	
(3)		時代		
(4)	時代	時代	時代	

5

(1)	→ →	(2)	
(3)			

6

(1)		
(2)		
(3)	記号	品目名
(4)		
(5)		

(注) この解答用紙は実物を縮小してあります。172%拡大コピーをすると、ほぼ実物大の解答欄になります。

〔社　会〕25点(推定配点)

1　各1点×2　2, 3　各2点×5　4〜6　各1点×13<4の(1), (3), (4), 5の(1)の年代の順, 6の(3), (5)は完答>

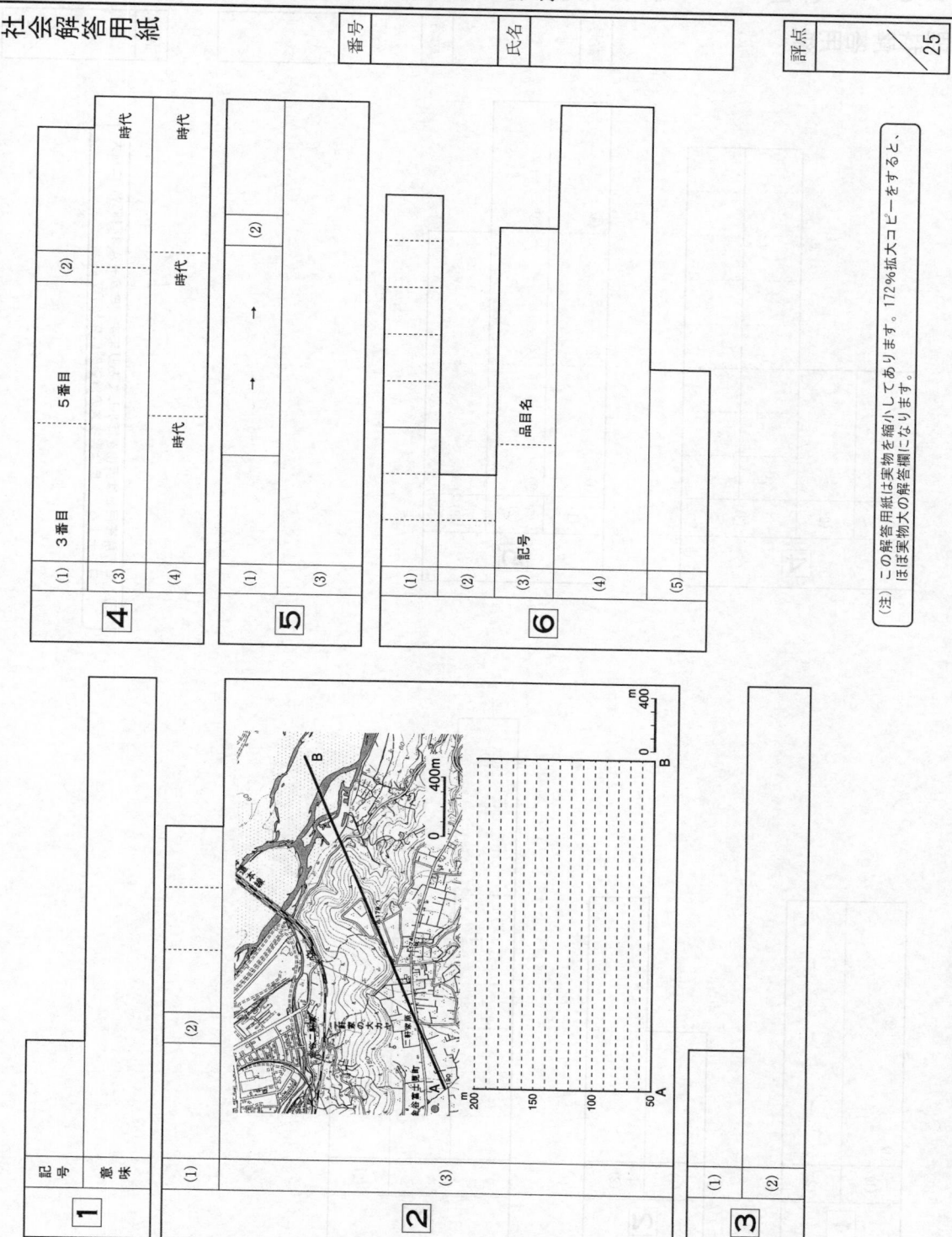

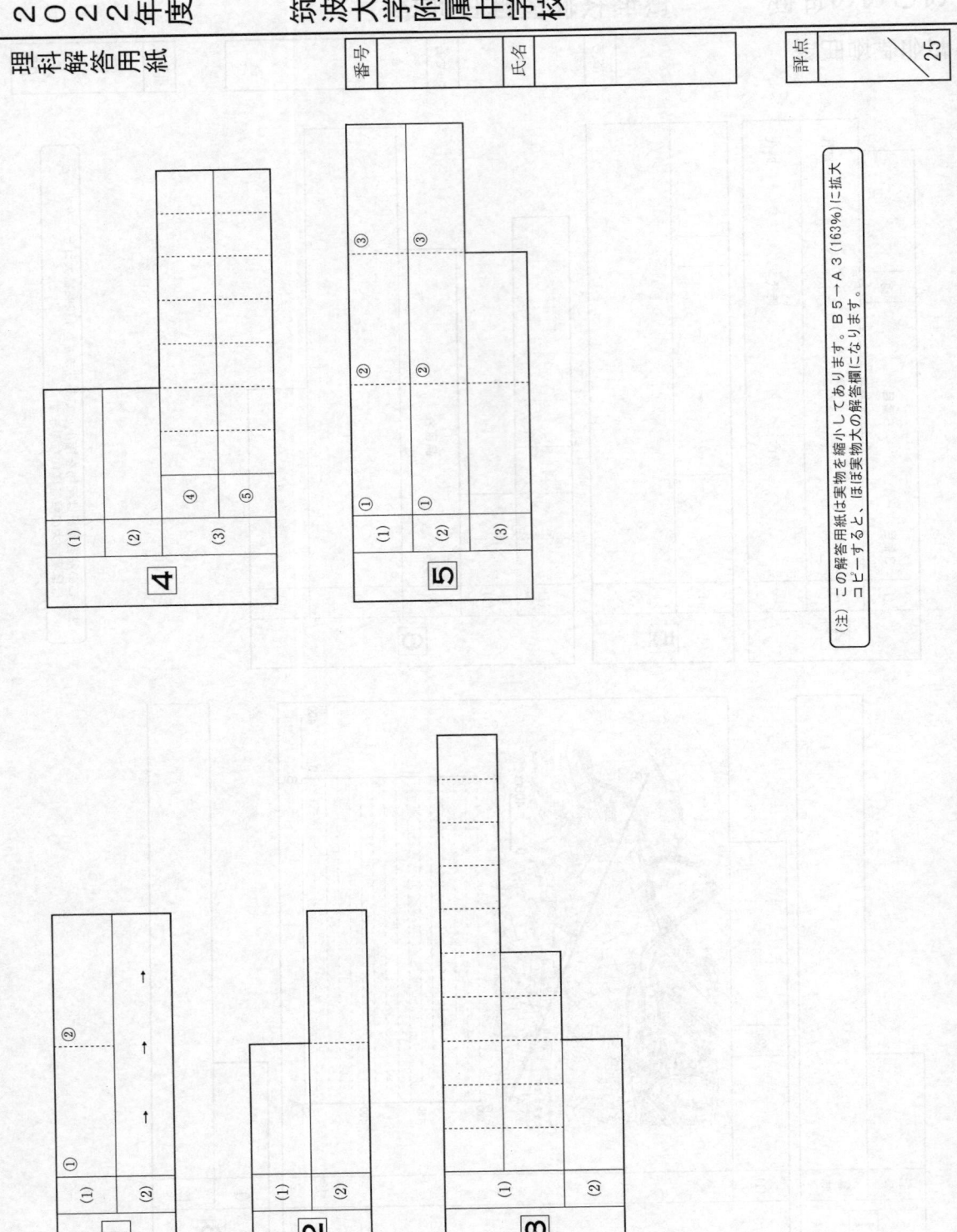

2022年度　筑波大学附属中学校

理科解答用紙

番号		氏名	

評点 ／25

(注)この解答用紙は実物を縮小してあります。B5→A3(163%)に拡大コピーすると、ほぼ実物大の解答欄になります。

1

(1) ① ②

(2) → → →

2

(1)

(2)

3

(1)

(2)

4

(1)

(2)

(3) ④ ⑤

5

(1) ① ② ③

(2) ① ② ③

(3)

〔理　科〕25点(推定配点)

1～4　各2点×10＜1の(2)，2の(2)，4の(3)は完答＞　5　(1)，(2)　各2点×2＜各々完答＞　(3) 1点

二〇二二年度　筑波大学附属中学校

国語解答用紙

番号　　氏名　　評点 ／50

一

(1)

(2) 1　2

(3) 凸　凹

(4) 〜

(5)

(6)

(7) Ⅰ　Ⅱ

二

(1) a　b

(2) Ⅰ　Ⅱ　Ⅲ　Ⅳ

(3)

(4)

(5) 1 。 2 。

(6) (i)　(ii)

(7)

(8)

（注）この解答用紙は実物を縮小してあります。B5→A3（163%）に拡大コピーすると、ほぼ実物大の解答欄になります。

〔国　語〕50点（推定配点）

一, 二　各2点×25

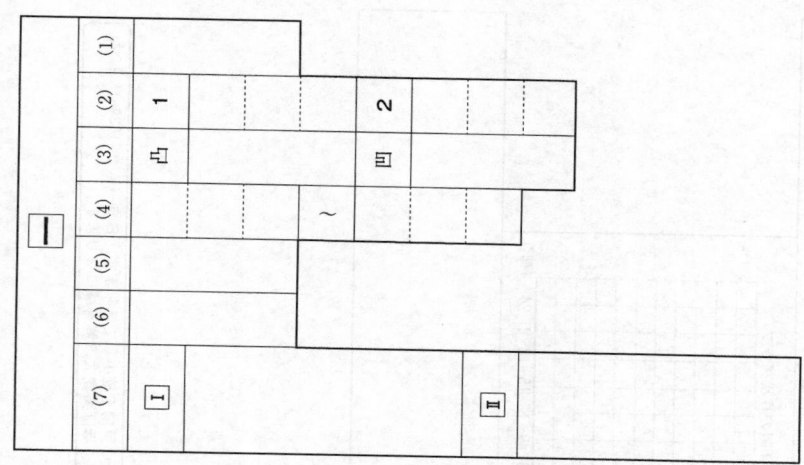

２０２１年度　筑波大学附属中学校

算数解答用紙

番号　　　氏名　　　評点 ／50

1
(1)
(2)
(3)
(4) %
(5) 度
(6) 分 秒
(7) 小数第 位
(8) 秒後

2 cm²

3

4
(1) 個
(2)

5

6
(1) 種類
(2) cm²

7
(1) 通り
(2)
(3) と

8
(1)
(2) 記号
理由
(3)
6年1組の柱状グラフ

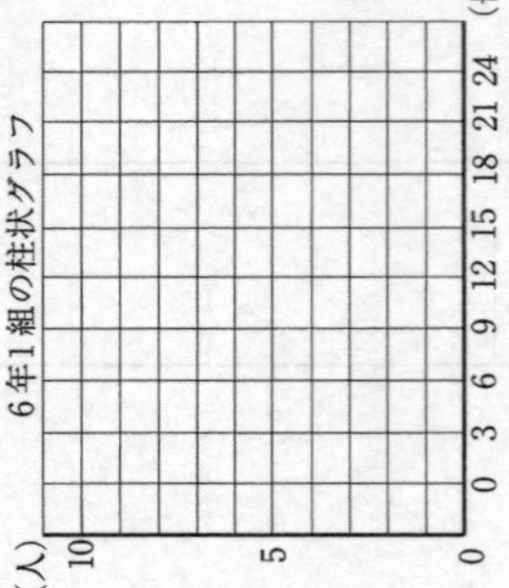

(4)

(注) この解答用紙は実物を縮小してあります。B５→A３(163%)に拡大コピーすると、ほぼ実物大の解答欄になります。

〔算　数〕50点(推定配点)

1～6　各２点×15　7　各３点×３　8　(1)　２点＜完答＞　(2)～(4)　各３点×３＜(2)は完答＞

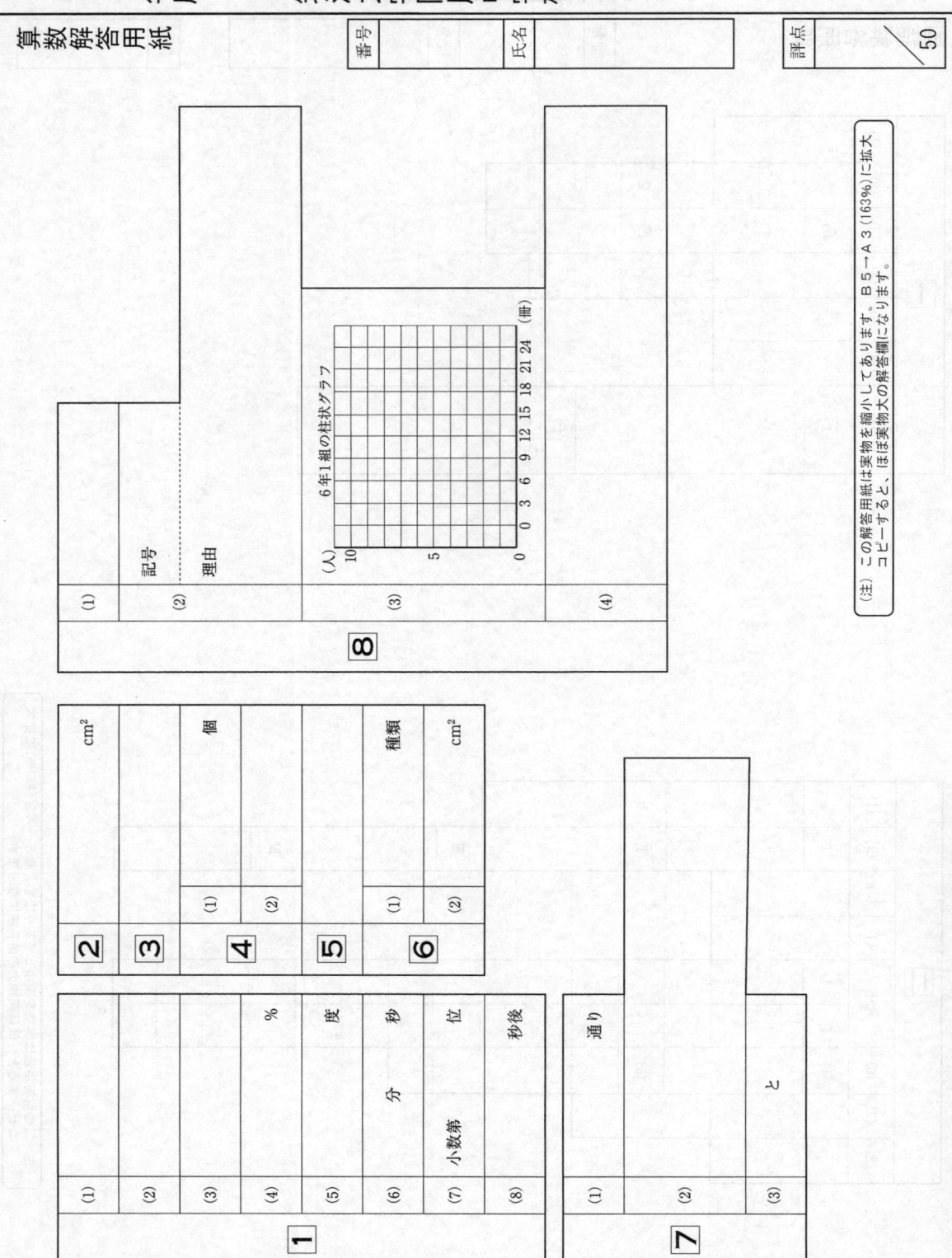

2021年度　筑波大学附属中学校

社会解答用紙

番号		氏名	

評点　／25

（注）この解答用紙は実物を縮小してあります。169%拡大コピーをすると、ほぼ実物大の解答欄になります。

1　地名　理由

2　(1)　(2)　(3) ①　②　③

3　(1)　(2) 気候　土地利用

4　(1)　(2)　15　(3)　(4) ①　②　(5)　(6)　10　(7)

5　(1)　(2) 機関　方法

6　課題　取り組み

〔社　会〕25点(推定配点)

1～3　各1点×10　4　(1)～(6)　各1点×7　(7)　2点　5　各1点×3＜(1)は完答＞　6　課題…2点，取り組み…1点

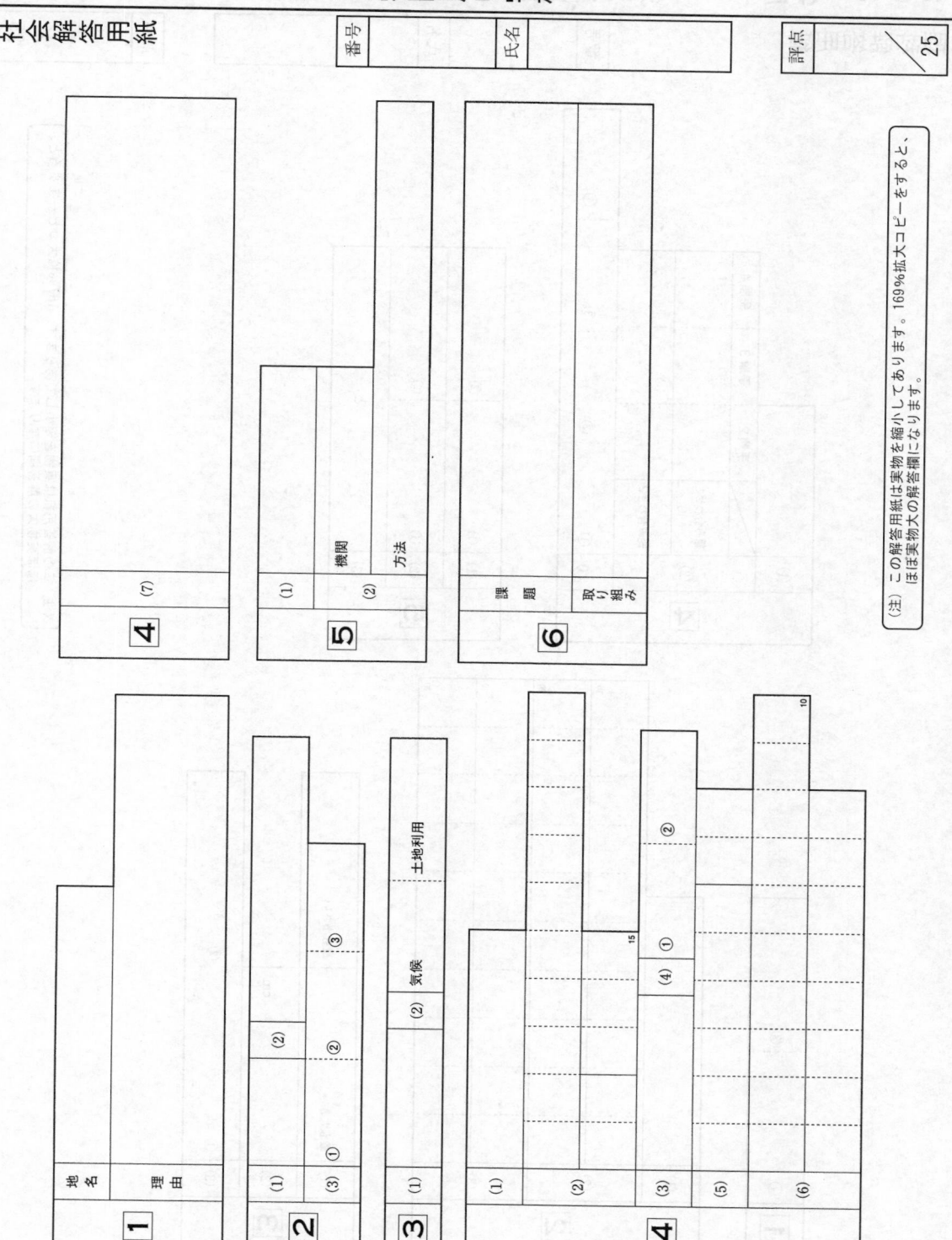

２０２１年度　筑波大学附属中学校

理科解答用紙

番号		氏名		評点	/25

1
(1) ①　②

2
(1)
(2)
(3)

3
(1) 最も大きい　最も小さい
(2) cm
(3) ①　②

4
(1) 手順２　手順３　手順４
(2) 組み合わせ１
組み合わせ２
(3) ①　②　③　④

5
(1) ①　②
(2) ①　②
(3) と

（注）この解答用紙は実物を縮小してあります。167%拡大コピーをすると、ほぼ実物大の解答欄になります。

〔理　科〕25点(推定配点)

1, 2　各２点×4<1は完答>　3～5　各１点×17<3の(3)の②，5の(3)は完答，4の(2)は各々完答>

二〇二二年度　筑波大学附属中学校

国語解答用紙

番号		氏名	

評点	/50

一

(1)　(2)　(3)

(4)　A　B

(5)　(6)

(7)　C　D

(8)

(9)　Ⅰ　Ⅱ

二

(1)　(2)

(3)

(4)　(5)

(6)　「コーチ、　」。

(7)　(a)　(b)　(c)

(注)この解答用紙は実物を縮小してあります。B５→B４(141%)に拡大コピーすると、ほぼ実物大の解答欄になります。

〔国　語〕50点(推定配点)

一　(1)〜(3)　各２点×３　(4)　A　３点　B　２点　(5)〜(9)　各２点×７<(5)は完答>　二　(1), (2)　各２点×２　(3)　８点　(4), (5)　各２点×２　(6)　３点　(7)　各２点×３

2020年度　筑波大学附属中学校

算数解答用紙

番号		氏名		評点	/100

8			
9			cm
10	(1)	分速	m
	(2)	9時	分

3	(1)	cm^2
	(2)	度
4	(1)	cm
	(2)	cm
5	(1)	cm^2
	(2)	種類
		個
6		枚
7		

1	(1)	
	(2)	
	(3)	通り
	(4)	個
	(5)	
	(6)	
	(7)	g
2		番目

（注）この解答用紙は実物を縮小してあります。Ｂ４用紙に120%拡大コピーすると、ほぼ実物大で使用できます。（タイトルと配点表は含みません）

〔算　数〕100点(推定配点)

1～10　各５点×20＜5の(2)，7，8は完答＞

２０２０年度　筑波大学附属中学校

社会解答用紙

番号		氏名	

評点	／50

1		

2	あ	い

3	

4	(1)		(2)	

5	(1)		(2)	

6	(1)	
	(2)	10 / 20 / 25

(注) この解答用紙は実物大です。

〔社　会〕50点(推定配点)

1　各３点×２　2～5　各５点×７　6　(1)　３点　(2)　６点

２０２０年度　　筑波大学附属中学校

理科解答用紙

番号		氏名		評点	／50

1	(1)		
	(2)	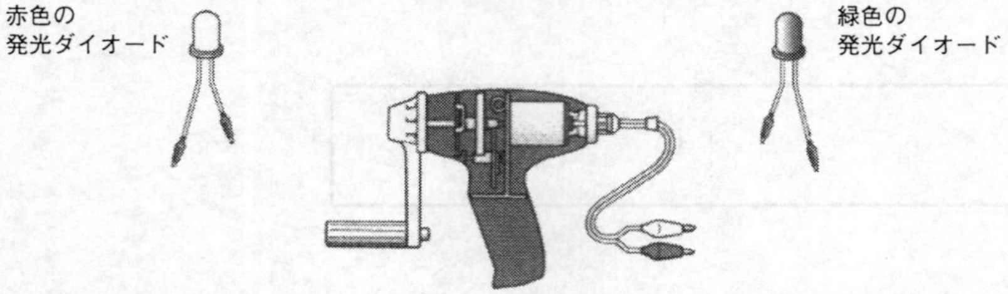 	10 / 15
2	(1)	→ → → →	
	(2)		10 / 15
	(3)	→ →	
3	(1)	①	②
	(2)	①	10 / 15 / 20
		②	g
4	(1)		(2)

(注) この解答用紙は実物を縮小してあります。Ａ４用紙に114％拡大コピーすると、ほぼ実物大で使用できます。(タイトルと配点表は含みません)

〔理　科〕50点(推定配点)

1　各４点×3　2　(1)，(2)　各４点×2＜(1)は完答＞　(3)　５点＜完答＞　3　(1)　各４点×2＜①は完答＞　(2)　①　４点　②　５点　4　各４点×2

2020年度　筑波大学附属中学校

番号		氏名	

評点　／60

（注）この解答用紙は実物を縮小してあります。A３用紙に161％拡大コピーすると、ほぼ実物大で使用できます。（タイトルと配点表は含みません）

家庭

1	記号　／　訂正
2	番号　／　記号
3	はし　／　自分の位置
4	

音楽

1	曲目
2	曲目
3	
4	

図画工作

1	①	②	③	④	⑤
2	(1)	(2)	(3)		
	(4)	(5)	(6)		
3					
4	①	②			

〔音楽・図画工作・家庭〕各20点　計60点(推定配点)

音楽　1～4　各５点×4　図画工作　1　各１点×5　2　各２点×6　3，4　各１点×3　家庭　1，2　各４点×2<各々完答>　3　５点　4　７点

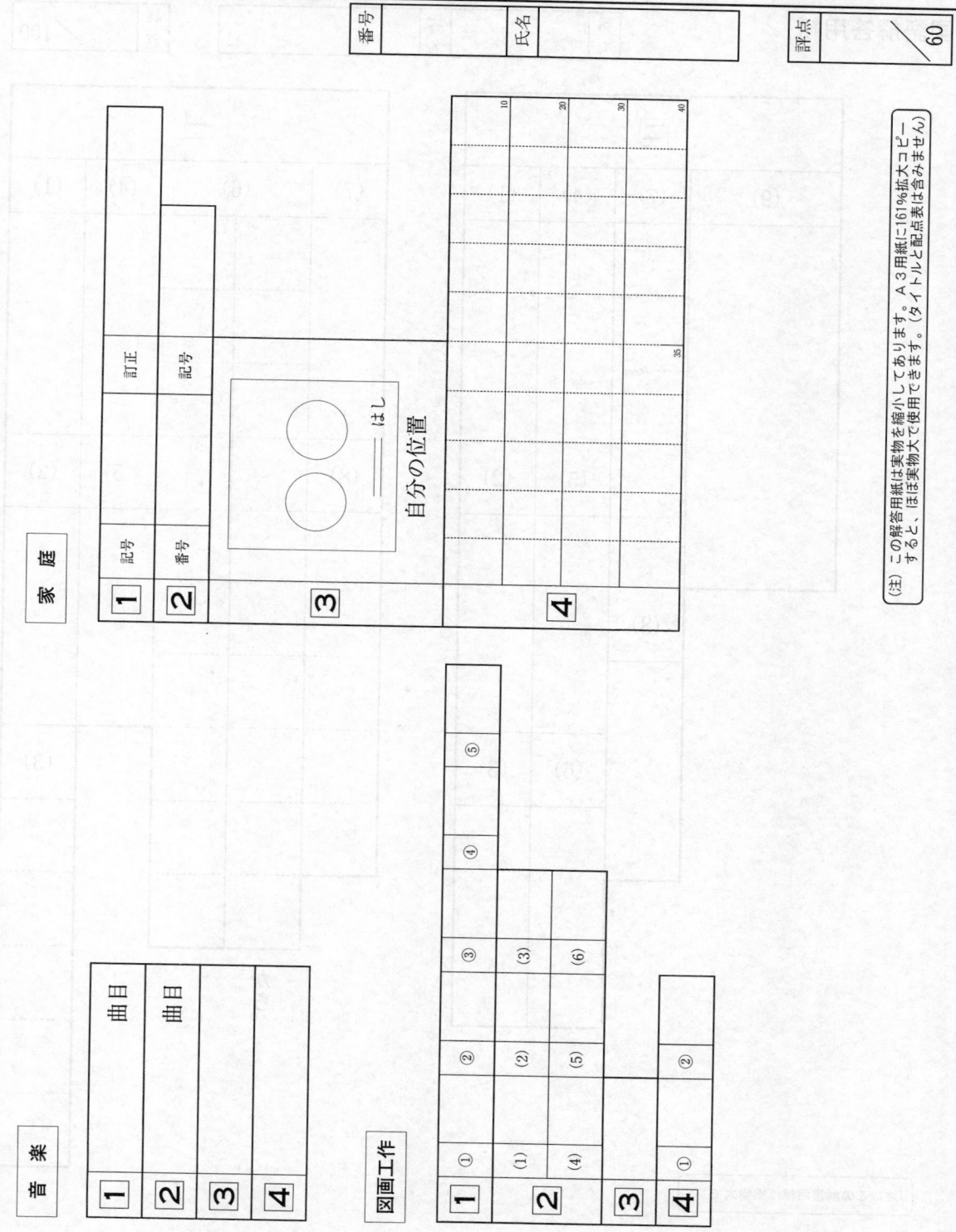

二〇二〇年度　筑波大学附属中学校

国語解答用紙

番号		氏名		評点	／100

一

(1)

(2)

(3)

(4)

(5)

(6)　から。

(7)

(8)

二

(1)

(2)

(3)

(4)

(5)

(6)

(7)

(8)

(9)

(注) この解答用紙は実物大です。

〔国　語〕100点(推定配点)

一 (1)，(2)　各5点×2　(3)　6点　(4)，(5)　各5点×2　(6)　10点　(7)　5点　(8)　6点　二 (1)〜(8)　各6点×8　(9)　5点

2019年度 算数解答用紙

筑波大学附属中学校

番号		氏名	

評点	/100

(注) この解答用紙は実物を縮小してあります。A３用紙に154%拡大コピーすると、ほぼ実物大で使用できます。(タイトルと配点表は含みません)

10

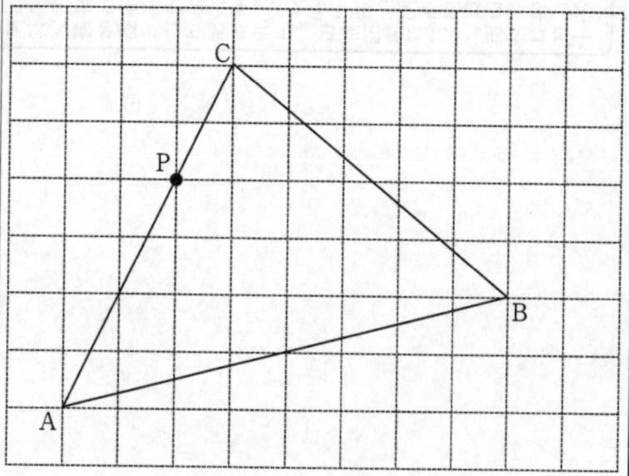

11

3		cm
4	(1)	m
	(2)	分後
5	(1)	段目
	(2)	
6		通り
7		点
8		通り
9		本

1	(1)	
	(2)	
	(3)	
	(4)	通り
	(5)	L
	(6)	
	(7)	度
2	(1)	cm^2
	(2)	cm^2

〔算　数〕100点(推定配点)

1～11　各５点×20＜1の(2)は完答＞

2019度 筑波大学附属中学校

社会解答用紙

番号	氏名	評点
		/50

6 (1) (2)

5 (1) 地図 はたらき (2) (3) あ a

4 (1) (2)

3

2

1

(注) この解答用紙は実物を縮小してあります。Ｂ４用紙に139%拡大コピーすると、ほぼ実物大で使用できます。(タイトルと配点表は含みません)

〔社　会〕50点(推定配点)

1～4　各５点×５　5　各３点×５　6　各５点×２

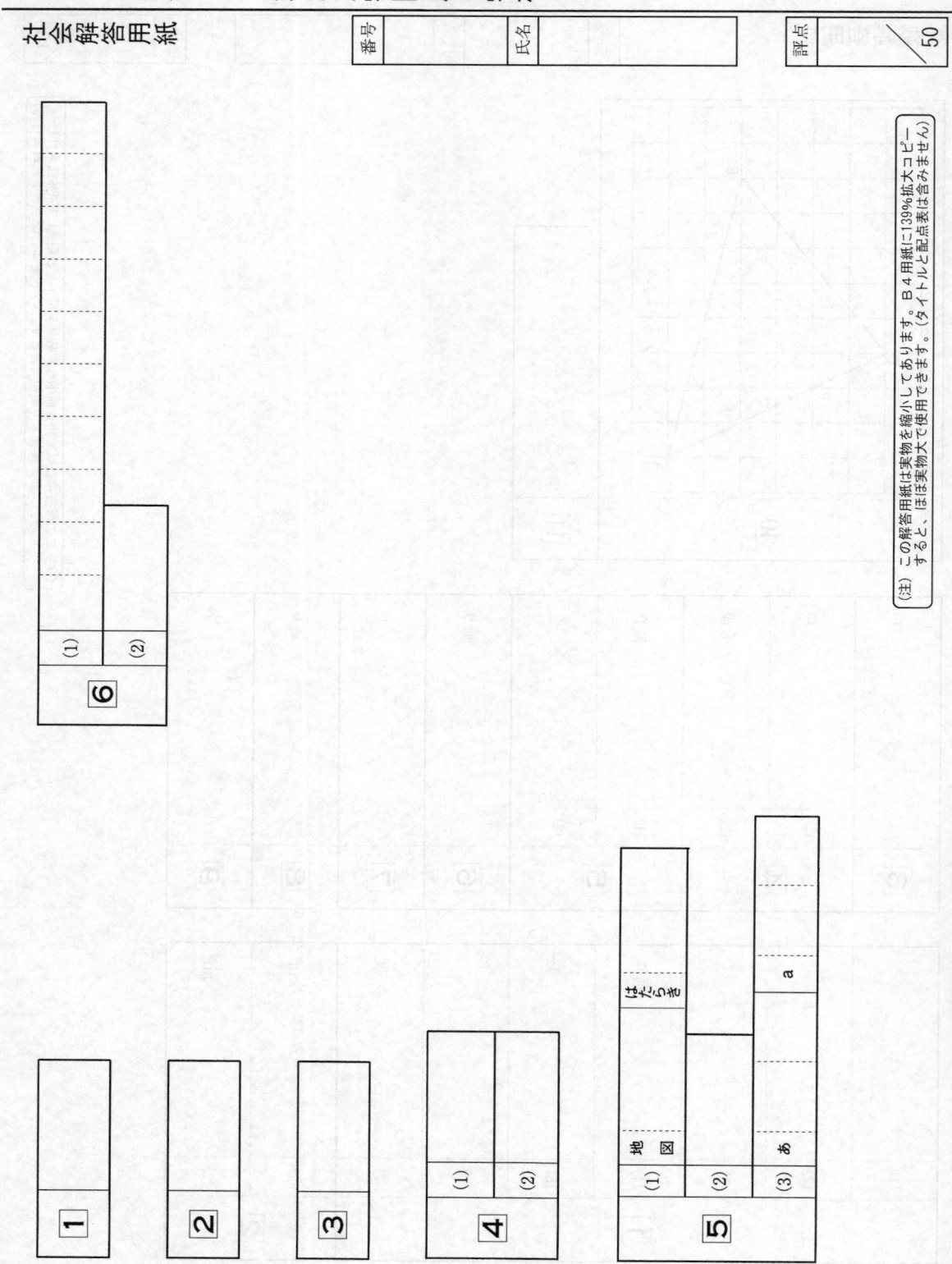

２０１９年度　　　筑波大学附属中学校

理科解答用紙

番号		氏名		評点	／50

1

①	②	③

2

(1)	
(2)	

3

(1)	地球　　月
(2)	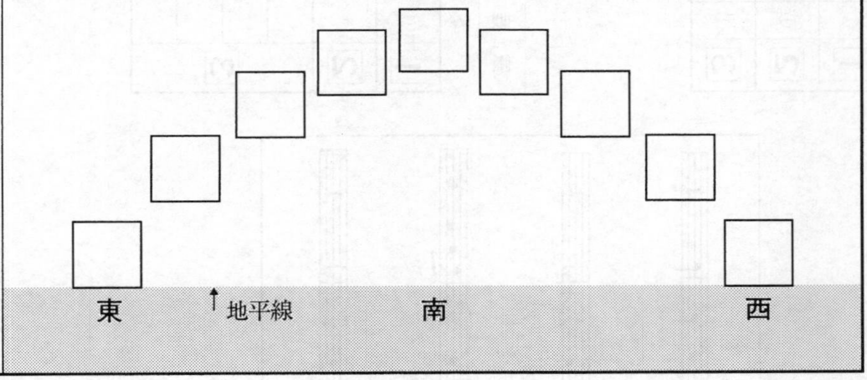

4

(1)		(2)	
(3)			

5

(1)		(2)	

（注）この解答用紙は実物大です。

〔理　科〕50点(推定配点)

1　各４点×３　2　(1)　４点＜完答＞　(2)　各３点×２　3～5　各４点×７＜3の(1)，4の(3)は完答＞

2019年度　筑波大学附属中学校

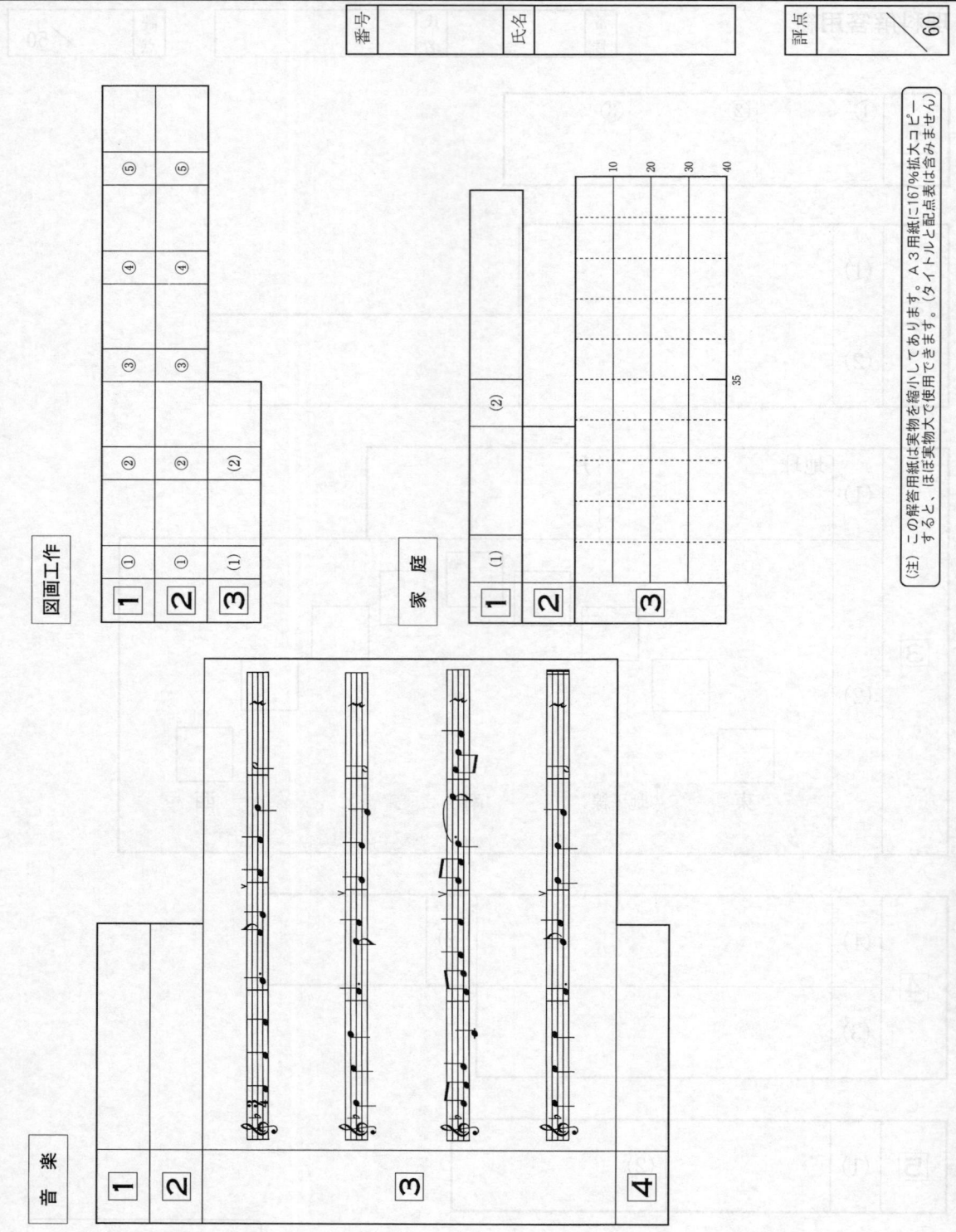

番号		氏名		評点	/60

音楽

1	
2	
3	
4	

図画工作

1	①		②		③		④		⑤	
2	①		②		③		④		⑤	
3	(1)		(2)							

家庭

1	(1)		(2)	
2				
3	10	20	30	35 40

（注）この解答用紙は実物を縮小してあります。Ａ３用紙に167％拡大コピーすると、ほぼ実物大で使用できます。（タイトルと配点表は含みません）

〔音楽・図画工作・家庭〕各20点　計60点（推定配点）

音楽　1～4　各５点×４　図画工作　1，2　各１点×10　3　各５点×２　家庭　1　各４点×２
2　５点　3　７点

二〇一九年度　筑波大学附属中学校

国語解答用紙

番号		氏名		評点	／100

一

(1)

(2)

(3)

(4)

(5)

(6)

(7)

(8)

(9)

二

(1)

(2)

(3)

(4)

(5)

(6) と

(7)

(8) と

（注）この解答用紙は実物を縮小してあります。Ｂ４用紙に119％拡大コピーすると、ほぼ実物大で使用できます。（タイトルと配点表は含みません）

〔国　語〕100点(推定配点)

一　(1)～(5)　各５点×５　(6)　10点　(7)　７点　(8)，(9)　各５点×２　二　各６点×８＜(6)，(8)は完答＞

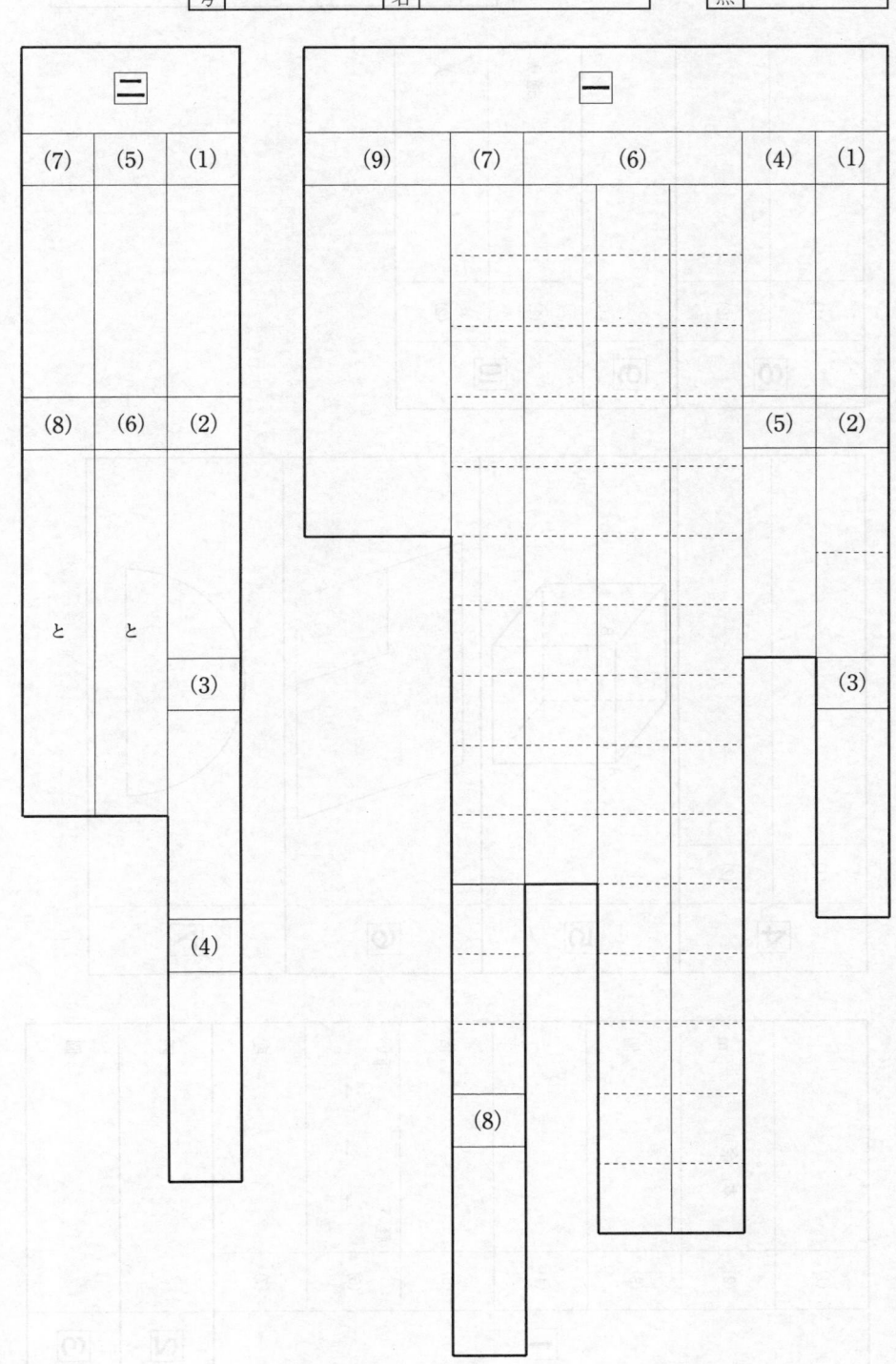

2018年度　筑波大学附属中学校

算数解答用紙

番号		氏名		評点	/100

(注)　この解答用紙は実物を縮小してあります。A3用紙に164%拡大コピーすると、ほぼ実物大で使用できます。(タイトルと配点表は含みません)

8	(1)	
	(2)	
9		
10	(1)	通り
	(2)	人

4	(1)	
	(2)	
5		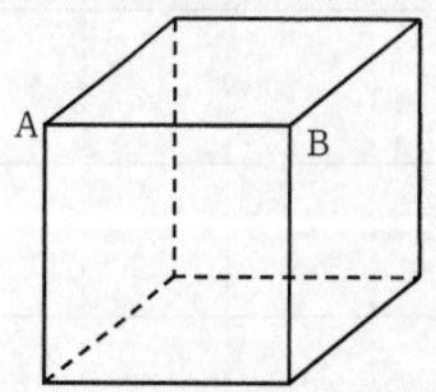
6		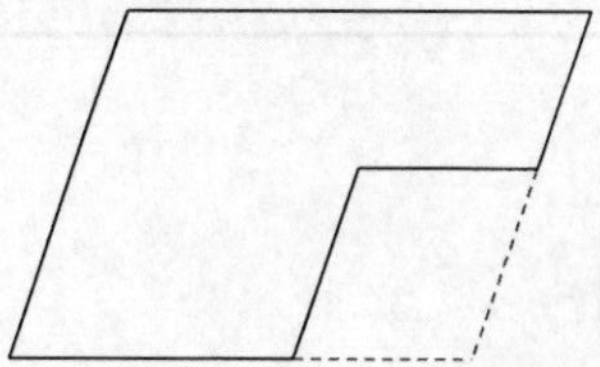
7		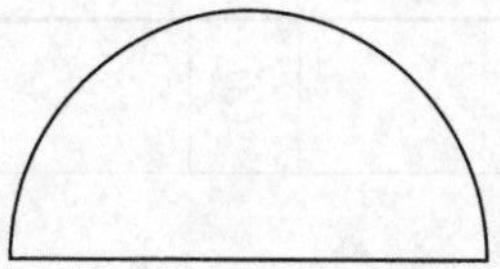

1	(1)	
	(2)	本，余り　　m
	(3)	個
	(4)	
	(5)	倍
	(6)	軽い　→　→　→　重い
	(7)	度
2		匹
3		個

〔算　数〕100点(推定配点)

1～7　各5点×14<1の(6)は完答>　8～10　各6点×5

２０１８年度　筑波大学附属中学校

社会解答用紙

番号		氏名	

評点	／50

1	
2	A　B　C　D
3	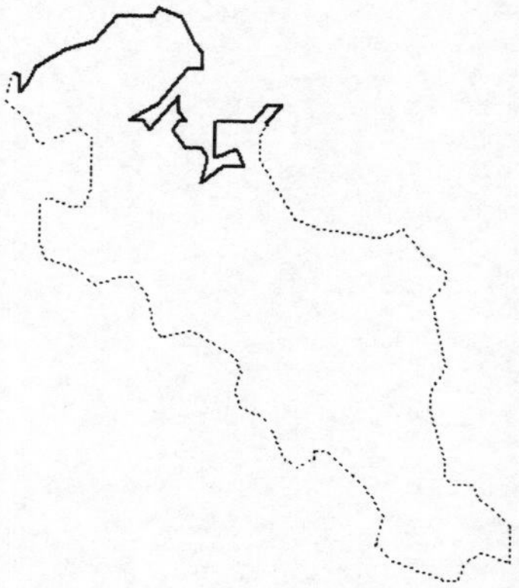
4	農業 A　B　工業 A　B
5	(1)　(2)　番目
6	(1)　(2)
7	(1)　(2)

(注) この解答用紙は実物大です。

〔社　会〕50点(推定配点)

1　4点　2　各３点×4　3　4点　4　各３点×2＜各々完答＞　5～7　各４点×6

２０１８年度　筑波大学附属中学校

理科解答用紙

番号		氏名		評点	／50

1	(1)		(2)	①	②	③

2	(1)	①	②	③
	(2)			
	(3)			

3	(1)	
	(2)	

4	(1)		
	(2)	同じにする条件	変える条件

（注）この解答用紙は実物を縮小してあります。Ａ４用紙に115%拡大コピーすると、ほぼ実物大で使用できます。（タイトルと配点表は含みません）

〔理　科〕50点（推定配点）

1　各５点×２＜各々完答＞　2　各５点×３＜各々完答＞　3　各５点×２　4　各５点×３＜(1)は完答，(2)は各々完答＞

2018年度　筑波大学附属中学校

(注) この解答用紙は実物を縮小してあります。B４用紙に128%拡大コピーすると、ほぼ実物大で使用できます。(タイトルと配点表は含みません)

評点	/60

番号		氏名	

図画工作

1	
2	
3	

音楽

1	
2	ド　レ　ミ　ファ　ソ　ラ　シ　ド
3	
4	

家庭

1	(1)	
	(2)	
2	たて	cm
	横	cm
3	記号	

〔音楽・図画工作・家庭〕各20点　計60点(推定配点)

音楽　1～4　各５点×4　　図画工作　1　10点　2,　3　各５点×2　　家庭　1～3　各４点×5

<2は完答>

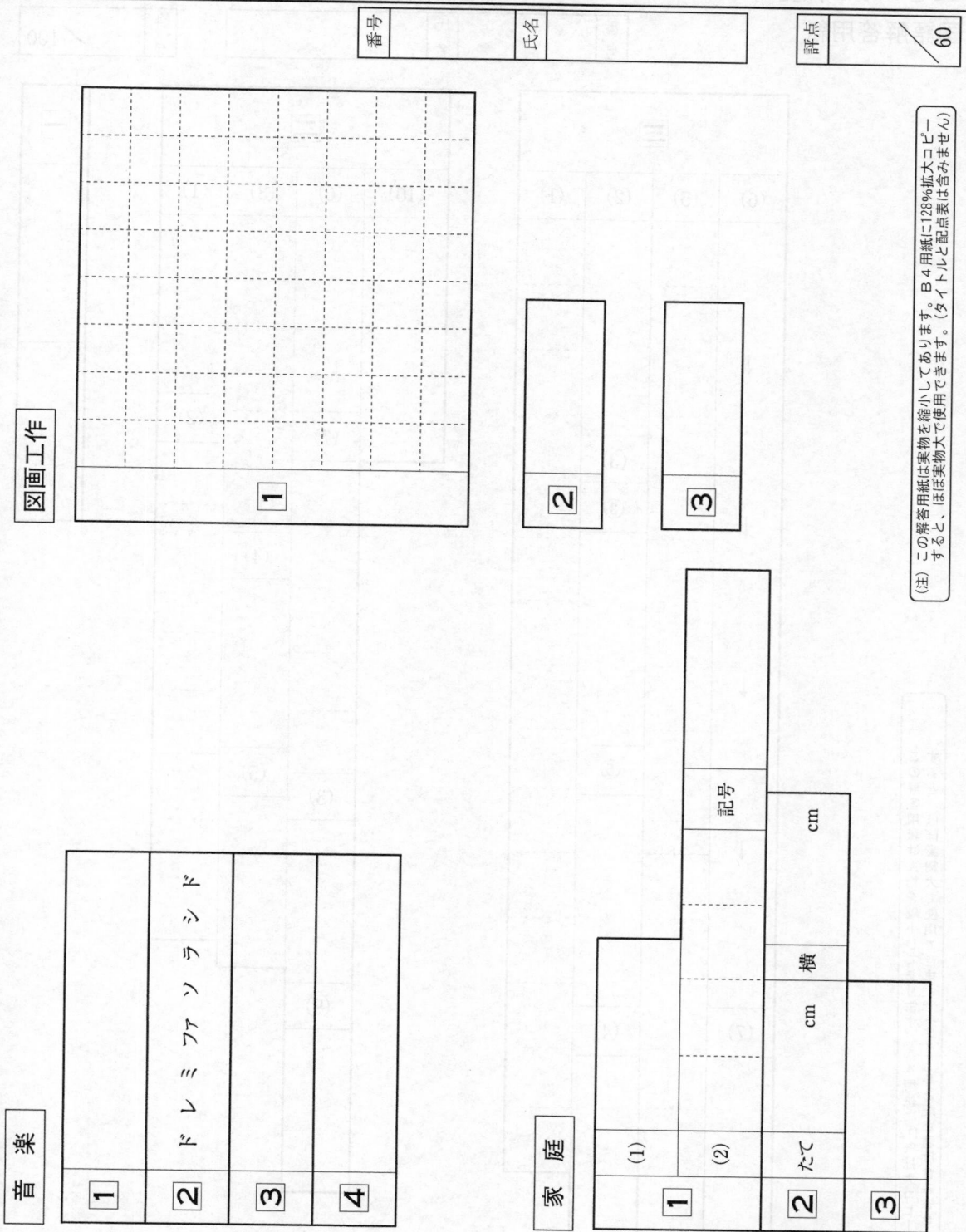

二〇一八年度　筑波大学附属中学校

国語解答用紙

番号		氏名		評点	／100

一

二

(1)　(2)　(3)　(4)　(5)　(6)　(7)　(8)　(9)　(10)

三

(1)　(2)　③　(3)　⑥　(4)　(5)　(6)　(7)

（注）この解答用紙は実物を縮小してあります。Ａ４用紙に112％拡大コピーすると、ほぼ実物大で使用できます。（タイトルと配点表は含みません）

〔国　語〕100点（推定配点）

一～三　各５点×20＜三の(6)は完答＞

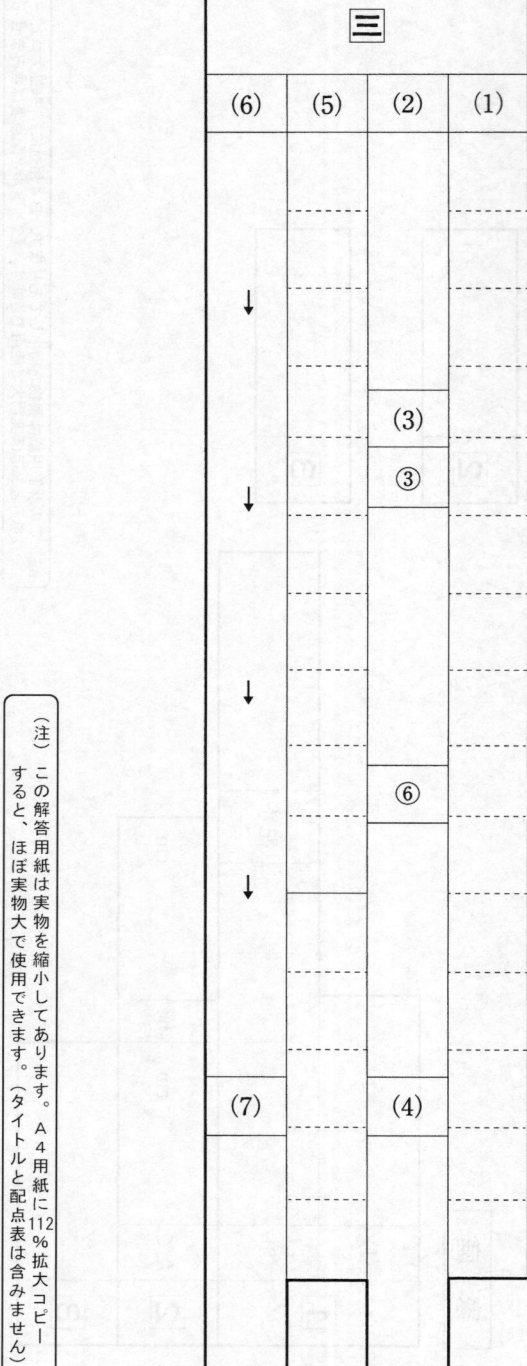

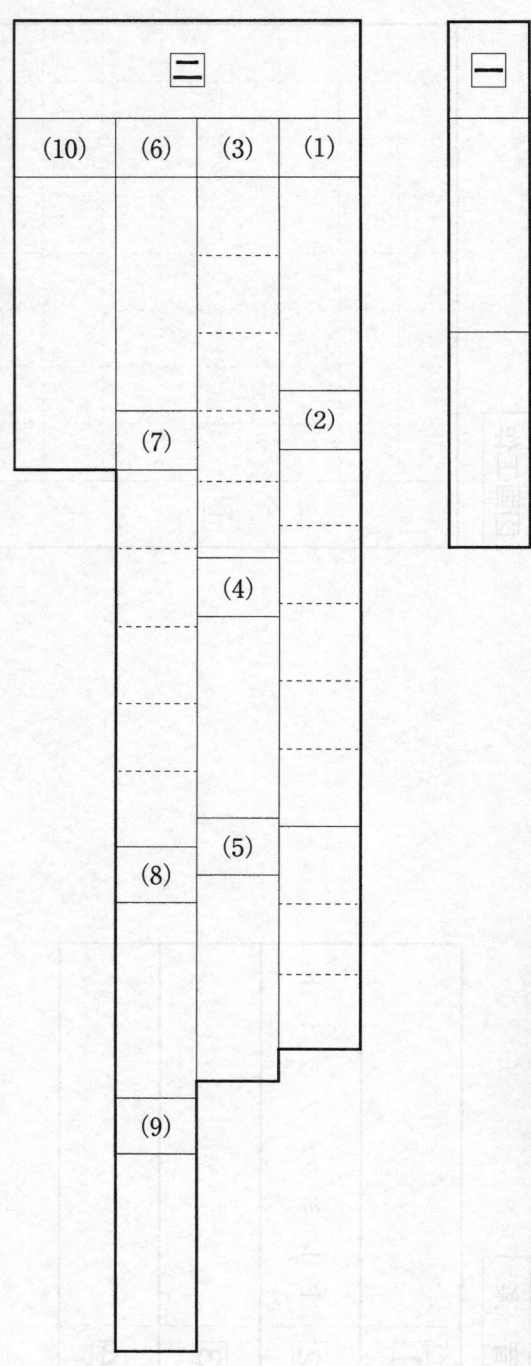

平成29年度　筑波大学附属中学校

算数解答用紙

番号		氏名	

評点	/100

（注）この解答用紙は実物を縮小してあります。Ａ３用紙に156%拡大コピーすると、ほぼ実物大で使用できます。（タイトルと配点表は含みません）

1	(1)	
	(2)	個
	(3)	
	(4)	km^2
	(5)	枚
	(6)	度
	(7)	本
	(8)	$a=$
2	(1)	秒後
	(2)	回

3		km/時
4		mm
5	①	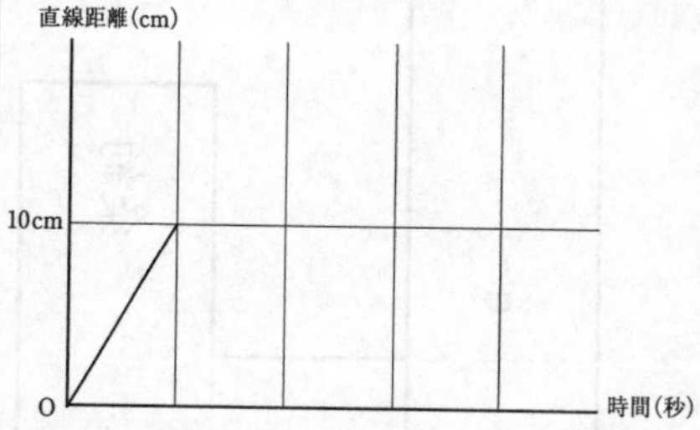
	②	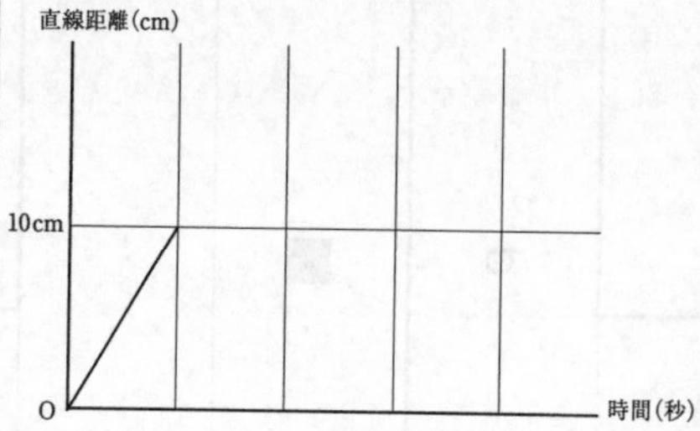
6		cm
7		

8		倍
9		個
10	(1)	cm
	(2)	cm^2

〔算　数〕100点（推定配点）

1～10　各５点×20＜7は完答＞

平成29年度　筑波大学附属中学校

社会解答用紙

番号		氏名		評点	／50

1	(1)	●	■	
	(2)			
2	(1)			
	(2)			
	(3)	a	d	e
3	(1)	●	■	
	(2)	①	条約	
		②		
4				
5	漢字	カタカナ		

（注）この解答用紙は実物大です。

〔社　会〕50点(推定配点)

1　各３点×４　2　(1)，(2)　各４点×２　(3)　各３点×３　3　(1)　各３点×２　(2)　各４点×２　4　４点　5　３点<完答>

平成29年度　筑波大学附属中学校

理科解答用紙

番号		氏名		評点	／50

1

(1)　，　，

(2)　，　，

(3)

2

(1)

(2)

3

(1)　①　②

(2)

(3)

4

(1)

(2)

(注) この解答用紙は実物を縮小してあります。Ａ４用紙に103%拡大コピーすると、ほぼ実物大で使用できます。(タイトルと配点表は含みません)

〔理　科〕50点(推定配点)

1～4　各５点×10＜1の(1)，(2)，2の(2)，3の(1)，(2)は完答＞

平成29年度　筑波大学附属中学校

番号　　氏名　　評点 ／60

図画工作

1

2

(注) この解答用紙は実物を縮小してあります。Ａ３用紙に164%拡大コピーすると、ほぼ実物大で使用できます。(タイトルと配点表は含みません)

音楽

1

2

3

4

家庭

1　(1) 番号　訂正　(2)

2　記号　数

3　10　20　30　40

〔音楽・図画工作・家庭〕各20点　計60点(推定配点)

音楽　1～4　各５点×4　　図画工作　1　15点　2　５点　　家庭　1～3　各５点×4＜1の(1)，2は完答＞

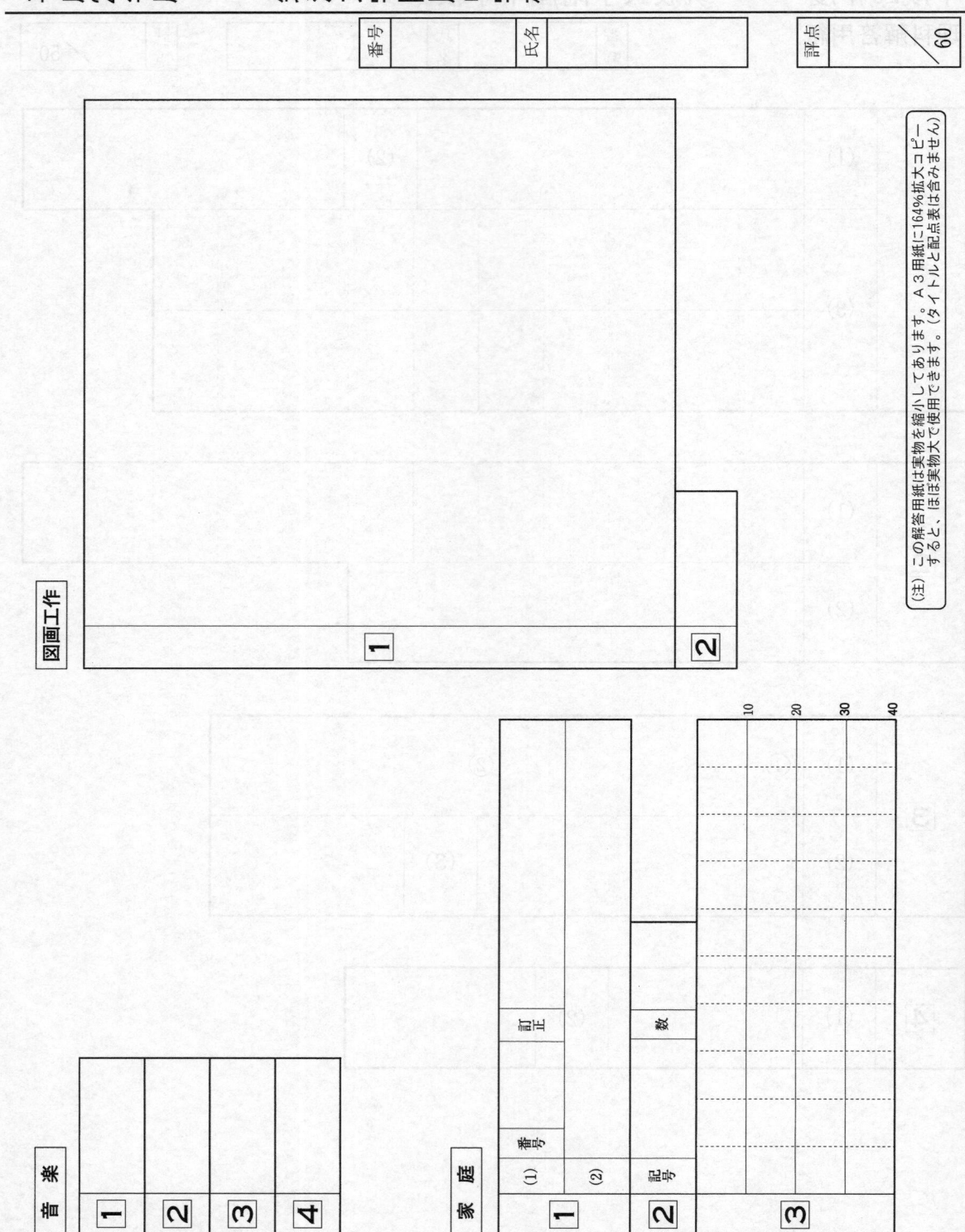

平成二十九年度　筑波大学附属中学校

国語解答用紙

番号		氏名	

評点	／100

一

(1)

(2)

二

(1)

(2)

(A)

(B)

(3)

(4)

(5)

(6)

(7)

(8)

三

(1)

(2)

(3)

(A)

(3)

(B)

はじめ

おわり

(4)

(5)

(6)

（注）この解答用紙は実物を縮小してあります。Ａ４用紙に114％拡大コピーすると、ほぼ実物大で使用できます。（タイトルと配点表は含みません）

〔国　語〕100点（推定配点）

一　(1)　5点　(2)　10点　二　各5点×9　三　(1)～(4)　各5点×5　(5)　10点　(6)　5点

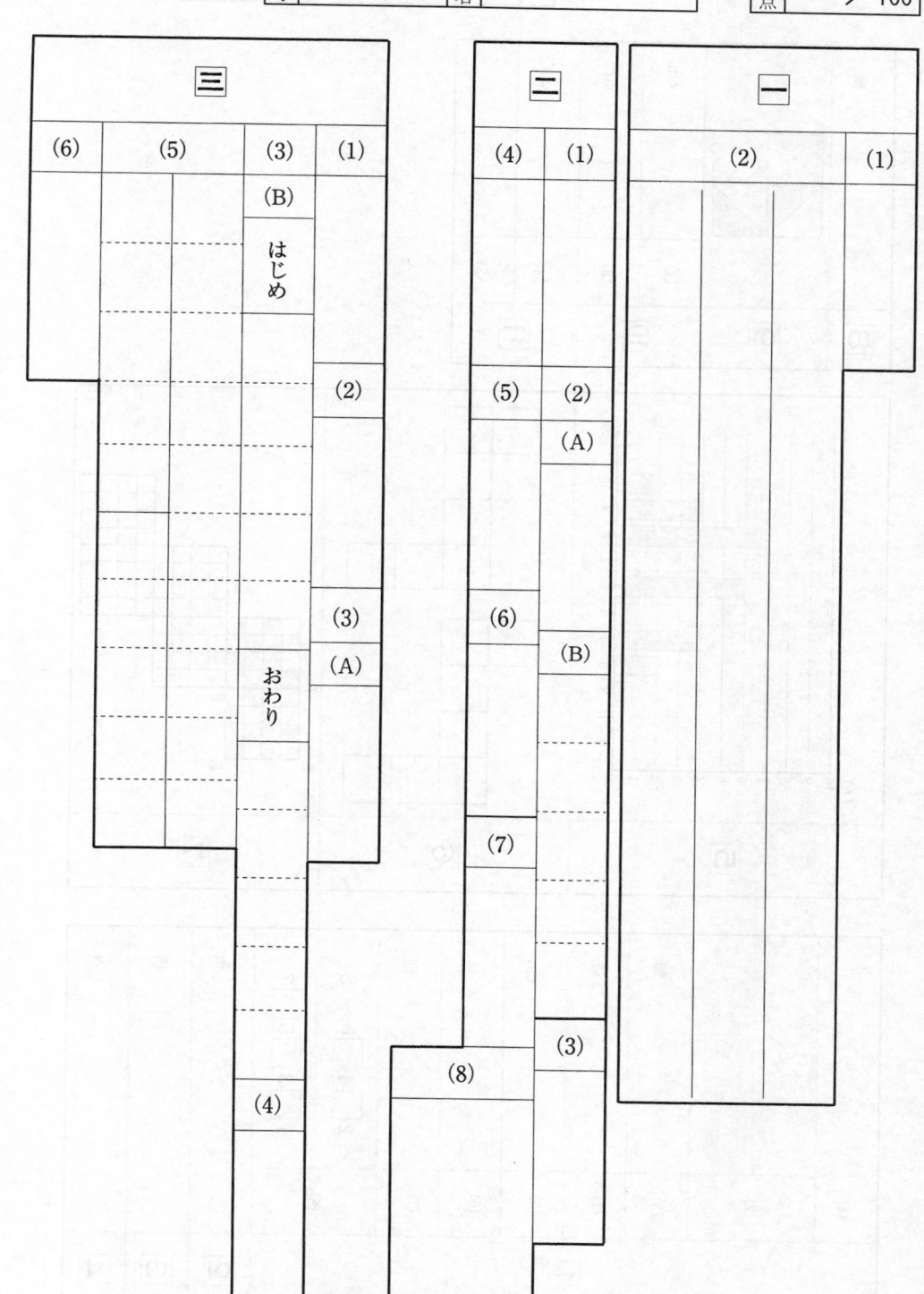

平成28年度 算数解答用紙

筑波大学附属中学校

番号		氏名	

評点	/100

1	(1)	
	(2)	と と
	(3)	個
	(4)	歳
	(5)	cm
	(6)	度
	(7)	回
	(8)	2□4□6 + 8 1□3□5□7
2		m
3		倍
4		点

5

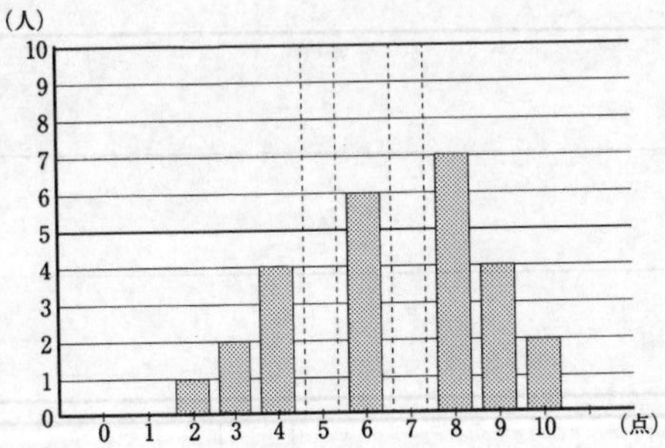

6

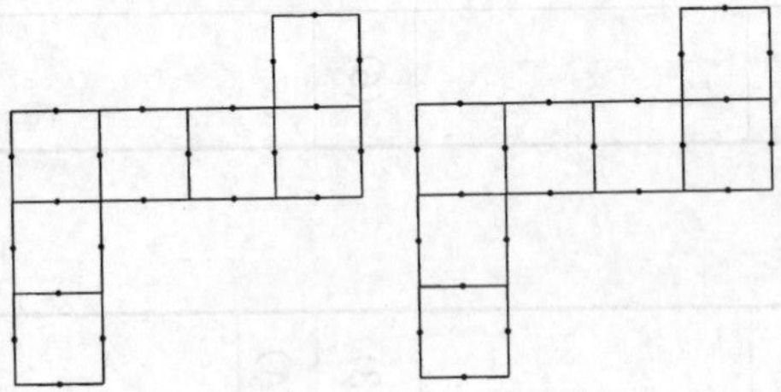

7

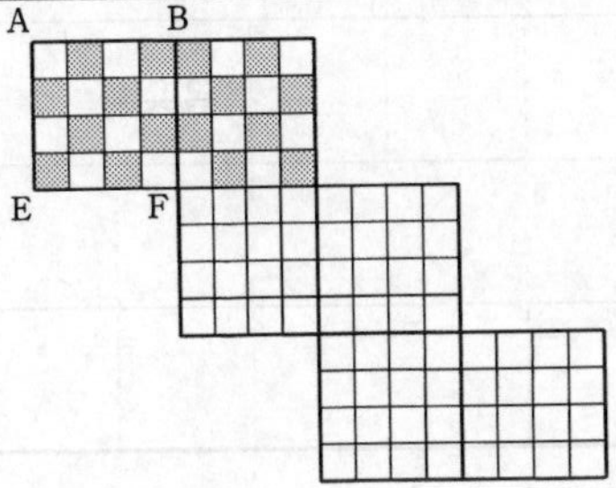

8		個
9	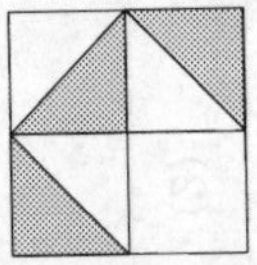	
10	(1)	cm
	(2)	cm^2
11	(1)	cm^2
	(2)	

（注） この解答用紙は実物を縮小してあります。Ａ３用紙に159%拡大コピーすると、ほぼ実物大で使用できます。（タイトルと配点表は含みません）

〔算　数〕100点（推定配点）

1～11 各５点×20＜1の(2)，(8)，6は完答＞

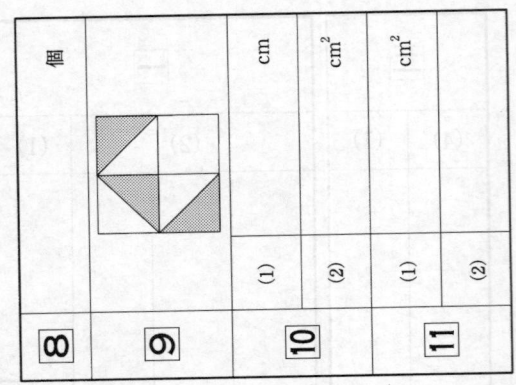

平成28年度　　筑波大学附属中学校

社会解答用紙

番号		氏名	

評点	／50

1			
2	(1)	地域	カード
	(2)	①	②
3		①	②
4	(1)		
	(2)		
5	(1)		
	(2)		
6	(1)	→ → →	
	(2)		

（注）この解答用紙は実物大です。

〔社　会〕50点（推定配点）

1　5点　2　(1)　5点＜完答＞　(2)　①　2点　②　3点　3　①　3点　②　2点　4～6　各5点×6＜6の(1)は完答＞

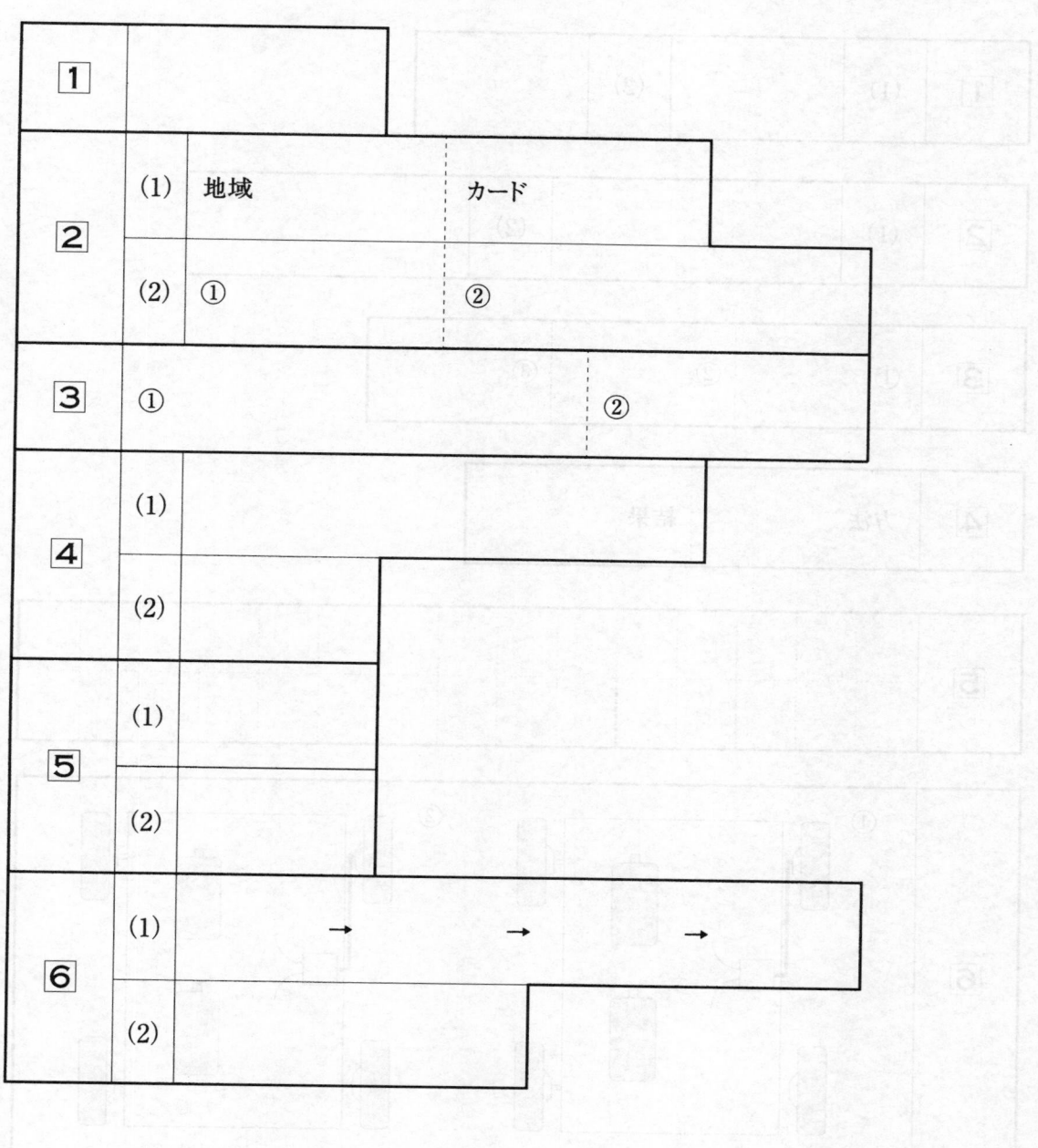

平成28年度　筑波大学附属中学校

理科解答用紙

番号		氏名		評点	／50

1	(1)		(2)	

2	(1)		(2)	

3	①	②	③

4	方法	結果

5	

6

①

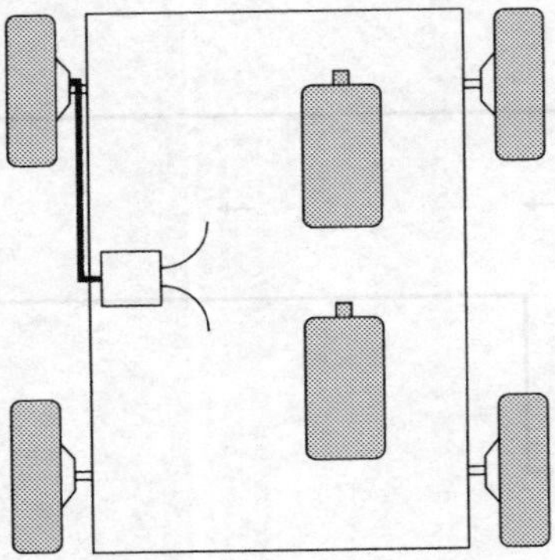

②

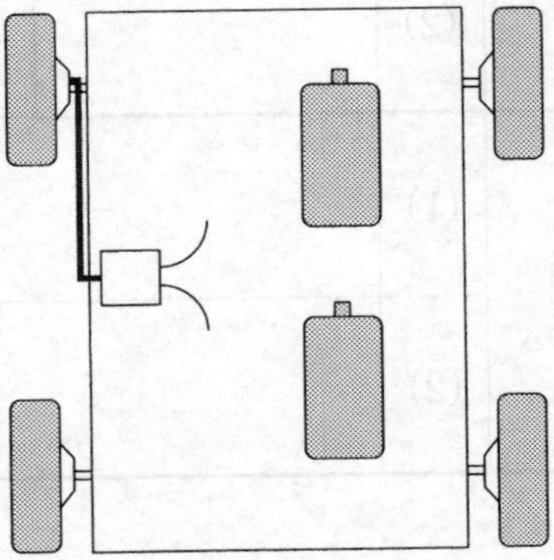

（注）この解答用紙は実物大です。

〔理　科〕50点（推定配点）

1～4　各5点×6＜2は各々完答，3，4は完答＞　5　10点　6　各5点×2

平成28年度　筑波大学附属中学校

番号		氏名	

評点	/60

図画工作

1	

2

1 	7
2	8
3	9
4	10
5	11
6	12

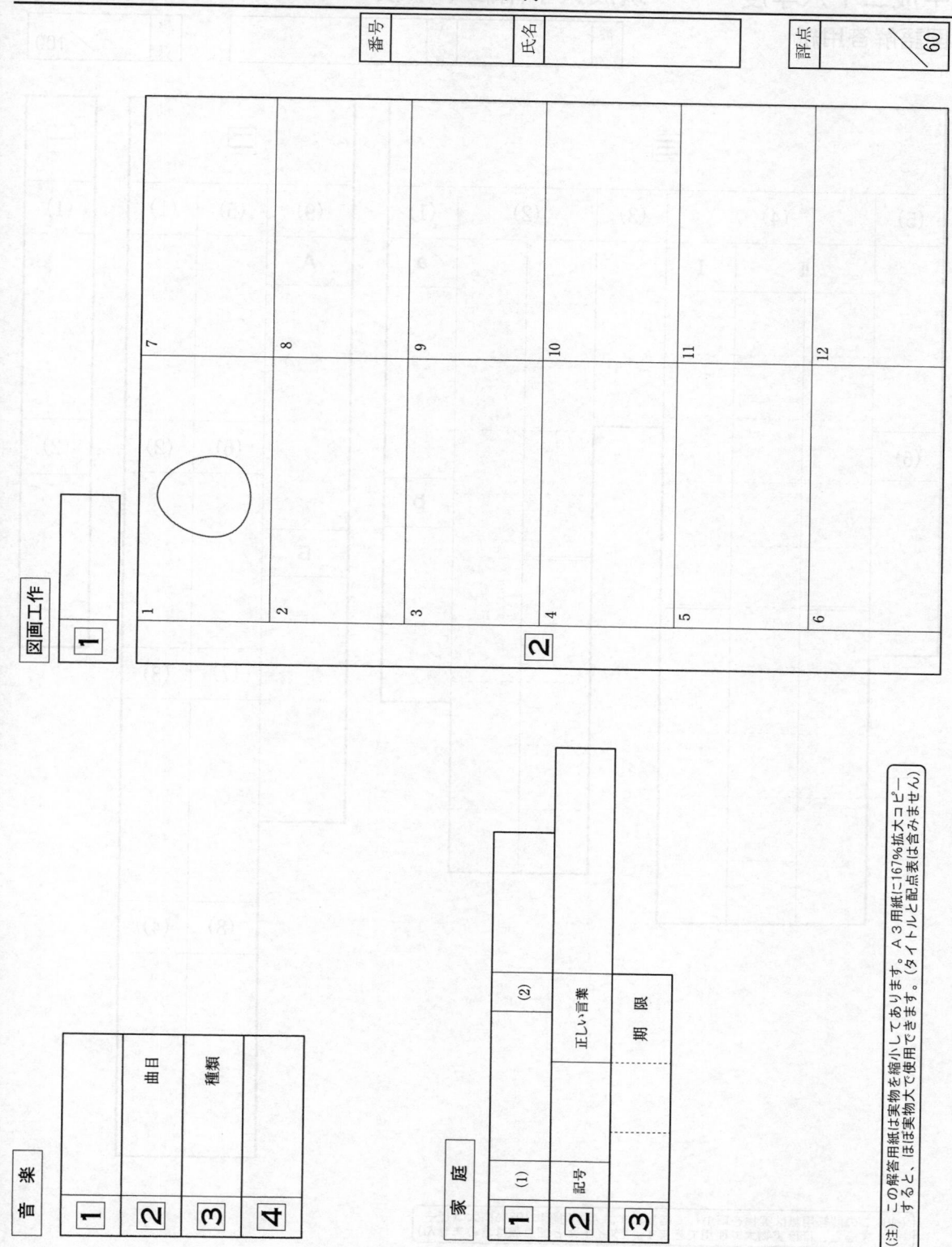

音楽

1		
2	曲目	
3	種類	
4		

家庭

1	(1)		(2)	
2	記号		正しい言葉	
3			期限	

(注) この解答用紙は実物を縮小してあります。Ａ３用紙に167%拡大コピーすると、ほぼ実物大で使用できます。(タイトルと配点表は含みません)

〔音楽・図画工作・家庭〕各20点　計60点(推定配点)

音楽　1～4　各５点×4　図画工作　1　5点　2　15点　家庭　1～3　各５点×4＜2は完答＞

平成二十八年度　　筑波大学附属中学校

国語解答用紙

番号		氏名		評点	／100

一

(1)

(2)

二

(1)

(2)

(3)

(4)

(5)

(6)

(7)

(8)

(9)

A

B

三

(1)

a

b

(2)

(3)

(4)

Ⅰ

Ⅱ

(5)

(6)

(注)　この解答用紙は実物を縮小してあります。Ａ４用紙に103%拡大コピーすると、ほぼ実物大で使用できます。(タイトルと配点表は含みません)

〔国　語〕100点(推定配点)

一～三　各５点×20

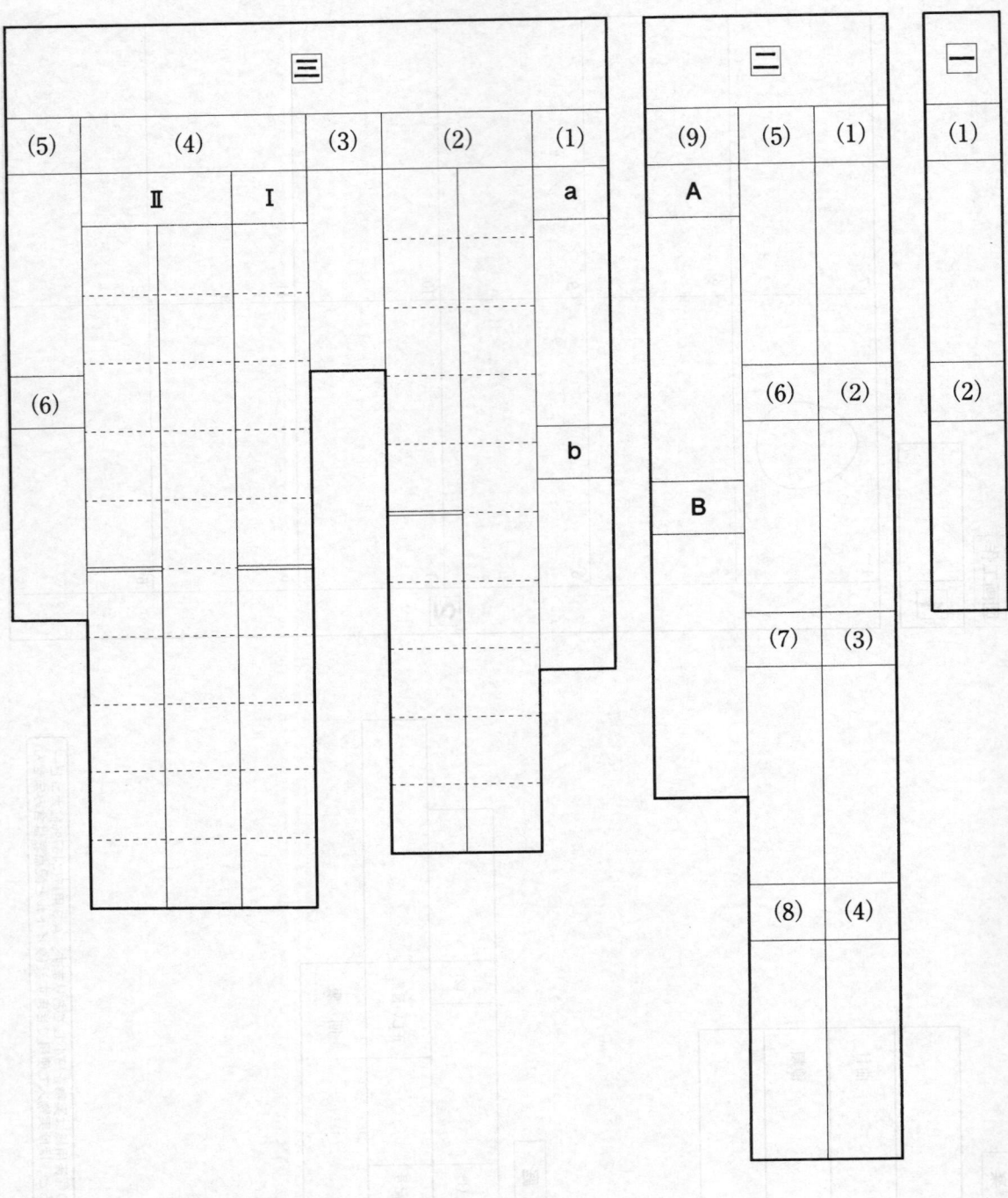

Memo

Memo

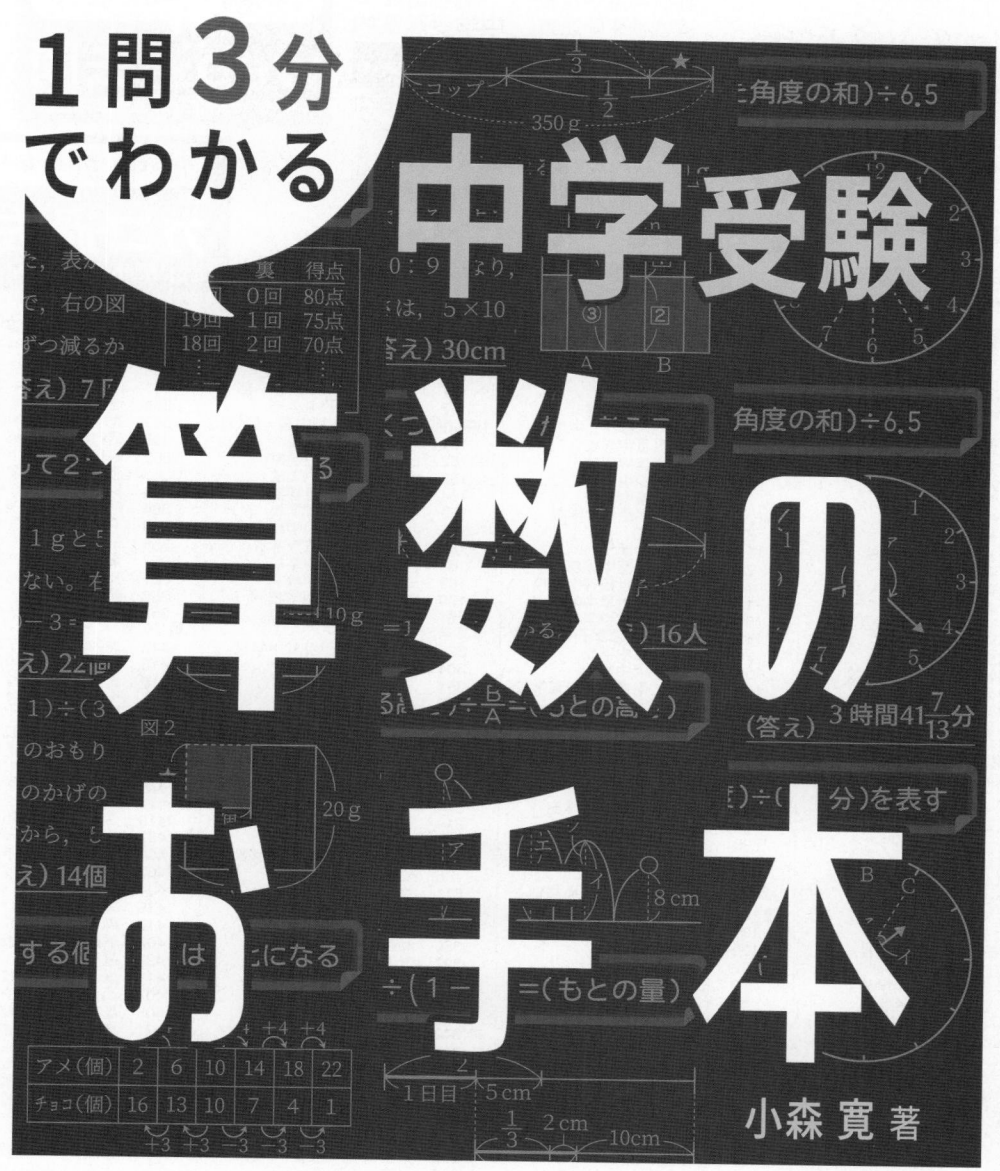

中学後見返し

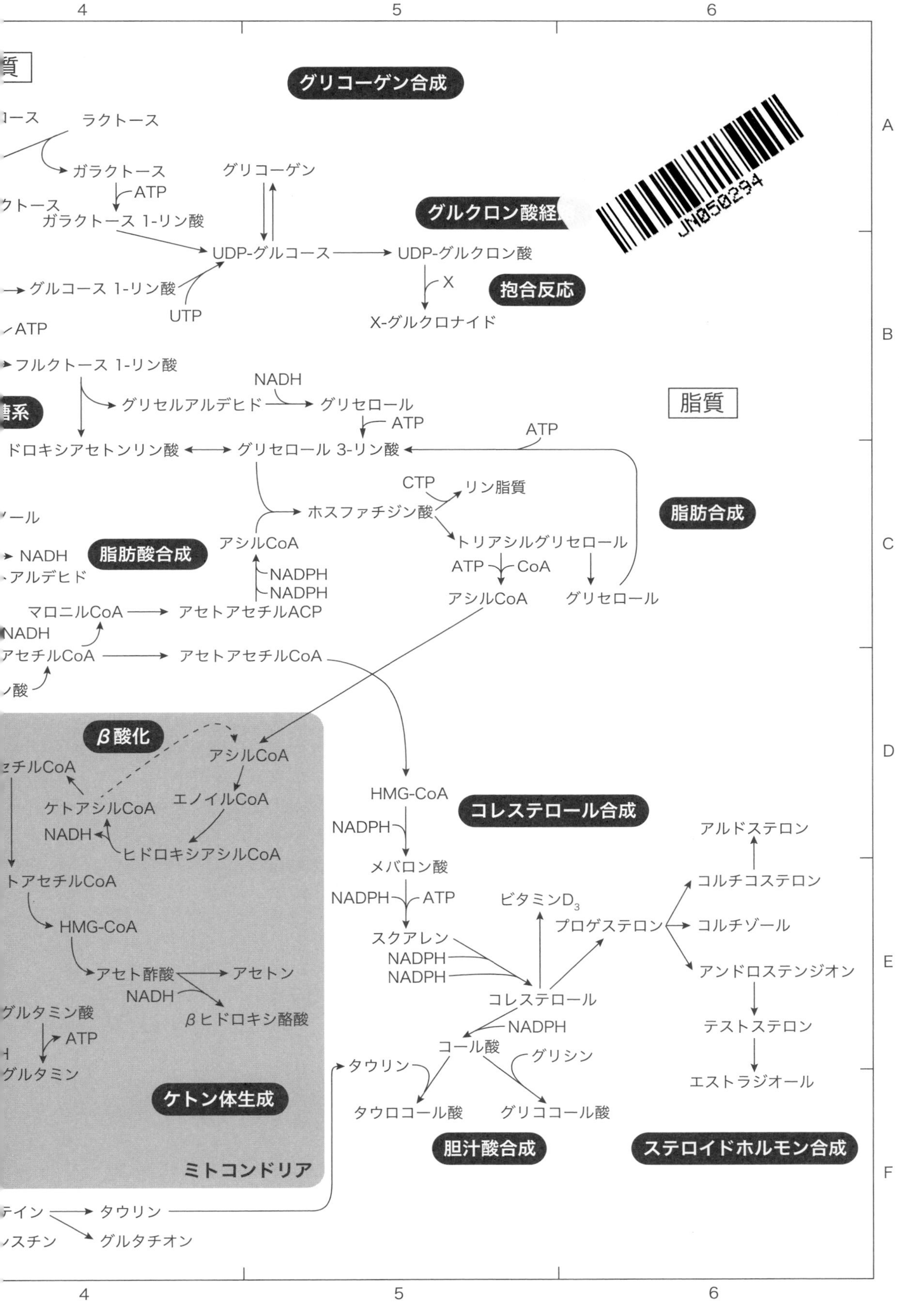

4
5
6
A
B
C
D
E
F
質
グリコーゲン合成
ラクトース
ガラクトース
ATP
ガラクトース 1-リン酸
グリコーゲン
UDP-グルコース
UDP-グルクロン酸
グルクロン酸経
X
抱合反応
X-グルクロナイド
グルコース 1-リン酸
UTP
ATP
フルクトース 1-リン酸
NADH
グリセルアルデヒド
グリセロール
ATP
脂質
ATP
ドロキシアセトンリン酸
グリセロール 3-リン酸
CTP
リン脂質
ホスファチジン酸
脂肪合成
トリアシルグリセロール
アシルCoA
脂肪酸合成
NADH
アルデヒド
NADPH
NADPH
ATP
CoA
アシルCoA
グリセロール
マロニルCoA
アセトアセチルACP
NADH
アセチルCoA
アセトアセチルCoA
β酸化
アシルCoA
エノイルCoA
ケトアシルCoA
NADH
ヒドロキシアシルCoA
トアセチルCoA
HMG-CoA
アセト酢酸
アセトン
NADH
βヒドロキシ酪酸
グルタミン酸
ATP
グルタミン
ケトン体生成
ミトコンドリア
HMG-CoA
コレステロール合成
NADPH
メバロン酸
NADPH
ATP
スクアレン
NADPH
NADPH
ビタミンD_3
プロゲステロン
コレステロール
NADPH
コール酸
グリシン
タウリン
タウロコール酸
グリココール酸
胆汁酸合成
アルドステロン
コルチコステロン
コルチゾール
アンドロステンジオン
テストステロン
エストラジオール
ステロイドホルモン合成
タウリン
グルタチオン

Nutrition & Health

健康栄養学 第3版

健康科学としての栄養生理化学

井上　順・小田裕昭・加藤久典
関 泰一郎・西村直道・細野　崇 編

共立出版

第３版の刊行にあたって

本書『健康栄養学』は，2005年4月に初版が刊行されて以来，はや18年が経過した。

この間，2010年には，わが国は超高齢社会となり，最近では栄養学の分野でもロコモティブシンドローム（運動器障害），サルコペニア（加齢による筋萎縮症），フレイル（虚弱）などの概念が一般的になった。同時に少子化も進行しており，日本の人口は2070年には現在よりさらに30％減少すると推計されている。一方，地球上の人口は急激に増加しており，2000年には約60億人だった人口は2022年11月には80億人となった。食料を取りまく世界の状況に関しても二極化が顕著である。アジア，アフリカなどの一部の国・地域では依然として深刻な食料不足にあるが，経済的な発展を遂げた国々においては生活習慣病が問題となっている。このような低栄養と過栄養の国や地域が混在することは“double burden of malnutrition”，いわゆる「栄養不良の二重負荷」と呼ばれている。

栄養不良の二重負荷は，栄養の過剰（肥満・生活習慣病およびその予備群）と栄養不良（やせ，拒食，低栄養など）の両者が地球上，同じ国に混在していることを指す。さらに一家庭内に栄養過剰，栄養不良の両者がいること，一個人の生涯において壮年期や中年期には生活習慣病（メタボ）に罹患するが，その後，老化に伴ったフレイルや低栄養状態に陥ること，さらには一日の時間帯において一個人の中に過栄養，低栄養が発生し，これらが生体に及ぼす負荷も栄養不良の二重負荷とされている。栄養不良の二重負荷は，持続可能な社会の発展を阻害する地球規模の課題となっている。

初版の刊行時期は，わが国の栄養研究が不足の栄養学（栄養素の同定，代謝に関する研究，所要量の決定）から過剰の栄養学（メタボ・疾病予防）へシフトした直後であったように思う。初版では，過剰の栄養学に対応した脂肪組織と栄養，時間栄養学・ライフスタイルと栄養，さらにはアルツハイマー病と栄養に関する内容など，当時の栄養学のテキストでは他に例を見ない斬新な内容を取り入れ，さらに第2版（2014年10月刊行）ではメタボリックシンドロームと栄養にも重点を置いた。第3版ではここ数年で明らかにされてきた腸内細菌と栄養機能を理解するための基礎的な内容の追加，また，「日本人の食事摂取基準2020年版」にも準拠した。さらに，編者，著者に関しても第一線で活躍する若手の研究者を加えて世代交代を図り，また，QRコードを利用したデジタルコンテンツとの融合など，新しい時代に対応した栄養学を学ぶためのプラットフォームを提供しようと試みた。

2021年12月に東京栄養サミット，2022年12月には第22回国際栄養学会議がわが国（東京）で開催された。国際栄養学会議は，コロナ禍にもかかわらず世界の107の国・地域から3300名を超える参加があり，栄養学に関する最新の知見について議論が行われ，わが国の栄養研究に対する世界の注目度も高かった。栄養学の研究もこれまでの集団を対象とした栄養学からAIを利用した個別化栄養学（precision nutrition）など，現在，まさに大きな転換期を迎えようとしている。

第3版では，これらの未来の栄養学のプロローグとして最先端の栄養学の基礎と応用について学ぶ機会を提供したい。

2023年12月

編者を代表して
関　泰一郎

執筆者一覧（50 音順）

		担当章
○井上　順	東京農業大学応用生物科学部	1，27
大石祐一	東京農業大学応用生物科学部	16
○小田裕昭	名古屋大学大学院生命農学研究科	2，10，28
○加藤久典	女子栄養大学栄養学部	17
岸田太郎	愛媛大学農学部	6
熊谷日登美	日本大学生物資源科学部	25
財満信宏	近畿大学農学部	12，20，21
○関　泰一郎	日本大学生物資源科学部	3，18，22，23
豊島由香	宇都宮大学学術院（農学部）	11，19
○西村直道	静岡大学農学部	8，9
細野　朗	日本大学生物資源科学部	14
○細野　崇	日本大学生物資源科学部	3，15
細野（深尾）友美	日本大学生物資源科学部	22
三浦　豊	東京農工大学大学院農学研究院	5，24
室田佳恵子	島根大学生物資源科学部	7
森山達哉	近畿大学農学部	12，21，26
山口勇将	日本大学生物資源科学部	25
吉澤史昭	宇都宮大学理事・副学長，同学術院	4，13

○は編者

目　　次

I　栄養素の代謝と栄養

Ⅱ　栄養素による生体機能調節

Ⅲ　栄養素による疾患予防

コラム

＊各章末の QR コードから，各章 2 つ目のコラム，原著論文など引用文献，参考 URL などをご覧いただけます。

I

栄養素の代謝と栄養

第 1 章　代謝とエネルギー

すべての生物は，その活動や生命維持のために，常にエネルギーを獲得・消費する必要がある。睡眠時の意識のない状態でも，脳や心臓，肺などは活動し，また体温は一定に保たれている。これらの活動はすべてエネルギーを消費することによって行われている。エネルギーは食事により摂取された糖質・脂質・タンパク質が必要に応じて体内で異化（分解）されることで生産されている。

1.1 エネルギー・カロリーとは何か

国際単位系におけるエネルギーの単位は**ジュール（J）**であるが，栄養学では**カロリー（cal）**が用いられることが多い。1 J のエネルギーとは，重力に逆らって 1 kg の物体を 10 cm 持ち上げるエネルギーに等しい。1 J は非常に小さい単位であるため，一般的に kJ，kcal が用いられており，1 kcal = 4.184 kJ である。

1.2 エネルギー源としての食品

食品に含まれる脂質，タンパク質，炭水化物は生命維持に不可欠な有機化合物であり，エネルギー源として利用される。実際に食品を摂取すると，生体内の異化代謝により栄養素が分解され，生じたエネルギーの多くは最終的には熱として身体から放出される。食品のもつエネルギー量は，その食品を完全に燃焼させたときに発生する熱量と等価とみなすことができるため，実際に食品を完全燃焼させて熱エネルギーを水の温度上昇に変換して測定することができる。食品の有するエネルギーを測定するためには，**ボンベ・カロリーメーター**を用いる（**図 1.1**）。この方法では，酸素を満たした容器内で試料を完全燃焼させた際に発生する熱を周囲の水に補捉させ，水温の上昇から熱量を測定する。このようにして求められた数値は**物理的燃焼値**と呼ばれる（**表 1.1**）。三大栄養素の中では糖質が最も生体内でエネルギー源として利用されやすいが，発生する単位重量あたりの熱エネルギーが最も高

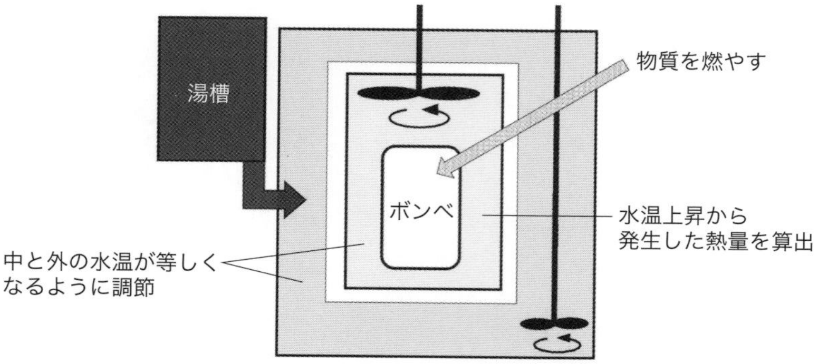

図 1.1　ボンベ・カロリーメーターの模式図

表 1.1　栄養素の物理的燃焼値および生理的燃焼値 [4)]

栄養素	物理的燃焼値 (kcal/g)	尿中への排泄 (kcal/g)	平均消化吸収率 (%)	生理的燃焼値 (kcal/g)
糖質	4.10	—	98	4
脂質	9.45	—	95	9
タンパク質	5.65	1.30	92	4

いのは脂質である。

食品成分の消化吸収率は 100% ではないため，物理的燃焼値と同等のエネルギー量が体内で発生することはない。また，脂質と糖質は炭素と水素のみから構成されるため，完全に燃焼するとすべてが二酸化炭素と水に変換されるが，タンパク質には窒素が含まれており，生体内では尿素などの窒素酸化物が生じ，これらは尿中に排泄される。これらの点を考慮し，食物の物理的燃焼値に消化吸収率および生体で利用されなかった熱量を考慮したものが**生理的燃焼値**（**表 1.1**）である。生理的燃焼値は**アトウォーター係数**と呼ばれ，食品中のエネルギー総量を近似的に求める際の換算係数として利用されている。

食品には三大栄養素以外にもエネルギーを発生する成分が存在する。これらの成分ごとに特定のエネルギー換算係数（**表 1.2**）を用いてエネルギー総量を求める方法を，**修正アトウォーター法**と呼ぶ。一般の加工食品を対象とする栄養表示基準においては，修正アトウォーター法を用いてエネルギー量を表記することになっているが，適用すべきエネルギー換算係数が明らかでない食品や複数素材からなる加工食品についてはアトウォーター係数を適用している。

表 1.2　三大栄養素以外のエネルギー源

アルコール	7 kcal/g
有機酸（酢酸，クエン酸など）	3 kcal/g
食物繊維	
大腸に到達して完全に発酵されるもの	2 kcal/g
発酵分解を受けないもの	0 kcal/g
発酵分解率が明らかなもの	
25%未満のもの	0 kcal/g
25%以上 75%未満のもの	1 kcal/g
75%以上のもの	2 kcal/g

1.3 エネルギー消費量

1.3.1　基礎代謝量

基礎代謝とは覚醒状態で必要な最小限のエネルギーであり，身体的・精神的に安静な状態で測定される最小のエネルギー量と定義されていて，睡眠時代謝量とほぼ等しい。早朝空腹時に快適な室内で安静にして仰向けに横たわった状態（覚醒状態）で測定される。**基礎代謝量**は体格，年齢，性別，運動などの身体活動レベルなどの様々な因子の影響を受ける（**表 1.3**）。成人以降は加齢によって減少し，また体表面積に比例して上昇する。20 歳代の男性の基礎代謝量基準値は 23.7 kcal/kg 体重 / 日，20 歳代の女性の基礎代謝量基準値は 22.1 kcal/kg 体重 / 日と算出されている。基礎代謝量は，筋肉，脳，心臓など諸器官の安静時における産生熱量の総和といえるが，特に筋肉の増減は基礎代謝に大きく影響する。安静時におけるエネルギー消費は骨格筋，脳，肝臓でほぼ同等でありそれぞれが全身でのエネルギー消費の 20% 程度を占めるが，脳でのエネルギー消費量が身体活動によって変動することはほとんどない。

表 1.3　参照体重における基礎代謝量[1)]

性　別	男　性			女　性		
年齢（歳）	基礎代謝基準値（kcal/kg 体重 / 日）	参照体重（kg）	基礎代謝量（kcal/ 日）	基礎代謝基準値（kcal/kg 体重 / 日）	参照体重（kg）	基礎代謝量（kcal/ 日）
1 ～ 2	61.0	11.5	700	59.7	11.0	660
3 ～ 5	54.8	16.5	900	52.2	16.1	840
6 ～ 7	44.3	22.2	980	41.9	21.9	920
8 ～ 9	40.8	28.0	1,140	38.3	27.4	1,050
10 ～ 11	37.4	35.6	1,330	34.8	36.3	1,260
12 ～ 14	31.0	49.0	1,520	29.6	47.5	1,410
15 ～ 17	27.0	59.7	1,610	25.3	51.9	1,310
18 ～ 29	23.7	64.5	1,530	22.1	50.3	1,110
30 ～ 49	22.5	68.1	1,530	21.9	53.0	1,160
50 ～ 64	21.8	68.0	1,480	20.7	53.8	1,110
65 ～ 74	21.6	65.0	1,400	20.7	52.1	1,080
75 以上	21.5	59.6	1,280	20.7	48.8	1,010

1.3.2　身体活動レベルとエネルギー消費

身体活動レベルとは身体活動量の指標であり，総エネルギー消費量を基礎代謝量に対する割合で示したものである（**表 1.4**）。身体活動の指標にはメッツ値（metabolic equivalent，座位安静時代謝量の倍数として表した指標）と Af（activity factor，基礎代謝量の倍数として表した指標）があり[1)]現在はメッツ値が利用されている。

1.3.3　食事誘発性熱産生

食物を摂取すると吸収された栄養素が分解されるが，すべてをエネルギーとして利用することはできず，いくらかは体熱となって消費される。このような産生熱の発生を，食事誘発性熱産生（diet induced thermogenesis：DIT）あるいは特異動的作用（specific dynamic action：SDA）という。DIT は栄養素の吸収や代謝の過程で消費されたエネルギーが反映されたものと考えられており，食事をしたあと体が暖かくなるのはそのためである。通常の食事での DIT はエネルギー摂取量の 10% 程度と見積もられている[2)]。DIT は栄養素によって異なり，糖質で約 6%，脂質では約 4% なのに対し，タンパク質では約 30% と寄与が大きい。

表 1.4　身体活動レベル別に見た活動内容と活動時間の代表例[1]

身体活動レベル[a]	低い（Ⅰ）	ふつう（Ⅱ）	高い（Ⅲ）
	1.50（1.40 ～ 1.60）	1.75（1.60 ～ 1.90）	2.00（1.90 ～ 2.20）
日常生活の内容[b]	生活の大部分が座位で，静的な活動が中心の場合	座位中心の仕事だが，職場内での移動や立位での作業・接客等，通勤・買い物での歩行，家事，軽いスポーツ，のいずれかを含む場合	移動や立位の多い仕事への従事者，あるいは，スポーツ等余暇における活発な運動習慣を持っている場合
中程度の強度（3.0 ～ 5.9 メッツ）の身体活動の 1 日当たりの合計時間（時間 / 日）[c]	1.65	2.06	2.53
仕事での 1 日当たりの合計歩行時間（時間 / 日）[c]	0.25	0.54	1.00

a) 代表値。（　）内はおよその範囲。
b) Black, A.E. *et al.* : *Eur. J. Clin. Nutr.*, **50**, 72-92（1996）, Ishikawa-Takata, K. *et al.* : *Eur. J. Clin. Nutr.*, **62**, 885-891（2008）を参考に，身体活動レベル（PAL）に及ぼす仕事時間中の労作の影響が大きいことを考慮して作成。
c) Ishikawa-Takata, K. *et al.* : *J. Epidemiol.*, **21**, 114-121（2011）による。

1.4 エネルギー出納バランス

エネルギー摂取量は，摂取した食品に含まれるそれぞれの成分のエネルギー量を，エネルギー換算係数を用いて算出したものの和である。一方，エネルギー消費量は基礎代謝，食後の熱産生，身体活動で消費するエネルギー量の総和である。身体活動は，さらに，運動（体力向上を目的に意図的に行うもの），日常の生活活動，自発的活動（姿勢の保持など）の 3 つに分けられる。

エネルギー出納バランスは「エネルギー摂取量」−「エネルギー消費量」として定義される（**図 1.2**）。成人においては，その結果が体重の変化と体格（body mass index：BMI）であり，エネルギー摂取量がエネルギー消費量を上回る状態（正のエネルギー出納バランス）が続けば体重は増加し，逆にエネルギー消費量がエネルギー摂取量を上回る状態（負のエネルギー出納バランス）では体重が減少する。したがって，短期的なエネルギー出納のアンバランスは，体重の変化で評価できる。一方，エネルギー出納のアンバランスは，長期的にはエネルギー摂取量，エネルギー消費量，体重が互いに連動して変化することで調整される。例えば，長期にわたってエネルギー制限を続けると，体重減少に伴いエネルギー消費量やエネルギー摂取量が変化し，体重減少は一定量で頭打ちとなり，エネルギー出納バランスがゼロになる新たな状態に移行する（**図 1.2**）。多くの成人では，長期にわたって体重・体組成は比較的一定で，エネルギー出納バランスがほぼゼロに保たれた状態にある。肥満者もやせの者も，体重，体組成に変化がなければ，エネルギー摂取量とエネルギー消費量は等しい。したがって，健康の保持・増進，生活習慣病予防の観点からは，エネルギー摂取量が必要量を過不足なく充足するだけでは不十分であり，望ましい BMI を維持するエネルギー摂取量（＝エネルギー消費量）であることが重要である。「日本人の食事摂取基準（2020 年版）」では目標とする BMI の範囲を定めている（**表 1.5**）。これは，死因を問わない死亡率（総死亡率）が最低になる BMI や日本人の BMI の実態，生活習慣病の発症予防等を総合的に判断して設定されている。

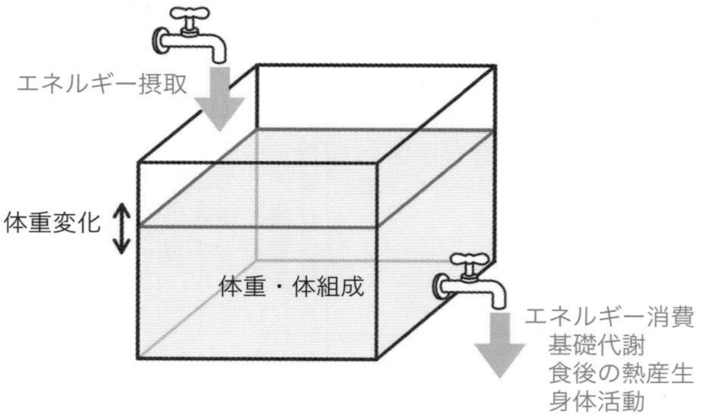

図 1.2　エネルギー出納バランスの基本概念

体重とエネルギー出納の関係は，水槽に水が貯まったモデルで理解される。エネルギー摂取量とエネルギー消費量が等しいとき，体重の変化はなく，体格（BMI）は一定に保たれる。肥満者もやせの者も体重に変化がなければエネルギー摂取量とエネルギー消費量は等しい。

表 1.5　目標とする BMI の範囲（18 歳以上）[a, b)]

年齢（歳）	目標とする BMI（kg/㎡）
18 ～ 49	18.5 ～ 24.9
50 ～ 64	20.0 ～ 24.9
65 ～ 74[c)]	21.5 ～ 24.9
75 以上[c)]	21.5 ～ 24.9

a）男女共通。あくまでも参考として使用すべきである。
b）観察疫学研究において報告された総死亡率が最も低かった BMI を基に，疾患別の発症率と BMI の関連，死因と BMI との関連，喫煙や疾患の合併による BMI や死亡リスクへの影響，日本人の BMI の実態に配慮し，総合的に判断し目標とする範囲を設定。
c）高齢者では，フレイルの予防及び生活習慣病の発症予防の両者に配慮する必要があることも踏まえ，当面目標とする BMI の範囲を 21.5 ～ 24.9kg/㎡とした。

1.5｜エネルギー代謝の測定法

1.5.1　直接法によるエネルギー消費量の測定

直接法では身体から発散する熱量を直接的に測定する。この測定装置で代表的なものがアトウォーター・ローザ・ベネディクト呼吸熱量測定装置である。これは，外気と熱の交流が遮断され密閉された部屋に被験者が数日滞在し，発生した熱量を部屋の内周に循環させた水の上昇温度から換算して求めるものである。日常的な身体活動にともない体から発生する熱量を正確に測定することができるが，設備と長い拘束時間を要する。

1.5.2　間接法によるエネルギー消費量の測定

間接法には，「二重標識水法」や「呼吸商（respiratory quotient：RQ）を測定する方法」がある。

(1) 二重標識水法

「二重標識水法」は自由な生活を営みながら一定期間のエネルギー消費量を最も正確に測定する方法である[3)]。この方法では一定量の二重標識水（重酸素と重水素によって構成される水）を対象者に飲ませ，尿中に排泄される重酸素と重水素の濃度の比の変化量からエネルギー消費量を算出する。栄養素の燃焼にともない，重酸素は水以外にも二酸化炭素として排出されるため，重酸素と重水素の排泄速度の違いをもとにエネルギー代謝を求めることができる。

(2) RQ を測定する方法

RQ とは消費した酸素と生成した二酸化炭素のモル比のことである。「RQ を測定する方法」では，一定時間内に消費した酸素量と発生した二酸化炭素量，および尿中に排泄された窒素量から体内で燃焼した糖質，脂質，タンパク質の量を算出する。被験者はダグラス・バッグ（**図 1.3**）と呼ばれるエアバッグを装着するか，呼気チャンバーに入り呼気を収集してガス分析するとともに，この時間内の尿中窒素量を求める[4)]。尿中窒素量 1 g は 6.25 g のタンパク質が燃焼したことを意味し，酸素消費量 5.92 L と二酸化炭素生成量 4.75 L に相当する。また，タンパク質より発生する酸素 1 L あたりの熱量は 4.49 kcal である。したがって，測定した尿中窒素量からタンパク質の酸化燃焼に用いられた酸素量と排出された二酸化炭素量が求められるので，ガス分析で求めた測定値からこれらの値を差し引けば，糖質と脂質の燃焼により消費した酸素量と排出された二酸化炭素量が求められる。この体積比から糖質と脂質の燃焼量も算出することができる。

RQ は燃焼する栄養素によって一定の値となるため，エネルギー基質の利用状況の評価に有用である。

RQ ＝ 生成した二酸化炭素の体積（L）/ 消費した酸素の体積（L）

糖質の場合は 1.0，脂質の場合は約 0.7，タンパク質の場合は約 0.8 となる。

糖質（グルコース）：$C_6H_{12}O_6 + 6O_2 \rightarrow 6CO_2 + 6H_2O$ となるため，$RQ = 6CO_2/6O_2 = 1$ となる。

脂質（トリステアリン酸）：$C_{57}H_{110}O_6 + 81.5O_2 \rightarrow 57CO_2 + 55H_2O$ となるため，$RQ = 57CO_2/81.5O_2$ $= 0.69 \fallingdotseq 0.7$ となる。

タンパク質が燃焼する際は，窒素 1 g について，酸素 5.92 L が消費され，二酸化炭素 4.75 L が排出されるので，$RQ = 4.75/5.92 = 0.802 \fallingdotseq 0.8$ となる。

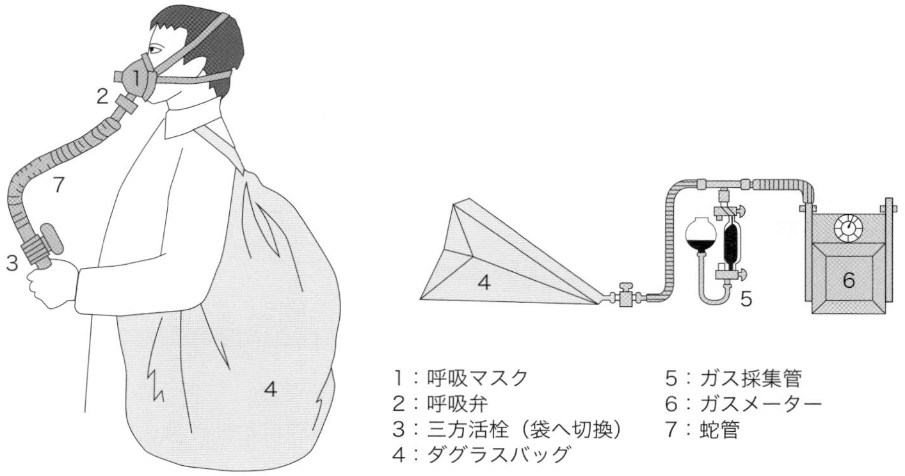

図 1.3　ダグラスバッグ法

RQ が 1.0 に近い時は体内で糖質が主として燃焼していることを，0.7 に近い時は脂質が主として燃焼していることを表している。混合食での RQ は 0.82 ～ 0.84 である。激しい筋肉活動では RQ は 1.0 に近づく。これは筋肉活動時には筋肉グリコーゲンがはじめに酸化されてエネルギーとなるためである。長時間の運動では，体内の脂肪燃焼比率が増加するため，RQ の低下がみられる。また，実際に食品を摂取してから RQ の変化を調べる方法で脂質の燃焼を証明し，特定保健用食品申請のためのエビデンスとした例もある。

●問題

1）次の文を読み，正しいものには○，誤っているものには×をつけよ。
　(1) 食品のもつエネルギー量である物理的燃焼値は，生理的燃焼値よりも小さい。
　(2) 基礎代謝量は体格，年齢，性別によって影響を受けない。
　(3) 食事誘発性熱産生量は，タンパク質 ＞ 糖質 ＞ 脂質，となる。
　(4) エネルギー出納バランスがゼロに保たれた状態であれば，健康な状態であるといえる。
　(5) 体内の脂肪燃焼比率が上昇すると，呼吸商が 1.0 に近づく。
2）物理的燃焼値と生理的燃焼値の違いが栄養素により異なるのはなぜか。
3）糖質の呼吸商が 1.0，脂質の呼吸商が約 0.7 になるのはなぜか。グルコース（$C_6H_{12}O_6$）とオレイン酸（$C_{18}H_{34}O_2$）の場合を例として説明せよ。

●参考文献

1）厚生労働省：日本人の食事摂取基準（2020 年版）
2）吉田勉 監修：基礎栄養学，学文社（2012）
3）田中茂穂：エネルギー消費量とその測定方法，静脈経腸栄養，**24**, 1013-1019（2009）
4）林伸一・真田宏夫：栄養生理・生化学，同文書院（1983）

コラム

エネルギー摂取制限と体重変動

体重 76.6 kg，エネルギー消費量 2662 kcal/ 日の個人がいたとする。この個人が 100 kcal/ 日のエネルギー摂取を減らしたとすると，計算上は 1 年で 5.21 kg（約 36,500 kcal 分の脂肪の重量）の体重減少が期待できる。しかし，体重減少に呼応してエネルギー消費量が減少するため，時間経過に対する体重の減少率は徐々に緩徐になり，やがて体重が減少しなくなり，およそ 2 kg の減量が達成，維持されることになる。実際には，体重の減少に伴い食事制限も緩んでいくため，それよりも少ない体重減少となることが多い。（J.I.）

第２章　糖質の代謝と栄養

2.1 糖質とは

糖質は，炭素に水酸基と水素が結合した構造を基本としている。多くの糖質は$C_m(H_2O)_n$と表されることもあり，炭水化物とも呼ばれる。糖質は，細胞の主要なエネルギー源として働き，代謝によって得られるエネルギーをATPに変換して生命活動に必要なエネルギーを供給する。糖質の様々な中間代謝物は，他の生体成分の炭素骨格を提供する重要な役割がある。

2.2 糖質の構造

2.2.1　単糖類

加水分解によってそれ以上分解できない糖を**単糖類**と呼ぶ。炭素の数によって，**三炭糖**（**トリオース**），**四炭糖**（**テトロース**），**五炭糖**（**ペントース**），**六炭糖**（**ヘキソース**），**七炭糖**（**ヘプトース**）に分類される（**表 2.1**）。生体には五炭糖，六炭糖が多く，例えば**グルコース**（**ブドウ糖**），**フルクトース**（**果糖**），**ガラクトース**，**リボース**などである。糖には多様な異性体が存在し，末端の第一級アルコールに隣接する炭素の水酸基の**鏡像異性体**（**エナンチオマー**）は，D型，L型異性体と呼ばれる。アルデヒド基をもつ**アルドース**とケトン基をもつ**ケトース**に分けられる。さらに，単糖は溶液中で環状構造と直鎖構造をとり，環状構造には六員環構造の**ピラノース**型と五員環構造の**フラノース**型がある。鏡像異性体ではない異性体も存在する（**ジアステレオマー**）。グルコースが環状構造をとったときの1位の炭素上の水酸基の方向が異なるα型とβ型の異性体がある。これはアノマー異性体と呼ばれる。また，グルコースの2位，4位の水酸基の結合方向の違いにより複数のエピマーができる（**図 2.1**）。

表 2.1　単糖類の種類

	アルドース	ケトース
三炭糖（トリオース） ($C_3H_6O_3$)	D-グリセルアルデヒド	D-ジヒドロキシアセトン
四炭糖（テトロース） ($C_4H_8O_4$)	D-エリトロース	D-エリトルロース
五炭糖（ペントース） ($C_5H_{10}O_5$)	D-リボース D-キシロース D-アラビノース	D-リブロース D-キシルロース
六炭糖（ヘキソース） ($C_6H_{12}O_6$)	D-グルコース D-マンノース D-ガラクトース	D-フルクトース

2.2.2　二糖類

単糖が2つグリコシド結合により重合した糖を**二糖類**と呼ぶ。α-D-グルコース（以下，グルコース）2分子が**α-1,4 グリコシド結合**で重合した**マルトース**（**麦芽糖**），グルコースとフルクトースが結合した**スクロース**（**ショ糖**），グルコースとガラクトースが結合した**ラクトース**（**乳糖**）などがある（**図 2.2**）。

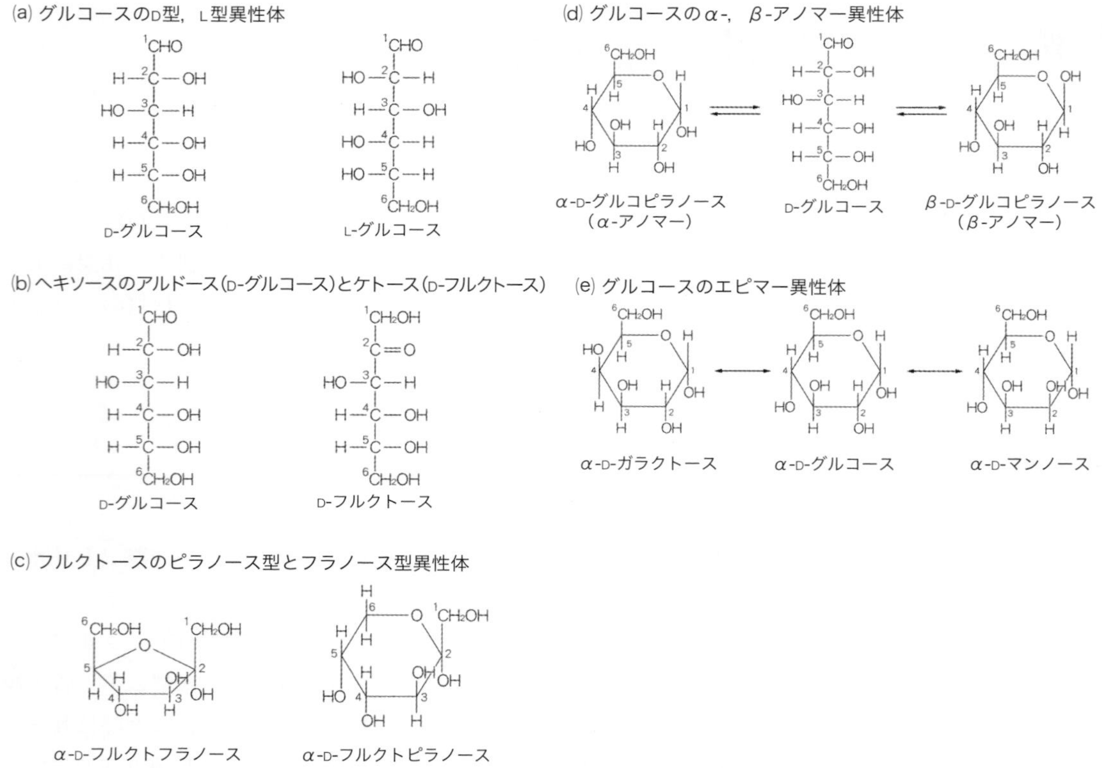

図 2.1　単糖類の異性体

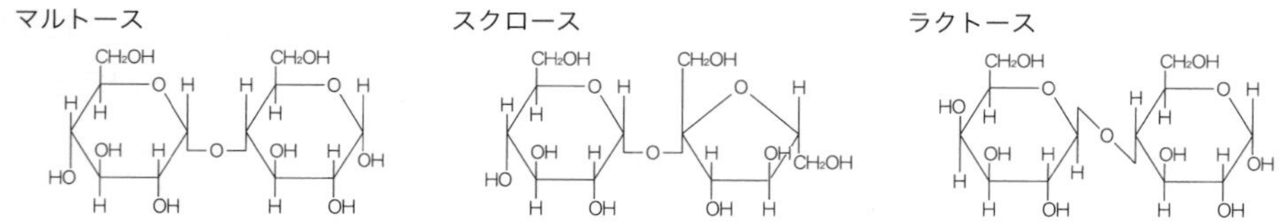

図 2.2　二糖類の構造

2.2.3　少糖類

単糖が 2 〜 10 分子程度グリコシド結合により重合した糖を少糖類（オリゴ糖）と呼ぶ（二糖類も少糖類に分類されることもある）。グルコースが連結したデキストロースや，スクロースにさらにフルクトースが結合したフルクトオリゴ糖などがある。高等動物はフルクトオリゴ糖を加水分解できず腸内細菌が利用するためプレバイオティクスとして働く。

2.2.4　多糖類

加水分解により 10 分子以上の単糖を生成する糖類を多糖類と呼ぶ。同一単糖から構成されるホモ多糖のなかで栄養学的に重要なものとして，植物に含まれるデンプンと動物に含まれるグリコーゲンがある。他のホモ多糖や複数の単糖を構成成分として含むヘテロ多糖は消化を受けないので食物繊維に分類される。デンプンは，構造の違いからアミロースとアミロペクチンからなる（**図 2.3**）。アミ

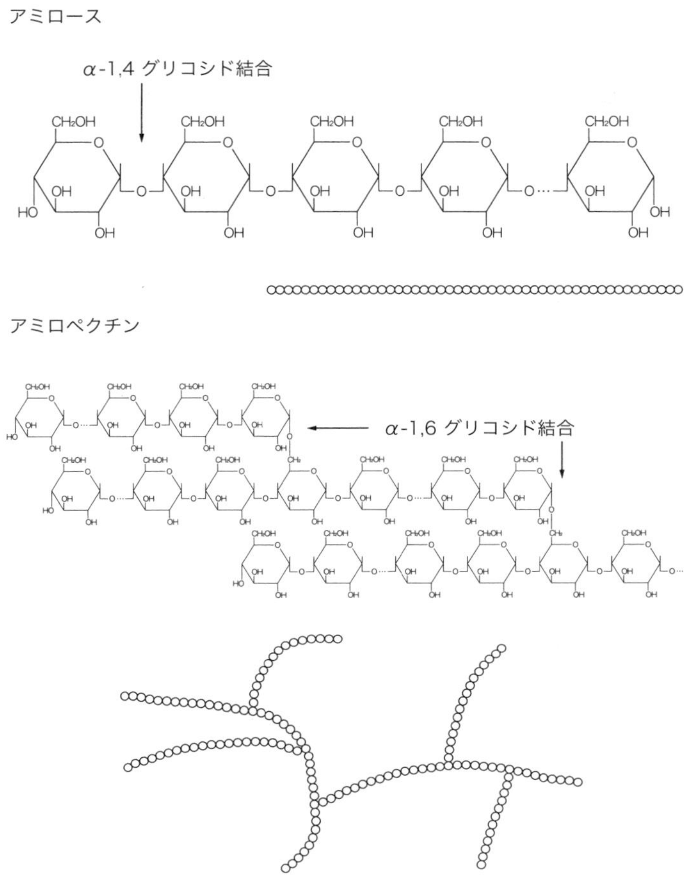

図 2.3　アミロースとアミロペクチンの構造

ロースは，グルコースが α-1,4 グリコシド結合で結合した長い鎖状の糖類であり，通常デンプンにおよそ 20% 含まれる。アミロペクチンは，アミロースの鎖上に 20 ～ 30 個のグルコースからなる小型アミロースが α-1,6 グリコシド結合の枝分かれ構造によって結合したものである。デンプンの 80% を占める。アミロースとアミロペクチンの比率によりデンプンの物性が変化する。部分的加水分解を受けたものをデキストリンと呼ぶ。

グリコーゲンは，デンプンと同様にグルコースを構成成分とする多糖類である。構造はアミロペクチンに似ているが，枝分かれが多く，枝分かれの長さも短い。グリコーゲンは，動物細胞中に広く分布しているが肝臓と筋肉に多量に含まれる。肝臓グリコーゲンは血糖維持に利用され，筋肉グリコーゲンは筋収縮のエネルギーとして利用される。

植物細胞壁の主成分である**セルロース**は，グルコースが **β-1,4 グリコシド結合**で重合した多糖類であり，ヒトを含めた高等動物は加水分解することはできないため利用することができない。したがって，食物繊維として働くことになる。草食動物は，その腸内細菌が β-1,4 グリコシド結合を分解することができるため，セルロースを間接的にエネルギー源として利用することができる。

2.3 糖質の消化と吸収

デンプンやグリコーゲンは，唾液に含まれる唾液アミラーゼによって α-1,4 グリコシド結合が切断されデキストリンになる。胃へ流入して胃酸によって pH が低下するまで唾液アミラーゼによる消化は続く。少糖類まで分解が進むことが示されている。部分消化を受けたデンプンは胃から十二指腸に送られた後，膵アミラーゼにより素早く分解を受け，マルトースやマルトトリオース，枝分かれをもつ小さなデキストリンになる。二糖類や膵アミラーゼによって少糖類まで分解された糖質は，小腸刷子縁膜にある二糖類，少糖類加水分解酵素（マルターゼ，スクラーゼ，ラクターゼ，α-グルコシダーゼ，α-デキストリナーゼ）によって単糖類まで分解される。加水分解された単糖類は直ちに単糖類輸送担体によって細胞内に取り込まれる。この消化・吸収の過程は連続的に起こるだけでなく，連動することにより単独の吸収よりも効率よく働くようになっている。この消化・吸収を膜消化と呼んでいる。小腸管腔内の消化と吸収が連動して，効率のよい消化・吸収系ができている。グルコースとガラクトースはナトリウム依存的に糖類輸送担体（SGLT1）によって吸収される。

加工・調理されたデンプンは，一般に消化がよい。一部消化を受けにくいデンプンは，レジスタントスターチと呼ばれ，食物繊維様作用が期待されている。

2.4 糖質の代謝

2.4.1 糖質のエネルギー産生

グルコースはグルコース輸送担体（肝臓，膵臓では GLUT2，骨格筋，脂肪組織では GLUT4）により血液から細胞に取り込まれ，主要なエネルギー源としてすべての細胞で利用される。グルコースの代謝は，嫌気的に反応が進む解糖系と，好気的なクエン酸回路（TCA 回路，クレブス回路）の 2 段階に分けられる。そこで得られたエネルギーはいったん NADH や $FADH_2$ に蓄えられ，電子伝達系の酸化的リン酸化反応を経て高エネルギー物質である ATP を産生する。グルコースの炭素鎖は二酸化炭素になり，水素は酸素と反応して水になり，最終的に燃焼と同じことになる。

2.4.2 解糖系

グルコースがピルビン酸まで代謝される解糖系は嫌気的な経路であり，エネルギーを消費しながら代謝が進む第 1 段階と，三炭糖に開裂後エネルギーを産生する第 2 段階の 2 つに分けられる（**図 2.4**）。解糖系には，ヘキソキナーゼ，ホスホフルクトキナーゼ 1，ピルビン酸キナーゼの 3 つの律速調節段階がある。最初の 2 つの律速段階は ATP を利用するが，ピルビン酸キナーゼは ATP を産生する。さらに，ホスホグリセリン酸キナーゼも ATP を産生する。1 mol のグルコースから，最終的に 2 mol の ATP が産生されることになる。グリセルアルデヒド 3-リン酸デヒドロゲナーゼからは NADH が産生されるため，1 mol のグルコースから 2 mol の NADH が産生される。好気的条件下では，ピルビン酸はアセチル CoA を経てクエン酸回路に入っていくが，嫌気的条件下ではピルビン酸は NADH を使用して乳酸に変換され，産生された NAD^+ が再利用されることになる。

グルコース 6-リン酸（G6P）は，解糖系以外の経路でも利用されるため，解糖系の調節にはホスホフルクトキナーゼ 1 が重要である。フルクトース 2,6-二リン酸がアロステリック活性化因子とし

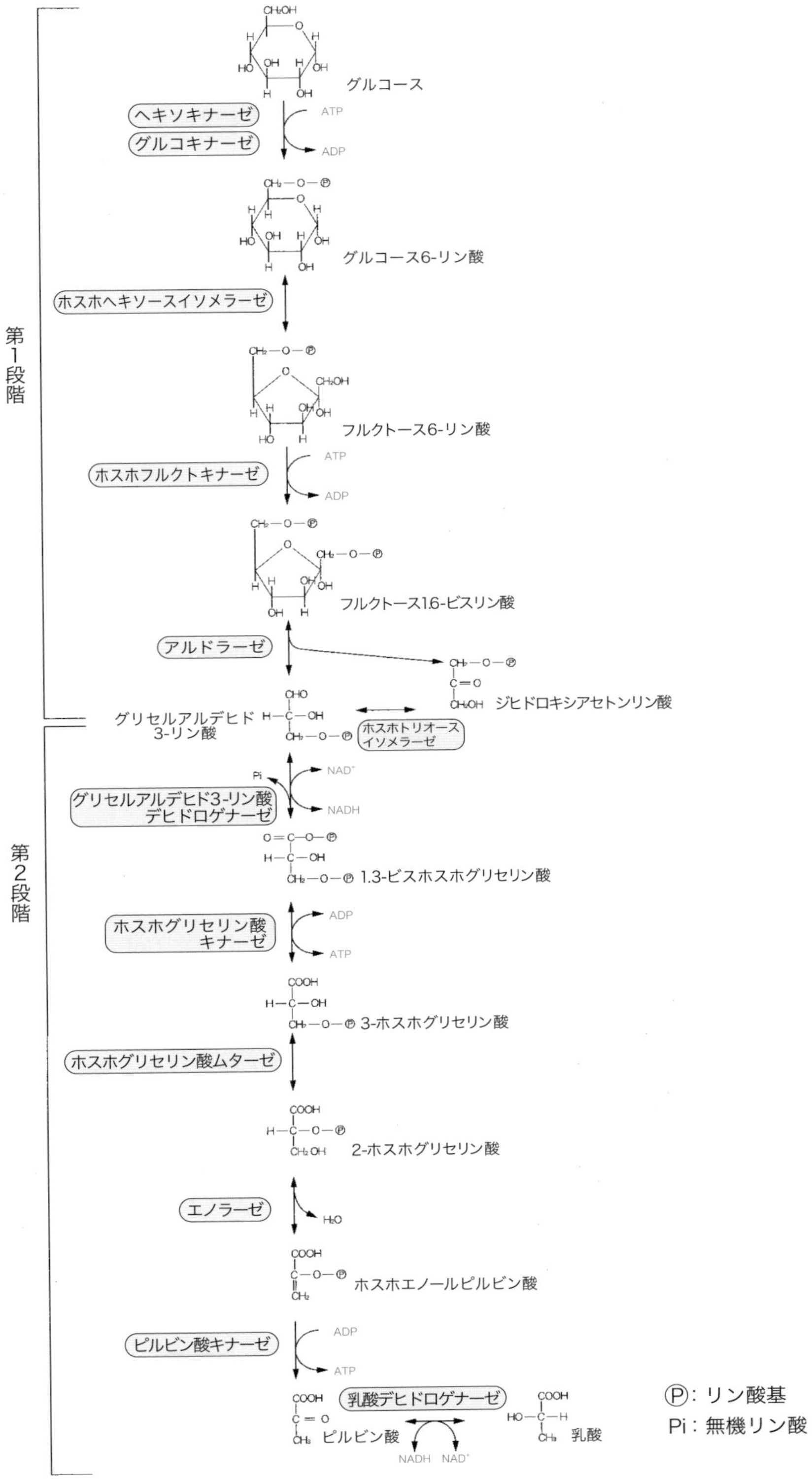
第1段階
第2段階
グルコース
ヘキソキナーゼ
グルコキナーゼ
ATP
ADP
グルコース6-リン酸
ホスホヘキソースイソメラーゼ
フルクトース6-リン酸
ホスホフルクトキナーゼ
ATP
ADP
フルクトース1,6-ビスリン酸
アルドラーゼ
ジヒドロキシアセトンリン酸
グリセルアルデヒド
3-リン酸
ホスホトリオース
イソメラーゼ
Pi
NAD+
NADH
グリセルアルデヒド3-リン酸
デヒドロゲナーゼ
1,3-ビスホスホグリセリン酸
ホスホグリセリン酸
キナーゼ
ADP
ATP
3-ホスホグリセリン酸
ホスホグリセリン酸ムターゼ
2-ホスホグリセリン酸
エノラーゼ
H2O
ホスホエノールピルビン酸
ピルビン酸キナーゼ
ADP
ATP
乳酸デヒドロゲナーゼ
ピルビン酸
乳酸
NADH
NAD+
Ⓟ: リン酸基
Pi : 無機リン酸

図 2.4　解糖系

て働き，逆反応のフルクトース 1,6-ビスホスファターゼを強く阻害する。筋肉では，常に両酵素にある程度の活性があり，この無駄とも思える基質の回転が筋収縮時の速やかな応答を可能にしている（基質回路）。

肝臓のヘキソキナーゼはグルコキナーゼと呼ばれ，G6P による阻害を受けず，高い K_m 値（低い親和性）のため，血糖値の生理的範囲で濃度に応じて活性が調整されている。肝臓では血糖値が解糖系の流れを決めることができる。筋肉などの末梢組織で作られた乳酸は肝臓に戻り，グルコースに変換されて再びエネルギー源になる（Cori 回路）。

2.4.3　クエン酸回路と酸化的リン酸化

ミトコンドリアにおいて，ピルビン酸はピルビン酸デヒドロゲナーゼ複合体によりアセチル CoA に変換される。その後，オキサロ酢酸と結合してクエン酸が生成する。オキサロ酢酸もピルビン酸からピルビン酸カルボキシラーゼにより生成される。クエン酸回路では，脱炭酸反応ならびに酸化反応によりアセチル CoA 由来の炭素鎖は二酸化炭素になり，エネルギーが NADH，$FADH_2$，GTP に蓄えられていく（**図 2.5**）。クエン酸回路はミトコンドリアのマトリクスで起こり，好気的条件下でないと反応は進まない。クエン酸回路が 1 回転することにより 3 mol の NADH と 1 mol の $FADH_2$ が産生される。スクシニル CoA シンテターゼから GTP が 1 分子産生される。産生された NADH や $FADH_2$ は，同じくミトコンドリアにある電子伝達系の酸化的リン酸化反応を経て ATP を産生する（第 1 章参照）。1 mol の NADH は 2.5 mol の ATP を生成し，1 mol の $FADH_2$ は 1.5 mol の ATP を生成する。1 mol のグルコースから 30 mol から 32 mol の ATP が生成する。これは，解糖系で生じた NADH がミトコンドリアに入るために，グリセロールリン酸を介するか（グリセロールリン酸シャトル），リンゴ酸を介するかによって異なるためである（リンゴ酸シャトル）。

2.4.4　ペントースリン酸経路

グルコースの大部分は解糖系を経てピルビン酸に代謝されるが，その他に G6P を介して NADPH やリボース 5-リン酸（ペントース）を生成するペントースリン酸経路（ホスホグルコン酸経路）がある。この経路は，不可逆的な酸化的反応過程と可逆的な非酸化的反応過程とに分けられる（**図 2.6**）。酸化的反応過程において，G6P は G6P デヒドロゲナーゼにより脱水素反応を受けて NADPH が生成する。さらに 6-ホスホグルコン酸デヒドロゲナーゼにより脱水素反応と脱炭酸反応を受けて，リブロース 5-リン酸と CO_2，NADPH が生成する。リブロース 5-リン酸はイソメラーゼによってリボース 5-リン酸に変換される。ここまでの酸化的反応過程により，1 mol の G6P から 1 mol のリボース 5-リン酸と CO_2，2 mol の NADPH が生成することになる。

非酸化的反応過程の多段階可逆的反応も利用することにより，1 mol の G6P から 6 mol の CO_2 と 12 mol の NADPH が生成することもできる。そのため，NADPH が大量に必要な場合は，G6P は CO_2 まで完全に酸化されるが，ATP も必要とする時は解糖系にも流れ，NADPH と ATP の両方を作ることができる。

脂肪酸やステロイドの生合成はエネルギーとして NADPH を利用するため，ペントースリン酸経路は，脂肪酸やステロイドの生合成を活発に行っている肝臓，脂肪組織，授乳期の乳腺，副腎，睾丸などで活性が高い。

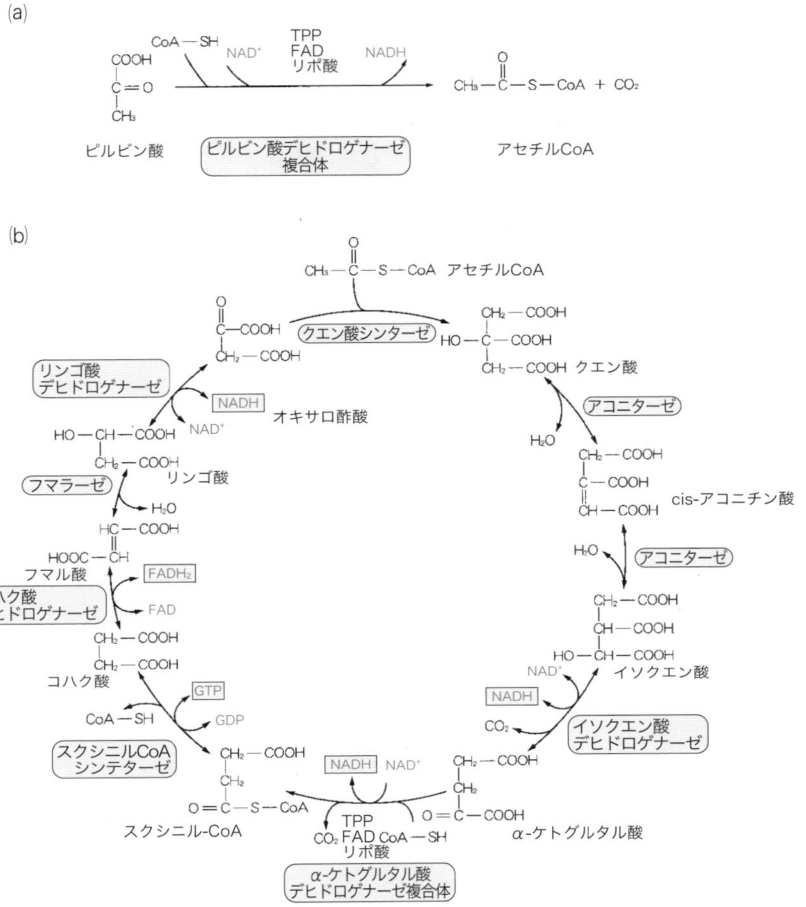

図 2.5　ピルビン酸からアセチル CoA への変換(a)とクエン酸回路(b)
TPP：チアミンピロリン酸。エネルギーとしては GTP と ATP は等価。

2.4.5　グルクロン酸経路

グルクロン酸経路（ウロン酸経路）は，G6P からグリコース 1-リン酸（G1P）を経て，UDP-グルコースに活性化され，UDP-グルクロン酸を経てグルクロン酸を生成する（**図 2.7**）。生成されたグルクロン酸は薬物代謝第 2 相の抱合反応に利用される（第 7 章 参照）。グルクロン酸抱合により，薬剤やビリルビン，ステロイドホルモンが体外へ排泄されるようになる。UDP-グルクロン酸からアスコルビン酸が合成される。霊長類やモルモット，コウモリ，一部の鳥類，魚類は，グロノラクトンオキシダーゼ遺伝子に変異が入っており，活性を欠損しているため，アスコルビン酸を合成できない。

2.4.6　グリコーゲンの代謝

グリコーゲンは最も利用しやすい貯蔵型のエネルギー源であり，肝臓では 4 ～ 6%，筋肉では 0.4 ～ 0.7% のグリコーゲンを含んでいる。しかし，筋肉量が多いので，筋肉グリコーゲンのほうが多い。グリコーゲンは，筋肉では収縮運動に，肝臓では血糖の供給に利用されている。数時間から半日ほど

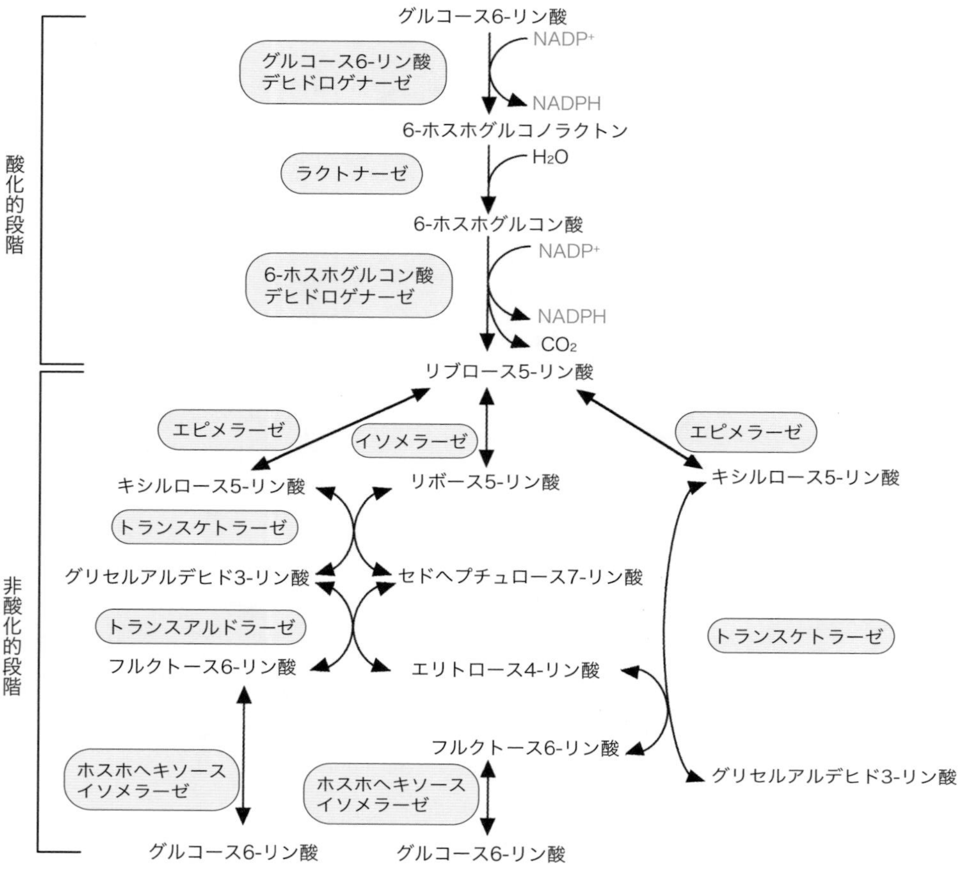

図 2.6　ペントースリン酸経路

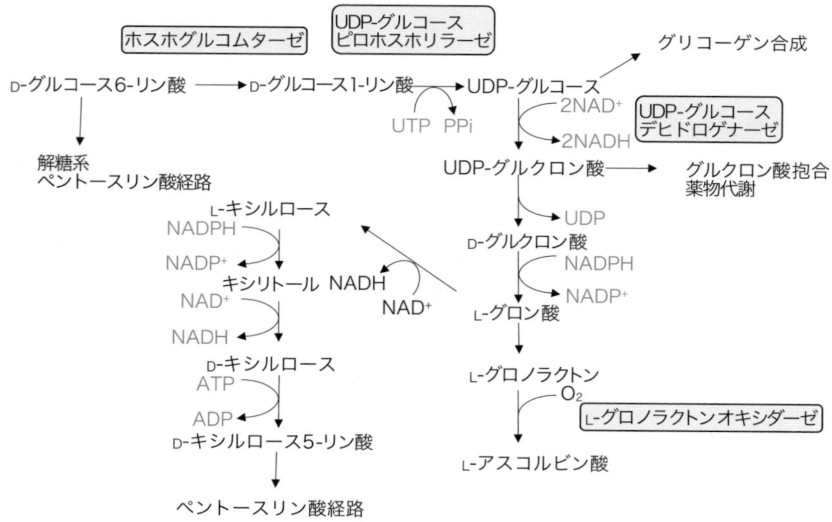

図 2.7　グルクロン酸経路

ヒトではL-グロノラクトンオキシダーゼ遺伝子に変異があるためこの酵素活性がなく，アスコルビン酸がビタミンとなる。

の絶食により肝臓グリコーゲンはほとんどなくなってしまう。

グリコーゲンの合成は，G6P が G1P を経た後，UTP により活性化された UDP-グルコースを基質としてグリコーゲンシンターゼが α-1,4 グリコシド結合を作りグルコースの鎖を延長していく（**図 2.8**）。枝分かれ構造，つまり α-1,6 グリコシド結合は，すでにあるグリコーゲンの鎖が分岐酵素により切断されて新たに付加されることによっている。インスリンは，グリコーゲンシンターゼキナーゼを介してグリコーゲン合成を促進する。

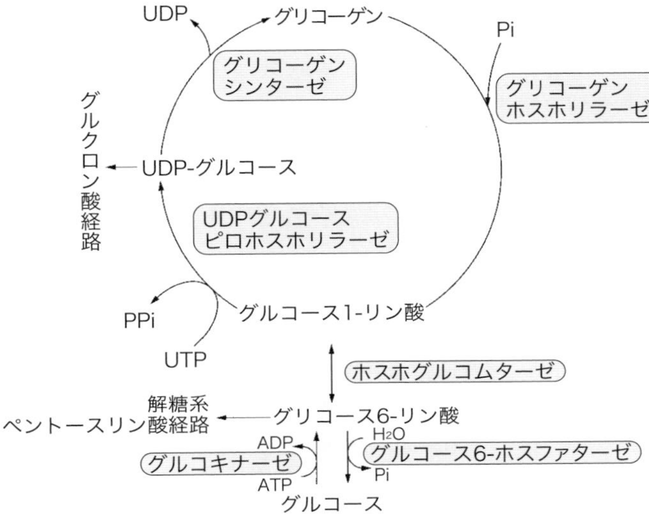

図 2.8　肝臓でのグリコーゲンの合成と分解
Pi：無機リン酸，PPi：ピロリン酸

一方，グリコーゲンの分解は，活性型のグリコーゲンホスホリラーゼ a によって G1P が切り出されることによって行われる。グリコーゲンホスホリラーゼは，ピリドキサールリン酸を含む酵素であり，グルコースを切り出す時にリン酸基を付加する加リン酸分解反応は，ATP を使用せずグルコースを活性化することができる。不活性型のグリコーゲンホスホリラーゼ b は，筋肉ではアドレナリンによって，肝臓ではグルカゴンによって活性化される。2 次メッセンジャーである cAMP によって活性化される cAMP 依存的タンパク質キナーゼ（PKA）によってリン酸化されて活性化されるホスホリラーゼキナーゼが，グリコーゲンホスホリラーゼ b をリン酸化することによって活性化を行う。肝臓では，切り出された G1P は G6P に変換された後，グルコース-6-ホスファターゼによりグルコースとなり血糖維持に使用される。一方，筋肉にはグルコース-6-ホスファターゼがないため，グルコースは遊離されず，筋収縮のエネルギーに利用される。

2.4.7　糖新生（グルコース新生）

脳・神経系や赤血球などはグルコースを主要なエネルギー源として利用しているため，血中グルコース濃度（血糖値）を一定に保つ必要がある。脳と赤血球だけで 1 日 120 g ほどのグルコースが消費されるといわれている。食事を摂取していないときにグルコースを供給する役割を担うのが，肝臓グリコーゲンの分解と糖新生（グルコース新生）である。グリコーゲンには限りがあるため，糖新生が血糖維持の中心的な役割を担っている。糖新生は，ピルビン酸，乳酸，オキサロ酢酸，アミノ酸などの非糖質性前駆体からグルコースを生合成することを指している。糖新生の大部分は肝臓で行われ，一部腎臓でも行われる。フルクトースからグルコースへの変換経路としても利用されることがあり，グルコース新生と呼ぶのが正確である。

解糖系のグルコースからピルビン酸に至る経路の 10 段階の反応のうち 7 段階の反応は糖新生系においても逆反応として利用されている。**図 2.9** に示すように，解糖系の 3 つの不可逆反応が律速段階

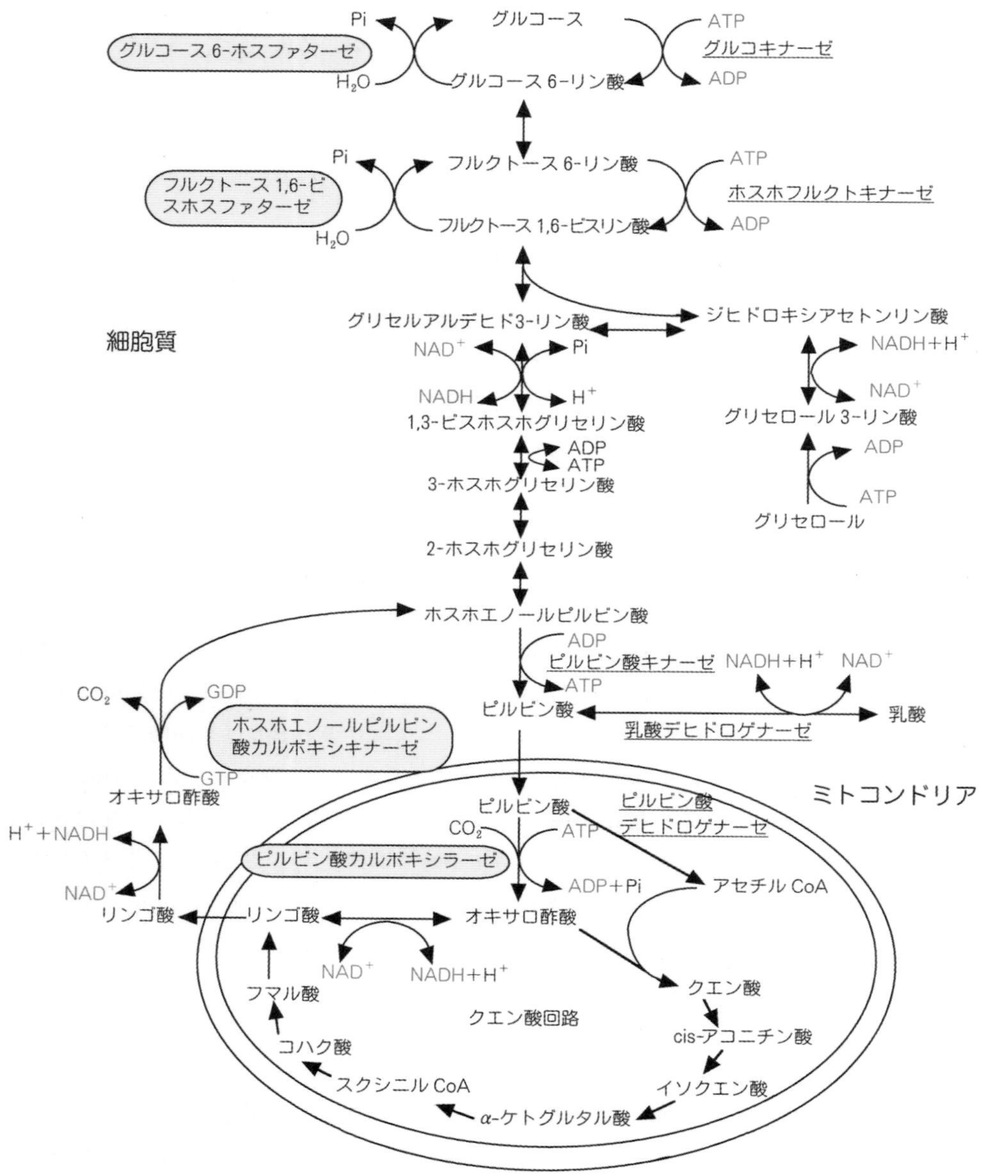

図 2.9　糖新生経路
Pi：無機リン酸。いくつかのステップは解糖系，クエン酸回路と同じ酵素を利用している。

となっているが，糖新生においてもその段階の逆反応が律速段階となっている。ピルビン酸はいったんミトコンドリアに入り，ピルビン酸カルボキシラーゼにより ATP を利用してオキサロ酢酸に変換され，さらにリンゴ酸に変換されることにより細胞質に出て再びオキサロ酢酸に戻される。オキサロ酢酸は，ホスホエノールピルビン酸カルボキシキナーゼ（PEPCK）によってホスホエノールピルビン酸に変換される。PEPCK はリン酸供与体として GTP を利用している。第 2，第 3 の段階は，それぞれフルクトース 1,6-ビスホスファターゼ，グルコース 6-ホスファターゼによって触媒される加水分解反応である。したがって，2 mol のピルビン酸を 1 mol のグルコースに変換するために，4 mol の ATP と 2 mol の GTP，2 mol の NADH を利用することになる。乳酸は，乳酸デヒドロゲナーゼを介してピルビン酸を経て糖新生経路に入る。リジン，ロイシン以外のアミノ酸の炭素鎖は（糖原性アミノ酸），アミノ基転移反応を受けてピルビン酸もしくはクエン酸回路の中間代謝物を経由して糖新生に利用される。アセチル CoA の炭素鎖は糖新生の原料としては利用されない。

糖新生の調節段階の酵素は，アロステリックな調節を受けている。ピルビン酸カルボキシラーゼは，アセチル CoA によって正の調節を受けている。これにより，オキサロ酢酸を供給してクエン酸回路が回りやすくなる。また，アセチル CoA はピルビン酸デヒドロゲナーゼの負の調節因子として働くため，脂肪酸酸化が促進されたときにピルビン酸の酸化が抑えられて糖新生が促進する。フルクトース 1,6-ビスホスファターゼは，AMP やフルクトース 2,6-二リン酸によって阻害される。血糖値維持は生存にかかわるため，アロステリック調節による短期的制御も必要であるが，ホルモンによる遺伝子発現を介した長期的な制御のほうが重要になってくる（1.5 節参照）。

中性脂肪から生成するグリセロールも糖新生経路に入るが，絶食時にはグリセロールは糖新生経路から産生される（グリセロール新生）。非必須アミノ酸のセリンは解糖系からも糖新生経路からも合成される（セリン新生）。

2.4.8　スクロース，フルクトース，ガラクトースの代謝

スクロースの構成成分であるフルクトースは，小腸の GLUT5 により吸収される。小腸においてフルクトキナーゼによりリン酸化された後，アルドラーゼによってジヒドロキシアセトンリン酸とグリセルアルデヒドに開裂し，グリセルアルデヒドはトリオキナーゼによってリン酸化を受けてグリセルアルデヒド三リン酸となる。グルコース新生によりグルコースに変換されて門脈に放出され，肝臓に入る。ラクトースの構成成分であるガラクトースは，4 段階を経て G6P に変換されて解糖系に入る。

2.5　血糖値の維持

上述したように，脳・神経系や赤血球などはグルコースを主要なエネルギー源として利用しているため，血糖濃度が限度以下に下がると昏睡や死を招くことになる。血糖濃度を増加させるホルモンは，グルカゴン，アドレナリン，グルココルチコイドホルモン，甲状腺ホルモン，成長ホルモンなどがある。進化の過程で生物が常に飢餓状態におかれたため，低血糖による死を防ぐ必要があり，幾重にも血糖増加機構が用意されたと考えられる。一方，血糖濃度を低下させるホルモンはインスリンのみである。高血糖は，糖尿病につながるため，血糖値は一定範囲で厳密に制御されている。

食後に血糖濃度が増加すると，膵臓ランゲルハンス島 β 細胞からインスリンが分泌される（**図**

2.10)。インスリンは，筋肉，脂肪組織などの末梢組織ではグルコース輸送体の活性を上げてグルコースを取り込み，解糖系の律速段階の酵素量を増加させて解糖系を促進させる。肝臓や筋肉では，インスリンはグリコーゲンの合成を促進させる。肝臓や脂肪組織では脂肪合成にグルコースが利用されて中性脂質として貯蔵する。肝臓では糖新生は抑制される。

血糖濃度が低下した場合には，膵臓**ランゲルハンス島 α 細胞**からグルカゴンが分泌される（**図 2.10**)。グルカゴンは肝臓に作用して，2次メッセンジャーである cAMP を増加させて，グリコーゲンの分解を促進するとともに糖新生を活性化する。生成されたグルコースは血中へ放出される。このとき解糖系やグリコーゲン合成は抑制される。

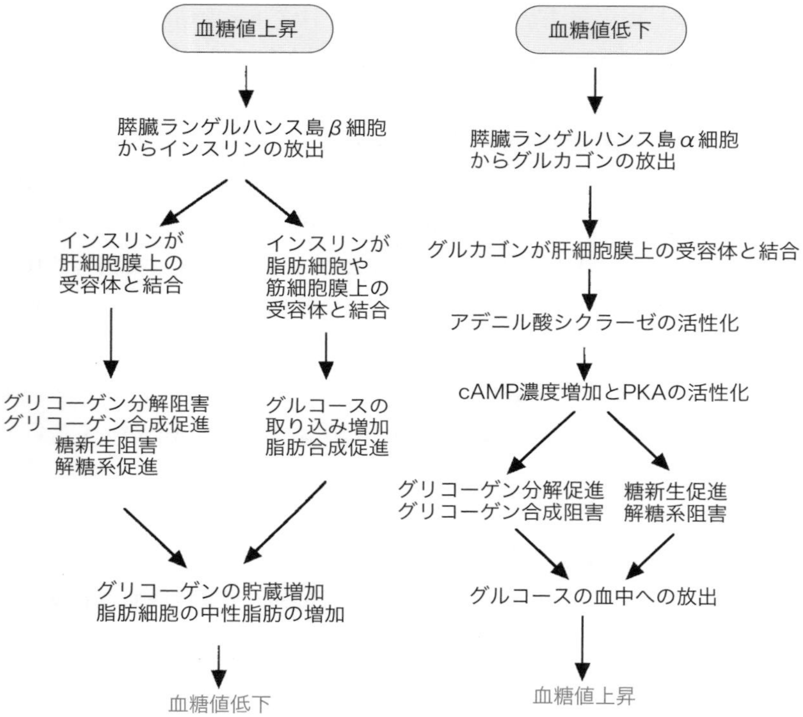

図 2.10　ホルモンによる血糖濃度の調整機構

2.6 | 糖質の代謝と他の栄養素の関係

2.6.1　糖代謝と脂質代謝

グルコース代謝で生成するアセチル CoA は，脂肪酸やコレステロールの合成に利用され，グリセロールは中性脂肪の合成に利用される。しかし，脂質酸の炭素鎖は糖新生の原料としては利用されない。中性脂肪やコレステロール合成の生合成が細胞質，小胞体で起こるため，ミトコンドリアで産生されたアセチル CoA は，クエン酸に変換された後，細胞質へ出て ATP-クエン酸リアーゼによってアセチル CoA が再産生されて初めて利用される。脂肪酸合成のエネルギー源である NADPH はペントースリン酸経路から供給される。

フルクトースは急速に肝臓に流れ込んで，素早くアセチル CoA を産生するため脂肪肝や高中性脂肪血症が誘発されると考えられてきた。しかし，最近になって，フルクトースは小腸で吸収された後，グルコース新生によりグルコースに変換されて門脈中にグルコースを放出することが明らかとなった。フルクトースを大量に摂取すると，小腸での吸収限界を超えて大腸に流れ込む。その結果，腸内細菌叢を変化して，肝臓における脂質代謝異常を引き起こすようである。

糖尿病や長い絶食時には**β 酸化**が進むため，余剰のアセチル CoA はクエン酸回路で処理できず**ケトン体**を生成する。グルコース代謝がうまく回らないとき，クエン酸回路にオキサロ酢酸が十分に供給されないためである。ケトン体は絶食時の重要なエネルギー源として脳・神経系で利用される。

2.6.2　糖代謝とアミノ酸代謝

解糖系，クエン酸回路は，アミノ基転移反応を介してアミノ酸代謝と糖代謝を双方向に結びつける代謝経路となっている。糖質の炭素鎖は，非必須アミノ酸合成の原料になる。オキサロ酢酸と α ケトグルタル酸はアミノ基転移反応によりアスパラギン酸とグルタミン酸ができ，ピルビン酸からはアラニンができる。ロイシン，リジンを除いた糖原性アミノ酸は糖新生の原料となる。したがって，糖質の摂取が少ないとアミノ酸がエネルギー代謝に利用されるため，糖質にはタンパク質の節約作用があることになる。尿素回路はアミノ酸のアミノ基を尿素に変換する異化回路であるが，ここにアスパラギン酸が取り込まれフマル酸が出る反応がある（第 4 章参照）。フマル酸はクエン酸回路のメンバーであり，アスパラギン酸はアミノ基転移によりオキサロ酢酸を生じるため，尿素回路とクエン酸回路の糖新生にかかわる部分が連結することになる（**クレブスの三重回路**）。アミノ酸の炭素鎖は糖新生に利用され，アミノ基は尿素に代謝され排泄される。

2.6.3　糖代謝とビタミン

解糖系，クエン酸回路において，多くのビタミン B 類が補酵素として必要とされる。ピルビン酸デヒドロゲナーゼ複合体や α-ケトグルタル酸デヒドロゲナーゼ複合体，ペントースリン酸経路のトランスケトラーゼは補酵素としてチアミン（B1）に由来するチアミンピロリン酸（TPP）を必要とする。そのため糖質を主たるエネルギー源とする神経系で欠乏症の影響が出やすく，糖質の多い食事はチアミンの要求量が増すと考えられている。NAD や NADP はナイアシンから生成され，FAD はリボフラビン（B2）から生成され，CoA はパントテン酸に由来する。ピルビン酸カルボキシラーゼはビオチンを必要とする。アミノ基転移反応やグリコーゲンホスホリラーゼはピリドキサールリン酸（B6）を必要とする。

酸化ストレスに対して，グルタチオンペルオキシダーゼがグルタチオンの還元力を利用して防御を行い，酸化されたグルタチオンは**グルタチオンレダクターゼ**は NADPH を使って還元型**グルタチオン**に戻されて再利用される。還元型グルタチオンは，ビタミン A，ビタミン E，ビタミン C と協調して抗酸化的な生体防御を行っている。

リボースは核酸の原料として必要であり，全身でペントースリン酸経路の酸化的反応過程，非酸化反応過程それぞれ単独でも産生される。リボースを大量に必要とする急激に細胞分裂をしている細胞では，ため，NADPH を作らずリボースのみを作ることができる。リボースは，核酸だけでなく NAD，NADP，FAD，CoA の構成要素としても重要である。

●問題

1）血糖濃度が厳密に制御されている生理的意義について述べよ。次に，その調節機構を，以下の語句をすべて使い説明せよ。（糖新生，解糖系，グリコーゲン，インスリン，グルカゴン，膵臓 α 細胞，膵臓 β 細胞，肝臓，筋肉，脂肪組織）

2）糖質の代謝とビタミンB類の関係についてまとめよ。

3）ペントースリン酸経路の生理的意義を説明せよ。

●参考文献

1）清水孝雄　監訳：イラストレイテッド ハーパー・生化学，原書30版，丸善出版（2016）

2）入村達郎・岡山博人・清水孝雄・仲野徹　監訳：ストライヤー生化学，第8版，東京化学同人（2018）

3）横越英彦 編：代謝栄養学，同文書院（2005）

4）C. Jan, *et al.*：*Cell Metabolism*, **27**, 351-361（2018）

5）M.A. Febbraio and M. Karin: *Cell Metabolism*, **33**, 2316-2328（2021）

コラム

低炭水化物ダイエット

多くのダイエットが，次々に編み出され，また消えていく。低炭水化物ダイエットも，かつて低インスリンダイエット，低糖質ダイエット，ローカーボダイエットなどとも呼ばれてきた。流行っては廃れる潮の満ち引きのようである。しかし，現在のブームはフィットネスジムや食品業界も巻き込む大きなブームとなっている。インスリンは同化ホルモンであり，血糖を利用して脂肪組織で脂肪合成を促進したりするため，多くなると太る。理にかなっているようにも思える。しかし，インスリンが出ない状態，効かない状態はメタボリックシンドロームや糖尿病状態に近いものであり，とても健康的とは思えない。筋肉をつけたいと思う人は多いが，筋肉タンパク質の合成にも同化ホルモンのインスリンが必要であり，インスリンはちゃんと出たほうがいいはずである。もともと糖尿病の患者用に開発された食事療法で，血糖値を上げないことやインスリン分泌を抑えようとしたものであった。普通の人にとってこのダイエット法が適切か調べた論文では，血糖値は低下させるが，最終的にメタボリックシンドロームやインスリン抵抗性になりやすくなるとある。あまり極端なことは良くないようである。低カロリーダイエットと低脂肪ダイエット，低炭水化物ダイエットを，体重比較した論文もいくつかあるが，最終的にはどのダイエット法もあまり変わりがないように見受けられる。ダイエットの成功は，継続できるかにかかっている。どのダイエット法も続けるのには困難が伴うので，長く続けられる自分にあった方法を見つけよう。

(H.O.)

第３章　脂質の代謝と栄養

脂質（lipid）は，エーテル，クロロホルム，ベンゼンなどの有機溶媒に溶けるが，水には難溶な生体物質の総称である。栄養学的に重要な脂質は，脂肪酸（fatty acid），中性脂肪（neutral fat），リン脂質（phospholipid），糖脂質（glycolipid）およびステロール類（sterols）である。本章ではこれら脂質の構造と機能，生合成と代謝について概説する。

3.1　脂質の分類と構造

3.1.1　脂肪酸

脂肪酸は 1 本の炭素骨格の一方の端にカルボキシ基（-COOH），もう一方の端にメチル基（$-CH_3$）を持つ化合物である。脂肪酸は炭素鎖の長さ，二重結合の有無，二重結合の位置によって分類される（**表 3.1**）。炭素鎖の長さによる分類では，炭素数が 6 以下の脂肪酸を**短鎖脂肪酸**，炭素数が 8 ～ 10 の脂肪酸を**中鎖脂肪酸**，炭素数が 12 以上の脂肪酸を**長鎖脂肪酸**という。二重結合の有無による分類では，炭素鎖に二重結合を持たない脂肪酸を**飽和脂肪酸**，二重結合を 1 つ持つものを一価不飽和脂肪酸，2 つ以上持つものを**多価不飽和脂肪酸**と呼ぶ。二重結合の位置による分類では，メチル基から数えて 3 番目と 4 番目の炭素の間に最初の二重結合がある脂肪酸を **n-3 系**不飽和脂肪酸，6 番目と 7 番目の炭素の間に最初の二重結合がある脂肪酸を **n-6 系**不飽和脂肪酸，9 番目と 10 番目の炭素の間に最初の二重結合がある脂肪酸を **n-9 系**不飽和脂肪酸という（**図 3.1**）。

表 3.1　飽和脂肪酸と不飽和脂肪酸の分類

鎖長による分類	飽和度による分類	二重結合の位置による分類	脂肪酸名	炭素数	慣用記号	融点(℃)
短鎖脂肪酸 炭素数 6 以下	**飽和脂肪酸** 二重結合なし	－	酢酸	2	C2:0	16.6
			酪酸	4	C4:0	-7.9
			カプロン酸	6	C6:0	-3.4
中鎖脂肪酸 炭素数 8 ～ 10			カプリル酸	8	C8:0	16.7
			カプリン酸	10	C10:0	31.5
長鎖脂肪酸 炭素数 12 以上			ラウリン酸	12	C12:0	44.2
			ミリスチン酸	14	C14:0	58.5
			パルミチン酸	16	C16:0	61.8
			ステアリン酸	18	C18:0	68.8
			アラキジン酸	20	C20:0	75.4
			ベヘン酸	22	C22:0	81
			リグノセリン酸	24	C24:0	84.2
	一価不飽和脂肪酸 二重結合 1 個	－	パルミトレイン酸	16	C16:1	-0.1
			オレイン酸	18	C18:1	13.4
	多価不飽和脂肪酸 二重結合 2 個以上	n-6 系	リノール酸	18	C18:2	-8.5
			γ-リノレン酸	18	C18:3	-11.5
			アラキドン酸	20	C20:4	-49.5
		n-3 系	α-リノレン酸	18	C18:3	-16.5
			エイコサペンタエン酸	20	C20:5	-53.5
			ドコサヘキサエン酸	22	C22:6	-44

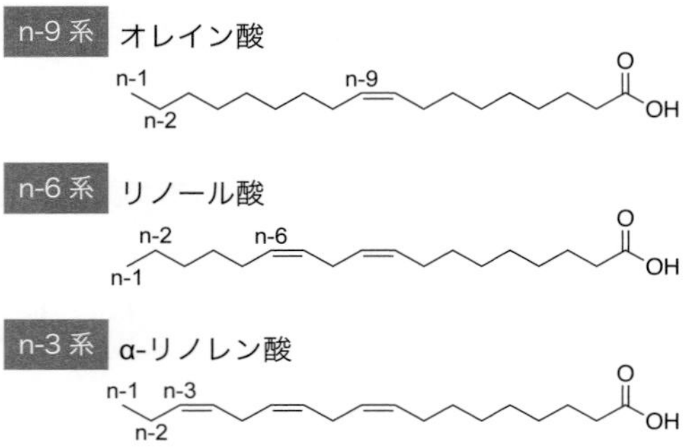

図 3.1　二重結合の位置による不飽和脂肪酸の分類

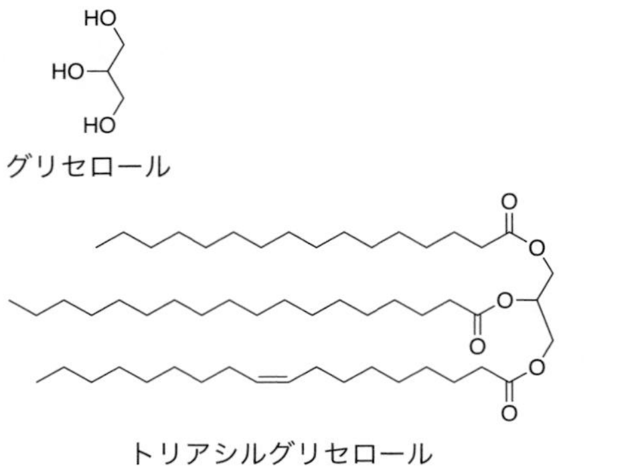

図 3.2　トリアシルグリセロールの構造の例

グリセロールに 3 種類の脂肪酸がエステル結合している。上記の構造は，パルミチン酸（C16:0），ステアリン酸（C18:0），オレイン酸（C18:1）がエステル結合した一例。グリセロールに結合する脂肪酸の組み合わせにより，様々なトリアシルグリセロールが存在する。

3.1.2　トリアシルグリセロール（中性脂肪）

グリセロールと脂肪酸がエステル結合したものをアシルグリセロールといい，グリセロールに 1 個の脂肪酸が結合したモノアシルグリセロール，2 個の脂肪酸が結合したジアシルグリセロール，3 個の脂肪酸が結合したトリアシルグリセロールが存在する（**図 3.2**）。トリアシルグリセロールは電気的に中性であることから中性脂肪と呼ばれている。体脂肪を構成している脂質の大部分はトリアシルグリセロールであり，生体内の主要なエネルギー貯蔵形態である。

3.1.3　リン脂質

リン脂質はグリセロールの 1 位と 2 位に脂肪酸，3 位にリン酸が結合したものを基本骨格とするグリセロリン脂質（**図 3.3**）と，スフィンゴシン（パルミチン酸とセリンから合成される物質）を含むスフィンゴリン脂質に大別される（**図 3.4**）。リン脂質は 1 つの分子内に疎水性の炭素鎖と親水性の極性基をもつことから両親媒性の性質を有しており，生体膜の主要な構成成分の一つである。

3.1.4　ステロイド

ステロイド骨格を持つ一群の化合物をステロイドと呼ぶ（**図 3.5**）。ステロイド骨格 A 環の 3 位の位置に OH 基を持つものをステロールという。コレステロールは動物に見出されるステロールである。コレステロールもリン脂質と同様に両親媒性があり，生体膜を構成する成分の一つである。長鎖脂肪酸とエステル結合したコレステロールエステルは細胞内でのコレステロールの貯蔵形態や血液中の輸送形態である。生体内でコレステロールはエネルギー源として利用されることはないが，ステロイドホルモンや胆汁酸の原料として重要である。

3.1.5　リポタンパク質

リポタンパク質はアポタンパク質とリン脂質，コレステロールの 3 つから構成された外殻を持ち，内部にトリアシルグリセロールやコレステロールエステルを含んでいる（**図 3.6**）。カイロミクロン，

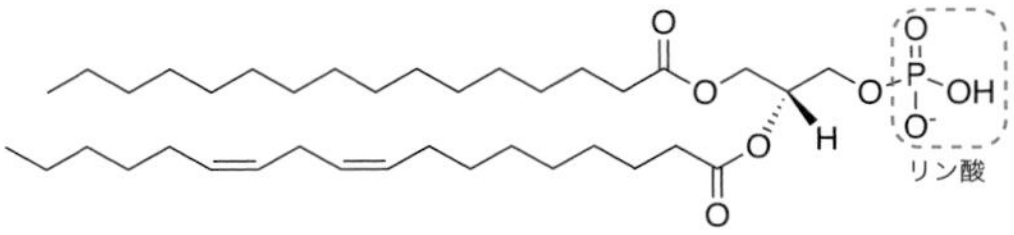

ホスファチジン酸の例（PA16:0/18:2）

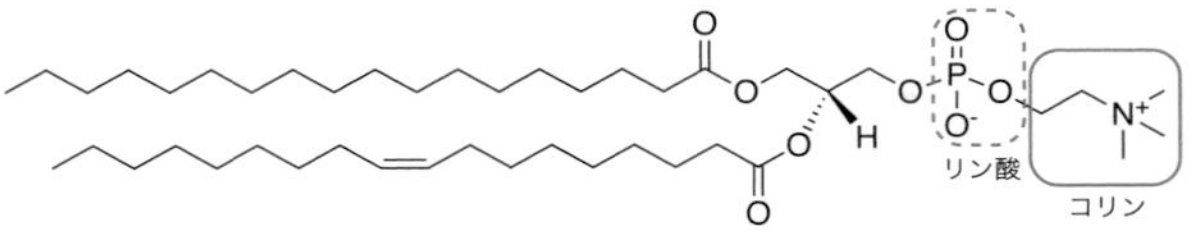

ホスファチジルコリンの例（PC18:0/18:1）

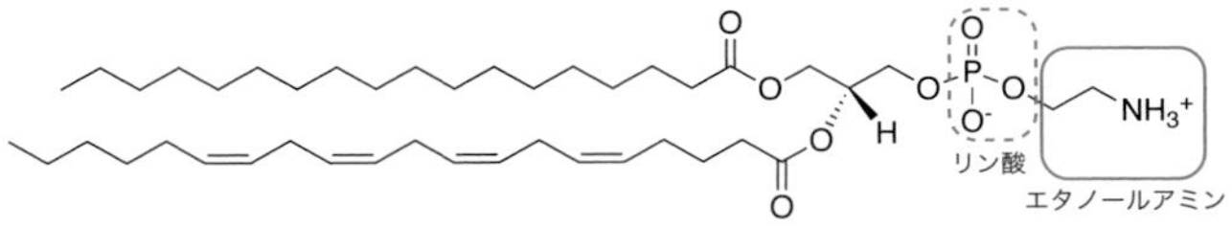

ホスファチジルエタノールアミンの例（PE18:0/20:4）

図 3.3　グリセロリン脂質の構造の例

グリセロールにリン酸，脂肪酸が結合したものに，さらにコリンやエタノールアミンなどの極性基が結合している。結合する脂肪酸の種類，極性基の有無や種類により，様々なグリセロリン脂質が存在する。

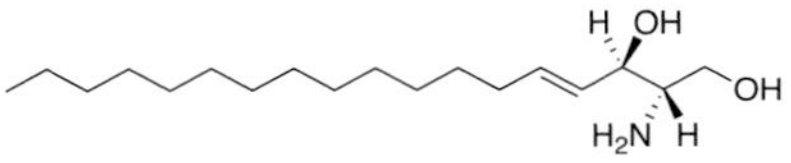

スフィンゴシン

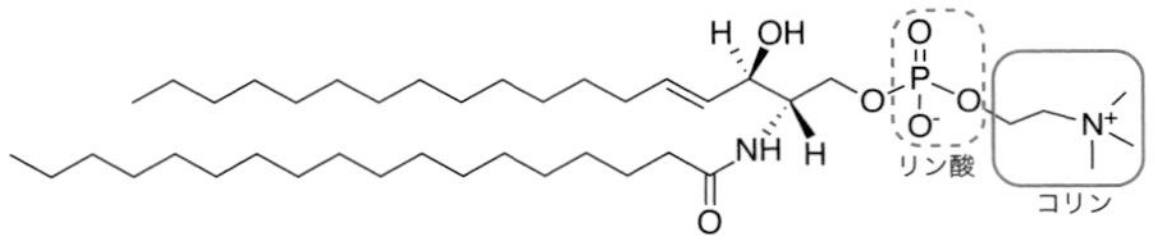

スフィンゴミエリンの例（SMd18:1/18:0）

図 3.4　スフィンゴリン脂質の構造の例

スフィンゴリン脂質は，スフィンゴシンに脂肪酸，リン酸，コリンが結合している。スフィンゴシンに結合する脂肪酸や極性基により，様々なスフィンゴリン脂質が存在する。右図は，スフィンゴシンにステアリン酸とリン酸，コリンが結合したスフィンゴミエリンの構造を示す。

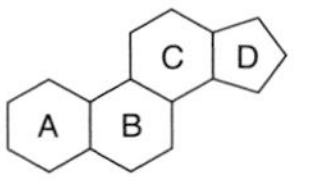

ステロイド骨格

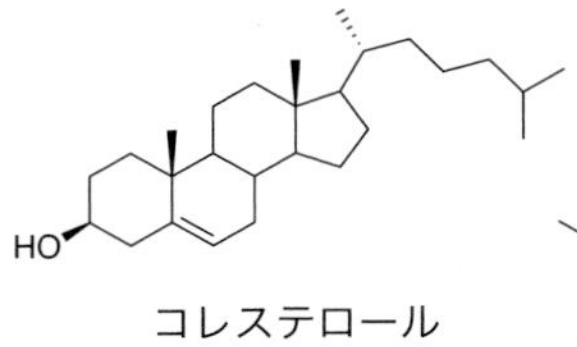

コレステロール

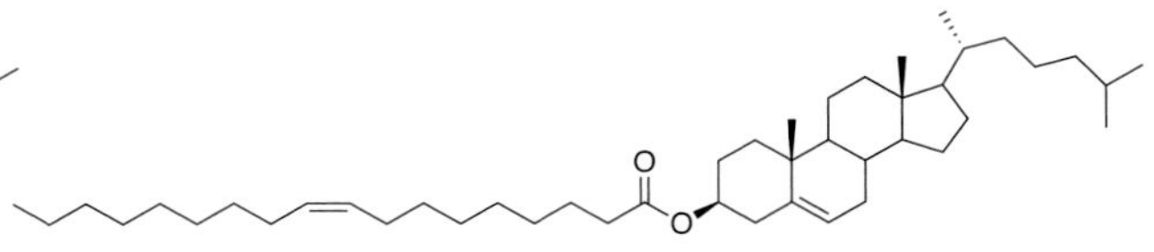

コレステロールエステルの例（CE18:1）

図 3.5　コレステロールとコレステロールエステルの構造の例

コレステロールに脂肪酸がエステル結合したものがコレステロールエステルである。脂肪酸の種類により，様々な種類が存在する。

高密度リポタンパク質（high density lipoprotein：HDL），低密度リポタンパク質（low density lipoprotein：LDL），超低密度リポタンパク質（very low density lipoprotein：VLDL）などが存在し，血液中の脂質輸送を担っている。

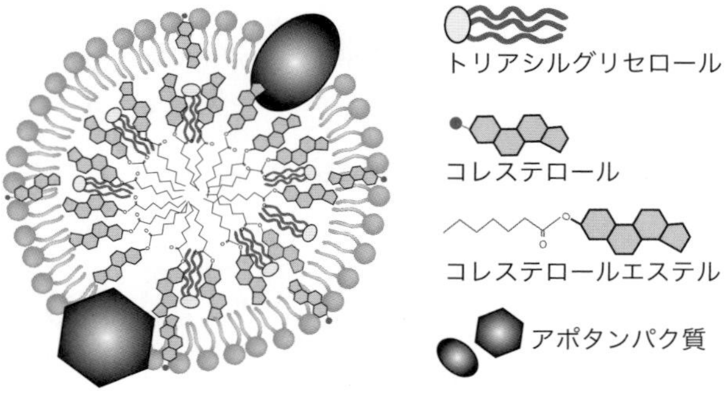

図 3.6　リポタンパク質の構造

表 3.2　主要なリポタンパク質の性質と組成

	密度 (g/cm^3)	粒子直径 (Å)	TG (%)	PL (%)	Cho (%)	ChoE (%)	Prot. (%)	主な アポタンパク質
カイロミクロン	<0.95	750～1200	84～89	7～9	1～3	3～5	1.5～2.5	A1, A4, B48, C
VLDL	0.95～1.006	300～800	50～65	15～20	5～10	10～15	5～10	B100, E, C
LDL	1.019～1.063	180～250	7～10	15～20	7～10	35～40	20～25	B100
HDL	1.063～1.210	50～120	3～5	25～35	20～35	12	40～55	A1, A2, C, D, E

TG：トリアシルグリセロール，PL：リン脂質，Cho：遊離コレステロール，ChoE：コレステロールエステル，Prot.：タンパク質

3.2 脂質の消化・吸収と体内輸送

3.2.1　小腸からの食事脂質の吸収とカイロミクロンの合成

口腔から胃に入った脂質は，十二指腸に移行後，肝臓で合成され十二指腸に分泌された胆汁により乳化を受ける。さらに，膵臓から分泌された膵リパーゼによりトリアシルグリセロールの1位と3位の脂肪酸が遊離し，2-モノアシルグリセロールと遊離脂肪酸を生じる。2-モノアシルグリセロールと遊離脂肪酸は，胆汁酸とともにミセルを形成することで可溶化し，小腸粘膜上皮細胞に吸収される。吸収された2-モノアシルグリセロールと遊離脂肪酸は，遊離脂肪酸がアシル CoA へと変換された後，そのアシル基が2-モノアシルグリセロールの2つの水酸基に順次結合することでトリアシルグリセロールが再合成される（**図 3.7**）。小腸粘膜上皮細胞内のトリアシルグリセロールは，食物由来脂質のコレステロールやリン脂質，アポリポタンパク質 B-48（Apo B48）と未成熟**カイロミクロン**を形成する。未成熟カイロミクロンは小腸粘膜上皮細胞内から**リンパ管**へ分泌され，その後，胸管を経て頸静脈から血中へ放出される。小腸粘膜上皮細胞中に吸収された脂肪酸のうち，炭素数の少ないもの（炭素数 10 以下）は遊離脂肪酸のまま門脈経由で肝臓に運ばれて代謝される。

3.2.2　小腸で再合成されたトリアシルグリセロールの末梢組織への輸送

未成熟カイロミクロンはリンパ液および血液を循環している間に，HDL から Apo C2 と Apo E を受け取り，成熟カイロミクロンへと変換される（**図 3.8**）。Apo C2 は筋肉，脂肪組織などの毛細血管内皮細胞のリポタンパク質リパーゼ（LPL）を活性化し，粒子内のトリアシルグリセロールを加水分

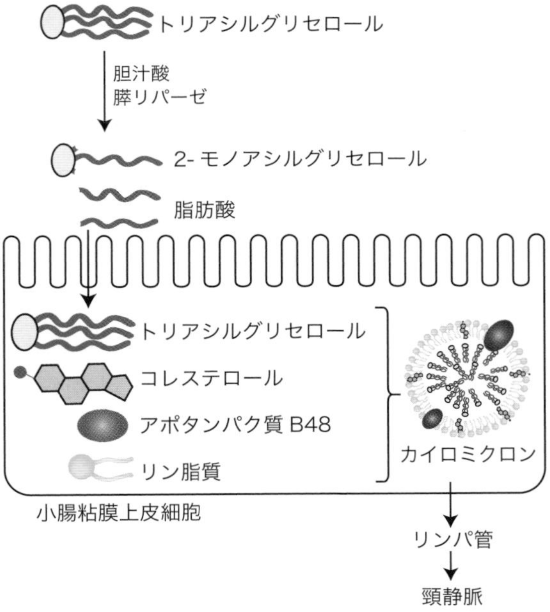

図 3.7　小腸における脂質の消化・吸収とカイロミクロンの合成

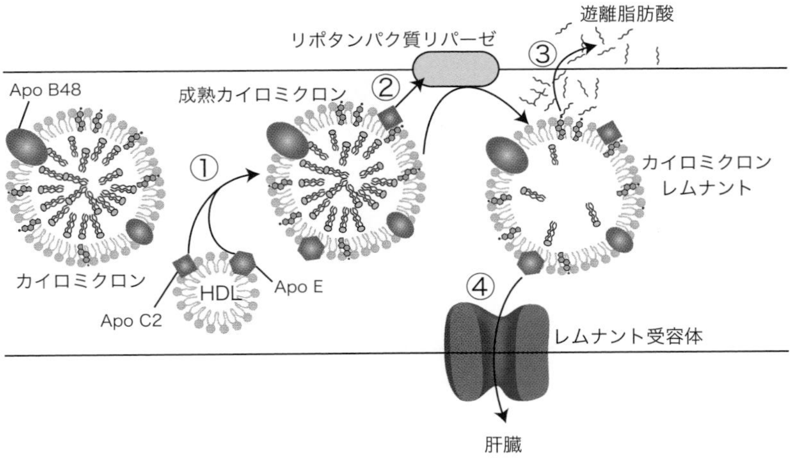

図 3.8　カイロミクロンの代謝と肝臓への取り込み

①小腸で合成されたカイロミクロンへ HDL から Apo C2 と Apo E が渡される。（成熟カイロミクロンの形成）
② Apo C2 により末梢組織血管表面のリポタンパク質リパーゼが活性化する。
③リポタンパク質リパーゼによりカイロミクロンのトリアシルグリセロールから遊離脂肪酸が生成され，末梢組織に供給される。脂肪酸を失ったカイロミクロンは　カイロミクロンレムナントとなる。
④カイロミクロンレムナントは肝臓のレムナント受容体により吸収される。

解することで遊離脂肪酸が放出され，取り込まれる。脂肪組織に取り込まれた遊離脂肪酸はトリアシルグリセロールとして貯蔵され，筋肉に取り込まれた遊離脂肪酸は，β 酸化によりエネルギー源として利用される。LPL の作用によりトリアシルグリセロール含量が減少し，コレステロールを多く含むカイロミクロンはカイロミクロンレムナントと呼ばれ，ApoE を認識するレムナント受容体に結合して肝臓に取り込まれる。このようにカイロミクロンは，食事由来のトリアシルグリセロールを脂肪組織や筋肉に運搬し，コレステロールを肝臓に運搬する。

3.2.3　肝臓で合成されたトリアシルグリセロールとコレステロールの末梢組織への輸送

食後，肝臓ではグルコースからトリアシルグリセロールやコレステロールエステルが生合成される。合成されたトリアシルグリセロールやコレステロールエステルは，Apo B100 を有する VLDL に取り込まれて血中へ放出される（**図 3.9**）。VLDL もカイロミクロン同様，血液中で HDL から Apo C2 を受け取り，成熟 VLDL となった後，LPL を活性化することで各末梢組織へ脂肪酸を供給する。脂肪酸を失ってコレステロールエステルが多くを占める LDL は，末梢組織や肝細胞に存在する Apo B100 受容体によって取り込まれる。すなわち，VLDL は肝臓で生合成されたトリアシルグリセロールを末梢組織へ輸送し，LDL は肝臓で合成されたコレステロールを末梢組織へ供給する役割を担っている（**図 3.9**）。

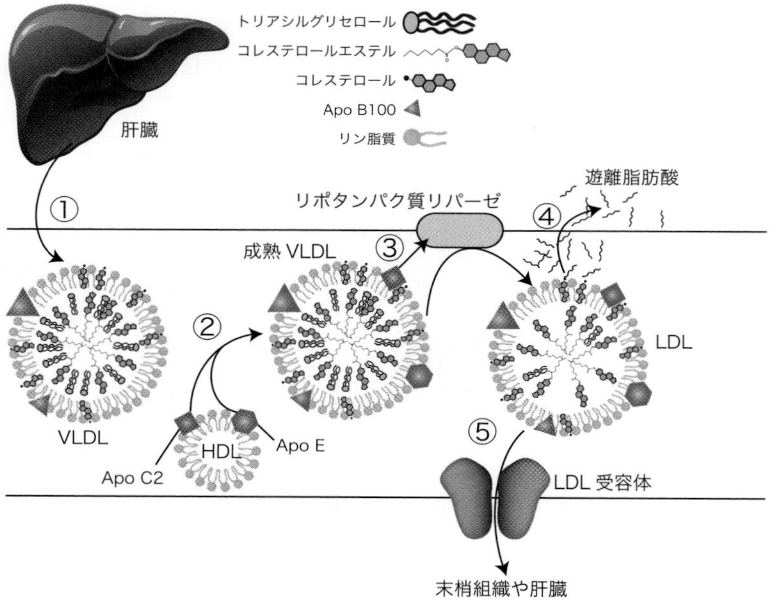

図 3.9　肝臓から末梢組織への脂肪酸とコレステロールの輸送

①肝臓で合成されたトリアシルグリセロールとコレステロールエステルは Apo B100 を有する VLDL に取り込まれて血中に放出される。
② HDL から Apo C2 と Apo E を受け取り，成熟 VLDL となる。
③ Apo C2 により末梢組織血管表面のリポタンパク質リパーゼを活性化する。
④リポタンパク質リパーゼにより成熟 VLDL のトリアシルグリセロールが分解され遊離脂肪酸を生じる。末梢組織に遊離脂肪酸が供給される。コレステロールエステルを多く含む LDL となる。
⑤ LDL は末梢組織や肝臓の LDL 受容体を介して，取り込まれる。

3.2.4　末梢組織から肝臓へのコレステロールの逆輸送

HDL は，肝臓や小腸から脂質を含まない Apo A1 として分泌される。ATP 結合カセットトランスポーター A1（ABCA1）を介してコレステロールを受け取り，原始 HDL が形成される（**図 3.10**）。HDL 中の ApoA1 は血漿中に存在するレシチンコレステロールアシルトランスフェラーゼ（LCAT）を活性化し，コレステロールをコレステロールエステルに変換する。コレステロールエステルは疎水性のため HDL 粒子の核部分に移動し，HDL 表面に空隙ができる。その空隙へ末梢組織の遊離コレステロールが引き抜かれ，成熟 HDL が形成される。成熟 HDL は，肝臓のスカベンジャー受容体 SR-B1 を介して肝臓に取り込まれる。あるいは，コレステロールエステル転送タンパク質（CETP）により HDL に含まれるコレステロールは LDL へと転送され肝臓に取り込まれる。このように HDL は末梢組織からコレステロールを肝臓へ逆輸送し，肝臓でのコレステロールの排泄，代謝もしくはコレステロールの貯蔵に関与している。

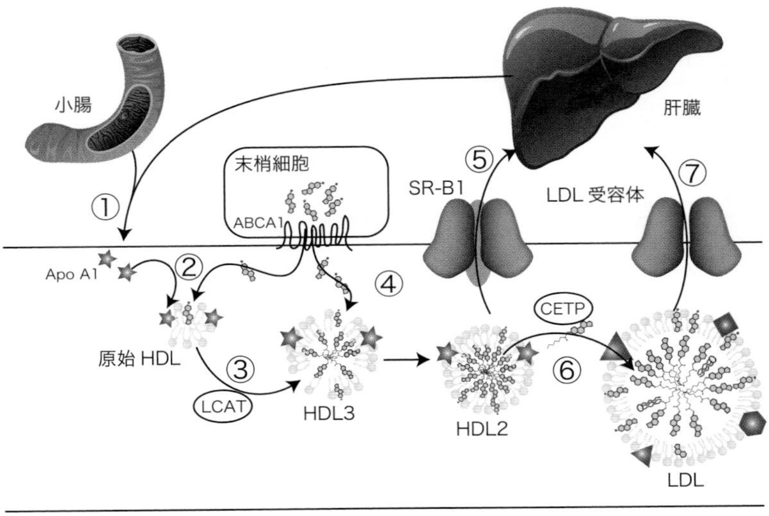

図 3.10　末梢細胞から肝臓へのコレステロールの逆輸送

①肝臓や小腸から脂質を含まない Apo A1 が分泌される。
② Apo A1 は末梢細胞の ABCA1 タンパク質からコレステロールを受け取り，リン脂質とともに原始 HDL を形成する。
③ Apo A1 が血漿中のレシチンコレステロールアシルトランスフェラーゼ（LCAT）を活性化する。LCAT はコレステロールをコレステロールエステルへ変換する。変換されたコレステロールエステルは HDL 粒子の中心に移動する。HDL 表面には，コレステロールが抜けた間隙が生じる（HDL3 の形成）。
④ HDL 表面の間隙に，ABCA1 からコレステロールが供給される（HDL2 の形成）。
⑤ HDL2 は肝臓表面のスカベンジャー受容体 SR-B1 を介して肝臓に取り込まれる。
⑥コレステロールエステル転送タンパク質（CETP）によりコレステロールエステルが LDL に転送される。
⑦コレステロールエステルを多く含む LDL は肝臓の LDL 受容体により取り込まれる。

3.3 | 脂質の代謝

3.3.1　脂肪酸の β 酸化とエネルギー産生

トリアシルグリセロールは 1 g あたり約 9 kcal のエネルギーを持っている。トリアシルグリセルールは主に脂肪組織に貯蔵されている。脂肪組織でホルモン感受性リパーゼ（HSL）が活性化されると，トリアシルグリセルールから遊離脂肪酸が切り出され，血中に放出される。この遊離脂肪酸は血中でアルブミンに結合して肝臓，筋肉，心筋などの組織に運ばれ，β 酸化によりエネルギーを生産する。脂肪酸の β 酸化はミトコンドリアのマトリクスで行われる。細胞に取り込まれた脂肪酸は細胞質内でATPのエネルギーを用いてアシルCoA合成酵素により脂肪酸アシルCoAに変換される（**図3.11**）。脂肪酸アシルCoAはミトコンドリアの外膜を通過できるが，内膜を通過できない。そのため，ミトコンドリア外膜に存在するカルニチンパルミトイルトランスフェラーゼⅠ（CPT1）によりカルニチンとCoAが交換されて脂肪酸アシルカルニチンとなり，カルニチンアシルカルニチントランスロカーゼを介してミトコンドリア内膜を通過する。内膜を通過した脂肪酸アシルカルニチンはカルニチンパルミトイルトランスフェラーゼⅡ（CPT2）の作用により再びカルニチンとCoAが交換されて，脂肪酸アシルCoAになる。β酸化は4段階の酵素反応により脂肪酸アシルCoAのα位とβ位の炭素原子間が開裂する反応で，1分子のアセチルCoAと炭素鎖が2つ短くなった脂肪酸アシルCoA

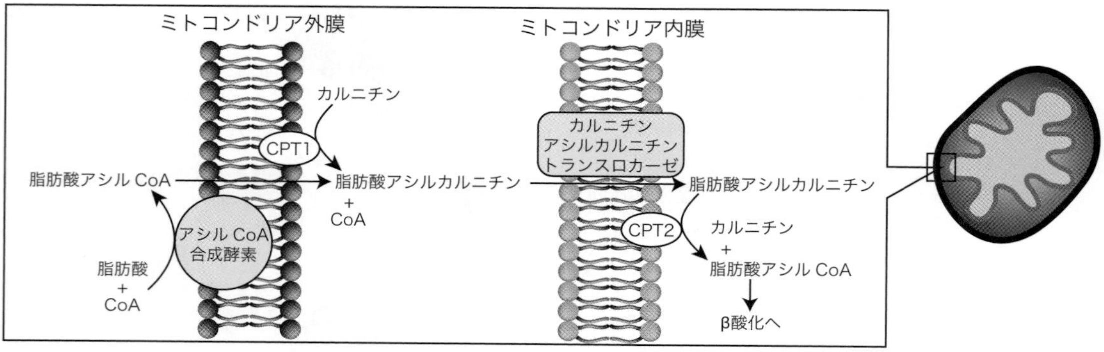

図3.11　脂肪酸のミトコンドリアマトリクスへの輸送

脂肪酸β酸化はミトコンドリアマトリクスで行われる。しかし，脂肪酸はそのままの形でミトコンドリア膜を通過できない。脂肪酸アシルカルニチンに変換された後，ミトコンドリアマトリクスへ輸送され，脂肪酸アシルCoAへ再変換される。

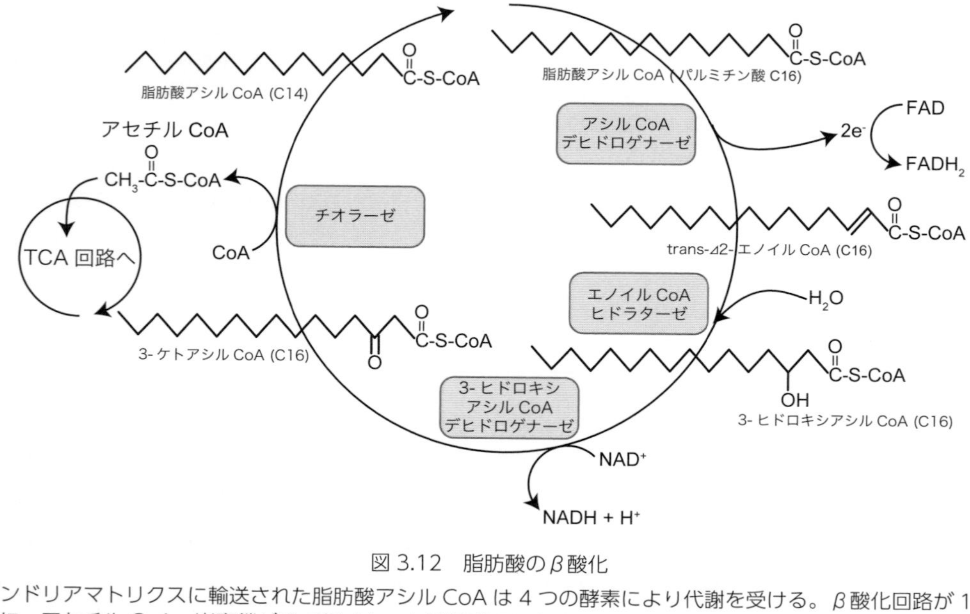

図3.12　脂肪酸のβ酸化

ミトコンドリアマトリクスに輸送された脂肪酸アシルCoAは4つの酵素により代謝を受ける。β酸化回路が1回転するごとに，アセチルCoA，炭素鎖が2つ短くなった脂肪酸アシルCoA，$FADH_2$，NADHが生成する。

を生じる。このアシル CoA は順次同様の過程を経て酸化されアセチル CoA へと変換される。アセチル CoA はクエン酸サイクル（TCA サイクル）に入り，水と二酸化炭素に酸化され同時に ATP を生成する（**図 3.12**）。

パルミチン酸を例に β 酸化による ATP 生成を見ると，1 分子のパルミチン酸から 8 mol のアセチル CoA，7 mol の NADH，7 mol の $FADH_2$ が生成される。8 mol のアセチル CoA から 8 × 10 = 80 mol の ATP が生じ，7 mol の NADH，7 mol の $FADH_2$ からは（7 × 2.5）+（7 × 1.5）= 28 mol の ATP が生成される。すなわちパルミチン酸を β 酸化すると 80 + 28 = 108 mol の ATP が生成する（ただし最初の脂肪酸アシル CoA の生成に ATP を 2 mol 消費する）。1 mol の ATP は約 7.3 kcal の自由エネルギーを生じるので，108 × 7.3 = 788.4 kcal を生じる。パルミチン酸は，完全に水と二酸化炭素に酸化されると約 2400 kcal のエネルギーを生じるので，エネルギー効率は約 33%（(788.4/2400) × 100）となる。

3.3.2　脂肪酸の生合成と必須脂肪酸

脂肪酸は細胞質に存在する脂肪酸合成酵素系によってアセチル CoA を出発材料として合成される（**図 3.13**）。ミトコンドリア内で合成されたアセチル CoA は，そのままではミトコンドリアの内膜を通過できないため，一度クエン酸に変換された後に細胞質に移行し，再びアセチル CoA に変換されて脂肪酸合成に利用される。まず，アセチル CoA カルボキシラーゼによりマロニル CoA を生成する。マロニル CoA がアセチル CoA に付加する反応の繰り返しで脂肪酸のアシル鎖が伸長し，パルミチン

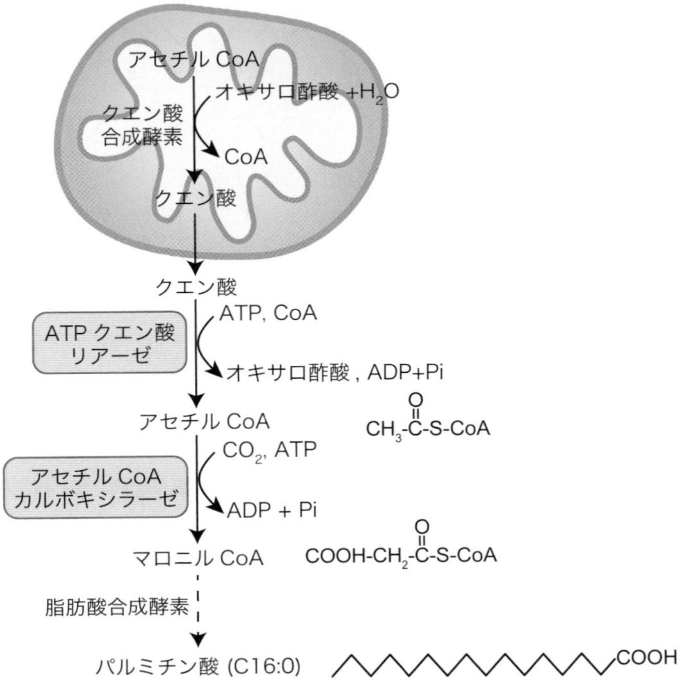

図 3.13　パルミチン酸の生合成

ミトコンドリアで合成されたアセチル CoA はクエン酸に変換された後，細胞質に輸送され，脂肪酸合成酵素系によってパルミチン酸が合成される。アセチル CoA カルボキシラーゼは脂肪酸合成の律速酵素である。

酸（C16:0）が生成される。その後，炭素鎖の伸長反応と不飽和化反応（二重結合の導入）により，様々な脂肪酸が合成される。二重結合を導入する酵素のΔ9-脂肪酸デサチュラーゼは，カルボキシ基から数えて 9 番目と 10 番目の炭素の間に二重結合を導入する酵素である（**図 3.14**）。すなわち，パルミチン酸（C16:0）からパルミトレイン酸（C16:1）が，ステアリン酸（C18:0）からオレイン酸（C18:1，n−9）が合成される。Δ12-脂肪酸デサチュラーゼはオレイン酸の二重結合を 1 個増やしてリノール酸を生成する。さらにΔ15-脂肪酸デサチュラーゼはリノール酸の二重結合を 1 個増やしてα-リノレン酸を生成する。しかし，ヒトはΔ12-脂肪酸デサチュラーゼとΔ15-脂肪酸デサチュラーゼを持たず，リノール酸やα-リノレン酸を合成できない。そのため，n−6 系多価不飽和脂肪酸の**リノール酸**と n−3 系多価不飽和脂肪酸の**α-リノレン酸**は食物から摂取する必要があり，**必須脂肪酸**と呼ばれる。リノール酸やα-リノレン酸はさらに炭素鎖の伸長反応や不飽和化反応などにより，多価不飽和脂肪酸が生成される。リノール酸（18:2, n−6）からγ-リノレン酸（18:3, n−6），アラキドン酸（20:4, n−6）が生成し，α-リノレン酸（18:2, n−3）から**エイコサペンタエン酸**（EPA, 20:5, n−3）や**ドコサヘキサエン酸**（DHA, 22:6, n−3）が生成する（**図 3.15**）。

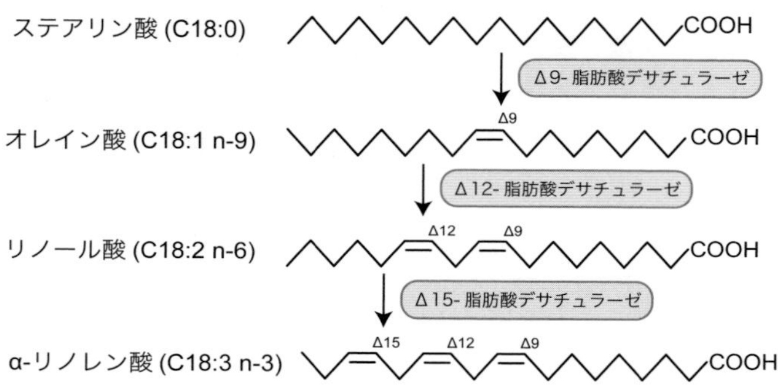

図 3.14　脂肪酸の不飽和化反応

脂肪酸は様々な不飽和化酵素により，二重結合が導入される。ヒトはΔ12-脂肪酸デサチュラーゼとΔ15-脂肪酸デサチュラーゼを持たないために，リノール酸とα-リノレン酸を合成することができない。

3.3.3　炎症と脂質メディエーター

ホスホリパーゼ A_2（PLA_2）は細胞膜の主要成分であるグリセロリン脂質の 2 位に結合した脂肪酸を加水分解することで遊離脂肪酸とリゾリン脂質を生成する酵素である。物理的外傷や傷害によって炎症反応が誘導されると，PLA_2 の活性は著しく上昇し，脂肪酸が細胞質内に遊離する。遊離した n−6 系多価不飽和脂肪酸のアラキドン酸に**シクロオキシゲナーゼ**（COX）が作用すると，プロスタグランジン H_2（PGH_2）が合成される。その後，各々のプロスタグランジンもしくはトロンボキサン合成酵素によって様々な脂質メディエーターが産生される。アラキドン酸に由来する多くの脂質メディエーターは炎症反応の中心的な役割を担っている。例えば **PGE_2** は炎症時に産生され，末梢血管を弛緩させて血流を増加することで**発熱**や**痛み**を増強する。また**トロンボキサン A_2**（TXA_2）は活性化された血小板内で産生され，細胞外に放出された TXA_2 は血小板表面の受容体と結合し血小板をさらに活性化することで血液凝固を誘導する。このようにアラキドン酸に由来するプロスタグランジン

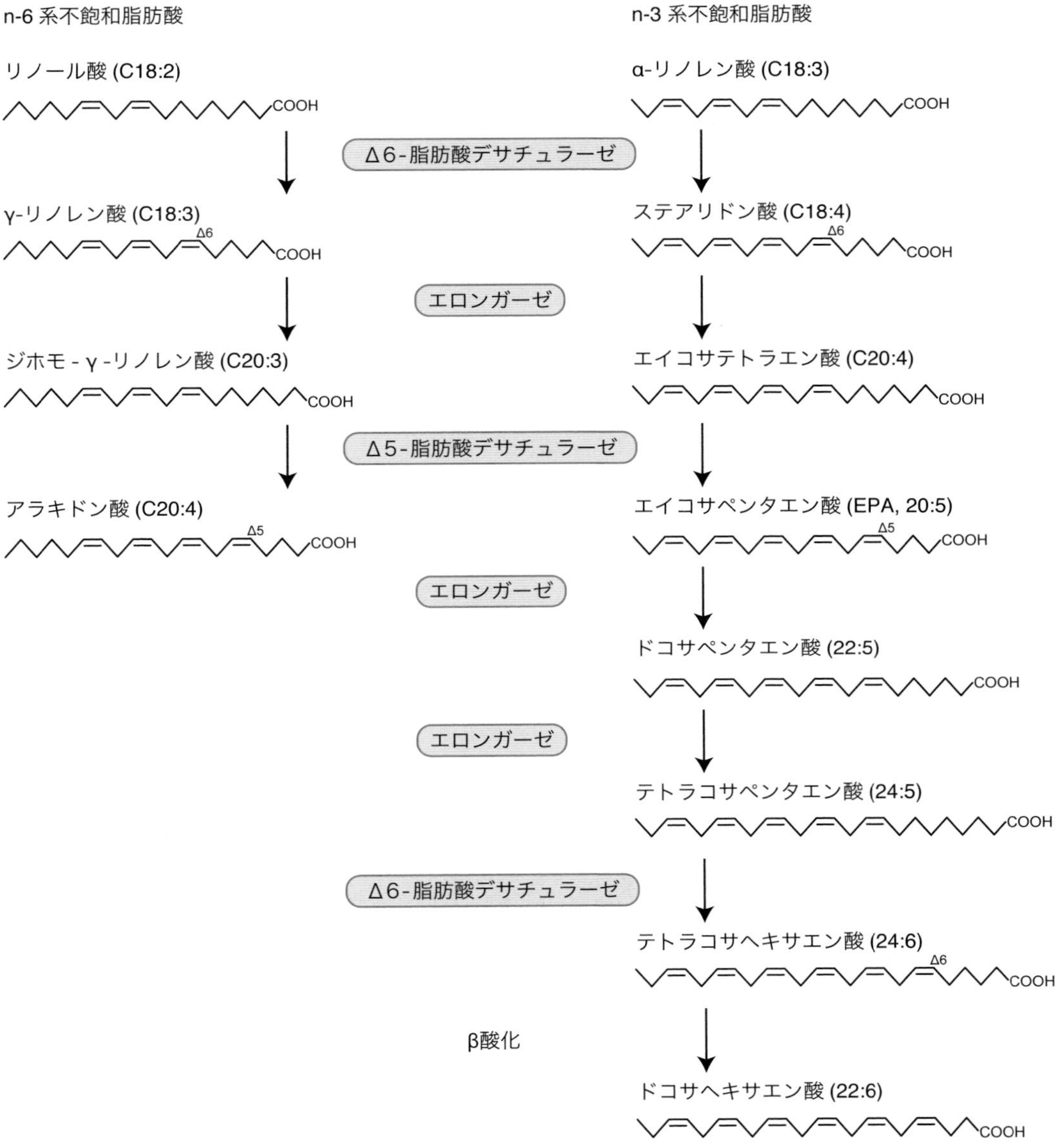

図 3.15　n-6 系不飽和脂肪酸と n-3 系不飽和脂肪酸の生合成
リノール酸，α-リノレン酸を出発材料として，不飽和化反応と伸長反応により，多価不飽和脂肪酸が合成される。

は炎症反応をはじめとした様々な刺激に応じて局所で合成され，ホメオスタシスの維持や種々の病態形成に関与する。これに対し n-3 系多価不飽和脂肪酸の EPA や DHA から産生される脂質メディエーターの PGE_3 やロイコトリエン B_5 はほとんど生理活性を示さないことから，アラキドン酸との代謝酵素の競合阻害が EPA や DHA の抗炎症作用メカニズムであると考えられてきた。しかし，液体クロマトグラフィー質量分析による微量な代謝物の同定や定量，さらには機能解析が可能となり，EPA や DHA を基質として代謝産生される脂質メディエーターのレゾルビンやプロテクチン，マレシンが同定された。これらは炎症抑制や収束に積極的に関与する，新しいタイプの抗炎症性脂質メディエーターとして注目されている。

3.3.4　トリアシルグリセロールの生合成

トリアシルグリセロールの生合成は，グリセロール 3-リン酸から始まる合成経路と，食物として摂取した 2-モノアシルグリセロールを原料とする合成経路の 2 つがある。脂肪酸はアシル CoA 合成酵素によって活性化され脂肪酸アシル CoA となる。肝臓や脂肪組織では，アシルトランスフェラーゼの作用によって脂肪酸アシル CoA がグリセロール-3-リン酸に段階的にエステル化されトリアシルグリセロールが生合成される。グリセロール-3-リン酸は，解糖系から供給されるか，グリセロールキナーゼにより合成される。1,2-ジアシルグリセロールは，トリアシルグリセロールとリン脂質の合成の分岐点である。小腸では，消化の過程で生じた 2-モノアシルグリセロールを出発物質として 2 段階のエステル化によりトリアシルグリセロールが生合成される（**図 3.16**）。

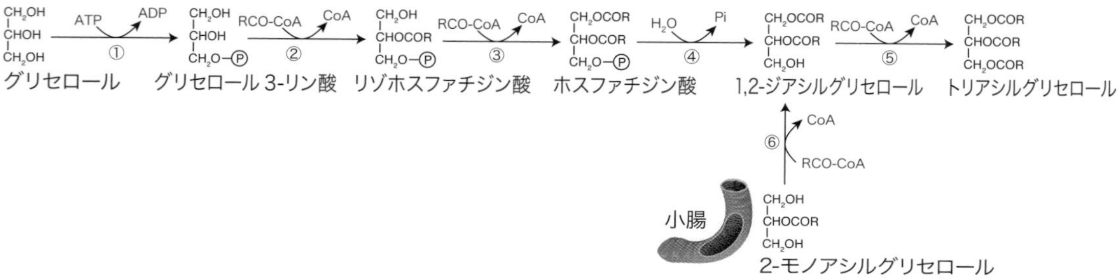

図 3.16　トリアシルグリセロールの合成

グリセロール，グリセロール 3-リン酸の合成経路と，食物由来の 2-モノアシルグリセロールを前駆体とする合成経路がある。①グリセロールキナーゼ，②③アシル CoA グリセロール 3 リン酸アシルトランスフェラーゼ，④ホスファチジン酸ホスファターゼ，⑤ 1,2-ジアシルグリセロールアシルトランスフェラーゼ，⑥ 2-モノアシルグリセロールアシルトランスフェラーゼ

3.3.5　コレステロールの生合成

コレステロールは細胞膜の構成成分だけではなく，副腎や卵巣では**ステロイドホルモン**の原料として，肝臓では**胆汁酸**の前駆物質として生命活動に必要不可欠な脂質である。一方でコレステロールの動脈への過剰な蓄積は動脈硬化へと進展し心筋梗塞や脳卒中を引き起こす。コレステロールは肝臓，小腸，皮膚などで 1 日約 1 g 合成される一方，食事による平均的な摂取量は約 500 mg である。健常者では，生体内のコレステロールの合成，利用，輸送は厳密に制御されている。食事からのコレステロール摂取量が増えると体内での合成量が減少し，摂取量が減ると合成量が増加することで，常に一定量が供給されるように調節されている。

コレステロールの生合成過程は，脂肪酸の合成と同様にアセチル CoA から開始され 20 ステップ以上の複雑な過程を経て合成される（**図 3.17**）。**HMG-CoA 還元酵素**はコレステロール生合成経路における律速酵素であり，その代謝産物であるメバロン酸や細胞内コレステロールによりフィードバック阻害を受ける。食事由来のコレステロールが細胞内に増加したときも，HMG-CoA 還元酵素の活性は阻害される。HMG-CoA 還元酵素の阻害剤の**スタチン**（statin）は，血清コレステロールを低下させ，高コレステロール血症の治療薬として広く用いられている。

3.3.6　コレステロールの異化と胆汁酸合成

胆汁酸は肝臓で合成された後，胆嚢に蓄えられ濃縮される。その後，脂肪を含む食事をすると十二指腸に分泌される。胆汁酸は構造内に水溶性部分と脂溶性部分を持っているため，界面活性物質として作用することができる。小腸上部で脂肪酸，トリアシルグリセロール，コレステロールなどと胆汁酸がミセルを形成し，脂質の消化や小腸細胞への取り込みが促進する。小腸での働きを終えた胆汁酸は，回腸に存在する胆汁酸のトランスポーターを介して吸収され門脈を経て肝臓に戻る。このような胆汁酸のリサイクルは**腸肝循環**と呼ばれ，再吸収されなかったわずかな胆汁酸は糞便として排泄される。コレステロールの体外排泄は胆汁酸による経路のみである。

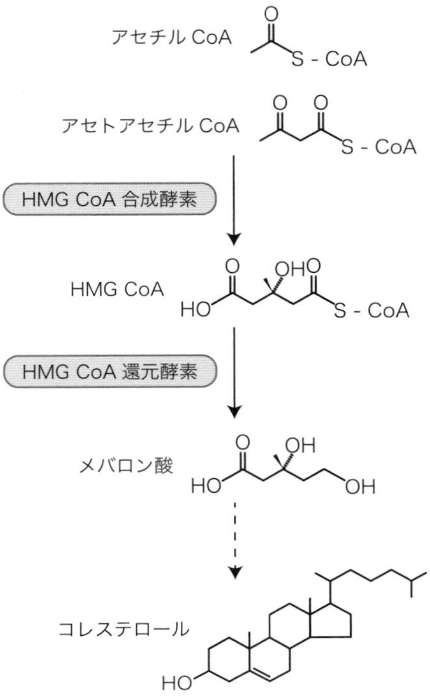

図 3.17　コレステロール生合成の概要

脂肪酸と同様，コレステロールもアセチル CoA を原料に複雑な過程を経て合成される。HMG-CoA 還元酵素は，細胞内コレステロール濃度や食事由来コレステロール，メバロン酸量によって負に制御される。

ヒトの胆汁酸には肝臓で合成される**一次胆汁酸**のコール酸やケノデオキシコール酸と，小腸の腸内細菌により一次胆汁酸から生成される**二次胆汁酸**のデオキシコール酸やリトコール酸がある（**図 3.18**）。胆汁酸合成の律速段階は，**コレステロール 7α-ヒドロキシラーゼ**によってコレステロールの 7 位にヒドロキシル基が付加され，7α-ヒドロキシコレステロールが合成される反応である。この酵素の活性は，胆汁酸によってフィードバック阻害される。

3.4 | 脂質の摂取と健康

脂質の主成分のトリアシルグリセロールはエネルギー産生の主要な基質で，炭水化物やタンパク質と比べて 2 倍以上のエネルギー価をもつことから，ヒトはエネルギーの貯蔵物質として優先的に脂質を蓄積すると考えられる。コレステロールは細胞膜の構成成分であるとともに，性ホルモン，副腎皮質ホルモンなどのステロイドホルモンやビタミン D の前駆体となる。n-6 系多価不飽和脂肪酸のリノール酸と n-3 系多価不飽和脂肪酸の α-リノレン酸は体内で合成できない必須脂肪酸であり，欠乏すると皮膚炎などが発症する。これらのことから，いくつかの種類の脂質に関しては「日本人の食事摂取基準（2020 年度版）」で目標量が設定されている。

飽和脂肪酸は，体内での合成が可能であり必須栄養素ではない。一方，高 LDL コレステロール血症の主なリスク要因の一つであり，心筋梗塞をはじめとする循環器疾患の危険因子であること，肥満

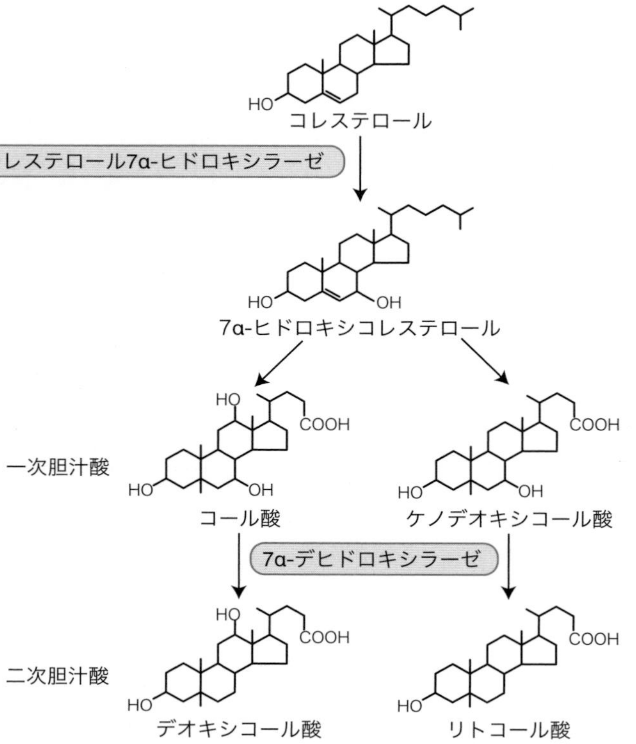

図 3.18　胆汁酸の生合成

胆汁酸は肝臓で合成されて，胆汁として胆嚢に集められ，腸管に分泌される。7α-ヒドロキシコレステロールが合成される反応が律速反応である。ヒトの場合，胆汁酸の約 80% はコール酸で，デオキシコール酸（約 15%），ケノデオキシコール酸（約 2%），リトコール酸（微量）がある。デオキシコール酸とリトコール酸は，腸内細菌によって 2 次的につくられるため，2 次胆汁酸と呼ばれる。

の危険因子であることから，目標量を算定すべき栄養素である。しかし，飽和脂肪酸の摂取量をどの程度に留めるのが好ましいかを決める科学的根拠は十分ではないため，目標量（上限）を設定することは困難である。そこで，日本人が現在摂取している飽和脂肪酸量を測定し，その中央値をもって目標量（上限）とすることとし，7% エネルギーと設定されている。

n-6 系多価不飽和脂肪酸及び n-3 系多価不飽和脂肪酸は，必要量を算定するために有用な研究が十分存在しないため，現在の日本人の摂取量の中央値に基づいて目安量が設定されている。日本人が摂取する n-6 系多価不飽和脂肪酸の 98% はリノール酸であり，n-3 系多価不飽和脂肪酸では α-リノレン酸の摂取量が最も多い。日常生活を自由に営んでいる健康な日本人には n-6 系多価不飽和脂肪酸や n-3 系多価不飽和脂肪酸の欠乏が原因と考えられる皮膚炎等の報告はない。そこで，現在の日本人の n-6 系多価不飽和脂肪酸，n-3 系多価不飽和脂肪酸の摂取量の中央値を用いて目安量が算定されている。脂質の摂取量は年代により異なり，n-6 系多価不飽和脂肪酸の 1 日あたりの目安量は成人男性で 8 ～ 11 g，女性で 7 ～ 9 g，n-3 系多価不飽和脂肪酸の 1 日あたりの目安量は成人男性で 1.9 ～ 2.2 g，女性で 1.6 ～ 2 g と年代ごとに個別の目安量が設定されている。なお，一価不飽和脂肪酸は必須脂肪酸でないこと，主な生活習慣病への量的影響も明らかではないことから，目標量は設定されていない。

トランス脂肪酸は，1 つ以上の二重結合がトランス型の不飽和脂肪酸である。工業的に油脂に水素添加を行うことで液状の不飽和脂肪酸を固形の飽和脂肪酸に変える際の副産物として生じるトランス脂肪酸と，反芻動物の胃で微生物により生成され，牛乳や乳製品，牛肉や羊肉の中に含まれるトランス脂肪酸が存在する。トランス脂肪酸は，飽和脂肪酸よりも LDL コレステロール /HDL コレステロール比を大きく上昇させることから，目標量の算定を考慮すべき栄養素である。しかし，日本人におけるトランス脂肪酸摂取量の実態が十分に解明されていないため，目標量は策定されていない。世界保健機関（WHO）を始め，アメリカなど幾つかの国では，トランス脂肪酸の摂取量を総エネルギー摂取量の 1% 未満に留めることを推奨しており，日本人の食事摂取基準においても 1% エネルギー未満でもできるだけ低く留めることが望ましいとしている。

経口摂取される食事性コレステロールは体内で作られるコレステロールのおよそ 1/3 ～ 1/7 である。コレステロールを摂取量が多いと肝臓のコレステロール合成は減少し，食事からの摂取量が少ないとコレステロール合成は増加する。このため，コレステロール摂取量と血中コレステロール値には関連はあるものの，コレステロール摂取量がそのまま血中総コレステロール値に反映されるわけではない。したがって目標量を設定することは難しいが，脂質異常症及び循環器疾患予防の観点から過剰摂取とならないように算定することが必要である。脂質異常症の重症化予防の目的から，200 mg/ 日未満に留めることが望ましいとしている。

●問題

1）小腸からの脂質吸収と末梢組織への輸送についてまとめよ。

2）ヒトの必須脂肪酸の種類と生合成についてまとめよ。

●参考文献

1）厚生労働省：日本人の食事摂取基準（2020 年版）

コラム

体に良い油と悪い油

「脂質」は「糖質」や「タンパク質」に並ぶ 3 大栄養素の一つである。しかし，「脂質」は「健康に悪い物」というイメージを持つ人も多いのではないか。実は「脂質」と一口に言っても様々な物質の総称であり，その内容を細かく見ていくと一概に「健康に悪い物」とは言えない側面がある。もちろん，脂質の過剰摂取は肥満につながり，動脈硬化症や心疾患，脳血管疾患のリスクを高めることが知られているが，これは飽和脂肪酸の過剰摂取が原因である。一方，一価不飽和脂肪酸や n–3 系多価不飽和脂肪酸には高脂血症や血中コレステロールの低下作用を示すことが報告されている。さらに，脳の乾燥重量の約 60% は脂質であり，脳に特徴的に多く含まれている DHA には，脳の機能維持や神経保護作用があること，食事から摂取する脂質が不足すると，神経変性疾患，うつ病などの精神障害などの発症リスクの上昇につながることが報告されている。したがって，体に良い油を適切な量，摂取することが健康な生活を送るためには重要である。

(T.H.)

第 4 章　タンパク質の代謝と栄養

タンパク質はあらゆる生命現象を司る基本的な物質である。体を構成する部品である一方で，生体内で起こる様々な反応の担い手でもある。ヒトの体には膨大な種類のタンパク質（約 10 万種類と想定される）があって，それぞれが生命活動において重要な役割を果たしている。体のタンパク質は常に合成と分解を繰り返しており，体の機能を正常に維持するためには，体のタンパク質の合成材料となるアミノ酸が食事から適切に供給されなければならない。

4.1 タンパク質を構成するアミノ酸

4.1.1　アミノ酸，ペプチド，タンパク質

タンパク質は，多数のアミノ酸がペプチド結合によって鎖状に連結（重合）してできた高分子化合物である。一般的にアミノ酸 50 個以上のものをタンパク質，それより小さなものをペプチドということが多いが，その区別は厳密ではない。ペプチドのうち，アミノ酸が 2 個結合したものをジペプチド，3 個ではトリペプチド，また 2 個から 10 個程度のものをオリゴペプチド（オリゴはギリシア語で「少ない」を意味する），10 ～ 50 個程度のものをポリペプチドという。

4.1.2　アミノ酸の分類

自然界には約 500 種類ものアミノ酸が発見されているが，体中に存在するアミノ酸は 50 種類あまりである。このうちタンパク質の合成に使われるアミノ酸は 20 種類である。セレノシステインもほとんどすべての生物種のいくつかのタンパク質に生合成に際して取り込まれるので，厳密には 21 種類ということになる（**図 4.1**）[1)]。（その他，細菌ではホルミルメチオニンが開始アミノ酸として，古細菌のいくつかではピロリシンが生合成の際にタンパク質に取り込まれる）。**図 4.1** は，タンパク質合成に使われるアミノ酸を栄養学上の分類（不可欠アミノ酸（必須アミノ酸），可欠アミノ酸（非必須アミノ酸），条件付き不可欠アミノ酸（準必須アミノ酸））に従って分類したものである。アミノ酸にはいろいろな分類法があり，水分子との相互作用の観点から，①中性非極性アミノ酸，②中性極性アミノ酸，③酸性アミノ酸，④塩基性アミノ酸に分けることもできる。

① 中性非極性アミノ酸（グリシン，アラニン，バリン，ロイシン，イソロイシン，フェニルアラニン，トリプトファン，メチオニン，システイン，プロリン）：非極性であり中性である中性非極性アミノ酸は，アミノ基とカルボキシ基を 1 つずつもち，側鎖にはグリシン以外は芳香族側鎖あるいは脂肪族側鎖をもっている。中性非極性アミノ酸は，水分子と相互作用しないので，タンパク質の立体構造の維持に重要な役割を演じている。

② 中性極性アミノ酸（セリン，スレオニン，チロシン，アスパラギン，グルタミン）：極性があり中性である中性極性アミノ酸は水素結合可能な官能基をもっているので，水分子と容易に相互作用する。

③ 酸性アミノ酸（アスパラギン酸，グルタミン酸）：アミノ基 1 つとカルボキシ基 2 つをもつ。これらのアミノ酸は生理的な pH では負に荷電している。

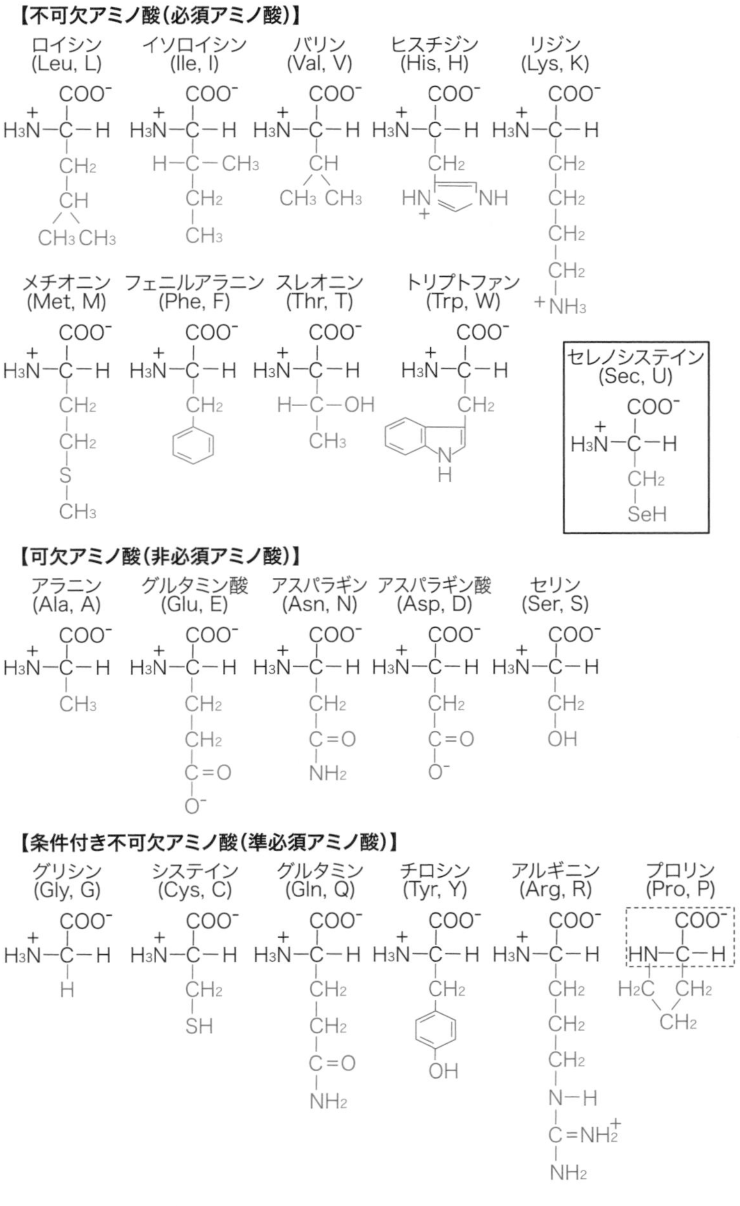

図 4.1　タンパク質の合成に使われる 21 種類の α-アミノ酸

プロリンはやや特殊な構造（イミノ酸）をしているが，破線の□で囲んだ部分を他のアミノ酸の構造式の黒い部分と考えると，他のアミノ酸と似た構造であることがわかる。また，ほとんどすべての生物種のいくつかのタンパク質に生合成に際して取り込まれるセレノシステインの構造も示した。

④　塩基性アミノ酸（アルギニン，リジン，ヒスチジン）：アミノ基２つとカルボキシ基１つをもつ。

タンパク質内部のアミノ酸は，翻訳後に変化（修飾）を受ける場合があるので，タンパク質には 20 種類以外のアミノ酸も含まれている。代表例は，２つのシステインの-SH 基同士の結合（-S-S-結合）によって生じるシスチンである。タンパク質内部でシスチンが形成されてタンパク質内に架橋ができることは，各タンパク質の機能に必要な高次構造を作るうえで重要である。特定のタンパク質に特異的に修飾が起こる場合もある。体内で最も多いタンパク質であるコラーゲンは，内部のプロリンとリジンが水酸化されたヒドロキシプロリン，ヒドロキシリジンを多く含む。筋肉中の筋原線維タンパク質であるミオシンやアクチンには，3-メチルヒスチジンというアミノ酸が含まれる。これらの翻訳後修飾を受けたアミノ酸を含め，タンパク質に含まれる約 20 種類のアミノ酸（タンパク質構成アミノ酸）は，タンパク態アミノ酸ともよばれる。一方，体内にはタンパク質に含まれないアミノ酸も存在しており，尿素合成の中間体などとして重要なオルニチンやシトルリン（**図 4.6 参照**）はその例である。これらの非タンパク質構成アミノ酸は，非タンパク態アミノ酸とも呼ばれる。

また，グリシン以外のアミノ酸にはＬ型とＤ型の鏡像異性体があるが，タンパク質合成に使われるアミノ酸はＬ型だけである。しかし，体内にはＤ-アミノ酸も存在し，ある種のＤ-アミノ酸（Ｄ-アスパラギン酸やＤ-セリン）は生体機能の維持・調節機構に積極的に関与していることが明らかになってきた。

このようにタンパク質に含まれない非タンパク質構成アミノ酸やＤ-アミノ酸は生体内で重要な役割を演じているが，タンパク質の構成成分である 20 種類のアミノ酸も細胞内や血漿などに遊離した形（アミノ酸単体）でも存在し，それぞれが独自の生理的機能をもって様々な役割を担っている。

4.2 | タンパク質の消化と吸収

タンパク質の消化は，タンパク質分解酵素によって，ペプチド結合が切断されることである。タンパク質分解酵素は，タンパク質の内部に作用してポリペプチドに分解するエンドペプチダーゼと，ペプチドの両端に作用してアミノ酸を１つずつ切り離していくエキソペプチダーゼに大別できる。まず，エンドペプチダーゼにより，大きなペプチド断片にされ，その後エキソペプチダーゼが働いて遊離アミノ酸を生成する。分解酵素はそれぞれ分解するアミノ酸の位置が異なっており，１つの分解酵素でタンパク質を完全にアミノ酸にまで分解することはできない。摂取されたタンパク質は，まず胃内で胃酸（塩酸）により変性して酵素作用を受けやすくなる。それに，ペプシノーゲンとして分泌され，胃酸により活性化されたペプシン（エンドペプチダーゼに分類される）がはたらき，部分的に加水分解を受ける。このタンパク質の部分加水分解物はペプトンやプロテオースと呼ばれ，水に溶けやすくなり，その後の消化が受けやすくなる。

この部分加水分解物が胃から十二指腸に入ると膵液分泌が始まり，膵液中の酵素によってさらに分子量の小さなペプチドにまで消化される。膵液中には，エンドペプチダーゼとしてトリプシン，キモトリプシンおよびエラスターゼ，エキソペプチダーゼとしてカルボキシペプチダーゼＡとＢが含まれている。これらは，不活性の酵素前駆体（チモーゲン）として分泌され，その一部が切断されて除かれることにより活性のある酵素へと変わる。このように管腔内に分泌された膵酵素による管腔内に存在する基質の消化を管腔内消化という。

アミノ酸は小腸吸収上皮細胞にあるアミノ酸輸送体によって吸収される。吸収されたアミノ酸は，一部は吸収上皮細胞のタンパク質合成に利用されたり，代謝されたりするため，そのままの組成で門脈（肝門脈）に入るのではない。ペプチドの吸収には，３つの経路がある（**図 4.2**）。１つ目は吸収上皮細胞の刷子縁膜上に存在するペプチダーゼにより，最終消化が行われ，消化後ただちにアミノ酸と

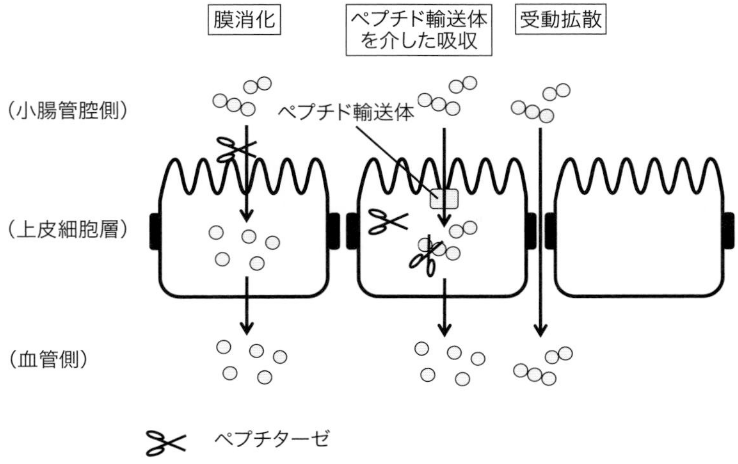

図 4.2　ペプチドの輸送経路

して吸収される経路である。これを**膜消化**あるいは**終末消化**という。2 つ目は**ペプチド輸送体**を介した吸収上皮細胞への吸収である[2]。この輸送体は**ジペプチド**と**トリペプチド**を輸送する。取り込まれたペプチドは，大部分が細胞内のペプチダーゼによりアミノ酸に分解される。刷子縁膜のペプチダーゼと親和性が高いペプチドは最初の経路で，親和性が低いペプチドは 2 番目の経路で吸収される。3 つ目は細胞の隙間からの受動拡散による吸収である。水溶性の低分子のペプチドは細胞間隙から受動拡散によってある程度透過しうると考えられている。この細胞間輸送経路を介する受動拡散輸送では，ペプチドは細胞内酵素によって分解されないので，生理機能を有するペプチドの吸収経路として重要である。

以上のように，タンパク質は主としてアミノ酸にまで消化されて吸収されるが，一部はジペプチドおよびトリペプチドとして輸送される。未消化のタンパク質でも極少量吸収されることがある。タンパク質の消化吸収率は 100% ではなく，特に植物性タンパク質の消化吸収率は低い。タンパク質の栄養価を求めるには，消化吸収率を考慮に入れなければならない。

4.3 | タンパク質の代謝

体内のタンパク質は常に分解され，その一方で新たに合成されている。絶え間なく起こるタンパク質の合成と分解は**タンパク質の代謝回転**と呼ばれる。タンパク質を合成するにも分解するにもエネルギーが必要であり，一見エネルギーを無駄遣いしているようであるが，刻々と変化する生理的状態や環境の変化に的確に応答して恒常性を維持するうえでタンパク質の代謝回転は非常に重要である。たとえば，役割を果たし終えたタンパク質や間違って作られたタンパク質を速やかに処理することができる。成人のように体のタンパク質の増減がない状態（定常状態）におけるタンパク質の代謝回転の概略を示した（**図 4.3**）。タンパク質の変動は，すべて合成と分解のバランスで決まる。成長期には合成が分解を上回り，疾病や外傷，外科手術や栄養障害などでタンパク質が消耗するときは，分解が

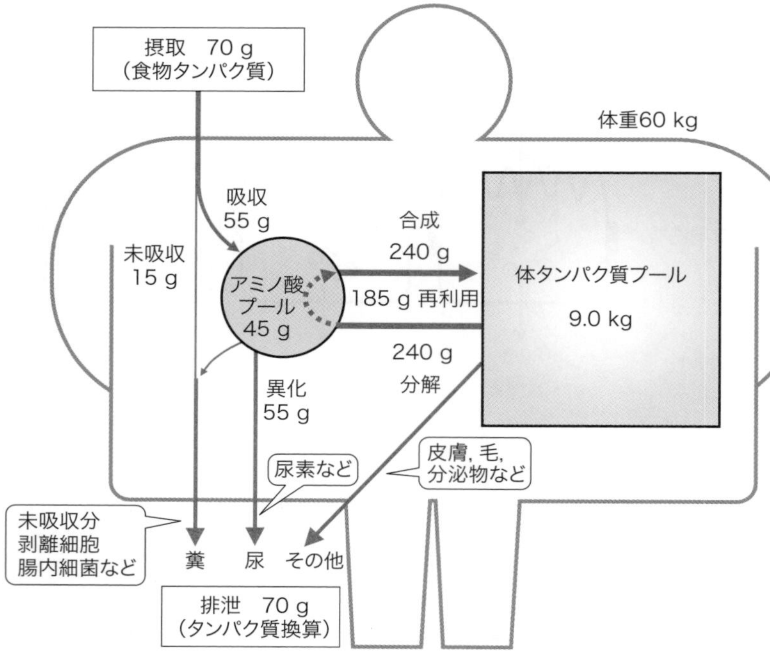

図 4.3　タンパク質の代謝回転

体重 60 kg のヒトの体内に存在するタンパク質やアミノ酸の量と，1 日に出入りする窒素化合物の量を示している。タンパク質の分解によって生じるアミノ酸の多くはタンパク質の合成に再利用される。

合成を上回る。

タンパク質の代謝は，栄養素やホルモン，年齢など様々な因子によって調節されている[3)]。ホルモンは大きく，同化因子（食後に栄養素を蓄えるのを調節したり，成長に関与する）と異化因子（絶食や外傷時に組織の損失を仲介する）の 2 つに分けられる。もっとも良く知られている同化ホルモンは**インスリン**である。インスリンには，タンパク質合成促進機能のほかに，タンパク質の分解を抑制する機能がある。**成長ホルモン**は，タンパク質同化の方向に作用するホルモンであるが，組織に直接作用する経路と，肝臓などで**インスリン様成長因子 1**（insulin-like growth factor-1：**IGF-1**）の合成・分泌を促進し，IGF-1 がタンパク質同化に作用する経路がある。**男性ホルモン**は，スポーツ選手のドーピングでも問題になるように，体タンパク質同化の方向に作用する。異化ホルモンとしては，**副腎皮質ホルモン**である糖質コルチコイドの一種，**コルチゾール**や**甲状腺ホルモン**がある。コルチゾールは筋肉のタンパク質合成を抑制し，タンパク質分解を増加させる。甲状腺ホルモンがタンパク質代謝に与える影響は複雑であるが，一般的に異化の方向に働くと考えられている。**腫瘍壊死因子（TNF）**，**インターロイキン-1（IL-1）**，**IL-6** などの**炎症性サイトカイン**もタンパク質代謝に影響を与える。ラットへの TNF や IL-1 の注射は，肝臓のタンパク質合成を促進し，筋肉のタンパク質合成を阻害する。

食事からのタンパク質（アミノ酸）の供給も，重要なタンパク質代謝調節因子である。タンパク質合成を維持するためには，その材料であるアミノ酸の食事からの適切な供給が必要であることから，食事として摂取するタンパク質の量と質（アミノ酸バランス）がタンパク質合成に大きく影響する。しかし，アミノ酸は単にタンパク質合成の材料として，その供給量によってタンパク質の合成を調節しているだけではなく，たとえば**分岐鎖アミノ酸**（分枝鎖アミノ酸，分枝アミノ酸ともいう）の**ロイシン**は，翻訳段階に作用してタンパク質の合成を促進する信号分子として作用する[4]。一方，タンパク質分解も食事によって影響を受ける。食事からのエネルギー供給が不足した場合，大部分の組織で（とくに骨格筋で）タンパク質合成が低下すると同時に分解も減少する。この合成と分解の低下によって，タンパク質の損失とこれらの過程において必要なエネルギー消費が制限される。さらにエネルギー供給不足が深刻になり，他のエネルギー供給が枯渇してしまうと，タンパク質分解の増加が始まり，タンパク質が失われる。これはアミノ酸がエネルギー源として利用されるためである。また，タンパク質の合成を促進する信号分子として作用するロイシンは，タンパク質分解を抑制する信号にもなっている[5]。

タンパク質代謝は，年齢によっても変化する。早産児から老人に至るまでのタンパク質の代謝回転速度は，年齢とともに徐々に低下していく。この**タンパク質の代謝回転**と年齢の相関関係は，**基礎代謝率**が年齢とともに減少するのと似ている。

タンパク質の合成機構については，遺伝子発現を含めて膨大な知見が集積しつつあるので，その分野の専門書に譲る。細胞内でのタンパク質の分解は，主に 2 つの機構によって行なわれる（**図 4.4**）。どのタンパク質を分解するべきかをきちんと見定めてから分解する方法（選択的タンパク質分解系）

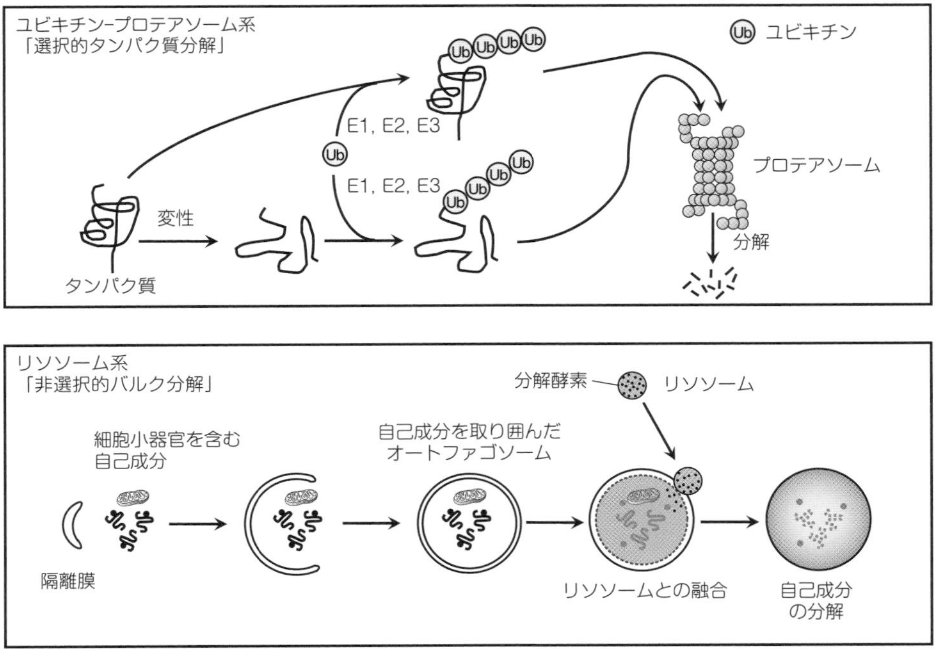

図 4.4　細胞内のタンパク質分解の 2 つの機構

ユビキチン-プロテアソーム系では，分解するタンパク質にユビキチンというタンパク質が結合して標識される。ユビキチンの結合は，3 つの酵素，ユビキチン活性化酵素（E1），ユビキチン結合酵素（E2），さらにユビキチン転移酵素（ユビキチンリガーゼ）（E3）によって行われる。ユビキチン化されたタンパク質はプロテアソームという巨大な分解酵素の内部で分解される。リソソーム系では，細胞質の一部が隔離膜によって取り囲まれてオートファゴソームが形成される。次にオートファゴソームの外膜が様々な分解酵素を含むリソソームの膜と融合しオートリソソームとなり，内容物が分解される。このように細胞質成分をリソソームで分解するための主要分解機構をオートファジー（自食作用）という。

と分解するものをいちいち見分けずにまとめて分解する方法（非選択的なバルク分解系，バルクとは「かさの大きい，大規模な」という意味）である。前者はユビキチン-プロテアソーム系が中心であり，後者にはリソソーム系が関わっている。体のタンパク質の代謝回転を説明しうるタンパク質分解量の大部分はリソソーム系に由来すると考えられており，リソソーム系はホルモンやアミノ酸（ロイシンなど）により高度に調節されている[6]。細胞質成分をリソソーム系で分解するための分解機構がオートファジー（自食作用）である。細胞が外界から異物を取り込んで分解するヘテロファジーと対比して命名された。オートファジーはタンパク質だけではなくミトコンドリアなどのオルガネラも分解できる大規模なシステムで，多くの真核生物に備わっている。オートファジーでは約 $1\ \mu\text{m}$ の領域がランダムに包み込まれるため，オートファジーの基質は主に非選択的に隔離・分解されるが，一部の基質は選択的に取り込まれることもわかっている。

4.4 アミノ酸の代謝

体内（血液や間質液，細胞内など）に存在する遊離アミノ酸全体のことを，アミノ酸プールと呼び，その量は数十グラムと推定されている。食事から供給されたアミノ酸と，体を構成するタンパク質の分解によって生じたアミノ酸は，アミノ酸プールに入り（**図 4.3 参照**），タンパク質合成の材料になると同時に，分解を受けたり，その他の物質へと転換されたり，多くの経路で代謝される。

アミノ酸を分解してエネルギーを得たり糖質や脂質などの材料にする場合，あるいは過剰のアミノ酸を処理する場合，一般にまずアミノ酸のアミノ基が除去され，次に炭素骨格が分解される（**図 4.5**）。アミノ基の除去は，アミノ基転移反応，あるいは脱アミノ反応のいずれかで行なわれる。アミノ基転移反応で最も一般的なのは，2-オキソグルタル酸（クエン酸回路の中間体）へのアミノ基転移反応で，アミノ基を受け取った 2-オキソグルタル酸はグルタミン酸となり，アミノ基を受け渡したアミノ酸の炭素骨格は対応する 2-オキソ酸となる。すなわち，多くのアミノ酸のアミノ基は，グルタミン酸を経由して代謝されることになる。

グルタミン酸はグルタミン酸脱水素酵素で脱アミノ反応を受け，アンモニアを遊離する。遊離アンモニアは強い細胞毒性を有し，とくに脳に対する影響が重大である。そこで，末梢組織で生成したアンモニアは，ただちに毒性のない他の化合物に変換される必要があり，解毒過程で処理されるか，あ

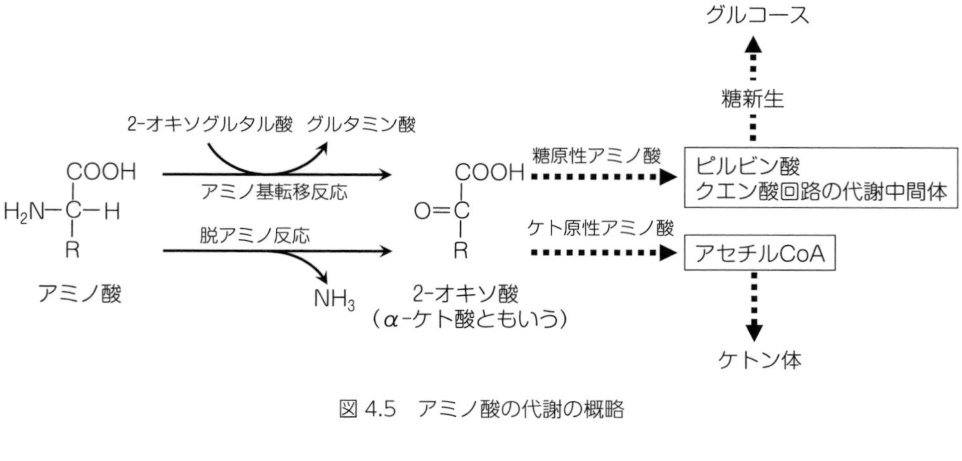

図 4.5　アミノ酸の代謝の概略

るいは他の窒素化合物（アミノ酸や核酸塩基）の生合成の材料となる。アミノ酸分解で生成したアンモニアの大部分は，肝臓内においてクレブスが提唱した**尿素回路**（**尿素サイクル**，**オルニチンサイクル**）で毒性がきわめて低く水溶性の高い**尿素**にして血中に放出され，腎臓を経由して尿中に排出される。尿素の合成は尿素回路の経路に添って反応が進み，1 分子のアンモニアと 1 分子のアスパラギン酸と二酸化炭素から尿素が合成される（**図 4.6**）。アスパラギン酸は，グルタミン酸のアミノ基をオキサロ酢酸が受け取って生成する。この一連の反応は，肝臓のミトコンドリア内で，まずアンモニアと二酸化炭素からカルバモイルリン酸を生成することによって開始する。生成されたカルバモイルリン酸は，非タンパク質構成アミノ酸の 1 つである**オルニチン**と反応して**シトルリン**になる。このシトルリンはミトコンドリアから細胞質へと運ばれ，細胞質内のアスパラギン酸と結合してアルギニノコハク酸となる。アルギニノコハク酸はフマル酸とアルギニンへと代謝され，生成したアルギニンからアルギナーゼの作用によって尿素とオルニチンが生成する。オルニチンは，再びミトコンドリアへと運ばれるというサイクルを繰り返す。尿素回路の異常は高アンモニア血症を引き起こす。

アミノ酸からアミノ基が除去されて生じた 2-オキソ酸がアミノ酸の炭素骨格部分に相当し，この 2-オキソ酸は様々な反応を受けて最終的にクエン酸回路で分解される。ピルビン酸またはクエン酸回路の代謝中間体を生成するアミノ酸は，糖新生経路によってグルコースやグリコーゲンを新生することができることから，**糖原性アミノ酸**と呼ばれている（**図 4.5**）。タンパク質を構成するアミノ酸ではリジンとロイシンをのぞくすべてのアミノ酸が該当する。一方，アセチル CoA（アセトアセチル CoA を含めて）を生じるアミノ酸は，糖新生を行なわず，ケトン体の原料となりうることから，ケ

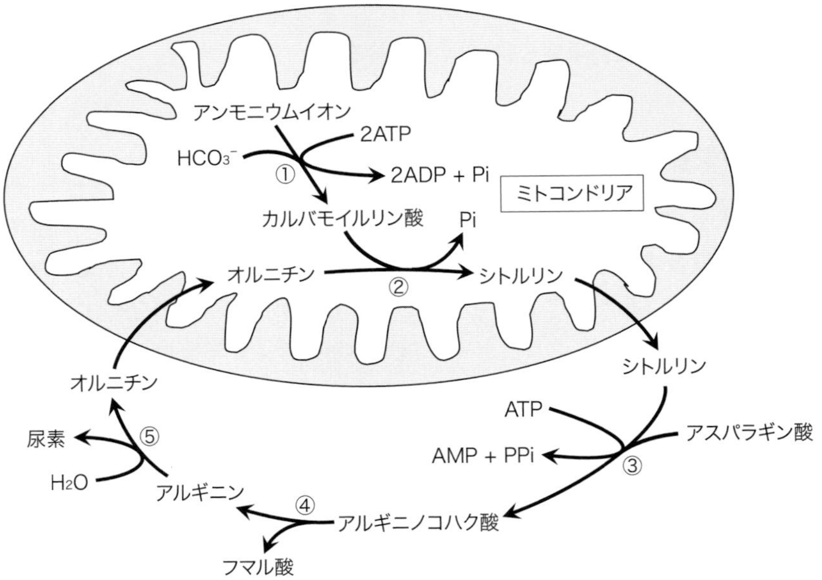

図 4.6　尿素回路（尿素サイクル，オルニチンサイクル，クレブス－ヘンセライトサイクルともいう）
Pi（無機リン酸）= HPO_4^{2-}，PPi（無機二リン酸）= $HP_2O_7^{3-}$
①～⑤の反応を触媒する酵素：①カルバモイルリン酸シンテターゼ 1（CPS1），②オルニチントランスカルバミラーゼ（OTC），③アルギニノコハク酸シンテターゼ（ASS），④アルギニノコハク酸リアーゼ（ASL），⑤アルギナーゼ 1（ARG1）。

ト原性アミノ酸といわれている。リジンとロイシンが該当するが，その他，イソロイシン，トリプトファン，フェニルアラニン，チロシンは，糖原性アミノ酸でもあるが，代謝経路でアセチル CoA を生成するので，ケト原性アミノ酸でもある。

4.5 | アミノ酸を代謝する臓器

アミノ酸の代謝は，大部分が肝臓で行なわれるが，分岐鎖アミノ酸（ロイシン，イソロイシン，バリン）の代謝は，末梢組織，とくに筋肉で行なわれ，エネルギー源として利用される。これは分岐鎖アミノ酸の最初の異化反応を触媒する分岐鎖アミノ酸アミノ基転移酵素が肝臓には存在しないからであり，筋肉にはこの酵素が多量に存在するため，運動時のエネルギー源として分岐鎖アミノ酸が利用されやすい[7]。

グルタミンは，生体内の遊離アミノ酸の中で最も多いアミノ酸であり，腸管にとって最も重要なエネルギー源であるが，免疫細胞のエネルギー源にもなる。

脳における神経伝達物質および神経調節因子として，多くのアミノ酸やその代謝産物が重要な機能を担っている。特にグルタミン酸は，記憶や学習といった高次脳神経機能の発現・維持に重要である。また，アミノ酸の α-カルボキシ基の非酸化的脱炭酸反応によって生成するアミンである γ-アミノ酪酸（GABA，グルタミン酸から生成），ヒスタミン（ヒスチジンから生成），セロトニン（トリプトファンから生成），カテコールアミン（ドーパミン・ノルアドレナリン，チロシンから生成）は，それぞれ中枢神経系における神経伝達物質として様々な情報伝達制御にかかわっている。セロトニンの代謝産物であるメラトニン（ホルモン）は，血中濃度が昼に低く夜に高いという概日リズム（サーカディアンリズム）をもち，睡眠と関連している。さらに，アルギニンから生成する一酸化窒素（NO）は，中枢神経において神経伝達の重要な制御因子である。

4.6 | タンパク質の栄養価と所要量

体重が 60 kg の成人男性の場合，毎日約 240 g のタンパク質が分解されるが，分解で生じたアミノ酸の大部分はタンパク質合成に再利用される。しかし，その一部はどうしても失われてしまう。これは尿，糞，皮膚や毛の脱落，爪や汗によるものである。したがって，この分のアミノ酸は日々の食事によって補わなければならない。この際，アミノ酸全体が足りているだけではなく，タンパク質を構成する 20 種類のアミノ酸が十分に供給されることが重要である。アミノ酸は栄養学的には不可欠アミノ酸（必須アミノ酸）と可欠アミノ酸（非必須アミノ酸）の 2 つに大別されてきた。ヒトではメチオニン，スレオニン，フェニルアラニン，トリプトファン，バリン，イソロイシン，ロイシン，リジン，ヒスチジンの 9 種類が不可欠アミノ酸で，体が必要とする量を合成することができないので，食事として摂取しなければならないアミノ酸である。可欠アミノ酸は，体が必要とする量を合成できると考えられてきたが，特殊な生理的条件や病態時においては体が必要とする量を合成できず可欠アミノ酸の定義はあいまいになってきた。そこで，従来の可欠アミノ酸の中から「条件付き不可欠アミノ酸（準必須アミノ酸）」が分けられた（図 4.1 参照）。アラニン，グルタミン酸，アスパラギン，アスパラギン酸，セリンの 5 種類は他のアミノ酸や他の窒素代謝物から生体内で合成できるので，可欠アミノ酸に分類される。特別な病態では，他のアミノ酸からの合成が制限されるシステインとチロシンを含む6種類のアミノ酸は条件付き不可欠アミノ酸である。例えば，腸管の代謝機能が傷害された時にはグルタミンとアルギニンは条件付き不可欠アミノ酸になる。また，新生児では，アルギニンは合成速度が十分でないので，条件付き不可欠アミノ酸と見なされる。可欠アミノ酸は，体にとって必要ないという意味ではなく，可欠アミノ酸も不可欠アミノ酸と同様に重要で，必須成分である。むしろ，可欠アミノ酸は生命活動に必須であるから，進化の過程で合成能力が保持されていると考えることができる。チロシンは不可欠アミノ酸のフェニルアラニン，システインは不可欠アミノ酸のメチオニンから体内で合成できるアミノ酸であるが，チロシンやシステインを食物から十分に摂ることで，不可欠アミノ酸の必要量をある程度減らすことができるので，可欠アミノ酸を含め様々な種類のアミノ酸を食物から取り入れることによって，体内でバランスよくアミノ酸を利用できるようになる。

生体内には非常に多くの種類のタンパク質が存在するが，体タンパク質合成に必要な各アミノ酸の構成比率は，食品タンパク質を構成するアミノ酸の比率とは必ずしも一致しない。一般に肉類，卵類，牛乳・乳製品，魚類などの動物性のタンパク質には，ヒトのタンパク質合成に必要な不可欠アミノ酸がバランスよく含まれているが（コラーゲン（ゼラチン）はトリプトファンをまったく含まない），植物由来のタンパク質では特定の不可欠アミノ酸が少ない場合がある。たとえば，小麦タンパク質のグルテンではリジンとスレオニンが，トウモロコシタンパク質のツェインではリジンとトリプトファンが少ないため，これらに偏った食事ではアミノ酸が有効に使われず，窒素の損失を生じやすい。最も足りない不可欠アミノ酸を**第一制限アミノ酸**，次に足りない不可欠アミノ酸を**第二制限アミノ酸**という。制限アミノ酸を食事に補うと，窒素出納の改善や成長の回復がなされる。アミノ酸補足の効果は，アミノ酸の添加ではなくタンパク質を組み合わせることによっても可能である。たとえば，パンにチーズ，ジャガイモに牛乳，小麦にゼラチン，米に大豆を組み合わせると互いにアミノ酸を補足し合って質の良いタンパク質混合となる。通常，日本人の食生活では複数のタンパク質を組み合わせて摂取するので，アミノ酸バランスが大きな問題になることは少ない。

タンパク質の栄養価は基本的にアミノ酸組成と消化吸収率によって決まってくる。不可欠アミノ酸の必要量は年齢とともに低下し，成人の場合は，不可欠アミノ酸の必要割合が比較的低いので，タンパク質のアミノ酸組成より消化吸収率の方が実際には栄養価を支配する要因になる。しかし，成長中の子供では消化吸収率とともに食品タンパク質を構成するアミノ酸の組成が栄養価に大きく影響する。

食品タンパク質の栄養価の評価法は，大きく**化学的評価法**と**生物学的評価法**の2つに分けられる。化学的評価法としては，**化学価**（CS）と呼ばれる指標が代表的である。これは，タンパク質の不可欠アミノ酸組成からタンパク質の栄養価を評価する方法である。食品タンパク質中の各不可欠アミノ酸含量を全卵タンパク質中のそれぞれの不可欠アミノ酸含量の％（スコア）として表し，最も低い％が化学価である。基準に用いるタンパク質として**全卵タンパク質**のアミノ酸組成を用いた場合が化学価であり，基準に用いるアミノ酸パターンが違えば異なった呼び方がされる。基準アミノ酸パターンとしてヒトのアミノ酸必要量の数値を用いた場合は，**アミノ酸スコア（アミノ酸価）**と呼ぶ。2007年に国際機関（WHO/FAO/UNU）が定めた基準について，成人の場合を**表4.1**に示した[8]。この基準にあるのは，**図4.7**の**アミノ酸の桶**の概念である。この概念は，「植物の成長速度や収量は，必要とされる栄養素のうち，与えられた量の最も少ないものにのみ影響される」とするドイツの化学者リービッヒが提唱した「**リービッヒの最小律**」をアミノ酸に応用したものである。前述のタンパク

表 4.1　WHO/FAO/UNU（2007）による成人の不可欠アミノ酸必要量と評点パターン

	mg/kg 体重/日	mg/g タンパク質
ヒスチジン	10	15
イソロイシン	20	30
ロイシン	39	59
リジン	30	45
メチオニン	10	16
システイン	4	6
メチオニン＋システイン	15	22
フェニルアラニン＋チロシン	25	38
スレオニン	15	23
トリプトファン	4	6
バリン	26	39

アミノ酸の評点パターンはアミノ酸の必要量（mg/kg 体重 /日）をタンパク質の必要量（g/kg 体重 /日）で除して計算される。表中の値は，成人のタンパク質推定平均必要量を 0.66 g/kg 体重 / 日として計算されている。（日本人のタンパク質推定平均必要量も 0.66 g/kg 体重 /日である。）

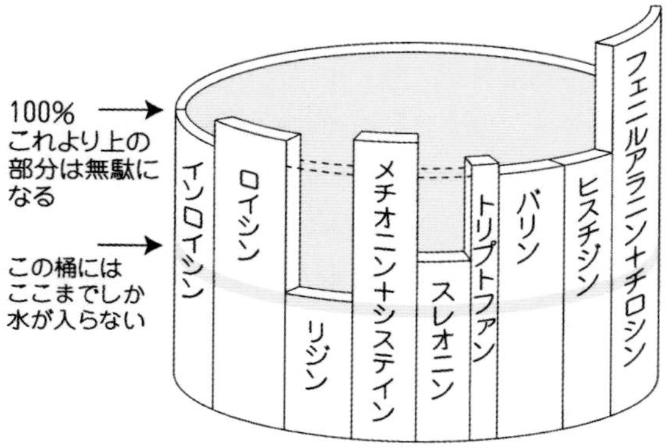

図 4.7　タンパク質の栄養価の概念

あるタンパク質に含まれる不可欠アミノ酸の量が，必要量を 100%としたときそれぞれ図のようであったとする。このタンパク質の場合，リジンが最も不足しているが，それぞれのアミノ酸を桶の板に見立てると，この桶はリジンの含量までしか水が入らない。すなわち，このタンパク質はこれ以下の部分しか利用されないことになる。欠けている部分の板を補うとより多くの水を入れることができるように，制限アミノ酸を補足すればタンパク質の栄養価が向上する。また，100%を上回る量で含まれる不可欠アミノ酸に関しては，必要量を上回る分は無駄になる。

質の組み合わせによる栄養価の改善をアミノ酸スコアで評価すると，その改善の程度が明確になる[9]。精白米のアミノ酸スコア（幼児の評点パターンを基準）は 65 で制限アミノ酸はリジンであるが，これに豆腐入りのみそ汁を添えるだけでスコアは 78 となり，さらに卵 1 個をつけるとスコアは 97 と著しく栄養価は改善される。パン食の場合も同様で，パンだけを食べる場合のスコアは 44 と低いが，これに卵 1 個をつけると 76 に上昇し，牛乳 200 mL を添えても 82 に改善される。パンに牛乳，卵，サラダなどを添えるとスコアは 92 と非常に高くなる。

一方，生物学的評価法としては，試験タンパク質を食べさせた動物の成長を指標とする方法と，体への窒素の出入り（窒素出納）を基準とする方法がある。前者には試験タンパク質摂取時の体重増加量を試験期間中のタンパク質摂取量で割る方法（タンパク質効率，PER）や，これに体重維持のために必要なタンパク質必要量を加味して改良を加えた正味タンパク質効率（NPR）などがある。いずれも簡便であるが，指標としての信頼性は低い。窒素出納による方法は，摂取したタンパク質が良好であればそのタンパク質は有効に体に保持されるという前提に立っている。窒素出納法の代表が生物価（BV）である。生物価は，吸収された窒素の何％が体内にタンパク質として保留されるかを表し，食品タンパク質の利用効率を示す。生物価は窒素出納実験により求めた体内保留窒素を吸収窒素で割って求める。

生物価（BV）= 体内保留窒素量／吸収窒素量 × 100

吸収窒素量は，摂取した窒素量から糞へ排泄された窒素量を差し引いたものであるが，糞への窒素排泄量については，食事タンパク質に由来しない排泄窒素量を補正するため，タンパク質を含まない食事（無タンパク質食）を摂取した場合に糞へ排泄された窒素量を引いておく。また，体内保留窒素量は，吸収窒素量から尿中へ排泄された窒素量を差し引いたものであるが，糞の場合と同様にタンパク質を含まない食事を摂取した場合に尿中へ排泄された窒素量を引いておく。生物価に，さらに消化吸収率を加味したのが正味タンパク質利用効率（NPU）である。生物価との違いは，分母が吸収窒素量ではなく，摂取窒素量となる点である。

正味タンパク質利用効率（NPU）= 体内保留窒素量／摂取窒素量 × 100

消化吸収率は吸収窒素量を摂取窒素量で割った値（吸収窒素量／摂取窒素量）であるため，上の式を以下のように変形すると，正味タンパク質利用効率は生物価に消化吸収率を乗じた値になる。

正味タンパク質利用効率（NPU）
= (体内保留窒素量／吸収窒素量) × (吸収窒素量／摂取窒素量) × 100
= 生物価（BV）× 消化吸収率

タンパク質は過剰に摂取しても体内には蓄積されない。成人の場合のタンパク質必要量は窒素平衡を維持するのに必要な量である。2004年に公表された「日本人の食事摂取基準（2005年版）」から，食事摂取基準の概念が導入され，タンパク質も他の栄養素と同様に，摂取不足の有無や程度を判断するための指標として「推定平均必要量」（EAR）が算定されており，さらに推定平均必要量を補助する目的で「推奨量」（RDA）が設定されている。また，これらが算定できない場合は代替指標として「目安量」（AI）が策定されている。「推奨量」または「目安量」が以前の「所要量」に相当する。「推定平均必要量」は対象となる集団に属する50％の人が必要量を満たす（同時に，50％の人が必要量を満たさない）と推定される摂取量として，「推奨量」は対象集団において測定された必要量の分布に基づき，母集団に属するほとんどの人（97～98％）が充足している量として定義されている。

成人の場合のタンパク質の推定平均必要量は，窒素出納実験により測定された良質タンパク質の窒素平衡維持量をもとに，それを日常食混合タンパク質の利用効率で補正して算定された。日常食混合タンパク質の質については，アミノ酸スコアが100を越えているため補正は必要ない。「日本人の食事摂取基準（2020年版）」では，良質タンパク質の窒素平衡維持量を検討した研究の値の平均から窒素平衡維持量を0.66 g/kg体重/日とし，また日常食混合タンパク質の利用効率を実測した研究の結果から利用効率を90％としており，推定平均必要量は以下のように算出される。

推定平均必要量（g/kg 体重 / 日）= 窒素平衡維持量（g/kg 体重 / 日）÷ 利用効率
= 0.66 ÷ 0.90 = 0.73（g/kg 体重 / 日）

食事摂取基準の策定において参照する体位（身長・体重）は，性及び年齢区分に応じ，日本人として平均的な体位を持った者を想定し，健全な発育及び健康の保持・増進，生活習慣病の予防を考える上での参照値として提示し，これを**参照体位**（参照身長，参照体重）と呼ぶ。例えば，30 ～ 49 歳男性の場合，参照体重は 68.1 kg である。1 日当たりの推定平均必要量（g/日）は，**推定平均必要量**（g/kg 体重 / 日）に参照体重（kg）を乗じて算出することができるので，50（g/日）となる。

推奨量は推定平均必要量を用いて算出される。推奨量は，実験等において観察された必要量の個人間変動の標準偏差を，母集団における必要量の個人間変動の標準偏差の推定値として用いることにより，理論的には，（推定平均必要量 + 2 × 推定必要量の標準偏差）として算出される。（推定必要量の標準偏差 ÷ 推定平均必要量）を個人間変動の変動係数，（1 + 2 × 変動係数）を推定平均必要量から推奨量を求めるときの**推奨量算定係数**とすると，推奨量は以下の式で表せる。

推奨量 = 推定平均必要量 + 2 × 推定必要量の標準偏差
= 推定平均必要量 ×（1 + 2 × 推定必要量の標準偏差 ÷ 推定平均必要量）
= 推定平均必要量 ×（1 + 2 × 変動係数）
= 推定平均必要量 × 推奨量算定係数

変動係数を 12.5% とし，これより推奨量算定係数を 1.25（1 + 2 × 変動係数 = 1 + 2 × 0.125）として，すべての年齢区分（乳児を除く）で用いた。例えば，30 ～ 49 歳男性の 1 日当たりの推定平均必要量は 50（g/ 日）であるので，1 日当たりの計算上の**推奨量**は 63（g/ 日）となる。値の丸め処理に関する基本的規則（値のおよその中央値が 50 前後の場合，1 の桁の数字が 0 か 5 になるように，四捨五入と同じ要領で丸めを行う）に従って丸め処理を行い 65（g/ 日）とされた。

成長中の子供については成長に伴い蓄積される**タンパク質蓄積量**，妊婦については妊娠による体重増加に伴う**タンパク質付加量**，そして授乳婦については泌乳に対するタンパク質付加量が推定平均必要量・推奨量に加味される。乳児の場合，タンパク質必要量は，成人のように窒素出納法で決められないので，健康な乳児が摂取する母乳や人工乳などに含有されるタンパク質量から算定されることになり，**目安量**の概念に基づいて策定されている。

タンパク質必要量は正常な体組成と生理機能を維持できる量でなければならないが，その算定法は歴史的に幾多の変遷を経てきており，未だ必要量に関する見解は定まっていない。現在，タンパク質必要量の策定においては，主に短期間の**窒素出納試験**の成績が使用されているが，窒素出納法には短所も多く，窒素出納法で算定されたタンパク質必要量が最適であるという証拠はない。筋機能，筋力，免疫能，創傷治癒，血圧，骨密度，神経機能，心血管機能など，生理機能を指標にしたタンパク質必要量の検討や，増加傾向にある生活習慣病の予防の観点からタンパク質必要量を見直すことが求められており，現在も研究が進められている。

4.7 | タンパク質・エネルギー栄養失調症

タンパク質あるいはエネルギーの摂取不足により，体重減少，成長障害，消耗がもたらされることをタンパク質エネルギー欠乏症（protein energy malnutrition：PEM）という。このうち，主としてタンパク質不足によるものをクワシオルコル（クワシオルコール，クアシオコアとも表記する），主としてエネルギー不足によるものをマラスムス，両方混合したものをマラスミック・クワシオルコルという。クワシオルコルの主原因は，糖質は足りているがタンパク質が不足することである。特に母乳を与えなくなるころから出現しはじめ，浮腫，毛髪の変色（黒～褐，黄，赤），ペラグラ様皮疹，下痢，低タンパク質血症，発育障害などが特徴である。この名前はガーナの海岸部で使用されるガ語に由来し，「第二子出生後に第一子が罹患する疾患」という意味である。第一子は，貴重なタンパク質源である母乳を第二子に奪われて離乳を促され，タンパク質に乏しい離乳食を摂取することになるとクワシオルコルを発症する可能性がある。こうした状況は，デンプン質に富んだ野菜を主な食物とする地域や，飢饉に見舞われた地域でよく見られる。通常はクワシオルコル単独で発生することはなく，炭水化物（エネルギー）不足のマラスムスとともに発生する。マラスムス（marasmus）は，ギリシャ語の marasmos に由来し，体の衰弱という意味である。マラスムスでは，摂取エネルギーの不足の結果，身体活動の低下，基礎代謝の低下などの適応が起こる。身体所見としては，著しいやせ（標準体重の 60％未満），筋力低下，皮下脂肪減少などが現れる。分解した筋組織や体脂肪が不足分のタンパク質やエネルギーを補うため，体重減少や骨格筋萎縮はあるものの，血清タンパク質値は比較的正常に保たれ，浮腫は出現しにくい。

●問題

1）ペプチド吸収の 3 つの経路について，その吸収機構の違いについて説明せよ。
2）細胞内のタンパク質を分解する 2 つの主な機構について説明せよ。
3）FAO/WHO の 1973 年報告と 1985 年報告では，成人の不可欠アミノ酸必要量が同じであったにもかかわらず，アミノ酸スコアの算定に用いられる評点パターンは 1985 年報告の方が低値であった。その理由を考えよ。

●参考文献

1）Atkins, J. F. *et al.: Nature*, **407**（6803），463, 465（2000）
2）Daniel, D.: *Annu. Rev. Physiol.*, **66**, 361-384（2004）
3）細谷憲政 他 監訳：ヒューマン・ニュートリション―基礎・食事・臨床，pp.83-103, 医歯薬出版（2004）
4）吉澤史昭：アミノ酸の機能特性（㈳日本栄養・食糧学会 監修，矢ヶ崎一三 他 責任編集），pp.49-88，建帛社（2007）
5）吉澤史昭 他：化学と生物，**45**(3)，203-210（2007）
6）Mizushima, N. *et al.: Cell*, **147**(4)，728-741（2011）
7）下村吉治：日本栄養・食糧学会誌，**65**(3)，97-103（2012）
8）日本アミノ酸学会翻訳小委員会 訳：タンパク質・アミノ酸の必要量，pp.103-121, 医歯薬出版（2009）
9）岩谷昌子：食品のたんぱく質とアミノ酸（科学技術庁資源調査所資料 第 141 号），pp.67-77, 科学技術庁資源調査所（1986）

コラム

ロイシンセンサー

アミノ酸はタンパク質をはじめとする生体成分の単なる材料として認識されがちであるが，細胞内や血漿などに遊離した形で存在するわずかなアミノ酸が，それぞれ独自の生理機能をもって膨大な役割を担っている。例えば，グルタミン酸は哺乳類の中枢神経系において記憶・学習などの高次機能を調節する主要な興奮性神経伝達物質として知られている。また，アミノ酸は栄養シグナルとして，細胞内代謝を司る mTORC1 と呼ばれるセリン / スレオニンキナーゼ複合体を活性化し，タンパク質・脂質合成，オートファジーなど様々な細胞機能の調節を介して増殖・成長に寄与することが知られている。アミノ酸の中でも特にロイシンに応答して mTORC1 が活性化されることが多くの研究で示されていたが，ロイシンを感知して mTORC1 が活性化される仕組みは長らく不明であり，特にロイシンを直接認識するロイシンセンサーの分子実体の解明が待たれていた。こうした中，2010 年代後半になってストレス応答タンパク質の Sestrin2 がロイシンセンサーであるとの報告がなされた。その後，他にもロイシンセンサーの候補が報告され，未だ決定的なロイシンセンサー分子の確定には至っていないが，ロイシンが mTORC1 を活性化する仕組みが明らかになれば，ロイシンを効果的に利用したスポーツサプリメントや輸液の開発が期待できる。(F.Y.)

第５章　ビタミンの代謝と栄養

5.1 | ビタミンとは

ビタミン[1] の定義は「微量ではあるが，ヒト及び動物の栄養状態に影響を及ぼし，多くの場合に体内で生合成されないので，微量栄養素として外部から摂取しなくてはならない有機化合物」である。生体を形作るための原材料や活動するためのエネルギー源とはならないものの，代謝系における潤滑油的な役割を果たしたり，微量で代謝を調節したりする作用を有しており，生体が恒常性を維持していくうえで欠くべからざる要素群である。

ビタミンの多くには**欠乏症**と**過剰症**が存在している（**表 5.1**，**表 5.2**）。現在のわが国においては通常の食生活を送っていれば欠乏症が発生することは極めてまれであるが，ビーガン食など動物性食品を摂取しない食生活時，極端な偏食時，消化器系の切除術後などにおいては明らかなビタミン欠乏症

表 5.1　水溶性ビタミンとその機能

ビタミン名	慣用名	作用する化学形	生理作用	欠乏症	過剰症	多く含まれる食品など
ビタミンB_1	チアミン	チアミンピロリン酸またはチアミンニリン酸	脂質代謝 糖質代謝	脚気 ウエルニッケ脳症	なし	豆類，レバー，穀類胚芽
ビタミンB_2	リボフラビン	フラビンモノヌクレオチド，フラビンジヌクレオチド，フラビンペプチド	酸化還元反応 電子伝達経路	眼精疲労 皮膚炎など	なし	卵，牛乳，緑黄色野菜，肉類
ビタミンB_6	ピリドキシン ピリドキサール ピリドキサミン	ピリドキサールリン酸，ピリドキサミンリン酸	アミノ酸代謝	皮膚炎 痙攣発作	末梢性感覚性神経症，知覚神経障害	豆，穀類，レバー
ナイアシン	ニコチン酸 ニコチンアミド	ニコチンアミドアデニンジヌクレオチド，ニコチンアミドアデニンジヌクレオチドリン酸	酸化還元反応	ペラグラ	皮膚紅潮 胃腸障害	肉，豆， 小麦胚芽
パントテン酸	パントテン酸	コエンザイムA， ホスホパンテテイン	糖質代謝 脂質代謝	皮膚炎	なし	肉類，種子類，牛乳，レバー
ビオチン	ビオチン	酵素と共有結合	カルボキシル化反応	皮膚炎， 脱毛など	なし	レバー，卵黄，野菜，穀類
葉酸	葉酸	テトラヒドロ葉酸	核酸，アミノ酸代謝	悪性貧血	なし	キノコ， レバー
ビタミンB_{12}	シアノコバラミン ヒドロキソコバラミン	アデノシルコバラミン，メチルコバラミン	異性化，メチル化反応，脱離反応など	悪性貧血	なし	卵黄，魚肉
ビタミンC	アスコルビン酸		抗酸化能，コラーゲン生成など	壊血病	なし	果物，野菜

表 5.2 脂溶性ビタミンとその機能

ビタミン名	慣用名	生理作用	欠乏症	過剰症	多く含まれる食品など
ビタミンA	レチノール レチナール レチノイン酸	視覚（レチノイン酸以外），生殖，皮膚保持，制がん，細胞分化・発生能	夜盲症，角膜乾燥症，成長阻害	催奇性，急性中毒（脳脊髄圧上昇），慢性中毒（脱毛筋肉痛など）	魚の肝，魚油，バター，卵黄
プロビタミンA	カロテン				ホウレンソウ，トマト，ニンジンなど
ビタミンD ビタミンD_2 ビタミンD_3 プロビタミンD	 エルゴカルシフェロール コレカルシフェロール エルゴステロール デヒドロコレステロール	2回の水酸化を受けて活性型（1α，25ジヒドロキシコレカルシフェロール）になり，カルシウム吸収促進，カルシウム動員	くる病，骨軟化症	高カルシウム血症，腎臓障害，軟組織の石灰化障害	魚肉，魚の肝，シイタケ，卵黄，バターなど
ビタミンE	トコフェロール トコトリエノール	抗酸化作用	不妊症，筋萎縮症，脳軟化症	なし	バター，卵，植物油
ビタミンK_1 ビタミンK_2	フィロキノン メナキノン	血液凝固タンパク質，骨タンパク質合成	血液凝固阻害	なし	トマト，緑黄色野菜，海草

が起こることが報告されている。また過剰症に関しても，通常の食生活を送る限り発症することはないが，サプリメントの利用が進み，特定のビタミンを食品から摂取可能なレベルを凌駕する量で摂取する場合も予想される。現在，栄養学的に認識されているビタミンはおよそ13種類であり，それ以外のビタミン様物質もいくつか知られている。

ビタミンはその化学的性質の違いから大きく分けて，**水溶性ビタミン**と**脂溶性ビタミン**に分類され，さらに発見の順序や作用の特徴を示すアルファベットをつけて表示されている（**表 5.1**，**表 5.2**）。

5.2 水溶性ビタミン

水溶性ビタミンの多くは生体内で補酵素として作用しており，糖質・タンパク質・脂質代謝において重要な役割を果たしている。現在の日本において通常の食生活を送っている場合には水溶性ビタミンの欠乏症状が現われることはほとんどない。

5.2.1 ビタミン B_1

ビタミン B_1 は最も古くに発見されたビタミンであり，チアミンという別名を有している。食品中や体内ではビタミン B_1 とリン酸が1個から3個までエステル結合した状態で存在している（**図 5.1**）。ビタミン B_1 は糖質代謝酵素（ペントースリン酸サイクル中のトランスケトラーゼ，解糖系のピルビン酸脱水素酵素，TCA サイクルの α-ケトグルタル酸脱水素酵素など）の補酵素として作用しているが，その際の化学形態はビタミン B_1 二リン酸エステルであり，この形が生体で活性型ビタミン B_1 と呼ばれる形態である（**図 5.1**）。

ビタミンB1（チアミン）

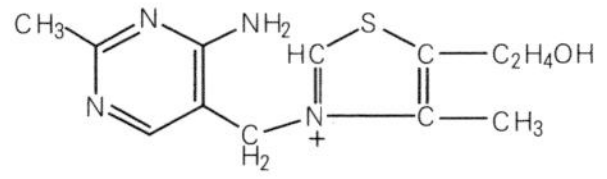

ビタミンB1一リン酸エステル

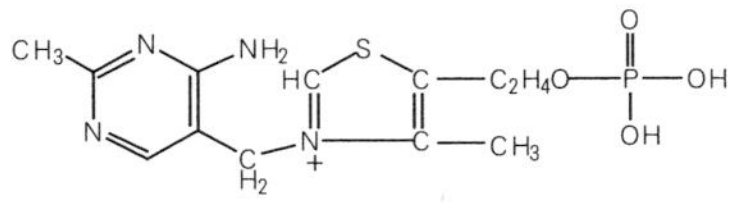

ビタミンB1二リン酸エステル
（活性型ビタミンB1）

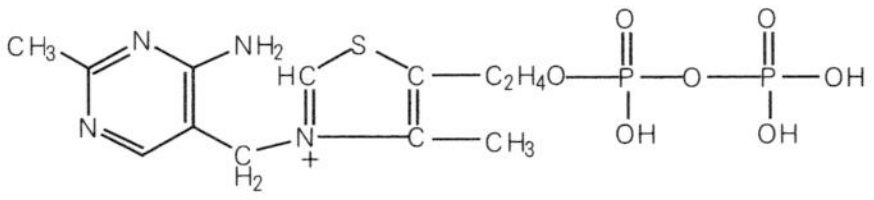

ビタミンB1三リン酸エステル

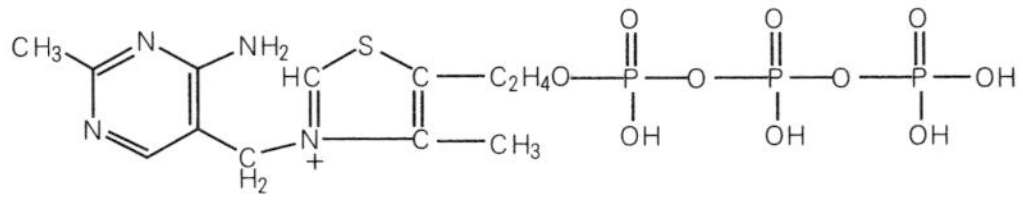

図 5.1　４種類のビタミン B_1 の構造

食品に含まれるビタミン B_1 の多くは，ビタミン B_1 二リン酸エステルであるが，調理・加工する過程及び胃酸環境下でその多くが酵素タンパク質の変性により遊離する。遊離したビタミン B_1 二リン酸エステルのほとんどは消化管内のホスファターゼによって加水分解され，チアミンとなった後，空腸と回腸において能動輸送で吸収される。体内ではほとんど蓄積されず，過剰に吸収されたものは大部分が尿中に排泄される。

ビタミン B_1 の欠乏症には**脚気**とウェルニッケ脳症がある。脚気は末梢神経において，ウェルニッケ脳症は中枢神経において症状が現れるという違いがある以外に，前者は日本や東南アジアなどに，後者は欧米先進国に多発するという違いがある。自覚症状としては全身の倦怠感，疲労感，動悸・息切れ，手足のしびれ・むくみ，食欲不振などが知られている。

2020 年度の食事摂取基準においては，身体活動レベルⅡの推定エネルギー必要量をもとに基準が定められている。1 歳未満の場合には目安量が，それ以上の年齢においては推定平均必要量と推奨量が定められており，加齢とともにその量が増加していき，50 歳以上で漸減していく。また妊婦・授乳婦では妊娠初期を除いて 0.2 mg/日を付加するとされている。

5.2.2　ビタミン B_2

ビタミン B_2 はリボフラビンと呼ばれ，主として酸化還元反応やフラビン酵素の補酵素として，エネルギー代謝などに関与している。生体内ではフラビン酵素の補酵素としてフラビンモノヌクレオチド（FMN）およびフラビンアデニンジヌクレオチド（FAD）の形で存在し，リボフラビンとして存在しているのはごく微量である（**図 5.2**）。

FAD はミトコンドリアの電子伝達経路に関与しているため，ビタミン B_2 の欠乏はエネルギー産生の低下を招き，成長期においては発育不良が起こる。ビタミン B_2 の欠乏症としては眼精疲労などの目の症状，口唇炎，口角炎，舌炎，皮膚炎などが見られる。

食品の調理・加工過程と胃酸環境下でほとんどの FAD 及び FMN は遊離し，そのほとんどは，小

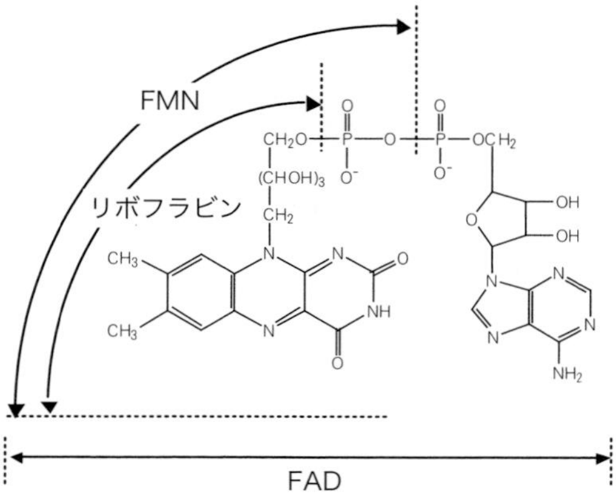

図 5.2　ビタミン B_2 の構造

腸粘膜の FMN ホスファターゼと FAD ピロホスファターゼによって加水分解され，リボフラビンとなった後，小腸上皮細胞において能動輸送で吸収される。

ビタミン B_2 の食事摂取基準も身体活動レベル II の推定エネルギー必要量を用いて算定されており，その傾向はビタミン B_1 と同様であるが，妊婦・授乳婦での付加量は 0.2 mg/日から 0.6 mg/日とされている。

5.2.3　ビタミン B_6

ビタミン B_6 はピリドキシンの生物活性を示すすべての 3-ヒドロキシ-2-メチルピリジン誘導体の総称であるが，基本的には**図 5.3** に示した 6 つの化合物のことをさす。野菜類，種実類，穀類，魚介類，獣鳥肉類，鶏卵などに広く存在している。また腸内細菌によっても生産されるため，ヒトにおいては日常の食事で欠乏症が起こることはないとされている。

生体内でのビタミン B_6 の存在形態は，ピリドキサル 5′-リン酸（PLP）とピリドキサミン 5′-リン酸（PMP）であり（**図 5.3**），PLP はアミノ酸代謝に関与する酵素の補酵素として作用している。また，別の水溶性ビタミンであるナイアシンの生合成時に PLP の存在が必要である。

ビタミン B_6 の欠乏症は幼小児において痙攣発作，成人では脂漏性皮膚炎，口唇炎などがある。発展途上国では特に幼児において高率に出現する。

生細胞中に含まれるビタミン B_6 の多くは，PLP や PMP として酵素タンパク質と結合している。食品を調理・加工する過程及び胃酸環境下でほとんどの PLP 及び PMP は遊離する。そのほとんどは，消化管内の酵素のホスファターゼによって加水分解され，ピリドキシン及びピリドキサミンとなった後，吸収される。

ビタミン B_6（特に PLP）がステロイドホルモン受容体や転写調節因子に結合して遺伝子発現を負に調節することも明らかになっている[2)]。

ビタミン B_6 の食事摂取基準は，このビタミンがタンパク質代謝と密接に関連していることからタンパク質食事摂取基準の推奨量を用いて算定されている。やはり 1 歳未満については目安量が，それ以上の年齢では推定平均必要量と推奨量が算定されている。また耐容上限量も定められている。

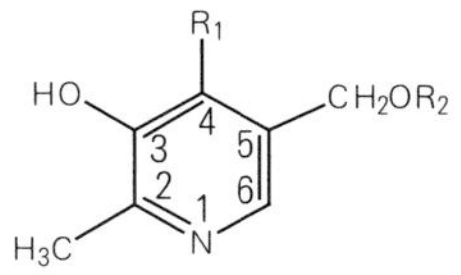

名称	略称	R_1	R_2
ピリドキシン	PN	CH_2OH	H
ピリドキサール	PL	CHO	H
ピリドキサミン	PM	CH_2NH_2	H
ピリドキシン 5'-リン酸	PNP	CH_2OH	PO_3H_2
ピリドキサール 5'-リン酸	PLP	CHO	PO_3H_2
ピリドキサミン 5'-リン酸	PMP	CH_2NH_2	PO_3H_2

図 5.3　ビタミン B_6 の構造

5.2.4　ナイアシン

ナイアシンはニコチン酸とも呼ばれ，動植物に広く分布している（**図 5.4**）。動物では肝臓，肉に，植物では豆，生野菜などに多く存在している。体内においては必須アミノ酸であるトリプトファンからビタミン B_6（PLP）の存在下で生合成される（**図 5.5**）。このトリプトファンからナイアシンが合成される率のことをトリプトファン－ナイアシン転換率という。ヒトの場合，食物由来のトリプトファンがナイアシンに変換される比率は重量比にして 1/60 と低いが，多量のタンパク質を摂取しているため無視できない。そこで，食品由来のナイアシン量とトリプトファンから生合成されるナイアシン量を合計してナイアシン当量とする。

ナイアシンは体内において容易にアミド化され，ニコチン酸アミドとなり，NAD や NADP に変換され，多数の酸化還元酵素の補酵素として働く。また ATP 産生，ビタミン C，ビタミン E を介する抗酸化系，脂肪酸の生合成，ステロイドホルモンの生合成等の反応にも関与している。

ナイアシンの欠乏症であるペラグラはトウモロコシを主食とする地域で頻発しており，皮膚炎，下

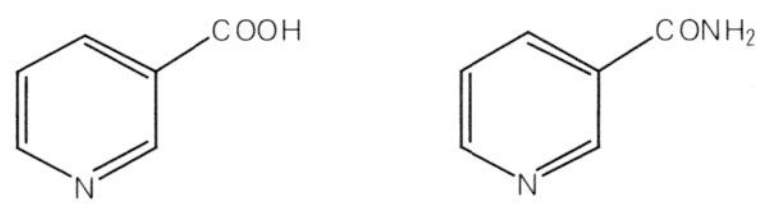

ナイアシン
（ニコチン酸）

ナイアシンアミド
（ニコチン酸アミド）

図 5.4　ナイアシン，ナイアシンアミドの構造

L-トリプトファン ⟶ *N*-ホルミルキヌレニン ⟶ キヌレニン ⟶ 3-ヒドロキシキヌレニン

PLP
キヌレニナーゼ
⟶ 3-ヒドロキシアントラニル酸 ⟶ 2-アミノ-3-カルボキシムコン酸セミアルデヒド ⟶ キノリン酸 ⟶ ナイアシン

図 5.5　トリプトファンからナイアシンへの合成経路

痢，痴呆を症状とする。トウモロコシの主要タンパク質であるゼインはトリプトファン含量が低く，体内でのナイアシン合成量が不足することが原因である。ナイアシンには皮膚紅潮，掻痒感，胃腸障害などの過剰症が知られているが，ニコチンアミドの場合はそのような症状は表れない。

食事摂取基準では身体活動レベルⅡの推定エネルギー必要量を用いて算定されており，ナイアシン当量として示されているが，耐容上限量はニコチンアミドまたはニコチン酸量として定められている。

5.2.5　パントテン酸

パントテン酸は新鮮な野菜類に広く存在しており，腸内細菌によっても合成される。

生細胞中のパントテン酸の大半は，体内では糖質・脂質代謝において重要な補酵素型のコエンザイムA（CoA，**図5.6**），その誘導体であるアセチルCoAやアシルCoAとして存在している。また，4′–ホスホパンテテインのように，酵素タンパク質と結合した状態で存在している形もある。食品を調理・加工する過程及び胃酸環境下で，ほとんどのCoA及びホスホパンテテイン誘導体は酵素タンパク質から遊離し，遊離したCoA及びパンテテイン誘導体のほとんどは腸内の酵素によって消化され，パントテン酸となった後，吸収される。

ヒトにおいては通常の食生活で欠乏症状が現れることはないが，パントテン酸の欠乏により神経伝達物質であるアセチルコリンやステロイドホルモンの生合成の低下などが起こる。パントテン酸は食事摂取基準において目安量のみが定められている。

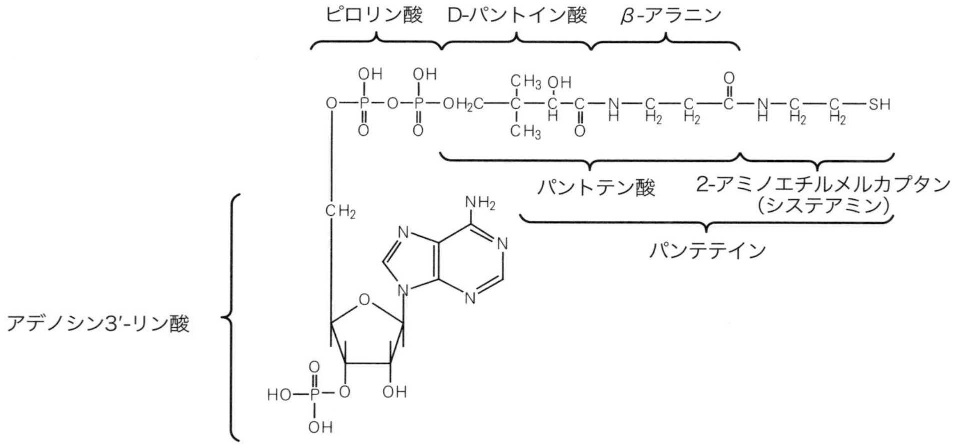

図5.6　コエンザイムAの構造

5.2.6　ビオチン

生体内ではリジンのε-アミノ基とアミド結合したビオシチンとして，広く分布している（**図5.7**）。ビオチンはレバー，牡蠣，鶏肉，キャベツをはじめとする各種食品に含まれており，腸内細菌によっても合成されている。

ビオチンはカルボキシラーゼの補酵素として炭酸が関与する反応系では不可欠なものであり，糖

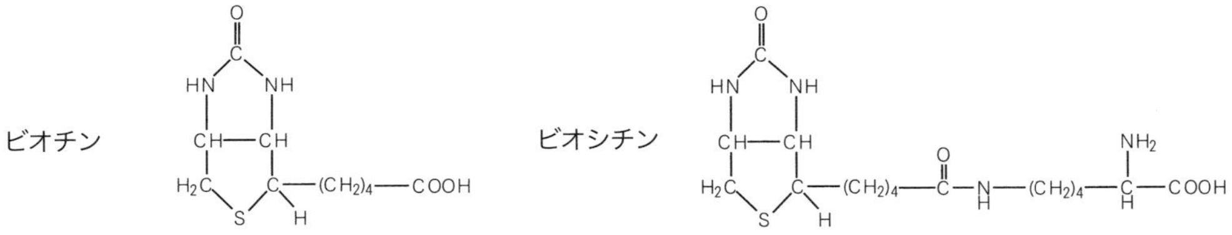

図 5.7　ビオチンとビオシチンの構造

質・脂肪酸・分岐鎖アミノ酸代謝において重要である。欠乏すると乳酸アシドーシスなどの障害が起こる。ビオチンは，抗炎症物質を生成することによってアレルギー症状を緩和する作用も有する。ビオチン欠乏症は，乾いた鱗状の皮膚炎，萎縮性舌炎，食欲不振，むかつき，吐き気，憂うつ感，顔面蒼白，性感異常，前胸部の痛みなどが惹起される以外に，リウマチ，シェーグレン症候群，クローン病などの免疫不全症や１型及び２型の糖尿病にも関与している。ビオチンは卵白に含まれているアビジンと強く結合するため，同時摂取することで複合体を形成し，回腸からの吸収が阻害される。

生細胞中のビオチンは，ほとんどがタンパク質中のリジンと共有結合した形で存在し，食品の調理・加工過程において，ほとんど遊離型になることはない。そのため消化管においては，まずタンパク質が分解を受け，ビオチニルペプチドやビオシチンとなる。これらが加水分解された後，最終的にビオチンが遊離し，主に空腸から吸収される。通常の食生活では欠乏症が現れることはない。食事摂取基準では目安量としての基準が示されている。

5.2.7　葉酸

葉酸はプテリン骨格にパラアミノ安息香酸とグルタミン酸が結合した構造であり，プテロイルグルタミン酸とも呼ばれる（**図 5.8**）。緑黄色野菜，果物，豆類，肉類などに広く分布しており，腸内細菌によっても生合成される。

葉酸は肝臓でテトラヒドロ葉酸となり，還元型補酵素としてホモシステインからメチオニン合成の経路に関与している。また，プリン・ピリミジン塩基の合成，ポルフィリン核の精製などにも不可欠である。葉酸は，１個の炭素単位（一炭素単位）を転移させる酵素の補酵素として機能する。葉酸は，

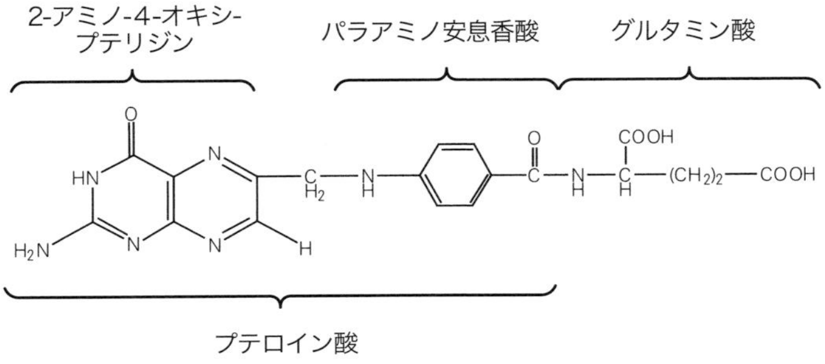

図 5.8　葉酸の構造

DNA や RNA の合成に必要なプリンヌクレオチド及びデオキシピリミジンヌクレオチドの合成に関与しているため，細胞の増殖と深い関係にある。また，葉酸の不足は，動脈硬化の引き金等になる血清ホモシステイン値を高くする（コラム参照）。

重篤な葉酸欠乏時には巨赤芽球性貧血を呈する。日常の食生活で欠乏することはほとんどないが，息切れ，易疲労性，めまいなどの症状を呈することもある。妊娠時に欠乏すると神経管閉鎖障害のリスクがあるため，妊娠を計画している女性，もしくは妊娠の可能性がある女性について，食事摂取基準においては付加的に 400 μg/日のプテロイルモノグルタミン酸の摂取が望ましいとされる。葉酸についても 1 歳未満で目安量，それ以上の年齢で推定平均必要量及び推奨量が定められ，耐容上限量も定められている。

5.2.8　ビタミン B_{12}

シアノコバラミンの名前で知られている有機コバルト化合物である（**図 5.9**）。生体内で作用するのはアデノシルコバラミン（アデノシル B_{12}）とメチルコバラミン（メチル B_{12}）である。ビタミン B_{12} は動物性食品に主に含まれており，植物性食品にはほとんど存在していない。

生体内では，アデノシル B_{12}，メチル B_{12} ともに補酵素として作用し，アデノシル B_{12} は異性化，脱離，転移，還元などの反応に，メチル B_{12} はメチオニン生成，メタン生成，酢酸生成などの反応に関与している。具体的には奇数鎖脂肪酸やアミノ酸（バリン，イソロイシン，スレオニン）の代謝に関与するアデノシル B_{12} 依存性メチルマロニル CoA ムターゼと 5-メチルテトラヒドロ葉酸とホモシステインから，メチオニンの生合成に関与するメチルビタミン B_{12} 依存性メチオニン合成酵素の補酵素として機能している。ビタミン B_{12} の欠乏により，巨赤芽球性貧血，脊髄及び脳の白質障害，末梢神経障害が起こる。

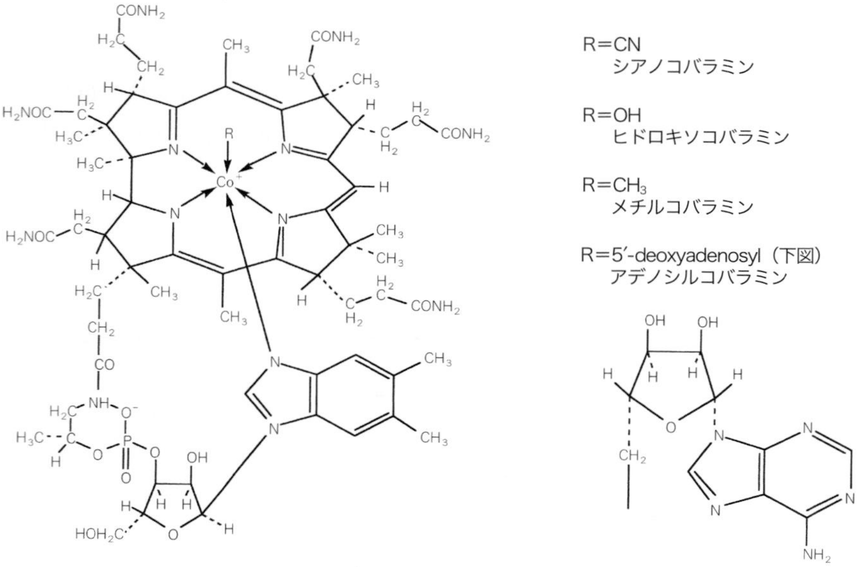

図 5.9　ビタミン B_{12} の構造

食品中のビタミン B_{12} は，タンパク質と結合しており，胃酸やペプシンの作用で遊離する。遊離した B_{12} は唾液腺由来のハプトコリンと結合し，次いで十二指腸においてハプトコリンが膵液中のタンパク質分解酵素によって部分的に消化される。ハプトコリンから遊離したビタミン B_{12} は，胃の壁細胞から分泌された内因子（IF）へ移行する。IF–ビタミン B_{12} 複合体は腸管を下降し，主として回腸下部の刷子縁膜微絨毛に分布する受容体に結合した後，腸管上皮細胞に取り込まれる。（**図 5.10**）。通常の食生活でビタミン B_{12} 欠乏が起こることはほとんどないが，胃から分泌される IF が吸収に必要であるため，胃切除者や胃炎の場合には注意が必要となる。

食事摂取基準に関しては，多くのビタミン B 群と同様に 1 歳未満とそれ以上で異なる基準が定められている。耐容上限量は決められていない。

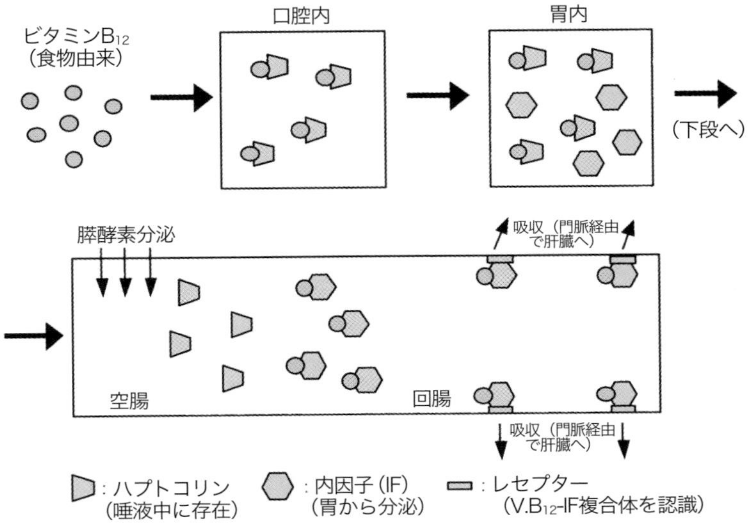

図 5.10　ビタミン B_{12} の吸収と輸送

5.2.9　ビタミン C

アスコルビン酸の常用名で知られているビタミンであり，古くから知られている壊血病の予防因子として発見された。ビタミン C は，食品中でもタンパク質などと結合せず，還元型の L–アスコルビン酸または酸化型の L–デヒドロアスコルビン酸として遊離の形で存在している。L–アスコルビン酸は強い還元力があり，体内で酸化されると L–モノデヒドロアスコルビン酸や L–デヒドロアスコルビン酸になる。これらは可逆的にアスコルビン酸に戻ることができる（**図 5.11**）。果実類や野菜に多く含まれており，その強い抗酸化力に基づいた酸化防止剤として利用されている以外に，近年では疾病の予防効果の研究などが盛んである。

ビタミン C の生理作用のうち重要なものはコラーゲンの生成と保持であり，コラーゲン中に多く含まれている水酸化プロリンとリジン残基の生成に関与している。それ以外にもチロシン代謝，カテコールアミンの生合成系，生体異物解毒などにも関与している。

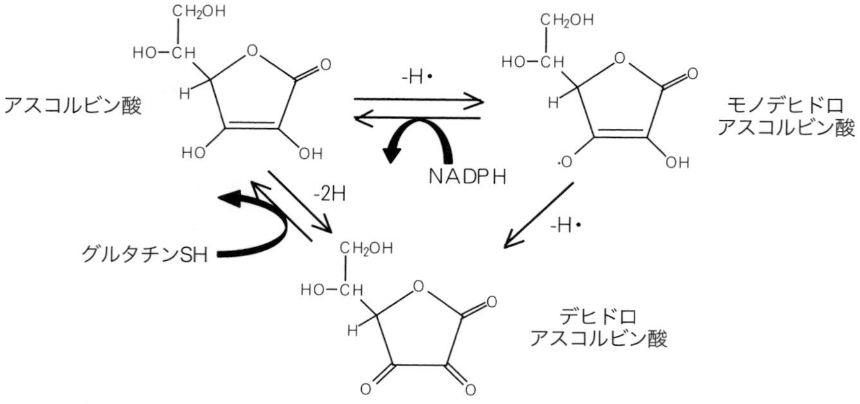

図 5.11　ビタミンC誘導体の相互変換

ビタミンの摂取量は喫煙などのストレス，運動，アルコール摂取などにより影響されることが知られており，例えば喫煙者の体内ビタミンC貯蔵量は非喫煙者に比べて低く，代謝回転率も高いことが知られている。

ビタミンCは，消化管から吸収されて速やかに血中に送られる。消化過程は食品ごとに異なり，一緒に食べる他の食品によっても影響を受ける。ビタミンCはビタミンとしては例外で，食事から摂取したものも，いわゆるサプリメントから摂取したものも，その相対生体利用率に差異はなく，吸収率は200 mg/日程度までは90%と高く，1 g/日以上になると50%以下となることが報告されている。霊長類，モルモット，コウモリなどはL-アスコルビン酸生合成系に必要なL-グルノラクトンオキシダーゼが存在しないので，体内でビタミンCを生合成できないが，それ以外のほ乳類はグルコースからビタミンCを生合成できるので，欠乏症は起こらないとされる。

食事摂取基準に関してはビタミンB群と同様の基準が定められている。

5.3 | 脂溶性ビタミン

脂溶性ビタミンは，水溶性ビタミンと異なり，その作用を統一した表現で表すことは困難である。また，水溶性ビタミンは過剰症が現れにくいという特徴があるのに対して，脂溶性ビタミンは体内に貯留されやすく，多量摂取による過剰症が現れやすい。サプリメントとして使用する際には十分な注意が必要である。食事摂取基準においてもビタミンK以外は耐容上限量が定められているが，この点も体内に蓄積されやすいという性質に起因している。

5.3.1　ビタミンA

ビタミンAはレチノールとも呼ばれ，その構造には全トランスレチノールと全トランス-3-デヒドロレチノールがある。それぞれにアルコール型，アルデヒド型，カルボン酸型の3種類がある（**図 5.12**）。ビタミンAは一般的に動物のみに存在しているが，プロビタミンAの代表であるβカロテンは高等植物中に広く存在している。

A_1系（all-trans-レチノール）

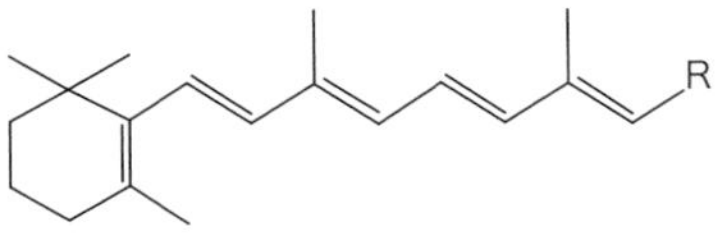

アルコール型：レチノール；$R=CH_2OH$
アルデヒド型：レチナール；$R=CHO$
カルボン酸型：レチノイン酸；$R=COOH$

A_2系（all-trans-3-デヒドロレチノール）

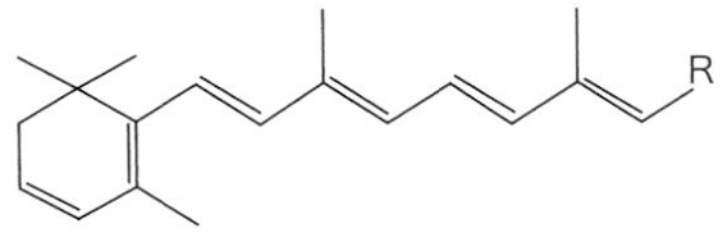

アルコール型：3-デヒドロレチノール；$R=CH_2OH$
アルデヒド型：3-デヒドロレチナール；$R=CHO$
カルボン酸型：3-デヒドロレチノイン酸；$R=COOH$

図 5.12　ビタミンAの構造

日本食品成分表ではビタミン A はレチノール当量とされ，動物性食品に含まれるレチノールの量と主に植物性食品から摂取される β-カロテンなどのカロテノイドが体内でビタミン A 作用をする場合の換算量との合計で記載されている。1 歳未満では目安量，それ以上の年齢では推定平均必要量と推奨量が定められている。またすべての年齢において耐容上限量が定められている。ビタミン A は，網膜細胞の保護作用や視細胞における光刺激反応に重要な物質である。レチノイン酸は，後述のように転写因子である核内受容体に結合して，その生物活性を発現するものと考えられている。ビタミン A が欠乏すると，乳幼児では角膜乾燥症から失明に至ることもあり，成人では眼所見として暗順応障害が生じ，やがて夜盲症になる。

ビタミン A は脂溶性であるため，小腸から脂質とともに吸収され，肝臓に一部蓄積された後，特異的な結合タンパク質と結合した形で血中を輸送されていく（ビタミン A の血中及び細胞内での輸送については**図 5.13** を参照）。角膜においては異性化された 11-シスレチナールとして，オプシンと結合してロドプシンを形成する。欠乏時に起こる**夜盲症**は，この作用が十分に果たせなくなることが原因である。欠乏状態が長期化した場合には角膜に変化が生じ，最悪失明することもある。また皮膚にも異常が起こり，粘膜が乾燥して感染症への抵抗性が失われる。

一方でビタミン A には過剰症が存在し，急性中毒と慢性中毒の 2 つに分けられる。急性中毒は幼小児での泉門の膨張，成人での後頭部の疼痛などであり，慢性中毒は頭蓋内圧亢進，筋肉痛，疲労などである。

近年，ビタミン A のひとつである全トランスレチノイン酸および 9-cis レチノイン酸には核内受容体（retinoic acid receptor：RAR と retinoid X receptor：RXR の 2 種類）が存在することが発見され，ビタミン A が直接遺伝子発現を調節していることが明らかとなっている（**図 5.14**）。

5.3.2　ビタミン D

ビタミン D はカルシフェロールと言われ，抗くる病活性を有しており，プロビタミン D から紫外線によって皮膚において生成するものと食品から摂取するものを言う。側鎖構造の違いによりビタミン D_2 から D_7 まで名付けられているが，最も生物効力が強く，天然に広く分布しているのは D_2 と D_3 である。一般にビタミン D というときは D_2 と D_3 を指すことが多い（**図 5.15**）。

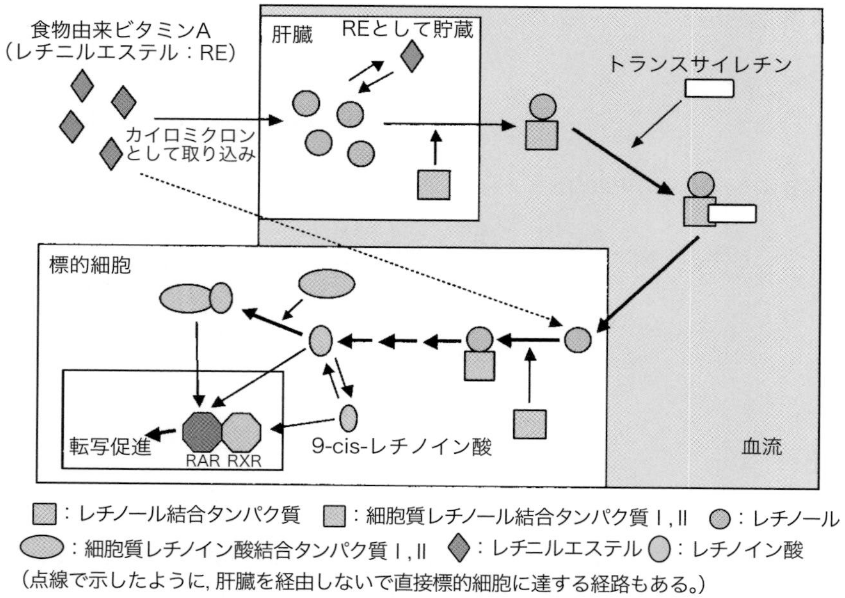

図 5.13　ビタミンAの血中および細胞内での輸送

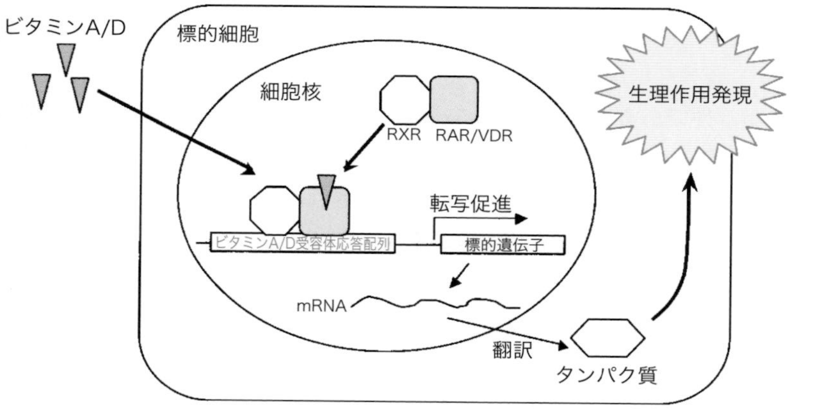

RAR：レチノイン酸受容体，VDR：ビタミンD受容体，RXR：レチノイドX受容体

図 5.14　特異的受容体を介したビタミンA／Dによる遺伝子発現調節機構の概念図

皮膚において日照の紫外線により生成された，あるいは食品から摂取されたビタミン D_3 は肝臓で25位が水酸化され，25-OH-D_3 となり，ついで腎臓において1位が水酸化されて，1α,25-$(OH)_2$-D_3 となる。これが生体内で持つ活性を発揮する活性型ビタミンDである。哺乳動物においては D_2 も D_3 とほぼ同じ生理活性を示す。

ビタミンDの主たる生理作用はカルシウム恒常性の維持であり，甲状腺から分泌されるカルシトニンおよび副甲状腺ホルモンであるPTHと共同して，骨からのカルシウム動員，小腸でのカルシウ

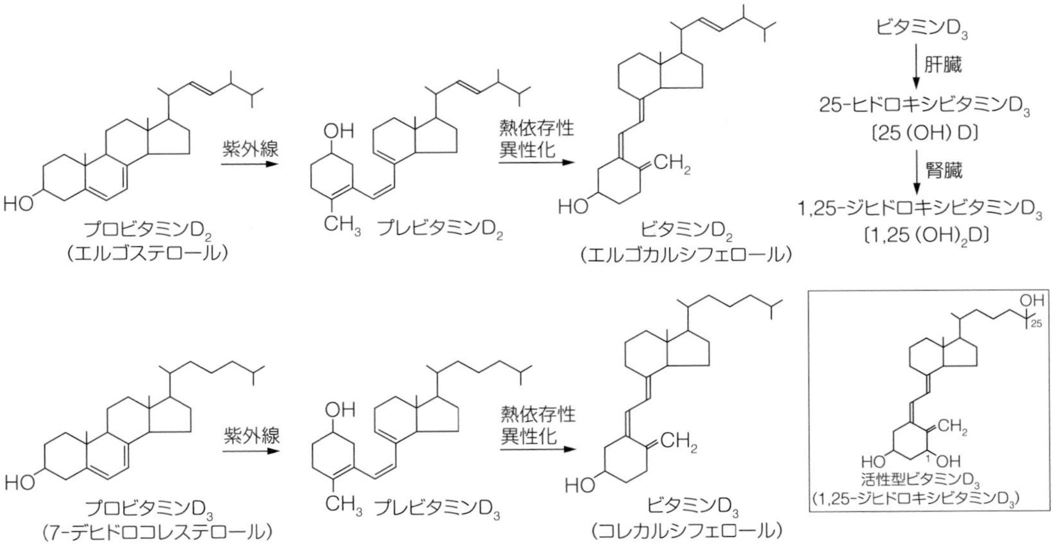

図 5.15　ビタミンDの構造

ム吸収などを調節することで血清カルシウム濃度を一定に保つ役割をしている。これらの作用にはビタミン A と同様に核内に存在している特異的受容体（vitamin D receptor：VDR）の作用が関与しており，例えば小腸上部においては活性型ビタミン D が VDR に結合し，カルシウム輸送体の遺伝子発現を亢進し，小腸からのカルシウムの能動輸送を促進する（**図 5.16**）。

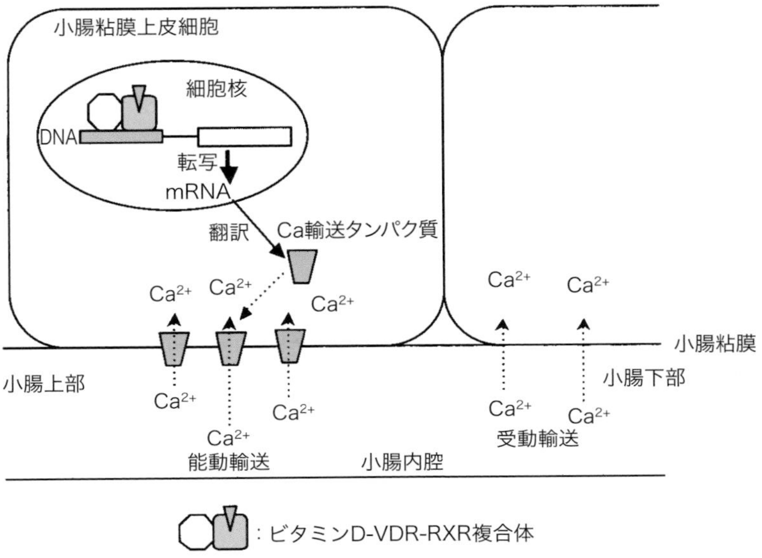

図 5.16　ビタミンD受容体を介した小腸でのカルシウム吸収促進機構

ビタミンDの欠乏症状は，小児ではくる病であり，成人では骨軟化症である。最近問題となっている骨粗鬆症に関してもビタミンD摂取不足が原因となっている場合もある。一方，ビタミンDには過剰症が知られており，過剰摂取によりカルシウム動員が亢進され，血中カルシウム，リン酸濃度の上昇，軟骨組織の石灰化，各種臓器へのカルシウム沈着が起こり，腎臓ではカルシウム排泄の負担増により腎不全を呈する場合もある。

食事摂取基準においては，すべての年齢において目安量としての基準算定となっている，また耐容上限量もすべての年齢について定められている。ただし，ビタミンDの体内での生成には日照が関与しているため，乳児での値は適度な日照を受ける環境にあるものと仮定されており，日照を受ける機会が少ない乳児においては別途定められている。

5.3.3　ビタミンE

ビタミンEはトコフェロールとも呼ばれ，化学構造としてはトコールおよびトコトリエノールの同族体があり，それぞれにα，β，γ，δの4種類がある（**図 5.17**）。このうち生体内で最も生理活性が高いのはα-トコフェロールであり，全体の約90%を占めている。α型の生物活性を100とすると，β型は50，γ型は10，δ型は1以下であり，これらすべての積算合計値をビタミンE効力として表す。トコフェロール含量の高い食品としては小麦胚芽油，大豆油，肝油などであり，すべてαトコフェロールとして含まれている。

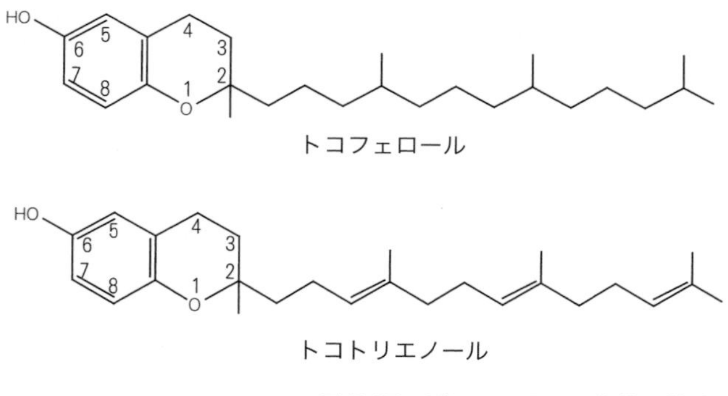

α-：5, 7, 8-トリメチル
β-：5, 8-ジメチル
γ-：7, 8-ジメチル
δ-：8-メチル

図 5.17　ビタミンEの同族体の構造

ビタミンEの最も重要な生理作用は，その強力な抗酸化性に起因する生体内物質の酸化防止作用である。特に脂溶性であるため生体膜内に局在し，生体膜中のリン脂質の不飽和脂肪酸の過酸化やそれに起因する活性酸素種の生成を抑制している。動物におけるビタミンE欠乏実験では，不妊以外に，脳軟化症，肝臓壊死，腎障害，溶血性貧血，筋ジストロフィーなどの症状を呈する。過剰症としては出血傾向が上昇するとされているが，通常の食品からの摂取において，ビタミンE欠乏症や過剰症は発症しない。

摂取されたビタミンE同族体は，胆汁酸などによってミセル化された後，腸管からリンパ管を経由して吸収されるが，現在のところビタミンEのヒトにおける正確な吸収率は不明である。吸収されたビタミンE同族体は，カイロミクロンに取り込まれ，リポプロテインリパーゼによりカイロミクロンレムナントに変換された後，肝臓に取り込まれる。肝臓では，ビタミンE同族体のうち α-トコフェロールが優先的に α-トコフェロール輸送タンパク質に結合し，他の同族体は肝細胞内で代謝される。肝細胞内を α-トコフェロール輸送タンパク質により輸送された α-トコフェロールは，VLDL（very low density lipoprotein）に取り込まれ，再度，血流中に移行するとされている。

ビタミンEの欠乏はヒトでは非常にまれであり，欠乏状態に伴う特異的な症状を報告した例は非常に少ない。

食事摂取基準では乳児以外のすべての年齢に対して目安量と耐容上限量が定められている。

5.3.4　ビタミンK

ビタミンKは血液凝固に関係するビタミンとして発見された。天然に存在するビタミンKはビタミン K_1（フィロキノン）とビタミン K_2（メナキノンn）に大別される（**図5.18**）。フィロキノンは緑黄色野菜に多量に含まれており，植物油，豆類などにも含有されている。一方，メナキノンは腸内細菌により合成されるビタミンであり，動物性食品に含まれるメナキノン-4と納豆菌が産生するメナキノン-7がある。

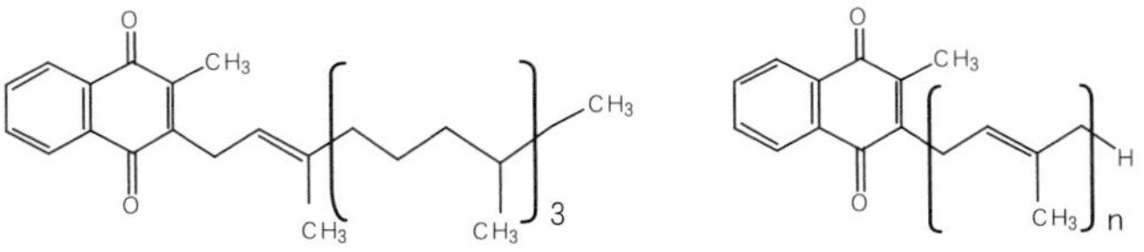

フィロキノン
（ビタミン K_1）

メナキノン-n
（ビタミン K_2）

図5.18　ビタミン K_1 と K_2 の構造

メナキノンには〔　〕（プレニル基）の部分の繰り返しが4のメナキノン-4，6回のメナキノン-6，7回のメナキノン-7がある。

ビタミンKの主たる作用は，血液凝固因子であるプロトロンビン（第II因子），第VII因子，第IX因子，第X因子の肝臓での産生の際，カルボキシル化酵素（ビタミンK依存性カルボキシラーゼ）の補酵素として働くことである。これらの因子はビタミンK依存性凝固因子と呼ばれる。また骨基質主要タンパク質であるオステオカルシンの合成にもビタミンKが関与する。ビタミンKは必要量が比較的少ないビタミンであり（成人で55–65 μg/日），離乳期を過ぎると，この量を大きく超える量が腸内細菌による生合成から供給されるため（1–1.5 mg/日），不足状態に陥ることはないと考えられている。このことを理由に現在栄養機能食品として表示が認められているビタミン類にビタミンKは含められていない。ただし，新生児ではビタミンKの備蓄が少なく，腸内細菌叢の発達が未熟であるため腸内細菌からの供給も乏しく，授乳量が少ない場合にはビタミンK欠乏状態に陥る可能性があり，最近では出生直後にビタミンKを投与することが行なわれている。また経静脈栄養，経管栄養を長期間続けた場合にはビタミンK欠乏症が起こりやすいため，ビタミンKの投与が必要とされている。さらに抗生物質を長期投与し，腸内細菌叢が破壊された場合にも同様に欠乏症状が出る可能性があるとされている。近年，核内受容体 SXR（steroid and xenobiotic receptor）を介するビタミン K の新規作用が報告されている。

ビタミン K に関する食事摂取基準は，すべての年齢に対して目安量のみの設定となっている。

5.4 ビタミン様物質

ビタミンとは認められていないが，生体にとって重要な役割を果たしている微量栄養素（ミネラルではなく）があり，**ビタミン様物質**と呼ばれている。具体的には**オロト酸**，**イノシトール**，**コリン**，**カルニチン**，**ユビキノン**など多数あるが，ビタミン様物質に関しては明確な摂取基準は定められていない。ただしアメリカでは 1998 年にコリンの食事摂取基準が策定され，2006 年版の食事摂取基準では，成人の 1 日の目安量は男性 550 mg，女性 425 mg，上限量は男女ともに 3500 mg となっている（わが国ではコリンに関する摂取基準は定められていない）。また 2003 年にはピロロキノリンキノン（PQQ）が新しいビタミンとして発表されたが，その後ビタミンとは明確に言えないとされ，現在に至っている。

5.5 ビタミン吸収に関わる消化管トランスポーター

近年になり，消化管における食品成分の吸収過程が分子レベルで次々と明らかにされつつある。ビタミンに関しても同様であり，以前からトランスポーターが知られていたビタミン B_{12} 以外にも，多くのビタミンのトランスポーターが同定されている。具体的には葉酸輸送体として，還元型葉酸キャリアー（reduced folate carrier：RFC1），PCFT（proton-coupled folate transporter）などのタンパク質が見出されている。さらにニコチン酸輸送体（sodium-dependent monocarboxylate transporter：SMCT），リボフラビン輸送体（riboflavin transporter：RFT）も同定されている。一方，脂溶性ビタミンについては基本的に脂質と一緒にカイロミクロンとして吸収されると考えてよいが，こちらについても最近になり新たな知見が得られている。具体的にはビタミン E 輸送体が，これまでコレステロール輸送体とされていた Niemann-pick C1 Like 1 Protein（NPC1L1）であること，ビタミン K も NPC1L1 により輸送されうることなどが明らかにされている。今後，消化管におけるビタミン輸送体と病気との関連などの基礎的研究や分子レベルでの知見に基づいたサプリメントの開発などの応用研究が大きく進展することが期待される。

●問題

1）水溶性ビタミンに関する以下の記述を読み，誤っているものについて正しく書き直せ。

　a）水溶性ビタミンは体内に蓄積されやすい。

　b）ビタミン B_1 は電子伝達経路で作用している。

　c）ビタミン B_6 はナイアシンの生成に必須である。

　d）パントテン酸はトリプトファンから生合成される。

　e）ヒトではグルコースからビタミン C を合成できるので欠乏症は起こらない。

2）脂溶性ビタミンの記述として正しくなるようにカッコ内に語句を入れよ。

a）ビタミンＡは（　　　　）を形成することで視覚に関与する。

b）ビタミンＤの欠乏は小児において（　　　　）病を誘導する。

c）ビタミンＥは非常に強い（　　　　）を有しているため生体膜の保護に重要である。

d）ビタミンＡとＤは核内に特異的な（　　　　）が存在している。

e）ビタミンＫは体内において（　　　　）の作用により合成される。

3）ビタミンの発見は欠乏症の研究と密接に関与している。各種ビタミンについて欠乏症をまとめ，その発症機序を考察せよ。

●参考文献

1）吉田勉編：わかりやすい栄養学，pp.115-140, 三共出版（2004）
2）岡達三：ビタミン B_6 による遺伝子発現の制御，日本農芸化学会誌，**72**, 1187-1190（1998）
3）香川靖雄：葉酸の病態栄養，病態栄養，**12**, 311-335（2009）

コラム

栄養遺伝子検査って何？

葉酸の項目でも少し触れたが，ヒトゲノムが解読された2000年以降，遺伝子のわずかな違い（一塩基多型）がヒトの体質を決定する重要な因子であることが明らかにされ，遺伝子多型を調べて生活習慣病などの病気のリスクを明らかにするサービス（栄養遺伝子検査）が商業ベースで行われている。最近は個人の全ゲノムを約30万円で解読するサービスも米国で行われている。自分の体質を決定する重要な因子である遺伝情報を知り，病気を予防するための生活習慣を心がけることは重要であるが，ありふれた病気（生活習慣病など）の多くは遺伝要因と環境要因の両者が関与している。遺伝要因でわかるのは，あくまで「リスクの高低」であり，病気になりやすい遺伝子変異を持っていても環境要因を少なくすることで病気の予防は十分可能である。遺伝子検査の結果に一喜一憂することがないように正しい知識を持って対処することが重要である。（Y.M.）

第６章　ミネラルの代謝と栄養

6.1 ミネラルとは

6.1.1　ミネラルの分類と機能

(1) 多量ミネラル・微量ミネラル

ミネラルとは，人体に存在する元素のうち，炭素（C），水素（H），窒素（N）および酸素（O）以外のすべての元素のことをいう。ミネラルは人体の約4%を占めるが，そのほとんどは多量ミネラルと呼ばれるカルシウム，リン，カリウム，イオウ，塩素，ナトリウム，マグネシウムの7種類であり，そのすべてが人体で必須の役割を果たしている。一方，鉄，亜鉛，銅，マンガン，ヨウ素，セレン，クロム，モリブデンは微量ミネラルに分類され，人体での存在量は多量ミネラルよりはるかに少ないが，人体で必須の役割を果たしている。この他，フッ素，ケイ素，ニッケル，ヒ素，リチウム，鉛，ホウ素，スズはさらに存在量の少ない微量ミネラルだが，実験動物で必須性が明らかにされている。**表 6.1**，**表 6.2** に2020年に策定された各ミネラルの日本人の食事摂取基準値を示した。

(2) ミネラルの機能

ミネラルの主要な機能は次の3つと考えられている。

A. 生体の構成成分

骨や歯などの硬組織の構成成分となり，組織に硬度，強度，耐久性をもたらす。カルシウム，リン，マグネシウムなどが担っている。リンはリン脂質として細胞膜の必須要素であり，イオウはタンパク質構成アミノ酸である含硫アミノ酸の構成要素であり，筋肉，皮膚，血液，臓器などの軟組織も含め，生体のほとんどの構成に関わっている。

B. イオンとしての生体調節・恒常性維持

体液中すなわち細胞内外の溶液中でイオンとして酸-塩基平衡，すなわち体液pHや浸透圧を調節し恒常性を維持している（カリウム，ナトリウム，カルシウム，マグネシウム，リンなど）。また，筋肉機能，神経機能，内分泌機能，免疫機能において，ミネラルイオンの変化が作動のスイッチのような役割をしていることが多い（カリウム，ナトリウム，カルシウム，マグネシウムなど）。

C. 生体調節因子の構成成分・活性化

酵素をはじめとするタンパク質，ペプチド，アミノ酸由来やその他の生理活性物質が，生体調節因子として働いているが，ミネラルはその活性化物質や構成成分として生命活動の調節を担っている。酵素反応の活性化物質としてはマグネシウム，亜鉛，銅，マンガン，カルシウムなどが，生理活性物質の構成成分としてはヨウ素，鉄，亜鉛，リン，モリブデンなどが知られている。**表 6.1**，**表 6.2** に各ミネラルの主な働きと体内存在量，欠乏症・過剰症を示した。

表 6.1　食事摂取基準と給源となる主な食品，生理作用，体内存在量，主な欠乏症・過剰症—多量ミネラル—

元素名	食事摂取基準（18 才以上，1 日当たり）		給源となる食品	生理作用	体内存在量	血中濃度	主な欠乏症，過剰症	RDA（mg/ 日）	
	男性	女性						妊婦付加量	授乳婦付加量
カルシウム (Ca)	RDA：700 ～ 800 mg UL：2,500 mg	RDA：600 ～ 650 mg UL：2,500 mg	乳・乳製品，野菜，豆乳（牛乳 200 g 中 220 mg）	骨・歯の形成，血液凝固，筋収縮，シグナル伝達	1,200 g（10 ～ 20 g/kg 体重） 骨：99% 細胞内，血液	8.6 ～ 10.2 mg/dL	欠：骨粗鬆症，くる病，骨軟化症 過：ミルクアルカリ症候群，結石	–	–
リン (P)	AI：1,000 mg UL：3,000 mg	AI：800 mg UL：3,000 mg	穀類，豆類，加工食品（玄米飯 150 g 中 195 mg）	骨・歯の形成，酸塩基平衡，核酸の成分，エネルギー産生	850 g 骨：85% 体液，細胞内，細胞膜	2.5 ～ 5.0 mg/dL	過：腎機能低下，副甲状腺機能亢進症	–	–
マグネシウム (Mg)	RDA：320 ～ 370 mg UL：350 mg（食品以外）	RDA：270 ～ 290 mg UL：350 mg（食品以外）	緑黄野菜，豆類，穀類（胚芽，ふすま部分に多い），海藻類（わかめ 5 g 中 55 mg）	骨・歯の形成，神経伝達，筋収縮，酵素の活性化	25 g 骨：60% 細胞内，体液	1.8 ～ 2.3 mg/dL	欠：循環器障害，代謝不全	+40	–
ナトリウム (Na)	EAR：7.5 g 未満（食塩として）	EAR：6.5 g 未満（食塩として）	食塩，食塩系調味料，加工食品	酸塩基平衡，浸透圧，血液 pH，神経伝達，ナトリウムポンプ	100 g 細胞外液：50%， 骨：40% 細胞内：10%	320 mg/dL（140 mEq/L）	欠：食欲不振，血圧低下，熱痙攣 過：高血圧症，腎障害	–	–
カリウム (K)	AI：2,500 mg DG：3,000 mg 以上（高血圧一次予防のため）	AI：2,000 mg DG：2,600 mg 以上（高血圧一次予防のため）	野菜類，いも類，穀類，魚介類（ほうれん草 100 g 中 690 mg）	筋活動，神経伝達，細胞内の酸塩基平衡，水分貯留	140 g 細胞内：98%	18 mg/dL（4.5 mEq/L）	欠：無筋力症，不整脈	–	–

AI：目安量，EAR：推定平均必要量，RDA：推奨量，DG：目標量，UL：耐容上限量

Ⅰ　Ⅱ　Ⅲ

表 6.2　食事摂取基準と給源となる主な食品，生理作用，体内存在量，主な欠乏症・過剰症—微量ミネラル—

元素名	食事摂取基準（18 才以上，1 日当たり）		給源となる食品	生理作用	体内存在量	血中濃度	主な欠乏症，過剰症	RDA（mg/ 日）	
	男性	女性						妊婦付加量	授乳婦付加量
鉄 (Fe)	RDA：7.0～7.5 mg UL：50 mg	RDA：10.5～11 mg（月経あり） UL：40 mg	あさり，レバー，赤身の魚（あさりの水煮 50 g 中 18.9 mg）	ヘモグロビン，ミオグロビンの形成，酵素の補因子	4 g 赤血球：70% 肝臓，脾臓，骨髄	70～200 μg/dL	欠：発育不全，鉄欠乏性貧血，筋力低下 過：ヘモクロマトーシス，胃腸障害	+2.5	+2.5
亜鉛 (Zn)	RDA：10～11 mg UL：40～45 mg	RDA：8 mg UL：30～35 mg	魚介類，肉類，玄米，豆類（牡蠣 4 個（正味 80 g）中 10.6 mg）	酵素の補因子，皮膚の完全化，創傷治癒	1.5～2 g 筋肉：50%， 皮膚：20% （細胞内：95%）	80～120 μg/mL	欠：発育不全，皮膚炎，性機能不全	+2.0	+40
銅 (Cu)	RDA：0.8～0.9 mg UL：7 mg	RDA：0.7 mg UL：7 mg	牛レバー，魚介類，種実類，豆類（シャコ 60 g 中 2.08 mg）	酵素の補因子，造血，骨形成	50～120 mg 筋肉・骨：50% 肝臓：10%	110 μg/mL	欠：貧血，骨異常，メンケス病 過：ウィルソン病	+0.1	+0.6
マンガン (Mn)	AI：4.0 mg UL：11 mg	AI：3.5 mg UL：11 mg	穀類，野菜，豆類（そば 170 mg 中 1.46 mg）	酵素の補因子	15 mg　骨：25% （肝臓：3.2 ppm，その他臓器 0.15 ppm）	0.06 μg/mL	欠：骨異常，成長障害，糖・脂質代謝異常	－	－
ヨウ素 (I)	RDA：130 μg UL：3.0 mg	RDA：130 μg UL：3.0 mg	海藻類，魚介類，穀類（こんぶ 1.5 g 中 3600 μg）	チロキシンの成分，エネルギー制御機構，胎児の分化	15～20 mg 甲状腺：70～80%	0.7 μg/mL	欠：発育障害，クレチン病，甲状腺腫，甲状腺機能低下症 過：甲状腺腫，甲状腺機能亢進症	+0.11	+0.14
セレン (Se)	RDA：30 μg UL：400～450 μg	RDA：25 μg UL：350 μg	広く分布	抗酸化作用	13 mg 筋肉・肝臓・血液・腎臓：61% （0.1 ppm/ 組織）	12.4～12.7 μg/mL	欠：克山病，カシン・ベック病 過：爪の変形，脱毛	+5.0	+20
クロム (Cr)	AI：10 μg UL：500 μg	AI：10 μg UL：500 vg	穀類，肉類，卵類，ビール酵母	耐糖能の増進	2 mg 筋肉：55%， 毛髪：25%	0.15 μg/mL	欠：耐糖能低下	－	－
モリブデン (Mo)	RDA：25～30 μg UL：600 μg	RDA：25 vg UL：500 μg	穀類，豆類，野菜類	酵素の補因子	9 mg 肝臓，腎臓	1.3 μg/mL	欠：成長障害	－	+3.0

AI：目安量，EAR：推定平均必要量，RDA：推奨量，DG：目標量，UL：耐容上限量，下線部は動物実験の結果のみを根拠としている

6.2 多量ミネラルの機能

6.2.1　カルシウム

(1) 体内分布

カルシウムは人体に最も多く含まれるミネラルで，体重の 1 ～ 2%を占める。その約 99% がリン酸カルシウムとして存在し，ヒドロキシアパタイト（$Ca_{10}(PO_4)_6(OH)_2$）として骨の強度に寄与している。残りの約 1% は血液と組織に存在し血中濃度は厳密に 8.6 ～ 10.2 mg/dL に保たれているが，細胞内のカルシウム濃度はこれに比べて極めて低く 10,000 分の 1 以下である。

(2) 吸収と代謝

食事により摂取されたカルシウムはイオン化されて吸収される。カルシウムの可溶性は pH に依存しており，胃酸（塩酸）で可溶化されるが，十二指腸で膵液・胆汁で急激に pH が上昇し，多くがリン酸塩などの難吸収の形態になってしまうため，吸収率は比較的低く，成人では 25 ～ 30%である。消化管内で胆汁酸や，脂肪酸などの消化物とも相互作用していると考えられており，可溶化のメカニズムは複雑でまだわからない点も多い。**図 6.1** に小腸におけるカルシウム吸収機構を示した。カルシウムイオンは小腸の上部，特に十二指腸や空腸上部では能動輸送されている。この際，活性型ビタミン D が核内受容体であるビタミン D レセプターを介した遺伝子発現促進により，上皮細胞の冊子縁膜上にあるカルシウムイオンチャンネル，上皮細胞内のカルシウム輸送タンパク質，基底膜上のカルシウムポンプおよびナトリウム / カルシウム交換ポンプを増加させ，カルシウム吸収を促進させる。一方，小腸下部および大腸では細胞間隙を通過する受動輸送が主になる。

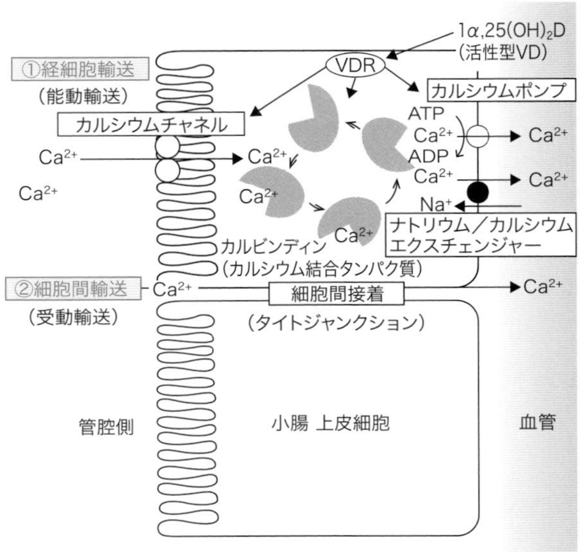

カルシウムチャネル：ECaC：epithelium Ca Channel
カルシウムポンプ：PMCA1b：plasma membrane Ca^{2+}_ATPase
カルシウム結合タンパク質：9kDa カルビンディン

図 6.1　小腸におけるカルシウム吸収機構

図 6.2 にカルシウムの代謝調節を示す。血中カルシウム濃度は甲状腺ホルモンのカルシトニン，副甲状腺ホルモンの PTH（parathyroid hormone，パラトルモン），活性型ビタミン D によって調節されている。血中カルシウム濃度が上昇すると，甲状腺がこれを感知し，カルシトニンの分泌が増加する。カルシトニンの増加は骨芽細胞に受容され，骨形成を促し，血中のカルシウムが骨に移行する量が増加する。逆に，血中カルシウム濃度が低下すると，副甲状腺がこれを感知し，PTH の分泌を増加させる。PTH の増加は骨の破骨細胞に受容され，骨吸収を促し，骨のカルシウムが血中に移行する。また，PTH は腎臓にも受容され，腎臓でのカルシウムの近位尿細管再吸収を促し，尿中排泄を抑え，また，25−ヒドロキシビタミン D を 1,25−ジヒドロキシビタミン D に変換する酵素の活性を上昇させ，活性型ビタミン D の合成も促す。増加した活性型ビタミン D は前述の一連の小腸カルシウム能動輸送機構に働きかけ，カルシウム吸収を増加させる。カルシトニンと PTH の働きは拮抗的であり，一方の分泌が促進されている時は，他方は抑制され，より効果的に制御されている。

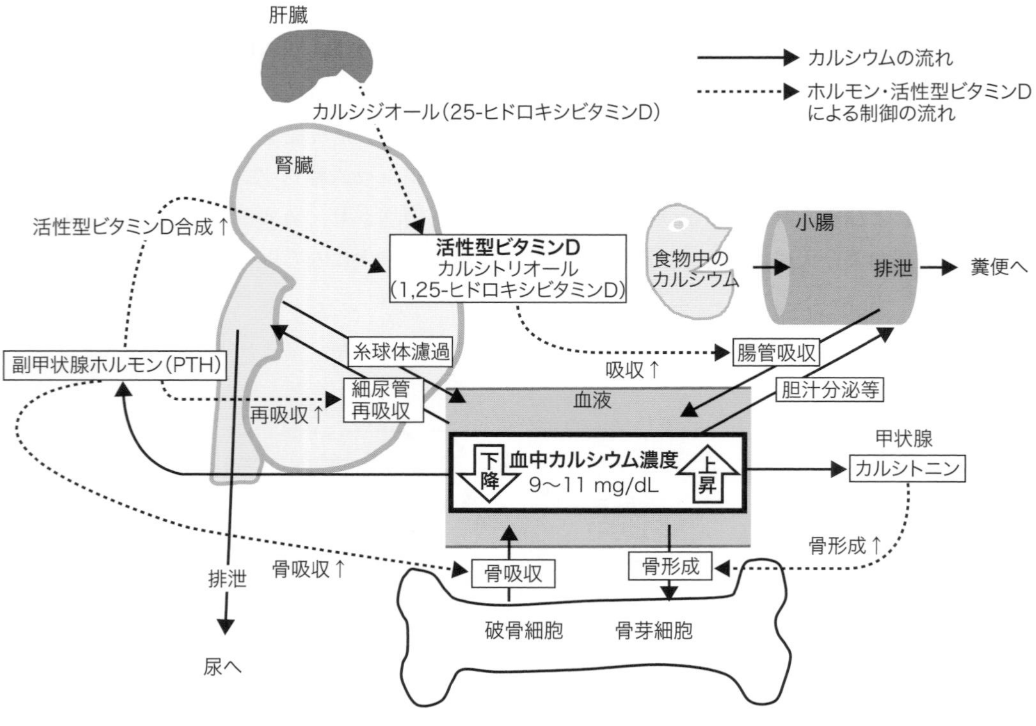

図 6.2　血圧・体液量の調節とカルシウム濃度変化の感知

(3) 生理作用

カルシウムは骨や歯の主要構成成分である。骨はカルシウム貯蔵の意味合いも大きく，常に骨吸収・骨形成を繰り返しながら，生命活動に必要なカルシウム供給の安定化に大きく寄与している。

細胞内のカルシウム濃度は細胞外液（血液などの体液）よりはるかに低く，より高精度に保たれているが，何らかの刺激により，カルシウムポンプやチャンネル等が開き，一過的にカルシウム透過性が高くなることで，①筋肉の収縮，弛緩，②血液凝固，③神経伝達，④生体膜の物質輸送，⑤細胞内情報伝達，⑥酵素の賦活作用などをもたらす。これらはカルシウム流入による膜電位の変更やカルシウム依存性の調節タンパク質との相互作用等により引き起こされる。

(4) 欠乏症と過剰症

カルシウムの欠乏により，骨粗鬆症，高血圧，脂質異常症，糖尿病および慢性腎臓病などのリスクが高くなる可能性についていくつか報告されているが，科学的根拠は十分ではない。成人体重当たりのカルシウム量は性成熟とともに増加し，30 ～ 35 歳で最大となり，その後徐々に減少し始めるが，女性の場合は閉経を境に女性ホルモンであるエストロゲン分泌の急激な低下とともに骨吸収が促されカルシウム量の減少が著しくなるため，骨粗鬆症のリスクが高い可能性はある。一般的に妊婦や授乳婦は胎児や母乳への供給により不足することを織り込んで，カルシウム摂取の強化が勧められているが，データが不足しているため，推奨量に対する付加量は策定されておらず，今後検討が必要とされている。

カルシウムの過剰摂取によって，高カルシウム血症，高カルシウム尿症，軟組織の石灰化，泌尿器系結石，前立腺がん，鉄や亜鉛の吸収障害，便秘などが生じる可能性があることが報告されている。

6.2.2 リン

(1) 体内分布

リンはカルシウムに次いで体内に多く含まれるミネラルで，その 85％はカルシウムとともにヒドロキシアパタイトとして骨や歯などの硬組織に存在している。残りの 14％が軟組織に，1％が細胞外液，細胞内構成成分，細胞膜に存在しており，細胞外液にはリン酸イオンとして，その他には脂質，タンパク質，糖などと結合した有機リンとして存在している。血清中のリン濃度の基準範囲は，2.5 ～ 4.5 mg/dL と，カルシウムに比べて広く，大きな日内変動がある。

(2) 吸収と代謝

腸管におけるリンの吸収は，受動輸送によるものとビタミン D 依存性のナトリウム依存性リン酸トランスポーターを介した能動輸送によるものがあるが，通常の食事からの摂取量では大部分は受動輸送による輸送と考えてよい。リンは，消化管で吸収される一方，消化管液としても分泌されるため，見かけの吸収率は成人で 60 ～ 70％である。血中リン濃度はカルシウムと類似した腸管からの吸収，骨と血液との相互移行，腎臓での再吸収 / 尿中リン排泄によって調節され，カルシウム同様に PTH，カルシトニン，活性型ビタミン D が関与している。尿中へのリン排泄量は，消化管でのリン吸収量にほぼ等しい。

(3) 生理作用

リンはカルシウムとともに骨や歯の主要構成成分である。ATP，クレアチンリン酸の形成，その他の核酸や補酵素（DNA，RNA，NADPH など），細胞膜リン脂質の合成，細胞内リン酸化を必要とするエネルギー代謝などに必須の成分である。また，リン酸イオンとして浸透圧や pH の調節，細胞内の情報伝達に関与している。例えば体液の pH は $HPO_4^{2-}+H^+ \rightleftarrows H_2PO_4^-$ の平衡により保たれている。

(4) 欠乏症と過剰症

リンは動植物由来を問わずほとんどの食品に含まれており，通常の食事では不足や欠乏する可能性はほとんどない。一方，食品添加物として多くのリンが用いられているはずだが使用量の表示義務がなく，国民健康・栄養調査などの報告値に十分反映されていない。慢性腎臓病ではリン摂取の制限も考慮されている。したがって，不足や欠乏の予防よりも過剰摂取の回避が重要といえる。

6.2.3　マグネシウム

(1) 体内分布

人体には約 25 g のマグネシウムが存在し，その 50 ～ 60％は骨に，30％が筋肉に，残りはその他組織と体液に存在する。血清中のマグネシウム濃度は，1.8 ～ 2.6 mg/dL に維持されている。

(2) 吸収と代謝

食事により摂取されたマグネシウムは，主に空腸・回腸でイオンとして吸収され，摂取量が多い時には受動輸送，少ない時には能動輸送で吸収される。排泄経路は主に尿であり，腎臓での再吸収の調節で恒常性を維持している。腸管・腎臓でのマグネシウム輸送機構は明らかになっていない。マグネシウムの腸管からの吸収率は 40 ～ 60％程度と推定される。成人で平均摂取量が約 300 ～ 350 mg/日の場合は約 30 ～ 50％であり，摂取量が少ないと吸収率は上昇する。

(3) 生理作用

マグネシウムは，カルシウム，リンとともに骨や歯の形成に関わる。また多くの体内の酵素反応やエネルギー産生に寄与しており，体温の調節や神経の興奮，筋肉の収縮などに関与している。

(4) 欠乏症と過剰症

マグネシウムが欠乏すると腎臓からのマグネシウムの再吸収が亢進するとともに，骨からマグネシウムが遊離し利用されるほか，低マグネシウム血症となる。低マグネシウム血症の症状には，吐き気，嘔吐，眠気，脱力感，筋肉の痙攣，ふるえ，食欲不振がある。また，長期にわたるマグネシウムの不足が，骨粗鬆症，心疾患，糖尿病のような生活習慣病のリスクを上昇させることが示唆されている。食品からのマグネシウムの過剰摂取によって好ましくない健康影響が発生したとする報告は見当たらない。食品以外からのマグネシウムの過剰摂取によって起こる初期の好ましくない影響は下痢である。多くの人では何も起こらないようなマグネシウム摂取量であっても，軽度の一過性下痢が起こることがある。

6.2.4　ナトリウム

(1) 体内分布

ナトリウムは細胞外液の主要な陽イオンとして人体全体に存在する。

(2) 吸収と代謝

ナトリウムの多くは食塩として摂取される。摂取されたナトリウムはその大部分が小腸でイオンとして吸収され，損失は皮膚，便，尿を通して起こる。空腸ではナトリウムの吸収は中等度の濃度勾配に逆らい，糖類の存在によって促進される。回腸では高度の濃度勾配に逆らって能動輸送されるが，糖類や重炭酸イオンの存在とは無関係である。便を通しての損失は少なく，摂取量に依存しない。ナトリウム損失の 90％以上は腎臓経由による尿中排泄である

(3) 生理作用

ナトリウムは，細胞外液の主要な陽イオン（Na^+）であり，細胞外液量を維持している。浸透圧，酸・塩基平衡の調節にも重要な役割を果たしており，胆汁，膵液，腸液などの主要な成分でもある。糖やアミノ酸の能動輸送にも関与している。

図 6.3 に示すように，血中や尿中のナトリウム濃度は，レニン–アンジオテンシン–アルドステロン系のホルモンによる体液量や血圧調節に深く関わっている。①体液中のナトリウムイオンの減少，体液量の減少，血圧の急激な低下が起こると，②糸球体の濾過量が低下し，③原尿中のナトリウムイオン濃度が低下する。④これを遠位尿細管にある緻密斑細胞が感知し，⑤近接している傍糸球体細胞から血中へのレニン分泌が増加する。⑥非常に特異的なタンパク質分解酵素であるレニンは肝臓から分泌されるアンジオテンシノゲンを切断し，アンジオテンシンⅠに変換する。アンジオテンシンⅠは血中に存在するアンジオテンシン転換酵素により強力な血管収縮作用を持つアンジオテンシンⅡとなり血管収縮により血圧を上昇させる。⑦また，アンジオテンシンⅡは副腎皮質のアルドステロン分泌も促す。⑧アルドステロンは尿細管における原尿からの水分およびナトリウムイオンの吸収を増加させ，血液量を増加させ，血圧を上昇させる。さらにアンジオテンシンⅡは中枢系に働きかけ，口渇や塩分渇望を惹起し，水分や塩分の摂取を促し，血液量の増加を促す。なお上昇したナトリウムイオン濃度は心臓で感知され，心臓からの心房性ナトリウム利尿ペプチドの分泌が促され，尿細管における原尿からの水分およびナトリウムイオンの吸収を減少させ，血液量を減少させ，血圧を低下させる。これらの作用により血圧の恒常性が保たれている。

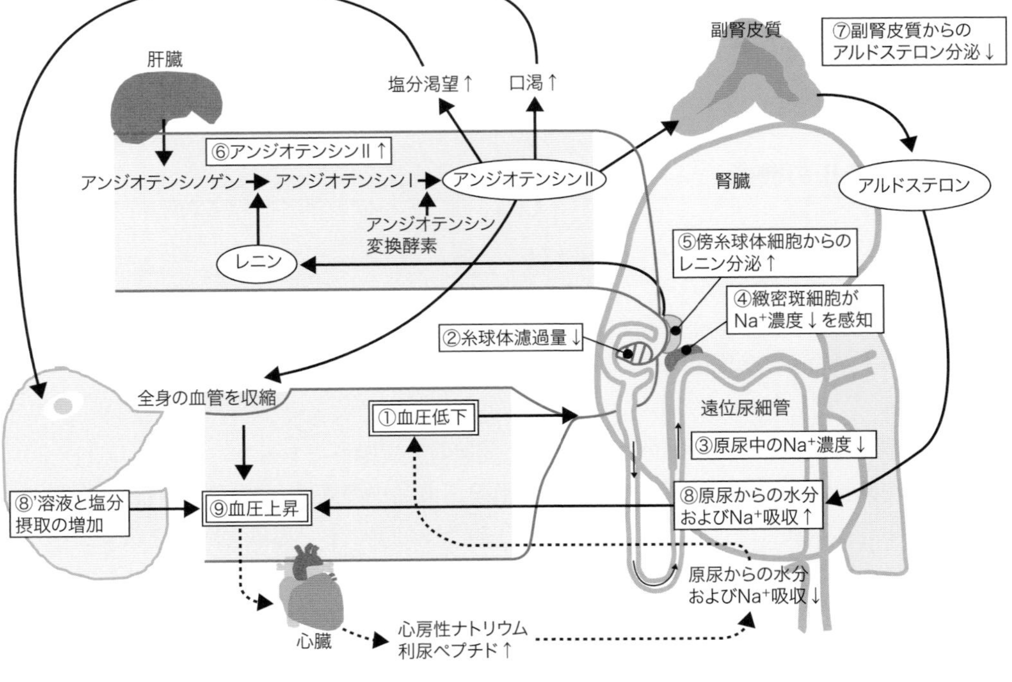

図 6.3　血圧・体液量の調節とナトリウム濃度変化の感知

(4) 欠乏症と過剰症

ナトリウム摂取量は，食塩摂取量に依存し，その摂取レベルは高く，通常の食事をしていれば，ナトリウムが不足することはない。しかし過剰な発汗，下痢，嘔吐などにより水分とともに多量のナトリウムが流出した場合，欠乏症状を起こすことがある。食欲不振，倦怠感，筋肉痛などがその症状である。

6.2.5　カリウム

(1) 体内分布

カリウムは細胞内液の主要な陽イオンとして人体全体に存在する。

(2) 吸収と代謝

カリウムは主に小腸で吸収されその吸収は受動的であるが，逆に回腸や大腸ではカリウムが能動的に放出される。

(3) 生理作用

カリウムは，細胞内液の主要な陽イオン（K^+）であり，体液の浸透圧を決定する重要な因子である。また，酸・塩基平衡にも重要な役割を果たしている。神経や筋肉の興奮伝導にも活動電位の発生や制御を通じて関与している。

(4) 欠乏症と過剰症

健康な人において，カリウム欠乏を起こすことはまずない。日本人は，ナトリウムの摂取量が諸外国に比べて多いため，ナトリウムの摂取量の低下に加えて，ナトリウムの尿中排泄を促すカリウムの摂取が重要と考えられる。下痢，多量の発汗，利尿剤の服用により多量のカリウムが流出した場合，欠乏症が起こる。食欲不振，脱力感などから重篤になると筋無力症，精神障害，不整脈などの症状を起こすこともある。過剰摂取にはサプリメント等によるリスクが想定されるが，健康な人においてほとんど過剰症は知られていない。腎疾患により高カリウム血症になる場合があり，症状はカリウム欠乏に似る。

6.3 微量ミネラルの機能

6.3.1　鉄

(1) 体内分布

鉄はその 60 ～ 70%はヘモグロビンとして赤血球に，20 ～ 30%は肝臓，脾臓，骨髄に貯蔵鉄として存在している。また約 10%が筋肉中のミオグロビンに，約 1%が酵素の構成成分として存在している。

(2) 吸収と代謝

食品から摂取された鉄は，十二指腸から空腸上部において吸収されるが，吸収率は 1 ～ 50%と変動率は大きいが概ね低く，多くが糞便中に排泄される。食品中の鉄は，タンパク質に結合したヘム鉄と無機鉄である非ヘム鉄に分けられる。**図 6.4** に小腸上皮細胞における鉄の吸収を示す。ヘム鉄は，特異的な担体によって腸管上皮細胞に取り込まれ，ヘムオキシゲナーゼによりポルフィリン骨格より 2 価鉄イオン（Fe^{2+}）を脱離する。非ヘム鉄は，腸管上皮細胞刷子縁膜に存在する鉄還元酵素やアスコルビン酸（ビタミン C）などの食事由来の還元物質によって Fe^{2+} となり，特異的トランスポーターに結合して取り込まれる。この吸収経路はマンガンと競合する。腸管上皮細胞内に取り込まれた Fe^{2+} は，特異的輸送体によって門脈側に移出され，鉄酸化酵素によって 3 価鉄イオン（Fe^{3+}）となり，トランスフェリン結合鉄（血清鉄）として全身に運ばれる。**図 6.5** に鉄の吸収・代謝・排泄を示す。血清鉄は，その多くが骨髄においてトランスフェリン受容体を介して赤芽球に取り込まれ，赤血球の産生に利用される。約 120 日の寿命を終えた赤血球は主に脾臓でマクロファージに捕食・分解され，放出された鉄はトランスフェリンと結合し，再利用される。血清鉄は肝臓や脾臓，骨髄にも輸送され，

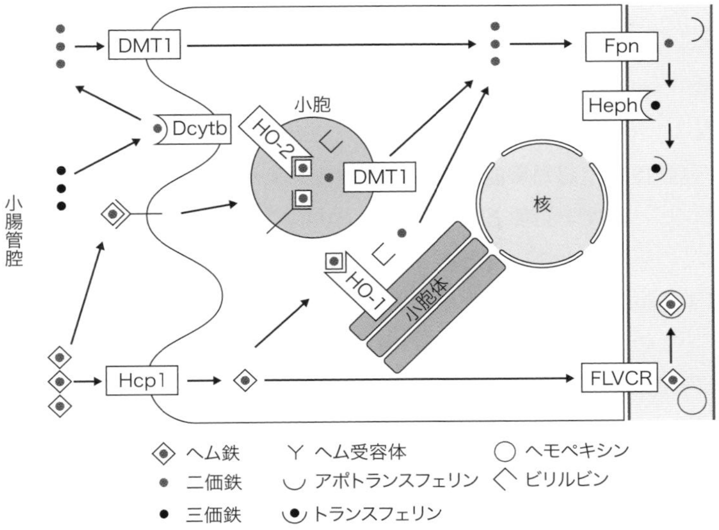

図 6.4　小腸上皮細胞での鉄の吸収[5]

DMT1：二価金属輸送体
Dcytb：十二指腸シトクロム B（還元酵素）
Hcp1：ヘム輸送タンパク質
HO-1，HO-2：ヘムオキシダーゼ
Fpn：フェロポルチン（輸送体）
Heph：ヘファエスチン（フェロオキシダーゼ）
FLVCR：輸送体

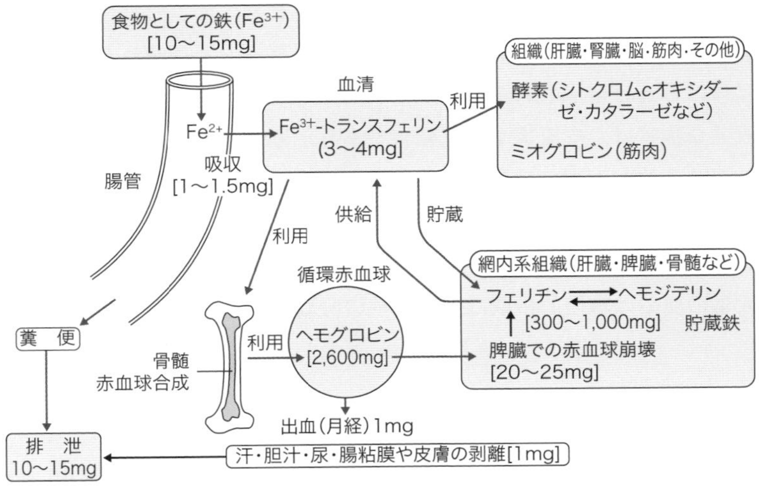

図 6.5　鉄の吸収・代謝・排泄

フェリチンと結合し貯蔵され，必要な時には再び血清鉄に供給される。体内鉄が減少すると消化管の吸収能は高まるが，充足時では過剰な鉄は腸管上皮細胞内にフェリチンとして留まり，腸管上皮細胞の剥離に伴い漏出する。いったん体内に吸収された鉄はほとんど体外に排泄されず，汗，胆汁，皮膚や超粘膜の剥離によって体外に排泄される鉄は約 1 mg/ 日程度である。なお，月経で損失する鉄も同程度である。

(3) 生理作用

鉄は，ヘモグロビン，ミオグロビンやシトクロム c をはじめとする各種酵素を構成し，酸素の運搬・貯蔵，電子伝達系や組織内の酸化還元反応における電子の授受等に重要な働きをしている。

(4) 欠乏症と過剰症

鉄の欠乏は貧血や運動機能，認知機能，体温調節機能，免疫機能の低下を招く。匙状爪などの症状もみられる。ヘモグロビン濃度を指標として，男性で 14 g/dL，女性で 12 g/dL を下回ると貧血と診断される。動物性食品の摂取が少ないなどの食生活が欠乏の原因となるほか，男女問わず成長期，女性における月経血による損失と妊娠・授乳中の需要増大が必要量に及ぼす影響は大きい。疫学研究において，鉄サプリメントの使用が高齢女性の総死亡率を上昇させること，成人では，組織への鉄の蓄積が多くの慢性疾患の発症を促進することが報告されていることから，鉄の長期過剰摂取を避けることは重要である。

6.3.2　亜鉛

亜鉛は，体内に約 2,000 mg 存在し，主に骨格筋，次いで皮膚に多量に分布し，骨，肝臓，脳，腎臓などにも分布する。タンパク質と結合し，触媒作用や構造の維持作用をもたらす。アルカリホスファターゼ，DNA ポリメラーゼ，RNA ポリメラーゼなど重要な酵素の必須構成成分である。

食事により摂取された亜鉛は主に小腸上部で吸収され，腸管吸収率は 30 ～ 70％とされる。吸収は亜鉛摂取量に伴って変動し，加齢により低下する。また，食事中共存物，例えばフィチン酸はそのリン酸基が亜鉛と結合し吸収を阻害する。吸収された亜鉛は亜鉛トランスポーターにより細胞内外への輸送が行われ，余剰分はメタロチオネインによって貯蔵される。亜鉛の損失は，腸管粘膜の脱落，膵液や胆汁の分泌などに伴う糞便への排泄，発汗と皮膚の脱落，および精液や月経血への逸脱が主なものになり，尿中にはほとんど排泄されない。

亜鉛欠乏の代表的な症状は，皮膚炎や味覚障害であり，慢性下痢，免疫機能障害，成長遅延，性腺発育障害なども知られる。わが国では，亜鉛非添加の高カロリー輸液施行時，低亜鉛濃度の母乳や経腸栄養剤での栄養管理時に食事性亜鉛欠乏症が起こることが報告されている。通常の食品において過剰摂取が生じることはなく，サプリメントや亜鉛強化食品の不適切な利用に伴って過剰摂取が生じる可能性がある。大量の亜鉛の継続的摂取は，銅・鉄の吸収阻害をもたらし，これらの欠乏に似た症状を引き起こす。

6.3.3　銅

銅は，成人の体内に約 100 mg 存在し，約 65％は筋肉や骨，約 10％は肝臓中に分布する。食事から摂取される銅の多くは胃までに至るまでに 2 価イオン（Cu^{2+}）となるが十二指腸で 1 価（Cu^{+}）に還元され，小腸粘膜上皮細胞の微絨毛の刷子縁膜のトランスポーターと特異的に結合して細胞内へ取り込まれる。そして，基底膜側で能動輸送によって細胞内から門脈側に排出される。吸収された銅は，肝臓へ取り込まれ，セルロプラスミンとして血中へ放出される。体内銅の恒常性は，吸収量と排泄量の調節によって維持されている。吸収・排泄の数倍に及ぶ量が腸肝循環している。汗や皮膚の落屑に伴う体表消失，尿への排泄はわずかであり主に糞便中に排泄される。

銅は，約 10 種類の酵素に構成され，活性中心としてエネルギー生成や鉄代謝，細胞外マトリクスの成熟，神経伝達物質の産生，活性酸素除去などに関与している。

銅欠乏症には，先天的な疾患であるメンケス病と銅の摂取不足に起因する後天的なものとがある。メンケス病では吸収機構に変異があるため，銅を吸収することができず，血液や臓器中の銅濃度が低下して，知能低下，発育遅延，中枢神経障害などが生じる。摂取不足に起因する後天的な銅欠乏症は，外科手術後に銅非添加の高カロリー輸液や経腸栄養剤を使用した場合に多く発生している。食事性欠乏における症状は，鉄投与に反応しない貧血，白血球減少，好中球減少，脊髄神経系の異常などである。

銅過剰症のウイルソン病は，肝臓から銅を胆汁に排出する機構に変異があるため，肝臓，脳，角膜に銅が蓄積し，角膜のカイザー・フライシャー輪，肝機能障害，神経障害，精神障害，関節障害などが生じる。

6.3.4　マンガン

マンガンは，成人の体内に 10 ～ 20 mg 存在し，その 25％は骨に，残りはその他組織および臓器に一様に分布している。経口摂取されたマンガンは，胃で可溶化されて，2 価イオン（Mn^{2+}）として吸収される。消化管からの見かけの吸収率は 1 ～ 5％とされる。マンガンは，鉄と同様の機構により輸送されるため，その吸収量は鉄の栄養状態の影響を受け，鉄欠乏下では増加する。吸収されたマンガンは門脈を経て速やかに肝臓に運ばれ，胆汁を介して 90％以上が糞便に排泄される。マンガンは，アルギニン分解酵素，マンガンスーパーオキシドジスムターゼ，ピルビン酸脱炭酸酵素の必須な構成要素である。日本人の食生活では通常マンガン欠乏症は生じない。実験動物ではマンガン欠乏の症状として，骨の異常，成長障害，妊娠障害などが報告されているが明確でない。食事由来のマンガンの過剰症の例はほとんど報告されていない。

6.3.5　ヨウ素

人体中ヨウ素の 70 ～ 80％は甲状腺に存在し，甲状腺ホルモンを構成する。食卓塩に添加されたヨウ素（ヨウ化物またはヨウ素酸塩）は，ヨウ化物イオン（I^-）として消化管よりほぼ完全に吸収されるが，昆布など海藻由来の食品に含まれるヨウ素の吸収率はヨウ化物よりも低いと推定されている。吸収されたヨウ素は，血漿中で I^- として存在し，能動的に甲状腺に取り込まれ甲状腺ホルモンに組成される。甲状腺ホルモンから遊離したヨウ素，および血漿中ヨウ素は，最終的にその 90％以上が尿中に排泄される。ヨウ素を含む甲状腺ホルモンは，生殖，成長，発達等の生理的プロセスを制御し，エネルギー代謝を亢進させる。また，甲状腺ホルモンは，胎児の脳，末梢組織，骨格などの発達と成長を促す。

慢性的なヨウ素欠乏は，甲状腺刺激ホルモンの分泌亢進，甲状腺の異常肥大，または過形成，いわゆる甲状腺腫を起こし，甲状腺機能を低下させる。特に妊娠中のヨウ素欠乏は，胎児に重篤な症状を招く。重度の先天性甲状腺機能低下症は全般的な精神遅滞，低身長，聾《ろう》唖《あ》，痙直を起こす。欠乏症は土壌中にヨウ素が少なく，海藻の食事歴の乏しい地域に起こりやすい。

6.3.6　セレン

人体および食品中のセレンの多くは，セレノメチオニン，セレノシステインなどの含セレンアミノ酸として存在する。遊離の含セレノアミノ酸は約90％が吸収される。セレンは，セレノシステイン残基を有するタンパク質（セレノプロテイン）として生理機能を発現し，抗酸化システムや甲状腺ホルモン代謝において重要である。ゲノム解析の結果，ヒトには25種類のセレノプロテインの存在が明らかにされている。代表的なものに，抗酸化に関わるグルタチオンペルオキシダーゼやチオレドキシンレダクターゼ，甲状腺ホルモンの代謝に関わるヨードチロニン脱ヨウ素酵素などがある。セレン欠乏は，心筋障害を起こす克山病（けしゃんびょう，こくさんびょう），変形性骨軟化症のカシン・ベック病などに関与している。過剰摂取による慢性中毒の症状として，変形や脱毛のほか，胃腸障害，皮膚疾患呼気ニンニク臭，疲労などが報告されている。

6.3.7　クロム

人体および食品に含まれる**クロム**はわずかであり，主な存在形態である3価クロム（Cr^{3+}）の吸収率は数％と低い。血中ではトランスフェリンと結合して輸送されており，主な排泄経路は尿であると考えられる。Cr^{3+}が結合しているオリゴペプチド・クロモデュリンは，インスリンによって活性化されるインスリン受容体のチロシンキナーゼ活性を維持して，インスリン作用を増強することから，クロムは必須栄養素であると考えられているが，動物実験や疫学調査による明確な必須性の根拠はまだない。通常の食品において過剰摂取が生じることは考えられないが，3価クロムを用いたサプリメントの不適切な使用が過剰摂取を招く可能性はある。また工業的に産出される6価クロムに過剰に暴露されると，腎臓，脾臓，肝臓，肺，骨に蓄積し毒性を発することが報告されている。

6.3.8　モリブデン

モリブデンはモリブデン酸塩の形で摂取され，胃および十二指腸で受動輸送または能動輸送されている。吸収率は88～93％とヒトにおける研究により報告されている。モリブデンの尿中排泄はモリブデン摂取量と強く相関するので，モリブデンの恒常性は吸収ではなく尿中排泄によって維持されると考えられる。

モリブデンは，キサンチンオキシダーゼ，アルデヒドオキシダーゼ，亜硫酸オキシダーゼの補酵素（モリブデン補欠因子）として機能している。

●問題

1）血中濃度の恒常性維持を中心としたカルシウムの代謝調節について，次のキーワードを用いて述べよ。
　活性型ビタミンD，副甲状腺ホルモン，カルシトニン，破骨細胞，骨芽細胞，肝臓，腎臓，尿，糞便
2）鉄の吸収・代謝・排泄について次のキーワードを用いて述べよ。
　2価鉄，3価鉄，トランスフェリン，赤血球，ヘモグロビン，フェリチン，腸管，骨髄，肝臓，尿，糞便
3）ミネラルの欠乏に関わる諸問題について，鉄，カルシウム以外の2つのミネラルを例に挙げて述べよ。

●参考文献

1）五十嵐　脩・江指隆年：ビタミン・ミネラルの科学，朝倉書店（2011）
2）厚生労働省：日本人の食事摂取基準（2020年版）
3）木村修一・古野純典　翻訳監修：最新栄養学（第10版），建帛社（2015）
4）糸川嘉則：ミネラルの辞典，朝倉書店（2003）
5）A.R.West *et al.*：*World J. Gastroenterol.*, **14**(26), 4101-4110（2008）

コラム

ミネラルと食物繊維

今日様々な栄養素欠乏の問題が解決されつつあるなか，ミネラル欠乏はいまだ問題になっている。現在の食生活でも摂取量が不足しているミネラルがあるだけでなく，給源の種類や摂取の方法によりこれらのミネラルの利用性が低下することが示唆されている。こうしたなか，以前は食物繊維に富む食品はミネラルの利用性に悪影響を与えるといわれてきた。例えば小麦ふすまや大豆食物繊維に共雑するフィチン酸によりミネラルが不溶の化合物にされるため，トウモロコシ繊維やペクチンは自体の陽イオン交換能によりミネラルを吸着し，非吸収の形態にするためミネラル利用性が阻害される可能性はある。しかし，すべての食物繊維にフィチン酸のようなミネラル吸収阻害物質が多量に共雑しているわけではなく，近年の疫学調査では実際的な摂取量のフィチン酸はミネラル吸収に悪影響は与えないとするものも多く見られる。またイオン交換能はほぼ質量作用の法則に従うので，いったん食物繊維に結合したミネラルも吸収が進み水媒体中の必要イオン濃度が低下すれば，結合型から媒体中に放出され吸収されうるはずである。近年ペクチン，小麦ふすまをはじめ多くの食物繊維に存在するミネラルの利用性は悪くなく，むしろ一時的に結合して不溶性の化合物になることを防いだり，腸内発酵により生じた有機酸により消化管内 pH を低下させたりすることによりミネラルの可溶化を助け，利用性を向上させていることも報告されている。(T.K.)

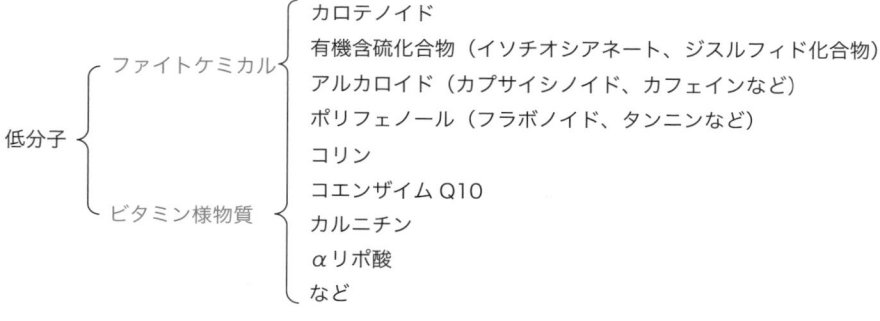

第 7 章　非栄養素と栄養

7.1 | 栄養素と非栄養素

食品に含まれる栄養素は食品の一次機能を担う成分であるが，栄養素以外にも様々な非栄養素成分が含まれている。食品のもつ二次機能は感覚に対する機能であり，色，香り，味などの特性に非栄養素は欠かすことができない。栄養素と非栄養素の区別は生体に必須かどうかでなされる。栄養素は不足すれば欠乏症を発症するが，非栄養素は摂取しなくてもすぐに欠乏することはない。広義には有毒物質も非栄養素の一部であるが，多くの非栄養素成分は生体調節機能など良い影響をもたらす。食品のもつ生体調節作用，すなわち三次機能を有する機能性成分のことを，バイオファクターと呼ぶ。現在，特定保健用食品（トクホ）や機能性表示食品など，生体調節機能に関する科学的根拠を表示した食品が商品化されている。

非栄養素は高分子成分である食物繊維とその他の低分子化合物に分類することが多い（**図 7.1**）。低分子成分には，色素成分，呈味成分，香気成分などが含まれる。植物に由来する機能性分子のことをファイトケミカルと呼ぶこともある。なお，ファイトケミカルには，機能性脂質や植物ステロールなども含まれるが，これらについては本章では取り上げない。また，バイオファクターには「ビタミン様物質」と呼ばれるものが含まれる。これは，ビタミンと同様の作用を持っているが，体内で生合成されるため外部からの摂取が必須ではないものに与えられた名称である。本章では，代表的なファイトケミカルとビタミン様物質について概説する。

- 高分子 ― 食物繊維
- 低分子
  - ファイトケミカル
    - カロテノイド
    - 有機含硫化合物（イソチオシアネート、ジスルフィド化合物）
    - アルカロイド（カプサイシノイド、カフェインなど）
    - ポリフェノール（フラボノイド、タンニンなど）
  - ビタミン様物質
    - コリン
    - コエンザイム Q10
    - カルニチン
    - αリポ酸
    - など

図 7.1　非栄養素機能性成分の分類

7.2 | ファイトケミカル

7.2.1　カロテノイド類[1)]

カロテノイドは代表的なファイトケミカルであり，黄色～紅色を呈する脂溶性色素である。8 個のイソプレン単位が結合して構成された炭素数 40 の基本骨格を持つ。炭素と水素のみからなるカロテン類と酸素を含むキサントフィル類があり，末端基の構造が異なる分子が天然に多数存在している。植物性食品には，カロテン類である β-カロテン，α-カロテン，リコペン，キサントフィル類である β-クリプトキサンチン，ルテイン，ゼアキサンチン，カプサンチンなどが含まれている。ワカメやコンブなど藻類はフコキサンチンなどのキサントフィルを含んでいる。動物性食品では，サケやイクラ，エビ，カニなどの赤系色素がアスタキサンチンと呼ばれるキサントフィルである。これは，褐藻類の生成する色素が食物連鎖を介して動物体内に蓄積したものである。

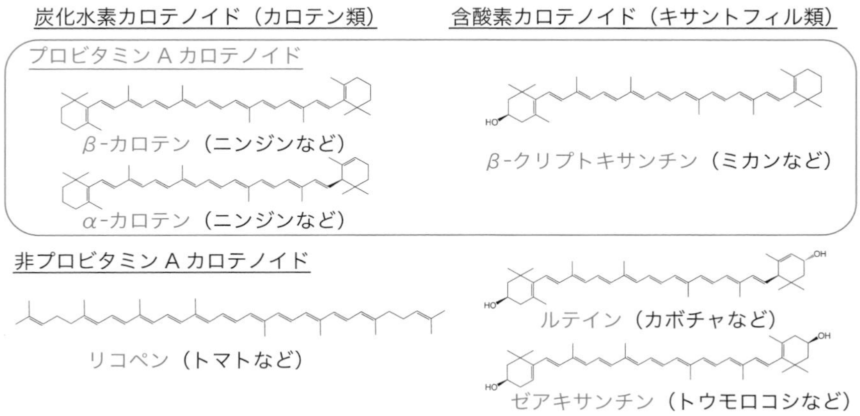

図7.2　ヒト血中に存在する代表的カロテノイド（括弧内は主な含有食品）

ヒトの血中に存在する主要なカロテノイドは，**図7.2**に示す6種である。ニンジンなどに含まれるβ-カロテン，α-カロテン，ミカンに含まれるβ-クリプトキサンチンなどは，**プロビタミンA**として重要な栄養素である。カロテノイドはまた，食事から摂取できる代表的な脂溶性抗酸化物質であり，活性酸素ラジカルを直接捕捉する作用よりも，紫外線などにより生じる一重項酸素を物理的に消去する活性が高い。プロビタミンAとして以外のカロテノイド類の生理作用の1つは，網膜に存在するルテインとゼアキサンチンによる目の光酸化障害抑制である。カロテノイドの多量摂取は**柑皮症**として知られるように皮膚に蓄積する性質があり，皮膚における光暴露による紅斑やシワなどの光老化抑制作用が報告されている。また，培養細胞を用いた実験より，カロテノイドはシグナル伝達経路に作用し，生体内での抗酸化酵素システムを調整する作用も有していると考えられる。またβ-クリプトキサンチンは骨粗鬆症予防や抗肥満作用など様々な疾病予防作用を示すことが報告されている。

また疫学研究から，カロテノイドを豊富に含む緑黄色野菜の摂取は様々ながんの発症リスク低減に有効だと考えられるが，β-カロテンサプリメントを用いた介入研究では有効性を示すエビデンスは得られておらず，喫煙者などでは肺がんを促進する可能性が見られた。これらは日常を大幅に上回る用量を長期摂取したことでレドックスバランスが崩れたためと考えられ，カロテノイドを医薬品のように精製濃縮して高用量を摂取することは推奨されていない。

7.2.2　ポリフェノール類[1]

ポリフェノールは植物が生産する二次代謝物であり，分子内に複数のフェノール性水酸基を有する化合物の総称である。フェニルプロパノイド類や**フラボノイド**などの低分子ポリフェノールと，重合体である**タンニン**（ガロタンニン，エラジタンニン，プロアントシアニジン）からなる。フラボノイド類はジフェニルプロパン構造を基本骨格とする植物中の代表的な水溶性色素成分である。例えばタマネギなどに含まれる**ケルセチン**（フラボノール類）は淡黄色を呈し，ベリー類やナスなどにみられる青～赤色はアントシアニン類によるものである。フラボノイドは植物中では水酸基に糖鎖が結合した配糖体として存在していることが多い。糖鎖が切断された分子はアグリコンと呼ばれる。コーヒー豆に含まれる苦味成分である**クロロゲン酸**は，フェニルプロパノイド類の一種であるカフェ酸（桂皮酸誘導体）とキナ酸がエステル結合したものである。重合体であるタンニンは食品に含まれる渋味成分でもある。その他著名なものとして，ワイン中の機能性成分として注目される**レスベラトロール**（スチルベン），ウコンの黄色成分であるクルクミン，ゴマリグナンであるセサミンなどがある。**図7.3**に代表的なポリフェノールを示す。

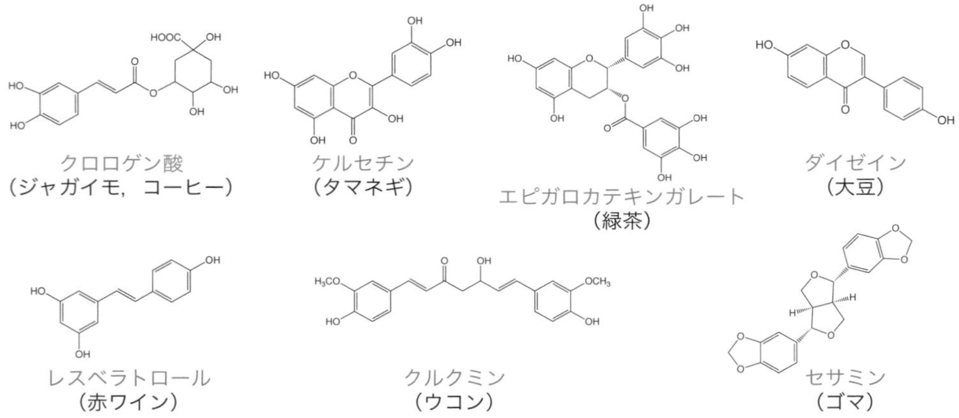

図 7.3　代表的な食品中ポリフェノール（括弧内は主な含有食品）

フラボノイドには多彩な生理機能が期待されており，よく知られているのはラジカル捕捉活性に基づく抗酸化作用である。しかしポリフェノール類の吸収性は一般的に高くなく，体内で抗酸化性を発揮するには濃度が不十分である。さらに，フラボノイドは吸収されると薬物代謝において第二相反応と呼ばれる解毒抱合代謝反応の基質となることが知られている。この反応によりフラボノイドはグルクロン酸や硫酸との抱合体へと代謝され，その結果アグリコンの示す強力な抗酸化性活性は弱まる。炎症部位では脱抱合酵素（β-グルクロニダーゼ）により局所的なアグリコンの生成が起こるとの報告があり，フラボノイド代謝物の活性調節機構の１つと考えられている。

近年は，ポリフェノールの生理活性の多くはシグナル伝達経路への作用であり，様々な生体防御遺伝子の発現を調節する転写因子であるNrf2の活性化などを介して酸化ストレスを抑制していると考えられている。酸化ストレスが強く関与するアテローム性動脈硬化症に対する**ケルセチン**の作用機序としては，マクロファージに作用し酸化LDLを取り込むスカベンジャー受容体の発現抑制に働くとの報告がある。緑茶の代表的な成分である**エピガロカテキンガレート**はがん細胞に作用して増殖抑制効果を発揮することが知られているが，その作用の一端は細胞膜に発現する67kDaラミニン受容体への結合を介して発揮されていることが明らかにされた。**イソフラボン**は植物エストロゲンであり，骨粗鬆症などには受容体と結合して性ホルモンと同様のシグナルをもたらすアゴニスト（作動薬），性ホルモン依存性がんに対しては性ホルモンの作用を阻害するアンタゴニスト（阻害薬）として作用する選択的エストロゲン受容体モジュレーター（SERM）と考えられている。その他の標的タンパク質として，多くのフラボノイドは低濃度でアリル炭化水素受容体（AhR，ダイオキシン受容体とも呼ばれる）に対するアンタゴニスト作用を示す。また，ワインの**レスベラトロール**は，糖代謝を介して寿命延長に関わるSirtuinファミリーの活性化作用を持つことが報告され，大きな注目を集めた。

消化管内では，ポリフェノールがαグリコシダーゼやリパーゼといった消化酵素の活性を阻害することにより，炭水化物や脂肪の吸収を抑制することで生活習慣病への予防・抑制作用を発揮する。植物性食品中のフラボノイド配糖体の場合，小腸粘膜酵素や**腸内細菌**による糖鎖の脱離が吸収性向上に必須である。ポリフェノールの中でも重合体は吸収性が極めて低いが，腸内細菌との相互作用や腸管での末梢神経刺激を介した脳腸相関による作用発現などに関する研究が行われている。さらに現在は腸内細菌による基本骨格の還元や開裂反応により生じた異化代謝物にも着目した**メタボロミクス解析**が盛んである。クロロゲン酸は，ジャガイモ等の褐変の原因となるポリフェノールであるが，近年はコーヒーなどの生活習慣病予防のための機能性成分として注目されている。

7.2.3　有機含硫化合物とアルカロイド（含窒素有機化合物）[3]

香辛料には特徴的な呈味成分や香気成分が含まれる。代表的なものとして，**カプサイシン**やピペリン，ジンゲロンなどの接触性辛味物質と，**イソチオシアネート**類，**アリルスルフィド**類などの揮発性辛味物質がある（**図7.4**）。トウガラシの辛味成分であるカプサイシンは**アルカロイド**の一種であるバニリルアミン（カプサイシノイド）の一種であり，痛覚受容体の一種である**TRPV1**を介して辛さを感じさせる。TRPV1は43℃以上の熱にも反応する温度受容体でもあるため，多量のカプサイシンは痛みと熱さの感覚をもたらす。また，TRPV1を介してアドレナリンの分泌を亢進し，体熱産生を促進する。揮発性成分である**有機含硫化合物**は，**イソチオシアネート**類と**ジアリルジスルフィド**などのアリル化合物に大別される。ワサビの辛味成分であるアリルイソチオシアネートは，**TRPA1**を受容体として作用する。TRPA1は主に感覚神経に発現しており，冷刺激を関知する受容体としても知られている。イソチオシアネートはアブラナ科植物に多く含まれ，配糖体（グルコシノレート）として存在している。調理の際に細胞が破壊されると遊離する酵素によって加水分解が起こり辛味成分へ変換される。ブロッコリーの成分である**スルフォラファン**は，Nrf2やキノンレダクターゼへの作用を介して抗がん作用を示すと考えられている。ネギ類やニンニクの香気成分はジスルフィド化合物である。ニンニクの含硫化合物は，抗血栓症作用や抗動脈硬化作用などを示す。シイタケの香気成分であるレンチオニンも有機含硫化合物である。

コーヒーや茶，ガラナなどに含まれる**カフェイン**や，チョコレートに含まれる**テオブロミン**などはアルカロイドである。カフェインは中枢興奮作用，強心性，利尿，血管拡張作用を示すが，神経系では主にアデノシン受容体上でアデノシンと拮抗することにより神経抑制を阻害する。**サポニン**はトリテルペンやステロイドの配糖体の総称であり，一般に溶血作用を示すなど有害成分と考えられることが多いが，ジンセノシドは高麗人参（オタネニンジン）の生薬成分として知られる分子である。天然香気成分としては，精油成分であるメントール，リモネンなどのテルペノイドがある。

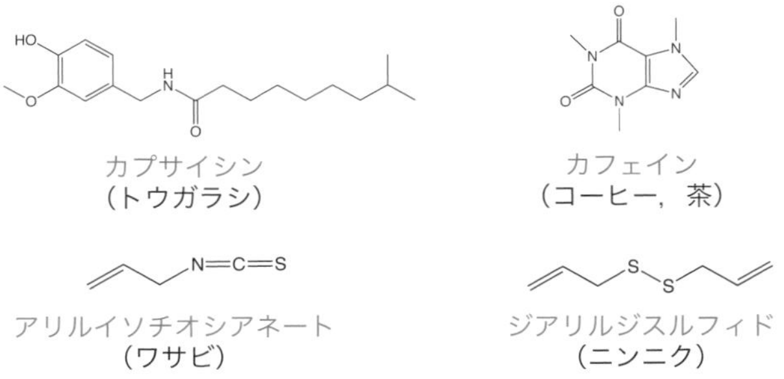

図7.4　代表的な有機含硫化合物とアルカロイド
（括弧内は主な含有食品）

7.3 ビタミン様物質

7.3.1 コリン[2)]

コリンはメチオニン，葉酸の代謝と密接に関係し，メチル基の供給源となる分子である。また神経伝達物質であるアセチルコリンの構成成分，コリン結合型リン脂質（ホスファチジルコリンとスフィンゴミエリン）の一部でもある。コリンは体内で生合成が可能だが，食事からの供給も重要であり，コリン欠乏食を与えられると肝臓障害などが起こることが報告されている。胎児期のコリン不足は脳の発達に大きな影響を与える。そのため，アメリカ合衆国においては，準ビタミンとして認識され，1998 年には目安量と耐用上限量が制定されている。

7.3.2 コエンザイム Q[1)]

コエンザイム Q（CoQ）またはユビキノンは，ミトコンドリアの電子伝達系の構成要素である脂溶性化合物である。ヒトにおいては，側鎖のイソプレン構成単位が 10 回リピートしている CoQ10 が存在する。CoQ10 は，ミトコンドリア内での ATP 産生に関わる補酵素であるが，還元型の CoQ は抗酸化物質でもある。ヒト体内の CoQ10 は，生合成による内因性のものに加えて，食事由来の外因性のものも使用されている。CoQ10 は医薬品として使用されているが，食品にも使用可能であり，加齢により体内濃度が減少するため，アンチエイジングのサプリメントなどに利用されている。

7.3.3 カルニチン[1)]

カルニチンはアミノ酸の一種であり，長鎖脂肪酸の β 酸化のために脂肪酸をミトコンドリア内に運搬する補酵素である。健常な状態では，肝臓と腎臓においてリジンとメチオニンから十分量が生合成される。カルニチンは医薬品として使用されているが，食品にも使用可能となっている。筋肉中のカルニチン濃度は加齢とともに減少し，特に高齢者においてサプリメントや機能性食品の形でカルニチンを補給することは有効であると期待されている。

7.3.4 αリポ酸[1)]

αリポ酸はチオクト酸とも呼ばれ，エネルギー生成に関わる補酵素であり，また抗酸化作用も示す。αリポ酸は医薬品として使用されているが，食品にも使用可能となっている。ヒトでは生合成されるビタミン様分子だが，生合成量はわずかなので食事からの摂取は重要である。サプリメントとしては，「疲労回復」「ダイエット」「アンチエイジング」などが期待されているが，科学的根拠に基づく統一的な基準は設定されていない。

7.3.5 その他のビタミン様物質

ファイトケミカルであるポリフェノール類のうち，フラボノイドの一種であるヘスペリジンやルチン（バイオフラボノイド）は血管透過性抑制の働きから，かつてはビタミン P と呼ばれたビタミン様物質である。その他，ピロロキノリンキノン（PQQ），ビオプテリン，オロット酸，パンガミン酸，p-アミノ安息香酸，イノシトールなどがビタミン様物質と認識されている[4)]。

7.4 | バイオファクターの有効性と安全性

一般的にバイオファクターに関する研究は酵母や培養細胞を用いて実施され，その後動物実験，ヒト臨床試験へと進む。近年動物実験の 3R（Replacement, Reduction, Refinement）の観点より，細胞レベルでの実験精度を高めることが求められている。そのためには，食品成分が吸収され標的細胞に到達した時の生理的濃度や代謝による構造変化を知っておく必要がある。7.2 節で触れたようにファイトケミカルは解毒抱合代謝反応を経た代謝物として体内に存在することが多いが，自らが基質となることで解毒抱合代謝酵素を誘導し生体防御能を高める機能も期待されている。非栄養素の吸収代謝は未解明な部分が多く，特に食品に微量にしか含まれないファイトケミカルの場合，機能性検証を行う際の生理的に妥当な濃度の設定が重要である。機能性に期待するあまり，日常とかけ離れた量を摂取することは好ましくない。グレープフルーツ中のヘスペレチン（ヘスペリジンのアグリコン）が薬剤代謝を阻害し，複数の医薬品の体内濃度を異常に高めることは有名であるが，食品安全委員会では，厚生労働省からの要請を受け機能性成分として利用される食品成分などについて健康影響評価を実施している。

●問題

1）ビタミンとビタミン様物質の違いを説明せよ。
2）ファイトケミカルとはどのようなものか，説明せよ。
3）非栄養素成分を安全に有効活用するためには，どのようなことに注意するべきか述べよ。

●参考文献

1）日本ビタミン学会 編：ビタミン・バイオファクター総合事典，朝倉書店（2021）
2）稲垣暢也・中谷豊 総監訳：ロス 医療栄養科学大辞典，西村書店（2018）
3）中村宜督・榊原啓之・室田佳恵子 編著：エッセンシャル食品化学，講談社（2018）
4）ビタミンについて：「健康食品」の安全性・有効性情報（国立健康・栄養研究所）

コラム

カロテノイドの非対称性（エキセントリック）開裂

小腸には，プロビタミン A を基質として中央開裂することにより 2 分子のレチナールを産生する酵素（β-カロテン-15,15′-ジオキシゲナーゼ，BCO1）が存在する。細胞内に取り込まれたプロビタミン A は，この開裂反応によりβ-カロテン 1 分子から 2 分子のレチナールが，その他のプロビタミン A 分子（α-カロテンやβ-クリプトキサンチンなど）からは 1 分子のレチナールが産生される。一方，開裂部位が 9′, 10′ 位となる酵素（BCO2）による代謝が起こることも知られている。BCO2 により生じるβ-アポ-10′-カロテナールは，酸化後さらにβ酸化されることにより側鎖が短縮されレチノイン酸へと変換されると考えられる。BCO2 はミトコンドリアに局在し，プロビタミン A 以外のカロテノイドに対してより強い基質特異性を有するが，その生理機能は未だに解明されていない。（K.M.）

第８章　食物繊維，腸内細菌と栄養

8.1 食物繊維研究の歴史

摂取した食物のすべてが消化管で消化吸収されるわけではないことは容易に想像つくだろう。食物繊維は消化吸収されない食品成分の代表格である。1953 年に Hipsley により dietary fiber という用語がはじめて使われたが，これは植物細胞壁を構成する非消化性成分を示したものであった。1970 年代に Trowell がこの成分の生理的意義を含めた定義づけを行った。1980 年にわが国でも dietary fiber の訳語として食物繊維を統一用語として使用することが決められた後，食物繊維の分類，定量法，物理・化学的性質，生理作用に関する研究が進んだ。現在では，様々な食物繊維の物理・化学的性質とそれらによる生理作用が明らかにされ，健康の維持・増進に寄与することが臨床的にも示されている。さらに，腸内細菌の構成を変化させ，それによる生体への影響が注目されている。産業的には食物繊維の抽出・精製，酵素合成や化学修飾による食物繊維の生産が発展してきた。

8.2 食物繊維の定義

食物繊維は 2009 年にコーデックス食品委員会で次のように定義されている。「小腸で消化吸収されない重合度 10 以上の多糖類を食物繊維とし，重合度３～９のオリゴ糖についてはそれぞれの国の判断に委ねる」。それぞれの国の判断に委ねる以上，学術的観点からこの定義は極めてあいまいである。各国の食品成分表示の事情により食物繊維としてオリゴ糖も認められているため，このような定義となっている。日本では重合度３～９のオリゴ糖も食物繊維として認めている。この定義にあてはめると，難消化性の多糖類とオリゴ糖，およびレジスタントスターチ（難消化性デンプン）が食物繊維であり，難消化性の二糖類や重合度２以下の糖アルコールは食物繊維に当てはまらない。

8.3 食物繊維の分類

これまで水に対する溶解性をもとに食物繊維は**水溶性食物繊維**と**不溶性食物繊維**に分類されてきた。学術的にこのように分類することで食物繊維に関連する生理機能の違いを示すことができれば，意味がある。しかし，近年水に対する溶解性で分類しても，生理機能の法則性を表せない例も多く，この分類を行う意味が問われている。また，食事で摂取する食物繊維の大部分は水溶性食物繊維と不溶性食物繊維が複合体を形成している。複合体中に存在する水溶性食物繊維はほぼ水に不溶であり（加熱すれば一部溶け出してくるが），水への溶解性のみで単純に分類することにどれほど意味があるかは疑問である。食物繊維は栄養素でないため，そのものに栄養機能はない。食物繊維の生理的意義は，生体との相互作用により引き起こされる生理機能であるため，生体への機能を考慮した上で分類することが重要である。そのため粘性や発酵性による分類が必要である。

8.4 食物繊維の定量

定義を満たす定量法は食物繊維研究の発展に欠かせない。また，食品中の量を規定するためにも重要である。しかし，上記の定義を満たす多糖類やオリゴ糖は多様であり，さらに加工食品を含む様々な食品が存在し，それらに含まれる食物繊維量を正確に定量するのは極めて難しい。デンプンを多く含む食品や難消化性オリゴ糖を含む食品の場合，うまく定量されないこともあるため注意を要する。現在，水溶性と不溶性の食物繊維を分別し，重合度３～９のオリゴ糖も定量する場合に用いる方法として，国際的に AOAC 2011.25 法が採用されている。

概略を示すと以下の通りである（**図 8.1**）。試料中の消化性糖質とタンパク質を膵 α-アミラーゼ，アミログルコシダーゼおよびプロテアーゼで分解し，その濾過残渣を不溶性食物繊維とし，乾燥後重量を測定する。濾液にアルコールを終濃度として 78% となるように添加し，生じた沈殿を水溶性食物繊維（重合度 10 以上）とし，乾燥後重量を測定する。この濾液に含まれる重合度３～９の水溶性食物繊維は高速液体クロマトグラフィー（HPLC）で定量する。

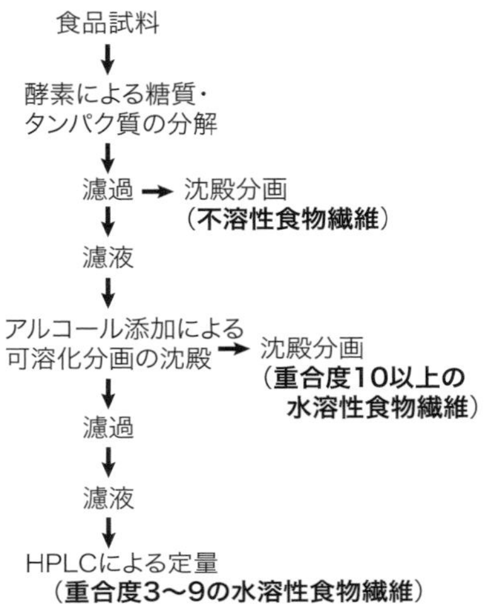

図 8.1　食物繊維定量の概要

8.5 食物繊維の化学

食物繊維として定量される物質は植物，藻類，動物および微生物に由来する。ヒトが摂取するものとして圧倒的に多いのは植物細胞壁由来の多糖である。植物細胞壁は多糖であるセルロース，ヘミセルロース，ペクチンで主に構成され，糖質ではないリグニンも含まれる（**図 8.2**）。また，藻類，キノコの細胞壁成分の場合，異なる多糖が利用されている。さらに貯蔵多糖で消化抵抗性を示すものもあり，ヒトが摂取する食物繊維は多様である。これらは単一の単糖からなる多糖（ホモグリカン）と複数種の単糖からなる多糖（ヘテログリカン）があり，それらに分岐鎖をもつものがそれぞれある。代表的なものを以下に紹介する。

8.5.1 細胞壁多糖

(1) セルロースとリグニン

陸生植物の細胞壁を構成する主要成分である。グルコースが β-1,4 結合で重合した直鎖状グルカンである（**図 8.3**）。隣り合ったグルコース単位は 180° 回転した状態で結合する。近傍にあるグルコース単位のヒドロキシ基間で水素結合を形成することにより，グルカン鎖が会合して結晶化が進み，水に不溶となる。グルコースの重合度は 1000 ～ 15,000 の範囲で，起源の違いにより異なる。植物由来のセルロース（木材パルプであれば，重合度 300 ～ 1700）は，ヘミセルロース，ペクチン，リグニンなどと複合体を形成している。一方，細菌が生成するセルロース（重合度 800 ～ 10,000）は極めて純粋で，ナタデココはそのようなセルロースからなる食品である。なお，フェニルプロパノイドを構

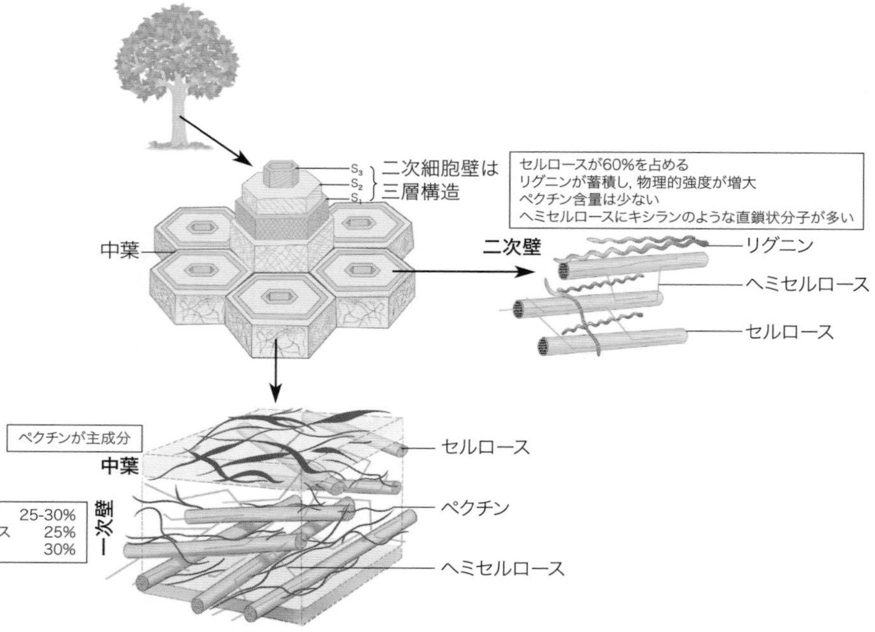

図 8.2　植物細胞壁と食物繊維

[Zhao, Y. *et al.*：*Trends Plant Sci.*, **24**(9), 867-878（2019)をもとに作成]

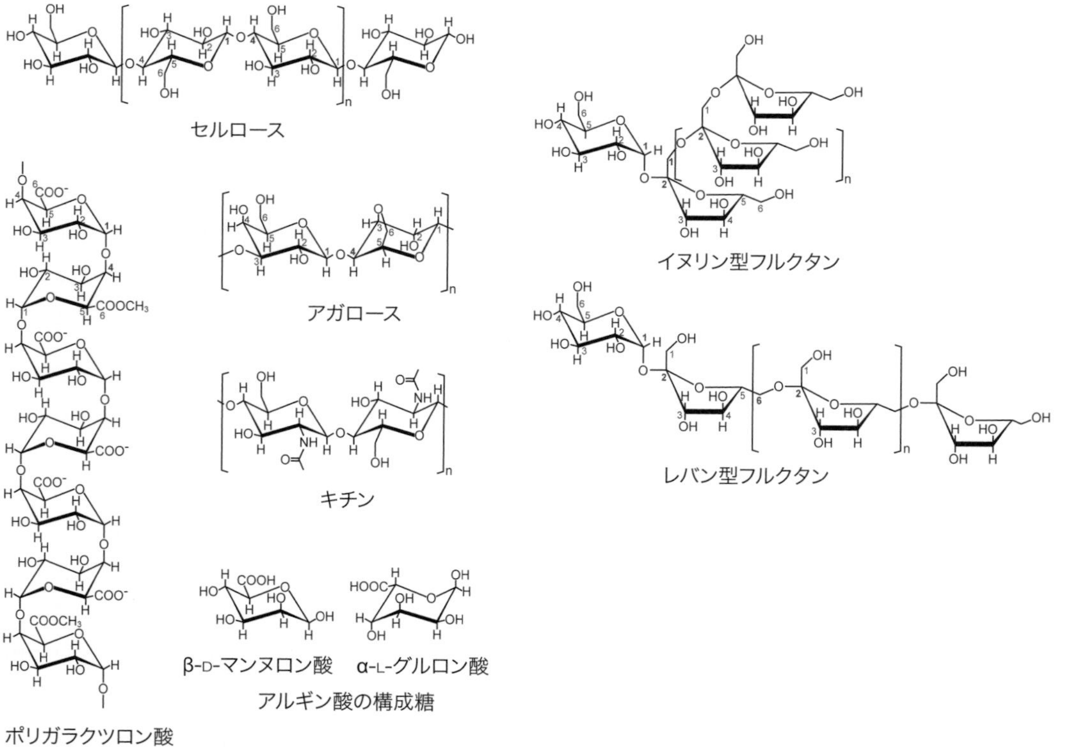

図 8.3　各種食物繊維の化学構造

成単位とするリグニンはセルロースやヘミセルロースと化学的に結合し，小腸で消化されない。食物繊維の定量においてリグニンを分別して定量しないため，多糖ではないもののリグニンは食物繊維として扱われる。

(2) ヘミセルロース

ヘミセルロースは化学構造をもとにした分類名ではなく，β-1,4 結合をもつ直鎖多糖もしくは分岐鎖多糖の総称である。通常，構成糖によってキシラン（キシロースの重合体［アラビノキシランとグルコキシラン］），β-グルカン，キシログルカンに分類され，穀類のような単子葉植物ではアラビノキシランが，双子葉植物ではキシログルカンが主要なヘミセルロースとして機能している。ヘミセルロースは，セルロースミクロフィブリルやリグニンと架橋を形成し，細胞壁の強度を高める役割を果たしている。

(3) β-グルカン

β-グルカンは，セルロース同様に β-D-グルコースからなる多糖で，穀類，藻類，酵母，細菌，およびキノコやカビ等の真菌類の細胞壁に多く存在する。重合度の違いや分岐構造の存在により溶解性や粘性など化学的性質は変化する。穀物に含まれる β-グルカンは分岐構造がなく，β-1,3 結合と β-1,4 結合で構成される。酵母，カビ，キノコにみられる β-グルカンは β-1,3 結合からなるグルコース主鎖に β-1,6 結合により部分的に分岐している。また，β-1,3 結合からなる直鎖状の β-グルカンとして，*Agrobacterium* 属の細菌が生成するカードランやユーグレナが生成するパラミロンがある。

(4) ペクチン

ペクチンという名称は，ギリシャ語で「凝結，固化，硬化」を意味する “pektikos” に由来する。ペクチンは高等植物の細胞壁成分として細胞間接着に重要な役割を果たし，柑橘系やリンゴの果実に多く含まれる。ゲルを形成するため，食品産業では増粘剤として利用される。ペクチンは，D-ガラクツロン酸が α-1,4 結合したポリガラクツロン酸（**図 8.3**）が主鎖の主成分（65% 以上と定義［FAO/WHO］）である多糖と定義される。植物中のペクチンには主鎖に L-ラムノースが部分的に挿入されている。このラムノースにアラビノースやガラクトースが側鎖として結合し，複雑な多糖を形成する。その他にも様々な糖質が側鎖として結合する。また，主鎖のガラクツロン酸単位の C6 位のカルボキシ基がメチルエステル化（メトキシ化）され（**図 8.3**），水への溶解性やゲル形成能に違いをもたらす。産業的にガラクツロン酸のメトキシ化度が 50% 未満のものを低メトキシペクチン，50% 以上のものを高メトキシペクチンという。低メトキシペクチンの場合，ガラクツロン酸の解離したカルボキシ基が負の電荷をもつため，2 価の陽イオンである Ca^{2+} や Mg^{2+} を添加するとペクチンの分子間で架橋構造を形成しゲル化する。一方，高メトキシペクチンの場合，酸性下で高濃度の糖を添加することでゲル化が進む。これはペクチン鎖間の疎水性相互作用と水素結合の形成が進むためである。

(5) 寒天

寒天はテングサやオゴノリのような紅藻類の細胞間物質としてはたらく直鎖状多糖であり，アガロースとアガロペクチンで構成される（**図 8.3**）。アガロースはガラクトースと 3,6-アンヒドロ-L-ガラクトースが β-1,4 結合したアガロビオース単位が α-1,3 結合した構造をもつ。アガロースの構造に部分的に硫酸基，ピルビン酸基，カルボキシ基が結合したものをアガロペクチンという。寒天は熱水で溶解し，30 ～ 40℃でゲルを形成し，低温で水に不溶となる。

(6) キチン・キトサン

キチンは*N*-アセチルグルコサミンがβ-1,4 結合で重合した直鎖構造をもち，地球上でセルロースに次いで豊富に存在する多糖で，カニ，エビ，昆虫のような節足動物の殻に多く含まれる。一方，キトサンは，キチン分子内のアセチル基を部分的に脱離させたものである。つまり，*N*-アセチルグルコサミンとグルコサミンからなる多糖である（**図 8.3**）。完全にアセチル基を脱離させると，グルコサミンのみからなるキトサンとなる。キトサンは遊離のアミノ基（p*K*a 6.4）を有するため，酸性条件下で正に荷電し溶解する。一方，キチンは不溶性である。

(7) フルクタン

フルクタンは，フルクトースの重合体であり，通常還元末端にスクロース単位をもつ。フルクタンはデンプンに次いで自然界に多くみられる植物の貯蔵多糖である。重合度は植物の起源，生育環境，収穫時期，貯蔵条件により様々であり，4 ～ 200 である。フルクタンには結合様式の異なる 3 つのタイプ（イヌリン，レバン，グラミナン）がある。

A. イヌリン

フルクトースがβ-2,1 結合で結合し，還元末端にスクロース単位をもつ直鎖多糖である（**図 8.3**）。双子葉植物にみられるフルクタンはイヌリンのみであり，キク科（チコリなど）やユリ目ヒガンバナ科（タマネギ，アスパラガスなど）の植物に多く含まれる。

B. レバン

フルクトースがβ-2,6 結合で結合し，還元末端にスクロース単位をもつ直鎖多糖である（**図 8.3**）。

C. グラミナン

フルクトースがβ-2,6 結合とβ-2,1 結合で重合した分岐多糖で，還元末端にスクロース単位をもつ。

(8) グルコマンナン

グルコマンナンはグルコースとマンノースがβ-1,4 結合で重合した多糖である。針葉樹の主要なヘミセルロース成分として認められるが，日本ではコンニャク（*Amorphophallus konjac*）のイモ（球茎）に含まれるグルコマンナンが一般的であり，貯蔵多糖として利用される。コンニャクに含まれるグルコマンナンのマンノースとグルコースの比（マンノース：グルコース）は 1.6：1 であり，不規則にグルコースやマンノースの 6 位の炭素にアセチル基がエステル結合している（19 単糖残基あたり 1 個の糖がアセチル化）。このアセチル化によりグルコマンナンの水への溶解性は高まる。また，アルカリ性にして加熱するとアセチル基が脱離し，ゲルを形成する。この性質はコンニャク製造に利用されている。

(9) アルギン酸

アルギン酸はコンブなど褐藻類に多く含まれる陰イオン性の粘質多糖である。2 種のウロン酸（β-D-マンヌロン酸とα-L-グルロン酸，**図 8.3**）がβ-1,4 結合で重合した構造をもつ。それぞれのウロン酸の配列に規則性はなく，マンヌロン酸が連続する部分，グルロン酸が連続する部分，2 種のウロン酸が交互に結合した部分などが存在する。これらは起源に依存する。カルボキシ基を分子内に有するため，酸性を示す。アルギン酸のカリウム塩やナトリウム塩は水溶性であるが，カルシウムイオンのような 2 価の陽イオンによりゲルを形成する。

(10) レジスタントスターチ（難消化性デンプン）

レジスタントスターチは，ヒトの消化酵素による作用を受けないデンプン分画として定義づけられる。口から摂取し，小腸を通過するまでの間にα-アミラーゼや膜消化酵素（マルターゼ，イソマルターゼなど）の作用を受けないデンプンである。これは食物繊維の定義の範疇に含まれる。上記のような酵素の作用を受けないデンプンとは，酵素の活性部位に結合しないデンプンであり，以下のように分類される。

RS1：植物細胞壁やタンパク質マトリクスにより覆われることによりデンプン消化酵素による作用を物理的に受けないデンプン（全粒粉，パスタなど）

RS2：調理されない生のデンプン顆粒をもつデンプン。これは結晶構造をもつデンプン（生のジャガイモなど）やアミロース含量の高いデンプン（高アミロースコーンスターチなど）が相当する。

RS3：老化デンプン。老化デンプンは，加熱し糊化したデンプンを冷却することによりデンプンの再結晶化を生じたデンプンを指す（コーンフレークや冷えたおにぎりなど）。主に老化したアミロースである。

RS4：化学修飾されたデンプン（架橋デンプンなどを含む加工食品）

RS5：脂肪酸や脂肪族アルコールなど脂質と複合体を形成したデンプン

8.6　食物繊維の物理・化学的性質と生理作用

日本人の食事摂取基準（2020 年版）で食物繊維の摂取目標量は，成人の男性 21 g/日以上，女性 18 g/日以上と設定されている。しかし，これは日本人の摂取実態を考慮し設定されており，理想的な目標量は成人で 24 g /日以上とされる。食物繊維は小腸を通過するまで消化吸収されないため，口から小腸では共存する栄養素の消化吸収に対する作用および満腹感の刺激が主だったものである。大腸では腸内細菌による発酵を受けるため，腸内細菌や発酵産物を介した作用と排便促進が主要なものとなる。このような消化管における挙動や生理作用は食物繊維の物理・化学的性質（粘性，嵩《かさ》，保水能）や発酵性により異なる。以下に口から肛門に至るまでの食物繊維の生理作用をまとめる（**図 8.4**）。

8.6.1　口腔

食物繊維を多く含む食物では硬さ，粘り，噛みごたえが上昇するため，咀嚼の回数や時間が増える。咀嚼回数の増加は，満腹感を増長し，食欲を低下させるため，過剰なエネルギーの摂取を防止できる。また，咀嚼の増加は唾液や胃液分泌を刺激するため，胃の伸展を促し，満腹感の増大に寄与する。

8.6.2　胃

水に溶解したときに高粘度を示す食物繊維が胃内容物に存在すると，ゲルの形成が促される。この食物繊維含量が少なければ，ゲルには至らずゾルであるが，胃内容物の粘度上昇に寄与する。内容物の粘度上昇は胃排出を遅延するため，満腹感を増加させる。また，胃からの排出遅延により，栄養素を含む消化物が徐々に小腸に流れ込むため，小腸からの栄養素の消化吸収はゆっくり進み，血糖値や血中コレステロール濃度の上昇抑制につながる。これは糖尿病や高脂血症の予防に寄与する。

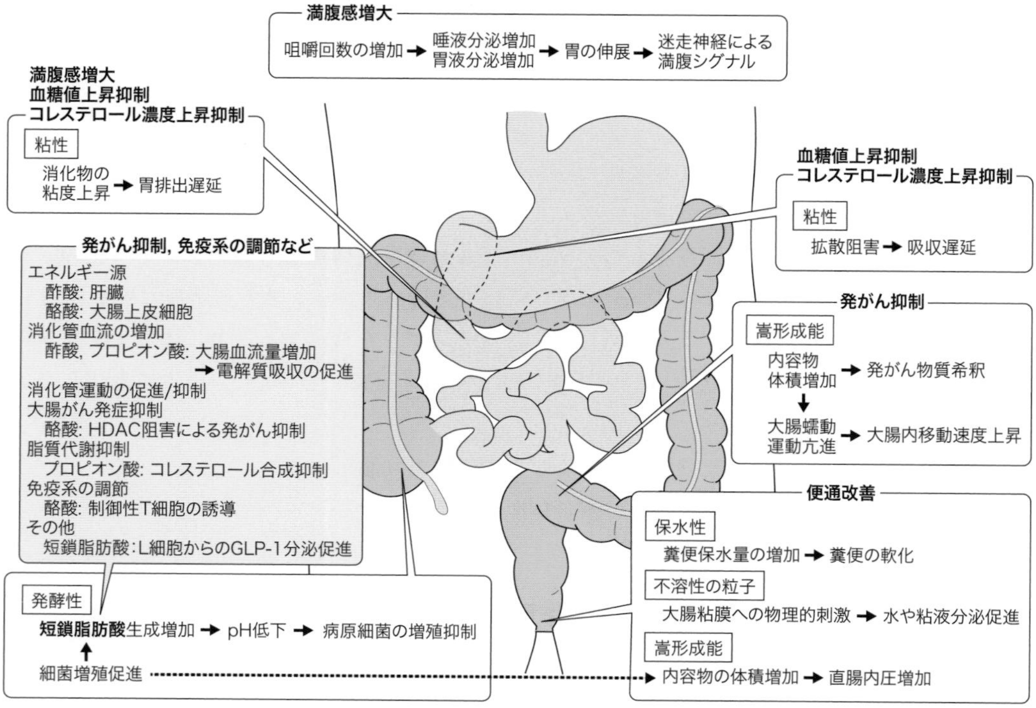

図 8.4　食物繊維の消化管内における作用

HDAC : histone deacetylase（ヒストン脱アセチル化酵素）, GLP-1 : glucagon like peptide-1（グルカゴン様ペプチド -1）

8.6.3　小腸

小腸管腔内では栄養素の消化吸収が盛んに行われる。消化粥中に高粘性食物繊維があれば，その粘度は増大する。これにより栄養素が管腔内を拡散し腸壁に到達する速度が遅延するため，栄養素の吸収は緩やかになる。このため，胃における作用と同様に血糖値や血中コレステロール濃度の上昇を抑制し，糖尿病や高脂血症の予防に貢献する。

8.6.4　大腸

発酵性の低い食物繊維が大腸内容物に存在すれば，食物繊維の保水性により内容物の保水量が増加し，糞便の軟化を助ける。これは便通改善に寄与する。一方，下痢の場合は多量の水を抱え，糞便形成に役立つ。ただし，大半の水溶性食物繊維は腸内細菌により発酵利用されるため，糞便における保水には強く影響しない。また，食物繊維の嵩効果（食物繊維が含まれることで体積を増やす効果）により糞便の体積増加に寄与する。糞便の体積増加は直腸内圧を高めるため，便意を誘発しやすくなり便通を改善する。

(1) 腸内細菌叢と大腸発酵

大腸に常在する腸内細菌数は 100 ～ 200 兆個とされていたが，再見積もりがなされ，40 兆個の細菌（湿重量で 200 g 程度）が存在し，その種類は 500 ～ 1000 種と考えられている。ただし，主要な細菌は 30 ～ 40 種で構成されている（これらで全体の 99% を占める）。これらの細菌は，相互に物質を供給しあい効率よく物質代謝を行うことで生態系を成り立たせている。この生態系を**腸内細菌叢**（**マイクロバイオーム**）と呼ぶ。腸内細菌の主要なエネルギー源は消化抵抗性を示す食物繊維である。大腸管腔内の酸化還元電位は極めて低く（酸素分圧 3 ～ 10 mmHg），ほとんどの腸内細菌は嫌気性細菌であるため，ATP 生成を主に発酵に依存する。その発酵に食物繊維を利用する。一般的に水溶性食物繊維のほうが腸内細菌に利用されやすく，発酵されやすい。発酵より水素，メタンのような気体分子や酢酸，プロピオン酸，酪酸のような**短鎖脂肪酸**が生成され，大腸管腔内に放出される。摂取する食物繊維により重合度，構成糖，結合様式は異なるため，それらを利用できる細菌種が変化し，発酵で生成される代謝産物の組成も変わる。

(2) 短鎖脂肪酸の吸収と生理作用

大腸内の腸内細菌により多くの発酵産物が生成されるが，ヒトの健康に貢献するものとして短鎖脂肪酸が挙げられる。短鎖脂肪酸の 95% 以上はすみやかに大腸上皮細胞に吸収され，門脈を経て肝臓に至る。短鎖脂肪酸の p*K*a は 4.8 程度であることから，大腸管腔内の pH（5.5 ～ 6.5）では大半が解離型で存在する。解離型短鎖脂肪酸はモノカルボン酸輸送体を介し吸収され，非解離型は受動拡散により吸収される。

生理作用の主だったものとして，①エネルギー源，②消化管血流量の増加，③消化管運動の制御，④大腸がんの発症抑制，⑤脂質代謝抑制，⑥免疫系の調節が挙げられるが，短鎖脂肪酸の分子種によりそれぞれの作用への寄与度は異なる。大腸から吸収された短鎖脂肪酸の大半が生体のエネルギーとして利用される。特に，酪酸は大腸上皮細胞の主要なエネルギー源としてグルコースより優先的に利用され，細胞増殖に寄与する。一方，酪酸は大腸で腫瘍細胞の抑制にも働く。一見すると相反する作用のようである。酪酸は正常な上皮細胞で β 酸化を経た ATP 生成に利用されるがこれに酸素を要する。腫瘍細胞では血管新生が追いつかず酸素が不足するため，酪酸は ATP 生成に利用されず，**ヒストン脱アセチル化酵素**（HDAC）を阻害する。このためヒストンと DNA から構成されるクロマチン構造が緩み，がん抑制遺伝子をはじめとする遺伝子発現を促す結果，腫瘍細胞が抑制される。また，酪酸は免疫系の調節にも重要な働きを担っている。酪酸は未分化 T 細胞の HDAC を阻害することにより制御性 T 細胞への分化を誘導し，免疫が過剰に働かなくする。このような HDAC 阻害を介した変化はエピジェネティックな調節である。

短鎖脂肪酸は細胞表面にある G タンパク質共役受容体である GPR43 や GPR41 のリガンドとしても作用し，シグナル伝達分子としての役割が注目されている。例えば，消化管粘膜に存在する L 細胞上の GPR43 を刺激し，消化管ホルモン **GLP-1** 分泌を促す。GLP-1 は膵 β 細胞からのインスリン分泌を促進するほか，胃排出や消化管運動の抑制を介して摂食を抑制する可能性が示唆されている。

8.7 まとめ

栄養素ではない食物繊維はこれまでその物理・化学的性質から消化管管腔内における栄養素や消化管上皮との相互作用を中心に注目されていた。しかし，近年腸内細菌の理解が進み，それによる発酵産物と生体との相互作用についても重要であることがわかってきた。すなわち，食物繊維は健全な腸内細菌叢や発酵を健全に保つことでも健康に貢献する。しかし，サプリメントや食物繊維を強化した加工食品を除き，一般的な日常の食事から精製された食物繊維を摂取するのは極めてまれである。通常われわれは摂取する食物繊維のほとんどを不溶性と水溶性の食物繊維が複合した形態で摂取している。調理の過程でペクチンの一部が溶け出すことはあるが，大半をセルロース，ヘミセルロース，ペクチンが複雑に結合した植物細胞壁多糖複合体として摂取している。したがって，水への溶解性に着目することは日常の健康を考える上で重要でないだろう。

●問題

1）食物繊維による血糖値上昇抑制の作用機序について説明せよ。
2）大腸における発酵で生成される酪酸が大腸上皮細胞のエネルギー源になるにも関わらず，がん発症を抑制する理由を説明せよ。

●参考文献

1）日本食物繊維学会 監修：食物繊維 －基礎と応用－，第一出版（2008）
2）Barbosa-Cánovas, G. V.：Science and Technology of Fibers in Food Systems, Springer（2020）
3）Gill, S.K. *et al.*：*Nat. Rev. Gastroenterol Hepatol.*, **18**(2), 101-116（2020）

コラム

ヒトの体細胞数を上回る腸内細菌

　ヒトと共生関係にある大腸内の細菌数は 40 兆個と見積もられている。これに対し，ヒト体細胞数は 37 兆個とされ，腸内細菌のほうが多い。腸内細菌叢全体では肝臓１つ分に相当する代謝機能をもつとされ，細菌叢の構成が変わればヒトの生理に少なからず影響をもつことが予想される。実際，腸内細菌叢の変化により，潰瘍性大腸炎，クローン病のような消化管疾患のほか，糖尿病，肥満，アトピー性皮膚炎の発症と関係することが示されてきている。私たちの大腸を中心に棲み着く共生者を適切に保つことは健康維持・増進の一歩につながることは間違いないだろう。

(N.N.)

II

栄養素による生体機能調節

第９章　消化器系と栄養

9.1 消化吸収の生理的意義と定義

ヒトは外界から物質を取り入れ，生命現象を営んでいる。これは栄養の基本である。健常者の場合，外界の物質はおもに食物である。栄養素のうち糖質，脂質，タンパク質のほとんどはそのままの形態で生体内に取り込むことができない。タンパク質は生物種で特異性を示すため，高分子のまま取り込まれると異種タンパク質と認識され，アレルギー反応を引き起こす。そのため，種特異性をもたない低分子化合物にまで分解し，生体内に取り込む必要がある。 消化吸収の定義は次の通りである。摂取した栄養素を，消化管内で分解し，消化管粘膜を通過して吸収されやすくすることを**消化**といい，消化された物質が消化管粘膜を通過して生体内に取り込まれることを**吸収**という。

9.2 消化管の構造と機能

消化管は口から肛門にいたる長い管で体内におさめられているが，消化管腔内は外界とつながった，いわゆる「体外」である。口から摂取した食物は咽頭を通過した後，食道（25 cm 程度），胃，小腸（600 cm 程度；十二指腸・空腸・回腸），大腸（150 cm 程度；盲腸・結腸・直腸）を流れ，最終的に肛門から排泄される（**図 9.1**）。消化管壁の基本構造は，管腔側から粘膜上皮，粘膜固有層，粘膜筋板からなる粘膜，粘膜下層，粘膜下神経叢（マイスナー神経叢），輪筋層，筋層間神経叢（アウエルバッハ神経叢），縦筋層，および漿膜で構成されている（**図 9.2**）。消化管には多様な腺が開口しており，消化酵素を含む消化液がそれらから分泌される（**図 9.3**）。食物は消化管腔内を通過する中でそれらの消化液により効率よく消化され，体外から体内への吸収を可能にする。消化には消化管のみならず，肝臓，胆のう，膵臓と秩序だった連携

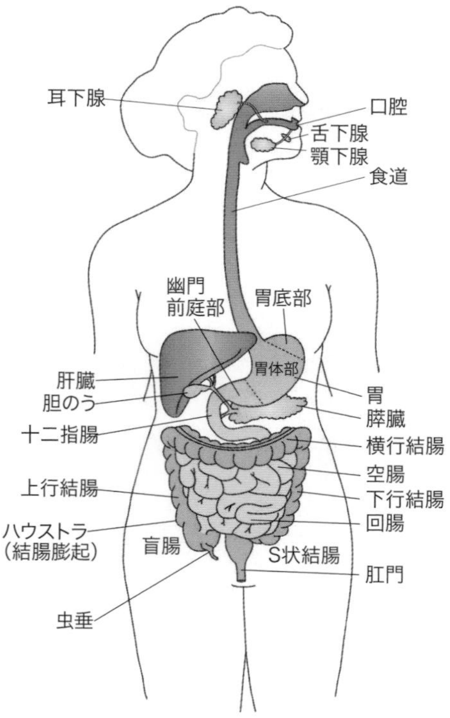

図 9.1　消化器系

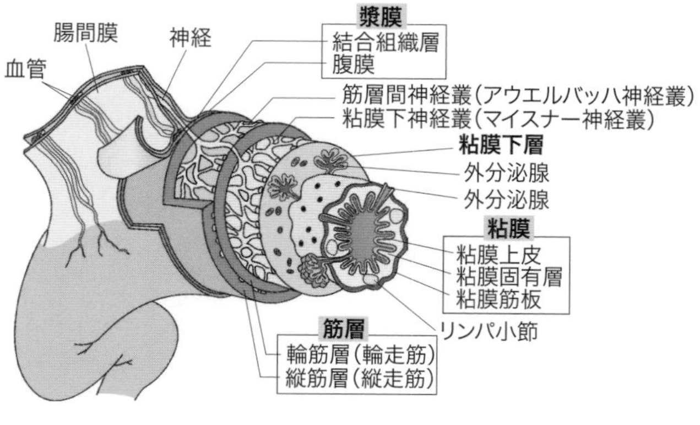

図 9.2　消化管の構造

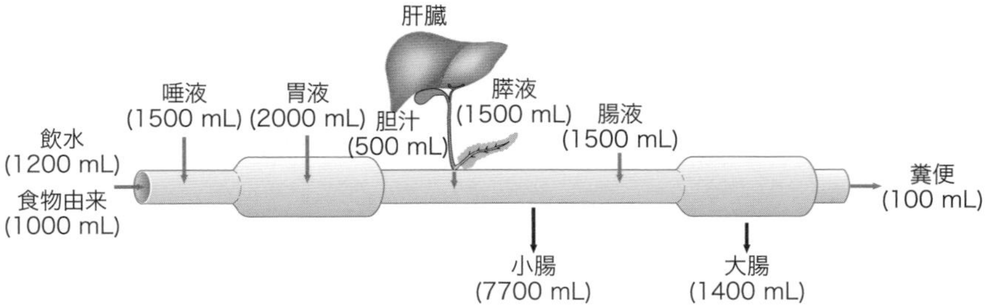

図 9.3　消化液の分泌と水吸収

が行われる。一方，消化管の粘膜組織は体外と体内の境界であり，体内に不要な物質の侵入を防ぐバリア（障壁）の役割を果たしている。

9.2.1　口腔

口蓋，舌，歯を備えた器官であり，咀嚼は消化に重要な役割を果たす。耳下腺，舌下腺，顎下腺という 3 種の唾液腺が開口し，1 日に 1500 mL の唾液を分泌する（**図 9.3**）。耳下腺から α-アミラーゼが豊富な唾液，舌下腺からはムチンの多い粘性の高い唾液，顎下腺からこれらの中間的な唾液が分泌される。

9.2.2　胃

胃は大きく 3 つに区分され，胃酸分泌が盛んな胃底部および胃体部と，胃酸分泌がほとんど行われない幽門前庭部からなる。食道からつながる部分を噴門，十二指腸につながる部分を幽門という。胃管腔表面は粘膜組織で単層円柱上皮からなる。胃粘膜表面に表層粘液細胞があり，粘液主成分であるムチンを分泌する。胃には胃腺が多数存在し粘膜表面に開口し，胃液が分泌される（2000 mL/ 日，**図 9.3**）。胃腺には主に 3 種類の細胞があり，主細胞（ペプシノーゲン分泌），壁細胞（傍細胞；塩酸分泌），頸部粘液細胞（副細胞；ムチン分泌）からなる。

9.2.3　小腸

小腸は 3 つに区分され，十二指腸（25 cm），空腸（十二指腸を除いた小腸上部［小腸全長の約 40%］），回腸（小腸全長の下部 60% 程度）と呼ばれるが，空腸と回腸に解剖学的な見分けはつかない。管腔内表面は単層円柱上皮で覆われた粘膜である。小腸粘膜には多数のひだと絨毛，さらに微絨毛（刷子縁）が存在し（**図 9.4**），表面積は単純な筒状の内面と比べ，600 倍に増大する（表面積 200 ㎡以上［テニスコート程度］）。絨毛の長さは下部に比べ上部で長く，上部の 25% で全小腸表面積の 50% を占める。絨毛間に陰窩（リーベルキューン腺）が存在

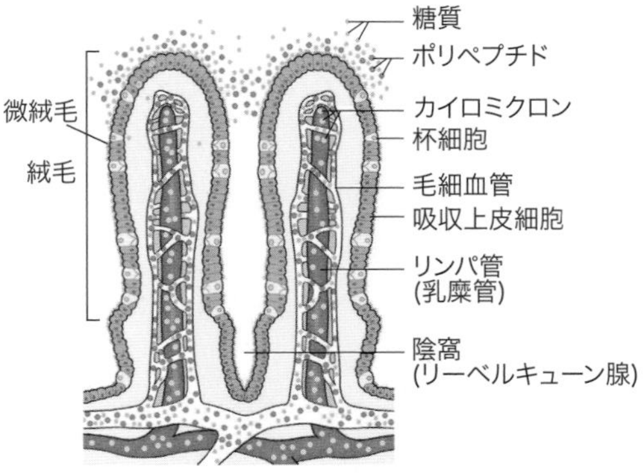

図 9.4　絨毛構造と体内輸送経路
［Carlson, B.M.：The Human Body: Linking Structure and Function, Academic Press（2018）をもとに作成］

する。陰窩の最深部に幹細胞があり，そこで増殖した細胞が吸収上皮細胞，杯細胞，内分泌細胞などに分化し，絨毛頂端部に向かって押し上げられる。陰窩最深部で細胞がうまれてから，絨毛頂端部でアポトーシスにより剥がれ落ちるまでの期間は 3 ～ 5 日である。小腸にはブルンネル腺とリーベルキューン腺が開口し，酵素を含まない腸液が分泌される。ブルンネル腺は十二指腸に多くあり，重炭酸ナトリウム（$NaHCO_3$）を含むアルカリ性の消化液を分泌し，十二指腸に排出された胃内容物の中和に貢献する。一方，リーベルキューン腺からムチンを含む粘液などが分泌される。

9.2.4　大腸

大腸は盲腸，結腸，および直腸からなり，回腸末端が盲腸につながる。回盲弁により消化物の流入が制御されている。結腸は上行結腸，横行結腸，下行結腸，S 状結腸と区分され，最終的に直腸につながり，肛門に至る。大腸には小腸にみられる絨毛がないため吸収面積は小さいが，1 日に 1400 mL の水を吸収する（小腸のほうが水吸収量は圧倒的に多い）。また，体細胞の数より多くの腸内細菌が常在し，これらによる消化が重要な生理的意義をもつ。

9.2.5　消化管に連携する組織

(1)　肝臓

肝臓は体重の約 1/50 の重量をもつ。機能単位は肝小葉と呼ばれる中心静脈から放射状に肝細胞が列状に並んだ構造をもつ（**図 9.5**，ヒト肝臓には約 500,000 個の肝小葉が存在）。列状の細胞の間に洞様毛細血管や毛細胆管が並行している。それぞれの細胞からは胆汁が毛細胆管に分泌され，胆管へと続く。肝臓には 2 つの血管（門脈と肝動脈）が流入しており，静脈である門脈のほうが血流量は多い（肝動脈の 3 倍量）。門脈から吸収された栄養素と肝動脈から酸素が肝臓に供給される。

(2)　胆のう

肝臓で生成，分泌される胆汁を貯蔵する器官である。水や電解質が胆のうから吸収され，元の 1/5 ～ 1/20 まで胆汁は濃縮され十二指腸に分泌される（500 mL/日，**図 9.3**）。胆汁には胆汁酸塩，コレステロール，レシチン，ビリルビンが含まれる。

(3)　膵臓

内部構造に複合した腺（腺房）を有する器官である。腺房から多様な消化酵素が，腺房をつなぐ導管部細胞から重炭酸ナトリウム（$NaHCO_3$）が分泌される。導管は合流し膵管を経て十二指腸に開口する。1 日あたり 1500 mL の膵液が十二指腸に分泌

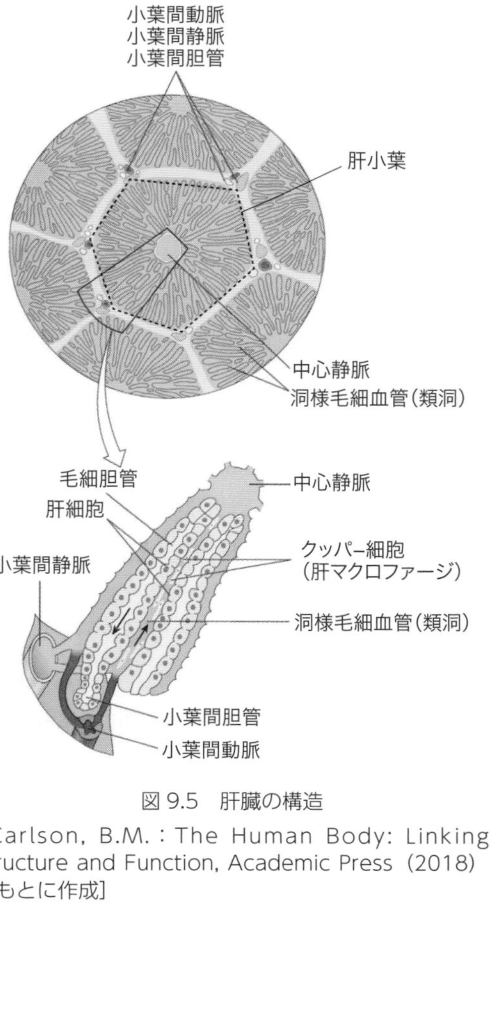

図 9.5　肝臓の構造

[Carlson, B.M. : The Human Body: Linking Structure and Function, Academic Press (2018) をもとに作成]

される（図 9.3，外分泌）。また，腺房組織以外にランゲルハンス島と呼ばれる組織が存在し，β 細胞，α 細胞および δ 細胞でそれぞれインスリン，グルカゴンおよびソマトスタチンを生成され，血液中に分泌される（内分泌）。

9.3 栄養素の消化・吸収

食物中で消化される栄養素は糖質（二糖，オリゴ糖，多糖），タンパク質，脂質，ビタミンであり，ミネラルは消化を必要としない。様々な消化が行われるが，それぞれの特徴から物理的（機械的）消化，化学的消化，生物学的消化に分けられる。物理的消化は咀嚼や蠕動運動による機械的な破砕，化学的消化は消化酵素や胆汁による物質の化学的変化，生物学的消化は消化管内の細菌による物質変化をいう。これらの消化過程に物質の化学的性質，とりわけ水への親和性が強く影響する。水に溶解する栄養素の場合，機械的に破砕する必要はないし，消化酵素の作用も受けやすい。また，細菌にも利用されやすい。そのため，物質の水への親和性は消化の速度を左右する。

吸収上皮細胞を経由して栄養素が吸収されるには，まず細胞膜を介して吸収上皮細胞に取り込まれる必要がある。また，吸収された栄養素は吸収上皮細胞の基底膜側から排出されなければならない。細胞膜はおもにリン脂質で構成された脂質二重層であるため，水への親和性は膜を越えた物質輸送の経路に影響する。

9.3.1 管腔内消化と膜消化

消化性のオリゴ糖や多糖の消化は，消化管に備わっている消化腺から分泌される様々な消化液による消化過程（**管腔内消化**）と消化管上皮の刷子縁膜に存在する膜消化酵素による消化過程（**膜消化**）の二段階で行われる。管腔内消化により低分子化し，膜消化酵素により吸収可能な分子に分解する。膜消化により生成された分子は速やかに吸収上皮細胞より吸収される。

9.3.2 栄養素の吸収

水分子や極性分子はリン脂質を主成分とする膜を透過しにくく，細胞膜上の特異的タンパク質（チャネル，輸送体（トランスポーター），ポンプ）を利用し，膜輸送を可能にする。一方，脂溶性物質の場合，一般的に細胞膜に浸透透過し，輸送される。これらの輸送様式には受動輸送と能動輸送がある。

(1) 受動輸送

受動輸送は，膜を隔てた両側の物質の濃度勾配にしたがい高濃度側から低濃度側に物質移動する様式で，エネルギー（ATP）を必要としない。この輸送には**単純拡散**と**促進拡散**の２つの様式が存在する。単純拡散は生体膜のチャネルや脂質二重層の分子間隙を通って，物質が移動する様式である。

一方，促進拡散は物質と輸送体との相互作用を必要とする。輸送体は物質と化学的に結合することで膜を介した物質輸送を助ける。単純拡散では物質濃度が高くなると拡散速度は増加するが，促進拡散では輸送体を利用するため，輸送する物質が高濃度になると飽和現象がみられる。脂肪酸は単純拡散，フルクトースは促進拡散で吸収される。

(2) 能動輸送

エネルギー（ATP）を利用し，膜の両側の濃度勾配にさからって物質を輸送する様式を**能動輸送**

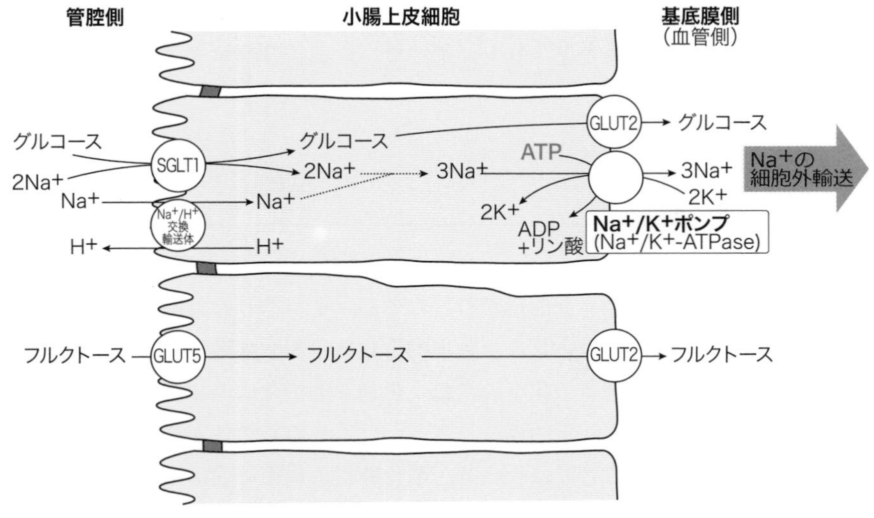

図 9.6　単糖の吸収

GLUT：glucose transporter（グルコース輸送体）
SGLT：sodium-dependent glucose transporter（Na^+ 依存性グルコース輸送体）

という。これには生体膜上の輸送体やポンプが利用される。この様式によって輸送される代表的な物質に，D-グルコース，ほとんどの L-アミノ酸，Na^+，K^+，Ca^{2+}，Fe^{2+} などがある。グルコースの場合，小腸上皮細胞内の Na^+/K^+-ポンプ（Na^+/K^+-ATPase）により，ATP を利用して Na^+ が基底膜側に排出されると電気的／濃度的勾配が生じる（**図 9.6**）。この濃度勾配を利用して管腔側の Na^+ 依存性グルコース輸送体 1（SGLT1）から Na^+ 2 分子がグルコース 1 分子と共輸送される。グルコースの輸送そのものには ATP を必要としないが，Na^+ の濃度勾配を生み出す駆動力に ATP が必要なため，小腸からのグルコース吸収は能動輸送となる。なお，グルコース 1 分子および Na^+ 2 分子を輸送する際に水分子 250 分子も輸送され，グルコースとともに水分子が多量に吸収される。つまり，グルコースは水の効率的な吸収にも役立つ。

9.3.3　口腔における消化

口腔内における消化は，咀嚼による機械的消化と唾液 α-アミラーゼによるデンプンの分解である。食物を口に入れると，咀嚼により食物がせん断され，食物の表面積が増大する。固形物が多い食物の場合，舌下腺や顎下腺からムチンの多い唾液が分泌され食物を嚥下しやすくする。一方，デンプンの多い食物の場合，耳下腺から α-アミラーゼの多い唾液の分泌が促されデンプンが消化されるが，ほとんどはグルコースまで消化されない。

9.3.4　胃における消化

胃では，主にタンパク質が消化される。この消化は，胃運動による食塊の機械的破砕と胃酸およびペプシンによるタンパク質の分解からなる。胃にタンパク質が流入すると，壁細胞から塩酸を主成分とする胃酸が分泌され，タンパク質の変性と分解が促される。一方，主細胞からペプシノーゲン（ペプシンの前駆体）が分泌され，胃酸により部分的に分解されペプシンに変換される。生成されたペプシン（至適 pH 1 ～ 2）はタンパク質の分解を進める。ペプシンはエンド型プロテアーゼであるため，アミノ酸の生成はほとんどない。胃酸やペプシンは胃粘膜のタンパク質も分解するおそれがあるが，粘液細胞から分泌されるムチンにより胃粘膜を保護している。また，酸性下で活性を示す胃リパーゼも分泌され，部分的に脂肪の消化が進み，脂肪滴からエマルジョン（乳化物）への形成が進む。

9.3.5　小腸における消化・吸収

十二指腸に送り出された胃内容物は強い酸性を示すため中和され，その後膵液中の消化酵素により糖質，タンパク質，脂質の管腔内消化が行われる。

(1) 胃内容物の中和

胃内容物が十二指腸に流入すると，ブルンネル腺から分泌される重炭酸ナトリウム（$NaHCO_3$）を含む消化液により中和が進む。さらに $NaHCO_3$ を含む膵液も十二指腸に放出され，中和が完了する。これにより十二指腸壁が酸で分解されるのを防ぐと同時に，膵液や小腸粘膜中の酵素の至適 pH に近づく。

(2) 糖質およびタンパク質の消化・吸収

糖質とタンパク質の小腸消化は類似している。十二指腸に分泌される膵液中には糖質やタンパク質を消化する酵素や酵素前駆体が豊富に含まれている。糖質に対し α-アミラーゼが，タンパク質に対し前駆体であるトリプシンノーゲン，キモトリプシンノーゲン，プロカルボキシペプチダーゼが分泌される。前駆体のままでは不活性であるが，トリプシンノーゲンにエンテロキナーゼ（十二指腸の粘膜細胞より分泌）が作用しトリプシン（活性型）に変換する。トリプシンは上記の前駆体すべてに作用し，活性型（トリプシン，キモトリプシン，カルボキシペプチダーゼ）への変換を促す。これらの活性型酵素により消化可能な糖質は二糖類，三糖類および限界デキストリンにまで，タンパク質はオリゴペプチドまで消化される（管腔内消化）。その後，吸収上皮細胞の管腔側に面している刷子縁膜上の酵素により，糖質は単糖まで，タンパク質はアミノ酸，ジおよびトリペプチドまで消化される（膜消化）。膜消化にかかわる酵素を総称して膜消化酵素と呼ぶが，糖質の消化にはマルターゼ，スクラーゼ，ラクターゼ，イソマルターゼ，グルコアミラーゼなどが，タンパク質の消化にはアミノペプチダーゼやジペプチダーゼがかかわっている。消化により生成した単糖やアミノ酸は吸収上皮細胞の特異的な糖輸送体やアミノ酸輸送体を介して速やかに吸収される。また，ジおよびトリペプチドもペプチド輸送体を介して吸収され，吸収上皮細胞の細胞質に存在する各種ペプチダーゼによりアミノ酸に分解される。

(3) 脂質の消化・吸収

十二指腸に分泌される胆汁中の胆汁酸，コレステロール，リン脂質，および膵液中のリパーゼやコリパーゼは，胃で形成された脂肪エマルジョンの微粒子化に寄与する（**図 9.7**）。これにより油-水界面の表面積が格段に増加し，界面でのみ作用するリパーゼの作用をトリアシルグリセロール（TG）が受けやすくなる。TG は脂肪酸と 2-モノアシルグリセロール（2-MG）に加水分解され，消化が進むにつれ，脂質消化物が乳化剤として機能し，エマルジョン粒径はより小さくなる。これに胆汁酸が作用し，脂質消化物を含む混合ミセル（粒径 4 nm）が生成される。混合ミセルは小腸上皮を覆う不撹拌水層（100 ～ 200 μm）を拡散透過しやすく，小腸からの脂肪酸や 2-MG の吸収が促される。なお，この吸収は単純拡散と考えられてきたが，輸送体による輸送も存在することが示されている。

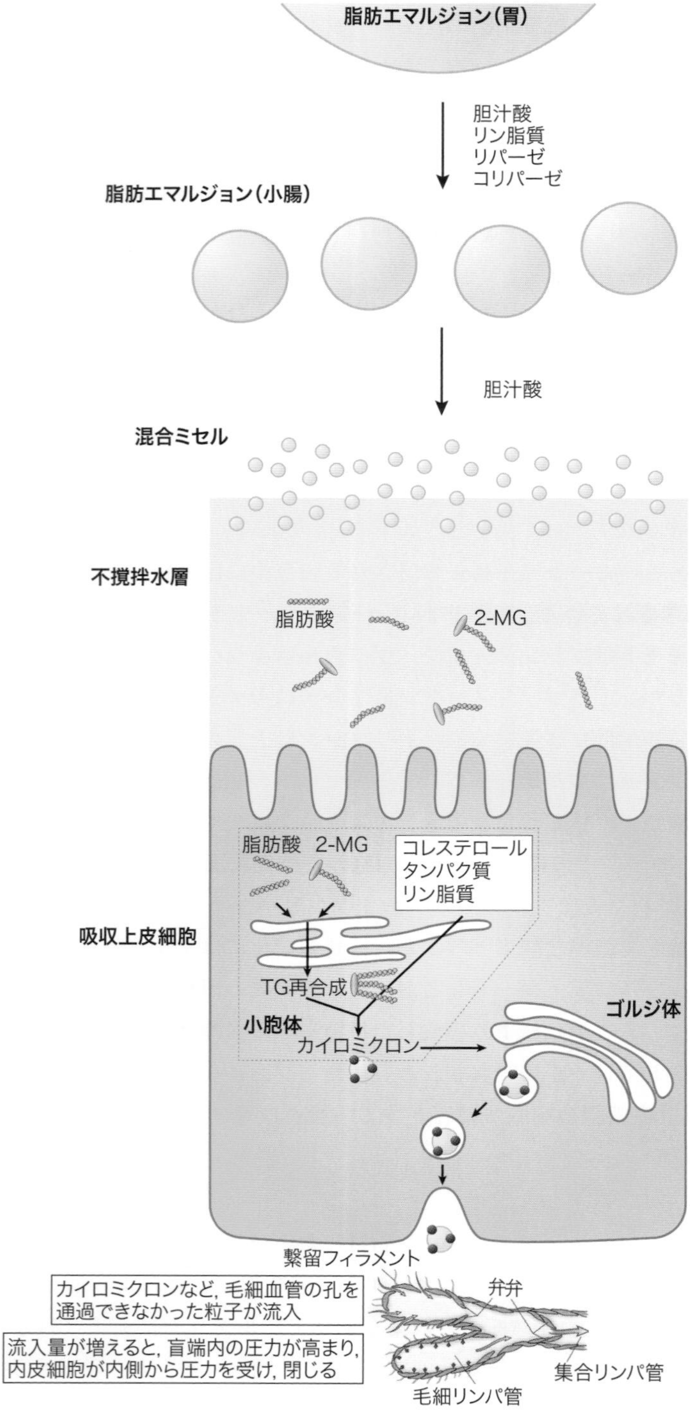

図 9.7　脂質の消化，吸収および体内輸送
[リンパ管のみ，Carlson, B.M.：The Human Body: Linking Structure and Function, Academic Press (2018) をもとに作成]

吸収された**長鎖脂肪酸**と 2-MG は上皮細胞内で TG に再合成された後，リン脂質（リン脂質の 80% 程度がホスファチジルコリン），タンパク質，遊離型およびエステル型コレステロールともに**カイロミクロン**（リポタンパク質の一種）を構成し，基底膜側から間質液中に放出される。**短鎖**および**中鎖脂肪酸**は TG に再合成されることなく，そのまま基底膜側から放出される。

(4) ビタミンの消化・吸収

摂取した水溶性ビタミンがリン酸化合物の場合，小腸刷子縁膜にある各種**ホスファターゼ**により加水分解された後，特異的な輸送体を用いて吸収される。一方，サプリメントのようなビタミンそのものは消化なしに吸収される。また，脂溶性ビタミンは吸収後にカイロミクロンに組み込まれて輸送される。

9.3.6　大腸における消化・吸収

大腸では生物学的消化が行われる。物理的消化や化学的消化に携わらないため，長い間水や電解質の吸収と糞便形成のみに機能する器官と考えられてきた。しかし，ヒトの体細胞数を凌ぐ細菌が常在していることを考慮すれば，**腸内細菌**による分解を無視するわけにはいかない。内容物の大腸内移動時間は長い（平均 60 時間）ことから，腸内細菌による分解の影響は大きい。大腸管腔内では横行結腸までの水分量が多く，細菌活性が高い。そのため主な生物学的消化は横行結腸までに行われる。これらの細菌は食物繊維や未消化タンパク質を分解し，短鎖脂肪酸（主に酢酸，プロピオン酸，酪酸）を生成する。この短鎖脂肪酸は大腸から速やかに吸収され，エネルギー源になるため，難消化性糖質からのエネルギー回収に寄与している。ヒトの場合，全エネルギーのうち 5 ～ 10% が大腸で生成される短鎖脂肪酸由来であると見積もられている。また，ビタミン B 群やビタミン K を生成する細菌もおり，ビタミン B_1（チアミン），ビタミン B_2（リボフラビン），ナイアシン（ニコチン酸，ニコチンアミド），パントテン酸，ビオチン，葉酸のように大腸に輸送体が発現しているビタミンの場合，ビタミン栄養にも貢献する。

9.4 管腔内消化の調節

消化管腔内で行われる消化に必要な酵素は十分量分泌されるが，無計画に分泌されるわけではない。厳密な調節機構により分泌が制御されている。その調節機構には，自律神経系を介した調節と消化管ホルモンのような内分泌系を介した調節が行われている。

9.4.1 自律神経系による調節

消化管は自律神経系（特に副交感神経系）と腸管神経系により支配され，これらの神経系は互いに連携し，消化液の分泌や消化管運動を調節する（**図 9.8**）。迷走神経（副交感神経の一つ）は食道から上行結腸にいたる消化管機能の調節に，腸管神経系は消化管運動と消化管機能の調節にかかわる。唾液分泌はほぼ神経系により調節される。におい，見た目，味，食感は中枢神経系の唾液神経核を興奮させ（脳相），唾液腺を支配する副交感神経活性を亢進することで唾液分泌を増加させる。胃液分泌も神経系により制御される。食物が流入し胃が伸展すると，迷走神経反射および局所反射を引き起こし，胃液分泌が促進される（胃相）。小腸に消化物が流入すると，十二指腸壁の膨張や pH 低下に

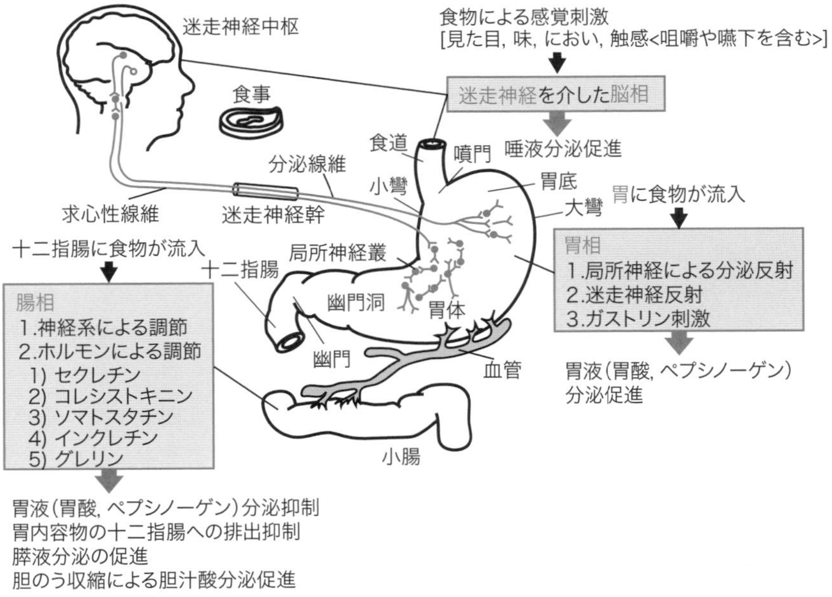

図 9.8　神経系および内分泌系による消化の調節

より腸胃反射が生じ，ガストリン分泌の抑制を介して胃運動と胃液分泌が抑えられる（**腸相**）。ほかにも，胃の膨張による胃排出の促進や高張な消化粥の十二指腸内への流入による胃排出の抑制にも神経系がかかわっている。また，胃の膨張や小腸内への脂肪やタンパク質の流入により迷走神経が刺激され膵液分泌が促進される。

9.4.2　内分泌系による調節（消化管ホルモン）

消化管ホルモンのような内分泌系による管腔内消化の調節もある。消化管ホルモンは主に，①胃，十二指腸，小腸上部の内分泌細胞で生成され，②食物摂取やその消化物の刺激により，血液中に内分泌された後，③隣接する消化管や膵臓，肝臓，胆のうに作用し，消化液の分泌や消化管運動を調節するペプチド化合物である（**表 9.1**）。

表 9.1　消化管ホルモンの作用

消化管ホルモン	産生部位	分泌刺激	標的組織	主要な作用
ガストリン	胃幽門洞の G 細胞	胃内へのタンパク質流入	胃	胃酸，ペプシノーゲンの分泌，胃運動の促進 ガストリン分泌抑制 （胃内の pH3 以下）
グレリン	胃の X/A 様細胞（ラット）， P/D_1 細胞（ヒト）	絶食，エネルギー摂取不足	視床下部	摂食亢進
			下垂体	成長ホルモン分泌の促進
セクレチン	十二指腸の S 細胞	十二指腸内の pH 低下	膵臓	十二指腸への重炭酸ナトリウムの分泌促進
			胃	ガストリン分泌抑制，胃酸分泌抑制
コレシストキニン	十二指腸，空腸の内分泌細胞	小腸管腔内への脂肪， タンパク質の流入	膵臓	膵酵素分泌の促進
			胆のう	胆のう収縮
ソマトスタチン	胃幽門洞， 十二指腸， 膵臓の δ 細胞		消化管	消化管ホルモンや消化液の分泌抑制
		胃内の pH 低下	胃（壁細胞） 胃（G 細胞）	胃酸の分泌抑制 ガストリンの分泌抑制
GIP	小腸上部の K 細胞	十二指腸内のグルコース増加	膵 β 細胞	インスリン分泌促進
GLP-1	小腸下部， 結腸の L 細胞	小腸下部におけるグルコースの存在 結腸における短鎖脂肪酸の存在	膵 β 細胞	インスリン分泌促進

GIP：glucose-dependent insulinotropic polypeptide，GLP：glucagon-like peptide

9.5　吸収された栄養素の輸送

小腸絨毛の粘膜固有層中心部にはリンパ管が通っており，その周りを囲むように毛細血管網が発達している。吸収上皮細胞に吸収された栄養素は細胞の基底膜側から間質液中に放出され，血液もしくはリンパ液を利用して体内輸送される。そのため，輸送にも物質の水への親和性が重要な意味をもつ。

9.5.1　門脈系

イオン化した物質や極性物質は水に溶解性を示すが，これらの分子サイズは小さいため，毛細血管の孔を通過し，血流に入る。小腸上皮下の毛細血管は最終的に**門脈**につながり，吸収された物質は肝臓に至る。なお，水への親和性が比較的高い**短鎖**および**中鎖脂肪酸**もそのまま基底膜側に放出され，血流を通じて輸送される。

9.5.1　リンパ系

脂溶性物質の輸送は水に親和性をもたせるためリポタンパク質である**カイロミクロン**を形成して行われる。カイロミクロンのサイズは大きく（80 ～ 1000 nm），小腸上皮下の毛細血管の孔を通過できない。そのため，**リンパ管**に取り込まれ輸送される。リンパ管は内皮細胞の袋状となった盲端として始まる。この内皮細胞の結合はゆるやかであるため，大きな粒子も取り込まれる（**図 9.7**）。その後，両下肢と左側上半身のリンパ管は胸管に集合し，左鎖骨下静脈に流れ込む。

9.6　まとめ

「体外」である消化管腔内から生体に不可欠な物質を選択的に生体内に取り込むことは大変重要であり，このとき不要な物質を生体内に取り込ませないことが欠かせない。消化と吸収はこの両面を満たす上で生理的になくてはならない過程である。消化吸収部位である消化管は栄養と免疫の最前線といえるだろう。

●問題

1）グルコースが能動輸送により吸収される過程を，以下の用語を用いて説明せよ。
　［用語］ナトリウムイオン，ATP，濃度勾配，基底膜側，共輸送，SGLT1

2）吸収上皮細胞における長鎖脂肪酸の運命について，以下の用語を用いて説明せよ。
　［用語］2−モノアシルグリセロール，トリアシルグリセロール，タンパク質，カイロミクロン，リンパ管

●参考文献

1）Carlson，B. M.：The Human Body: Linking Structure and Function，Academic Press（2018）
2）細谷憲政 監修，武藤泰敏 編著：消化・吸収，第一出版（2002）

コラム

スポーツ飲料に含まれる甘味料に注目

スポーツ飲料に含まれる糖質を列挙すると，砂糖，果糖ぶどう糖液糖のような甘味料やアスパルテーム，アセスルファム K，スクラロースのような人工甘味料である。エネルギー量を気にして人工甘味料を使ったスポーツ飲料を飲む人も多いだろう。しかし，その選択は正しいだろうか。スポーツ飲料を飲む理由は水分補給であることが多い。グルコースを小腸から吸収する場合，同時に水分子が大量に吸収される。つまり，グルコースを小腸に供給する砂糖や果糖ぶどう糖液糖の入ったスポーツ飲料のほうが水は効果的に吸収されるのである。この点に注意して，スポーツ飲料を眺めてみるといいだろう。（N.N.）

第10章　肝臓と栄養

経口的に摂取した栄養素は，吸収された後いったんすべて肝臓に集められ再分配される。そのため，肝臓は代謝の中心臓器として，脂質やタンパク質などの生体に必要な物質の生産やアンモニアの解毒など代謝最終産物の処理，薬物の解毒などを行っている。肝臓の総細胞数の70%を占める肝実質細胞（肝細胞）は，これらの化学反応を短時間に処理する能力をもち，その集合体の肝臓は「生体化学コンビナート」である。

一方，肝臓の疾患として，ウイルス肝炎，アルコール性肝障害，薬物性肝障害，**非アルコール性脂肪性肝疾患**（nonalcoholic fatty liver disease：NAFLD），**非アルコール性脂肪性肝炎**（nonalcoholic steatohepatitis：NASH），肝硬変，肝がんなどが知られている。これまで，日本における肝炎，肝硬変，肝がんの多くは肝炎ウイルスによって引き起こされるため，日本の肝臓病の大半は感染症の一つと考えられる。生活習慣と関連するアルコール性肝障害も古くから問題となっているが，近年，生活習慣と関係が深いNAFLD，NASHが注目されている。NAFLDは肝臓のメタボリックシンドロームとも考えられている。いかなる原因であれ肝機能が低下してきたときの対処として，栄養学的アプローチが有効であることが知られている。

10.1　肝臓の構造

肝臓は，右胸部の肋骨の下に位置している。肝臓は，発生学的に消化管上皮が陥入してできた腺であり，十二指腸から陥没した胆管上皮からなる胆管は，毛細胆管につながる。したがって，肝臓は消化器系の一部である。

胃から肛門に至る消化管の毛細血管はすべて門脈に合流して，肝臓につながる。そのため消化・吸収された栄養素は**門脈**を通って肝臓に流入する。一般に，心臓から出た血液は動脈から**毛細血管**を通って静脈へ流れ心臓へ戻るが，消化管の毛細血管系を通った血液は，再度肝臓の毛細血管系に流入して静脈へいく。この2つの毛細血管系の間の血管系を門脈という。肝臓への血液の流れの80%は門脈によって供給され，残りの20%は肝動脈によって供給されている。

肝臓は形態学的に**肝小葉**の集合体となっている。肝小葉は，**中心静脈**を中心にして門脈が囲む構造であり，門脈から中心静脈に血液が流れている（**図10.1**）。一方，胆汁は**毛細胆管**を血液とは逆方向に流れ，門脈域にある胆管へ流れていく。門脈域には，門脈の他，胆管，肝動脈，神経を含んだ結合組織があり，これは**グリソン鞘**と呼ばれる。肝臓は比較的均一な細胞群であるが，肝小葉は3つのゾーンに分けられる。門脈周囲（ゾーン1）と中心静脈周囲（ゾーン3），その中間のゾーン2である。それぞれのゾーンによって代謝が大きく異なる。たとえば，薬物代謝を担う**チトクロームP-450**（**CYP**）は中心静脈周囲の肝細胞に多い。門脈側から中心静脈側にいくに従い，酸素分圧，栄養素の濃度，様々なホルモン濃度が異なるためであると考えられているが，すでにそれぞれのゾーンの肝細胞にプログラムされているともいわれている。

定価3520円
税10%

学

栄養学／栄養
代謝，生体機
節，疾患予防

注文　　月

注文カード

注文数

共立出版

健康栄養学　第3版

井上　順・小田裕昭
加藤久典・関泰一郎
西村直道・細野　崇　編

定価3520円
(本体3200円+税10%)

ISBN978-4-320-06198-9
C3047 ¥3200E

9784320061989

生活
科

書店(帖合)印

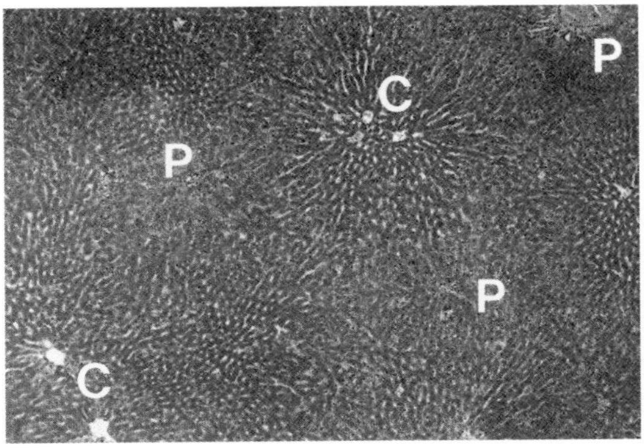

図 10.1　肝小葉構造

ラット肝臓の顕微鏡像。ヘマトキシリン・エオシン染色。P：門脈，C：中心静脈中心静脈を中心にして数角形で門脈が囲む領域を肝小葉と呼ぶ。

10.2 | 肝臓を構成する細胞

肝臓は，肝実質細胞（肝細胞）と非実質細胞（内皮細胞，伊東細胞（肝星細胞），クッパー細胞，ピット細胞，胆管上皮細胞）により構成され，肝臓としての機能の多くは総細胞数の 70%を占める肝細胞が行っている。肝細胞は多面体の立体的な形をしている（平均的には 13 面体）。肝細胞は上皮細胞としての細胞極性を維持しており，細胞膜はアピカル・サーフェス，ラテラル・サーフェス，ベーサル・サーフェスの 3 つに分けられる（**図 10.2**）。外部と接するアピカル・サーフェスから胆汁が分泌されるため，毛細胆管と呼ばれる。肝細胞同士はラテラル・サーフェスで接触している。ベーサル・サーフェスには，内皮細胞との間にディッセ腔と呼ばれる空間がある。肝細胞は，一般的な上皮細胞と異なる特徴がある。通常，上皮細胞のベーサル・サーフェスには基底膜があり，さらに結合組

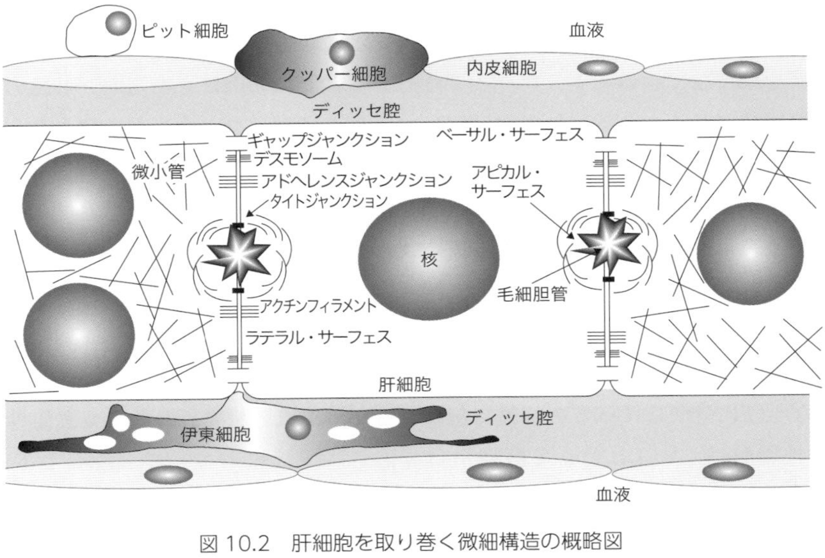

図 10.2　肝細胞を取り巻く微細構造の概略図

織があるが，ディッセ腔にはそれらがなく，栄養素を効率よく吸収できる構造になっている。また，肝細胞は核を2つもつ細胞が多いのも特徴である。これは筋線維のような細胞融合によるものではなく，細胞質分裂を完全に行わないことと関係している。

肝臓の血管内皮細胞は類洞内皮細胞と呼ばれ，他の内皮細胞にはない特徴をもっている。類洞内皮細胞には多くの小孔があり，肝細胞は血液と直接接することで栄養素を効率よく取り込むことができる。クッパー細胞は，肝臓の組織在住マクロファージであり，消化管からくるあらゆる異物を処理している。伊東細胞は，形態から星細胞とも呼ばれている。伊東細胞は筋線維芽細胞系の細胞であるが，普段はビタミンAを貯蔵するのに特化した細胞として働いている。しかし，活性化された伊東細胞はビタミンAを失い，細胞外マトリクスを産生する筋線維芽細胞に変化して，コラーゲンなどの膠原線維が蓄積して固くなる線維化を促進することになる。ピット細胞は，肝臓固有のナチュラルキラー細胞であり，クッパー細胞とともに肝臓の生体防御系を構成している。

10.3 肝臓の機能

肝臓の主要な機能として，糖代謝（特に糖新生），脂質代謝，アミノ酸の代謝・アンモニアの解毒，ビタミンの貯蔵，血漿タンパク質の産生，薬物代謝，ビリルビンの代謝などがあげられる。他にも内分泌器官としても働いている。肝臓は，そのほとんどの機能が他の臓器の機能を最大限引き出すためのものであり，力強い裏方として支えている。

血液検査で測定される「肝機能」は，アラニンアミノトランスフェラーゼ（ALT），アスパラギン酸アミノトランスフェラーゼ（AST），乳酸脱水素酵素（LDH），ガンマグルタミルアミノトランスペプチダーゼ（γGTP）に代表されるような障害時に肝細胞から血液に漏れ出す逸脱酵素活性を測定するものであり，「肝障害の指標」である。したがって本来の「肝臓の機能」（肝臓の分化表現型）と区別して考える必要がある。

10.3.1 糖代謝

肝臓は，血糖維持の中心臓器である。グリコーゲンと糖新生に由来するグルコースを血中へ放出することで血糖値を維持している。グリコーゲンを貯める機能は筋肉にもあるが，肝臓のグリコーゲンだけが血糖値の維持に利用される。低血糖時にはすみやかにグリコーゲンが分解され，グルコースが血中へ放出される。糖新生は，一部腎臓でも行われるが最も重要な肝機能の一つである。脳・神経系および赤血球がグルコースを主要なエネルギー源とするため，肝臓による血糖濃度の維持は生命活動にとって必須である。これは，肝臓が他の臓器にないグルコース6-ホスファターゼをもっているためである。

10.3.2 脂質代謝

脂質の合成ならびに分解はすべての組織で行われるが，主に肝臓で行われる。食事性脂肪や肝臓で合成された中性脂肪は，VLDLとして肝臓から分泌され末梢のエネルギー源として配分される。VLDLは中性脂肪を末梢へ運搬した後，LDLになり今度はコレステロールを末梢に運搬する。末梢で余剰となったコレステロールはHDLとして肝臓に戻された後，胆汁酸に変換されて体外へ排泄される。コレステロールの主たる合成臓器も肝臓であるため，コレステロール低下剤であるスタチンの作用点は肝臓である。さらにコレステロールの分解，つまり胆汁酸合成は肝臓でのみ行われる。胆汁中に分泌された胆汁酸は界面活性剤として脂質や脂溶性ビタミンの吸収を助け，再び吸収されてそのほとんど（98 ～ 99%）が肝臓へ戻ってくる。これを**腸肝循環**と呼んでいる。そして，ほんのわずかな胆汁酸が糞中に排泄される。

絶食による飢餓時には，亢進した β 酸化から生じた余剰のアセチル CoA から**ケトン体**が生成される。肝臓自身はケトン体を利用せず，神経系がグルコースに変わるエネルギー源としてケトン体を利用する。

10.3.3　アミノ酸代謝，アンモニア解毒

アミノ酸の代謝も，主に肝臓で行われる。アミノ酸の炭素鎖は，ピルビン酸やクエン酸回路に入ることで糖新生の材料になっている（糖原性アミノ酸）。一方，アミノ酸のアミノ基はアンモニアに変換されるが，毒性が強いため，肝臓にのみ存在する尿素回路を介して無毒な尿素に変換される。

10.3.4　ビタミン代謝

ほとんどのビタミンは肝臓で高濃度に存在し，ビタミン B6，ビタミン B12，葉酸などは補酵素の形態で貯蔵され必要に応じて各組織に送り出されている。ビタミン D，E，K も肝細胞で貯蔵されている。様々な形態のビタミン A は肝細胞でレチノールとなり，伊東細胞へ運ばれた後，エステル化されたレチニルエステルが伊東細胞の脂肪滴に貯蔵される。

10.3.5　血漿タンパク質

血液の血球成分以外の血漿にはタンパク質が 6.5 ～ 8.0%含まれ，その多くは肝臓に由来する。血漿タンパク質の 60 ～ 75%を占める**アルブミン**は，肝臓から様々な栄養素を末梢に運搬する。血液の浸透圧は，血漿タンパク質によって調節されているため，肝臓が血液の浸透圧を調節していることになる。また，肝臓から末梢へビタミン A を運搬するタンパク質やミネラル（鉄，銅）を運搬するタンパク質なども分泌される。さらに，血液凝固を担うタンパク質の多くが肝臓で合成される。

10.3.6　薬物代謝

通常，服用する多くの薬物は肝臓の薬物代謝酵素によって代謝される。薬物は一般に極性が低いことが多く，薬物代謝を通して極性を増して，糞中，尿中に排泄される。薬物代謝系は，第 1 相と第 2 相に分けられる。第 1 相は，チトクローム P-450（CYP）と呼ばれる酵素を中心に，酸化反応など多様な化学反応により反応性が高い物質へ変換される。第 2 相は，水溶性化合物（グルタチオン，グルクロン酸，硫酸，アミノ酸など）と抱合反応により極性が高められる。代謝されて極性を増した薬物は，ABC トランスポーターといわれる輸送体により胆汁や尿へ排泄される。CYP は酸素を添加するオキシゲナーゼの反応を触媒する。このときの還元力として NADPH を利用する。薬物代謝系は，基本的に生体異物を体外へ排泄する解毒機構である。高分子物質に対する免疫機構と対比して，低分子化合物に対する生体防御システムである。免疫システムにもアレルギーなどが知られているように，常に防御しているとはいえない場合がある。薬物代謝系の場合も，たばこに含まれるベンツピレンの

ようにCYPによって代謝されることによって活性化されて，発がん性をもつようなものもあるため，解毒機構とはいえない側面がある（生体防御機構の2面性）。

10.3.7　ビリルビン代謝

毎日多くの老化した赤血球が脾臓で壊され，1日に6 gほどのヘモグロビンが分解される。ヘムのポルフィリンはビリルビンに代謝され，アルブミンに結合して肝臓へ集められる。極性の低いビリルビンは肝臓でグルクロン酸抱合を受けて糞中に排泄される。これが，胆汁の色素や便の色の元となっている。

10.3.8　内分泌機能

肝臓には内分泌器官としての機能もある。脳下垂体前葉から分泌される成長ホルモンに応答して，肝臓から体の成長を実際に促進する**インスリン様成長因子1（IGF-1）**が分泌される。IGF-1の分泌には食事タンパク質の栄養価が大きく影響している。したがって，良質のタンパク質の摂取はIGF-1を介して成長を良くする。ほとんどの**線維芽細胞成長因子（FGF）**はサイトカインとして働くが，一部のFGFはホルモン様因子として働く。そのうちFGF21は主に肝臓で分泌される。FGF21は絶食時に分泌されて，糖代謝，脂質代謝を亢進させることで肥満や糖尿病を抑制する方向に働く。FGF21は，アミノ酸欠乏時にも分泌され，小胞体ストレス，酸化ストレスなどでも分泌され，多くの情報を受け取りホルモンとして脂肪組織などに作用する。また，スクロースの摂取によっても分泌が亢進し，脳に作用して甘味やアルコールの摂取を抑えるように働く。

一方，肝臓は多くのホルモンを血液循環から取り除く機能も行っている。したがって，肝臓に障害が起こるとエストロゲンやインスリン，グルカゴン，ガストリンなどが処理されず，それにともなう異常が生じる。

10.4　肝臓の再生

肝臓は，他の臓器にみられない旺盛な再生能力を有している。正常な肝細胞は，細胞周期の進行が止まったG0期（静止期）にある。しかし，肝切除や肝障害によりG1期に移行して，細胞周期が回ることで肝再生が開始する。ラットに実験的な**70%部分肝切除術**を行うと，1週間後には元の重量に戻る。ただし，切除した部分から新たに新しい肝臓が生えてくるわけではなく，残った肝臓が肥大化することによる再生である（**代償性肥大**）。部分肝切除では，肝切除直後に初期応答反応遺伝子群が活性化される。術後24時間後には肝細胞のDNA合成のピークをむかえるが，重量の回復は肝小葉の拡大をともなう代償性肥大による。肥大も1カ月後には元の大きさに戻る。細胞の増殖は，未成熟な肝幹細胞の分裂ではなく，成熟した肝細胞の分裂によるものである。一般に増殖する細胞は，分化表現型が低下することが知られているが，70%部分肝切除後の再生した肝臓は肝機能を下げることなく増殖をする注目すべき特性を持っている。部分肝切除後，肝細胞に少し遅れて非実質細胞は増殖する。そして肝細胞と非実質細胞が配置された肝小葉が形成される。肝細胞の増殖刺激は，**肝細胞成長因子（HGF）**によるものと考えられている。HGFは，肝臓の非実質細胞でも作られる。他に**上皮成長因子（EGF）**，**形質転換成長因子α（TGF-α）**，**ヘパリン結合性EGF様増殖因子（HB-EGF）**も働いていると考えられている。再生した肝臓は，元の大きさになると増殖が停止する。肝臓の大きさを検知する機構は十分にわかっていないが，形質転換成長因子 β（TGF-β）やアクチビンの増殖抑制作用が重要であると考えられている。

四塩化炭素による薬物性肝障害による**肝再生**も同じようなメカニズムであると考えられている。しかし，肝再生を抑制するガラクトサミンによる肝障害では，肝幹細胞様の細胞が増殖すると考えられている。このように，薬剤やアルコールなどにより肝細胞に障害が起こった場合でも，すぐに再生が起こり元通りになる。日本では，アルコールの「**休肝日**」といわれるように，肝臓の再生に必要な時間を与え，肝臓機能の回復を期待する風潮が生まれたが，十分な科学的根拠があるわけではない。しかし，アルコール摂取を制限することは重要である。

10.5 肝臓の疾患

10.5.1 脂肪肝

30% 以上の肝細胞に中性脂肪が溜まった状態を**脂肪肝**と呼ぶ。肝細胞内の中性脂肪蓄積量は 5 つの要因によって制御されている。①食事由来の中性脂肪のカイロミクロンを経由した流入，②糖質を原料とする新たな中性脂肪の合成，③脂肪組織からの脂肪酸の流入による中性脂肪の合成，④ VLDL による中性脂肪の分泌，⑤ベータ酸化による脂肪酸の分解である。これらのバランスが取れている時には肝細胞内の中性脂肪は一定量に制御されているが，どこかに異常が起こると肝臓に中性脂肪が蓄積してしまう。肝臓は，一定量の中性脂肪を貯蔵する能力を持っているため，中性脂肪の蓄積だけでは病的な変化は起こらないとされるが，炎症や肝細胞の障害が起こってくると病態が進むことになる。

アルコール性肝障害，薬物性肝障害，ウイルス性肝疾患などの場合にも脂肪肝が見られるが（**図 10.3**），それらの原因がなくても脂肪肝が見られる場合を非アルコール性脂肪性肝疾患（NAFLD）と呼ぶ。NAFLD のうち，病態がほとんど進行しない脂肪肝を**非アルコール性脂肪肝**（nonalcoholic fatty liver：NAFL）と呼び，進行性で肝硬変や肝がんになる可能性のある脂肪肝を非アルコール性脂肪肝炎（NASH）と呼ぶ。

10.5.2 アルコール性肝障害，薬物性肝障害

アルコール（エタノール）の長期にわたる過剰の摂取によって起こる肝疾患をアルコール性肝障害と呼び，アルコール性脂肪肝，アルコール性肝炎，アルコール性線維症，アルコール性肝硬変などがある。アルコールが直接肝がんを起こすか十分にわかっていないが，肝がんを促進する因子である。エタノールはアルコール脱水素酵素やミクロソームのエタノール酸化酵素系によってアセトアルデヒドに分解され，アルデヒド脱水素酵素によって酢酸に分解される。またチトクローム P-450 によっても代謝される。アルコール摂取による脂肪肝は，NAD/NADH の酸化還元状態が変わり，脂肪酸の酸化分解が抑制されること，中性脂肪合成の亢進によって生じるとされている。アルコールによる肝障害は主に酸化ストレスによることが知られており，アルコール摂取をやめないと症状は悪化する（**図 10.4**）。禁酒をすれば速やかに症状は改善する。

薬物の大量投与による中毒性の肝障害の他に，免疫学的機序による薬物アレルギー性肝障害がある。環境汚染物質や抗生物質，抗がん剤，鎮痛解熱剤，向精神薬などが原因となる。多くの薬剤は薬物代

謝系により代謝されるが，同時に脂質合成も亢進するため，慢性的な薬物投与によって脂肪肝が起こる（**図 10.3**）。

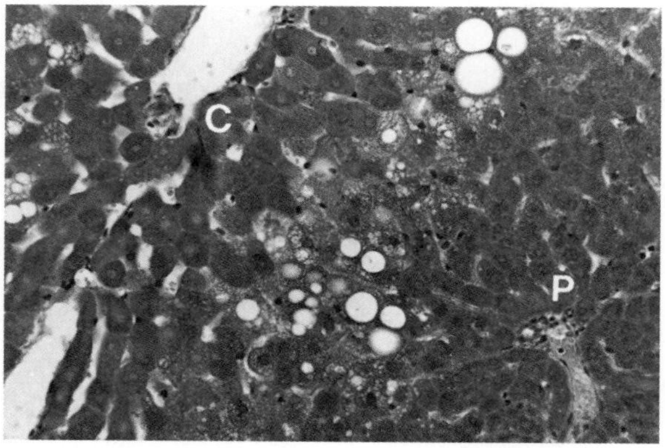

図 10.3　薬物誘導性脂肪肝

ポリ塩化ビフェニルを投与されたラットの肝細胞。門脈と中心静脈の中間のゾーン 2 に脂肪滴が認められる。C：中心静脈，P：門脈

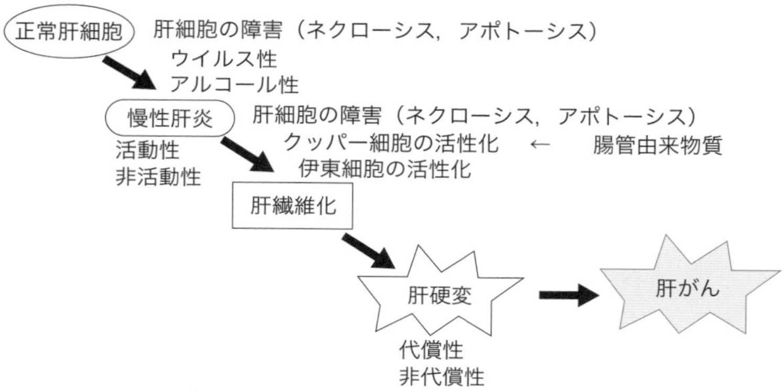

図 10.4　ウイルス性，アルコール性の肝硬変・肝細胞がんの発症機序の概略図

10.5.3　非アルコール性脂肪性肝疾患（NAFLD），非アルコール性脂肪性肝炎（NASH）

近年，ほとんど飲酒歴がないにもかかわらず，肝臓の脂肪沈着があると診断される例が多くなり（この場合 5% 以上の肝細胞に脂質が蓄積している），これが線維化や肝硬変へ進展することがわかってきた。これらアルコールによらない脂肪性の肝疾患全体を NAFLD とよぶ。NAFLD はメタボリックシンドロームと関連が深く，肝臓のメタボリックシンドロームと考えられている。つまり肥満と関連が深く，脂肪組織に蓄積した脂肪酸が肝臓に流入することによって中性脂肪の合成がすすみ，脂肪肝が形成されると考えられている。また，NAFLD はインスリン抵抗性と慢性炎症を基盤としている。NASH については，未だに治療薬が開発されていないため，予防が重要となっている。NASH

の進行は，まずインスリン抵抗性を基盤とした肝脂質の蓄積が起こり，引き続き酸化ストレス，エンドトキシンの流入による炎症が起こったためと考えられている（**2 ヒット説，マルチヒット説**）。

日本人においては，肥満でなくても NAFLD と診断されることが多くなり，これまでの NAFLD とは異なる原因があると考えられるようになってきた。肝臓は，脂肪組織や筋肉と同様にインスリンの主要な標的臓器であり，肥満でない場合でも脂肪肝によってインスリン抵抗性を惹起する可能性が指摘されている。スクロースや異性化糖の取りすぎによる脂肪肝も関係している可能性が指摘されている。

NAFLD と NASH の診断は，血液検査やエコーによる画像診断が行われ，他の要因や飲酒歴からスクリーニンが行われ，最終的に肝生検により NASH の確定診断が行われる。そのため非侵襲的な診断方法が数多く開発されてきており，肝線維化の非侵襲的診断方法として血液生化学的検査データ（ALT，AST，血小板数）と年齢を組み合せてスコアリングにより評価する **FIB-4 インデックス**などがある。このように臨床の診断においても，治療薬と同様に課題をかかえているのが実際である。

2023 年になり，NAFLD，NASH の命名法の問題点が議論され，NAFLD は **MASLD**（metabolic dysfunction-associated steatotic liver disease），NASH は **MASH**（metabolic dysfunction-associated steatohepatitis）と呼ぶことが提唱されたため，今後名称変更があると思われる。

10.5.4　ウイルス性肝炎

肝炎ウイルスによる肝炎は，急性肝炎と慢性肝炎に分けられる。肝炎ウイルスには，A 型，B 型，C 型，D 型，E 型，G 型があり，そのほかのウイルスによっても肝炎は引き起こされる（エプスタイン・バーウイルス，サイトメガロウイルス）。肝炎ウイルスに感染すると急性肝炎を起こすが，その一部が慢性化する。肝炎ウイルスによる持続感染により，慢性的に（6 カ月以上）炎症が持続する状態を慢性肝炎としている。慢性肝炎の原因となる肝炎ウイルスは，B 型と C 型肝炎ウイルスがほとんどである。急性肝炎の一部は，劇症肝炎といわれる急性肝不全を引き起こすが，ほとんどは肝炎ウイルスによるものである。A 型肝炎ウイルスでも起こるが，C 型，B 型肝炎ウイルスが主要な原因である。

A 型肝炎ウイルス（HAV）は，1 本鎖プラス鎖 RNA ウイルスであり経口的に感染する。HAV は酸に強く熱に弱い。B 型肝炎ウイルス（HBV）は，2 本鎖環状 DNA ウイルスであり血液を介する感染が主要な経路である。成人が感染した場合，一過性で終了する場合が多い。性交渉で感染することがある（水平感染）。出生児や乳幼児期の感染は持続感染になりやすい。持続感染者の 90％は無症状であるが，10％は慢性肝炎や肝硬変と進行し，その一部が肝がんへと進展する。母子感染（垂直感染）の予防により感染者は減ってきている。HBV は DNA ウイルスであるが，レトロウイルスと似た性質をもっており，HBV の複製過程において RNA プレゲノムから DNA が逆転写される。そのため，HBV がホストのゲノムに組み込まれることがある。HBV は熱に対して安定で，酸によって不活性化される。C 型肝炎ウイルス（HCV）は，1 本鎖プラス鎖 RNA ウイルスであり，輸血などの血液を介して感染する。高い割合（70 ～ 80％）で慢性化し，その半数は肝硬変，肝がんに進展する。以前非 A 非 B 肝炎といわれウイルスが見つからなかったが，分子生物学的手法によりウイルスゲノムのクローニングによって原因ウイルス（HCV）が発見された。現在，HCV はインターフェロンや抗ウイルス薬などの薬物療法でかなり排除，治癒できるようになっている。

10.5.5　線維化と肝硬変

肝炎が持続的に起こることにより，肝細胞の死と再生が繰り返され，活性化された伊東細胞から分泌された細胞外マトリクスにより組織が固くなる線維化が起こる。この伊東細胞の活性化には TGF-β が重要である。さらに進展すると，肝臓全体に肝小葉の改築が起こり，門脈領域間や門脈域と中心静脈域に線維性の隔壁が生じ，肝臓の結節を生じるようになる。これが肝硬変であり，肝炎ウイルス性，アルコール性の慢性肝炎だけでなく NASH からも進行する。

10.5.6　肝がん

肝がんのほとんどは，肝細胞由来の肝細胞がんであり，その他に胆管細胞由来の胆管細胞がんがある。肝がんでは，80％ほど肝硬変を合併している。日本では，肝細胞がんの多くが肝炎ウイルスによるものと考えられている。慢性的な肝炎によって，遺伝子複製のエラーが起こったためと考えられている。B 型，C 型肝炎ウイルスの遺伝子を導入したトランスジェニックマウスにおいて肝細胞がん発症が観察されているため，肝炎ウイルス自身にがんを発生させる作用があることもわかっている。近年，ウイルス性肝障害によるがんに変わり，NASH からの肝がんが増加している。

10.6　肝臓疾患の予防

10.6.1　肝臓の保護

肝臓は，摂取して消化吸収されたものがすべて集まる臓器であるため，アルコールや薬物などの危険物に常にさらされている。また，炎症を誘発する腸管からの微生物由来エンドトキシンにもさらされている。類洞内皮細胞の小孔や基底膜がないなどの構造上の問題から，肝細胞は常に障害を受けやすい状況である。肝臓を保護するためにはアルコールや薬物への暴露を減らすことはもちろんのこと，腸内環境をよくすることも重要である。多くの栄養素や食品成分に肝臓保護作用が知られるようになったが，ヒトの疾患と関連づけられるか，まだ不明な点も多い。

NAFLD，NASH が注目されるようになり，メタボリックシンドロームの予防そのものが肝臓を保護することにつながると考えられる。インスリン抵抗性の改善は，肝臓の脂質代謝異常や脂肪肝を改善することができ，NAFLD，NASH を予防することができる。

10.6.2　肝再生の活性化

肝疾患の治療の多くは，肝臓の再生に期待することによって成り立っている。ウイルス性，アルコール性肝炎などの慢性肝炎では，毎日肝障害が起こっては修復することを繰り返し行っている。したがって，障害を受けた肝臓の再生をサポートする必要がある。肝再生を促進する因子として発見された HGF は，薬物誘導性肝硬変を正常化させ，ネクローシス，アポトーシスによる肝不全から肝臓を再生させることが示されている。薬品，遺伝子治療として HGF が利用されるものと考えられるが，食品成分にも HGF の発現をサポートするものがあるかもしれない。しかし，肝硬変は元に戻すことのできない不可逆な病態と考えられているため，線維化を抑えて，肝再生を強力に促進することによって可逆的な病態にすることも期待されている。肝疾患の進行には炎症にともなう肝細胞以外の非実質細胞（クッパー細胞や伊東細胞）の活性化が重要な鍵を握っている。腸管に由来するエンドトキシンによるクッパー細胞の活性化を抑えることで肝障害は抑えられ，TGF-βによる伊東細胞の活性化が誘導する細胞外マトリクスの産生を抑えることにより線維化が抑えられる。したがって，肝臓の非実質細胞をターゲットにした食品成分のスクリーニングにより，肝障害からの保護や肝再生のサポートができる可能性がある。

10.6.3　肝機能の栄養補助

アルコール性肝障害や肝硬変では，一般にタンパク質・エネルギーの栄養不良が起こっている。したがって，バランスのとれたタンパク質・適正エネルギー・十分なミネラルとビタミンが必要とされる。この栄養学的アプローチは，肝機能を補助するようにして働いていると考えられる。肝機能障害時の有効な肝機能補助法として，食品中の分枝鎖アミノ酸と芳香族アミノ酸の比（フィッシャー比，BCAA/AAA ratio = (Val + Leu + Ilu) / (Phe + Tyr)）を高くすることや，分枝鎖アミノ酸の投与が知られている。血漿中のフィッシャー比は，肝性脳症の昏睡度と負の相関が見られ，肝臓病の治療や生存率の改善に重要であることが知られている。食事だけではフィッシャー比を改善することが難しく，アミノ酸補足により積極的にその比を高め，症状を改善する栄養治療がされている。分枝鎖アミノ酸は，主に骨格筋のタンパク質分解の抑制とタンパク質合成の促進，骨格筋のエネルギー源として作用し，高アンモニア血症の改善をすることによって作用していると考えられている。長期の絶食を避けるため就寝前の分枝鎖アミノ酸を豊富に含む経腸栄養製剤を投与することも成功している。

腸内環境を適正化するため，食物繊維をはじめとするプレバイオティクス，プロバイオティクスも肝機能の維持に重要である。腸内細菌の環境を変化させることで肝臓へのエンドトキシンの流入を低下させて，肝細胞を保護するだけでなく，食後の血糖値上昇やインスリンの上昇を防ぐことになる。

C 型慢性肝炎では，肝臓に鉄が蓄積することがわかっている。過剰の鉄はフェントン反応を介して活性酸素種（ヒドロキシラジカル）を発生し，肝障害をもたらすことから，鉄の摂取量の管理も重要である。

●問題

1）肝臓の役割を 5 つあげて簡単に解説せよ。
2）肝実質細胞は上皮細胞であるが，他の上皮細胞と比較して異なる点も多い。その特徴を述べよ。
3）NAFLD，NASH の発症原因として考えられるものをあげて説明せよ。

●参考文献

1）細谷憲政 監修，武藤泰敏 編著：消化・吸収－基礎と臨床－　改訂新版，第一出版（2002）
2）戸田剛太郎・織田正也・清澤研道・坪内博仁・中沼安仁：肝臓病学，医学書院（1998）
3）日本消化器病学会・日本肝臓学会編：NAFLD/NASH 診療ガイドライン 2020，南江堂（2020）
4）小田裕昭：肝臓の機能と保護・ケア素材，FoodStyle21，**25**, 1-4（2021）
5）Rinella, M.E. *et al.*：*J. Hepatol.*（2023），DOI：https://doi.org/10.1016/j.jhep.2023.06.003

コラム

体の外に露出している上皮細胞

皮膚（表皮細胞）のように体を覆って外部に露出している細胞群を上皮細胞という。身体を乾燥から守り，様々な外敵からも守る細胞であるとともに，外部から情報を内部に伝える細胞でもある。体の外と中を分ける細胞であるため，タイトジャンクションにより，外を向いている細胞膜（アピカルサーフェス）と，内側を向いている細胞膜（バソラテラルサーフェス）に分けられる。これを細胞極性と呼ぶ。表皮だけでなく口の中，食道，胃，小腸，大腸も体の中にあるけれど外を向いているので，上皮細胞である。肺も外を向いているし，膀胱から腎臓も外を向いている上皮細胞から構成されている。肝臓や膵臓は消化管が陥入した腺が肥大化して臓器になったものであるため，外を向いている上皮細胞である。そうするとお腹にある臓器はほとんど中にあるけれど外を向いた上皮細胞からできた臓器である。何か不思議な気がする。表皮細胞のように多層化して角質化している上皮細胞から，消化管のように単層の上皮細胞もある。上皮細胞の内側は，上皮細胞が障害を受けても内部に簡単に侵入できないような基底膜という細胞外マトリクスの膜がある。そのさらに内側には細胞外マトリクスが多い結合組織があり，そこに血管がある。上皮細胞には直接血管が行っていないので，その間は拡散で栄養素が移動することになる。ところが，肝細胞だけは基底膜も結合組織もなく，さらに血管内皮細胞に穴があいていて，血液が直接肝細胞に触れ合うというかなり特殊な構造をしている。上皮細胞は常に外敵と戦っているため，常に新しい細胞に入れ替わる必要があり，それぞれの幹細胞を持っている。上皮細胞は常に入れ替わるため，がんが起こりやすい細胞群でもある。上皮系のがんの場合，少しでも早く見つけることができれば，転移が起こる前にがん細胞を除去することができる。予防だけでなく日々の検診も重要である。　(H.O.)

https://note.com/anatomic_study/n/n56db70771f89

第11章　腎臓と栄養

11.1 腎臓の構造と機能[1]

腎臓はソラマメのような形をした臓器である。ヒトでは背側に近い位置に，脊椎をはさんで左右に1つずつある。1つの大きさは成人の握りこぶし程度であり，重さはおよそ130 gである。腎臓の主な働きは，絶え間なく尿を生成して，体内の余分な水分や電解質，尿素などの老廃物を体外へ排出することである。この働きが正常に行われることによって，血液を含めた体液の量や成分を一定に保つことができる。

11.1.1 腎臓の構造

腎臓の内部構造を観察すると，外側から皮質，髄質，腎盂で構成されている（**図 11.1**）。皮質には，血液を濾過して尿の元となる原尿を生成するのに重要な腎小体がある。腎小体は糸球体とそれを包むボーマン嚢からなる。糸球体は毛細血管が絡み合ってできた球状の塊の部分を指し，血液を濾過するフィルターの役割を果たしている。このフィルターとしての役目を，糸球体係蹄壁（糸球体の毛細血管壁）が担っている。糸球体係蹄壁は，血管内皮細胞で構成された層，糸球体基底膜からなる層，足細胞で構成された層の3層で構成されている。この3層構造により，糸球体では血液中の血球成分やアルブミンを代表とするタンパク質のような高分子は濾過されないが，水，グルコースやアミノ酸，電解質などの低分子は濾過される。そして，濾過された原尿は，ボーマン嚢の内腔（ボーマン腔）で受け止められ，尿細管へ送られる。腎小体と尿細管からなるネフロンは，左右の腎臓それぞれに約100万個存在する構造単位であり，血液から尿を生成するのに重要な役割を果たしている。

尿細管は皮質と髄質の中に整然と配置されており，原尿の約99%は尿細管を通り抜ける間に再吸収され濃縮される。すなわち，健康なヒトの腎臓は1日に約150 Lの原尿を生成するが，最終的に尿として体外へ排出されるのはわずか1.5 Lである。尿細管は，上皮細胞の種類によって，近位尿細管，中間尿細管，遠位尿細管，集合管の4つの部分に分けられる。腎小体で濾過された原尿は，まず近位

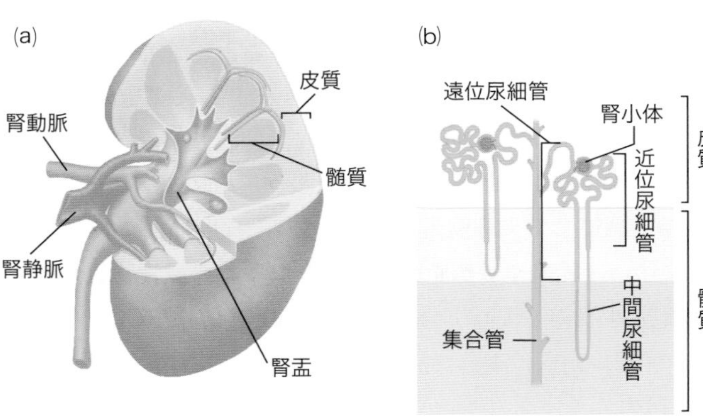

図 11.1　腎臓 (a) とネフロン (b) の構造

尿細管を通過する。近位尿細管では，グルコースやアミノ酸のような栄養素は，ほぼすべて再吸収される。水分なども含めると，原尿の約70％が近位尿細管で再吸収される。その後，尿は髄質内の高い浸透圧を利用して，中間尿細管，遠位尿細管，集合管を通過しながら濃縮され，腎盂に集められた後，尿管を通って膀胱へ送られて体外へ排出される。

11.1.2　腎臓の機能

体液は体内に含まれる電解質などを含んだ水溶液であり，成人において体重の約60％を占めている。ヒトの体液の出入りをみると，体内に入る水分としては，食物や飲み物として口から摂取する水分と栄養素が代謝される際に発生する水（代謝水），体内から出される水分としては，糞便，尿，汗，そして呼気や皮膚から知らないうちに蒸発する水（不感蒸泄）がある。また，体液は細胞膜を隔てて，細胞内液と細胞外液に分けられる。細胞外液には，細胞の周りにある間質液と体内を循環している血漿やリンパ液がある。細胞内液と細胞外液に含まれる電解質の組成は大きく異なり，細胞内液はカリウムイオン（K^+）に富み，細胞外液はナトリウムイオン（Na^+）に富んでいる。体液の量やそれに含まれる電解質の組成は，気温，身体活動，体調，摂取する食事内容などによって変化するが，その変化を最小限に留めて一定に保とうとする仕組みが備わっている。

腎臓は，尿として排出する水や電解質の量や成分を適宜変えることによって，体液の量や電解質バランスを一定に保つ役割を果たしている。例えば，食塩を摂りすぎると，細胞外液のNa^+濃度が高くなり，浸透圧が上昇する。これにより細胞内から水が排出され（高張性脱水），細胞は収縮し，その状態が続くと細胞は死に至る。このような状態に陥らないように，脳の視床下部にある浸透圧受容器が細胞外液の浸透圧の変化を感知すると，下垂体後葉からバソプレッシン（抗利尿ホルモン）というペプチドホルモンが分泌される。分泌されたバソプレッシンは，腎臓の集合管に作用して水の再吸収を促進させる。その結果，排出される尿量は減少する一方，細胞外液（主に血液）の量は増加して浸透圧は下がる。また，細胞外液量が増加するため，血圧は上昇する。

細胞外液中のNa^+濃度は，レニン-アンジオテンシン-アルドステロン系や心臓から分泌される心房性ナトリウム利尿ペプチドが腎臓に作用することによって調節される。レニンはタンパク質分解酵素の一種で，腎糸球体から分泌される。レニンが腎臓から分泌されると，アンジオテンシノーゲンをアンジオテンシンⅠに変換する。その後，段階を経て，ホルモンの一種であるアンジオテンシンⅡが生成される。アンジオテンシンⅡには，血管を収縮させて血圧を上昇させる働きと，副腎皮質ホルモンの1つであるアルドステロンの分泌を促す働きがある。そして，アルドステロンには集合管におけるNa^+の再吸収を促進させる働きがあり，この働きによって細胞外液量が増加し血圧が上昇する。心房性ナトリウム利尿ペプチドは心筋細胞で生合成・分泌されるペプチドホルモンで，腎臓における水とNa^+の排出を促進する作用に加えて，血管拡張作用やアルドステロン分泌抑制作用がある。

また腎臓は酸塩基平衡を調節して，細胞外液のpHを7.4程度に保つ役割も担っている。ヒトの生体内では栄養素の代謝に伴い，乳酸や遊離脂肪酸のような多くの酸性物質が生成される。この酸性物質による血液などの細胞外液のpH低下は，酸-重炭酸緩衝系（$CO_2 + H_2O \rightleftarrows H_2CO_3 \rightleftarrows H^+ + HCO_3^-$）を利用した肺と腎臓の働きによって抑えられている。特に腎臓では，腎小体で濾過された重炭酸イオン（HCO_3^-，炭酸水素イオンともいう）のうち90％が近位尿細管で再吸収される。また，糖新生の前駆体として利用されるグルタミンなどのアミノ酸が代謝される過程で，近位尿細管で生じるアンモニア（NH_3）を利用して集合管で水素イオン（H^+）を捕捉し，アンモニウムイオン（NH_4^+）として尿中に排出する。

このように腎臓は，体液の量，浸透圧および pH，それに含まれる電解質バランスを一定に保つ働きをしている。それと同時に，血圧の調節にも貢献している。腎機能が障害されて，水分，電解質バランス，pH の異常などが起こると，むくみ，高血圧，不整脈，心不全などが起こる。

11.2 腎臓の代謝

腎臓は水分や電解質の代謝の他に，全身の糖やタンパク質の代謝恒常性維持にも重要な役割を果たしている。

11.2.1 腎臓の糖代謝[2)]

腎臓は糖の再吸収，産生（糖新生），利用の調節を行うことによって，正常な血糖値の維持に寄与している。腎臓におけるこれらの調節は異なる尿細管部位で行われる。

(1) 糖の再吸収

糸球体では 1 日に約 180 g の糖（グルコース）が血液から濾過されるが，このほぼ 100％が近位尿細管で再吸収される。したがって，健常なヒトの尿中にグルコースは排出されない。

近位尿細管でのグルコース再吸収は小腸におけるグルコースの吸収様式と似ており，ナトリウム-グルコース共輸送体（sodium-glucose co-transporters：SGLTs）によって行われる。SGLTs には 6 つのアイソフォームが存在する。そのうち，近位尿細管の尿管腔側の細胞膜（刷子縁）には SGLT1 と SGLT2 が発現している。小腸では SGLT1 のみが存在している。原尿中の全グルコースの約 90％は，腎小体に最も近い近位尿細管 S1 セグメントで，低親和性で輸送能力の高い SGLT2 によって再吸収される。SGLT2 によって再吸収されなかった残り 10％のグルコースは，近位尿細管 S3 セグメントで，高親和性で輸送能力の低い SGLT1 によって再吸収される（**図 11.2**）。これらの SGLTs は，近位尿細管細胞の基底膜側の細胞膜に存在するナトリウムポンプ（Na^+/K^+-ATPase）が ATP を消費して作り出す Na^+ 濃度勾配を利用して細胞内へグルコースを輸送する。細胞内へ取り込まれたグルコースは，基底膜側の細胞膜にある促進拡散型グルコース輸送体（glucose transporters：GLUTs）によって，ATP を消費しないで細胞内から細胞外へ運ばれ，最終的に血液中へ戻される。GLUTs には 7 つのアイソフォームが存在し，そのうち GLUT2 が SGLT2 とともに働き，GLUT1 が SGLT1 とともに働く（**図 11.2**）。このように近位尿細管では，部位特異的にグルコース輸送能力の異なる SGLT が効率良く働いて，原尿からグルコースを再吸収している。

グルコースの再吸収量は，血糖値が 200 mg/dL 程度までの範囲では，血糖値の上昇に伴って直線的に増加する。しかし，血糖値が 200 mg/dL を超えるような糖尿病などの状態では，SGLT のグルコース輸送能力が飽和する。その結果，再吸収できないグルコースが生じ尿中に排出される。

(2) 糖の産生（糖新生）

糖新生とは，乳酸，アミノ酸，グリセロールなど，糖質以外の物質を前駆体としてグルコースを合成する代謝である。この代謝経路は肝臓と腎臓にのみ存在する。絶食した場合，肝臓のグリコーゲン分解に加えて肝臓と腎臓における糖新生が促進され，血液中へグルコースが供給されることで，血糖

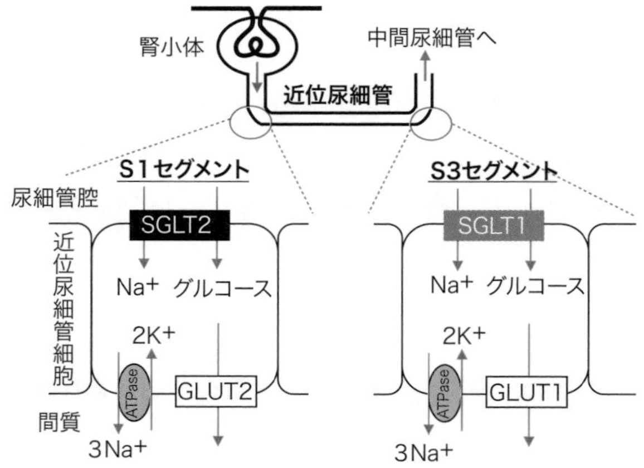

図 11.2　近位尿細管におけるグルコースの再吸収

低下が抑えられる。糖新生の前駆体として，肝臓では主に乳酸とアラニンが利用され，腎臓では乳酸とグルタミンが利用される（**図 11.3**）。

一晩絶食して，臓器から血液中に供給されるグルコース全体の約 75%は肝臓由来であり，残りの約 25%は腎臓由来である。肝臓から供給されるグルコースの約 3 分の 2（全体の約 50%）は肝臓に貯蔵されたグリコーゲンの分解によって生成されたものであり，残り 3 分の 1（全体の約 25%）は糖新生によって生成されたものである。腎臓ではグリコーゲンを合成・蓄積することはできないので，腎臓から供給されるグルコースはすべて糖新生によるものである（**図 11.3**）。絶食が長期化すると，肝臓のグリコーゲンが枯渇し，血中に放出されるすべてのグルコースは，肝臓と腎臓の糖新生によって産生される。

食事を摂取すると，血中インスリン濃度の上昇に伴い，肝臓における糖新生は速やかに抑制される。他方，腎臓における糖新生は促進する。この作用機序は明確になっていないが，食事摂取後の腎臓における糖新生の促進は，効率的に肝臓にグリコーゲンを蓄積させるために起こると考えられている。

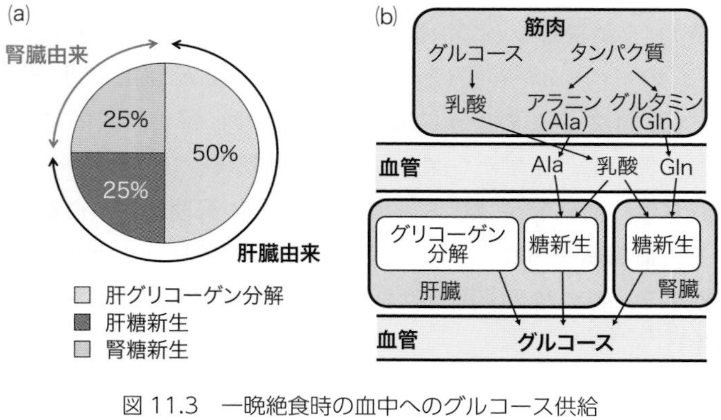

図 11.3　一晩絶食時の血中へのグルコース供給

(a) 血中へのグルコース供給は肝臓と腎臓によって行われる。
(b) 肝臓ではアラニン（Ala）と乳酸を，腎臓ではグルタミン（Gln）と乳酸を用いて糖新生が行われる。

腎臓では，グルコース-6-ホスファターゼやホスホエノールピルビン酸カルボキシキナーゼのような糖新生の律速酵素は皮質に特異的に発現しており，糖新生は皮質内の近位尿細管で行われる。

(3) 糖の利用

他の臓器と同様に，腎臓は機能の保持に必要なエネルギーを獲得するため，血液中から取り込んだグルコースを利用する。食事を摂取すると，一時的に血液中のグルコース量は増加するが，速やかに臓器内に取り込まれて利用されるため，血糖上昇は抑えられる。摂取したグルコースの 7 割程度は肝臓と筋肉に取り込まれ，その大部分がグリコーゲンとして貯蔵されるが，1 割程度は腎臓に取り込まれる。

腎臓に取り込まれたグルコースは，主に髄質内の中間尿細管や遠位尿細管で利用される。髄質は皮質に比べて酸素濃度が低いため，グルコースは解糖系によって嫌気的に代謝され，最終的に乳酸に変換される。一方，比較的酸素濃度の高い皮質内の近位尿細管では，エネルギー源としてグルコースではなく脂肪酸を利用して好気的に ATP を産生し，産生された ATP はグルコースなどの栄養素を再吸収するために消費される。

11.2.2　腎臓のタンパク質・アミノ酸代謝 [1,3,4]

腎小体では，血液中のタンパク質の大部分は濾過されないが，原尿中にアルブミンなどのタンパク質もわずかに存在する。濾過されたタンパク質のほぼすべては近位尿細管で再吸収されるため，健常なヒトの尿中にタンパク質は含まれない。同様に，腎小体で濾過されたほぼすべてのアミノ酸やペプチドも近位尿細管で再吸収される。グルコースの再吸収と同様に，近位尿細管におけるアミノ酸の再吸収もアミノ酸に特異的なトランスポーターを介して行われる。尿管腔側の刷子縁でアミノ酸は Na^+ とともに細胞内へ取り込まれ，基底膜側でアミノ酸は単独で細胞外へ放出されて血液中へ戻される。また，肝臓で産生された尿素のうち，半分は尿中に排出されるが，残り半分は集合管から髄質内に取り込まれ，尿の濃縮に利用されると考えられている。

高血圧や腎炎などによって糸球体の濾過機能や近位尿細管における再吸収機能が障害されると，尿中に排泄されるアルブミンなどのタンパク質量が増え，タンパク尿が出現する。これにより，腎機能の低下に拍車がかかる。**慢性腎臓病**（chronic kidney disease：CKD）は，糸球体濾過量（glomerular filtration rate：GFR）の低下やタンパク尿が持続して認められ，慢性的に腎機能が低下した病態である。CKD の進行は不適切な食事によって助長され，末期腎不全に至るだけでなく，脳卒中や心筋梗塞といった心血管疾患の発症リスクを増大させる。したがって，重症化を予防するためには，薬物療法のみならず，生活習慣改善のための食事療法も重要と考えられている。CKD の食事療法として，日本腎臓学会編『エビデンスに基づく CKD 診療ガイドライン 2018』では，食塩とタンパク質の摂取量制限が推奨されている。CKD 重症化予防のための食塩摂取量として 3 ～ 6 g/ 日が推奨されており，食塩の摂取量制限により血圧低下，末期腎不全や心血管疾患発症リスクの低減が見込まれている。タンパク質の摂取量制限は，タンパク質・アミノ酸代謝によって産生される尿素の排泄量を減らして腎臓の負担を軽減する目的で行われる食事療法であるが，その効果を示すエビデンスとなる研究報告は少なく，尿中タンパク質量の減少や GFR 低下の抑制についても一貫した報告が得られていない。一方，人工透析や腎移植のような腎代替療法の導入遅延に対して，タンパク質の摂取制限は効果があると考えられている。特に，0.8 g/kg 体重 / 日より少ないタンパク質摂取量は，CKD

の重症化予防に有効と考えられている。タンパク質の摂取量制限の程度はCKDの重症度によって異なり，重症度が高くなるほど，厳格なタンパク質の摂取量制限が必要とされている。しかし，高齢CKD患者に対するタンパク質の摂取量制限は，サルコペニアやフレイルの発症リスクを高めて，腎不全以外の要因による死亡率を上昇させる可能性もあるため，低年齢CKD患者に対する制限よりも注意を要すると考えられている。

●問題

1）腎小体の構造と役割について概説せよ。
2）腎臓における糖の再吸収と小腸における糖の吸収の違いについて説明せよ。
3）慢性腎臓病とは何か，また，この病気の患者に対する食事療法について説明せよ。

●参考文献

1）坂井建雄：腎臓のはなし，中公新書（2013）
2）Gerich, J.E.：*Diabet Med.*, **27**, 136-142（2010）
3）厚生労働省：日本人の食事摂取基準（2020年版）
4）中尾俊之 他編：CKDの最新食事療法のなぜに答える－基礎編 Ver.2, 医歯薬出版（2021）

コラム

糖尿病治療のターゲット：SGLT2

近年，SGLT2阻害薬が糖尿病治療薬として注目されている。腎臓における1日のグルコース再吸収量は約180 gであり，1日のグルコース産生量やグルコース消費量と比べてとても多く，この量の変動が全身の糖代謝に及ぼす影響はとても大きいことが予測できる。糖尿病患者では健常者と比べて近位尿細管からの糖再吸収量が増加し，近位尿細管におけるSGLT2量も増加している。SGLT2阻害薬は，糖尿病によって亢進しているSGLT2による糖の再吸収を特異的に阻害して，糖を尿中に排出させることにより血糖値を下げる。この阻害薬は，インスリン分泌促進薬やインスリン抵抗性改善薬とは異なり，インスリン作用と独立した機序で作用するため，低血糖に陥りにくいこと，体重減少や血圧降下が期待できることなどが特徴である。

(Y.T.)

第12章　脂肪組織と栄養

12.1 脂肪組織を構成する細胞の特徴と機能

12.1.1　2種類の脂肪組織・脂肪細胞

ヒトを含む哺乳動物には2種類の脂肪組織，すなわち白色脂肪組織（white adipose tissue：WAT）と褐色脂肪組織（brown adipose tissue：BAT）とが存在する。白色脂肪組織には主に白色脂肪細胞が，褐色脂肪組織には主に褐色脂肪細胞が存在している。両方とも「脂肪組織」という名前がついているが，白色脂肪組織は食物として摂取した余剰のエネルギーを脂肪としてプールする“エネルギー貯蔵”の役割などを担うのに対して，褐色脂肪組織は脂肪をその場で酸化分解して熱として放出する“エネルギー消費”を担うなど，機能面は大きく異なる。さらに，存在する場所や，それぞれを構成する脂肪細胞の脂肪貯蔵形態など，両者には様々な違いがある（**表12.1**）。

表12.1　白色脂肪細胞と褐色脂肪細胞

	白色脂肪細胞	褐色脂肪細胞
存在部位・量	皮下・内臓周囲，多量	腎周囲・肩甲間，少量
形態的特徴	直径50〜150 μm 単房性脂肪滴	直径20〜50 μm 多房性脂肪滴，ミトコンドリアを多く含む 周囲には交感神経や血管が豊富
生化学的特徴	主にリポタンパク質から脂肪酸を取り込み，TGとして蓄積。ホルモン刺激によりTGを分解して脂肪酸を遊離する（脂肪動員）。また，様々なアディポサイトカインを分泌する。	血中からグルコースを取り込み，TGとして蓄積。TGを分解して得られた脂肪酸を代謝し，UCP-1により熱産生を行う。
調節因子	インスリン，アドレナリン，グルカゴン，摂食，絶食	インスリン，ノルアドレナリン，T_3（トリヨードサイロニン），寒冷暴露，過食
生理的役割	エネルギーの貯蔵と放出 アディポサイトカインの分泌	代謝的熱産生

12.1.2　エネルギー貯蔵・供給源としての白色脂肪組織

哺乳動物の化学エネルギーの貯蔵形態としては，グルコースの重合体であるグリコーゲンと，脂肪酸とグリセロールからなる中性脂肪（トリグリセリド（TG）やトリアシルグリセロール，単に脂肪とも呼ばれる）がある。グリコーゲンのグラム重量あたりのカロリー（4 kcal/g）は，中性脂肪（9 kcal/g）の半分以下である。またグリコーゲンの主な貯蔵臓器は肝臓であるが，肝臓でのグリコーゲンの貯蔵量は肝臓重量の約10%程度である。平均的な成人の肝臓グリコーゲンは最大150 g程度で，これは600 kcal程度にすぎない。筋肉にもグリコーゲンは存在するが，それは筋肉でしか利用されない。よって，グリコーゲンのみでは生命活動を保証するエネルギーの貯蔵に限界がある。ヒトの場合，グリコーゲンでまかなえるエネルギーは24時間程度といわれている。

一方，脂肪はきわめて効率的な化学エネルギーの貯蔵形態である。脂肪を構成する脂肪酸は疎水性で半結晶状であり，占める空間が少なく構造的にコンパクトである。多くの脂肪は不飽和脂肪酸を含むために融点が低くなり，そのため体温では液体状に保たれ組織に柔軟性を与える。したがって，中性脂肪として白色脂肪組織にエネルギーを貯蔵することは，ほ乳動物には本来生理的に有利な機構である。さらに，動物がエネルギーを脂肪として体内に貯め込む機構はきわめて巧妙かつ貪欲に仕組まれている。この特性はヒトにおいても例外ではなく，進化の過程で獲得されたものである。この備蓄機構のバランスの不均衡は肥満や痩せを招き，疾患発症につながる。

白色脂肪組織は全身に広く分布し化学エネルギーを中性脂肪の形で貯め込み，神経やホルモンを介して必要な時に脂肪酸とグリセロールに分解して全身に再供給するために特殊化した器官である。白色脂肪組織は複数の細胞から構成されており，それらの細胞には，脂肪滴を貯め込んだ白色脂肪細胞，前駆脂肪細胞，線維芽細胞，血管内皮細胞，神経細胞，さらにそれらの前駆細胞などがある。最近では脂肪組織内から軟骨や筋肉への分化能を有する前駆細胞（幹細胞）も見いだされている。

12.1.3　分泌細胞としての白色脂肪細胞

脂肪細胞からはサイトカイン類をはじめとして各種のホルモン様分子や化学因子が細胞外に分泌され，脂肪組織内だけでなく全身に強く影響を及ぼすことが明らかとなってきた。白色脂肪細胞から分泌される生理活性物質は，アディポサイトカイン（adipocytokine）（またはアディポカイン）と命名されている（**表 12.2**）。アディポサイトカインには善玉のものと，悪玉のものが存在する。肥満に伴う代謝異常は，これら善玉と悪玉のアディポサイトカインのバランスが崩れることが関与している。

肥満によって白色脂肪細胞が肥大化し脂肪滴が充満すると，MCP-1（monocyte chemoattractant protein 1：単球走化性因子-1）や TNF α（tumor necrosis factor-α：腫瘍壊死因子-α），レジスチンなどの悪玉アディポサイトカインの合成や分泌が増加する。反対に代表的な善玉アディポサイトカ

表 12.2　主なアディポサイトカインとその働き

分子名	英語表記	生理機能
アディポネクチン	adiponectin	インスリン感受性亢進，抗炎症，脂肪酸異化促進
レプチン	leptin	摂食抑制(飽食シグナル)，末梢での脂肪酸異化促進
TNF α	tumor necrosis factor α	炎症惹起，インスリン抵抗性惹起
MCP-1	monocyte chemoattractant protein-1	単球の走化性亢進や活性化，炎症惹起など
PAI-1	plasminogen activator inhibitor-1	血栓溶解の阻害（血栓形成促進）
IL-6	interleukin-6	炎症惹起，インスリン抵抗性惹起
プログラニュリン	progranulin	IL-6 の発現を介してインスリン抵抗性惹起
アンジオテンシノーゲン	angiotensinogen	変換酵素の働きでアンジオテンシン-II となり，血圧を上昇させる
RBP-4	retinol binding protein-4	レチノール結合タンパク質。インスリン抵抗性惹起
レジスチン	resistin	インスリン抵抗性惹起，肝臓での糖新生亢進，炎症
ビスファチン	visfatin	PBEF (pre-B cell colony-enhancing factor) と同一タンパク質。インスリン様作用？
アスプロシン	asprosin	食欲促進，糖産生

その他にも，エストロゲンやアンドロゲンなどの性ホルモンや補体成分なども脂肪細胞から分泌される。

インであるアディポネクチンの合成や分泌が低下する。レプチンも食欲抑制や末梢でのエネルギー代謝亢進などの働きをする善玉アディポサイトカインであり，脂肪細胞の肥大化によって分泌量が増加するが，肥満の状態ではレプチンの働きがうまくいかない（レプチン抵抗性）状態となっている。そのため，血中のレプチン濃度は体脂肪量と比例して増加する。MCP-1 や TNF α，レジスチンなどの悪玉アディポサイトカインの多くは，マクロファージなどの炎症性の細胞を活性化し，慢性炎症状態を引き起こす。またこれらのアディポサイトカインはインスリンのシグナル伝達を阻害することにより，インスリン抵抗性（インスリンの効きが悪くなること）を引き起こす。肥満時の脂肪細胞肥大化による善玉アディポサイトカイン（特にアディポネクチン）の分泌低下とも相まって，生体は全身性の炎症や代謝異常を誘発し，最終的には動脈硬化や 2 型糖尿病などを引き起こす。他にも悪玉のアディポサイトカインとしてはインスリン抵抗性を引き起こす RBP-4（retinol binding protein-4：レチノール結合タンパク質-4）や，血栓形成を促進する PAI-1（plasminogen activator inhibitor-1：プラスミノーゲン活性化因子阻害因子-1）などが知られている。

一方，善玉のアディポサイトカインとして最も重要なものはアディポネクチンである。これは脂肪を適度に蓄えた小型の脂肪細胞において盛んに合成され，分泌される。肥満に伴って肥大化した大型の脂肪細胞では，その分泌は低下する。血中における濃度は他のホルモン類と比較して桁違いに高濃度で存在する。アディポネクチンは肝臓や骨格筋，血管など多くの組織に働きかけ，多彩な作用を引き起こす。たとえば，骨格筋においては糖の取り込み促進や脂肪酸の燃焼（β 酸化）など，肝臓でも脂肪酸の燃焼（β 酸化）や糖新生抑制作用など，血管においては抗炎症作用や動脈硬化抑制作用などを示す。このような作用の発揮はアディポネクチン受容体を介している。アディポネクチン受容体（adiponectin receptor：AdipoR）は少なくとも 2 種類存在し，AdipoR1 及び AdipoR2 と命名されている。いずれの受容体も広い組織で発現しているが，特に AdipoR1 は骨格筋に多く，AdipoR2 は肝臓に多い。これらの受容体による細胞内の情報伝達機構についてはいまだ十分解明されていないが，AMP キナーゼ（AMP-activated protein kinase：AMPK）と呼ばれるエネルギーセンサー分子が重要な働きを担っていることが示されている。

このように，白色脂肪細胞は様々なホルモン様分子を分泌し，生体の代謝や炎症状態などに大きな影響を及ぼしていることが明らかとなっている。また，脂肪細胞から放出される遊離脂肪酸（FFA）も，インスリン抵抗性や細胞毒性などを引き起こすことが示されている。今後も，このような脂肪細胞から分泌される因子類と，疾患発症との関わりを理解することは重要であろう。また，ホルモン様分子以外に，特定のタンパク質や核酸を含む「エクソソーム」と呼ばれる膜小胞も脂肪細胞から分泌され，全身の細胞に影響を与えている可能性が示唆されている。

12.1.4　白色脂肪細胞の数

過剰な食物摂取や運動不足によるエネルギー消費の低下は，体内に余剰のエネルギーを生じる。その余剰エネルギーは，体脂肪として脂肪組織に蓄積される。脂肪組織を構成する脂肪細胞の数は，体重と深い関係にある。クジラからネズミまで数多くの動物について体重と脂肪細胞数の関係を調べたところ，肉食動物と草食動物はそれぞれ簡単な関係（脂肪細胞数は体重のほぼ 3/4 乗に比例する）が成り立つ。これは標準代謝量と体重の関係ときわめて類似している（**図 12.1**）。このことは生物が生存に必要なエネルギーの備蓄を脂肪組織が保証していることを示唆している。

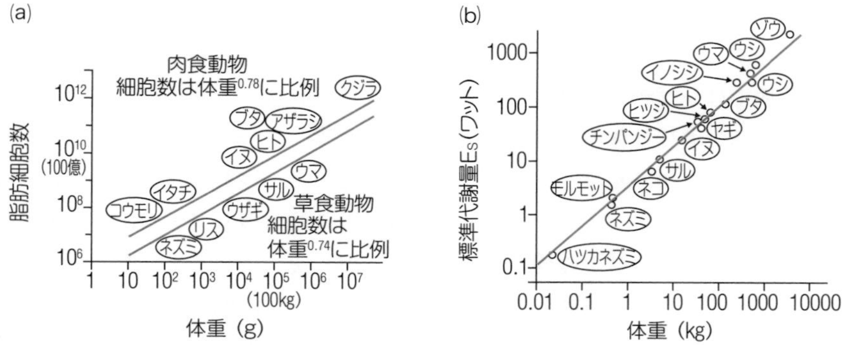

図 12.1　(a) 哺乳類動物の体重と脂肪細胞数の関係および (b) 代謝量と体重の関係
(b) 1 ワットは 1/(4.184 ×時間 [S]) cal

脂肪組織の蓄積様式のタイプには次のような3種類が知られている。1つ目はすでに存在する脂肪細胞に脂肪が蓄積し脂肪細胞のサイズが大きくなる脂肪細胞肥大型，2つ目は脂肪を貯える脂肪細胞の数が新たに増加し，その中に脂肪が蓄積する脂肪細胞増殖型，3つ目は1つ目（脂肪細胞肥大型）と2つ目（脂肪細胞増殖型）の混合型である。ではヒトの場合，脂肪細胞の数はどのくらいで，どの程度増えるのか？どの年齢で増えるのか？脂肪細胞の寿命はどの程度なのか，といった疑問に関して，2008年に *Nature* 誌[1)] で発表された研究成果から以下のようなことが明らかとなった。すなわち，①脂肪細胞の数は幼児期と思春期に増え，成人になるとほぼ一定となる。②脂肪細胞の増加率は肥満者の方が大きい。③成人の脂肪細胞の総数は，非肥満者ではおよそ400億個で，肥満者では800億個に達する。④脂肪細胞の寿命はおよそ10年であり，それは肥満者でも非肥満者でも変化はなかった。このように，いったん作り出された脂肪細胞はほとんどなくなることはなく，やせても脂肪を蓄えない小さな細胞として長い間生き延びていることが明らかとなった。これは，体内に再度余剰エネルギーが生じた際に速やかにエネルギーを蓄えることができることを意味し，飢餓の進化の過程で獲得された，エネルギーを有効に蓄えるしくみであるといえる。

12.1.5　褐色脂肪組織と褐色脂肪細胞

褐色脂肪組織は，エネルギーを消費して熱を産生する役割を担っている。褐色脂肪組織は，主に齧歯類などの小動物で顕著に見出されるが，ヒトなどの大型の哺乳類では主に胎児期や新生児期に見られる。しかし，最近の研究によって，褐色脂肪組織は成人にも存在し，エネルギー代謝に重要な働きを有することが示唆されている。

褐色脂肪組織を構成する褐色脂肪細胞は，ヒトの場合白色脂肪細胞（直径50–150 μm）よりも小さく，直径15～50 μmほどである。白色脂肪細胞は脂肪滴が単房性（細胞内に1つの脂肪滴を有する）であるが，褐色脂肪細胞においては多房性（細胞内に複数の脂肪滴を有する）で多くの脂肪滴が1つの細胞内に見られる。最も特徴的なこととしては，熱産生に関わるミトコンドリアが多く，それゆえに褐色に見える。この細胞内で熱産生に関わる中心的な分子はミトコンドリア内膜に存在するUCP-1（uncoupling protein-1，脱共役タンパク質1）である。この分子は糖質や脂肪酸などの代謝で生じたミトコンドリア内膜におけるプロトン（H^+）濃度勾配を利用して熱を産生する。通常はこのプロトン濃度勾配は ATP 合成酵素によって ATP の生合成に使用されるが，UCP-1 は ATP を合成することなしに熱に変換するため，化学エネルギーを熱エネルギーとして消費することになる。このようにして褐色脂肪細胞では生体が有する化学エネルギーを熱として消費する。最近の研究では，熱産生に対して抑制的に働く脂肪細胞がマウスやヒトの褐色脂肪組織に存在することが報告されており，いまだその機能が十分に明らかになっていない役割の異なるいくつかの脂肪細胞によって褐色脂肪細胞の熱産生機能が調節されていると考えられている。

12.1.6　第 3 の脂肪細胞，ベージュ脂肪細胞

白色脂肪細胞，褐色脂肪細胞に加えて，新たな脂肪細胞として注目を集めているのが，ベージュ脂肪細胞（brite 細胞とも呼ばれる。“brown in white” の意味）である [2)]。これは，寒冷刺激やある種の代謝調節薬などの刺激によって皮下等の白色脂肪組織中に誘導される UCP-1 を有する褐色脂肪細胞様の細胞である。刺激によって誘導されることから，誘導型褐色脂肪細胞とも呼ばれる。この細胞は，ヒトの新生児に見られるような典型的な褐色脂肪細胞とは特徴が異なるため，第 3 の脂肪細胞として注目を受けている。特に，ヒトの成人で見られる褐色脂肪細胞は，このベージュ脂肪細胞ではないかとする報告もあり，成人での代謝調節に大きな役割を演じている可能性がある。白色脂肪組織において，このベージュ脂肪細胞を特異的に誘導させることができれば，新たな肥満治療の展開へとつながるかもしれない。また最近，継続的な運動によって骨格筋から分泌されるマイオカイン（筋肉から分泌されるホルモン様分子の総称）のひとつであるイリシン（アイリシン，irisin）が白色脂肪細胞からベージュ脂肪細胞への分化を誘導することが報告され [3)]，脂肪組織と筋肉との液性因子を介した相互作用の存在が示唆され大変興味深い。この因子が運動のもつ健康機能のひとつを担っている可能性もある。なお，このベージュ細胞は白色脂肪細胞と相互変換しうることが証明された [4)]。

12.1.7　脂肪細胞の発生と分化

個々の細胞が特殊化し，特有の性質を持つ細胞（白色脂肪細胞や骨格筋細胞など）に変化することを分化という。分化という現象は，きわめて劇的で，この過程では，細胞を特徴づけるための数十～数百もの生化学的反応が遺伝子の発現調節を介して秩序正しく進行する。現在，白色脂肪細胞と褐色脂肪細胞は共通の間葉系幹細胞から，別々の経路で分化することが明らかとなってきた（**図 12.2**）[2)]。白色脂肪細胞は PPAR（peroxisome proliferator-activated receptor，ペルオキシソーム増殖剤活性化受容体）γ や C/EBPs（CCAAT/enhancer binding protein：CCAAT/ エンハンサー結合タンパク質）などの因子により間葉系幹細胞から白色前駆脂肪細胞を経て分化誘導されるが，褐色脂肪細胞は骨格筋細胞などと近い分化経路をたどる。すなわち，間葉系幹細胞から，筋芽細胞の前駆細胞でもある Myf5 陽性前駆細胞を経て褐色脂肪前駆細胞，褐色脂肪細胞へと分化する。この分化過程には，PPAR γ や PGC-1 α（peroxisome proliferator-activated receptor gamma coactivator-1 α：PPAR γ コアクチベーター-1 α）などの因子の他にも BMP7（bone morphogenetic protein 7，骨形成タンパク質 [7)] や PRDM16（PRD1-BF1-RIZ1 homologous domain containing 16）といった因子が関与する。また，間葉系幹細胞は骨を形成する骨芽細胞や軟骨細胞などにも分化する。

一方，ベージュ細胞は，寒冷刺激で白色脂肪細胞から誘導されることが報告されており，このような白色脂肪細胞のベージュ脂肪細胞への変化はブラウニング（browning）と呼ばれる。ベージュ脂

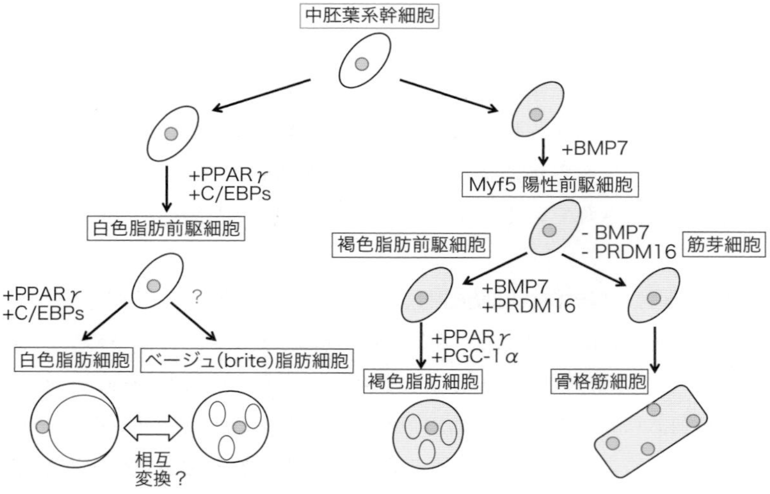

図 12.2　脂肪細胞の分化経路

肪細胞に分化しうる前駆細胞はいくつか報告されており，複数の分化経路が存在すると考えられているが詳細は不明であり，この過程の分子メカニズムの解明が期待されている。

12.2 | 脂肪細胞における栄養素の取り込みと分解

脂肪細胞においては体内の過剰なエネルギーを**中性脂肪**の形態で蓄積する。脂肪の合成材料としては主に血中のグルコースや脂肪酸，リポタンパク質中の脂肪などである。これらの基質は脂肪細胞膜上の特異的な輸送タンパク質と結合して脂肪細胞内へと取り込まれることが明らかとなってきた。また反対に，脂肪細胞に蓄えられた脂肪がホルモン刺激などによって分解され脂肪酸などを全身に供給すること（脂肪動員）も，脂肪細胞の重要な働きである。

12.2.1　脂肪細胞における脂肪酸の輸送・運搬に関わるタンパク質

食事由来や体内で合成した脂肪は，血中でリポタンパク質として体内を循環する。また，脂肪酸は血清アルブミンに結合して循環する。従来一般的に細胞への脂肪酸の取り込みは，単なる単純拡散によって行われるものと考えられていた。しかし，高濃度の脂肪酸は，遊離した状態では細胞膜を破壊し細胞に対してダメージを与える物質であり，むやみに散乱せず局在化することが必要である。脂肪酸の取り込みには脂肪酸輸送タンパク質（fatty acid transporter protein：FATP）と呼ばれる一群のタンパク質ファミリーが関与しているが，特に fatty acid translocase（FAT）/CD36）は，脂肪細胞での長鎖脂肪酸の膜輸送やマクロファージでの酸化脂肪酸の取り込みに直接関与していることが明らかにされている。また細胞内では，脂肪酸は脂肪酸結合タンパク質（fatty acid binding protein：FABP）と結合し運搬される。各細胞には様々な種類の FABP が存在し（少なくとも 9 種類の存在が確認されている），細胞内に取り込まれた脂肪酸は FABP と結合してミトコンドリアなどの細胞内小器官に運ばれて代謝される。脂肪細胞やマクロファージでは特に FABP4 が多量に発現している。

12.2.2　グルコースを脂肪細胞へ取り込むグルコーストランスポーター4型（GLUT4）

脂肪細胞でのグルコースからの脂肪合成もきわめて活発である。一般的に細胞へのグルコースの取り込みは構造的に類似した分子量約5万の特異的なタンパク質である複数のグルコーストランスポーターにより行われ，5種類に大別されている（glucose transporter：GLUT1～5）。そのうち脂肪細胞では，主にGLUT4が細胞内に大量に存在し，これがインスリンの作用によって細胞膜上へ急速に移行することにより，グルコースを細胞内へと輸送する。糖尿病や肥満症患者の筋肉・脂肪細胞で見られるインスリン抵抗性（インスリンの効きが悪くなること）にはそのレセプター以降の細胞内情報伝達機構の障害が関与し，インスリンが存在し，受容体に結合しても，GLUTの細胞膜への移行が阻害されることにより糖の取り込みができない状態となる。

12.2.3　脂肪動員のメカニズム

生体は日常的に摂食と絶食を繰り返している。生体内に蓄積しておいたエネルギーを消費することによって絶食時にも恒常性を保っている。そのエネルギー基質の保証は，主に白色脂肪組織に蓄えられている脂肪が担っている。すなわち，生体にとってエネルギーが必要な時に，脂肪細胞に蓄えられた脂肪を分解し，エネルギー源として使用可能な脂肪酸を供給する。このような脂肪の分解と脂肪酸の血中への流出を「脂肪動員」と呼ぶ。たとえば，通常の絶食時や運動時には交感神経が活性化され脂肪組織の交感神経末端と副腎からアドレナリンとノルアドレナリンが分泌されて両者が白色脂肪細胞上のアドレナリン受容体に作用し細胞内の脂肪分解に関わる分子群をリン酸化し，結果として蓄積された脂肪が分解し脂肪酸とグリセロールとなり脂肪細胞から遊離する（**図12.3**）。脂肪酸は血液中でアルブミンと結合して体内を循環し筋肉などの末梢臓器でエネルギー源として用いられる。

脂肪動員の引き金は，先に述べたようにアドレナリンやノルアドレナリンなどのホルモンが白色脂肪細胞上のアドレナリン受容体に結合することである。その後，細胞内でアデニル酸シクラーゼという酵素が活性化され，サイクリックAMP（cAMP）というシグナル分子が生成される。このcAMPはプロテインキナーゼA（PKA：A-キナーゼとも呼ばれる）というタンパク質リン酸化酵素を活性化する。活性化されたPKAは複数のタンパク質分子のリン酸化を引き起こす。そのうちの1つは，脂肪滴に結合しているペリリピンと呼ばれるタンパク質である。このペリリピンは通常，CGI-58というタンパク質と結合して脂肪滴表面に存在しているが，ペリリピンがリン酸化を受けると，このCGI-58との結合が外れる。ペリリピンとの結合が外れたCGI-58は，脂肪組織トリグリセリドリパーゼ（adipose triglyceride lipase：ATGL）と結合し，この脂肪分解酵素を活性化する。その結果，脂肪滴に蓄えられた脂肪（トリアシルグリセロール）が分解されDG（ジグリセリド：ジアシルグリセロール）となる。このDGに，PKAによってリン酸化され活性化されたHSL（ホルモン感受性リパーゼ）が働き，MG（モノグリセリド：モノアシルグリセロール）となる。このMGに最後にMGL（モノグリセリドリパーゼ）が働き，3つの遊離脂肪酸と1つのグリセロールとなる。これらが血中へと放出される。このように，脂肪動員時の脂肪の分解には，ATGL，HSL，MGLという3つの脂肪分解酵素（リパーゼ）が段階的に関与する（**図12.4**）。HSLは1970年代に発見された古くから有名なリパーゼであるが，ATGLは2004年に発見された比較的新しいリパーゼである（コラム参照）。

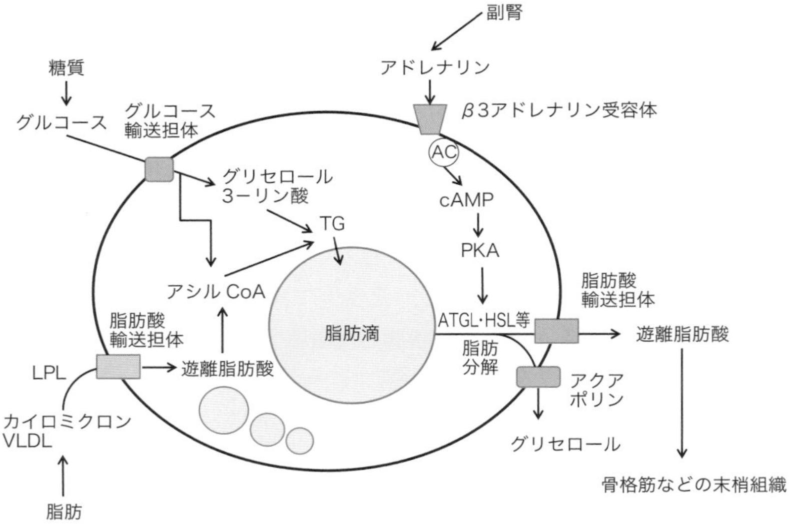

図 12.3　白色脂肪細胞での脂肪合成・分解の概略図

VLDL；超低密度リポタンパク質，LPL；リポタンパク質リパーゼ，TG；トリアシルグリセロール，AC；アデニル酸シクラーゼ，cAMP；サイクリック AMP，PKA；プロテインキナーゼ A，ATGL；脂肪組織トリグリセリドリパーゼ，HSL；ホルモン感受性リパーゼ

12.3 | 褐色脂肪細胞におけるエネルギー代謝・体熱産生

褐色脂肪組織は量的には 15 歳までの子供に多く，それ以降は減少傾向にあるが，成人でも約 50 g 存在し，この機能低下は 1 年間に 25 kg の体重増加をもたらすことが報告されている。褐色脂肪組織は体熱産生機能が高度に発達した組織で，組織 1 kg あたり 300 ～ 400 W の熱産生能力を有する。この値は一般的な哺乳動物の基礎代謝量が体重 1 kg あたり 4.1 W であるのと比べるとはるかに高い。褐色脂肪組織は，冬眠動物の目覚めやヒトを含む哺乳動物の新生児期の高体温維持に働く特殊な器官として知られていた。近年，褐色脂肪組織が食物を摂取した際の食事誘発性体熱産生（diet induced thermogenesis：DIT）または特異動的作用（specific dynamic action：SDA）ともいう）にも関与し，その機能の劣化が肥満発症と関連する可能性が高いことが明らかになってきた（コラム参照）。そのため，褐色脂肪組織の機能を活性化すれば肥満を軽減，防止ができるのではという発想が生まれてきた。事実，実験動物において β3 アドレナリン受容体活性化剤（β3AR アゴニスト）の長期投与により，褐色脂肪組織で体熱産生に関与する特異的タンパク質である UCP が誘導され，また白色脂肪組織にも UCP が発現することによって，体熱産生機能が亢進することが知られている。逆に褐色脂肪細胞の UCP 欠損は，熱産生の減少とそれに伴う肥満を引き起こす。UCP 遺伝子を人為的に操作することによって UCP を合成できなくしたマウス（ノックアウトマウス）は，過食なしで生後 16 日目に褐色脂肪組織の著減と肥満が確認され，その後重症の糖尿病や高脂血症等の合併症も生じたという。肥満が過食なしに生じたことは，褐色脂肪組織の欠損したマウスはエネルギー蓄積効率が増大したことを意味し，前述のベージュ脂肪細胞と併せて褐色脂肪組織が生体のエネルギーバランスを保つためにきわめて大切な役割を果たしていることを示している。

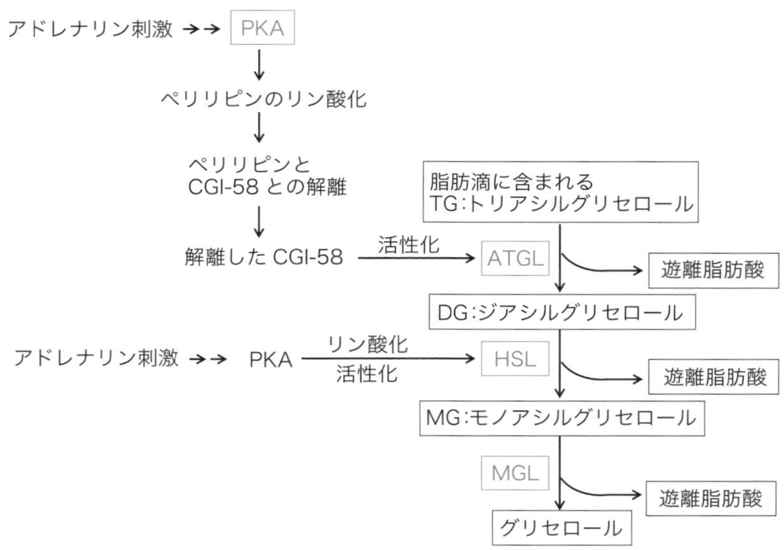

図 12.4　脂肪動員のメカニズム

●問題

1）脂肪細胞の種類とその特徴について簡潔に説明せよ。
2）白色脂肪組織での脂肪分解の機構と生理的意義を述べよ。
3）脂肪細胞が分泌するアディポサイトカインの種類や働きを述べよ。

●参考文献

1）Spaldings, K. L. *et al.* : *Nature*, **453**(7196), 783-787 (2008)
2）植木浩二郎 監修：細胞工学，**32**(7), (2013)
3）Boström P. *et al.* : *Nature*, **481**(7382), 463-468 (2012)
4）Rosenwald, M. *et al.* : *Nat. Cell Biol.*, **15**(6), 659-667 (2013)

コラム

TG 分解酵素に異常が生じると何が起こる？

ATGL が利用できなくなった場合，私たちの体に一体何が起こるのだろうか？ ATGL を欠損したマウスを用いた研究では，心不全と低温適応障害を生じることが 2006 年に報告された。2008 年には，ヒト重症心不全の原因となると報告され，心筋や冠動脈に中性脂肪が過剰に蓄積する病態などからこの疾患は「中性脂肪蓄積心筋血管症（triglyceride deposit cardiomyovasculopathy：TGCV)」と命名された。その後の研究で，遺伝子異常のない後天的な ATGL の機能不全でも TGCV 発症原因となりうる可能性が示され，ATGL 遺伝子変異を有する患者は原発性 TGCV，有さない患者は特発性 TGCV と臨床的に分類されている。ちなみに TGCV は日本で発見された疾患で，日本に 4 ～ 5 万人の患者がいると推定されており，現在治療薬の開発が進められている。　(N.Z.)

第13章　筋肉，運動と栄養

13.1 筋肉の種類

筋肉といってまず思い浮かぶのは骨格筋である。しかし，体内には骨格筋以外にいろいろな筋肉がある。たとえば，心臓を動かす心筋，寒冷ストレスや恐怖・驚きなどの情緒性ストレスによって鳥肌が立ったりするときに使われる立毛筋などに加えて，血管，気管支，食道，胃，小腸，大腸，子宮などの臓器にも筋肉が含まれる。これらの筋肉は自分の意志によって動かすことができない筋肉なので不随意筋と呼ばれ，自律神経によって支配されている。一方，骨格筋は自分の意志に従って動く筋肉なので随意筋と呼ばれ，運動神経によって支配されている。

骨格筋と心筋は，筋細胞（筋線維）の横断面を顕微鏡で観察すると縞模様が見えることから，横紋筋と呼ばれる。また，心筋を除く不随意筋を，細胞の構造の差から平滑筋と呼んでいる。

13.2 骨格筋の構造と筋収縮 [1)]

骨格筋は体重の約 35 ～ 40%を占める最大の組織で，役割として運動作用，姿勢維持作用があるが，そのほかに熱産生をして体温の維持に大きく寄与している。

骨格筋は，直径が 20 ～ 150 μm 程度の筋線維と呼ばれる収縮性をもった細長い多核細胞（平滑筋は単核細胞である）が束になってできている（**図 13.1**）。筋線維は，胎児期の早い時期に単核の筋芽細胞の多数が融合してできたものである。筋線維の長さは筋肉によっていろいろで，数ミリメートルから数十センチメートルに及ぶものもあるが，筋線維の長さは筋肉の長さに比例しているわけではない。筋細胞には直径約 1 μm の筋原線維が密に詰まっている。筋原線維の周囲には，筋小胞体という袋状の構造や横行小管系（T 管系：T tubule）と呼ばれる管状陥入が存在する。筋原線維内には，アクチンからなる細いフィラメント（アクチンフィラメント）とミオシンからなる太いフィラメント（ミオシンフィラメント）が規則正しく並んでいる。筋原線維のうち，ミオシンフィラメントが存在する部分は色が濃く，アクチンフィラメントだけの部分は色が薄いため，筋線維には縞模様（横紋）が見える。

筋肉の収縮は，以下のような過程で行われ，Ca^{2+} イオンと ATP が重要な役割を果たしている（**図 13.2**）。

① 運動神経から刺激（筋肉を収縮させよという電気信号）が神経終末（神経が筋線維と接する部位）に到達する。
② 神経終末からアセチルコリンという神経伝達物質が分泌される。
③ 筋細胞膜のアセチルコリン受容体が活性化され，筋細胞の興奮（膜電位の脱分極）が起こる。
④ 脱分極の刺激は筋小胞体を刺激する。
⑤ 筋小胞体に高濃度に存在する Ca^{2+} イオンが筋細胞内に放出され，筋細胞の Ca^{2+} イオン濃度が 1000 倍程度に増加する。

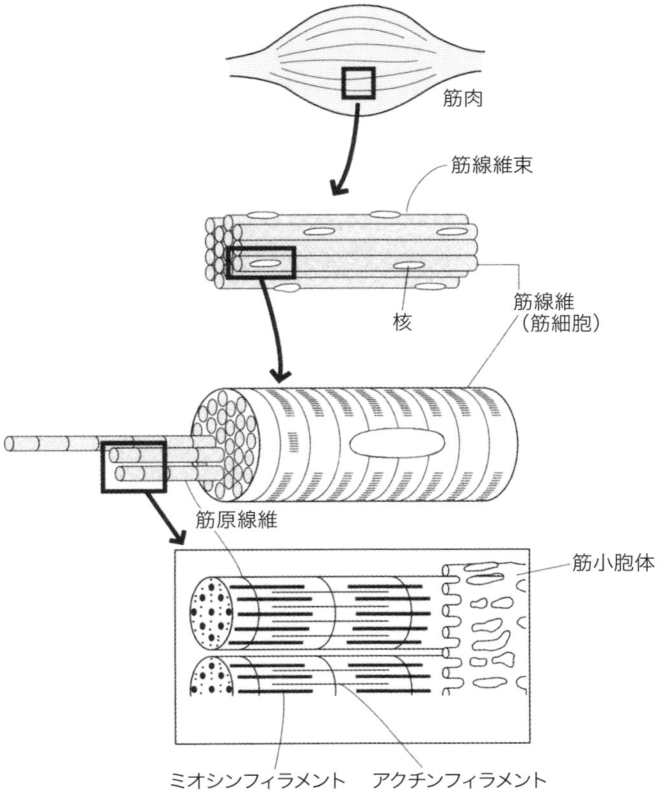

図 13.1　骨格筋の構造

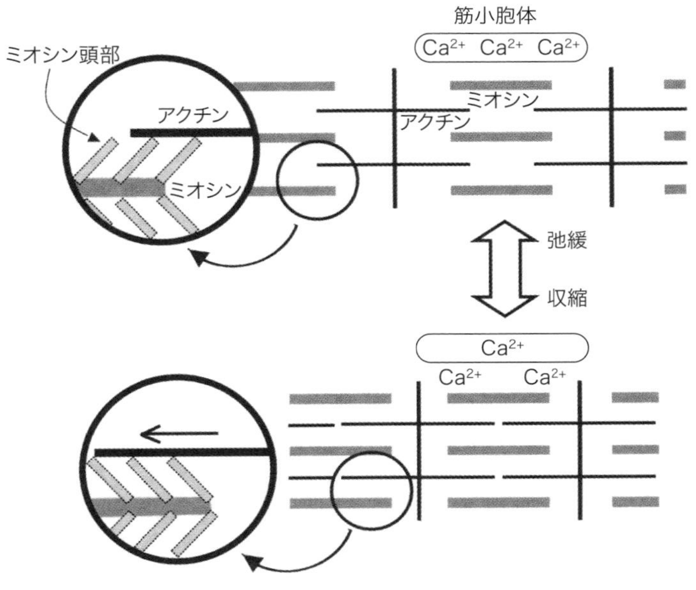

図 13.2　筋収縮の仕組み

⑥ Ca^{2+} イオンがトロポニンと結合し，アクチンとミオシンの結合を阻害していたトロポミオシンが動き，ミオシンの作用部位が露出する。
⑦ ミオシンの頭部（アクチンとミオシンの結合部位）で，ミオシンがアクチンを引っ張るようにして移動させる。このときに ATP が ADP へと分解される。
⑧ Ca^{2+} イオンが再び筋小胞体に取り込まれてその濃度が正常値まで低下すると，トロポニンと Ca^{2+} イオンの結合が解除され，連鎖的に筋収縮は終了する。

13.3 運動とエネルギー

筋収縮の直接のエネルギー源は ATP である。ATP はあくまで生体エネルギーの基本通貨であって貯蔵エネルギーではなく，ATP と ADP の状態を行き来するだけでその存在量そのものは少ない。そのため筋収縮を継続するためには ATP を ADP から再生しなければならない。ATP は次のような 3 つの方法で再生される[2)]。

- 骨格筋に存在するクレアチンリン酸を分解して得られるエネルギーを利用する方法（第 1 の過程）
- 骨格筋に存在するグリコーゲンを，解糖系によりピルビン酸や乳酸にまで分解する過程で生じるエネルギーを利用する方法（第 2 の過程）
- ピルビン酸や脂肪酸がミトコンドリアに入ってアセチル CoA に変わり，酸素を用いてクエン酸回路と電子伝達系によって二酸化炭素と水に分解する過程で生じるエネルギーを利用する方法（第 3 の過程）

短時間の激しい運動（例えば，短距離走など）では，筋線維内にある ATP が使われてからグリコーゲンを利用して ATP を再生するまでの間，筋肉内のクレアチンリン酸が利用される。クレアチンリン酸は，次の反応で ADP から ATP を再生する（第 1 の過程）。

$$\text{クレアチンリン酸} + \text{ADP} + H^{+} \Leftrightarrow \text{クレアチン} + \text{ATP}$$

ヒトの筋肉中には ATP 含量の約 4 倍のクレアチンリン酸が含まれるが，最大に筋収縮を行えば ATP とあわせても数秒程度の収縮をまかなえるに過ぎない。そこで，次に用いられるのがグリコーゲンである（第 2 の過程）。筋細胞内の ATP が減ってくると，グリコーゲン分解系および解糖系が速やかに活性化され，ATP を産生する。しかし，グリコーゲンも貯蔵量としては最大 30 秒程度の収縮で枯渇してしまう。ここまでの過程では，酸素を必要としないため無酸素的代謝過程といわれる。

持続的な運動では，酸素を使った代謝（ミトコンドリアのクエン酸回路によるグルコースや脂肪酸の完全燃焼）への依存が大きくなり，グリコーゲンや脂肪から多くの ATP が再生される（第 3 の過程）。このようなエネルギー供給過程を有酸素的代謝過程という。さらに長時間の運動（持久運動）になると，血中の脂肪酸や脂肪を盛んに利用するようになる。これに伴って血中のグルコースが利用されなくなるわけではなく，脂肪酸が利用されているにもかかわらず，グルコースも利用される。これは，脂肪酸の分解が促進されて生じた大量のアセチル CoA をクエン酸回路で処理するために，グルコースから作られるオキサロ酢酸の必要量も相対的に増えるためである。運動が長時間になると血中のグルコースは肝臓のグリコーゲン分解や糖新生で補われる（**図 13.3**）。

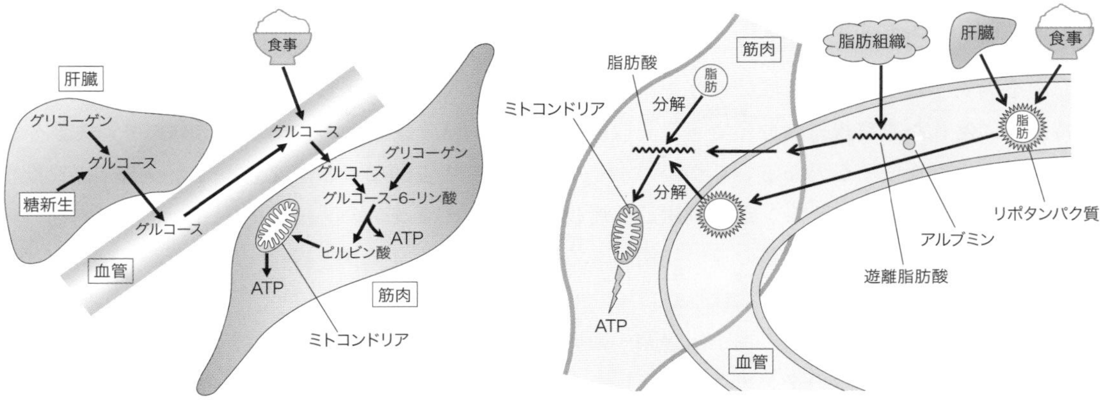

図 13.3　筋肉における糖と脂質の代謝
左の図はグルコース，右の図は脂肪酸を中心に，代謝の概要を示している。

13.4　運動の効果

運動の効果には大きく分けて，運動能力の向上にかかわるものと体組成の変化にかかわるものの 2 つがある。

運動能力の向上とは，筋力の増大，長時間の運動でも疲れにくくなること，最大酸素摂取量の増大などである。

体組成の変化とは，体脂肪の減少，筋肉の肥大などである。ジョギングやウォーキングなどの**有酸素運動**（**エアロビック運動**）を適度に行うことが健康によいことは，多くの疫学的研究が示している。有酸素運動は，肥満を解消し，血圧を下げ，HDL/LDL 比を高める効果をもつ。また，有酸素運動は，インスリン感受性の改善効果など糖尿病をはじめとする生活習慣病の予防に大きく貢献する。一方，高負荷の**レジスタンス運動**（筋肉に抵抗（レジスタンス）をかける動作を繰り返し行う運動）に代表される**無酸素運動**（**アネロビック運動**）による筋肥大は，安静時代謝を高めてエネルギーの消費を増加させ，肥満の解消や予防にも効果がある。さらに，後述するが有酸素運動とレジスタンス運動との組合せによって加齢による筋肉量の減少（**サルコペニア**）を最小限に抑えることができる。

筋肥大は運動能力の向上にもつながる（13.5 節参照）。筋肥大の機構の詳細はよくわかっていないが，**男性ホルモン**，**成長ホルモン**，**副腎皮質ホルモン**が関係していることが明らかになっており，運動によってその分泌量が変化することが知られている。成長ホルモンは筋肉に直接作用する場合もあるが，肝臓などの組織に**インスリン様成長因子 1**（insulin–like growth factor–1：IGF–1）を放出させ，**IGF–1** が筋肉の成長や肥大を促す場合もある。しかし，筋肥大にとって大切なのは，筋肉に対する力学的な刺激自体の性質で，トレーニング効果を得るうえで，男性ホルモンや成長ホルモンの役割はあくまでも二次的なものである。トレーニングによって，筋線維での男性ホルモン受容体や成長ホルモン受容体の生成が高まり，ホルモンに対する感受性が高まると考えられている。

13.5 運動による筋肉の変化

筋肉を構成する筋線維は，収縮速度やパワー発揮に優れ持久性に乏しい**速筋線維**と収縮速度に乏しく持久性に優れた**遅筋線維**に分類できる。収縮速度の違いはミオシンの違いによるもので，ミオシンにはコードする遺伝子が異なるいくつかのタイプがあり，代表的なものが**速筋型ミオシン**と**遅筋型ミオシン**である。速筋型ミオシンが運動する速度は，遅筋型ミオシンの２倍程である。また，筋肉の持久性の違いは，呼吸系酵素の量の違いに由来する。遅筋線維（**タイプⅠ線維**）は，酸素を用いたエネルギー産生能力（有酸素性代謝活性）が高く，そのために必要な**ミオグロビン**（酸素を貯蔵する色素タンパク質）や**チトクローム**（電子伝達系の構成成分をなす一群のタンパク質）などのタンパク質を多くもっている。これらのタンパク質は赤い色をしており，タイプⅠ線維は赤く見えることから**赤筋**と呼ばれる。逆に速筋線維（**タイプⅡ線維**）は，これらのタンパク質が少なく，白く見えることから**白筋**と呼ばれる。タイプⅡ線維はさらにⅡa，Ⅱab，Ⅱb，Ⅱc などのサブタイプに分けられる。

筋肉の中の速筋線維や遅筋線維の割合（筋線維組成）は，まず遺伝によって決まるが，環境的要因も筋線維の組成に影響すると考えられている。実際，持久力トレーニングによって，遅筋線維が増え，速筋線維が減ることが動物実験で示されている。ヒトでそのような顕著なタイプ変換が起こるかどうかは確かではないが，速筋線維の中でもタイプⅡc が増えるといった遅筋化に向かう変化が起こる。また，高い強度の筋力トレーニングを継続することで，タイプⅡab やタイプⅡc から速筋と遅筋の中間的なタイプの筋繊維であるタイプⅡa へ収束するような変化が起こる。

上記の筋線維タイプは，ATPase の酵素活性の差を利用した組織化学染色法（mATPase 染色）による分類である。遅筋線維と速筋線維を，筋線維がもつ**ミオシン重鎖**（myosin heavy chain：MHC）の違いで分類する方法もあり，近年ではこちらの分類のほうが客観性が高いという点で好まれている。ミオシン重鎖には，MHCⅠ，Ⅱa，Ⅱx，Ⅱb の４種類のアイソフォームがある。組織化学染色法による分類とミオシン重鎖のアイソフォームとの対応が完全になされているわけではないが（各筋線維タイプには１種類の MHC だけが含まれているのではないため），おおむね，タイプⅡa は MHCⅡa を，タイプⅡab は MHCⅡx を，タイプⅡb は MHCⅡb を，タイプⅡc は MHCⅡa と MHCⅠを，タイプⅠは MHCⅠをもつと考えられる。

13.6 サルコペニア，ロコモティブシンドローム，フレイル

13.6.1 サルコペニアとは

わが国は，生活水準の向上と医療技術の進歩・普及により，世界一の長寿国となった。しかし，寿命が延びたことで高齢化が進み，生活習慣病や要介護状態などになる高齢者の増加が深刻な社会問題になっている。高齢者が抱えるこれらの問題を引き起こす根本的要因の一つは，加齢とともに進行する骨格筋の量および機能（筋力）の低下（サルコペニア）である。**サルコペニア**（sarcopenia：ギリシア語で「肉・筋肉」を意味するサルコ（sarco）と「減少・消失」を意味するペニア（penia）からの造語）は，当初は骨格筋量の減少を定義としていたが，徐々に筋力低下，機能低下も含まれるようになった。サルコペニアは転倒による怪我の危険性を増加させ，それによって身体的自立が妨げられたり障害が引き起こされる場合がある。また，サルコペニアは身体活動量の減少をまねき，それに伴

う骨密度の減少，肥満，耐糖能の低下などの代謝障害を引き起こし，生活習慣病のリスクを高める。サルコペニアの原因ははっきりとは解明されていないが，他の疾患と同様に遺伝的要因と環境的要因が関連して引き起こされるものと考えられる。いずれの要因も結果的に骨格筋を構成する筋タンパク質の合成と分解のアンバランスによって筋タンパク質の減少を引き起こす。このアンバランスは運動習慣や食生活の改善によって是正されることがわかっており，サルコペニアはある程度予防や改善が可能な疾病であると考えられている。

13.6.2　栄養素摂取と運動の組み合わせによるサルコペニア対策[3]

サルコペニアの原因は筋タンパク質の分解よりもむしろ合成の障害にあると考えられており，高齢者では骨格筋が食事摂取や筋収縮などの筋タンパク質合成の刺激に対して抵抗性を示すようになり，結果的に筋タンパク質合成速度を若年者のように増加させることができなくなってくることによってサルコペニアが引き起こされると考えられている。アミノ酸やタンパク質は，骨格筋のタンパク質合成を刺激する作用を有することが知られている。そして，この刺激作用は加齢の影響を受けないとされている。したがって，アミノ酸の効率的な供給がサルコペニア対策に有効であると考えられる。日常摂取する食事には，アミノ酸（タンパク質）だけでなく，当然，糖質や脂質が含まれている。若年者がアミノ酸と糖質の混合物を摂取すると，アミノ酸のみを摂取した場合よりも筋タンパク質合成速度が増加し，アミノ酸と糖質が相乗効果を示す。しかし，高齢者の場合はアミノ酸と糖質の混合物を摂取してもアミノ酸のみの摂取以上の合成促進効果は得られない。糖質の摂取は血糖値の上昇を招き，骨格筋のタンパク質合成を促進する作用をもつインスリンの分泌を刺激する。若年者の場合は食事摂取に伴って起こるインスリン分泌によって骨格筋のタンパク質合成がさらに増加するが，高齢者ではこのインスリン刺激に対する骨格筋のタンパク質合成応答に障害が見られる。したがって，加齢に伴う骨格筋のタンパク質合成のインスリン抵抗性がサルコペニアに関与している可能性が高い。

一過性のレジスタンス運動は年齢にかかわらず骨格筋のタンパク質合成を刺激して，筋タンパク質の同化を促進することが知られている。レジスタンス運動を筋力トレーニングとして長期にわたって定期的に続けると，高齢者でも筋肥大とともに筋機能の改善が起こることが知られている。一方，有酸素運動は，インスリン感受性の改善効果など高齢者の生活習慣病の予防に大きく貢献することは明らかであるが，有酸素運動のみで加齢に伴う筋肉量減少を防ぐことはできない。しかし，有酸素運動の刺激によって，高齢者では通常は抑制されている食事摂取時のインスリン刺激に対する骨格筋のタンパク質合成応答が改善されることから，サルコペニア対策にはレジスタンス運動と有酸素運動の組み合わせが重要である（**図 13.4**）。

以上のように，栄養素摂取と運動がサルコペニアの予防や改善に重要である。バランスの取れた食事に加えて，タンパク質合成刺激の強いサプリメント（アミノ酸など）の摂取，レジスタンス運動と有酸素運動の組み合わせによって筋タンパク質の同化作用を高めることで，加齢による筋肉量の減少を最小限に抑えることができる。

13.6.3　ロコモティブシンドロームとは

ロコモティブシンドローム（略称：ロコモ，和名：運動器症候群）とは，英語で移動するための能力があることを表す「ロコモティブ（locomotive）」と症候群という意味の「シンドローム

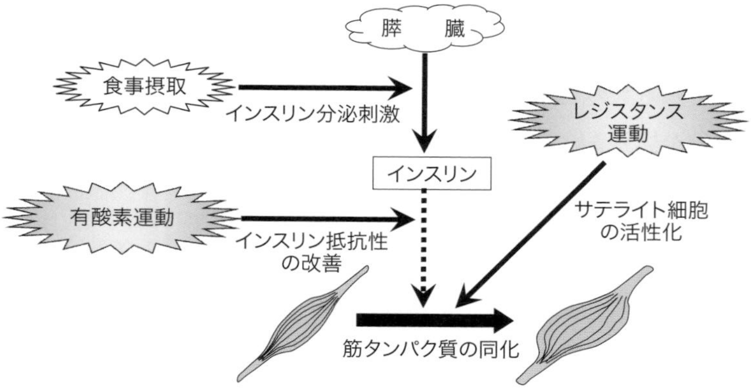

図 13.4　高齢者の筋タンパク質同化作用に対する有酸素運動とレジスタンス運動の効果

(syndrome)」からつくった言葉であり，2007 年に日本整形外科学会により提唱された。ロコモは筋肉，骨，関節，軟骨，椎間板といった運動器のいずれか，あるいは複数に障害が起こり，「立つ」「歩く」といった自分一人で移動することに何かしら支障がある状態のことである。ロコモが進行すると，将来介護が必要になるリスクが高くなることが知られている。健康寿命を延ばし，平均寿命と健康寿命の差を短縮するためには，要支援・要介護になる前から運動器の問題で日常生活が制限されている状態を改善すること，つまりロコモ対策をしておくことが大切である。運動器は，普段の生活で身体を動かして負荷をかけることで維持されるため，ロコモを防ぐには，適度に運動する習慣をつけ，運動器を大事に使い続けることが不可欠である。

13.6.4　フレイルとは

フレイルは日本老年医学会により提唱された用語で，米国で用いられている “frailty” に由来するが，日本老年医学会では，日本語訳として「虚弱」を使わずに，あえて「フレイル」という言葉を提唱した。「虚弱」という単語には，もう健康な状態には戻れない，というイメージが伴うためで，これに対して，frailty には，しかるべき介入により再び健常な状態に戻るという可逆性が包含されているからである。つまり，フレイルとは，加齢に伴って身体機能や予備能力が低下した状態であり，健康な状態と要介護となる状態の間に位置している。したがって，フレイルの状態であれば，早期に適切な介入を行い，栄養状態や運動を改善することで，再び健康な高齢者の状態に戻ることができる。フレイルが現れる要因には身体的，精神・心理的，社会的の 3 つの側面がある。これらフレイルの各側面は互いに影響することから，フレイルの予防や改善には多面的な介入が必要である。

13.6.5　サルコペニア，ロコモティブシンドローム，フレイルの関係

サルコペニアは，加齢による筋肉量の低下や骨格筋の萎縮など身体機能が低下している状態を指す。一方，フレイルは身体機能の低下に限らず，精神機能や社会性の低下も含む概念である点が，サルコペニアとの違いである。ロコモは運動器の障害による移動機能の低下を示すので，フレイルとは違う概念で，どちらかというと身体機能の低下を意味するという点ではサルコペニアに近い。ただ，サルコペニアの原因は筋肉への障害にあり，ロコモは筋肉を含むすべての運動器の障害を指している点に

違いがあり，サルコペニアもロコモの原因の一つである（**図 13.5**）。そのため，フレイルに影響を与える病態でもある。フレイル対策による健康寿命の延伸には，サルコペニアの予防や改善が必要である。

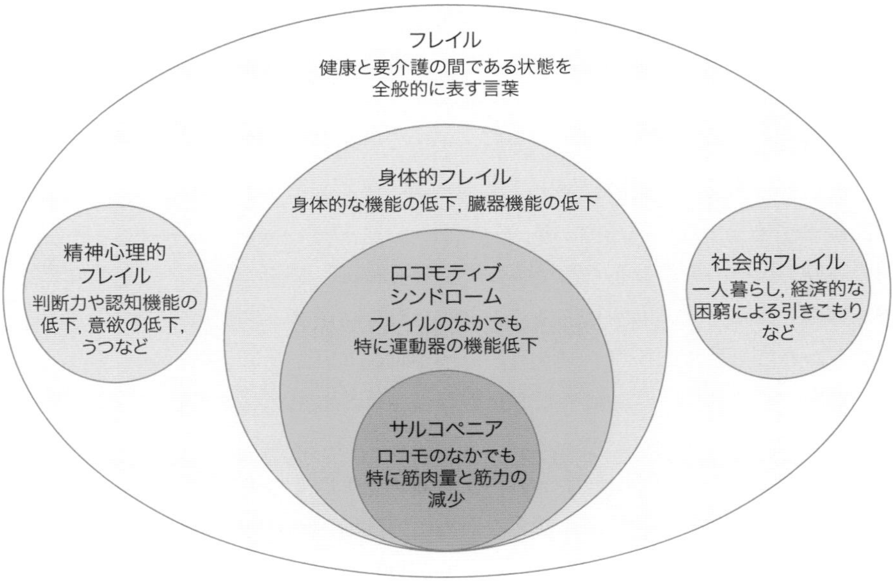

図 13.5　サルコペニア，ロコモティブシンドローム，フレイルの関係

13.7　運動と栄養素の摂取タイミング

運動の前後の栄養素摂取は，運動能力（パフォーマンス）に大きな影響を与える。運動能力を高めるためには，摂取する栄養素の種類と摂取のタイミングを考慮することが大切である。運動時はエネルギー需要が高まるため，栄養素の異化（分解）が亢進する。したがって，運動能力の向上をエネルギー供給の観点から考えた場合，運動前にグリコーゲン貯蔵量を高めておくこと，運動中はグリコーゲンの枯渇を遅らせること，そして，運動後は次の運動に備えて速やかにグリコーゲンを回復させることが大切である。また，運動能力の向上を体づくりの観点から考えた場合，運動時は主なエネルギー源である糖質や脂質だけでなく筋肉を構成するタンパク質の異化も亢進するため，運動時には筋タンパク質の分解を最小限にとどめ，運動後には筋タンパク質の合成を最大限に誘導することが大切である。さらに，運動中の発汗によって水分は急速に失われる。血液中のミネラルなどの電解質濃度を一定に保つことは生命維持にとって最も重要であり，その変動は運動能力に大きく影響することから，運動時の適切な水分摂取はきわめて重要である。

13.7.1　運動前の栄養素摂取

(1)　エネルギー源供給のための糖質摂取

運動前にはエネルギー源として十分に肝臓と筋肉にグリコーゲンを蓄積することが重要で，これにはグリコーゲンローディング（カーボローディング）と呼ばれる方法がある。競技の 1 週間ほど前から各種の運動を組み合わせて肝臓と筋肉のグリコーゲンを枯渇させておいて，その後 3 日間は糖質を含まない高脂肪・高タンパク質食を摂取し，その期間のグリコーゲン合成を抑制する。続く3日間は食事を高糖質食に切り替えてグリコーゲン合成を高め，肝臓と筋肉にグリコーゲンを蓄積させる。この方法によって，筋肉中のグリコーゲン量はグリコーゲンローディング前の2倍程度まで増加させることができるといわれている。しかし，こうした方法は肉体的，精神的負担やリスクが大きいことから，現在は試合の数日前から糖質の摂取量を多くし，その間の運動量を低下させる，より簡便な方法がとられており，この方法でもグリコーゲンを筋肉に蓄積できることが知られている[4)]。

(2) 筋タンパク質分解抑制のためのタンパク質・アミノ酸の摂取

運動時には筋収縮の物理的な刺激に加えてエネルギー源を供給するために筋タンパク質の分解も亢進する。運動時間が長くなればなるほどタンパク質・アミノ酸の分解が亢進する。しかし，1時間以内の短時間の運動ではその分解はきわめて少ない。運動直前に分岐鎖アミノ酸を摂取すると筋タンパク質の分解が抑制されるとする報告がある[5)]。摂取した分岐鎖アミノ酸が筋肉内で分解されてエネルギー源として使われることで，筋タンパク質の分解が抑制されたと考えられる。また，運動前に分岐鎖アミノ酸を摂取することで，運動後の筋肉痛が軽減されることが報告されている[6)]。

(3) 脱水の予防

運動時には発汗によって体の水分が失われる。体重の2%以上の水分が失われると運動能力が低下することが明らかにされている。発汗に備えるために運動前にも水分を補給しておく必要がある。日本体育協会による運動時の水分補給の指針では，運動前の摂取目安量は250～500 mLとなっている[7)]。

13.7.2　運動中の栄養素摂取

(1) 脱水の防止

運動中の水分摂取は発汗量によって異なるが，失われた水分量をできるだけ補給するのが望ましいとされており，少なくとも運動中の体重減少が2%以上にならないように水分を補給する。一方で，摂り過ぎは低ナトリウム血症の危険性があるため注意が必要である。

(2) 塩分の補給

発汗によってナトリウムも失われるため，ナトリウムを含んでいない飲料で水分を補給すると血中ナトリウム濃度が低下する。市販のスポーツドリンクに塩化ナトリウム（食塩）が0.1%程度含まれているのはこのためである。

(3) エネルギー源の補給

長時間の運動では血糖値の低下を防ぐために炭水化物の補給が必要なことがある。このためスポーツドリンクには砂糖やグルコースなどの炭水化物が含まれている。炭水化物をスポーツドリンクで摂れば，水分補給もできる。最近，「砂糖」や「でん粉由来の糖」以外を甘味料として含む低カロリーやゼロカロリーのスポーツドリンクが増えてきた。これらには血糖値低下を防止する作用がないので，血糖値が低下するような運動には適さない。

13.7.3　運動後の栄養素摂取

(1) グリコーゲンの再補充

運動直後の糖質摂取は，数時間後の摂取に比べて筋グリコーゲン量を著しく増大させることが知られている。運動時の血中グルコースの細胞内への取り込みは，細胞膜表面にあるグルコース輸送体

(glucose transporter：GLUT）による促進拡散が関与する。骨格筋の膜表面にあるのはGLUT4で，インスリンによって誘導される。運動後の糖質摂取によってインスリン分泌が増加し，それによって筋細胞膜上にさらにGLUT4が発現して骨格筋へのグルコースの取り込みが亢進するとともに，グリコーゲン合成が活性化されて，このことが筋肉内グリコーゲンの早期回復に寄与する。また，糖質とタンパク質の同時摂取は，糖質単独の摂取に比べて，筋グリコーゲンの合成をより高める。糖質とタンパク質の同時摂取によって分泌されるインスリンの量が，糖質単独の摂取によって分泌される量よりも多いからであると考えられている。

(2) 筋タンパク質合成の増大

運動直後に糖質とタンパク質を同時に摂取することは，筋タンパク質合成の促進の面からも重要である。摂取のタイミングも重要で，運動直後の限られた時間が筋タンパク質合成においてきわめて重要なタイミングである。運動後，筋タンパク質分解は低下するが，合成が分解を上回った状態になるためには，筋タンパク質合成の材料となるタンパク質の補給が重要である。摂取したタンパク質が筋タンパク質の合成に利用されるためにはエネルギーの充足が必要であるため（エネルギーが不足していると摂取したタンパク質がエネルギー源として利用されてしまう），糖質の同時摂取が大切である。また，タンパク質代謝に同化的に作用する（タンパク質合成を促進して分解を抑制する）インスリンの分泌促進の面からもタンパク質と糖質の同時摂取が重要である。

前述のように分岐鎖アミノ酸は，筋肉のエネルギー源として利用されることで間接的に筋タンパク質分解を抑制する作用をもつが，分岐鎖アミノ酸の中でもロイシンは，①筋タンパク質合成の促進，②筋タンパク質分解の抑制，③膵臓からのインスリン分泌刺激など，タンパク質代謝を調節する代謝調節因子として作用することが知られている[8)]。運動後の筋タンパク質合成が上昇する時期に分岐鎖アミノ酸を摂取することは有益である。

13.8 運動とビタミン摂取

グルコースや脂肪酸からのエネルギー産生には補酵素であるビタミンB1，ビタミンB2，ナイアシン，パントテン酸，ビオチン，リポ酸などのビタミン（リポ酸はビタミン様物質）が関与している。運動による代謝の増加に応じて，各種補酵素の必要量も増す。エネルギー源として糖質が利用される割合が高くなればなるほどビタミンB1の十分な補給が必要になる。ビタミンB2は脂質が代謝されるときに多く消費され，脂質代謝に不可欠である。また，運動によって酸素消費量が増すと，活性酸素による傷害の危険も増すので，抗酸化作用をもつビタミンC，ビタミンE，β-カロテンなどを積極的に摂取することが重要になってくる。摂取した炭水化物のグリコーゲンへの合成や，摂取したタンパク質の筋肉合成への利用のための代謝にも，種々のビタミンが関係しているため，運動後の回復に必要な代謝を円滑に進めるためにも，ビタミンが不足しないようにすることが大切である。しかし，必要量以上の摂取による効果はほとんどないため，過剰な摂取は控えるべきである。必要量のビタミンの補給には，サプリメントを上手に利用する方法もあるが，日頃から食事で十分なビタミンを摂ることを意識することが大切である。代謝を円滑に進めるためには，特定の栄養素や食品を摂るよりも，多くの栄養素を含んだ食事を摂るのが合理的である。また，食事は運動後早めに摂ると，その栄養学的な効果は高い。

●問題

1）運動を開始してから時間経過とともに，筋肉のエネルギー源として主に使われる物質がどのように換わっていくかを答えよ。

2）サルコペニアの予防や改善には，レジスタンス運動だけでなく有酸素運動も重要である理由を説明せよ。

3）グリコーゲンローディング（カーボローディング）の方法について簡単に説明せよ。

●参考文献

1）杉　晴夫：人体機能生理学（杉　晴夫　編著），pp.63-88，南江堂（2009）
2）中谷　昭：スポーツと栄養と食品，pp.68-78，朝倉書店（1996）
3）藤田　聡　他：運動とタンパク質・遺伝子（柳原　大・内藤久士　編著），pp.129-149, ナップ（2004）
4）下村吉治：スポーツと健康の栄養学，pp.29-54, ナップ（2002）
5）MacLean, D.A. *et al.*：*Am. J. Physiol.*, **267**, E1010-E1022（1994）
6）Shimomura, Y. *et al.*：*Int. J. Sport. Nutr. Exerc. Metab.*, **20**(3), 236-244（2010）
7）日本体育協会：スポーツ活動中の熱中症予防ガイドブック（2014）
8）吉澤史昭：バイオサイエンスとインダストリー , **67**(6), 238-244（2009）

コラム

メタボとロコモ①

「メタボ」とはメタボリックシンドローム（代謝症候群）のことで，内臓脂肪型肥満（内臓肥満・腹部肥満）に高血糖・高血圧・脂質異常症のうち２つ以上を合併した状態をいう。メタボになると，糖尿病，高血圧症，高脂血症の一歩手前の段階でも，これらが内臓脂肪型肥満をベースに複数重なることによって，動脈硬化を進行させ，ひいては心臓病や脳卒中といった命にかかわる病気を急速に招く。メタボを予防・改善するためには，運動と食生活の改善で内蔵脂肪を減らすことが重要である。一方，「ロコモ」とはロコモティブシンドローム（運動器症候群）のことで，年齢とともに運動機能が低下し，自立度が低下することで，介護が必要となる可能性が高い状態のことである。ロコモの予防には，若い時期から運動習慣を身につけ，運動器の機能低下を防ぐことが大切である。加齢による筋肉減少（サルコペニア）はロコモへの入口である。体を支える筋肉の減少が，転倒や関節への負担増大の原因になってしまうためである。これにメタボが加わるとロコモへの負のスパイラルに入ってしまうため，適切な栄養や運動により筋肉を維持することが大切である。

(F.Y.)

第14章　免疫と栄養

私たちは常に様々な病原性微生物や自己の生体構成成分とは異なる生体外異物にさらされている。免疫は，感染症から身を守り，また自己と非自己（生体外異物）を見分け，非自己を排除することによって生体の恒常性を維持する生体防御機構である。そのなかでも腸管免疫系は，ヒトではテニスコート 1.5 面分にも相当する広大な面積の腸管粘膜によって，からだの内側にあっても外界と接している。腸管粘膜には膨大な数の腸内細菌が接しており，また摂取した食品由来の抗原なども多数存在する。

免疫のしくみは，生体外異物が体内に侵入したときに，まず「**自然免疫**」といわれる好中球・マクロファージ・樹状細胞などが異物を自身の細胞内に取り込んでその排除にはたらくこと，さらに自然免疫系の細胞が体内に入った異物の情報を抗原提示という形で T 細胞や B 細胞に伝えることで，異物に対する抗体産生や過剰な炎症反応を制御する抗原特異的な反応が起こる。T 細胞，B 細胞を介した免疫応答は「**獲得免疫**」と呼ばれ，「自然免疫」と比較すると免疫記憶される特徴があり，一度感染した病原体に対する迅速な抗体産生やアレルギー反応の制御に関与している。また，免疫系細胞が直接異物の排除に関わる「**細胞性免疫**」や，抗体や補体などの液性因子を介した「**液性免疫**」が相互に密接に関わっている。

本章では腸管免疫系を中心に，プロバイオティクス，プレバイオティクスに加えて，栄養素や機能性食品成分が生体の免疫機能に及ぼす影響について概観する。

14.1 | 腸管免疫系の構造と特徴

消化管は粘膜を介して膨大な面積で外界と接し，食物の消化・吸収の過程で生体にとって重要な食品成分を選択的に生体内に取り込む。同時に，病原性微生物や腸内細菌，消化酵素等の様々な刺激に対しては物理的・化学的なバリア機能を備えている。腸管には全身の 7 割にも及ぶ免疫系細胞が集まって**腸管免疫系**を形成している。腸管免疫反応においては，**腸管関連リンパ組織**（gut-associated lymphoid tissue：GALT）が重要な役割を果たしている。腸管の粘膜組織は厚い粘液層によって覆われた物理的バリアを形成し，その粘液層下に上皮層，さらにその下層の基底膜を介して粘膜固有層が存在している（**図 14.1**）。

小腸の粘膜固有層には多数の形質細胞（抗体産生細胞）が存在する。パイエル板（Peyer's patch：PP）は腸管における**免疫グロブリン A**（IgA）の産生に中心的な役割を担っている。腸管で合成される IgA は分泌型 IgA（secretory IgA：S-IgA）として粘膜に外分泌されるのが特徴で，分泌小片（secretory component：SC）と呼ばれる糖タンパク質が IgA の 2 量体に結合した構造である。血液中に存在する SC をもたない単量体の血清型 IgA とは異なり，S-IgA は，腸内細菌によって産生される IgA 分解酵素に対して耐性を示す。S-IgA は，微生物の粘膜上皮への接着阻止，毒素・酵素・ウイルスに対する中和作用，腸管での高分子吸収抑制など極めて重要な生体防御機能を担っている。腸管における S-IgA 産生のしくみは**図 14.2** にその概略を示すが，詳細は成書[1] を参照されたい。S-IgA は他のクラスの抗体（IgG など）と比較して多種類の腸内細菌と結合することが特徴であるが，特に病原性の高い細菌への反応性が高く，腸内細菌叢の調節にも寄与している。

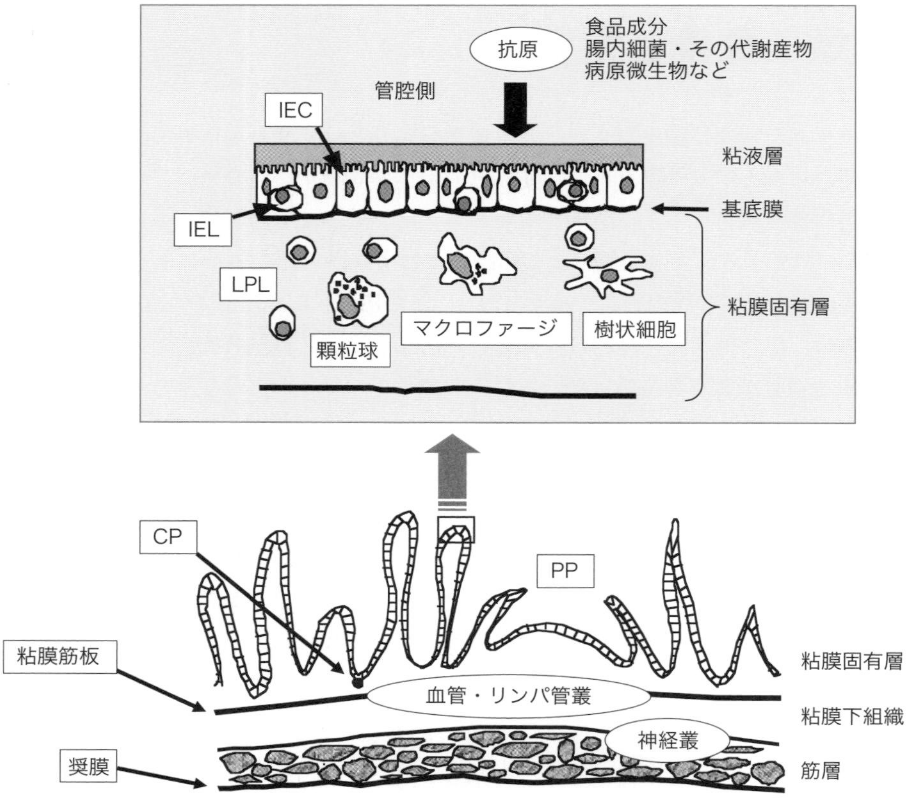

図 14.1　小腸の粘膜免疫系を構成する組織の模式図

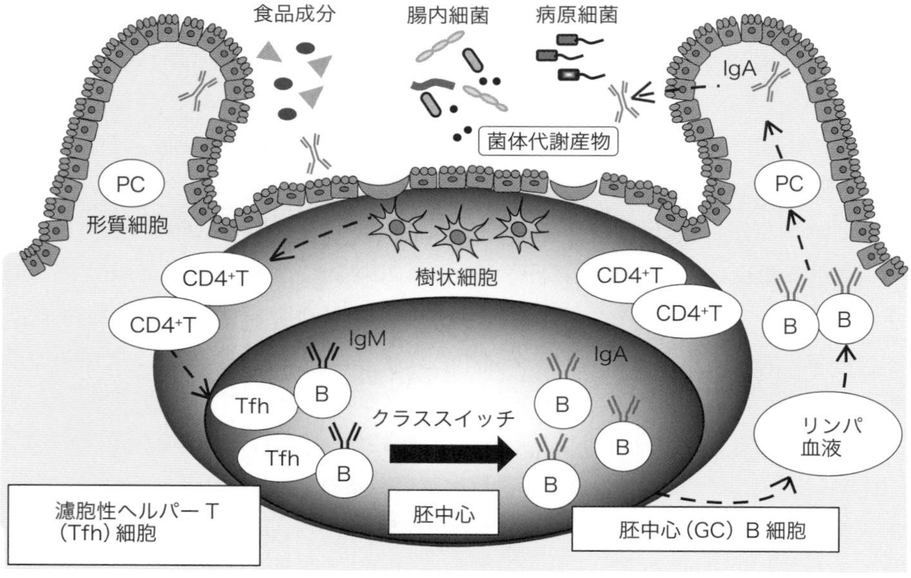

図 14.2　腸管粘膜（パイエル板）における IgA 産生機構の模式図

GALT は小腸だけでなく大腸にも存在している。マウスの盲腸リンパ節（cecal patch：CeP）および結腸リンパ節（colonic patch：CoP）は，小腸の PP とは細胞特性が異なる。小腸と大腸では管腔内に存在する細菌数や種類が異なり，GALT へ作用する菌体成分や腸内細菌が産生する有機酸などの影響も異なる。また，腸内に共生する腸内細菌の種類によって腸管免疫系に対する作用は異なる。例えば，*Bacteroides* や *Lactobacillus* はヒトやマウスの腸内細菌叢における優勢菌であるが，*Bacteroides* が大腸の GALT における胚中心（抗体産生に重要な B 細胞の活性化に関与する構造）の形成を促進して S-IgA 産生を強く誘導する。また，*Bacteroides* は *Lactobacillus* と比較して IgA へのクラススイッチを強く誘導する[2]。一方，腸内共生機構として腸内細菌が腸管腔内から完全に排除されないメカニズムも存在し，腸内細菌の存在は大腸の**制御性 T 細胞**（免疫反応の抑制に関与する T 細胞）にも影響を与えており，免疫系が過敏に応答しないよう腸内環境を調節している。

さらに，経口摂取した食品由来の抗原に対する抗体産生を抑制する「**経口免疫寛容**」にも腸管免疫系は関与している。免疫反応は異物を排除するだけではなく生体にとって安全なもの（食品成分や常在している腸内細菌など）に対しては過敏に反応しないが，これには制御性 T 細胞が関与している。これらの応答が正常に誘導されないと摂取した食品成分を排除する生体側の反応が起こり，食物アレルギーにつながる。

14.2 | 腸内細菌に関与する食品成分による免疫調節作用

14.2.1　プロバイオティクス

プロバイオティクス（probiotics）という言葉は 1960 年代に Lilly と Stillwell によって提唱された。当初，抗生物質（アンチバイオティクス）とは意を異にする考え方として示され，後に「消化管（腸管）微生物のバランス改善により宿主に有益な作用をもたらす生きた微生物添加物」と定義された。また，同様の考え方は Metchnikoff による発酵乳の長寿効果についての報告にもあるとおり，食品微生物の保健効果として今日まで様々な研究がすすめられてきている。現在，プロバイオティクスとして利用されている菌種は発酵乳などのスターターや特定保健用食品として利用されている。さらに，プロバイオティクスの機能性成分を広義で「宿主にとって有益な微生物由来成分」ととらえ，乳酸菌・ビフィズス菌由来ペプチドグリカンや多糖などによる**免疫調節作用**，感染予防効果，がん予防効果，アレルギーや炎症予防効果などが注目されている。ビフィズス菌（*Bifidobacterium*）やラクトバチルス菌（*Lactobacillus*）などの乳酸菌には，リンパ球の増殖活性や，IgA 産生を亢進させる効果やリンパ球のサイトカイン産生増強効果がある。これらの効果は，経口摂取したプロバイオティクス菌体が直接 GALT 内に取り込まれて腸管の自然免疫系細胞応答を直接惹起することによる（**図 14.3**）。また *B. pseudocatenulatum* 7014 由来菌体成分を 7 日間連続マウスに経口投与すると，パイエル板細胞の IgA 産生量は増加することから，プロバイオティクス菌体成分を経口摂取することによって，自然免疫系を介して IgA 産生を誘導することが考えられる。プロバイオティクスの効果はヒトでも報告されており，健康な乳児に *Bifidobacterium* 添加調製粉乳を摂取させることによって糞便中の総 IgA 量および抗ポリオウイルス IgA 抗体価を高めること，*Lactococcus lactis* JCM5805 株を含む発酵乳の継続的な摂取によって，ウイルス感染の防御に重要な樹状細胞の活性化を誘導して小中学生のインフルエンザ感染率を低下させる。腸管における IgA 産生は腸内細菌の代謝産物である

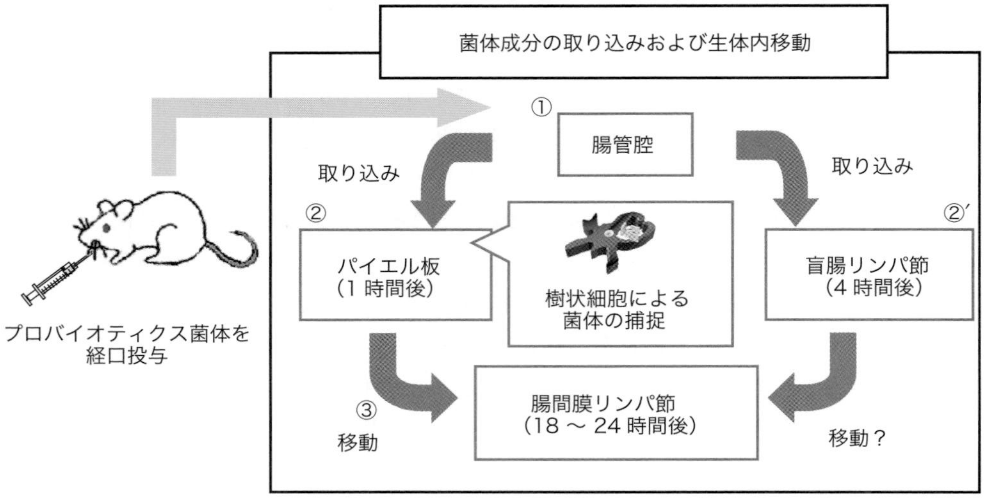

図 14.3　プロバイオティクス菌体成分をマウスに経口投与したときの腸管関連リンパ組織への菌体成分の取り込みと免疫感作

酢酸の存在下で分泌量が増加し，さらに IgA の病原性大腸菌などへの結合も高まり，病原性細菌の大腸粘膜面への侵入を防ぐ効果もあることから，酢酸をはじめとした腸内細菌の代謝産物のはたらきも注目されている。

一方，近年のアレルギーや腸疾患などの炎症性疾患の増加に対し，プロバイオティクスをその治療や予防に応用する研究も進められている。経口免疫寛容の誘導や過敏な免疫反応を抑制する制御性 T 細胞の誘導には腸内共生菌が重要な役割を果たしている。摂取した食品抗原は，GALT 内に達して抗原提示細胞内に取り込まれると，細胞内で抗原が分解されて生成されたペプチド断片が MHC クラスⅡ分子と結合した複合体として抗原提示細胞表面上に提示され，これが T 細胞レセプターを介して認識され活性化される。ここでの反応は特にインターロイキン 4（IL-4）や IL-5 などのサイトカインが分泌される Th2 型細胞が活性化される特徴をもっている。経口摂取した食品抗原に対する特異的な T 細胞応答は，通常，経口免疫寛容によって過剰な応答が抑制されているが，プロバイオティクスによってもそのはたらきが抑制されることが明らかになっている。すなわち，プロバイオティクスが腸管免疫系のはたらきを調節し，効率的な経口免疫寛容の誘導に寄与することが示唆されている。なお，近年は，*L. lactis* 乳酸菌株による形質細胞様樹状細胞（plasmacytoid dendritic cells：pDC）を介した宿主の免疫調節作用（感染予防）に注目した「機能性表示食品」も開発され，そのニーズも高まっている。

14.2.2　プレバイオティクス

プロバイオティクスが宿主に有益な微生物を生体外から積極的に取り入れるという概念であるのに対し，プレバイオティクス（prebiotics）は，「経口摂取したときに生体に有益な作用が期待される腸内細菌を選択的に増加させたり活性化したりする難消化性食品成分」として定義される。したがって，プロバイオティクスの生体への有効性は摂取した生菌の腸管内への定着性に影響を受けやすいのに対し，プレバイオティクスの効果はもともと宿主がもっている腸内細菌叢（腸内フローラ）に対し，摂取した難消化性糖類などがどれだけ利用（資化）されやすいかが問題となってくる。これまでに，オリゴ糖を含む難消化性糖類や食物繊維の中には，胃や小腸で消化酵素によって分解されずに大腸まで到達し，腸内常在菌の基質として利用されることが明らかになっているものがある。その結果，腸内細菌由来のこれらの基質の代謝産物である短鎖脂肪酸などが大腸内で作用して宿主のエネルギー源として利用され，同時に大腸内 pH を低下させることにより腸内フローラの構成が変化し，ヒトにおいては *Bifidobacterium* が選択的に増加する。

現在，プレバイオティクスに分類されるオリゴ糖類には以下のようなものがある。フラクトオリゴ糖（$(\mathrm{Fru})_n$-Glu），ガラクトオリゴ糖（$(\mathrm{Gal})_n$-Glu），ラクトスクロース（Gal-Glu-Fru），イソマルトオリゴ糖（$(\mathrm{Glu})_n$），キシロオリゴ糖（$(\mathrm{Xyl})_n$），ラクチュロース（Gal-Fru）。大豆オリゴ糖（$(\mathrm{Gal})_n$-Glu-Fru），ラフィノース（Gal-Glu-Fru）などである。これらの他，糖アルコールや食物繊維，レジスタントスターチ，サイクロデキストリンなどもプレバイオティクスに分類される。

フラクトオリゴ糖（FOS）をマウスに一定期間経口投与すると腸内細菌叢が変化し，腸粘膜中に分泌される総 IgA 量が増加する。FOS 投与マウスでは，IgA 産生の誘導部位と考えられるパイエル板細胞において CD4$^+$T 細胞によるサイトカイン（IFN-γ，IL-10，IL-5，IL-6）産生が増加していた。腸管免疫系においてプレバイオティクス摂取はプロバイオティクス摂取による効果と類似した応答を誘導する。このときに腸内細菌叢の変化は活性化した菌体成分自体が直接腸管免疫系を刺激し，さらに短鎖脂肪酸など菌体からの代謝産物が腸管上皮細胞や免疫系細胞に作用していると考えられる（**図 14.4**）。FOS の摂取によって IgA 分泌が促進されることから，日和見感染をはじめとする生体の免疫力の低下によってもたらされる感染の防御にも FOS などのプレバイオティクスが有効である可能性

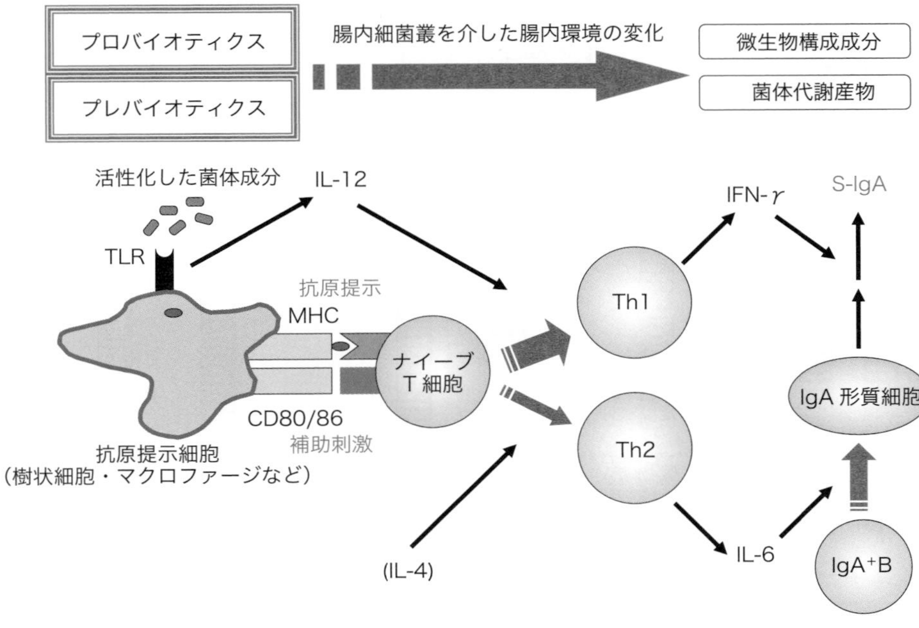

図 14.4　プロバイオティクス・プレバイオティクスによる自然免疫系と適応免疫系の相互作用

がある。

食物アレルギーモデルマウスにFOSを投与すると，糞中の酪酸をはじめとした短鎖脂肪酸の増加によってアレルギーを低減させる。卵アレルギーモデルマウスを用いた実験では，ラフィノースを経口投与するとアレルギー反応に関与するIgE濃度の上昇が有意に抑制されること，難消化性オリゴ糖の投与は同アレルギーモデルマウスにおいて腸管炎症を抑制する。これらはいずれもプレバイオティクスが腸内細菌叢を変化させ，腸内環境を調節することによって，アレルギーを抑制することを示唆している。

14.2.3　腸内細菌などの微生物を認識する免疫応答

一般に微生物，ウイルスなどの生体への侵入に対しては，自然免疫が第一次生体防御の中心であり，主にマクロファージ，樹状細胞，ナチュラルキラー（NK）細胞などの抗原非特異的な細胞がその中心的役割を担っている。近年，**Toll様受容体**（Toll-like receptor：TLR）といわれる細胞膜受容体が同定され，これらの抗原非特異的な免疫細胞がTLRを介して微生物等の侵入を識別していることが明らかになった。

TLRはIL-1レセプター（IL-1R）と相同性の高いToll/IL-1R（TIR）ドメインが細胞質内領域に，さらに細胞外領域にロイシンに富んだ免疫グロブリン様領域（leucine rich repeat：LRR）から構成され，微生物等の抗原情報を認識している。TLRファミリーとして同定されている約10種類のうち，グラム陰性菌の細胞壁成分であるリポ多糖（LPS）やグラム陽性菌のリポテイコ酸はTLR4に，グラム陽性菌のペプチドグリカンやリポタンパクなどはTLR2といったように，腸内細菌などの微生物に対して認識成分とTLRの特異性についても徐々に明らかになってきている（**図14.5**）。プロバイオティクス・プレバイオティクスの摂取によって腸内環境が変化し，活性化した腸内細菌成分などが

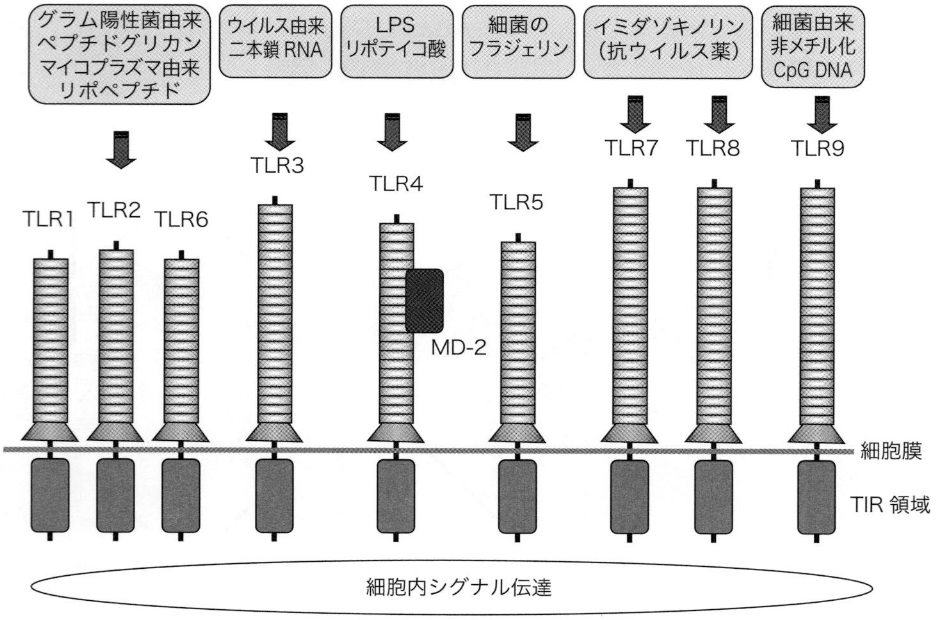

図14.5　TLRファミリーとそれによって認識される分子

抗原提示細胞を感作する。抗原提示細胞側では細菌成分を TLR を介して認識し，抗原のプロセッシング（抗原提示細胞によって抗原がペプチドに分解されて T 細胞へ抗原提示できるようにすること），抗原ペプチド・MHC 分子複合体と TCR の結合，CD80/86 分子を介した T 細胞側への補助刺激，さらに抗原提示細胞側から産生されるサイトカイン等によって適応免疫系である T 細胞側への活性化や抗体産生の誘導にも強く関与している。

14.3 脂質による免疫調節作用

タンパク質の欠乏が免疫系の機能低下につながることはよく知られているが，脂質も免疫系に影響を及ぼす。多価不飽和脂肪酸は n-6（ω6）系（リノール酸，γ-リノレン酸など），n-3（ω3）系（α-リノレン酸，エイコサペンタエン酸，ドコサヘキサエン酸など）に分類することができるが，これらの脂肪酸の摂取と免疫系への影響については，その脂肪酸の代謝経路において生じる代謝産物との関係が深い。n-6 系脂肪酸は，アラキドン酸カスケードを経てエイコサノイド（プロスタグランジン（PG）やロイコトリエン（LT））のうち PGG_2，PGE_2，LTC_4，LTD_4，LTE_4 などを生じることから，毛細血管の透過性亢進，炎症への関与，ヒスタミンを介した気管支平滑筋の収縮，気管支喘息の気道炎症など，過剰に摂取するとアレルギー症状を誘発する。一方，n-3 系は PGE_2，LTB_4 などの産生を低下させるなど，炎症反応に関与する脂質メディエーターの調節に関与しており，免疫抑制反応を誘導する。また一方で，近年は n-3 系脂肪酸の代謝物である 17, 18-エポキシエイコサテトラエン酸（17, 18-EpETE），15-ヒドロキシエイコサペンタエン酸（15-HEPE）などによる抗炎症作用も注目されており[2]，摂取する脂肪酸が腸内細菌によってもその代謝に影響を受けることからも，腸管マイクロバイオームを介した解析もそのさらなる進展が期待される。

14.4 ビタミン，およびミネラル（微量元素など）による免疫調節作用

ビタミンは生体にとって必須の栄養素であり，その欠乏は免疫系に対しても重大な影響を及ぼす。免疫系との関係が報告されているビタミンとしてビタミン A，ビタミン B6，ビタミン C，ビタミン D，ビタミン E，カロチン，ルテイン，コエンザイム Q10 などがある。これらは NK 活性や抗体産生，T 細胞の増殖活性などを高めることによって免疫機能の維持亢進に有用であり，抗腫瘍効果も期待されている。また，抗酸化作用のあるビタミン C やビタミン E などは酸化障害を抑制し，抗老化作用を示す。特に，ビタミン A 代謝産物のレチノイン酸は様々な免疫調節作用を示す。レチノイン酸は樹状細胞から T 細胞に抗原提示する際に作用することによって，T 細胞が小腸にホーミングする能力を獲得することや，レチノイン酸を産生する樹状細胞が制御性 T 細胞（Treg）の分化を促進し，炎症を促進する細胞である Th17 細胞の分化を抑制すること，さらに，レチノイン酸は腸管での IgA 産生も促進する。

ミネラル類もビタミン同様，欠乏時には免疫機能に対して重大な影響を与えている。カルシウム，鉄，セレン，亜鉛，クロムなどと免疫系との関係が知られており。なかでも，セレン，亜鉛，クロムは NK 活性や T 細胞応答に対して重要な栄養素であり，欠乏時には感染症など重篤な問題を生じかねない。

14.5　ポリフェノール類による免疫調節作用

近年，ポリフェノール類の保健効果が注目を集めているが，緑茶カテキンの抗アレルギー作用とその分子機構が報告されている。茶カテキン中のエピカテキンガレートやエピガロカテキンガレートはアレルギー反応の主要なエフェクター細胞であるマスト細胞や好塩基球に作用して，細胞内のミオシンホスファターゼの活性化を介したミオシン軽鎖のリン酸化を抑制する。この抑制により炎症性化学物質ヒスタミンの放出（脱顆粒）反応が抑制される。また，炎症反応の刺激を受け取る受容体である高親和性 IgE 受容体 FcεRI 発現を抑制する作用機序も明らかにされている。

14.6　腸内細菌と肥満，および疾病との関わり

これまでに，腸内細菌叢が宿主の免疫に対して大きな影響を及ぼしていることを述べてきたが，同時に食生活や生活習慣に起因する肥満に対しても腸内細菌は大きな影響を与えていることが，近年の研究から明らかになっている。ヒトの腸内細菌叢は，その 95% 以上を *Firmicutes*，*Bacteroidetes*，*Actinobacteria*，*Proteobacteri* の 4 つの門の菌種が占めているが，実際にヒトの腸内細菌叢を解析すると，肥満では健常に比べて *Firmicutes* が多く，*Bacteroidetes* は少ないこと，*Firmicutes* における多糖類の代謝に関与する遺伝子発現が高いことが報告されている。さらに，無菌マウスに肥満またはやせた双子（ヒト）の腸内細菌叢を定着させた際に，同条件の食餌条件をこれらのマウスに与えても肥満者の腸内細菌叢をもつマウスの方が体重増加は大きいことから，腸内細菌叢が宿主の代謝や肥満に大きな影響を与えることが示唆されている。特に，食餌性肥満モデルマウスに対して *Bacteroides* 属細菌（*Bacteroides dorei* および *Bacteroides vulgatus*）を経口投与すると，褐色脂肪組織の短鎖脂肪酸代謝が促進されて体重増加が抑制されることは栄養生理学的な観点からもたいへん興味深い。

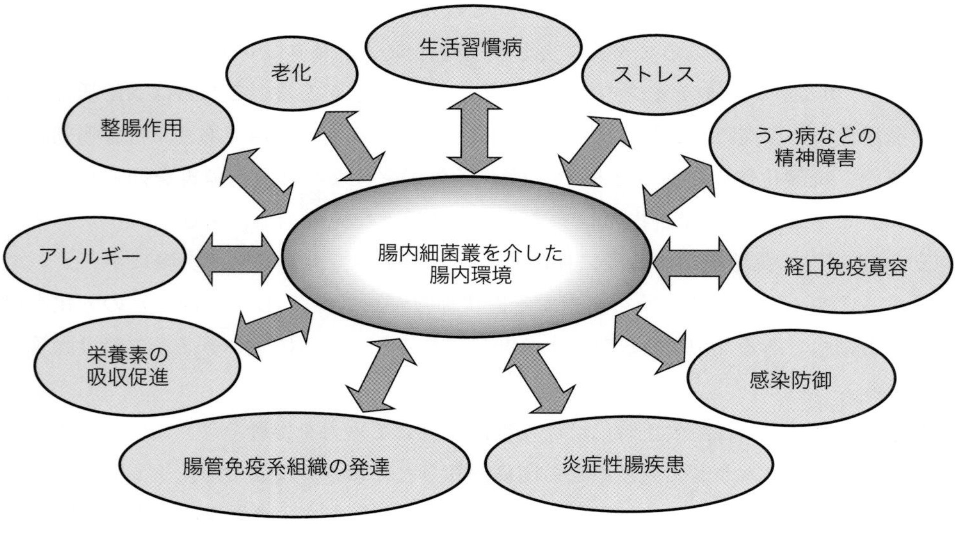

図 14.6　宿主の様々な生体応答に関与している腸内細菌叢を介した腸内環境

腸内細菌を取り巻く近年のトピックスとしては，腸内細菌叢の構成異常（dysbiosis）は炎症性腸疾患との関わりが強いことが指摘されているほか，腸内細菌と生活習慣病，さらに脳機能への関わりなど「**脳腸相関**」という考え方が注目されている[3)]。つまり，宿主の様々な生体応答に腸内細菌叢を介した腸内環境が大きく関与している（**図 14.6**）。現在，炎症性腸疾患などの炎症反応を制御する「糞便微生物移植法」などの取組みや，うつなどの精神疾患や睡眠などにもプロバイオティクスの利用が試みられており，その分子メカニズムのさらなる解明が期待される。

●問題

1）プロバイオティクスとプレバイオティクスの特徴を整理せよ。
2）腸管免疫系に作用する食品成分について，腸内細菌との関わりと IgA 抗体産生への影響を述べよ。
3）特定の食品成分や栄養素とアレルギー疾患の発症について例を挙げて説明せよ。

●参考文献

1）清野宏編：臨床粘膜免疫学，シナジー（2010）
2）Kunisawa, J. *et al.* : *Sci. Rep.*, **5**, 9750. doi: 10.1038/srep09750（2015）
3）小林洋大ら：化学と生物，**57**, 472-477（2019）

コラム

衛生仮説（hygiene hypothesis）

食品，花粉，ハウスダスト，化学物質などが原因となって花粉症，アトピー性皮膚炎，喘息などの症状がみられるアレルギー疾患の罹患率が，近年，先進国で上昇する傾向がみられ，わが国においても 3 人に 1 人は何らかのアレルギー疾患にかかっているという（都市部に生活する子供の方がそれ以外の地域の子供よりもアレルギー罹患率が高いというデータもある）。1989 年に Strachan によって提唱された衛生学説では，「衛生環境の改善による細菌感染のリスク低下とアレルギー疾患の増加には関係がある」とされ，特に先進国において生活水準の向上や予防接種，抗生物質投与などによる感染症低下がアレルギー疾患の増加の一因と考えられている。結核感染，はしか感染などとアレルギー疾患との逆相関も疫学的に示され，遺伝的要因のみならず環境要因がアレルギーの発症に大きく関与している。（A.H.）

第15章　脳と栄養

ヒトが1日に消費するエネルギーの6～7割を占めているのが基礎代謝である。これは全身の臓器や骨格筋などが安静時に消費しているエネルギーであり，成人男性なら約1500 kcal分の熱量である。基礎代謝量の約30％を消費する肝臓の重さは約1.5 kg，約25％を消費する骨格筋は約25kgであるのに対し，脳の重量約1.4 kgで約20％のエネルギーを消費することから，脳は全身の臓器の中でもエネルギー消費量の高い臓器に分類される。脳において大量のエネルギーは何に消費されるのだろうか。脳は約1000億個の神経細胞がシナプスと呼ばれる部位で接する大規模なネットワークで構成されている。各神経細胞はこのネットワーク上で情報のやり取りを行い，認知，記憶，思考，運動制御などの高度な脳機能を維持している。脳は大量のエネルギーを消費することで神経細胞の情報伝達を行っている。本章では，神経伝達の仕組み，脳と血液を隔てる血液脳関門を介した物質のやり取りについて概説する。

15.1 神経伝達の仕組み

脳の神経系を構成する細胞には，感覚や運動といった情報の処理に直接関与する**神経細胞**と，神経細胞の保護や恒常性の維持に関与する**グリア細胞**に大別される。グリア細胞は，アストロサイト，オリゴデンドロサイト，上衣細胞，ミクログリアの4種類に分類される。アストロサイトは血管系と神経細胞を結びつけ，グルコースなどの栄養物質を供給する働きを担っている。オリゴデンドロサイトはいくつかの短い突起を有する細胞で，これらの突起は中枢神経系に存在する神経細胞の軸索に巻きつき，ミエリン鞘を形成する。上衣細胞は脳室と脊髄中心管を覆っている細胞で，脳実質と脳脊髄液の間で髄液の恒常性維持に関与している。ミクログリアは中枢神経系の免疫担当細胞であり，貪食により異物の処理や異常となった神経細胞の修復・除去に関与している。ヒトの脳の中で神経細胞が占める割合は1割程度であり，残る9割はグリア細胞が占めている。

神経細胞は神経回路形成と情報伝達を行うため，樹状突起，軸索，細胞体，軸索終末の4つの形態から構成される（**図15.1**）。神経細胞は，1本の長い軸索と複数に分枝した樹状突起を有しており，神経細胞間の情報伝達は，シナプスと呼ばれる軸索終末と樹状突起の接合部位で行われる。神経細胞内では軸索上を活動電位が伝導し，シナプス前終末に到達する。**電位依存性カルシウムチャネル**の脱分極によって開口し，カルシウムイオンが細胞内に流入する。その結果，シナプス前終末内のシナプス小胞が細胞膜と融合することで，内包されていた神経伝達物質がシナプス間隙へと放出される。神経伝達物質には，グルタミン酸，γ-アミノ酪酸（γ-aminobutyric acid：GABA），グリシン，アセチルコリン，セロトニン，ノルアドレナリン，エンドルフィン，ド

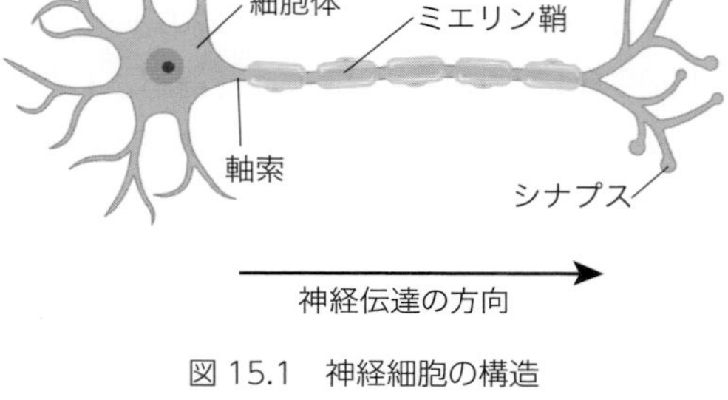

図15.1　神経細胞の構造

ーパミンなど，様々な物質が存在する。グルタミン酸は中枢神経系における主な興奮性神経伝達物質の 1 つであり，過剰なグルタミン酸は神経細胞毒性を示す。GABA は脳における主な抑制性神経伝達物質であり，グルタミン酸がグルタミン酸脱炭酸酵素により脱炭酸化されて脳内で生成されるアミノ酸である。神経伝達物質はシナプス前終末から分泌されるとシナプス間隙を拡散し，シナプス後細胞膜上の受容体と結合する。神経伝達物質の受容体は，大きくイオンチャネル型と代謝型に分類される。**イオンチャネル型受容体**（*N*–メチル–d–グルタミン酸受容体，ニコチン性アセチルコリン受容体，グリシン受容体，GABA 受容体など）は神経伝達物質が結合することで立体構造が変化し，特定のイオンを選択的に透過させることで，速い神経伝達に関与する。一方，遅い神経伝達を担う**代謝型受容体**（セロトニン受容体，α および β アドレナリン受容体，ドーパミン受容体など）はそれ自体にイオンチャンネルとしての機能はなく，タンパク質のリン酸化などを介してイオンチャンネルに働きかけることで細胞膜電位に影響を与える（**図 15.2**）。このように神経細胞を伝導してきた活動電位は，シナプス間隙を越えてシナプス前終末からシナプス後細胞へと伝達される。

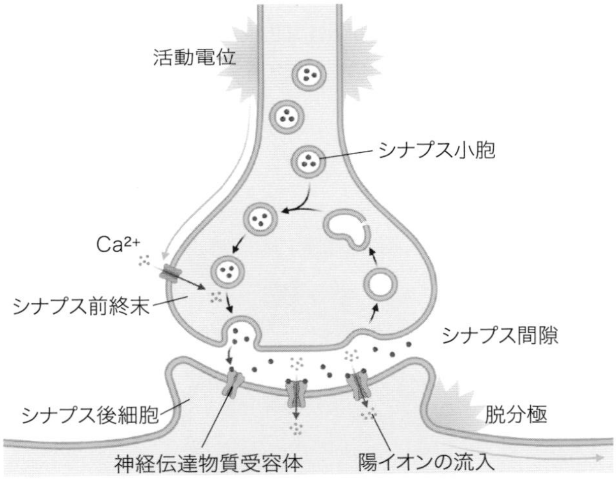

図 15.2　シナプスを介した神経情報伝達の仕組み

発達期の脳では軸索が伸長し，神経細胞の樹状突起とシナプスを形成することで，神経回路の新たな結合やつなぎかえにより複雑なネットワークが形成される。神経回路の完成後は，既存のシナプスの神経伝達効率が複数回の刺激に応じて変化する。すなわち，新しい経験や体験などにより脳が活性化され，シナプスの神経伝達効率が良くなることで神経伝達物質の放出量が増え，より多くの情報を伝達・授受できるようになる。こうした経験や体験によって神経伝達が変化することをシナプス可塑性という。シナプス可塑性には，シナプス伝達が持続的に増強する**長期増強**（long-term potentiation：LTP）と持続的に減弱する**長期抑圧**（long-term depression：LTD）という現象が見られ，これらが記憶・学習と忘却の過程であると考えられている。

15.2 血液脳関門と物質輸送

15.2.1 血液脳関門の組織構造

脳の毛細血管は他の臓器の毛細血管と異なる特徴と機能を持つことが知られている。生体染色色素のエバンスブルーやトリパンブルーなどを静脈内に投与すると脳や脊髄はほとんど染色されないが，他の臓器や脳室周囲器官（松果体，脳下垂体，最後野など）は青色に染色される。また，脳内にこれら色素を注入しても血液中には漏出しないことから，脳と脳内の毛細血管の間には物質交換を制限する機構があると考えられる。この機構は**血液脳関門**（**blood-brain barrier：BBB**）と呼ばれ，神経機能に最適な環境を維持するのに役立っている。その一方でほとんどの薬剤はBBBによって，血流から脳内への移行が妨げられ，脳に対する薬物治療を行う際の大きな障壁となっている。

BBBは内皮細胞同士が**密着結合**（tight junction）で連結することで形成される（**図15.3**）。一部の内皮細胞には，周皮細胞（ペリサイト）が接着し，その大部分をアストロサイトが覆うことで物理的な障壁を形成している。さらにATPの加水分解エネルギーを利用して，主に細胞内から細胞外へ幅広い基質を能動的に輸送するATP-binding cassette transporterファミリーと，濃度勾配に従った受動輸送やイオンの濃度勾配を利用して濃度勾配に逆らった能動輸送に関与するsolute carrierファミリーが脳毛細血管内皮細胞に発現し，薬剤排出に関与している。これらによって，循環血液から脳への供給方向，及び脳から循環血液への排出方向の物質輸送が厳密に制御されている。

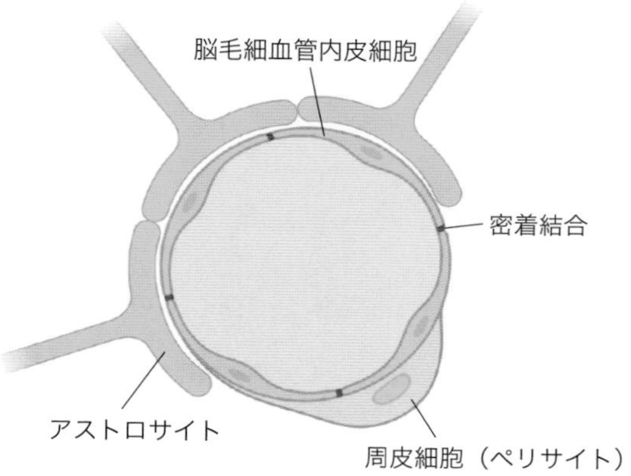

図15.3　血液脳関門の構造とそれを構成する細胞

15.2.2 糖，脂質，アミノ酸，ケトン体の脳への取り込み

脳のエネルギー源となるグルコースや，タンパク質や神経伝達物質の原料となるアミノ酸はBBBを介して脳に供給される。12回膜貫通型タンパク質のグルコーストランスポーター1は，脳毛細血管内皮細胞の血液側および脳側の細胞膜に発現し，グルコースを血液中から脳内に輸送し，グリア細胞や神経細胞に供給している。

多くの神経伝達物質や神経活性化合物は BBB を越えることができないため，アミノ酸を原料に脳内で合成される。system L ファミリーに属する L 型アミノ酸トランスポーター（L-type amino acid transporter 1：LAT1）は，Leu，Ile，Phe，Met，Tyr，His，Trp，Val などの中性アミノ酸をナトリウムイオン非依存的に脳内に輸送する輸送体であり，神経伝達物質や神経活性化合物の生合成に利用される。

n-3 系多価不飽和脂肪酸（PUFA）のドコサヘキサエン酸（DHA）は，脳の正常な発達と認知機能において重要であると考えられており，他の臓器に比べて脳内の DHA 量は非常に多い。脳内で DHA は主にリン脂質の構成脂肪酸として存在するが，DHA は脳内で *de novo* 合成されないため，BBB を介した末梢からの供給に依存している。Mfsd2a（major facilitator superfamily domain containing 2A）は，BBB を介した脳内への DHA 移行に関与する輸送体である。Mfsd2a 遺伝子欠損マウスは，海馬や小脳の神経細胞の減少とそれに伴う認知機能障害や不安，運動機能障害といった，n-3 系 PUFA 欠乏症と類似した表現型が認められている。また，Mfsd2a 遺伝子欠損マウスではリゾホスファチジルコリン-DHA の取り込み量が大きく減少することから，BBB を介した脳内への DHA 取り込みは主としてリゾホスファチジルコリン-DHA の形で Mfsd2a を介して行われていると考えられる[1]。

脳の神経細胞やグリア細胞の主要なエネルギー源はグルコースだが，絶食によるグルコース不足時には肝臓と腎臓でグルコースが産生される。これを糖新生といい，乳酸やグリセロール，アミノ酸などからグルコースが新規に合成される。しかし，糖新生で作ることができるグルコース量には限りがあり，脳で消費するグルコースをすべて供給することはできない。そのため，長期にわたる絶食や飢餓の際には，肝臓はケトン体（ヒドロキシ酪酸やアセト酢酸）を産生し，脳のエネルギー源として利用している。

15.2.3　タンパク質の脳への取り込み

アミノ酸やグルコースなどの神経活動のエネルギー源となる栄養素は脳内に選択的に輸送される一方，ペプチドやタンパク質，抗体といった親水性の高分子はほとんど移行しない。近年，ホルモンや成長因子は血管内皮細胞に発現する受容体やトランスポーターのはたらきによって BBB を通過することが明らかになってきた。例えば血糖調節ホルモンのインスリンや鉄の輸送を担うトランスフェリンは，脳血管内皮細胞上の受容体を介して血液中から脳内へ輸送される。しかしながら，ホルモンや成長因子が BBB を通過することの生理的な意義やその調節機構は完全には理解されていない。

15.2.4　脳移行性の高い薬剤開発

中枢神経疾患の治療において組換えタンパク質やモノクローナル抗体などのバイオ医薬品の重要性が高まっている。例えば，アルツハイマー病の原因物質の 1 つであるアミロイド β（Aβ）に対するモノクローナル抗体は，脳内の Aβ の除去に有効であることが報告されている。また，通常は末梢において糖代謝に関わるインスリンは，中枢においては記憶や学習能力の改善作用を有することや，神経保護作用を持つ各種神経栄養因子が様々な中枢疾患治療において神経保護薬として利用できる可能性が示されている。しかしながら，これらバイオ医薬品の治療薬としての実用化は難しい。その最大の要因は，BBB の存在によりバイオ医薬品の脳移行性が低いことにある。そこで，脳に効率的に薬物を移行させることが可能なドラッグデリバリーシステム（drug delivery system：DDS）の開発が中枢神経疾患の薬物治療の課題となっている。

これまでに脳微小血管内皮細胞の血管側の細胞膜に発現する受容体を標的とし，受容体介在性トランスサイトーシスを介してBBBを突破するDDSが開発されている。BBBを通過できる血中タンパク質の受容体にはトランスフェリン受容体，LDL受容体関連タンパク質，インスリン受容体，レプチン受容体などが知られている。それらのリガンドに薬剤を結合させるとトランスサイトーシスを介して薬剤を脳内に送達することができる。一方，グルコースやアミノ酸などの栄養成分の輸送体，例えばグルコーストランスポーター1を標的としたDDSも開発されている。これらの輸送体は中～高分子の薬剤への応用は難しいものの，低分子化合物を透過させることが期待されている。

15.3 脳の栄養と神経変性疾患

多くの疫学研究によって，胎芽期，胎生期，新生児期，乳幼児期などの「胎生期・発達期」における環境要因が，成人期や老年期の健康，あるいは生活習慣病などの慢性疾患の発症リスクに関連することが指摘され，development origins of health and disease（DOHaD）仮説が提唱されている。実際，胎児期や新生児期の栄養状態は，脳の解剖学的，生理学的発達とその後の脳機能を決定づける。たとえば，胎児が母体の栄養不良や胎盤機能不全のような状態にさらされると，ミエリン鞘形成に悪影響を及ぼすことがある。ヒトの神経発達は妊娠期に始まり，乳児期を通じて継続する。神経細胞群は神経経路を形成するが，その経路はプログラムによって決められた細胞の排除と連結を通じて行われる。脳で生産される約半数の細胞は小児期から思春期にかけて排除される。シナプスもまた，過剰生産されその後選択的に除去される。脳の発達には多種多様な栄養素が必要であることが栄養素欠乏動物モデルやヒト研究から明らかにされてきた。特定の栄養素欠乏や過剰が，神経細胞の増殖，軸索と樹状突起の成長，シナプス形成，ミエリン鞘形成，神経細胞のプログラム死に影響を及ぼす。PUFA，鉄，ヨウ素，甲状腺ホルモン，亜鉛，コリン，ビタミンB群，銅などが脳の栄養として重要であるが，各栄養素の欠乏状態が長期に渡ることでヒトの脳の発達にどの程度影響を及ぼすかは不明な点が多い。ここでは神経変性疾患との関連が指摘されているいくつかの栄養素について解説する。

15.3.1 脂質

脳における主要なn-6およびn-3 PUFAはそれぞれアラキドン酸（ARA）とDHAであり，リノール酸やα-リノレン酸，エイコサペンタエン酸はほとんど存在しない。脳内に多く含まれるDHAとARAはともに，リン脂質の*sn*-2の位置に競合的に結合するため，細胞膜リン脂質のDHAとARAの構成比率は食事中の脂肪酸の構成比率の影響を受ける。現代の食生活ではn-6系PUFAのリノール酸の摂取量が多いためARA不足は生じないが，n-6系PUFAはDHAと拮抗するため，n-6系PUFAの過剰摂取によってDHAが欠乏する可能性がある。胎児期の脂質栄養が神経に及ぼす影響を評価した研究において，リノール酸高含有，α-リノレン酸低含有飼料を与えた妊娠ラットの胎仔において，大脳皮質の神経細胞層の厚さが減少したこと，その際，脳の脂肪酸組成が高ARA/低DHA化を伴うことが報告されている。また，DHA高含有の魚油食とサフラワー・オリーブ油食で飼育したラットを用いて記憶学習能力を評価した結果，魚油食群では紅花油・オリーブ油食群に比べて有意に正解率が高かったことから，DHA が記憶の形成に重要な働きを担っていることが確認されている。このように脳や神経組織に多く存在する DHA は，神経細胞の発達段階や記憶学習で欠かせない栄養素と考えられている。それでは，DHA はどのようにして神経細胞の機能維持や記憶の形成に関与しているのだろうか。脳内における DHA の作用メカニズムには，①シナプス細胞膜の流動性を亢進し，膜結合型コレステロール量を減少させることにより，神経細胞のシグナル伝達を亢進させる，②記憶形成に関連する海馬シナプスの長期増強を誘導する，③ホスホリパーゼ A_2 により細胞膜から切り出された遊離 DHA が直接的，あるいは DHA の代謝産物のプロテクチンやレゾルビンが間接的に作用して抗炎症作用や神経保護作用を発揮する，④海馬歯状回の神経幹細胞から神経細胞の分化を促進することで神経新生細胞を増加させるなどが報告されている。さらに老化に関する長期縦断疫学研究の結果，日本人の高齢者において脳体積の維持に多価不飽和脂肪酸の摂取が関連することが報告されており，脂質が高齢者の脳の健康の維持につながる可能性がある[2]。

15.3.2　金属イオン

鉄（Fe），亜鉛（Zn），銅（Cu）などの生体内微量金属元素は，酵素の活性中心に配位することで触媒活性に関与したり，補助因子として酵素活性を発揮したりするため，生命活動の必須元素であるものが多い。それぞれの元素において過剰症や欠乏症が存在し，生体内で適切な濃度に保つことが必要である。脳内においても，これらの微量金属元素は神経系の機能維持に重要な役割を果たしている。神経伝達物質のセロトニンはトリプトファンから，ドーパミンはチロシンから生合成されるが，それぞれの合成酵素の活性中心には鉄が配位しているため，鉄欠乏になると神経伝達物質の合成が低下する。そのため，鉄欠乏により，うつやパニック障害，注意欠陥・多動性障害の症状を引き起こしやすくなることが指摘されている。また，銅はノルアドレナリン合成酵素の補因子として働く。亜鉛は海馬や大脳皮質に多く存在し，シナプス小胞内に蓄えられた亜鉛は神経細胞の興奮時にグルタミン酸とともにシナプス間隙に放出され，シナプス可塑性の発現および記憶形成に働いている可能性が考えられる。

アルツハイマー病は記憶や思考能力が徐々に障害される進行性の病気であり，老年性認知症の半分以上を占めている。その病理学的特徴として，脳内の Aβ が凝集した老人班，細胞内のタウタンパク質の過剰なリン酸化による神経原線維変化，シナプスや神経細胞の脱落が認められる。Aβ の異常な蓄積や凝集体による細胞毒性がアルツハイマー病の原因と考えられており，脳内の Aβ 存在量を減らす治療法の開発が進められている。アルツハイマー病患者の老人斑には，亜鉛，銅，鉄などの金属イオンの蓄積が多いこと，亜鉛が Aβ のオリゴマー化を促進することから，Aβ の蓄積に金属元素が重要な役割を果たしている可能性が示されている。

パーキンソン病は中脳の黒質ドーパミン神経細胞が変性脱落によって徐々に減少し，線条体でのドーパミン作用が減弱することで，振戦（ふるえ），動作緩慢，筋強剛（筋固縮），姿勢保持障害（転びやすいこと）がみられる病気である。ドーパミン神経細胞中に α シヌクレインというタンパク質が凝集して蓄積することで，細胞死が誘導されると考えられている。パーキンソン病患者の黒質では鉄の取り込みを担うトランスポーターの発現量の上昇や生体内鉄輸送に関わるトランスフェリンの遺伝子多型が認められること，鉄イオンのキレート剤により α シヌクレインの凝集が抑制されるなど，鉄代謝異常がパーキンソン病発症に関わっていることが示唆されている。

筋萎縮性側索硬化症（amyotrophic lateral sclerosis：ALS）は運動ニューロンが選択的かつ進行的に変性・消失していく原因不明の神経変性疾患である。その進行はきわめて早く，約半数が発症後5年以内に呼吸麻痺によって死亡する。家族性ALSの原因遺伝子として，約2割の患者にCu/Zn superoxide dismutase 1（SOD1）遺伝子の変異が認められるが，発症の原因は不明である。これまでに筋萎縮性側索硬化症患者の脳脊髄液中で亜鉛，銅，鉄，マグネシウムの上昇が認められていること，変異SODの筋萎縮性側索硬化症モデルマウスに対し，鉄や銅のキレート剤がその症状を改善することから，その進行過程に金属代謝異常が関与している可能性が高い。

●問題

1）シナプスにおける神経伝達の仕組みについてまとめよ。
2）中枢神経を標的とした薬剤開発が困難な理由についてまとめよ。

●参考文献

1）Nguyen, L.N. *et al.*：*Nature*, **509**（7501）, 503-506（2014）
2）Tokuda, H. *et al.*：*Neurobiology of Aging*, **177**, 179-188（2022）

コラム

GABAと脳機能

GABAは，哺乳動物の脳内に高濃度に存在することが報告されて以来，多くの研究により中枢神経系における代表的な抑制性神経伝達物質の1つであることが明らかにされてきた。自然界でもタンパク質非構成アミノ酸として，トマトやジャガイモ，ナスなどの野菜や果物をはじめ様々な食品素材に含まれている。近年，GABA含量を増加させ，これを摂取することで血圧上昇抑制作用や抗ストレス作用が得られるといった研究が行われており，「特定保健用食品」（トクホ）として「血圧が高めの方に」という効能表示を許可されているものも存在する。しかしながら，体外から摂取し吸収されたGABAは，BBBを通過して脳内に移行することはほとんどない。BBBを通過できないGABAが，どのようにして中枢神経系に作用するのだろうか。そのメカニズムの1つとして考えられているのが「腸脳相関」である。腸管は栄養の吸収を司る器官であると同時に，「第二の脳」とも呼ばれている。腸管にはGABAの受容体が存在し，摂取したGABAの刺激が腸から迷走神経経由で脳に伝わること，迷走神経を切断するとこの作用が消失することが報告されている。BBBを通過できないにもかかわらず脳機能に影響を及ぼす物質は，腸管を介したシグナルが関与している可能性が高いだろう。　(T.H)

第16章　皮膚，美容と栄養

16.1 皮膚の構造

皮膚は最大の臓器の1つであり，ヒトの場合，大人で約 1.8 m^2 の広さを持つ。皮膚の役割は，体内水分蒸散抑制と細菌，化学物質などの体外物質や紫外線のような光線からの防御である。この役割を果たすために，基底膜を境界にして上部に表皮，下部に真皮さらに皮下組織が存在する（**図 16.1**）。

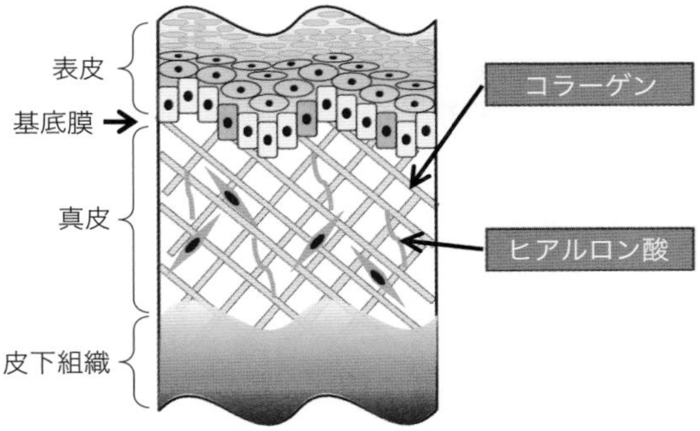

図 16.1　皮膚の構造

皮膚は，外から表皮，基底膜，真皮の順に構成されている。表皮には，ケラチノサイト，メラノサイト，ランゲルハンス細胞が存在する。真皮は，コラーゲン，ヒアルロン酸，エラスチンなどの細胞外マトリクスと呼ばれる物質で満たされている。また繊維芽細胞が散在しており，これらの物質の代謝に大きく関わっている。

16.1.1 表皮

表皮は，ケラチノサイトと呼ばれる細胞が約 95%を占めている。残りの 5%はメラニンを産生するメラノサイトと抗原提示細胞であるランゲルハンス細胞からなる。ケラチノサイトは，基底膜極近辺の基底層にあるものが細胞分裂し，徐々に上方に押し出されて基底層，有棘層，顆粒層，角質層へと移動し，約 45 日後に落屑する。角質層は，ケラチノサイトが合成したケラチンやセラミドなどの脂質などから構成されており，体内水分の保持や侵入物に対する防御を行っている。この角質層により，皮膚のバリアは約 500 Da 以上の分子を通過させない機能を有する。アトピー性皮膚炎においてはこのセラミドによるバリア機能が脆弱化している。

さらに，この体内水分の保持や侵入物に対する防御には，デスモソーム，ギャップジャンクション，タイトジャンクションという構造によってケラチノサイトが互いに接着していることが関わっている。

16.1.2 基底膜

基底膜は，表皮と真皮の境界に存在する。基底膜にはⅣ型コラーゲン，ラミニン 5 などのタンパク質が存在する。これらは表皮ケラチノサイトにあるインテグリンという受容体を介して結合している。

16.1.3 真皮

真皮は基底膜と皮下組織の間にある毛細血管や神経が存在する結合組織である。ここには繊維芽細胞が存在し，コラーゲン，エラスチン，ヒアルロン酸，プロテオグリカンなどの細胞外マトリクスを合成する。コラーゲンやエラスチンは，皮膚のはり，シワに関与し，またヒアルロン酸は瑞々しさに関与している。プロテオグリカンは，サイトカインの受容体などとして作用する。これらの細胞外マトリクスは，繊維芽細胞に存在するインテグリンという受容体を介して接着している。

16.2 皮膚の構成成分とその代謝

16.2.1 コラーゲン

コラーゲンは28種類存在するが，皮膚に存在するコラーゲンは，I型とIII型が大半を占める。コラーゲンは半減期（全量のうち，半分が置き換わるために必要な時間）が非常に長いタンパク質の1つで，15年以上といわれている。コラーゲンは，3本のα鎖から三重らせん構造のプロコラーゲンとして分泌後，分子の末端が酵素により除去され，トロポコラーゲンとなる。その後，分子間で架橋され，コラーゲン線維となって，皮膚の弾力性や形に大きく関わっている。皮膚コラーゲン量は，30代まで徐々に増加し，その後減少する。しかし，その減少量は最大のときに比べて10%程度と言われている。年齢とともに減少するコラーゲンは，とくにトロポコラーゲンという架橋の少ないコラーゲンと考えられる。

コラーゲン合成は，TGF-β1（transforming growth factor-β1），IGF-1（insulin-like growth factor-1），アディポネクチンなどの因子によって促進され，FGF-2（fibroblast growth factor-2）やグルココルチコイドによって抑制される。

皮膚のI，III型コラーゲンの分解はコラゲナーゼ（別名 matrix metalloproteinase（MMP）-1および-13）によって開始される。本酵素は繊維芽細胞から不活性型で分泌され，セリン系プロテアーゼあるいはストロムライシン（MMP-3）といった酵素によって活性化される。コラゲナーゼによって，コラーゲンは3：1に切断され，ゼラチンに変性し，その後様々なプロテアーゼによってさらに分解される。コラゲナーゼ遺伝子発現は，FGF-2によって促進され，TGF-β，グルココルチコイドによって抑制される。コラーゲン分解系の調節で重要なもう1つの因子は，体内で合成される4種類の組織由来金属プロテアーゼ阻害物質（tissue inhibitor of metalloproteinases：TIMPs）であり，活性型コラゲナーゼと1：1で結合し酵素活性を阻害する。コラーゲン分解は，コラゲナーゼの活性化，TIMP量が重要である。

16.2.2 ヒアルロン酸

ヒアルロン酸はグリコサミノグリカンの1つで，D-グルクロン酸と*N*-アセチルグルコサミンがβ-1,4およびβ-1,3の交互の繰り返しのグルコシド結合により連結されたものである。この繰り返しは10000以上，分子量は100万以上となることもある。組織の中で皮膚に最も多く存在し，真皮には約0.5 mg/g湿重量，表皮には約0.1 mg/g湿重量存在する。

ヒアルロン酸は1 gあたり6 Lの水の保持が可能で，生体内の水分の保持に役立つ。皮膚においては，真皮，表皮ともに存在し，年齢などの原因によるヒアルロン酸量の減少とともに，抗原提示細胞であるランゲルハンス細胞の移動が減少し，皮膚の免疫機能に影響を与える。これらの作用は比較的高分子のヒアルロン酸の作用である。低分子のヒアルロン酸には，血管新生促進作用などの高分子とはまったく異なった作用も有する。

極めて分子量の大きいヒアルロン酸の産生，蓄積ががん抵抗性や長寿命に関わっているとも言われている。

皮膚におけるヒアルロン酸の合成は，細胞膜に存在する3種類のヒアルロン酸合成酵素（hyaluronan synthases：Has）によって行われる。それぞれ，Has1，2，3と名付けられており，主に真皮では Has2，表皮では Has3 が発現している。合成は，IGF-1，TGF-β1，アディポネクチンなどといった様々な成長因子，サイトカインによって制御されている。TGF-β1 は Has2 合成を促進し，逆に Has3 合成を抑制する。また，Has2 のノックアウトマウスにおいて胎仔 11 日目での心臓疾患による致死が認められている。

16.2.3　エラスチン

エラスチンは弾性繊維と呼ばれるもので，皮膚には乾燥重量当たり 0.6 ～ 2.1%程度含まれている。エラスチンは光の照射により異常に分解され，細かいシワを生ずる原因となる。この異常分解にはゼラチナーゼというコラゲナーゼと同類の酵素が関わる。また，老化とともにエラスチンのアミノ酸組成が変化する。

16.2.4　メラニン

メラニンは皮膚の色を決める因子の 1 つである。ユーメラニン（茶色）とフェオメラニン（黄赤色）の 2 種類があり，これらの重合体である。メラニンは，表皮に存在する細胞メラノサイトのメラノソームでチロシンから合成される。メラノソームは，成熟し隣接するケラチノサイトに移動する。ケラチノサイト内でメラニンの一部は分解される。また，分解されなかったメラニンは，落屑とともに除去される。白い皮膚と黒い皮膚でのケラチノサイト内のメラノソーム量は変わらないが，前者の方が小さく，後者はより大きい。

メラノサイトは，紫外線照射により，増加する FGF-2 により増殖する。他にもヒスタミン，インスリン，IGF-1，メラノサイト刺激ホルモン（MSH），副腎皮質ホルモンの影響を受ける。また，MSH はメラニン合成や，メラノサイトからケラチノサイトへのメラノソームの移行を促進する。女性ホルモンも顔面などのメラニン沈着の重要な因子である。一方，グルココルチコイドは下垂体からの MSH や副腎皮質刺激ホルモンの放出を抑制することにより，メラニン合成を阻害する。

メラニンは，日焼け，シミ，ソバカスの原因である。よって，化粧品業界から，「美白」としてこれらを防ぐ化粧品が販売されている。「美白」のためには，メラニン合成を阻害することが考えられるが，そのためにチロシンからメラニンを合成する際の最初の酵素であるチロシナーゼを阻害する物質が盛んにスクリーニングされている。

16.2.5　セラミド

表皮角質層細胞間脂質の 1 つであり，50%を占める。セラミドは，基底層に存在する表皮細胞が顆粒層に移動するまでに，セリンとパルミトイル CoA の縮合から数段階の反応で合成される。セラミドは一度スフィンゴミエリンやグルコシルセラミドに変換される。細胞内のこれらの分子は，角質層に移動する直前に細胞外に分泌され，数種類の酵素により加水分解され，セラミドとなる。

セラミドは，疎水性の部分と親水性の部分を有し，表皮内では脂質二重層を形成して，角層の細胞間に存在する。ここでは，セラミドとセラミドの親水部分に結合した結合水分子の交互の層状構造（ラメラ構造）が認められる。セラミドは，この構造により，角質層水分保持機能，体内水分蒸散抑制のバリア機能，角質細胞接着能を有している。

16.3 皮膚美容と栄養

16.3.1 タンパク質栄養と皮膚

食事中のタンパク質の質は，皮膚を構成するコラーゲンやヒアルロン酸に非常に大きな影響を与える（図 16.2）。

アミノ酸バランスの悪い食餌，あるいは無タンパク質食を与えたラット皮膚中の III 型トロポコラーゲン量は，1 週間でアミノ酸バランスの良い食餌を与えたラットに比して顕著に減少する。I 型トロポコラーゲン量は無タンパク質食摂食により顕著に減少する。

また，それぞれのコラーゲンの mRNA 量はこれら食餌 1 日後から減少する。このことから，皮膚コラーゲンの合成は，食餌アミノ酸バランスに迅速にまた敏感に影響を受けると考えられる。

また，他の組織との比較において，皮膚コラーゲンは骨や腱よりもタンパク質栄養の悪化により失われやすい。このことは皮膚コラーゲンがアミノ酸プールの素材として利用されていることを示している。

コラーゲンを食すると肌がプリプリになるなどの宣伝を多く見かける。しかし，コラーゲンにはトリプトファンという不可欠アミノ酸がまったく含まれておらずアミノ酸バランスが悪くなるので，食べ過ぎは注意を要すると考えられる。

ヒアルロン酸量も食餌アミノ酸バランスの影響を受けやすい。アミノ酸バランスの良い食餌のラット皮膚ヒアルロン酸量に比して，アミノ酸バランスの悪い食餌 1 週間摂取は，無タンパク質食摂取とほとんど同じ程度に減少する。

真皮に存在するヒアルロン酸合成酵素 Has2 および表皮に存在する Has3 の mRNA 量は，アミノ酸バランスの悪い食餌 1 日後には，アミノ酸バランスの良い食餌と比して顕著に減少する。このことからアミノ酸バランスの悪い給餌は，ヒアルロン酸合成酵素量に大きな影響を与えることにより，皮膚中のヒアルロン酸量を減少させることが考えられる。

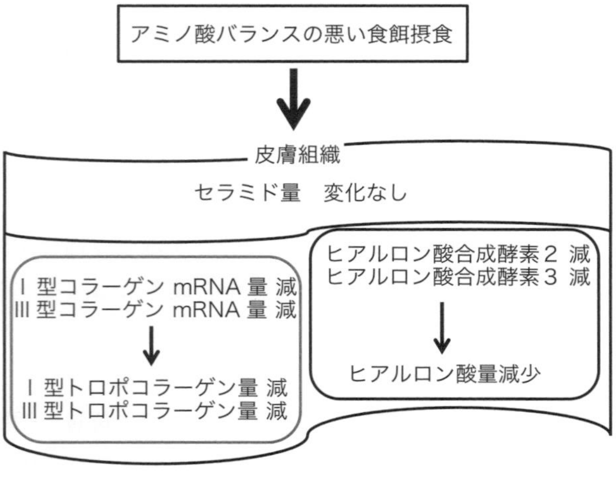

図 16.2　アミノ酸バランスの悪い食餌（タンパク質栄養）摂食によるコラーゲン，ヒアルロン酸，セラミドへの影響
コラーゲンに多く含まれているグリシンやプロリンを摂食しなくてもコラーゲン mRNA 量は変化しない。

IGF-1 は皮膚細胞外マトリクス合成に非常に重要な因子であり，タンパク質栄養の質や量の低下は，血中 IGF-1 量の低下，そして IGFBP-1（IGF binding protein-1）量の増加を誘導し，IGF-1 活性を低下させる。このことがコラーゲン合成やヒアルロン酸合成を減少させる 1 つの原因と考えられる。

コラーゲンの量の減少や架橋度の増加，ヒアルロン酸量の減少は老化した肌によく認められ，シワなどとなって現れる。以上のように，タンパク質栄養の質や量の低下は，これら細胞外マトリクスに大きな影響を与え老化と似た症状を表すと考えられる。

一方，表皮に存在するセラミド量には，タンパク質栄養は大きな影響を与えない。

16.3.2　脂質摂食量と皮膚

食事中の脂質の量は，皮膚を構成するコラーゲン，ヒアルロン酸，セラミドの量に非常に大きな影響を与える（図 16.3）。

ラード 5 ～ 25 % 含有する食餌を 4 週間ラットに給餌すると，脂質摂取量の増加とともに，I 型トロポコラーゲン量，その mRNA 量が減少する。また，ヒアルロン酸量も減少する。ヒアルロン酸の合成に関わる Has2 mRNA 量が減少することが原因となっていると考えられる。

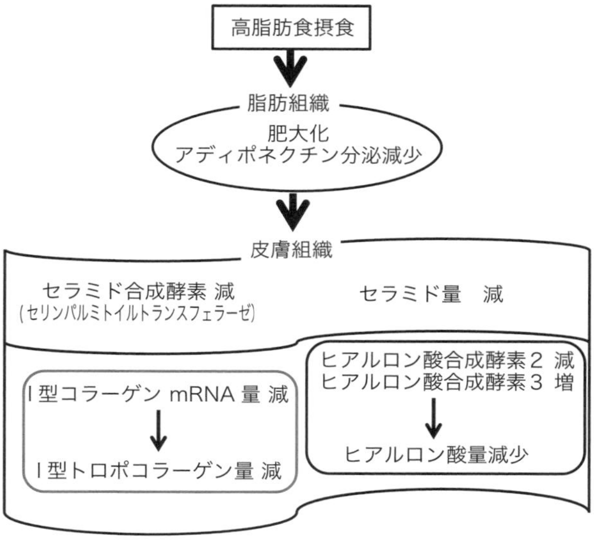

図 16.3　高脂肪食摂食によるコラーゲン，ヒアルロン酸，セラミドへの影響

脂質摂食量の増加とともに，トロポコラーゲン，ヒアルロン酸量は減少する。ヒアルロン酸合成酵素3 mRNA 量は増加するが，これには TGF-β1 量の減少が関わっていると考えられる。

脂質摂食量の増加により，皮膚 TGF-β1 mRNA 量が減少する。TGF-β1 は，コラーゲンやヒアルロン酸量を減少させる。このことから，高脂肪食の摂食のトロポコラーゲン量やヒアルロン酸量の減少には，TGF-β1 が関わっていると考えられる。

16.3.3　ビタミン A と皮膚

皮膚においてビタミン A の欠乏症は，皮膚の乾燥，シワの増加である。乳児や幼児においては，表皮の通常の数倍の肥厚化が認められている。

ビタミン A の 1 つ，レチノイン酸の表皮細胞に対する主な作用は，①角化細胞への分化抑制（基底層の細胞には存在しない，ケラチン K1 の合成を阻害，プロフィラグリンの合成とフィラグリンへの転化など），②表皮細胞増殖の抑制，③コラゲナーゼ産生抑制である。

レチノイン酸の効果は，ニキビ治療，光老化の改善，すなわちシワ改善である。このようにレチノイン酸は皮膚の治療に有効なビタミンである。また，レチノイン酸はコラゲナーゼ発現誘導抑制があるため，制がん作用がある。

表皮においては，Has3 の mRNA 量増加とヒアルロン酸量促進や，TGF-β のメラニン合成，メラノサイト細胞増殖の作用の阻害作用を有する。

16.3.4　ナイアシンと皮膚

細胞レベルにおいて，ナイアシンはセラミド合成を増加させ，水分の蒸散を抑制することから，表皮のバリア機能を改善させる作用がある。また，紫外線，光によるダメージから表皮細胞を守る作用がある。

一方，ナイアシンの欠乏によりペラグラを罹患する。このペラグラには，皮膚炎（dermatitis），下痢（diarrhea），認知症（dementia）の 3D といわれる症状が認められる。皮膚炎は，光線過敏性皮膚炎で黒褐色の色素沈着と皮膚萎縮の症状を示す。

16.3.5　ビタミン C 摂食と皮膚

ビタミン C は，プロコラーゲン中のプロリンおよびリジンの水酸化を触媒するプロリルヒドロキシラーゼのコファクターとして重要な作用を有する。ヒドロキシプロリンは，3 本螺旋構造のコラーゲンの安定化に非常に重要なアミノ酸である。ビタミン C 欠乏は，コラーゲン合成やプロテオグリカン合成を減少させる。よって，ビタミン C の欠乏は，皮膚においては創傷治癒の遅延を招く。これらの現象は，ビタミン C の補充によって速やかに回復する。コラーゲン合成抑制の原因は，IGF-1 を阻害する複数の IGFBP のビタミン C 欠乏による誘導であると考えられている。

また，ビタミン C の不足により，表皮や粘膜の角質層が肥厚化する過角化症が認められる。

16.3.6　ミネラルと皮膚

亜鉛は，I 型およびⅢ型コラーゲンの分解酵素であるコラゲナーゼの活性中心に必須である。

鉄は，コラーゲンの架橋に重要なプロリンのヒドロキシル化の補因子として必要である。

16.4　糖尿病と皮膚

糖尿病は，水泡，硬化など様々な皮膚疾患を誘導する。皮膚への影響は，コラーゲンについてよく研究されている。

罹患により，可溶性コラーゲンの減少，架橋コラーゲンが増加する。モデルラットを用いた系においては，I 型および III 型のトロポコラーゲンおよび mRNA 量が減少する。さらに，血糖値が高いために，メイラード反応によるコラーゲンの架橋が起こる。

また，ヒアルロン酸量の減少，Has2 mRNA の減少も認められている。エラスチンに関しては，減少と異常分解が認められる。これらの結果として創傷治癒が遅延すると考えられる。

表皮においては，表皮角化細胞の代謝回転が遅くなることが知られている。また，血清中のカロチン濃度の上昇により，皮膚色が黄色くなることもある。

16.5　喫煙と皮膚

喫煙はシワ形成，灰色への変色など紫外線による光老化を悪化させることが知られている。このことは特に女性で起こりやすい。さらに弾性繊維の肥厚化，断片化も惹起する。ビタミン A はフリーラジカル消去を有するが，喫煙はこの効果を下げる。

喫煙は角化層の水分量を減らし，エストラジオールのヒドロキシ化を亢進し，皮膚を乾燥，萎縮させる。

16.6 創傷治癒と栄養

栄養素としてのタンパク質の質と量は，**創傷治癒**において非常に重要である。タンパク質栄養状態すなわち，摂食するタンパク質の量の減少あるいは質（アミノ酸スコア）が低下すると創傷治癒が遅延する。

●問題

1）タンパク質栄養が悪化すると皮膚ではどのようなことが惹起されるか，まとめよ。
2）ビタミン欠乏によって，皮膚にはどのような影響が出るか，説明せよ。

●参考文献

1）清水宏：あたらしい皮膚科学 第 3 版，中山書店（2018）
2）セラミド研究会：セラミド研究の新展開――基礎から応用へ，食品化学新聞社（2019）
3）椛島健治他：進化する皮膚科学，NTS（2021）

コラム

大豆と皮膚

皮膚に作用するホルモン，サイトカインは様々存在する。主に肝臓で合成されているインスリン様成長因子-1は皮膚においてもコラーゲン合成，ヒアルロン酸合成促進するといわれている。また，脂肪組織で合成されるアディポネクチンは，インスリン感受性を促進，グルコースの取り込み促進などの作用がある。皮膚においても，コラーゲン合成促進，ヒアルロン酸合成などの効果がある。よって，血中のアディポネクチン量を増加させることは皮膚機能維持には重要であると考えられる。

大豆は畑のお肉と言われ，アミノ酸スコアが 100 である食品素材である。大豆タンパク質を分解して生成したペプチドは血中アディポネクチン量を増加させることがわかっている。我々は大豆ペプチドをラットに摂食させ，皮膚コラーゲン量を測定したところ，合成して間もないコラーゲン量が増加した。このメカニズムには，大豆を摂食し消化酵素によって大豆タンパク質から生成されたペプチドが，吸収され，脂肪組織に作用し，血中アディポネクチン量を増加させ，皮膚に作用し，コラーゲン合成につながった可能性があるのではないかと考えられる。

(Y.O.)

●参考文献

Inoue, Y. *et.al.* : *Biosci.Biotechnol.Biochem.*, **76**, 1549-1951（2012）

第17章　内分泌因子と栄養素による情報伝達機構

17.1 | 細胞間および細胞内の情報伝達[1,2]

多細胞生物の細胞は，様々な様式で情報をやりとりし，生体の恒常性を維持している。例えば，隣り合った細胞同士も，互いに接着している部分で情報交換する（図 17.1 (a)）が，この場合は両細胞の表面のタンパク質の結合を介することが多い。このような情報伝達様式を**接触分泌**（juxtacrine）などと呼ぶ。また，ある細胞が分泌する何らかの物質を他の細胞が受け取る場合には，分泌された信号分子の情報は，その情報を受け取る細胞（標的細胞）に伝えられる。ある細胞がその信号分子の標的になるかどうかは，その細胞が信号分子の**受容体**（**レセプター**，receptor）をもっているか否かによる。信号分子を分泌する細胞と情報を受け取る細胞とが非常に近い場合の例として，シナプスにおける**神経伝達物質**（neurotransmitter）による情報伝達がある（図 17.1 (b)）。この場合の信号伝達様式は，**神経分泌**（neurocrine）と呼ばれる（図 17.1 (c)）。情報分子を分泌する細胞と標的細胞が離れていて，情報分子が血中を運ばれてから標的細胞に作用する場合は**内分泌**（endocrine）という（図 17.1 (d)）いわゆるホルモン一般や成長因子の作用は主にこれに属する。内分泌に似ているが，情報を受け取る細胞が分泌細胞のすぐ近くにある場合を，**傍分泌**（paracrine）という（図 17.1 (e)）。エイコサノイドの作用などはこれにあたる。また，信号物質を出す細胞が自らそれを受け取る場合もある。これを**自己分泌**（autocrine）という。

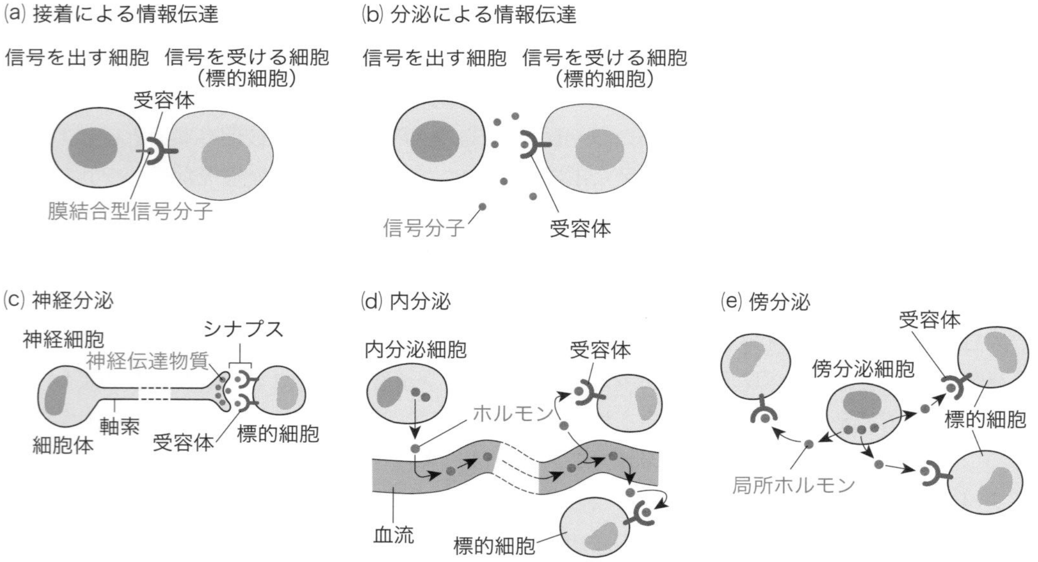

図 17.1　細胞間の情報伝達

特定の受容体に結合する信号分子をその受容体の**リガンド**（ligand，結合子）という。受容体は，その作用方式に基づいて，大きく２つに分類される。受容体が細胞の内部（通常核内）にあって細胞内でリガンドと出会って結合するタイプと，細胞膜上に受容体があって細胞外でリガンドと結合して信号を細胞内に伝えるものである。前者を核内受容体と呼ぶが，核内受容体のリガンドは細胞膜を通り抜ける必要があるため，脂溶性の物質である。一方，細胞膜の受容体は，イオンチャネル型受容体と酵素活性を介する受容体に分類されるが，このうち酵素活性を介する受容体については，G タンパク質共役型受容体，チロシンキナーゼ型受容体およびその他のグループに分けられる。以下，これらについて順に述べる。

17.2 核内受容体

17.2.1　核内受容体の作用機構

核内受容体は，転写調節因子として働く。前述の通り核内受容体のリガンドはすべて脂溶性物質であり，細胞膜を通過して細胞内に入り，受容体と結合する（**図 5.14** および **図 5.16** にリガンドがレチノイン酸または活性型ビタミン D の例がある）。リガンド非結合時には細胞質に存在してリガンドの結合により核内に移行する場合と，リガンドがなくても核内に存在して標的配列に結合している場合がある。後者の場合，リガンド非存在下では転写を抑制する転写共役因子（**コリプレッサー**）が結合した状態にある。受容体にリガンドが結合すると，コリプレッサーが外れて転写を活性化する転写共役因子（**コアクチベーター**）が結合し，RNA ポリメラーゼ II による転写が行われる。主な核内受容体とそのリガンドを**表 17.1** に示す。核内受容体タンパク質は，リガンド結合領域と DNA 結合領域をもつ。標的遺伝子の転写調節領域には，各々の核内受容体が結合する塩基配列，すなわち各脂溶性リガンドに対する**応答配列**（responsive element：RE）が存在する。結合配列近傍における転写共役因子との結合の変化やクロマチン構造の変化が生じて，転写が制御される。

ER，AR，GR などの**ステロイドホルモン受容体**は，2 分子がホモ 2 量体を形成して応答配列に結合するが，RAR，VDR，PPAR，TR 等は，RXR とヘテロ 2 量体を形成して応答配列に結合する。

表 17.1　主な核内受容体とそのリガンド

受容体名	リガンド	分子種
エストロゲン受容体（ER）	エストロゲン	α，β の 2 種
アンドロゲン受容体（AR）	アンドロゲン	
グルココルチコイド受容体（GR）	グルココルチコイド	
ミネラルコルチコイド受容体（MR）	ミネラルコルチコイド	
プロゲステロン受容体（PR）	プロゲステロン	
甲状腺ホルモン受容体（TR）	甲状腺ホルモン	α，β の 2 種
ビタミン D 受容体（VDR）	活性型ビタミン D	
レチノイン酸受容体（RAR）	全 trans レチノイン酸	α，β，γ の 3 種
レチノイド X 受容体（RXR）	9-cis レチノイン酸	α，β，γ の 3 種
PPAR	長鎖脂肪酸，フィブラート系薬剤（α），チアゾリジン誘導体（γ）	α，γ，δ の 3 種
肝臓 X 受容体（LXR）	オキシステロール	α，β の 2 種
ファルネソイド X 受容体（FXR）	胆汁酸	

17.2.2　栄養素や食品成分に深くかかわる核内受容体

ビタミンA（レチノイン酸）や活性型ビタミンDの受容体については，5.3節に記述されている。代謝制御，生活習慣病や栄養とのかかわりで重要な核内受容体に，**PPAR**（peroxisome proliferator-activated receptor），**LXR**（liver X receptor），**FXR**（farnesoid X receptor）などがある。PPARには，PPARα，PPARδ，PPARγの3種があり，発現する組織やリガンド，役割が異なる。PPARαは，脂肪燃焼やエネルギー消費にかかわる多くの遺伝子を制御するため，PPARαの活性化により脂質代謝の改善が期待される。PPARγは，脂肪細胞の分化や脂質蓄積に関連する遺伝子群を主な標的とする。PPARγは組織におけるインスリンの感受性を改善する作用をもち，チアゾリジン誘導体と呼ばれるPPARのリガンドは糖尿病患者に用いられる薬剤の一つである。LXRとFXRはそれぞれ酸化コレステロールと胆汁酸をリガンドとする。活性化されたLXRはコレステロールから胆汁酸の合成の律速酵素であるCyp7A1の遺伝子発現を増加させ，FXRはその発現を抑制する作用が知られており，コレステロールレベルの調節にかかわっている（**図17.2**）。

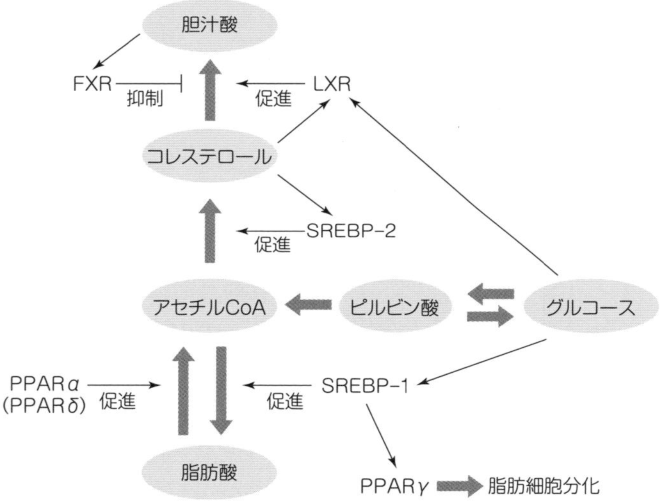

図17.2　脂質代謝調節において重要な転写因子

SREBP-1とSREBP-2は核内受容体ではないが，それぞれ脂肪酸やコレステロールの合成を制御する転写因子として重要なので図に含めた。

17.3　イオンチャネル型受容体

受容体タンパク質がイオンチャネルである場合で，受容体は細胞膜を貫通しており，その内部にイオンを通すトンネルのような構造を有する（**図17.3**）。リガンドの結合の有無によりイオンチャネルが開いたり閉じたりする。それにより特定のイオン（複数種のイオンである場合もある）の細胞内外の通過が変化する。ニコチン性アセチルコリン受容体，グリシン受容体，グルタミン酸受容体などがある。ニコチン性アセチルコリン受容体の場合は，5個のサブユニットが集まって中央にイオンチャネルを形成し，リガンドの結合によりNa^+を細胞内に流入させる。イオンチャネル自体が受容体で

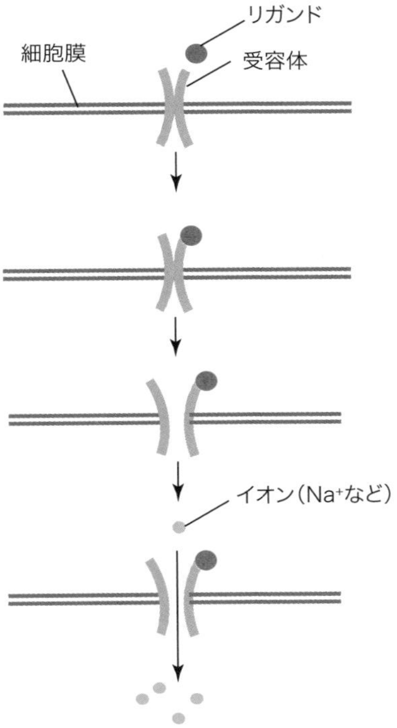

図 17.3　イオンチャネル型受容体の作用様式

はなく，以下の G タンパク質共役型受容体の働きで開閉が調節されるイオンチャネルもある。なお，細胞の内部にイオンチャネル型受容体が存在する場合もある（イノシトール三リン酸受容体など）。

17.4 | G タンパク質共役型受容体

17.4.1　タンパク質のリン酸化による酵素活性の制御

タンパク質中に含まれるアミノ酸のうち，セリン，スレオニン，チロシンの 3 つは，アミノ酸側鎖の水酸基（-OH）にリン酸が結合することでそのタンパク質の活性が変わる場合が多い。リン酸化酵素であるキナーゼは，主に ATP のリン酸を他の物質に転移させる。ATP がもつ 3 つのリン酸のうち，端の一つ（γ 位のリン酸）を利用する。様々なキナーゼが，各種の糖，脂質，タンパク質などを特異的にリン酸化するが，タンパク質をリン酸化するキナーゼを総称して，プロテインキナーゼと呼ぶ。プロテインキナーゼは，タンパク質のセリンやスレオニンをリン酸化するセリン／スレオニンキナーゼと，チロシンをリン酸化するチロシンキナーゼに大別される。

17.4.2　G タンパク質共役型受容体とグルカゴンの作用

グリコーゲンの分解にかかわるグリコーゲンホスホリラーゼはリン酸化されると活性化型になり，逆に合成を担うグリコーゲン合成酵素はリン酸がつくことで不活性になる（2.4.6 項）。グルカゴンは，血糖上昇ホルモンであり，空腹時に膵臓の α 細胞から分泌されて，肝臓等にあるグルカゴン受容体に結合し，グリコーゲンの分解や糖新生を促進，逆にグリコーゲンの合成や解糖を抑制する。

G タンパク質共役型受容体（G protein-coupled receptor：GPCR）は，受容体（細胞膜を 7 回貫通している），G タンパク質，エフェクター（効果器）タンパク質の 3 つの要素の働きで作用を発揮する。G タンパク質（グアニンヌクレオチド結合タンパク質）は，GTP が結合している場合に活性型，GDP が結合している場合に不活性型となるタンパク質である。G タンパク質は，α，β，γ の 3 つのサブユニットから構成され，α サブユニットに GDP または GTP が結合している。**グルカゴン受容体**の場合，Gs と呼ばれる α サブユニットをもつ G タンパク質が受容体と相互作用する（**図 17.4**）。

グルカゴンによる刺激がない時は，このサブユニットに GDP が結合しているが，グルカゴンが受容体に結合すると，GDP が離れて新たに GTP が結合する。**アデニル酸シクラーゼ**という酵素はグルカゴン受容体のエフェクターであり，これは ATP を**サイクリック AMP**（cAMP，**図 17.5**）に変換する。細胞内の cAMP 量が増加すると，cAMP はセリン／スレオニンキナーゼである**プロテインキナーゼ A** の調節サブユニットに結合して，この酵素の触媒サブユニットを活性化する（**図 17.6**）。プ

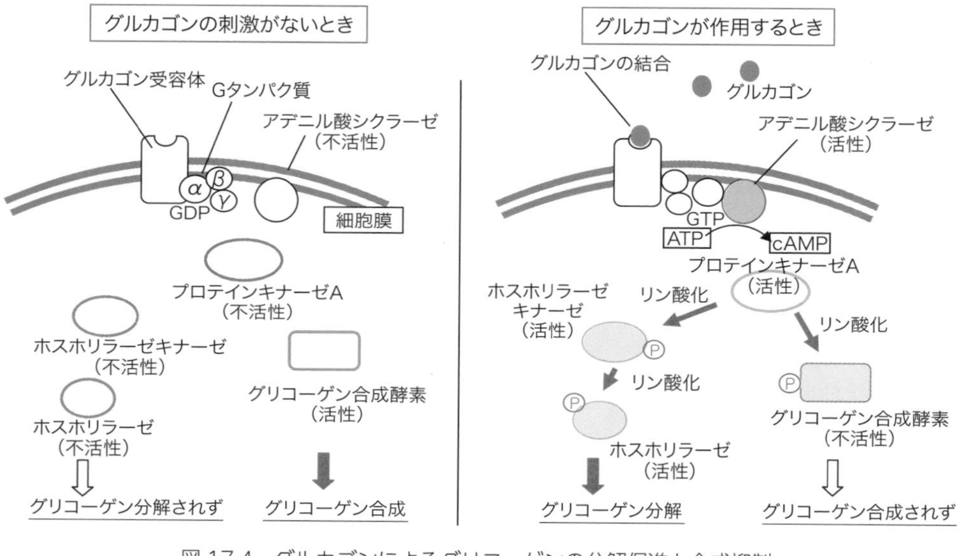

図 17.4　グルカゴンによるグリコーゲンの分解促進と合成抑制

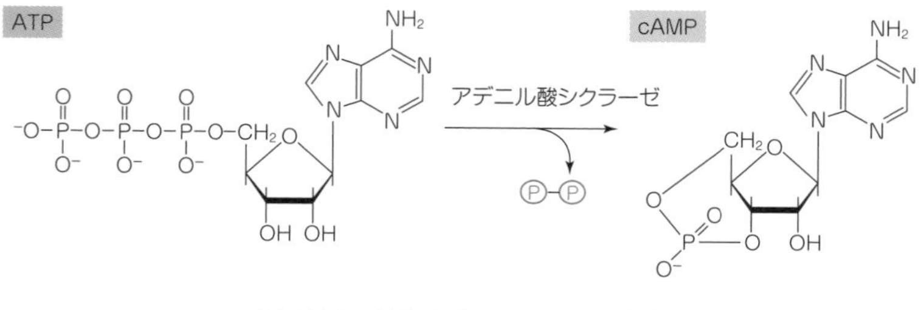

図 17.5　ATP からの cAMP の生成

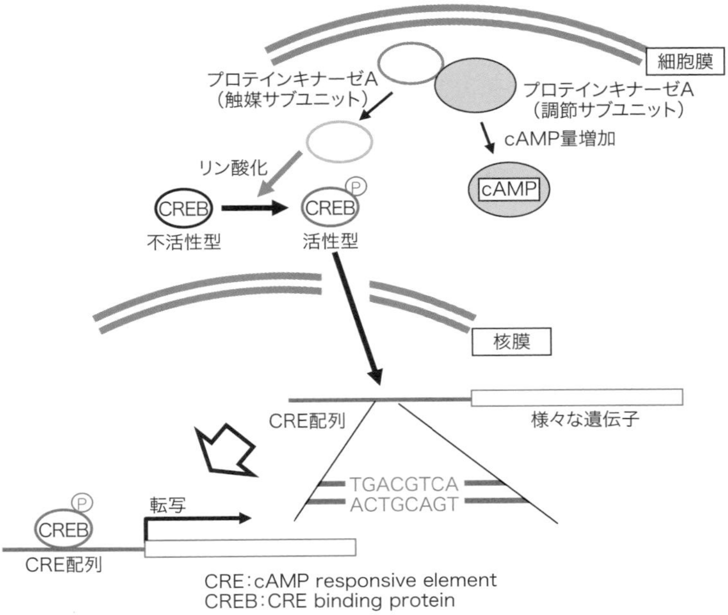

図 17.6　cAMP とプロテインキナーゼ A を介した遺伝子転写の調節

ロテインキナーゼ A は，様々な基質をリン酸化する。たとえばグリコーゲン合成酵素をリン酸化して不活性型にし，ホスホリラーゼキナーゼを活性化する。ホスホリラーゼキナーゼは，グリコーゲンホスホリラーゼをリン酸化して活性化することにより，肝臓からはグリコーゲンから切り出されたグルコースが血中に放出される。G タンパク質に結合している GTP のリン酸が 1 つ切断されて GDP となることで，アデニル酸シクラーゼの活性は低下する。

プロテインキナーゼ A は，脂肪細胞においては β 型のアドレナリン受容体によって活性化され，ホルモン感受性リパーゼをリン酸化して正に制御し，脂肪の分解を促す。また，プロテインキナーゼ A がリン酸化する基質には，**CREB**（cyclic AMP responsive element binding protein）という転写因子が含まれる。

リン酸化されて活性化された CREB は，様々な遺伝子の転写調節領域に存在する CRE（cyclic AMP responsive element）配列（5′-TGACGTCA-3′）に結合して，その転写を調節する（**図 17.6**）。CREB により転写が促進される遺伝子の一つに，糖新生に関わるホスホエノールピルビン酸カルボキシキナーゼ（PEPCK）の遺伝子がある。

17.4.3　セカンドメッセンジャーの働き

ホルモン等の信号分子をファーストメッセンジャーと呼ぶことがあり，それに対して，細胞膜受容体が活性化されることにより量が増えたり減ったりすることでその下流に情報を伝える役割を担う cAMP のような分子を，**セカンドメッセンジャー**と呼ぶ。セカンドメッセンジャーには，cAMP，cGMP，**ジアシルグリセロール**（DG），**イノシトール 1,4,5-トリスリン酸**（IP_3），**カルシウムイオン**（Ca^{2+}）などがある。G タンパク質とエフェクターの組合せを**表 17.2** に示す。

表 17.2　GPCR と共役する G タンパク質の分類

GPCR の例	機能	受容体の α サブユニット
アドレナリン β1 受容体, グルカゴン受容体	アデニル酸シクラーゼ活性化	Gs
セロトニン 5HT1 受容体	アデニル酸シクラーゼ抑制	Gi
M1 ムスカリン受容体	PLC の活性化	Gq
嗅覚受容体	嗅覚の情報伝達	Golf
光受容体	視覚の情報伝達	トランスデューシン
味覚受容体	味覚の情報伝達	ガストデューシン

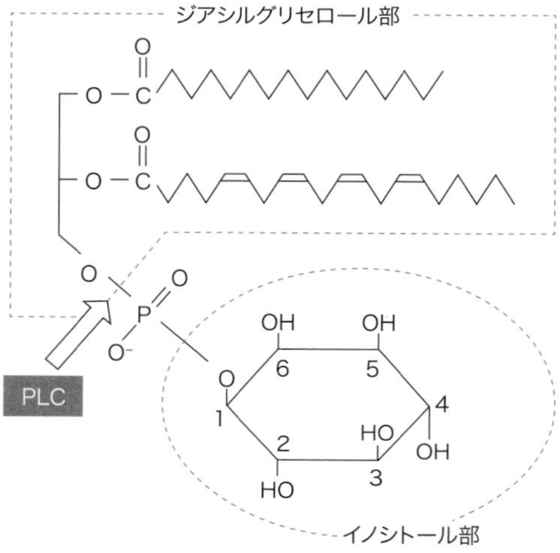

図 17.7　ホスファチジルイノシトールの構造と PLC による切断部位

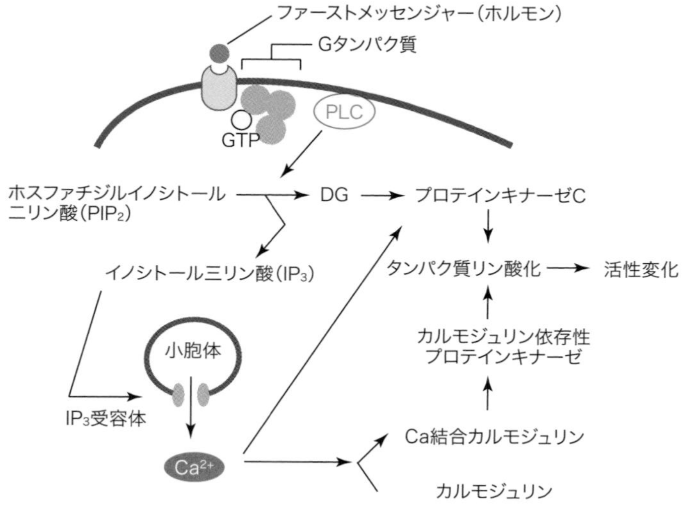

図 17.8　ジアシルグリセロールとイノシトール三リン酸を介した情報伝達

M1 ムスカリン受容体などは，ホスホリパーゼ C（PLC）という酵素をエフェクターとする。**図 17.7** にホスファチジルイノシトール（PI）の構造を示す。PLC は，PI のイノシトール環の 4 番と 5 番目の位置にリン酸がついている PI 4,5-ビスリン酸（PIP_2）を切断することでジアシルグリセロール（DG）と IP_3 を生じる（**図 17.8**）。次に IP_3 は，小胞体の膜にある IP_3 受容体（イオンチャネル型受容体）に結合して，小胞体内の Ca^{2+} イオンを細胞質に放出させる。Ca^{2+} は様々な機能を有するが，カルモジュリンと呼ばれるタンパク質と結合し，カルモジュリン依存性プロテインキナーゼを活性化させる。一方，DG および Ca^{2+} は，プロテインキナーゼ C という別のキナーゼを活性化させる。各種プロテインキナーゼの活性化により，多様なタンパク質がリン酸化される。

17.5 チロシンキナーゼ型受容体

17.5.1 チロシンキナーゼ型受容体の性質と MAP キナーゼカスケード

成長因子（細胞増殖因子）の受容体の多くは，チロシンキナーゼ型受容体である。このタイプの受容体分子は，細胞外領域，細胞膜を貫通する領域，細胞内領域とからなる。細胞内領域には，チロシンキナーゼとしての酵素活性を有する領域が含まれる。細胞外領域にリガンドが結合すると，チロシンキナーゼが活性化されて，まず自己リン酸化と呼ばれる受容体細胞内領域のチロシンのリン酸化が起こる（**図 17.9**）。リン酸化された受容体に，リン酸化チロシンを認識する別のタンパク質群が結合し，これらもチロシンリン酸化により活性化される。どのリン酸化チロシンにどんなタンパク質が結合するかは，リン酸化チロシンの近くのアミノ酸配列によって決まっている。結合して活性化されたタンパク質はさらに別のタンパク質のチロシン，セリン，スレオニンをリン酸化するなどして活性化していき，細胞の内部に情報が伝達される（リン酸化カスケード）。

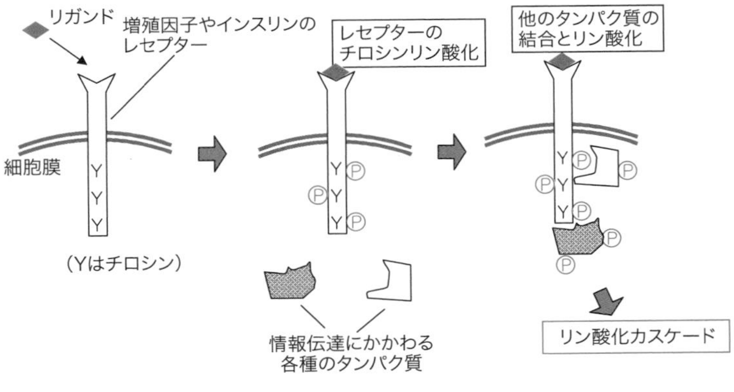

図 17.9　チロシンキナーゼ型受容体の作用様式

MAP キナーゼカスケードは，代表的なリン酸化カスケードの一つである（**図 17.10**）。MAP キナーゼ（mitogen-activated protein kinase）は，細胞増殖刺激のような様々な刺激により活性化されて様々な転写因子の活性を調節するタンパク質である。MAP キナーゼを直接リン酸化する酵素が

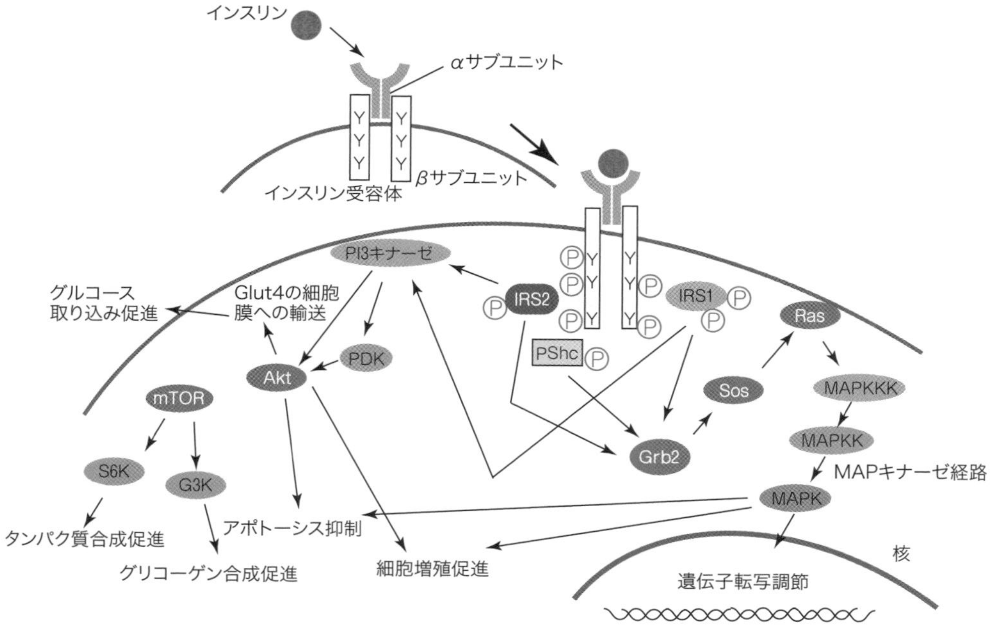

図 17.10　インスリン受容体の情報伝達の概要と MAP キナーゼカスケード

MAP キナーゼキナーゼ（MAPKK）で，さらにこの MAPKK は MAPKK キナーゼ（MAPKKK）によって活性化されることが知られている。MAPKKK を活性化するタンパク質として，低分子量 G タンパク質である Ras があり，Ras はチロシンキナーゼ受容体の下流で GDP 結合型の不活性型から GTP 結合型の活性型に変化する。MAPK，MAPKK，MAPKKK にはいくつかの分子種があり，刺激の種類により特定の MAPK 経路が活性化される。

17.5.2　インスリン受容体の情報伝達と作用

インスリン受容体はチロシンキナーゼ型受容体の一つである（**図 17.8**）。インスリン受容体は，細胞外にある α サブユニットと細胞膜を貫通する β サブユニットの 2 つずつが結合した 4 量体で，β サブユニットにチロシンキナーゼ領域が含まれる。インスリン受容体のリン酸化チロシンに結合する重要なタンパク質として，IRS（**インスリン受容体基質**，insulin receptor substrate）-1 と IRS-2 がある。活性化された両 IRS は，MAP キナーゼ経路や**ホスファチジルイノシトール 3 キナーゼ**（PI3 キナーゼ，phosphatidylinositol 3-kinase）経路を活性化する。インスリン抵抗性や糖尿病の発症において，この IRS のセリン／スレオニンがリン酸化されて IRS のチロシンリン酸化が抑制される機構が知られている。インスリン受容体の下流にある酵素として PI3 キナーゼがある。PI3 キナーゼは PI のイノシトール環の 3 位（**図 17.6**）にリン酸を結合させる酵素であり，両 IRS と結合して活性化される。PIP_2 に PI3 キナーゼによってリン酸が付加された PI 3,4,5-トリスリン酸（PIP_3）は，Akt などのキナーゼ群を活性化させる。Akt の活性化は，筋肉や脂肪組織において Glut4（**グルコース輸送体 4**）を細胞内から細胞表面に輸送させる。これによりグルコースの取り込みが促進される。

一方，肝臓においてインスリンが糖新生を抑制する際，17.4.2 項の PEPCK 遺伝子の転写の抑制も関与する。すなわち，インスリン受容体によって活性化された Akt は，**FoxO1** という転写因子をリン酸化する。インスリンの刺激がないとき，FoxO1 は PEPCK 遺伝子の転写を促進しているが，FoxO1 がリン酸化されるとこの転写因子は核外に輸送されて，PEPCK の転写が低下，糖新生が抑制される。

17.6 サイトカイン受容体やストレス応答の情報伝達

インターロイキン類（IL），インターフェロン類（INF），腫瘍壊死因子類（TNF），コロニー形成因子，エリスロポエチン，成長ホルモンなどの**サイトカイン受容体**の情報伝達のうち，上記以外のものとして **JAK-STAT** 系および **NF-κB** を介する経路がある。

JAK-STAT 系を介する受容体として，ILs，IFNs，エリスロポエチン，成長ホルモン，プロラクチン，レプチンの受容体がある。これらの受容体自身はチロシンキナーゼ活性をもたないが，これらの情報伝達経路も，チロシンキナーゼ型受容体と同様に，チロシンのリン酸化が情報伝達の最初のステップとなる（**図 17.11**）。受容体の細胞内領域に JAK（Janus kinase）というチロシンキナーゼが結合しており，リガンドの結合によりこれが活性化されて，**JAK** により受容体のチロシンがリン酸化される。次に **STAT**（signal transducer and activator of transcription）という転写因子が結合，STAT は JAK の作用によってリン酸化を受けて 2 量体となる。2 量体の STAT は核内に移行して，標的遺伝子の転写を制御する。このような受容体は酵素リクルート型受容体とも呼ばれる。

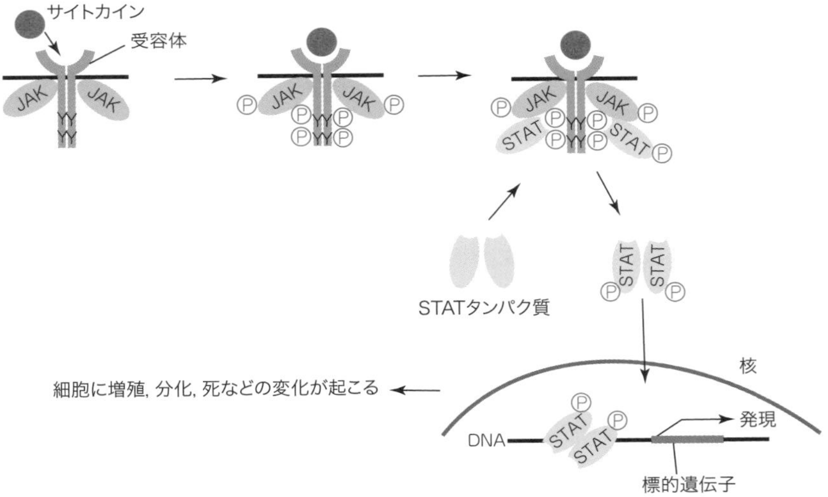

図 17.11　JAK-STAT 系の情報伝達

様々なストレスや炎症，細胞の増殖やアポトーシスなどに関連するシグナルとして NF-κB（nuclear factor kappa B）の調節を介するものがある（**図 17.12**）。IL-1 や TNF-α の受容体，リポポリ多糖などをリガンドとする **Toll 様受容体**（**図 14.5**）の情報伝達に NF-κB が関与する。NF-κB

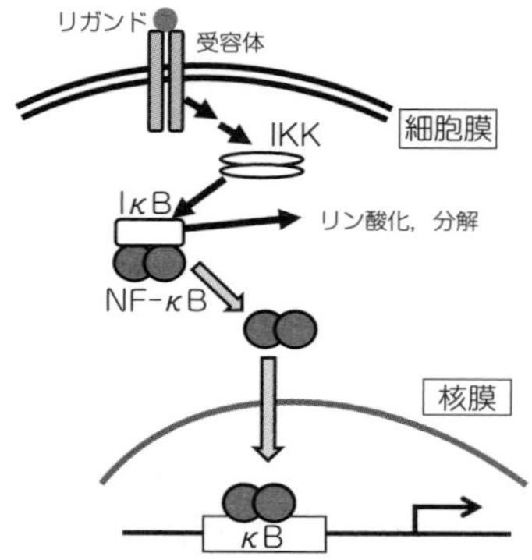

図 17.12　NF-κB を介した情報伝達

は，刺激がない時には IκB（inhibitor of NF-κB）と結合しており，細胞質に存在している。受容体からのシグナルにより IκB キナーゼ（IKK）が活性化されると，IKK は IκB をリン酸化する。IκB はリン酸化を受けると，ユビキチン化されて分解され，それにより NF-κB は核内へ移行して，様々な遺伝子の転写を調節する。

一方，Nrf2（NF-E2-related factor）は，酸化ストレスや異物に対する防御などに働く転写因子として知られ，グルタチオン-*S*-トランスフェラーゼ（GST），ヘムオキシゲナーゼ（HO1）やキノンオキシドレダクターゼ（NQO1）などの遺伝子発現を誘導する。ストレス等がないときには，Nrf2 は Keap1 と呼ばれるタンパク質と結合している。Keap1 と結合している Nrf2 はユビキチンリガーゼによるユビキチン化を受けて分解される。一方，刺激存在下では Keap1 による分解が抑制されて，Nrf2 が核に移行して標的遺伝子の転写を誘導する。

これらの経路を調節する食品因子も数多く見いだされている（コラム参照）。

17.7 | 栄養や食品成分と遺伝子発現調節

栄養素やその他の食品成分により遺伝子の発現が調節される場合，様々なステップでの調節がなされる[3)]。すなわち，転写の段階のほか，mRNA の成熟，mRNA の分解，翻訳，翻訳後修飾などに対して，各栄養素や機能性食品成分が影響を及ぼす例が無数に明らかにされてきた。このうち，遺伝子の転写を変化させる場合には，これまでにいくつかの例を示してあるように，転写因子の活性の変化を介している場合が多い。一方，転写の変化にはエピジェネティック（epigenetic）な変化も仲介している[4)]。DNA のメチル化やヒストンタンパク質のメチル化，アセチル化，リン酸化など，DNA の塩基配列の変化をともなわないクロマチンの変化をエピジェネティック修飾という。このうち DNA のメチル化は，シトシンとグアニンが並んでいる配列（CpG）のシトシンにメチル基が付加される。DNA が高メチル化されると，そこの部分の遺伝子の発現は抑制される場合が多い。ヒストンのアセチル化は，複数のヒストンアセチル化酵素（HAT）やヒストン脱アセチル化酵素（HDAC）の働きにより調節される。転写因子が遺伝子の転写を制御する際に，ヒストンのエピジェネティック制御を介していることが多くの例から明らかとなっている。転写因子の働きに必要な転写コファクターの中には，HAT 活性や HDAC 活性を有するものがある。

一方，エピジェネティックな変化は長期間に渡って影響が継続する場合も知られている。そのような変化の関与が強く示唆されている現象の一つに，DOHaD（developmental origins of health and disease）という概念がある。これは，生活習慣病のリスクが胎児期などの成長の早い時期に決定されるというもので，1980 年代に David Barker により提唱された仮説を発展させたものである。低出生体重で生まれた子供は成人後の虚血性心疾患等の様々な疾患のリスクが著しく高くなるというデータが多く蓄積されている。これは胎児期に低栄養に曝露されることで，栄養が足りない状況に適応するための何らかのプログラミングがされるためと考えられている。実際に様々な研究において，妊娠中の栄養の悪化により代謝調節上重要な遺伝子にエピジェネティックな変化が生じることが報告されている[5)]。わが国における若年女性のやせの増加などから，低出生児の割合は増加しており，妊娠期の栄養の重要性が増している。一方で，妊娠糖尿病や過体重の場合も子の生活習慣病リスクに影響する。また，授乳期など生後早い時期での栄養状態もエピジェネティックな変化をもたらす例も報告されている。

●問題

1）cAMP による遺伝子発現の調節機構について説明せよ。
2）プロテインキナーゼとは何か説明せよ。
3）核内受容体の作用機構を説明せよ。

●参考文献

1）加藤久典 他：分子栄養学―遺伝子の基礎からわかる，羊土社（2015）
2）加藤久典：実験医学（増刊），39，795-801（2021）
3）仲野徹：エピジェネティクス―新しい生命像をえがく，岩波新書（2014）

コラム

食品中の機能性成分の標的分子と細胞内情報伝達

食品中の機能性成分のうち，本文で述べている細胞内情報伝達にかかわる因子をターゲットとしているものも多い。ポリフェノールなどのファイトケミカルについても様々な標的分子がわかってきている。たとえば，大豆等のイソフラボンはエストロゲン受容体のリガンドとなるほか，茶のエピカテキンは FXR を活性化し，PPAR はフラボノイドによって活性化される。ブドウ等に含まれるミリセチンは，MAPKKK の一種の Raf，MAPKK である MKK4，さらに JAK などを標的とすることが報告されている。タマネギ等に多いケルセチンについては，Raf のほかに MAPK の一種である MEK や PI3 キナーゼを介して作用することが報告されている。他にもルテオリンがある種のプロテインキナーゼCを，スルフォラファンが Keap1 を標的とすることなどが発表されている。（H.K.）

III

栄養素による疾患予防

第18章　メタボリックシンドロームと栄養

栄養と健康は密接に関連している。食品を介して摂取する栄養素の種類・量・タイミングを考えることが疾病やその重症化の予防には特に重要である。本章では，生活習慣病とメタボリックシンドロームを中心に栄養との関係について解説する。

18.1　生活習慣病

生活習慣病（life-style related diseases）は，食習慣，運動習慣，休養，睡眠，喫煙，飲酒などの個人の生活習慣がその発症・進行に関与する疾患群と定義される（**図 18.1**）。1996 年以前は，現在の生活習慣病に相当する疾患は「成人病」と呼ばれ，その対策には，早期発見・早期治療（二次予防）に力点が置かれていた。その後，健康の増進・発症予防（一次予防）に重点を置いた施策が展開され，「生活習慣病」の概念が急速に浸透した。

疾病の発症には，**遺伝要因**と**環境要因**が関与する（**図 18.2**）。環境要因は，**外部環境要因**（病原体，有害物質，事故など），生活環境要因（食習慣，運動習慣，休養，睡眠，喫煙，飲酒，ストレスなど）に分類される。一方，血友病，鎌状赤血球症，フェニルケトン尿症などの単因子遺伝病は，遺伝子の異常のみで発症し，環境要因の関与はない。また，外傷や中毒などの非遺伝性疾患は外部環境要因のみで発症する。がん，2 型糖尿病，高血圧症，心筋梗塞，脳梗塞などは，環境要因，遺伝要因が様々な割合で関与して発症する多因子病である。これらの疾患は，遺伝的な素因があっても，食習慣をはじめとした生活環境要因を改善することにより発症や重症化を予防することが可能である。

生活習慣病は，階層性のある疾患群である（**図 18.3**）。生活習慣病の根底にあるのは，食生活，運動不足，ストレスなどの生活習慣上の問題点である。これらの好ましくない生活習慣は，高血圧症，脂質異常症，肥満，耐糖能異常などの危険要因を誘発する。心筋梗塞などの発症率は，危険要因がない健常者と比較して，喫煙により 2 倍，その他の因子によっても 2 ～ 4 倍増加する。さらに危険要因が 3 つあると 30 倍以上に増加する。これらの危険要因はすべて動脈硬化を促進し，動脈硬化が基盤となって，虚血性心疾患，脳卒中，腎症などの血管系の重篤な合併症を発症する。これらの疾患は，

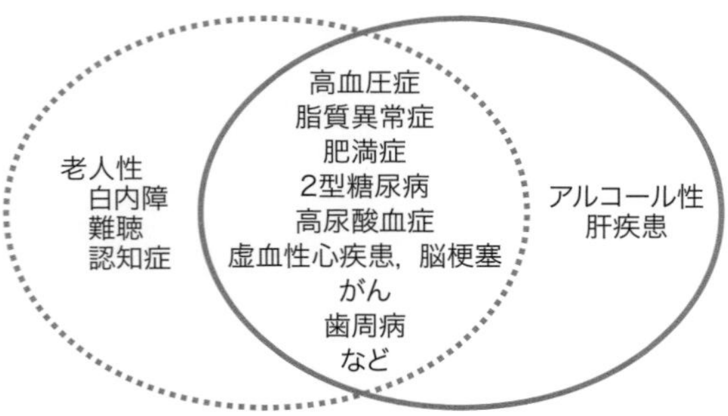

図 18.1　生活習慣病と成人病

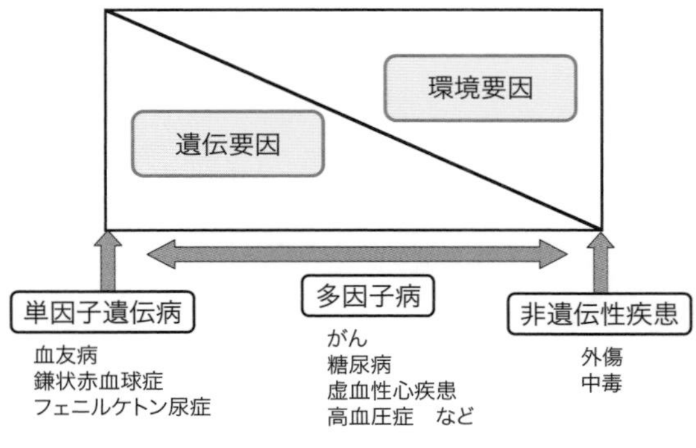

図 18.2　遺伝要因，環境要因と病気

直接の死因となるばかりでなく，運動障害など生活の質を低下させる。

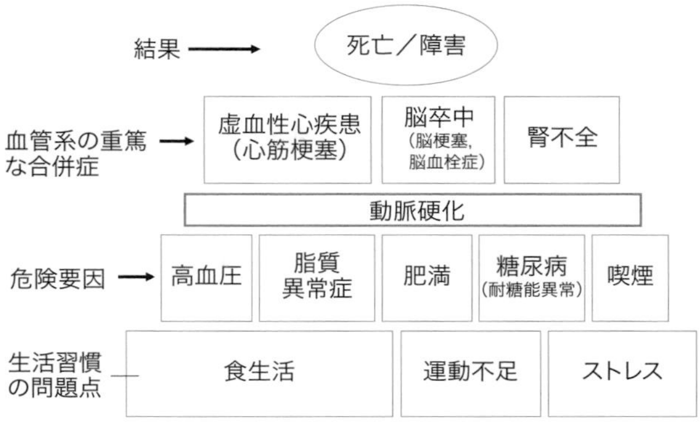

図 18.3　生活習慣病のピラミッド

18.2 メタボリックシンドローム

メタボリックシンドロームは内臓脂肪の蓄積による肥満を起点に，アディポサイトカインの分泌異常を起こし，高血圧，脂質異常症，耐糖能異常等の動脈硬化性疾患のリスクが重積される状態である。日本内科学会・日本肥満学会をはじめとする 8 学会が合同でメタボリックシンドロームの診断基準を策定し，2008 年より現在まで，内臓脂肪の蓄積に着目した健康診査及び保健指導（特定健康診査・特定保健指導）が全国で実施されている。

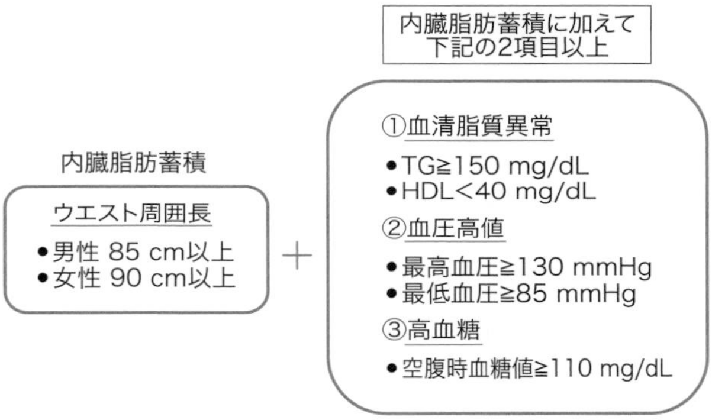

図 18.4　メタボリックシンドロームの診断基準

ウエスト周囲長が男性 85 cm 以上，女性 90 cm 以上で，①血清脂質（中性脂肪（トリアシルグリセロール，TG）150 mg/dL 以上かつ／または HDL 40 mg/dL 未満），②血圧（収縮期血圧 130 mmHg 以上かつ／または拡張期血圧 85 mmHg 以上），③血糖値（空腹時血糖値 110 mg/dL 以上）の 3 項目のうち 2 つ以上に異常値がある場合はメタボリックシンドロームと診断される。

メタボリックシンドロームの基盤は，内臓脂肪の蓄積である。男性・女性ともに臍部での内臓脂肪面積が 100 cm^2を超えると生活習慣病にかかわる検査項目の数値に異常が現れる。したがって，統計的に臍部での内臓脂肪面積が 100 cm^2に相当するウエスト周囲長である男性 85 cm，女性 90 cm が内臓脂肪の過剰蓄積を判定する基準として設定されている。

18.3 内臓脂肪と代謝異常

エネルギーの過剰摂取や運動不足において，余剰エネルギーはトリアシルグリセロールとして白色脂肪組織に蓄積する。これらは主に皮下の白色脂肪組織に蓄積されるが，蓄積量が限界を超えると内臓脂肪組織をはじめ，いわゆる異所性の脂肪組織に蓄積する。メタボリックシンドロームで問題になるのは，内臓脂肪の量であり，この指標として上述のウエスト周囲長が用いられている。皮下脂肪組織の白色脂肪細胞から分泌される物質は静脈に入ったのち全身を循環するのに対して，内臓脂肪組織から分泌される物質は門脈に入り，肝臓に直接流入するので肝臓での代謝に大きな影響を及ぼす。

非肥満者の白色脂肪細胞の直径は50–70 μmであるが，メタボリックシンドロームと診断される肥満者では140–150 μmに肥大している。内臓脂肪組織を構成する白色脂肪細胞は，皮下脂肪組織を構成する白色脂肪細胞と比較して，過剰な脂肪の貯蔵による肥大化によりアディポサイトカインの産生能が大きく変化する。内臓脂肪組織における白色脂肪細胞の肥大化は，レプチン（摂食量，エネルギー代謝調節），PAI-1（plasminogen activator inhibitor-1；血栓形成促進），TNFα（tumor necrosis factor α；インスリン抵抗性惹起），MCP-1（monocyte chemoattractant protein 1；マクロファージの脂肪組織内への浸潤・脂肪組織での炎症惹起）などの産生を増加させ，アディポネクチン（インスリン感受性増強，動脈硬化抑制）の産生を低下させる。内臓脂肪組織で産生されるTNFαは，肝臓でのインスリン抵抗性を増加させ，耐糖能異常やメタボリックシンドロームに深く関与している。白色脂肪細胞は，インスリンの同化作用による余剰エネルギーの貯蔵に際して，細胞を肥大化させて対応している。肥満による持続的なインスリンシグナルにより細胞が肥大化しすぎて破綻しないようにTNFαを分泌してインスリン抵抗性を増加させ，同化を抑制している。このTNFαによるインスリンシグナルに対するフィードバック機能が血糖値や血圧を上昇させ，メタボリックシンドロームが動脈硬化を促進する理由とも考えられている。

18.4 | メタボリックシンドロームと血栓性疾患

メタボリックシンドロームは，動脈硬化を促進し，心筋梗塞，脳梗塞などの血管系の重篤な合併症を惹起して死亡や生活の質を低下させる。メタボリックシンドロームにおける血栓性疾患発症の重要な因子としてPAI-1があげられる。PAI-1の生理的な産生細胞は血管内皮細胞であるが，肥満した白色脂肪細胞も主要な産生細胞となることから，PAI-1は典型的なアディポサイトカインとして知られている。肥満者の内臓脂肪面積と血中PAI-1濃度は相関するが，皮下脂肪面積とは相関しない。PAI-1は血栓溶解系（線溶系）の主要な阻害因子であり，肥満による血中PAI-1の増加は心筋梗塞の発症につながる。PAI-1遺伝子の発現は，TNFαにより強力に誘導される。PAI-1には遺伝子多型（4G/5G）があり4G/4G型では4G/5G型，5G/5G型より血中PAI-1濃度が上昇しやすい[4)]。また。血中PAI-1濃度は，トリアシルグリセロール濃度，VLDL，LDL濃度と相関することから脂質異常症や肥満を合併したメタボリックシンドロームにおいては血栓性疾患のリスクは高くなる。

18.5 | メタボリックシンドロームの改善と食習慣：食事摂取基準より

「食事摂取基準」では，生活習慣病の予防・重症化の予防に関して主に栄養生化学的な視点から言及している。また，食習慣やエネルギー・栄養素摂取量の健康影響を考えるうえで，行動学的な視点や栄養生理学的な視点の重要性を指摘している[5)]。さらに，1日の食事回数，特に朝食の有無が肥満や循環器疾患，2型糖尿病などの発生率に関与する可能性，食事の間でのエネルギーや栄養素の摂取割合の違いがメタボリックシンドロームに影響する可能性，食物の摂取速度が肥満やメタボリックシンドローム，糖尿病の罹患や発症に関与する可能性も指摘している。

栄養素との関連では，食物繊維をほとんど摂取しない場合に比べて，20 g/日程度摂取する群では，心筋梗塞の発症率が15%低いこと，また，メタボリックシンドロームの発症率との関連を検討したメタ・アナリシスでは，総合的には**食物繊維**摂取量が多いほどメタボリックシンドロームの発症率や死亡率が低下する傾向を指摘している。**マグネシウム**のサプリメントによる摂取がメタボリックシンドロームの発症リスクを改善すること（50 歳代の 2 型糖尿病患者が対象），高齢女性を対象にした研究では，**鉄**サプリメントの使用者で全死亡率が上昇すること，特に，**ヘム鉄**については，その過剰摂取がメタボリックシンドロームや心血管系疾患のリスクを上昇させること，総鉄摂取量と非ヘム鉄摂取量は 2 型糖尿病発症に影響しないが，ヘム鉄の摂取量の増加が **2 型糖尿病**発症リスクを高めるとするメタ・アナリシスが紹介されている。

● 問題

1）メタボリックシンドロームについて簡潔に述べよ。
2）生活習慣病について簡潔に述べよ。

● 参考文献

1）メタボリックシンドローム診断基準検討委員会：日内会誌，**94**(4), 794-809（2005）
2）前田 法一 他：日内会誌，**100**, 911-916（2011）
3）関 泰一郎・細野　崇：化学と生物，**53**(6), 374-380（2015）
4）Gogu, A.E. *et al.*: *Metabolites*, **11**, 266（2021）　https://doi.org/10.3390/metabo11050266
5）厚生労働省：日本人の食事摂取基準（2020 年版）

コラム

ストレスと生活習慣病

ストレスは，高血圧，耐糖能異常（糖尿病）をはじめとしたメタボリックシンドロームの発症，進展に深く関与する。高尿酸血症やそれに伴う痛風に関しても食事に加えて，ストレスやシフトワークが増悪因子として考えられている。尿酸はプリン体の代謝により生成されるが，その過程でキサンチンオキシドレダクターゼ（XOR）が関与している。XOR は合成後の分子内ジスルフィド結合やプロテアーゼによるプロセッシングにより酸化酵素もしくは脱水素酵素として働くユニークな酵素であり，ヒポキサンチンをキサンチンへと酸化し，さらに尿酸への酸化を触媒するが同時に酸化ストレスも発生させる。マウスに拘束ストレスを与えると内臓脂肪組織における XOR の活性が増加して酸化ストレスが起こり，炎症性サイトカインの誘導をはじめとした慢性炎症が観察される。高尿酸血症の治療薬として用いられているキサンチンオキシダーゼ阻害剤フェブキソスタットを拘束ストレスマウスに投与すると脂肪組織の酸化ストレスが低下して慢性炎症が緩和されるとともにストレスによって増悪したインスリン感受性も改善した。これらのマウスでは，血液凝固因子である組織因子（第Ⅲ因子）と PAI-1 が内臓脂肪で増加していたが，これらもフェブキソスタットにより減少した。高尿酸血症では，血栓症のリスクも高くなることが知られているが，高尿酸血症を適切に管理，治療することはストレスによる糖尿病や血栓症をも予防できる可能性がある。　(T.S.)

第19章　糖尿病と栄養

19.1 糖尿病の病因・病態・診断[1)]

19.1.1　糖尿病の病因・病態

健常な動物には，血糖値を一定の範囲内に維持する仕組みが備わっている。絶食時間が長くなると，一時的に低血糖になる。すると，血糖を上昇させる働きを持つホルモンが分泌される。たとえば，膵臓からグルカゴン，副腎髄質からアドレナリン（エピネフリン），副腎皮質からグルココルチコイドが分泌される。これらのホルモンの働きによって，肝臓では蓄えられていたグリコーゲンがグルコースに分解される。さらに糖新生が活性化され，乳酸，アミノ酸および中性脂肪の分解によって生じるグリセロールを材料として，グルコースが生成する。このように，肝臓におけるグリコーゲン分解や糖新生によって生じたグルコースが血液中に放出されると血糖値は上昇し，一定の範囲内に維持される。他方，食事を摂取すると一時的に高血糖になる。すると，血糖を低下させる働きを持つ唯一のホルモンであるインスリンが膵臓から分泌され，血液中のグルコースは筋肉や脂肪組織などの臓器に取り込まれる。臓器内に取り込まれたグルコースはグリコーゲンや中性脂肪などの合成に利用され，臓器内に蓄えられる。また，インスリンの働きによって，肝臓では糖新生が抑制される。その結果，血糖値は低下し一定の範囲内に維持される。このような血糖値を正常に維持する仕組みが破綻すると，低血糖や高血糖になる。糖尿病は，インスリンの働きが十分でないために，高血糖が慢性的に続く病気である。

糖尿病は，成因と病態によって，「1 型糖尿病」，「2 型糖尿病」，「その他の特定の機序，疾患によるもの」，「妊娠糖尿病」の 4 つに分けられる。ここでは 1 型と 2 型について取り上げる（**表 19.1**）。

1 型糖尿病では，膵臓ランゲルハンス島でインスリンの合成・分泌を行っている β 細胞が破壊されて，インスリンが絶対的に欠乏することで高血糖になる。若年者で急激に発症することが多く，体内にケトン体が蓄積して糖尿病性ケトアシドーシスを生じやすい。これを防ぐために，適切なインスリン療法が必須である。β 細胞が破壊される原因は，異常な免疫反応により誤って自分を攻撃してしま

表 19.1　1 型糖尿病と 2 型糖尿病の違い

	1 型糖尿病	2 型糖尿病
発症要因	β 細胞の破壊による インスリンの欠乏	インスリン抵抗性 インスリン分泌の低下
発症年齢	若年に多い	成人に多い 特に 40 歳以上に多い
症状の出方	急激	ゆるやか
肥満との関係性	あまり関係がない	関係がある
家族歴	家系内の糖尿病は 2 型糖尿病の場合より少ない	家系内に糖尿病がある場合が多い
基本的な治療法	インスリン療法	食事療法 運動療法
自己抗体	陽性率が高い	陰性

う自己免疫性（1型糖尿病患者全体の90%）と，特発性（1型糖尿病患者全体の10%）がある。自己免疫性と診断される場合には，グルタミン酸脱炭酸酵素（glutamic acid decarboxylase：GAD），インスリノーマ関連タンパク質-2（insulinoma-associated protein-2：IA-2），インスリンなどに対する自己抗体が血液中に存在する。

2型糖尿病では，インスリン分泌の低下と**インスリン抵抗性**によって高血糖になる。インスリン抵抗性とは，インスリンが十分にあるにもかかわらず，その作用が発揮しにくい状態を指す。現代の糖尿病患者のうち95%以上が2型糖尿病である。発症には，遺伝因子に加えて，過食，運動不足といった生活習慣などの環境因子も関与している。

19.1.2　糖尿病合併症

糖尿病の患者はインスリンの作用不足による高血糖に加えて，様々な合併症を起こしやすい。糖尿病の合併症は大きく分けて，急性合併症と長期間の高血糖によって起こる慢性合併症がある。

(1)　急性合併症

A.　糖尿病性ケトアシドーシス

糖尿病では，極度のインスリン不足に伴って，グルカゴンやコルチゾールといったインスリン拮抗ホルモンが増加すると，飢餓時に十分な糖質を摂取できない場合と同様な代謝変化が起こる。すなわち，脂質がエネルギー源として使われ，脂肪酸の酸化が促進される。これによって生成されたアセチルCoAはクエン酸回路によって代謝されず，肝臓でケトン体（アセト酢酸，3-ヒドロキシ酪酸）の生成に利用される。その結果，血液中のケトン体濃度が急激に上昇し，血液が酸性に傾く（アシドーシス）。高血糖を伴ったこのような状態を糖尿病性ケトアシドーシスといい，1型糖尿病患者が発症しやすい合併症である。症状として，激しい口喝，多飲，多尿，全身の倦怠感，吐き気や腹痛といった消化器症状が現れ，脱水状態になり，重篤な場合には昏睡状態に陥る。

B.　高浸透圧高血糖状態

糖尿病性ケトアシドーシスを発症する場合と比べて，著しいアシドーシスは認められないが，重篤な高血糖と極度の脱水により，循環不全を起こした状態である。高齢の2型糖尿病患者が発症しやすい。

(2)　慢性合併症

糖尿病患者は，慢性的な高血糖に加えて，高脂血症や高血圧を伴っている場合が多い。そのため，全身の血管が傷つき詰まりやすくなっており，血管の病気になりやすい。慢性合併症は，糖尿病に関連して起こる血管の病気で，細小血管症と大血管症の2つに分類される。このような合併症は，ほとんどの場合，自覚症状のないまま進行する。病状を進行させないためには，血糖値，血圧，血中脂質量を厳密に管理することが重要であると同時に，日ごろの食事内容，喫煙，飲酒，運動などの生活習慣の見直しや肥満の改善などが大切である。

A.　細小血管症

細小血管症として，**糖尿病網膜症**，**糖尿病性腎症**，**糖尿病性神経障害**があり，これらは三大合併症と呼ばれる。

糖尿病網膜症は，高血糖による網膜内の血管変性，血流障害が原因となって発症する。血流障害によって網膜内の酸素や栄養が不足すると，これを解消しようとして血管新生が起こる。新生した血管は出血やすく，眼底出血や網膜剥離などを引き起こし，最悪の場合は失明に至る。

糖尿病性腎症は，糸球体の血管変性，血流障害が原因となって，糸球体の構造破壊や機能障害が起こることで発症する。アルブミン尿の発現から病態が進行すると腎不全を生じる。

糖尿病性神経障害は，高血糖によって感覚・運動神経や自律神経の障害が起こって発症する。両足のしびれや痛みによる運動機能の低下，起立性低血圧，発汗障害，消化管の機能障害などが生じる。

B.　大血管症

動脈硬化によって起こる疾患で，心筋梗塞や脳梗塞が含まれる。欧米では，糖尿病患者の直接的な死因の半分程度は心筋梗塞である。また，糖尿病患者では，脳梗塞の発症リスクが 2 ～ 3 倍高くなることも知られている。

これらの他にも，糖尿病は，歯周病，骨粗鬆症，がん，アルツハイマー型認知症の発症とも深い関連があると指摘されている。例えば，糖尿病患者の場合，健常者と比べて，発がんリスクが約 1.2 ～ 2 倍高い（臓器によって異なる）という報告がある。

19.1.3　糖尿病の診断

(1)　診断のための検査

糖尿病と診断するためには，空腹時血糖値，随時血糖値，ヘモグロビン A1c（HbA1c）値，経口グルコース負荷試験（oral glucose tolerance test：OGTT）におけるグルコース負荷前（＝空腹時血糖値）と負荷後 2 時間の血糖値の測定が必要である。

空腹時血糖値とは，検査前日の夕方から 10 ～ 14 時間絶食後，空腹のまま測定した血糖値のことである。

随時血糖値とは，食事の時間とは無関係に測定した血糖値のことである。HbA1c は赤血球中の酸素運搬タンパク質であるヘモグロビンにグルコースが結合したグリコヘモグロビンの 1 種である。

HbA1c の血中レベルは，赤血球中のヘモグロビン全量に対する HbA1c 量の割合（%）で示され，血糖値が上昇している場合ほど，その値は高くなる。また，グルコースと結合したヘモグロビンは，赤血球が脾臓で分解されるまでグリコヘモグロビンのままである。健常なヒトの赤血球の寿命は約 120 日（約 4 カ月）であるため，HbA1c の値は過去 1 ～ 2 か月の血糖値を反映した値と考えられている。

OGTT は，空腹時血糖値，随時血糖値および HbA1c 値で糖尿病と確定診断できないが糖尿病である疑いの高い場合や，高脂血症や肥満を伴っていて糖尿病の発症リスクが高い場合に実施を推奨される検査である。空腹時血糖値を測定後，グルコース 75 g を含む溶液を服用し，服用後 30 分，1 時間，2 時間で採血し，血糖値を測定する。グルコース負荷によって一時的に上昇した血糖値を速やかに下げて負荷前の血糖値へ戻す能力（耐糖能）が損なわれていないかを評価する。糖尿病患者では，健常者と比べて，耐糖能は低下しており，グルコース負荷後の血糖上昇が著しく，負荷前の血糖値へ戻るのに時間を要する（**図 19.1**(a)）。

(2)　インスリン分泌能の評価

インスリンは空腹時でも分泌されており，これを基礎分泌という。そして，食事摂取によって起こるインスリン分泌を追加分泌という。1 型糖尿病の場合は，β 細胞が破壊されているので，両方の分泌が低下もしくは消失している。2 型糖尿病の場合は，主に追加分泌の低下や遅延が起こっている。臨床におけるインスリン分泌能の評価は，血中インスリン値のみならず，空腹時血中 C–ペプチド値，

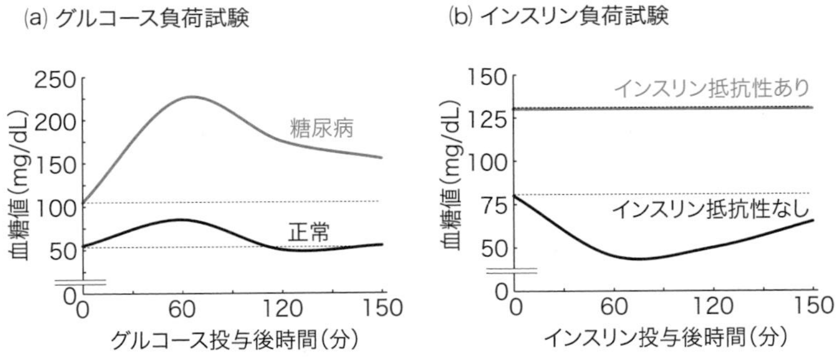

図 19.1　耐糖能とインスリン抵抗性の評価
(a) 糖尿病患者の場合，グルコース投与後の血糖値は長時間上昇したままである。
(b) インスリン抵抗性の場合，インスリン投与後の血糖値の降下が少ない。

24 時間尿中 C-ペプチド排泄量，OGTT で測定した血糖値と血中インスリン値を用いて算出されるインスリン分泌指数を参照して行われる。

C-ペプチドは，インスリンと同じ比率で，インスリンと同時に分泌されるペプチドのことである。インスリンは，まずインスリン遺伝子からプレプロインスリンとして翻訳される。これがシグナルペプチドの切断と 3 つのジスルフィド結合の形成によってプロインスリンとなり，インスリン分泌顆粒に蓄えられる。その後，分泌顆粒内でプロインスリンから C-ペプチドが切断されてインスリンとなるため，分泌の際にはインスリンと C-ペプチドが一緒に血液中に放出される。分泌後の C-ペプチドは，インスリンの場合と異なり，その大部分が分解されないまま尿中に排出される（**図 19.2**）。したがって，血中や尿中 C-ペプチド量の測定は，分解されやすい血中インスリン値を測定するよりも，インスリンの産生・分泌量を評価するのに適している。

インスリン分泌指数は，OGTT において，グルコース負荷前と負荷後 30 分の血糖値と血中インスリン値のそれぞれの増加量の比である（Δ血中インスリン値／Δ血糖値）。これによって，インスリ

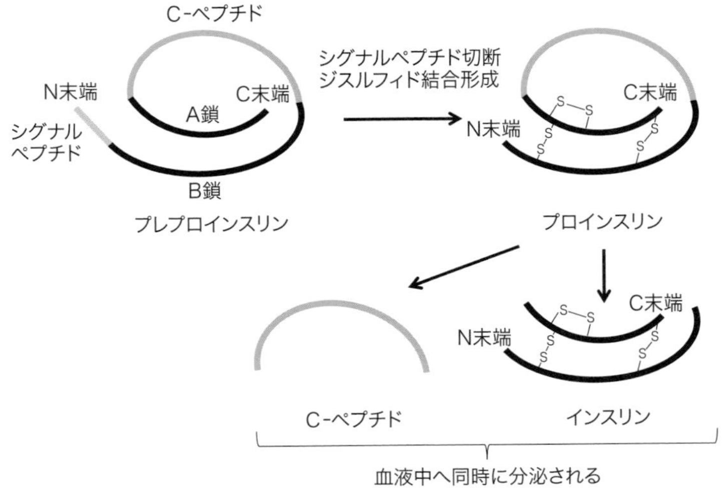

図 19.2　インスリンの生合成と分泌

ンの追加分泌初期の分泌能を評価することができる。

(3) インスリン抵抗性の評価

日常的な臨床におけるインスリン抵抗性の評価は，HOMA-IR（homeostasis model assessment insulin resistance）値によって行われている。これは，空腹時における血糖値とインスリン値から，次の式を用いて算出される。

$$\text{HOMA-IR} = \text{空腹時インスリン値}\ (\mu\text{U/mL}) \times \text{空腹時血糖値}\ (\text{mg/dL}) / 405$$

HOMA-IR 値によるインスリン抵抗性の評価は空腹時血糖値 140 mg/dL 以下の場合に行われ，この値が 1.6 以下の場合は正常，2.5 以上の場合はインスリン抵抗性と評価される。また，HOMA-IR 値で評価できない場合は，空腹時の血糖値やインスリン値で総合的に評価され，空腹時インスリン値 15 μU/mL 以上（正常値：2 ～ 10 μU/mL）を示す場合にはインスリン抵抗性があると評価される。

日常的な臨床では行われないが，インスリン抵抗性を正確に評価する方法として，インスリン負荷試験とグルコースクランプ法（hyperinsulinemic euglycemic clamp，高インスリン血症性正常血糖クランプ法）がある。

インスリン負荷試験は，インスリンを静脈から注入したあと，数分おきに血糖値を測定する。インスリン抵抗性がなければ，インスリンによって血糖値は素早く低下するが，インスリン抵抗性があると，インスリンによる血糖値の低下が起こらない，もしくは低下速度が遅くなる（**図 19.1**(b)）。

グルコースクランプ法は，インスリン抵抗性の評価法として最も信頼性が高いとされ，インスリンを静脈から注入しながら，一定の血糖値を保つためにグルコースも同時に注入する。血糖維持のために注入するグルコースの量が多ければインスリンの感受性が良く，その量が少なければインスリン感受性が低い，すなわちインスリン抵抗性であると評価される。これらの評価方法は，低血糖リスクや手法の煩雑さなどの理由から，研究目的のために実施される。

19.2 インスリン抵抗性の発症機序 [2, 3]

インスリン抵抗性は，肝臓，骨格筋，脂肪組織，脳などの標的組織におけるインスリンの細胞内シグナル伝達経路が何らかの理由によって阻害されることによって生じる。インスリンの細胞内シグナル伝達は，インスリンがインスリン受容体に結合することによって開始される。インスリンが受容体に結合すると，受容体に内在するチロシンキナーゼが活性化される。これによって，インスリン受容体基質（insulin receptor substrates：IRSs）などの基質タンパク質のチロシン残基がリン酸化される。そして，チロシンリン酸化された IRSs は，そのリン酸化チロシン残基を介してホスホイノシチド 3-キナーゼ（phosphoinositide 3-kinase：PI3K）と結合し，これを活性化する。PI3K は細胞膜の構成成分であるイノシトールリン脂質をリン酸化する酵素である。活性化された PI3K はホスファチジルイノシトール-4,5-二リン酸をリン酸化し，ホスファチジルイノシトール-3,4,5-三リン酸（PIP3）を産生する。さらに，産生された PIP3 を介して，3-ホスホイノシチド依存性キナーゼ 1（PDK1），Akt が活性化されることによって，下流のシグナル伝達カスケードが起こる。これら一連の反応が起こることによって，グルコースの細胞内への取り込み促進，グリコーゲン合成促進，脂肪酸合成の促進，タンパク質合成の促進などのインスリンの生理作用が発揮される（**図 19.3**）。このようなインスリンの細胞内シグナル伝達が阻害されてインスリン抵抗性を生じると，肝臓では糖新生が亢進し，骨格筋や脂肪組織では臓器内へのグルコースの取り込みが抑制される。

2 型糖尿病の発症には，生活習慣が深く関わっている。特に，過食や運動不足などによって肥満状態にあるヒトは 2 型糖尿病を発症しやすい。肥満とは，体重が重いだけではなく，体脂肪が過剰に増加した状態のことである。このような状態になるとインスリン抵抗性が惹起されるため，2 型糖尿病が発症しやすくなる。現在，肥満によるインスリン抵抗性の発症には，脂肪組織における慢性炎症やアディポサイトカインの分泌変化，脂肪組織に蓄積しきれなくなった余剰エネルギーを肝臓や骨格筋に蓄積した異所性脂肪の増加などが関係すると考えられている。

肥満状態になるとマクロファージの脂肪組織への浸潤が増加し，浸潤したマクロファージから TNF α（tumor necrosis factor-α）などの炎症性アディポサイトカインが分泌される。これによって，肝臓，骨格筋および脂肪組織で JNK（c-Jun N-terminal kinase/stress-activated protein kinase）などのセリン・スレオニンキナーゼが活性化され，インスリンの細胞内シグナル伝達を仲介する IRS タンパク質のセリン残基がリン酸化される。その結果，インスリン受容体による IRS のチロシン残基のリン酸化が起こりにくくなって，インスリンの細胞内シグナル伝達が阻害される。IRS のセリンリン酸化の促進は，遊離脂肪酸によっても起こると考えられている。肥満になると，脂肪組織からの遊離脂肪酸の放出量が増加し，血中遊離脂肪酸レベルが上昇する。これによって，肝臓や骨格筋の細胞内の PKC（protein kinase C）や mTORC1（mechanistic target of rapamycin complex 1）といったセリン・スレオニンキナーゼが活性化されて，IRS のセリンリン酸化が起こる。このような肥満によるインスリン抵抗性の発症機序の詳細については，さらなる検証が必要である。

インスリン抵抗性は 2 型糖尿病の発症要因の 1 つであるが，2 型糖尿病はインスリン抵抗性だけでは発症しない。インスリン抵抗性を生じると，膵 β 細胞はインスリン抵抗性に対して代償的に多くの

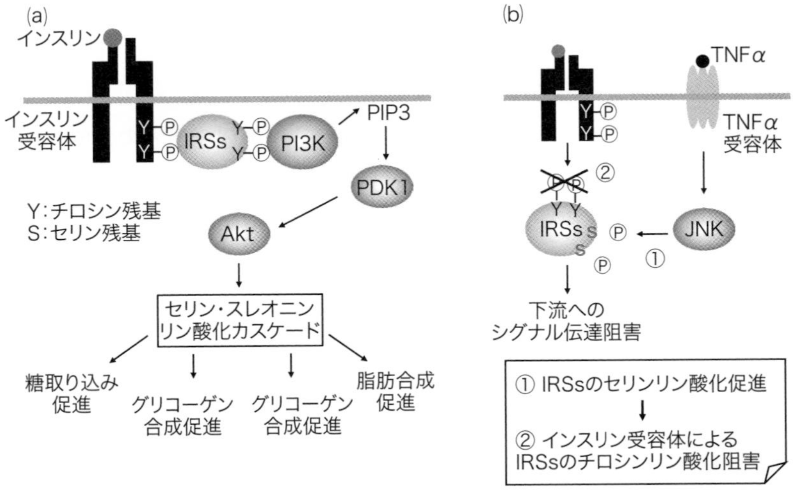

図 19.3　インスリンの細胞内情報伝達
(a) 正常な場合，(b) インスリン抵抗性の場合の一例（仮説）。

インスリンを分泌しようと過剰に働こうとするため過形成する。このような膵β細胞の過形成障害や機能低下が起こって代償機構が破綻すると，インスリン分泌が低下して，2型糖尿病が発症する。日本人を含めたアジア人が，欧米人と比べて顕著な肥満になりにくい体質にも関わらず2型糖尿病を発症するのは，膵β細胞のインスリン分泌能が欧米人と比べて低いため，わずかなインスリン抵抗性でも高血糖になりやすいと考えられている。

19.3　糖尿病の食事療法[1, 3, 4]

2型糖尿病治療として，食事療法は基本的な治療の1つである。その目的は，総エネルギー摂取量の適正化による肥満の予防と解消，合併症の発症と進展の抑制である。肥満は2型糖尿病発症のリスクファクターであるインスリン抵抗性を惹起するので，2型糖尿病罹患率の高い欧米で採用される食事療法も肥満の改善を目標として行われる。

食事療法における総エネルギー摂取量は，性別，年齢，肥満の程度，身体活動量，病態などを考慮して決定される。その目安は，目標体重（65歳未満は，身長（m）^{2} × 22：BMI 22の体重）と身体活動レベルや病態を考慮したエネルギー係数から算出される。肥満で減量を目標とする場合には，身体活動レベルより小さいエネルギー係数が設定される。また，高齢者の食事療法においては，エネルギー摂取量を低く設定しすぎるとフレイルを引き起こす可能性があることから，身体活動レベルより大きいエネルギー係数が設定される場合もある。

2型糖尿病の発症および重症化予防のために推奨される栄養素の摂取バランスについては，科学的根拠が乏しい。糖質の摂取については，グリセミック指数（glycemic index：GI）が注目されている。食後急激な血糖上昇を起こさない食事の摂取は，食後急激な血糖上昇を起こす食事の摂取と比べて，2型糖尿病や肥満の発症リスクを低減させるという報告が出されてから，GIの関心が高まった。GIは，糖質を含む食品を食べた後の血糖値の上昇を，グルコース溶液を飲んだ後の血糖値の上昇と比較した数値である。GIが低い食品は食後の血糖上昇が小さく，糖尿病の発症や病態進展を抑える効果が期待されている。しかし，低GI食品の摂取は発症リスクを低減させるという報告はあるものの，病態の進展に対する有効性を検討した例は少ない。そのため，現時点では，低GI食品を2型糖尿病患者の食事療法に積極的に取り入れるべき十分な根拠はないとされている。ただ，低GI食品にも多く含まれている食物繊維については，その摂取量の増加が2型糖尿病患者の病態進展を防ぐのに有効であると報告されており，糖尿病患者に対して1日20 g以上の摂取が推奨されている。また，糖尿病性腎症の患者には，腎機能の重症度によってタンパク質の摂取制限が行われる。

臨床現場における食事指導では，食習慣の改善（1日3食規則正しく食べること，ゆっくり食べること，食物繊維を多く含む食品から摂ること，など）を勧めるところから始められる。食習慣の改善には，近年の時間栄養学の研究成果を考慮した指導も推奨されている。

●問題

1）1型糖尿病と2型糖尿病について概説せよ。
2）インスリンの生合成と分泌について説明せよ。
3）肥満によるインスリン抵抗性の発症に関わると考えられている要因について説明せよ。

●参考文献

1）日本糖尿病学会編：糖尿病治療ガイド 2020-2021，文光堂（2020）

2）Batista, T.M. *et al.*：*Diabetologia*, **64**, 994-1006（2021）

3）James, D.E. *et al.*：*Nat. Rev. Mol. Cell Biol.*, **22**, 751-771（2021）

4）厚生労働省：日本人の食事摂取基準（2020 年版）

5）石田均 企画編集：月刊糖尿病 #119「糖尿病の食事療法を極める」，医学出版（2019）

コラム

グルカゴンと糖尿病

グルカゴンは 1921 年にインスリンが発見された 2 年後に見つかったペプチドホルモンであり，膵臓ランゲルハンス島にあるα細胞から分泌される。低血糖時に分泌され，インスリンの拮抗ホルモンとして働き，血糖を上昇させる。このような作用から，糖尿病発症とグルカゴンの関係は重要視されてこなかった。ところが，1970 年代から糖尿病を発症した動物（ヒトを含む）の血中グルカゴン濃度は，正常な動物と比べて高いことが知られるようになり，糖尿病の発症にはインスリン分泌障害のみならず，グルカゴン分泌障害も深く関わることがわかってきた。また従来から，グルカゴンには肝臓での糖新生を促進して血糖上昇させる働きがあることは知られていたが，これに加えて，糖新生の前駆体であるアミノ酸の異化反応を促進させる重要な働きがあることもわかってきた。(Y.T.)

第20章　高血圧と栄養

20.1 | 高血圧

20.1.1　血圧とは

心臓は全身に血液を送るために収縮と拡張を繰り返すポンプの役割を担う。一度の心臓の収縮で送り出される血液の量は約 60 mL で，1 分間に 60 ～ 80 回ほど収縮するため，1 分間に約 3 ～ 5 L もの血液が全身に送り出されていることになる。拍動はひと時も休むことなく行われ，1 日では約 10 万回も血液が心臓から送り出されている。この血液の送り出しに伴って，血管に内側からかかる圧力のことを**血圧**という。

心臓は収縮（心臓から血液を送り出す）と拡張（心臓に血液を取り込む）を繰り返しているため，血管にかかる圧力は一定ではない。心臓が収縮して血管を送り出すときに血圧が最も高くなるため，この時の血圧を収縮期血圧もしくは最高（最大）血圧と呼ぶ（**図 20.1** (a)）。一方，心臓が拡張して血液を心臓に取り込むときは血圧が最小になるため，この時の血圧を拡張期血圧もしくは最低（最小）血圧と呼ぶ（**図 20.1** (b)）。血圧は「mmHg（ミリメートル・エイチジー，もしくはミリメートル・マーキュリーと読む）」という単位で表される。Hg は水銀（mercury：マーキュリー）の元素記号であるため，血圧の単位はミリ水銀やミリ・マーキュリーなどと呼ばれることもある。mmHg は水銀を何ミリメートル押し上げる力があるかを表しており，血圧値が 120 mmHg の場合は水銀血圧計の水銀柱を 120 mm（12 cm）押し上げる圧力が血管にかかっていることを意味する。なお，水銀は水の約 13.5 倍の重さであるため，水の場合は 120 mm × 13.5 = 1620 mm（162 cm）の高さまで水が吹き上がる圧力となる。血管にはこの圧力が 1 分間に 60 ～ 80 回かかっていることになり，いかに強い力が繰り返しかかっているかがわかるだろう。

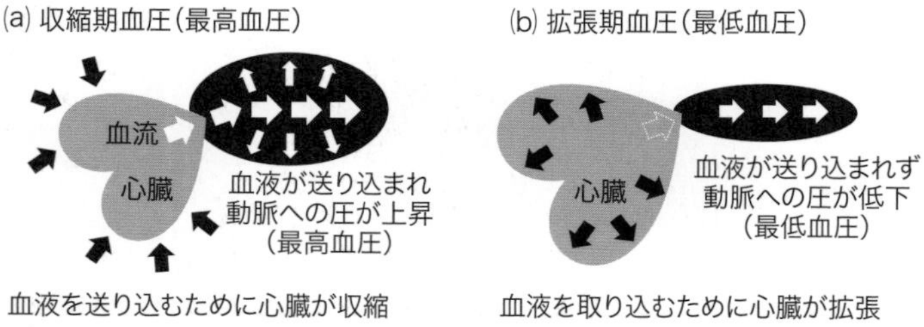

図 20.1　収縮期血圧と拡張期血圧

20.1.2　高血圧とは

高血圧は，**収縮期血圧**もしくは**拡張期血圧**のいずれかが基準値を慢性的に超えた状態を指す。測定場所によって血圧は異なる値となる傾向が知られており，診察室で測定する血圧（診察室血圧）では 140/90 mmHg（収縮期血圧 / 拡張期血圧）以上を高血圧，家庭で測定する血圧（家庭血圧）では 135/85 mmHg 以上が高血圧と定義されている。なお，この血圧の違いは診察室で感じるストレスが原因であると考えられている（本書では診察室血圧をもとに数値を記載する）。高血圧は，その血圧値からさらに 3 段階に分類される（140 ～ 159/90 ～ 99 mmHg がⅠ度高血圧，160 ～ 179/100 ～ 109 mmHg がⅡ度高血圧，180/110 mmHg 以上がⅢ度高血圧）。この分類の数値が大きくなれば脳心血管病をはじめとした様々な疾患のリスクが上昇する。なお，正常血圧は 120/80 mmHg 未満とされ，正常血圧と高血圧の間の 120 ～ 129/80 mmHg 未満は正常高値血圧，130 ～ 139/80 ～ 89 mmHg は高値血圧と呼ばれる。これらの高値血圧は，高血圧には分類されないが理想的な状態ともみなされず，食事などの生活習慣の改善が必要な高血圧予備軍として位置づけられている。

20.2 | 高血圧と関連する疾患

血管は 1 日 10 万回拍動する心臓からの強い圧力にさらされている。わずかな血圧の上昇であっても，繰り返しその圧力にさらされている血管への負荷は大きい。実際に，正常血圧 120/80 mmHg を超えて血圧が高くなるほど様々な疾患罹患リスクおよび死亡リスクが高くなると報告されている[1)]。高血圧と直接的に関係があるものは血管であるが，血管を通る血液は生命活動に必須の酸素や栄養素を供給する役割を担うものであることから，高血圧と関連する疾患は多岐にわたる。ここでは高血圧と関連する主な疾患を解説する。

20.2.1　脳心血管病

高血圧は脳心血管病（脳卒中および心疾患）の最大の危険因子である。日本の男女計 7 万人を対象とした EPOCH-JAPAN によると，脳心血管病のリスクは正常血圧（120/80 mmHg）と比較すると，正常高値血圧（120 ～ 129/80 mmHg 未満）であっても上昇し，それ以上高くなるにつれて心血管病リスクがさらに上昇するという正の相関がある[1)]。日本における高血圧に起因する脳心血管病死亡者は年間 10 万人と推定され，脳心血管病の死亡要因としては最大である。高血圧に喫煙，糖尿病，脂質異常症，慢性腎臓病などが合併した場合は脳心血管病のリスクはさらに上昇する。また，脳心血管病が発症しやすい状態とされるメタボリックシンドロームは，高血圧を要素の 1 つに含む。

20.2.2　腎臓病

腎臓は血圧調節を担う中心的な臓器の 1 つであり，高血圧と密接に関連する（**20.4.2（3）参照**）。高血圧は慢性腎臓病，末期腎不全の発症リスクを上昇させる。沖縄県で行われた研究では収縮期血圧が 10 mmHg 上昇すると，将来の末期腎不全リスクが約 30% 上昇すると報告された。高血圧による腎障害は慢性腎臓病の原因となるのみならず，いったん慢性腎臓病が発症してしまうと腎臓による血圧調節が機能しなくなるため高血圧がさらに悪化するという悪循環が形成される。さらに慢性腎臓病発症による血圧調節不全は，脳心血管疾患発症とも関連する。

20.2.3　その他関連する疾患

高血圧によって糖尿病の発症リスクが 2 ～ 3 倍になると報告されているほか，糖尿病患者の 40 ～ 60% が高血圧を併発しており，糖尿病と高血圧は密接に関連する。肥満は高血圧の危険因子であり，非肥満者と比較すると肥満者の高血圧発症率は 2 ～ 3 倍になると考えられている。特に若年期からの肥満は影響が強い。中高年期の高血圧は血管性認知症の危険因子であるほか，アルツハイマー型認知症も高血圧との関連性が報告されている。その他，大動脈瘤や大動脈解離，脂質異常症，睡眠時無呼吸症候群，痛風・高尿酸血症，気管支喘息および慢性閉塞性肺疾患，肝疾患など，幅広い疾患との関連性が報告されている。

20.3 | 日本における高血圧の現状

厚生労働省は国民の健康増進の総合的な推進を図るために，日本国内に居住する世帯構成員を対象に栄養素摂取状況調査，身体状況調査，生活習慣調査からなる国民健康・栄養調査を行っている[2]。身体状況調査では高血圧の治療に関する問診（質問票）や，血圧測定が行われており，日本における高血圧の現状を把握するのに役立っている。なおこの調査は昭和22年（1947年）から毎年行われていたが，令和2年，令和3年の調査は新型コロナウイルス感染症の影響により中止された。

令和元年国民健康・栄養調査によると，20歳以上の調査対象者（2601人）（血圧を下げる薬の使用者含む）のうち，正常高血圧と判定された人の割合は19.0%，高血圧と判定された人の割合は29.5%（Ⅰ度高血圧：22.5%，Ⅱ度高血圧：6.0%，Ⅲ度高血圧：1.0%）であった。男女別に見た場合，男性の正常高血圧と判定された人の割合は22.7%，高血圧と判定された人の割合は33.5%（Ⅰ度高血圧：24.8%，Ⅱ度高血圧：7.3%，Ⅲ度高血圧：1.4%）であった。女性の正常高血圧と判定された人の割合は16.3%，高血圧と判定された人の割合は26.6%（Ⅰ度高血圧：20.9%，Ⅱ度高血圧：5.0%，Ⅲ度高血圧：0.7%）であった。

日本の高血圧者数は約4300万人と推定され，そのうち3100万人が高血圧の適切な管理をしていないと考えられている。このうちで高血圧を認識していない人数が1400万人，認識しているが未治療の人数が450万人，薬物治療を受けているが管理不良の人数が1250万人と推計されている。

20.4 | 血圧を決定する主な体内因子と血圧調節機序

血圧は様々な体内環境や外的環境の変化の影響を受け，血圧の変化は全身への血液供給に影響を与える。不確定要素の多い環境因子に血液供給を左右されることは生命活動に多大な影響が生じることになるため，体内には血圧を一定に調節する機構が備わっている。ここでは血圧を決定する主な因子と血圧調節機序について述べる。

20.4.1　血圧を決定する主な体内因子

血圧は様々な因子によって変動する。ここでは血圧に影響を与える体内因子のいくつかを解説する（図20.2）。

(1)　心拍出量

心臓が1分間に送り出す血液量のことをいう。心臓の拍動によって送り出される血液量が多いほど血管に流れ込む血液の量が多くなるために血圧が上がる。

(2)　末梢血管抵抗

血液は，まず大動脈（大血管）に送り出されたのち，体中の隅々に張り巡らされた末梢血管（毛細

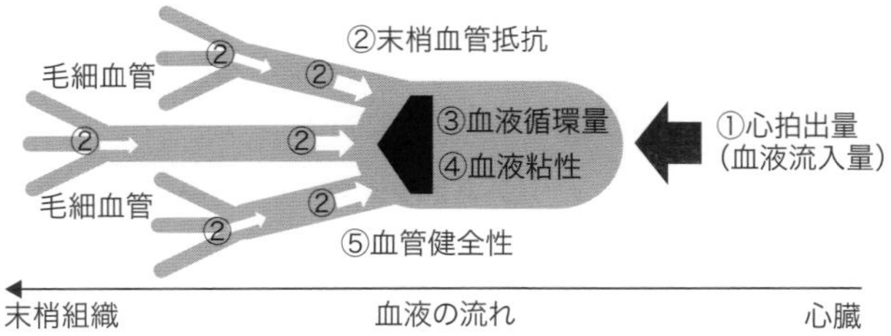

図 20.2　血圧を決定する主な体内因子

血管）へと流れ込んでいく。末梢血管への血管流入がスムーズにいかない場合（抵抗が強いと表現する），血圧が上がる。

(3) 血液循環量

体の中を流れている血液の量が多いと血圧が上がる。少ないと血圧が下がる。循環血液量は，血管に流れ込む血液量に加えて血液中の水分量にも左右される。血液中の水分量は腎臓によって調節されている。

(4) 血液粘性

粘性とは血液が流れる際の抵抗や粘着性を指し，血液の流れやすさの指標となる。粘性に影響を与える因子は，血液中の赤血球の量や赤血球の変形能，血液に含まれるタンパク質の量や種類，温度（低下すると粘度が増加する）などがある。粘性が上がると血液が流れにくくなるため血圧が上がる。

(5) 血管健全性

正常な血流の維持のためには血管の構造が維持されていることが重要である。動脈硬化などで血管が狭窄する（血液の通り道が狭くなる）と血流停滞の原因となり，血圧上昇につながる。血圧が上昇すると血管はそれに順応するために血管壁を分厚くする。その結果，血管はさらに硬化し，内腔狭窄も進展するという悪循環が生じる。

20.4.2　血圧調節機序

体内，体外環境の変化に対応するために，血管や血液量の調節など，体内にはいくつかの血圧調節の仕組みがある。ここでは主な血圧調節の仕組みである神経性調節機序，液性調節機序，腎臓による体液量調節機序について述べる。神経性調節機序は，必要であれば速やかに生じる反応（数秒から数分後）であるのに対して，液性調節機序，体液量調節機序は血圧変化の数分から数時間後で生じる反応である。

(1) 神経性調節機序

運動時と睡眠時など活動の強度に応じて必要としている血液量が変化する。これを調節しているのが末梢神経系に分類される自律神経系である。自律神経系は交感神経（活動型）と副交感神経（鎮静型）からなっている。血液を多く必要とする運動時には，交感神経が活性化して心拍出量を上げて血管を収縮させることで血圧を上げる。血液が少なくても良い安静時には，副交感神経が活性化して心拍出量が下げて血管を拡張させることで血圧を下げる。

(2) 液性調節機序

液性調節機序は，数時間から数日間にわたって血圧を調節する中長期的な調節を担う。液性調節機序にはレニン-アンジオテンシン-アルドステロン（renin-angiotensin-aldosterone：RAA）系やカテコールアミン，バソプレシン，心房性ナトリウム利尿ペプチド（atrial natriuretic peptide：ANP）などのホルモンが関与している。

A. RAA 系（図 20.3）

血中の Na$^+$（または Cl$^-$）濃度の低下，体液量の減少，カテコールアミン刺激などに応答して，腎臓の傍糸球体装置からレニンが分泌される。レニンはアンジオテンシノーゲン（主に肝臓から分泌されるが，脂肪細胞からも分泌される）を分解してアンジオテンシンⅠを生成する。アンジオテンシンⅠはアンジオテンシン変換酵素（angiotensin converting enzyme：ACE）の作用を受けてアンジオテンシンⅡに変換される。ACE は全身の血管内皮細胞膜上に存在するが，特に肺血管に多い。アンジオテンシンⅠには生理活性がないが，アンジオテンシンⅡには強い血管収縮作用があり，全身の血管が収縮することにより血管抵抗性が高まって血圧が上昇する。アンジオテンシンⅡには副腎皮質からのアルドステロン分泌を促進する作用もある。アルドステロンは腎臓に作用して Na$^+$ の再吸収を促して水の再吸収も促進させることで循環血液量を増加させ，血圧を上昇させる。アンジオテンシンⅡは血中や組織中に存在する種々の酵素（アンジオテンシナーゼと総称される）によって分解，不活性化されるため，血中に存在する時間は 1 ～ 2 分程度である。

B. カテコールアミン

カテコールアミンはカテコール基とアミノ基をもつ化合物の総称で，血圧に影響を及ぼすカテコールアミンはノルアドレナリンとアドレナリンである。ノルアドレナリンは交感神経や副腎髄質から分泌され，アドレナリンは副腎髄質から分泌される。いずれもアミノ酸のチロシンから合成される水溶性のホルモンであり，細胞膜上の受容体に結合して作用を発揮する。カテコールアミンの受容体は大きく α 受容体と β 受容体に分けられ，さらに細かく α_1，α_2，β_1，β_2，β_3 受容体に分けられる。このうち血圧調節に関わるのは α_1，β_1，β_2 受容体であり，いずれの受容体もカテコールアミンが結合することによって血圧が上昇する。

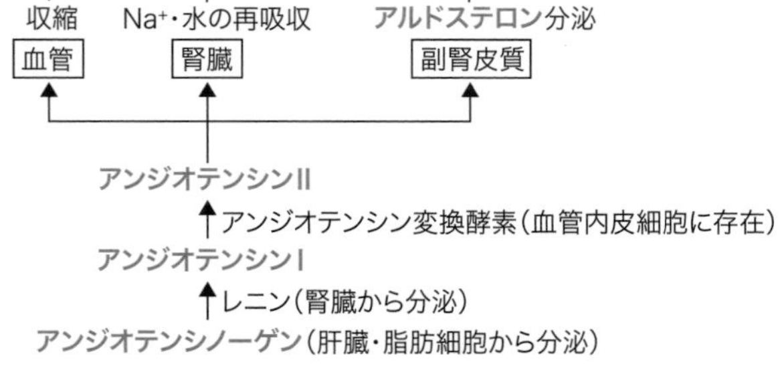

図 20.3　レニン-アンジオテンシン-アルドステロン（renin-angiotensin-aldosterone：RAA）系の概要

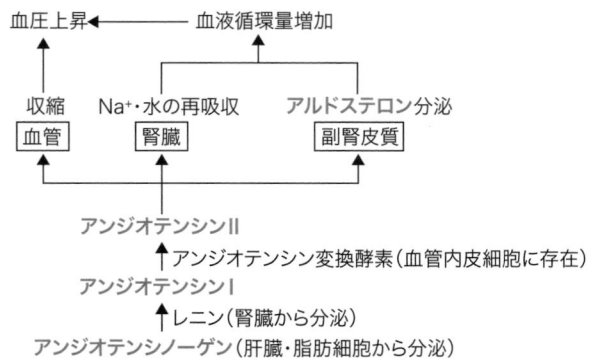

C. バソプレシン

抗利尿ホルモンとも呼ばれる。血漿浸透圧が上昇した時や，出血などで循環血液量が低下することによって血圧が低下した時に脳下垂体後葉から分泌される。腎臓の集合管に作用して水の再吸収を促進して血漿浸透圧を下げるとともに循環血液量を増加させて血圧を上昇させる。腎臓での水の再吸収が増加するため尿量は減少する。バソプレシンには血管を収縮させる作用もあるが，生理的な分泌量ではこの作用は見られず，重篤な出血時や脱水時にのみ機能する。

D. ANP

循環血液量が増加して心房内に充満する血液量が増えると心房から分泌される。RAA系作用の抑制（血管収縮作用の抑制やアルドステロンの生成を抑制），利尿促進，バソプレシンの作用抑制などを介して血圧を低下させる。

(3) 腎臓による体液量調節機序

腎臓は尿排泄量を調整することによって血圧を調節する。循環血液量が増えて血圧が上昇した場合，尿排泄量を増加させることにより循環血液量を低下させ血圧を低下（正常化）させる。出血などで循環血液量が低下して血圧が低下した場合は，腎臓からの尿排泄量を減少させることにより循環血液量を増加させて血圧を上昇（正常化）させる。腎臓の尿排泄機能を利用した血圧調節機序は，血圧が変化してから数時間後に発揮される緩やかな反応であるが，血圧が正常化するまで続く長期的な血圧調節機序である。

20.5 | 高血圧と栄養

高血圧と生活習慣は密接に関連している。健康日本21（第2次）[3]では，食生活・運動・喫煙・飲酒などの対策推進によって，日本人の平均血圧が2 mmHg低下すると，脳卒中死亡者が約1万人減少し，循環器疾患（心疾患など）全体では2万人の死亡が予防できると試算されている。米国で考案された高血圧予防のための食事であるDASH（dietary approaches to stop hypertension）食は，高血圧患者の血圧を低下させることが実証されており，栄養学的介入は高血圧発症の予防・改善に有効であると考えられている。ここでは，高血圧と関連の深い主な栄養素について述べる。

20.5.1　食塩（ナトリウム）

食塩（ナトリウム）の過剰摂取が血圧上昇と関連することは多くの研究で報告されている。食塩を過剰摂取すると血中ナトリウム濃度が上昇し，血漿浸透圧が上昇する。上昇した血漿浸透圧を元に戻す（血中ナトリウム濃度を低下させる）ために水を体内に保持して循環血液量を増加させることで血圧が上がる。食塩摂取量の多さは日本の高血圧の特徴である。世界保健機構（WHO）のガイドラインでは，成人の食塩摂取量を1日当たり5 g未満にすべきとしているが，国民健康・栄養調査によると国民1人当たりの1日食塩摂取量は平均9.9 gであった。近年の日本人の食塩摂取量は減少傾向にあるが，高血圧予防のためにはさらなる減塩が必要とされており，高血圧治療ガイドライン2019[4]では，高血圧者の減塩目標を1日当たり6.0 g未満としている。

20.5.2　カリウム

カリウムは腎臓でのナトリウム再吸収を抑制して過剰な血中ナトリウムを排出するとともに，血管を拡張して血圧を下げる働きがある。血圧低下効果が証明されているDASH食の主要な栄養素の1つでもあり，カリウムの摂取量を増加させることやナトリウム／カリウムの摂取比を下げることで高血圧者の血圧が低下することが報告されている。日本人の食事摂取基準（2020年版）[5]では，成人男性（年齢区分なし）の1日当たりの摂取目標を2500 mgとし，成人女性（年齢区分なし）を2000 mgとしている。ただ，腎障害を有する場合は高カリウム血症をきたしうるため摂取には注意が必要である。

20.5.3　アルコール

アルコールの単回投与は数時間の血圧低下を誘導するほか，少量の飲酒は冠動脈疾患リスクを低下させることが報告されている一方で，長期に飲酒を続けると血圧が上昇し，飲酒量が増加するほど脳卒中のリスクが上昇することが報告されている。高血圧治療ガイドライン2019[4]では高血圧者の飲酒は，エタノール量として男性で1日20～30 mL以下，女性で10～20 mL以下にするべきとしている。なお，エタノール20～30 mLは，おおよそ日本酒1合，ビール500 mL程度に相当する。

20.5.4　脂質（飽和脂肪酸，コレステロール，n-3系脂肪酸）

血圧低下効果が証明されているDASH食は，総脂肪，飽和脂肪酸，コレステロールを，欧米の一般的な食事よりも減少させ，n-3系脂肪酸（エイコサペンタエン酸：EPA，ドコサヘキサエン酸：DHA）を増加させている。低脂肪食は高血圧リスクを低下させることが報告されている。疫学研究などでは，n-3系脂肪酸の摂取量が多いと血圧が低くなることが報告されており，高血圧治療ガイドライン2019では，多価不飽和脂肪酸の積極的な摂取が推奨されている。日本人のEPA，DHAの合計摂取量は1日あたり約1gであり，欧米に比べるとかなり摂取量が多い。

20.5.5　その他

植物性タンパク質の摂取量と血圧の負の相関が報告されており，食事の炭水化物の一部をタンパク質と不飽和脂肪酸で置き換えると血圧が下がるという研究がある。食物繊維は血圧低下に関連すると考えられており，高血圧治療ガイドライン2019[4]では，野菜・果物の積極的な摂取が推奨されている。カルシウムやマグネシウムは血圧低下に関与するという報告がある一方で，影響を与えないという研究もあり統一した見解は得られていない。また，単独では血圧低下効果が弱い栄養素でも，組み合わせて摂取することで相加・相乗効果があると考えられているが，エネルギーの過剰摂取は肥満の原因となり，結果的に高血圧を招く。日本では肥満を伴わない高血圧の割合が多いことが特徴（過剰な食塩摂取が原因）であったが，近年，男性では肥満を伴う高血圧者が増加している。女性は過去30年にわたって肥満者割合の増加は見られていないが，男女ともに適切なエネルギー摂取量の範囲でバランスの取れた栄養摂取を心がけるべきである。

●問題

1）血圧に影響を与える主な体内因子の例を 5 つ挙げ，それぞれ説明せよ。

2）レニン-アンジオテンシン-アルドステロン（RAA）系と血圧の関係について説明せよ。

3）高血圧の発症を抑制すると考えられる食事内容を述べよ。

●参考文献

1）Fujiyoshi, A. *et al.*: *Hypertens. Res.*, **5**, 947-953（2012）

2）令和元年国民健康・栄養調査報告，厚生労働省（2020）

3）厚生科学審議会地域保健健康栄養部会，次期国民健康づくり運動プラン策定専門委員会．健康日本 21（第二次）（2012）

4）日本高血圧学会高血圧治療ガイドライン作成委員会 編：高血圧治療ガイドライン 2019，日本高血圧学会（2019）

5）厚生労働省：日本人の食事摂取基準（2020 年版）

コラム

地球史上最大（？）の心臓と血管

血液は血管を通って，酸素や栄養素を体の隅々まで運ぶ。全身に張り巡らされた血管をつなぎ合わせると，その長さは 10 万 km になると言われている。実に地球 2 周半の長さである。心臓に直結する血管の直径は約 2.5 cm で，枝分かれを繰り返しながら徐々に細くなり，最も細い毛細血管の直径はわずか 5 ～ 10 μm 程度で（1 μm は 1/10000 ミリメートル），血液中を流れる細胞がようやく 1 つ通れる程度の大きさ。一方，巨大な生き物として有名なシロナガスクジラの心臓は軽自動車と同じ程度の大きさであり，最も太い場所の血管は大人が這って入れるくらい大きい。ちなみに，シロナガスクジラは，正確な大きさが確認されている動物の中では地球歴史上最大という説もあり，我々は地球史上最大の心臓と血管が存在する時代を生きているのかもしれない。（N.Z.）

第21章　肥満と栄養

21.1 肥満とは

肥満とは，「体脂肪組織に脂肪が過剰に蓄積した状態」と定義されている。肥満の判定には体重（kg）を身長（m）の二乗で割った「BMI値」（後述）が用いられており，日本ではBMI 25以上が肥満と定められている。一方，「肥満症」とは，肥満に関連した健康障害を合併している，もしくは合併が予測される状態で，医学的に減量を必要とする病態（疾患単位）をいう。日本肥満学会がまとめた肥満症診療ガイドライン[1)]では肥満と肥満症は区別されており，その違いを**表21.1**にまとめる。

表21.1　肥満と肥満症の違い[1)]

肥満	肥満症
・BMI ≧ 25 ・様々な疾患を引き起こす可能性がある状態 ・予防医療の対象	・肥満に関連した健康障害を合併もしくは合併が予測される状態 ・医学的に減量を必要とする ・治療医療の対象

21.1.1　進化の過程から見た肥満の背景

哺乳動物にとって最も一般的なエネルギー源は，グルコースと脂肪酸であり，それぞれグリコーゲンと脂肪という形で体内に貯えられている。動物は，いつでも食べ物にありつけるわけではなく，常に食べ物を探すために動き回っている。また逆に，餌食となる危険から逃れねばならない。生存環境に適応するためにエネルギーの貯えを持つことで，長時間の活動と生存が可能になったと考えられる。また，いったん獲得した食べ物の栄養素をすばやく自分の体に同化する能力が優れた個体や種が進化の過程で選抜され生き残ってきたと考えられる。ヒトも例外ではなく，生き残るために脂肪を体にためやすく，むだには放出しにくい体質をもっているのである。このようなヒトの体質（遺伝的素因）を背景として，現代人を取り巻く様々な社会的環境因子（食事やライフスタイルなど）が肥満の発生や助長の原因となっている。人類の歴史を1年とすると，ほとんどが飢餓の時代であり，飽食の時代は12月31日23時56分51秒頃から始まったばかりである。したがって，急激な環境の変化にヒトの体質は適応できず，肥満や肥満症が発生することとなったと考えられる。

21.1.2　BMI（body mass index）

肥満の正確な判定には体脂肪量を測定しなければならない。しかし，体脂肪量を厳密に測定するための方法は，大がかりな装置が必要であったり，時間や経費がかかりすぎることなどからあまり普及していない。そのため一般的には，身長・体重比による判定方法が用いられている。現在，国際的に通用する体格指数として，BMI（body mass index）が広く用いられている。簡便であるうえ，体脂肪量とよく相関するとされており，以下の式で算出される。

BMI ＝ 体重（kg）÷ 身長（m）÷ 身長（m）

表 21.2　日本肥満学会による肥満の判定基準[2)]

BMI	判定	WHO 基準
＜ 18.5	低体重	underweight
18.5 ≦～＜ 25	普通体重	normal range
25　≦～＜ 30	肥満（1 度）	preobese
30　≦～＜ 35	肥満（2 度）	obese class I
35　≦～＜ 40	肥満（3 度）	obese class II
40　≦	肥満（4 度）	obese class III

※ただし，肥満（BMI ≧ 25）は，医学的に減量を要する状態とは限らない。標準体重（理想体重）は，最も疾病の少ない BMI22 を基準として，標準体重（kg）＝（身長（m））^{2} × 22 で計算された値とする。

たとえば，身長 160 cm で体重 55 kg の人の BMI は，55 ÷ 1.6 ÷ 1.6 ≒ 21.5 となる。日本では BMI 18.5 未満を低体重，18.5 以上 25 未満を普通体重，25 以上を肥満と判定している[2)]（**表 21.2**）。欧米では BMI 30 以上を肥満と定義している。日本人では軽度の肥満でも糖尿病や動脈硬化症などの疾患を発症しやすいことが疫学的に証明されていることから欧米とは異なる基準が適用されている。また，最も健康であるといえる標準体重は，大人の場合は次のようにして求められる。

標準体重＝身長（m）× 身長（m）× 22

たとえば，身長 160 cm の人の標準体重は，1.6 × 1.6 × 22 ≒ 56.3（kg）となる。なお，乳幼児や学童の肥満の判定には，それぞれカウプ指数とローレル指数と呼ばれる手法が用いられている。

21.1.3　肥満症の定義と診断

肥満症ガイドライン 2016[1)] では，肥満症は「肥満に起因ないし関連する健康障害を合併するか，その合併が予測される場合で，医学的に減量を必要とする病態をいい，疾患単位として取り扱う」と定義されている。肥満症ガイドラインはこれまで 3 度の改訂がなされ，肥満症の診断や分類に修正が加えられており，書籍やインターネットなどで入手する情報が何を基準に記載されているか留意する必要がある。例えば，肥満症治療ガイドライン 2006 では，脂肪組織が蓄積する部位の違いが重視され，肥満症は皮下脂肪型肥満と内臓脂肪型肥満に分けられた。さらに，皮下脂肪型肥満では脂肪組織の量が増加する例が多いことから「脂肪細胞の量的異常による肥満症」と，内臓脂肪型肥満は脂肪組織を構成する脂肪細胞がアディポサイトカインの分泌異常を引き起こしていることから「脂肪細胞の質的異常による肥満症」と分類された。この区分の考え方は現在も受け入れられているが，2011 年に発表された「肥満症診断基準 2011」では，「脂肪細胞の量的異常による肥満症と脂肪細胞の質的異常による肥満症の病態の差異はあるが連続しているため，明確には区別できない」と修正された。

肥満症ガイドライン 2016[1)] では，肥満症の診断フローチャートがさらに細分化された（**図 21.1**）。まず，BMI 値が 25 以上の肥満を原発性肥満（大部分を占める）と二次性肥満（内分泌性肥満，遺伝性肥満，視床下部性肥満）に分類している。原発性肥満のうち，BMI 値が 25 以上 35 未満で健康障害と内臓脂肪蓄積がともにないものを肥満，健康障害か内臓脂肪蓄積のいずれかがあるものを肥満症とし，BMI 値が 35 以上で健康障害と内臓脂肪蓄積がともにないものを高度肥満，健康障害か内臓脂肪蓄積のいずれかがあるものを高度肥満症としている。

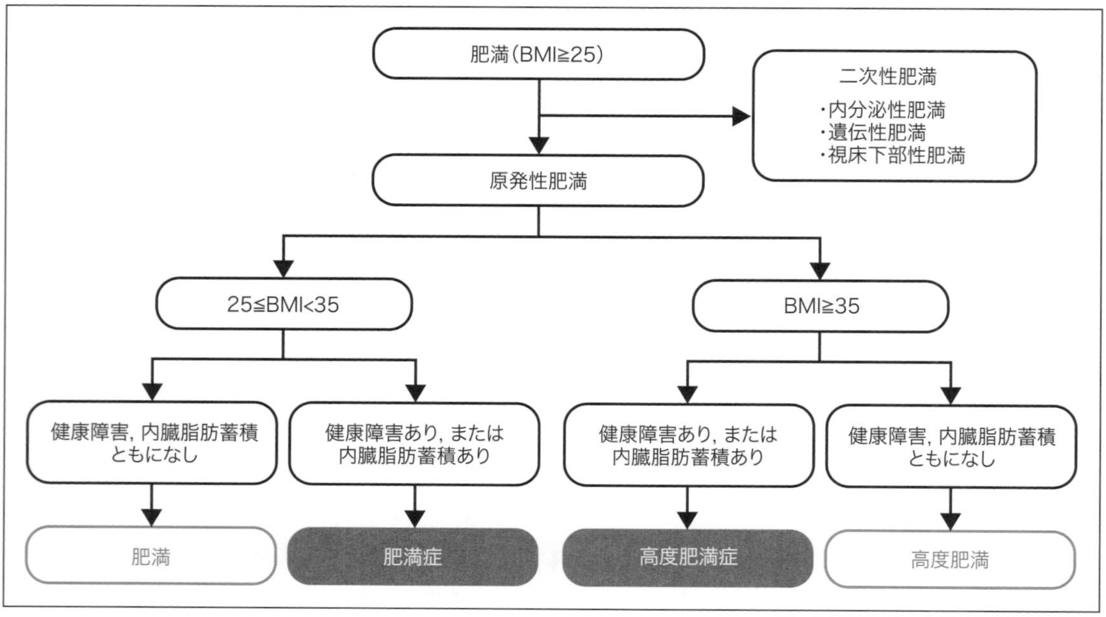

図 21.1　肥満症診断のフローチャート[1]

わが国は先進国の中では肥満者の少ない部類に属するが，BMI 平均値は男性では年々増加し令和元年国民健康・栄養調査[3]における 20 歳以上の肥満者（BMI 25 以上）の割合は 32.0% であった。この値は 30 年前と比較すると約 2 倍である。一方，20 歳以上の女性の肥満者の割合は 14.6% であり，過去 30 年にわたって増加傾向はみられていない。

21.1.4　肥満症の治療方針と改善効果

肥満症に関する医学的治療の目標は，標準体重まで減量させることではなく，「肥満症」から単なる「肥満」にすることになっている。特に，質的なリスク要因である内臓脂肪を減少させることにより，関連する健康障害を改善することが重要である。体重を 10% 程度減らすことでそうしたリスクを大幅に減らせるという。また，日本人を対象にして行われた研究では，体重を 1 ～ 3% 程度減らすだけでも，血中トリグリセリド，LDL コレステロール，HDL コレステロール，HbA1c，肝機能（ALT）が改善し，3 ～ 5% の減量ではさらに，血圧，尿酸，空腹時血糖などが有意に改善されたとの報告がある。したがって，現在ではまずは現体重の 3%以上の減量を目指し，それでも検査データに改善が見られなかった場合はさらに 3%の減量を目標とする。通常，内臓脂肪は減らしやすいので，少しの減量でも内臓脂肪の質的異常が改善されるために検査値が改善されると考えられる。

高度肥満症では，合併する健康障害に応じて異なる減量目的が設定され，一般的には 5 ～ 10% の減量が必要とされている。しかしながら，肥満症と高度肥満症では病態が異なっていることが多く，肥満症とは治療法が異なる。睡眠時無呼吸症候群を合併する場合は 15% 以上の減量目標になることもある。

21.2 肥満と疾患発症

体脂肪が蓄積することは，生体にとって生存のためにきわめて合目的な現象である。しかしながら過剰な脂肪の蓄積は様々な疾患発症と関連し，2 型糖尿病，高血圧，冠動脈疾患，脂肪肝など多くの疾患が肥満に起因ないし関連するとされている（**表 21.3**）。体脂肪の分布（脂肪の蓄積している身体の部位が内臓脂肪なのか皮下脂肪なのか）の違いによって健康障害の起こる度合いに差があり，内臓脂肪の過剰蓄積は健康障害を起こしやすい。簡便な内臓脂肪の測定指標としてウエスト周囲長が用いられ，男性で 85 cm 以上，女性で 90 cm 以上であれば内臓脂肪の蓄積が疑われる。内臓脂肪の蓄積が疑われる場合は，CT（computed tomography）で内臓脂肪を計測し，100 cm^{2}以上の場合は**内臓脂肪型肥満**と判定される。また，内臓脂肪が蓄積した状態で，高血糖，高血圧，脂質異常の 3 病態のうち 2 つ以上が該当する場合は，メタボリックシンドロームと診断される。この状態は脳梗塞や心筋梗塞といった動脈硬化性疾患のリスクが高まっている状態であり，脳心血管疾患予防のための疾患概念として用いられている。また，高度肥満症は心不全，呼吸不全，静脈血栓，閉塞性睡眠時無呼吸症候群，肥満低換気症候群，運動器疾患等を生じやすく，肥満症とは病態が異なると考えられている。

多くの疾患が肥満と関連することが報告されているが，肥満はなぜ様々な疾患と関連するのであろうか？ 肥満と疾患の関係を明らかにするために，体脂肪の主要構成細胞である白色脂肪細胞についての研究が進み，その新しい働きが次第に明らかとなってきた。とりわけ注目される点は「分泌細

表 21.3　肥満症・高度肥満症と関連する疾患[1]

1. 肥満症の診断基準に必須な健康障害 1）耐糖能障害（2 型糖尿病・耐糖能異常など） 2）脂質異常症 3）高血圧 4）高尿酸血症・痛風 5）冠動脈疾患：心筋梗塞・狭心症 6）脳梗塞：脳血栓症・一過性脳虚血発作（TIA） 7）非アルコール性脂肪性肝疾患（NAFLD） 8）月経異常・不妊 9）閉塞性睡眠時無呼吸症候群（OSAS）・肥満低換気症候群 10）運動器疾患：変形性関節症（膝・股関節）・変形性脊椎症，手指の変形性関節症 11）肥満関連腎臓病
2. 診断基準に含めないが，肥満に関連する健康障害 1）悪性疾患：大腸がん，食道がん（腺がん），子宮体がん，膵臓がん，腎臓がん，乳がん，肝臓がん 2）良性疾患：胆石症，静脈血栓症，肺塞栓症，気管支喘息，皮膚疾患，男性不妊，胃食道逆流症，精神疾患
3. 高度肥満症の注意すべき健康障害 1）心不全 2）呼吸不全 3）静脈血栓 4）閉塞性睡眠時無呼吸症候群（OSAS） 5）肥満低換気症候群 6）運動器疾患

胞」としての白色脂肪細胞である（12 章参照）。細胞内に脂肪が充満し肥大化した白色脂肪細胞からはアディポサイトカインと総称される様々な化学因子が細胞外に分泌される。白色脂肪細胞から分泌されるアディポサイトカインは，脂肪組織のみならず，全身に強く影響し疾患の発症と深くかかわっていることが明らかとなってきた。

21.2.1　白色脂肪細胞と化学因子

白色脂肪細胞から分泌される生理活性物質の多くは，サイトカイン類に属し，アディポサイトカイン（アディポカインとも呼ばれる）と名付けられている。サイトカインは，拡散性と流動性に富み，多彩な作用を有する液性化学因子である。アディポとは脂肪の意味である。アディポサイトカインの中には，血栓形成に関わる **PAI-1** や炎症・**インスリン抵抗性**に関わる TNF（tumor necrosis factor, 腫瘍壊死因子）α のように病態発症を惹起，増悪化するものや，逆に善玉のアディポサイトカインであるアディポネクチンのように病態発症の抑制に関わるものも知られている。TNF は，いわゆるサイトカインの一種で腫瘍細胞に対する障害活性をもつ因子として発見されたものである。主な産生細胞はマクロファージであるが，白色脂肪細胞でも TNF の α 型が合成分泌され，白色脂肪細胞でのインスリン抵抗性を特異的に高めること，さらにその原因は，**TNFα** が白色脂肪細胞膜上のインスリン受容体のインスリン結合によるリン酸化（活性化）を阻害することによることなどが明らかにされている。その結果，インスリンシグナルの情報伝達が阻害され，いわゆるインスリン抵抗性を惹起する。他にも，レジスチンなどもインスリン抵抗性を惹起することが示されている。また，PAI-1 も白色脂肪細胞で合成分泌され血栓形成を増加させること（心筋梗塞のリスクを高める）が報告されている。さらに，アンジオテンシノーゲンも白色脂肪細胞で合成・分泌され，脂肪組織内でアンジオテンシンⅡに変換される。つまり白色脂肪細胞自身が直接血圧調節に関わる物質を合成・分泌しているのである（血圧調節機序は 20 章参照）。このように，白色脂肪細胞は脂肪を貯蔵するだけではなく，その分泌物を介して直接的に病態を誘発するのである（脂肪細胞の詳細は 12 章参照）。

21.2.2　白色脂肪細胞と性ホルモン

白色脂肪細胞はアロマターゼなどの脂溶性ホルモンの変換酵素を有し，エストロゲンやプロスタグランジンといった低分子のホルモンを合成・分泌する。このうち特に性ホルモンは重要である。たとえば，若い女性が急激なダイエットをすることによって月経周期の調節などにかかわる体の働きのバランスが崩れることが知られている。このような病態にも白色脂肪組織から分泌されるエストロゲンが深く関わっていることが明らかとなってきた。また，最近ではある程度体脂肪がつくことによってこれらのホルモンの産生分泌が促進し，そのことが閉経後などの退行性骨粗鬆症の発生防止に役立っているともいわれている。

21.2.3　肥満と慢性炎症

近年，肥満は慢性炎症を誘発し，全身の免疫や老化，疾病の発症に深く関わっていることが明らかになってきた。肥大化した脂肪細胞では，JNK（c-Jun N-terminal kinase）や NF-κB 経路が活性化され，その結果多彩な炎症性サイトカインの産生・分泌の増加をもたらす。これらの炎症性サイトカインは局所的のみならず，全身の臓器・細胞に長期的な影響を与え，血管疾患や糖尿病以外にも，免疫系の低下やがん化，老化などにも影響を与えることが判明してきた。したがって，肥満を起点とする慢性炎症を抑えるような栄養や食品成分などの研究が今後進むことが期待される。

21.3 肥満の成因

肥満の成因は，おおまかには「遺伝 30%，環境 70%」といわれ，ライフスタイルなど環境因子が大きな比率を占める。運動不足は，単に消費エネルギーが低下するということだけではなく，エネルギーが体に貯まりやすくなるという体の代謝的状態（体質）の変化が問題となる。また近年では，ファーストフードなど子供の食嗜好性や家庭でのライフスタイルも小児肥満発症の大きな要因となっており，経済先進国ではすでに社会問題化している。

21.3.1 肥満の成因と摂食調節

肥満が発症するには，現在のところ主に次の 5 つの因子が考えられている。①過食，②摂食パターンの異常，③遺伝，④運動不足，⑤熱産生障害であるが，実際にはこれらの因子が複雑に絡み合って肥満が起こると考えられている。

ヒトではまだ過食が起こる詳しいメカニズムはわかっていないが，複雑な食欲調節機構に問題が生じた場合に過食や拒食症などの摂食障害が起こることが予想される。脳内の低次中枢である視床下部のうち，視床下部腹内側核には**摂食抑制機構（満腹中枢）**が，視床下部外側野には**摂食促進機構（摂食中枢）**が存在し，これらは末梢や中枢内の代謝産物などの種々の化学物質の濃度変化を検知し，それらの情報を処理することによって，満腹や空腹を感じ摂食行動をコントロールしている。このような食欲や摂食を調節する因子には様々なものがある。特に近年，神経伝達物質や**レプチン（食欲抑制）**，**グレリン（食欲亢進）**といった新規ペプチドが分子レベルでかかわっていることが明らかになりつつある（**表 21.4**）。摂食パターンについては，たとえば 1 日の食事回数が 2 ～ 6 回の間では，男女とも食事回数が少ないほど肥満の程度が増す。また，朝食を抜いて夜に多量に食べるといった「かため食い」も肥満につながるといわれている。さらに近年の研究では，体内時計（サーカディアンリズム）と代謝調節が深く関係し，食事の時刻やタイミングも重要であることが明らかにされている。1 日の食事量の半分以上を夜に食べる「夜食症候群」も，肥満につながる摂食パターンである。

21.3.2 肥満と遺伝因子

遺伝因子も肥満発症に深く関与しているが，これは肥満体という形質が遺伝するのではなく，体脂肪をある一定量まで貯えうる能力が遺伝する，ということである。現在までに肥満発症にかかわると推定されている遺伝子は 40 種類以上に上る。これらの肥満の発症に関わる遺伝子のわずかな変異が，その遺伝子産物（タンパク質）の働きに影響し，その結果，肥満の発症リスクが変動することが知られている。

これらの遺伝子変異（多型）が単独で原因となる場合は限られ，複数の遺伝子の要因が重なり合って肥満発症に至る。「太りうる」という能力（これは飢餓時には有利に働き，体内にエネルギーを蓄えやすく働くもので，このような体質に関わる遺伝子群は「**倹約遺伝子**」と呼ばれている）をもった人が，過食などで栄養を摂りすぎてしまったり，運動不足で消費エネルギーが減少するような生活環

表 21.4　摂食を調節するホルモン・ペプチド類

物質名	分泌部位	働き	分類
レプチン	脂肪細胞	摂食抑制・エネルギー消費	アディポサイトカイン
α MSH	視床下部	摂食抑制・エネルギー消費	神経ペプチド
TRH	視床下部	摂食抑制・エネルギー消費	神経ペプチド
オレキシン	視床下部	摂食促進・体脂肪増加	神経ペプチド
ニューロペプチド Y	視床下部	摂食促進・体脂肪増加	神経ペプチド
AgRP	視床下部	摂食促進・体脂肪増加	神経ペプチド
グレリン	胃	摂食促進・体脂肪増加	消化管ホルモン
CCK	胃・十二指腸	摂食抑制・胆汁や膵液の分泌促進	消化管ホルモン
PYY	小腸	摂食抑制・胃酸や膵液の分泌抑制	消化管ホルモン
エンテロスタチン	膵臓	高脂肪食の摂取を抑制	消化管ホルモン

α MSH：色素細胞刺激ホルモン，　TRH：甲状腺刺激ホルモン放出ホルモン
AgRP：アグーチ関連タンパク質，　CCK：コレシストキニン，　PYY：ペプチド YY

境におかれてはじめて，肥満体になるのである。このような倹約遺伝子の遺伝子変異として代表的なものとしては，β3 アドレナリン受容体の遺伝子変異が知られている。この受容体は，褐色脂肪細胞における熱産生や白色脂肪細胞における脂肪動員などに関わり，64 番目のアミノ酸であるトリプトファンがアルギニンに置き換わる変異が知られている。このアルギニン型の場合，熱産生が低下し基礎代謝量が少なくなり，肥満しやすいことが明らかとなった。この遺伝子変異は，日本人の 3 人に 1 人がもっており，過食状態のもとでは肥満や糖尿病を引き起こす確率が高いことが知られている。他にも，脂肪細胞の分化や蓄積にとって重要な転写因子である PPARγ も倹約遺伝子の 1 つで，その変異により脂肪蓄積やインスリン抵抗性が増加し，肥満や糖尿病の発症に影響する可能性が知られている。これらの遺伝子の働きは，胎児期に母親がどのような栄養状態であったかに影響されるとも考えられている。

21.4 | 肥満の予防と治療

肥満は，端的にいえば，摂取エネルギー過多と消費エネルギー不足により引き起こされるので，その予防や改善のためには食生活やエネルギー消費のバランスを見直すことになる。脂肪や炭水化物などの過多を防ぎ，バランスよく摂取カロリー全体を下げ，同時に適度な運動を持続的に行うことが望まれる。このようなマクロなエネルギー収支を見直すとともに，より効果的な栄養素や食品成分を上手に取り入れることも有効である。一方，病態である肥満症の治療法も，基本は食事療法，運動療法，行動療法を組み合わせた生活改善療法となる。3 ～ 6 カ月で現体重の 3 ～ 5%減少させるためには 1 日の消費カロリーを摂取カロリーよりも約 300 kcal 少なくする必要がある。

21.4.1　食事療法

日本人の食事摂取基準（2020 年版）[4] によると，エネルギー摂取量を 10% 減少させた場合に期待される体重の減少はおおよそ 7% となる。食事を工夫し摂取エネルギーを制限することが食事療法の基本であるが，その際に各種栄養素を過不足なく摂取できるようにしなければいけない。通常は，脂

質や糖質を減らすことになるが，これらを極端に減らすことは好ましくない。1 日当たりの摂取エネルギーを 1000 ～ 1800 kcal にする場合でも，標準体重 1 kg あたり最低 1.0 ～ 1.2 g のタンパク質，20 g の脂質，100 g 以上の糖質を確保する。また当然ながら栄養素の代謝を円滑に行うために必須のビタミンやミネラルは必要量を摂取しなければならない。摂取カロリーを減らすには，野菜や根菜類，きのこ，海藻などの繊維質の多いものを多めに食事メニューに取り入れるとともに，揚げ物や甘い菓子，間食などを避ける。また飽和脂肪酸が多い動物性タンパク質（牛肉，豚肉，乳，卵黄など）の一部を魚や大豆などのタンパク質源に置き換えることも有効である。

提唱されている減量食としては，①炭水化物を中心に摂取して脂肪の摂取を控える Ornish 食や，②栄養素のバランスを重視した Zone 食（脂肪：タンパク質：糖質 ＝ 30：30：40），③ 1 日あたりの総摂取カロリーを 600 kcal 以下にした超低カロリーダイエット（very low calorie diet），④炭水化物摂取を 1 日当たり 20 ～ 40 g に抑えてタンパク質と脂質の摂取は自由とする Atkins 食などが知られている。いずれの場合も 1 年で約 2 ～ 3 kg の減量に成功するが，長期間持続することが困難であったり，場合によっては健康障害をきたす可能性もあり，個人個人の実情にあった持続可能な食事療法を行うことが重要である。近年，糖質の摂取を極端に制限する糖質制限食が流行しているが，短期的な減量効果は大きい反面，長期的には差が見られないことが多く，極端な糖質制限は好ましくないと考えられている。

21.4.2　運動療法

体に過度な負担をかける強い運動は適していない。運動強度として最大強度の 50％程度で脈拍が 100 ～ 120/分程度の有酸素運動が望ましい。例えばジョギングや散歩（早足で），サイクリング，体操，水泳などが適している。頻度としては少なくとも週 3 回，30 分程度の時間を続ける。なお，運動と身構えることなく，掃除や洗車，家事，通勤などで運動量を増やすことも望ましい。長期間継続することが肝要であるので，いやいや行うのではなく，楽しんで続けることが重要である。運動によって特に内臓脂肪が減少しやすい。またその結果として，血清中性脂肪（TG）値の低下や HDL-コレステロールの増加などが見られる。

21.4.3　行動療法，薬物療法，外科療法

行動療法とは，患者自らが主体的に治療に臨むように動機付けを高め，維持することにより減量効果を高める方法である。そのためには，いくつかの技法が取り入れられる。例えば，セルフモニタリングやストレス管理，問題点の抽出や解決，社会的サポートなどがある。この行動療法は，食事療法や運動療法と組み合わせ，トータルとして患者の生活習慣を変容させ，減量を推し進めることができる。

一方，食欲抑制薬であるマジンドールを用いた薬物療法もあるが，この場合は BMI 35 以上の高度肥満にのみ適用され，長期処方も認められていない。高度肥満症に対しては外科的治療が適用される場合もある。外科手術は長期的な体重減量効果があることに加え，健康障害の改善効果があることが報告されている。日本で手術適応の対象となるのは 18 ～ 65 歳の原発性肥満で，6 カ月以上の内科治療で改善が認められない場合である。

なお，2023 年に GLP-1 受容体作動薬という新しいタイプの抗肥満薬が認可された。

21.4.4　肥満の治療・予防のカギ：褐色脂肪組織β_3アドレナリン受容体の機能増強

褐色脂肪細胞にはアドレナリン受容体の特殊なタイプが存在し，脂質代謝を促進することが判明してきた。アドレナリンなどのカテコールアミンの作用は細胞膜上に存在するαおよびβアドレナリン受容体（AR）によって伝達される。βAR はその作用の違いからさらに３種のサブタイプに分類されているが，そのうち３型（β_3AR）は白色および褐色脂肪組織に特異的に発現し，白色脂肪組織における脂肪の分解作用と熱産生臓器である褐色脂肪組織を活性化しエネルギー代謝を生体全体として促進する。β_3AR アゴニスト（作動薬）は，エネルギー消費に有効な肥満治療薬と考えられ，活発に開発が進められている。肥満モデル動物ではβ_3AR アゴニストを長期間投与すると白色脂肪組織において褐色脂肪細胞（ベージュ脂肪細胞）が現れることが判明し，肥満の解消に顕著な効果があるという。２型糖尿病などの多くの生活習慣病の改善薬としてヒトへの応用が待ち望まれている。

●問題

1）肥満と肥満症の違いを説明せよ。
2）肥満は様々な疾患の原因となる。その理由を説明せよ。
3）肥満の予防や対処方法に関する基本的な考え方を説明せよ。

●参考文献

1）日本肥満学会編：肥満症治療ガイドライン 2016，ライフサイエンス出版（2016）
2）日本肥満学会編：肥満・肥満症の指導マニュアル（第２版），医歯薬出版（2001）
3）令和元年国民健康・栄養調査報告，厚生労働省（2020）
4）厚生労働省：日本人の食事摂取基準（2020 年版）

コラム

砂糖入り飲料は肥満の原因となるか？

ソーダ税（肥満税とも呼ばれる）という名の税金をご存じだろうか？ これは，ソーダに限らず砂糖を多く含む飲料水にかかる税金であり，2012 年にフランスで初めて導入され，その後，2016 年には WHO（世界保健機関）が，この税金を導入するよう加盟国に呼びかけた。価格が高くなれば購入する人が減り，結果として肥満が抑制されるという発想である。これと同時期に発表されたのが「砂糖入り飲料は本当に肥満の原因なのか？」という論文。結論は論文によって様々であり，統一した結論は得られなかったが，スペインの研究者が研究資金と研究結果の関係を調べたところ，飲料販売関係者の資金を元に行われた研究の 83.3%（6 報中 5 報）が「砂糖入り飲料は肥満と関係ない」と結論づけ，飲料販売関係者以外（国など）の資金を元に行われた研究の 83.3%（12 報中 10 報）が「砂糖入り飲料と肥満は関係する」と結論づけていたことがわかった。この結果，皆さんはどうお考えになるだろうか？　(N.Z.)

第22章　動脈硬化と栄養

動脈硬化は血管系における最も危険な進行性病変である。動脈壁は硬化して弾力性を失い，肥厚して血管腔は狭くなる。動脈硬化は心筋梗塞，脳梗塞，腎不全など様々な疾患の原因となり，これらは先進国では主要な死因である。本節では，動脈硬化の基本的な成因と栄養との関係について概説する。

22.1　動脈の構造と動脈硬化

動脈壁は血管腔を囲む同心円状の3層（内膜，中膜，外膜）構造からなる。内膜は血管腔に面して血液と接している**血管内皮細胞**と，内皮細胞下に存在する膠原繊維や弾性板から構成されている。中膜は平滑筋細胞と弾性繊維が規則正しく取り巻いている。大動脈や総頸動脈などの心臓に近い動脈では弾性繊維が発達しており，弾性板型動脈と呼ばれている。外膜は動脈壁の最外層で結合組織と弾性繊維から構成され，太い動脈の壁内には栄養血管や神経が進入している（**図22.1**）。**動脈硬化**は，動脈壁の内膜が主な病変部位で，コレステロール，酸性ムコ多糖，血液成分，沈着石灰，コラーゲンなどの繊維性結合組織，マクロファージ，泡沫細胞，リンパ球，平滑筋細胞などの集積が見られる。病理学的には，粥状《じゅくじょう》動脈硬化症（アテローム硬化症），中膜硬化症（メンケベルグ型硬化症），細小動脈硬化症に分類される。

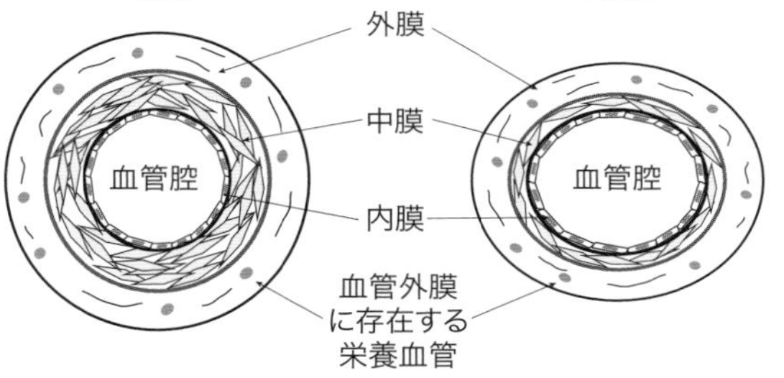

図22.1　動脈と静脈の壁構造

22.1.1　粥状動脈硬化症

主として大動脈などの弾性板型動脈と冠動脈，脳動脈などの筋性動脈に起こる。内膜への脂質の沈着，中膜平滑筋細胞の増殖，繊維性肥厚による**粥腫**《じゅくしゅ》（アテロームもしくは**プラーク**とも呼ばれる）の形成が起こる。一般的に動脈硬化といった場合，粥状硬化を指す。

22.1.2　中膜硬化症

頸部や四肢（特に下肢）の中等大の筋性動脈に発症し，中膜の石灰化を特徴とする。加齢や喫煙との関連性が強く，血管内腔の狭窄は見られず臨床的には大きな問題がない場合が多い。

22.1.3　細小動脈硬化症

全身の細小動脈（50 ～ 500 μm）に見られる病変で，内膜の硝子様肥厚によって管腔が狭くなる。

高血圧との関係が強く，腎臓の輸入動脈，網膜の動脈，脳実質内の動脈によく見られる。

22.2 動脈硬化の発症

動脈硬化は，単なる脂質の動脈壁への沈着ではなく，血管内皮細胞や免疫担当細胞が産生するサイトカイン，炎症反応が複雑に関与している。高 LDL（low density lipoprotein，低密度リポタンパク質）血症による動脈硬化は，血管内皮細胞の機能障害が第一段階である。それに付随して活性化内皮細胞と単球の相互作用の増加，単球の内皮細胞下への侵入が起こり，続いて**酸化 LDL** の蓄積，**マクロファージの泡沫《ほうまつ》化《か》**と**炎症**の増悪による動脈硬化性病変の形成，**粥腫**の破綻や再狭窄などの一連の反応が惹起される。動脈硬化の発症メカニズムについて以下に概説する。

22.2.1　血管内皮細胞の透過性亢進と平滑筋細胞の分化

血管内皮細胞は抗血栓分子の産生に加えて，血漿成分を組織に選択的に透過させる半透膜としての役割を有している。正常な動脈壁を構成する中膜平滑筋細胞は分化した収縮型（成人型）であり，収縮・弛緩により血圧や血流を調節している。収縮型は成人の動脈中膜平滑筋細胞に観察され，α-アクチンを含む繊維性成分や筋フィラメントに富んでいるが細胞の遊走能，増殖能，細胞外マトリクス産生能は低い。高血圧，糖尿病（耐糖能異常を含む），喫煙，高脂血症などにより血管内皮の障害や内皮細胞の活性化が起こると透過性が亢進し，血漿成分が内皮下に侵入する。血漿成分には平滑筋細胞の遊走・増殖にかかわる因子が含まれており，内膜の平滑筋細胞は血管に弾力を与える収縮型から**細胞外マトリクス**の産生を活発に行う合成型に形質転換する。合成型の細胞は収縮能をもたず，過剰に増殖して細胞外マトリクスを多量に分泌し，血管内膜を肥厚させる。肥厚した内膜には血液から過剰な脂質が侵入し，酸化を受けて**酸化 LDL** となる。

22.2.2　血管内皮細胞への単球の接着と内皮下への遊走

動脈硬化巣の形成には**炎症**が関与しており，サイトカインが重要な働きをしている。動脈硬化巣のマクロファージ，平滑筋細胞，内皮細胞では走化性因子 **MCP-1**（monocyte chemoattractant protein-1）の発現亢進が認められる（**図 22.2，22.3**）。走化性因子は，白血球を炎症反応局所へ誘引する物質であり，MCP-1 は酸化ストレスや炎症により誘導される単球特異的な走化性因子である。動脈壁内の単球以外の細胞にも受容体が存在し，炎症の増悪など動脈硬化の進行に重要な鍵分子である。**血管内皮細胞**は酸化ストレスや炎症などの刺激により活性化され，**P-セレクチン**，**E-セレクチ**

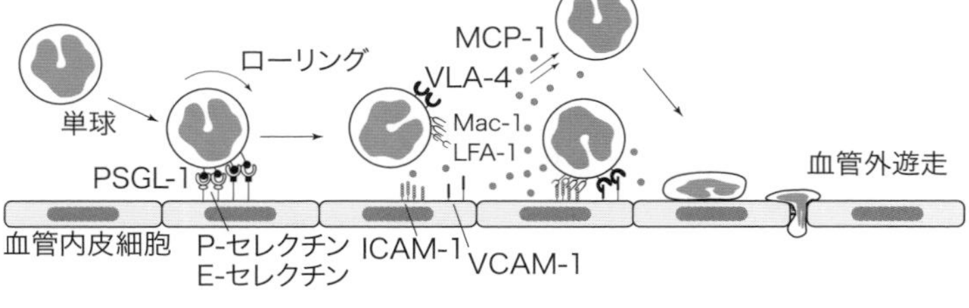

図 22.2　単球の血管内皮細胞への接着と内皮下への遊走

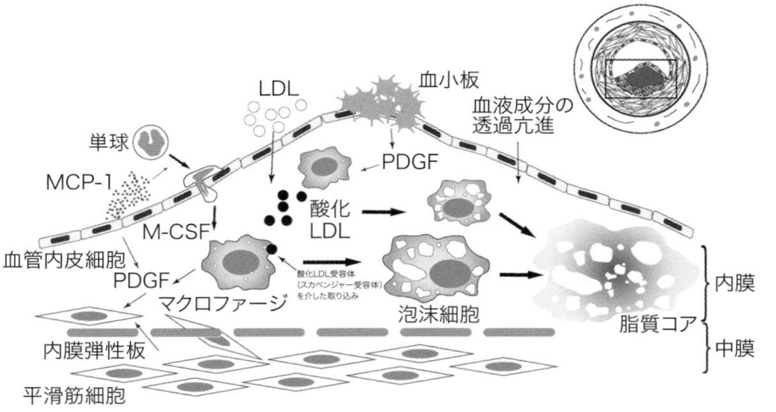

図 22.3　単球のマクロファージへの分化と泡沫化

ンなどの単球接着分子や MCP-1 などを発現し，単球や T リンパ球を誘導する（**図 22.2**）。血管内を流れる単球は，血管内皮細胞表面に発現した PSGL-1（P-selectin glycoprotein ligand-1）を介して緩やかにセレクチンと相互作用することにより減速し，内皮細胞の表面を転走（ローリング）する。血管分岐部や湾曲部などの動脈硬化好発部位においては，血流のずり応力（シェアストレス）の減少や乱流が起こる。これらの物理的な力の変化も内皮細胞におけるセレクチンや MCP-1 の発現を誘導する要因である。セレクチンを介して単球と血管内皮細胞が緩やかに接着している間に，血管内皮細胞表面のヘパラン硫酸などに固定された MCP-1，IL-8 などのケモカインが，単球表面に発現するインテグリン VLA-4（very late activation antigen-4），Mac-1（macrophage differentiation antigen），LFA-1（lymphocyte function-associated antigen-1）を活性化する。血管内皮細胞表面は，これらの分子に対するカウンター受容体 **VCAM-1**（vascular cell adhesion molecule-1），**ICAM-1**（intercellular adhesion molecule-1）をもっており，この結合を介して単球と血管内皮細胞の間に強固な接着が起こる。内皮細胞に接着した単球は，続いて PECAM-1（platelet/endothelial cell adhesion molecule-1）を介して内皮下へ遊走する。

22.2.3　単球の分化，マクロファージの泡沫化と脂肪線条の形成

内皮細胞の接着分子を介して内皮下に遊走した単球は，M-CSF（macrophage colony-stimulating factor）の刺激を受けてマクロファージへと分化し，細胞内にコレステロールエステルを含む脂肪滴を過剰に蓄積し，泡沫化細胞となる（**図 22.3**）。泡沫化細胞は種々のサイトカインや増殖因子を産生し，平滑筋細胞の増殖を促進して内膜の肥厚を亢進させる。マクロファージには，酸化 LDL を取り込む受容体が存在する。LDL は，通常 LDL 受容体に認識され肝臓や末梢組織に取り込まれる。一方，マクロファージによる LDL の取り込み効率は低いが，酸化 LDL やアセチル LDL などの変性 LDL を効率よく取り込む**スカベンジャー受容体**を発現している。スカベンジャー受容体は，LDL 受容体のように細胞内のコレステロール含量による負のフィードバックを受けないことから，マクロファージ内に多くのコレステロールを取り込み，処理しきれない脂質が蓄積し泡沫《ほうまつ》化《か》の原因となる。このように酸化 LDL を過剰に取り込み，蓄積したマクロファージは，泡沫マクロファージと呼ばれる。マクロファージ内に取り込まれたコレステロールエステルは，リソソーム内で酸性コレステロールエス

テラーゼにより加水分解され，ゴルジ体経由で細胞外へ放出されるか，小胞体へと移行する。細胞外へ放出されるコレステロールは，HDL（high density lipoprotein，高密度リポタンパク質）による逆転送システムにより血管壁から血中へ戻される。小胞体に移行したコレステロールは，アシル CoA：コレステロールアシルトランスフェラーゼ（ACAT）の作用を受けてコレステロールエステルとなり脂肪滴に蓄積される。このように血管内膜下に浸潤した単球が分化してマクロファージとなり，酸化 LDL を取り込んで泡沫化すると動脈壁には脂肪線条（fatty streak）と呼ばれる初期病変が形成される。

22.2.4　平滑筋細胞の増殖と粥腫の形成

動脈硬化発症初期において内膜表層の傷害により内皮細胞の剥離が起こると，内膜表層に血小板が粘着・凝集し，血小板由来増殖因子（PDGF）などの増殖因子が放出される。PDGF は酸化 LDL により刺激を受けた内皮細胞やマクロファージ，さらには平滑筋細胞などからも産生され中膜に局在する平滑筋細胞の内膜への遊走と増殖を刺激する。また，酸化 LDL により刺激された内皮細胞や T リンパ球が産生する HB-EGF（heparin-binding epidermal growth factor-like growth factor）も内膜での平滑筋細胞の増殖に関与する。平滑筋細胞自身も増殖因子を分泌し，これらの刺激を受けて平滑筋細胞は脂肪線条を取り囲むように増殖する。平滑筋細胞はコラーゲンなどの細胞外マトリクスを合成分泌して繊維性肥厚をもたらし繊維斑（fibrous plaque）へと変化していく。一方，脂質のさらなる蓄積とマクロファージの壊死の繰り返しにより脂質コアが形成・成熟する。粥状動脈硬化病変では，このような単球の接着・侵入，マクロファージへの分化・泡沫化が繰り返され粥腫の形成が進展し血管腔は狭窄する（図 22.3）。

22.2.5　不安定粥腫と複合病変への進展

粥腫内では，酸化 LDL の取り込みにより活性化されたマクロファージから様々なサイトカインやプロテアーゼが分泌され血管に炎症反応を誘導する。特に TNF α は血管平滑筋細胞のアポトーシスを誘導し，マトリクスメタロプロテアーゼ（MMP）は繊維性皮膜を薄弱化して粥腫を不安定化させる。粥腫内にはマクロファージのみならず T リンパ球の集積が観察される。リンパ球は動脈硬化の初期病態から病態の形成に関与する。T リンパ球が産生するインターフェロン γ は，平滑筋細胞の増殖抑制，コラーゲン産生の抑制に関与し，さらにマクロファージを活性化することにより MMP によるコラーゲン分解を促進し，不安定粥腫の繊維性皮膜をさらに脆弱化させる。また粥腫内では，血液凝固反応の引き金となる組織因子のマクロファージや平滑筋細胞による発現に加えて，血小板活性化作用をもつコラーゲンや PAI-1（plasminogen activator inhibitor-1）の増加により血栓を形成しやすい状態にある。したがって，脆弱な粥腫が崩壊すると，狭窄した血管腔に容易に血栓が形成され，急性冠動脈症候群（急性心筋梗塞など）を引き起こす。

22.3 | 動脈硬化症の危険因子

動脈硬化性疾患の危険因子として，脂質異常症，高血圧症，耐糖能異常・糖尿病，喫煙，慢性腎臓病，冠動脈疾患の家族歴，動脈硬化症疾患の既往，加齢・性別などが挙げられている。

22.3.1　脂質異常症

LDL コレステロール（LDL-C），総コレステロール（TC），non HDL コレステロール（= TC−HDL-C），トリアシルグリセロール（TG）が高いほど，また，HDL コレステロール（HDL-C）が低いほど冠動脈疾患の発症率が高まる。わが国の大規模介入試験の結果からも高 LDL-C 血症の治療により冠動脈疾患は有意に減少することが明らかにされた。一方，**脳卒中**のうち**脳梗塞**（主にアテローム血栓性脳梗塞）に関しては，ほぼ冠動脈疾患と同様の関連が得られているが，**出血性脳卒中**（主に脳内出血）に対しては逆に LDL-C や TC の低いレベルで発症率や死亡率が高くなることが示された。

22.3.2　高血圧症

正常血圧（収縮期血圧 120 mmHg 未満かつ拡張期血圧 80 mmHg 未満）を超えると，全心血管病，脳卒中，心筋梗塞，心不全，心房細動，慢性腎臓病などの罹患リスク並びに死亡リスクは高くなる。

22.3.3　耐糖能異常，糖尿病

糖尿病は，動脈硬化性疾患の重要な危険因子である。わが国のデータでの糖尿病患者の冠動脈疾患の死亡リスクは 2.8 と高く，メタ解析の結果からも 2 型糖尿病患者は健常者と比較して，冠動脈疾患や脳血管障害の発症率が 1.5 ～ 3.6 倍上昇する。また，糖尿病患者では，末梢動脈疾患のリスクが 3 ～ 4 倍高く，ヘモグロビン A1c（**HbA1c**：糖化ヘモグロビンの割合で表示される血植検査当日の食事や運動など短期間の血糖値の影響を受けない過去 1 ～ 2 カ月前の血糖値を反映する指標）が 1% 上昇するとリスクは 26% 増大する。非糖尿病者の成人においても耐糖能異常を有し血糖や HbA1c が上昇すると，動脈硬化性疾患の発症，死亡リスクが高まる。

22.3.4　喫　煙

喫煙は，冠動脈疾患および脳卒中の危険因子であり，禁煙は冠動脈疾患の二次予防に有効である。たとえ 1 日 1 本の喫煙でもリスクは上昇し，受動喫煙も冠動脈疾患，脳卒中の危険因子である。

22.3.5　冠動脈疾患の家族歴

家族歴には未知の遺伝的な要素や環境因子が多く含まれていることが推定される。最近のゲノムワイド関連解析の結果からも遺伝的な素因の重要性が明らかになり，環境要因を加えた家族歴が冠動脈疾患の独立した危険因子であると結論づけている。特に早発性冠動脈疾患（男性 55 歳未満，女性 65 歳未満）の家族歴は冠動脈疾患発症の強い危険因子となる。

22.3.6　加齢・性別

加齢は動脈硬化性疾患の最も強い危険因子である。女性は男性と比較して急性心筋梗塞の発症や死亡のリスクは低いが 70 歳以降で急性心筋梗塞による死亡率が増加する。女性の動脈硬化性疾患が低い理由にはエストロゲン作用や女性特有のライフスタイル（妊娠，出産，育児など）が考えられている。女性の社会的役割の増加，ライフスタイルの変化によって，今後，女性のリスク増加を警戒する必要がある。

22.3.7　慢性腎臓病

日本腎臓学会「エビデンスに基づくCKD診療ガイドライン2018」で定義される慢性腎臓病（CKD）は，心血管疾患の高リスク病態である。CKDでは，血圧，脂質，糖代謝などの古典的危険因子が増悪し，心血管疾患の原因となる可能性がある。

22.3.8　その他の考慮すべき危険因子，マーカー

上記の確立された危険因子に加えて，考慮すべき動脈硬化性疾患の危険因子，マーカーとして，以下のものが提唱されている。

Lp(a)（リポタンパク(a)）は，LDLを構成するアポリポタンパク質B-100にApo(a)がジスルフィド結合したものであり，冠動脈疾患，脳卒中の独立した危険因子である。Apo(a)はプラスミノーゲンと相同性が高く，Lp(a)は血栓溶解にかかわる線溶系の機能を低下させる。血中Lp(a)濃度の上昇は，血管壁へのコレステロールの沈着，血管壁細胞の増殖などを促進し冠動脈疾患の発症と関係する。アポリポタンパク質B-100は，LDLやレムナントなど動脈硬化性リポタンパク質に存在するアポタンパク質であり，アポタンパク質B-100の高値は動脈硬化性疾患の危険因子である。カイロミクロンやVLDLがリポタンパク質リパーゼの作用によって小型化したレムナントリポタンパク質や食後高脂血症もそれぞれ冠動脈疾患の独立した危険因子である。家族性高脂血症や糖尿病，メタボリックシンドロームなどでレムナントタンパク質は増加する。レムナントリポタンパク質は食後高脂血症による動脈硬化を進展させる。マロンジアルデヒド（MDA）による修飾を受けたLDL（MDA-LDL）は，LDLが酸化ストレスを受けてリン脂質やアポタンパク質Bが酸化変性した代表的な酸化LDLであり，冠動脈疾患既往歴のある患者の予後予測に有用である。small dense LDLは，サイズが小さく密度が高いLDL粒子であり，酸化を受けやすい。これはこの粒子のLDL受容体に対する親和性が低く，血中に滞留する時間が長くなるためである。small dense LDLの高値は動脈硬化性疾患の危険因子である。ホモシステインは，冠動脈疾患，脳卒中，末梢動脈疾患の危険因子である。また，心血管疾患および全死亡率の独立した予測因子であり，85歳以上の高齢者ではホモシステイン濃度の上昇が心筋梗塞の相対リスクを高める。急性期タンパク質であるC反応性タンパク質（CRP）などの炎症マーカーも動脈硬化性疾患のマーカーである。これは，上述の動脈硬化の進展機序に炎症反応が重要な役割を果たしている事実とよく一致する。さらに凝固因子であるフィブリノーゲンや線溶阻止因子であるPAI–1の高値も動脈硬化性疾患のマーカーとなる。

22.4 | メタボリックシンドローム

メタボリックシンドロームは動脈硬化性疾患の発症には特に重要である。メタボリックシンドローム（18.1.2）は，脂質異常，耐糖能異常，高血圧を介して間接的に，あるいはアディポサイトカインにより直接的に動脈硬化を促進する。食事療法と運動療法による生活習慣の改善が治療の基本となる。

22.5 | 栄養と動脈硬化性疾患

動脈硬化性疾患の予防，重症化予防に関しては，高コレステロール血症，高LDLコレステロール

表 22.1　動脈硬化性疾患予防のための食事療法

1. 過食に注意し，適正な体重を維持する
総エネルギー摂取量（kcal/日）は，一般に目標とする体重 * ×身体活動量（軽い労作で 20-30，普通の労作で 30-35，重い労作で 35-）を目指す

2. 肉の脂身，動物脂，加工肉，鶏卵の大量摂取を控える

3. 魚の摂取量を増やし，低脂肪乳製品を摂取する
脂肪エネルギー比率を 20-25%，飽和脂肪酸エネルギー比率を 7% 未満，コレステロール摂取量を 200 mg/ 日未満に抑える
n-3 系多価不飽和脂肪酸の摂取を増やす
トランス脂肪酸の摂取を控える

4. 未精製穀類，緑黄色野菜を含めた野菜，海藻，大豆および大豆製品ナッツ類の摂取量を増やす
炭水化物エネルギー比率を 50-60%とし，食物繊維は 25 g/日以上の摂取を目標とする

5. 糖質含有量の少ない果物を適度に摂取し，果糖を含む加工食品の大量摂取を控える

6. アルコールの過剰摂取を控え，25 g/日以下に抑える

7. 食塩の摂取は 6 g/日未満を目標にする

*18 歳から 49 歳：[身長(m)]^2 × 15.5 ～ 24.9 kg/m^2，50 歳から 64 歳：[身長(m)]^2 × 20.0 ～ 24.9 kg/m^2
65 歳から 74 歳：[身長(m)]^2 × 21.5 ～ 24.9 kg/m^2，75 歳以上：[身長(m)]^2 × 21.5 ～ 24.9 kg/m^2　とする

血症，高トリグリセリド血症に及ぼすエネルギー，脂質，ビタミンなどの影響について考える必要がある。

22.5.1　摂取エネルギー

肥満者においては，総エネルギー摂取量を制限して減量し，適正な体重を維持することにより血清脂質を改善することができる。総摂取エネルギー量を制限するとインスリン抵抗性が改善し，血清トリグリセリド値，血清総コレステロール値が低下し動脈硬化の進展が予防できる。

22.5.2　コレステロール

高 LDL コレステロール血症の患者では，コレステロールの摂取を 200 mg/ 日未満に制限することで，LDL コレステロールを低下させ，動脈硬化性疾患発症を予防できる可能性がある。

22.5.3　飽和脂肪酸・不飽和脂肪酸

飽和脂肪酸は炭素数によって血清コレステロール値に及ぼす影響が異なる。血清総コレステロールおよび LDL コレステロールは，ラウリン酸（C12），ミリスチン酸（C14）およびパルミチン酸（C16）により有意な上昇が見られたが，ステアリン酸（C18）では変化しなかった。総エネルギー摂取量の 5%を炭水化物から多価不飽和脂肪酸に置き替えると 2.8 mg/dL の血清 LDL コレステロールの減少が観察されている。飽和脂肪酸を n-6 系多価不飽和脂肪酸に置き換えることで，総コレステロール，LDL コレステロールが低下する。また，n-6 系多価不飽和脂肪酸の摂取量を増やすことで，血清脂質の改善が期待できる。n-3 系多価不飽和脂肪酸，特に魚類由来 n-3 系多価不飽和脂肪酸は，循環器疾患への好ましい影響が多数報告され，注目されている。魚（油）由来の n–3 系多価不飽和脂肪酸は血清トリグリセリド値の低下や抗血栓，抗炎症作用を介して冠動脈疾患や脳梗塞の発症を抑制する。

22.5.4　トランス脂肪酸

トランス脂肪酸は，牛肉や乳製品に含まれるものに加えて，工業的に油脂の加工（水素添加），精製により生成する。したがって，マーガリン，ショートニングやこれらを用いた揚げ物，菓子，植物油を精製したサラダ油などに含まれる。トランス脂肪酸は，LDL-C，Lp(a)を上昇，HDL-C を低下，冠動脈疾患，認知症のリスクを増加させる。トランス脂肪酸の摂取量は 1％エネルギー未満にすることが望ましく，食事摂取基準 2020 版では，できるだけ低くすることが望ましいとされている。

22.5.5　メチオニンの代謝，葉酸と動脈硬化

メチオニンの代謝産物である**ホモシステイン**は動脈硬化の危険因子である。ホモシステインはメチオニンから合成され，**メチオニン合成酵素**により再メチル化されてメチオニンに変換されるか，**シスタチオニン β 合成酵素**によりシステインに変換される（**図 22.4**）。まれな疾患ではあるが先天的なシスタチオニン β 合成酵素欠損症であるホモシスチン尿症，また，メチオニン合成の過程でメチル基の供与を触媒する 5,10–メチレンテトラヒドロ葉酸還元酵素（MTHFR）の遺伝子異常で**高ホモシステイン血症**が起こる。**葉酸**と**ビタミン B_{12}** はホモシステインの再メチル化に必須である。また，**ビタミン B_6** はシスタチオニン β 合成酵素とシスタチオニン β リアーゼの補酵素である。したがって，これらのビタミンの欠乏は高ホモシステイン血症の原因となる。特に葉酸の摂取量の低下は MTHFR 活性を低下させて高ホモシステイン血症を引き起こす。米国の食品医薬品局（FDA）は穀物食に葉酸を強化するよう勧告しているが，これは血中ホモシステイン濃度の低下を期待したものである。ホモシステインは，細胞内の酸化ストレス，**小胞体ストレス**を増加させて内皮細胞を損傷し，内皮細胞による MCP–1 の産生，平滑筋細胞の増殖などを促して動脈硬化を進展させる。

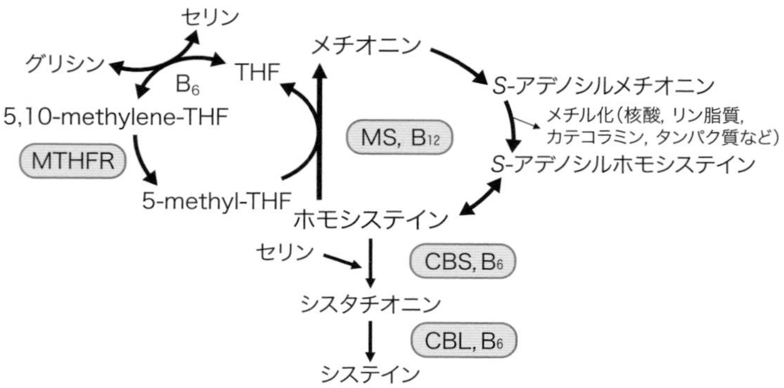

図 22.4　ホモシステインの合成とメチオニンの代謝

食餌由来のメチオニンは *S*–アデノシルメチオニンに変換され，その後，*S*–アデノシルホモシステインを経てホモシステインに変換される。この過程でメチオニンのメチル基は様々な分子に供与されメチル化が起こる。ホモシステインは，cystathionine β–synthase（CBS），cystathionine β–lyase（CBL）の作用によりシステインへと変換される。また，ホモシステインは葉酸サイクルにより再メチル化されメチオニンとなる。methionine synthase（MS）はホモシステインを再メチル化してメチオニンを合成する。tetrahydrofolate（THF）と 5,10–methylene tetrahydrofolate reductase（MTHFR）は葉酸サイクルにおいて重要な役割を担っている。ビタミン B_6，B_{12}（図中それぞれ B_6，B_{12}）は CBS，CBL，MS の補酵素として，また，葉酸は葉酸サイクルの構成要素としてホモシステインの異化に重要である。

22.5.6　植物性食品と動脈硬化性疾患

日本食を構成する主な食品群の摂取は，動脈硬化性疾患の予防に有用である。肉類の脂身や牛脂，ラード，バター，加工肉を控え，大豆，魚，野菜，海藻，きのこ，果物を取り合わせ，雑穀や未精製糖を取り入れる日本食パターンは脂質代謝を改善し，動脈硬化性疾患を予防する。日本動脈硬化学会では，日本食パターンの例として「The Japan Diet」を推奨している。一方，従来の日本型食事では，塩分の摂取量が多いことが課題となっている（現状平均 10 g/ 日)。食塩の摂取は血圧上昇をきたして動脈硬化を促進することから，高血圧患者では，6 g/ 日以下を推奨している。

●問題

1）動脈硬化とはどのような病態か簡単に述べよ。
2）動脈硬化症の危険因子について列記せよ。また，脂質異常症と動脈硬化の関係について簡単に述べよ。
3）動脈硬化を予防するうえでの食事に関する留意点についてまとめよ。

●参考文献

1）田中君枝 他：日本内科学会雑誌，**108**(8), 1607-1616（2019）
2）山下静也：日本内科学会雑誌，**108**(9), 1685-1699（2019）
3）益崎裕章 他：診断と治療，**108**(10), 1293-1297（2020）
4）日本動脈硬化学会 編：動脈硬化性疾患予防ガイドライン 2022 年版
5）厚生労働省：日本人の食事摂取基準（2020 年版）

コラム

血管年齢

加齢は動脈硬化の最も強い危険因子である。ヒトは誕生して成長期を過ぎると成熟期を迎え，老化がはじまる。「老化」は成熟期以降の生理機能の衰退を意味する。同じ日に生まれた人は同じスピードで暦年齢を重ねるが，成長のスピードに個人差があるのと同様に，老化のスピードにも個人差がある。また，体の中の組織や細胞の種類によってもそのスピードは異なり，一部の組織の老化が進んでも，他の組織は実年齢より若いこともある。脳神経系の老化は，認知機能の低下 ⇒ 認知症，骨格系の老化は，運動機能の低下 ⇒ ロコモティブシンドローム，フレイル，などのように進行する。血管年齢は，動脈硬化の進行具合を意味する。動脈硬化は加齢とともに進行する老化現象であり，血管の壁が老化して，硬くてもろい状態になり，血圧も上昇する。塩分の摂りすぎなどにより血圧が上昇すれば，血管の老化はさらに進行し，心筋梗塞や脳梗塞などを発症する。血管年齢は，CT や MRI，頸動脈超音波検査などにより推測され，偏食や運動不足，喫煙などにより実年齢以上に高くなる。血管年齢を若く保つには，動脈硬化の原因を日常生活から 1 つずつ取り除いていくこと，減塩や野菜豊富な食生活，適度な有酸素運動の継続，ストレスコントロールが重要である。動脈硬化は自覚症状を伴わずにじわじわと進行し，ある日突然に脳梗塞や心筋梗塞のような致命的な疾患を引き起こす。健康寿命を延ばすためにも，血管年齢を若く保つことが重要である。（T.S.）

第23章　血栓性疾患と栄養

血液は体内をくまなく循環し，酸素，栄養素，ホルモンを末梢の組織・細胞へと運搬し，代謝，情報伝達，体温の維持など，生体の恒常性維持にきわめて重要な役割を担っている。したがって，血管の損傷により出血した際には，直ちに出血部位で血液を凝固させて血栓を形成し，止血する必要がある。この出血に対する生理的な防御機構は**血液凝固系**と呼ばれている。

一方，止血目的で形成された血栓も長時間にわたって血管内に存在すると組織に虚血性の障害をひき起こす。したがって，凝固系により形成された止血栓は，止血完了後ただちに**線溶系**と呼ばれる酵素系によって分解・除去され，血管内の血液の流動性が維持されている。ここでは，血液の凝固と線溶について概説し，**血栓性疾患**，栄養と血栓性疾患とのつながりについても述べる。

23.1 | 血液凝固系と血小板，凝固因子

止血栓の形成は，血管損傷部位への**血小板**の粘着・凝集による血小板を主体とした血栓（**白色血栓**）の形成と凝固因子の活性化によるフィブリンを主体とした血栓（**赤色血栓**）の形成プロセスに大別される。血小板血栓の形成は，一次止血，フィブリン血栓の形成は二次止血とも呼ばれるが，両者の形成は出血に反応してほぼ同時に開始される。

23.1.1　血小板の凝集による血栓の形成

血小板は，骨髄で形成される直径 2 ～ 4 μm の円盤状の無核の細胞である。血管内皮細胞が損傷を受けると，内皮下組織を構成するコラーゲンに**von Willebrand 因子**（vWF）の多量体が結合する。血小板膜上には，vWF の受容体である膜糖タンパク質 GPIb が存在し，血小板は vWF を介して損傷部位に粘着する。また，血小板は血小板膜上のコラーゲン受容体 GPⅠaⅡa，GPⅥを介して血管の損傷部位に露呈される内皮下組織のコラーゲンに直接粘着する。粘着した血小板は，円盤状の形態から偽足を出したような球状の形態へと変化して活性化される。その結果，血小板内の濃染顆粒（**ADP**，ATP，セロトニン，カルシウムイオンなどが含まれる）や α 顆粒（**フィブリノーゲン**，vWF，フィブロネクチン，β トロンボグロブリン，血小板第 4 因子，PDGF などが含まれる）の内容物を放出する。放出された物質は，さらに周囲に存在する血小板の凝集を惹起する（**図 23.1**）。

活性化された血小板では，**ホスホリパーゼ A_2** により膜リン脂質から**アラキドン酸**が切り出され，シクロオキシゲナーゼならびにトロンボキサン合成酵素の作用により**トロンボキサン A_2**（**TXA_2**）が合成される。TXA_2 は強力な血小板凝集作用を有しており，周囲の血小板をさらに活性化して凝集させる。また，凝集した血小板の膜リン脂質（PL）は，血液凝固反応を効率的に進行させるための固相を提供する。同時に，活性化した血小板膜表面には，フィブリノーゲンの受容体である GPⅡb/Ⅲa が発現し，血小板間の GPⅡb/Ⅲa 受容体をフィブリノーゲンが連結し，さらなる血小板凝集塊が形成される（**図 23.2**）。

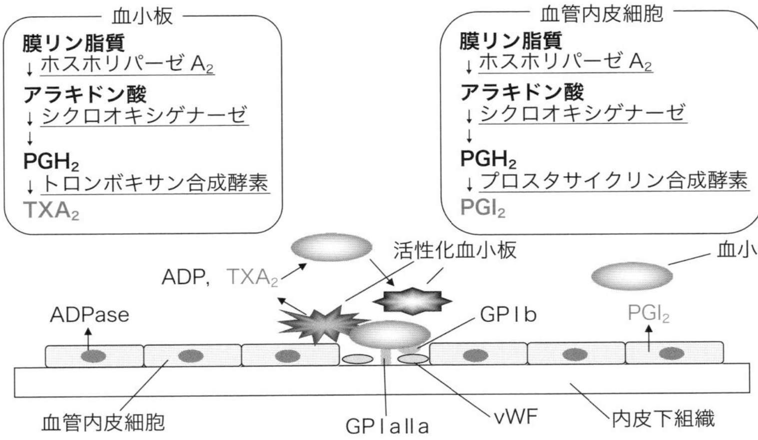

図 23.1　血小板の活性化と血管内皮細胞の機能

血小板は，血管内皮の損傷により露呈した内皮下組織のコラーゲンに血小板膜表面の GPⅠaⅡa を介して粘着する。また，内皮下組織に結合した vWF に GPⅠb を介して粘着する。血小板は粘着することにより活性化され，濃染顆粒内に存在する ADP やセロトニンが放出される。また，アラキドン酸カスケードが活性化され膜リン脂質に結合しているアラキドン酸からトロンボキサン A_2（TXA_2）が合成される。これらの物質は周囲に存在する血小板を凝集させる。一方，血管内皮細胞では，膜リン脂質に結合しているアラキドン酸からプロスタグランジン I_2（PGI_2）が産生される。PGI_2 は強力な血小板凝集抑制作用を有しており，血管内で容易に血小板凝集が起こらないように制御している。

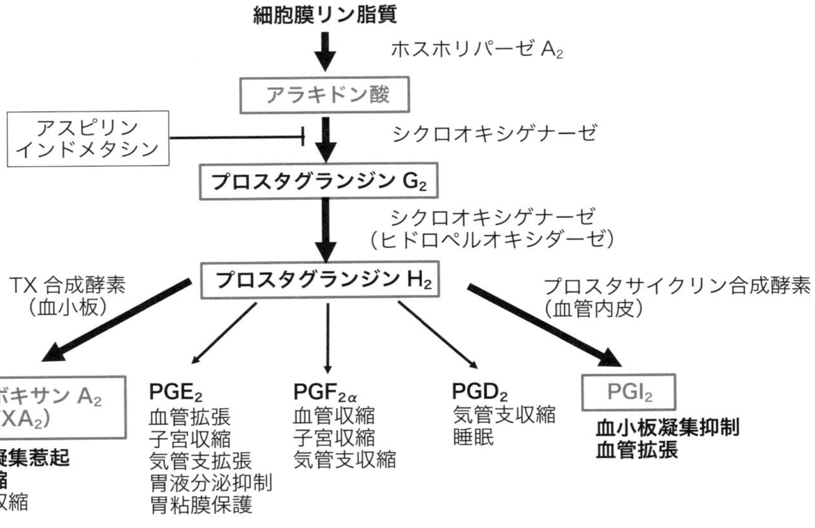

図 23.2　プロスタグランジンと血液凝固，血栓形成

血小板ではアラキドン酸を出発物質としてトロンボキサン A_2（TXA_2）が産生され，血管内皮細胞ではプロスタグランジン I_2（PGI_2）が合成され，相反する作用を示す。アラキドン酸の代わりに EPA を出発物質とした場合は，それぞれ TXA_3，PGI_3 が合成される。アスピリンやインドメタシンはシクロオキシゲナーゼ活性を阻害する。PGE_2，$PGF_{2\alpha}$ なども血管拡張，血管収縮，血小板機能を制御して止血や血栓形成に関与する。

23.1.2　フィブリンを主体とした血栓（赤色血栓）の形成

フィブリンの形成に関与する血液凝固因子には，ローマ数字のⅠからⅩⅢで表記される 12 種類（第Ⅵ因子は欠番）が存在し，**内因系凝固経路**と**外因系凝固経路**を構成している（**図 23.3**，**表 23.1**）。

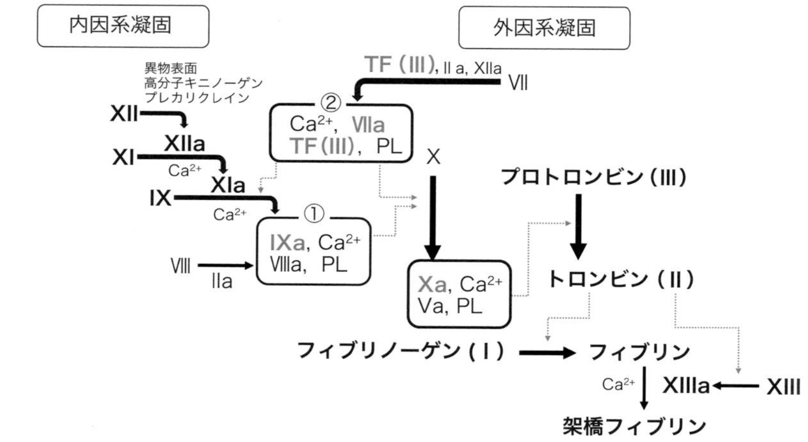

図 23.3　血液凝固系の概略

Ⅰ～ⅩⅢの 12 種類の凝固因子が存在する。第Ⅻ因子の活性化を起点とする内因系凝固経路，組織因子（第Ⅲ因子）を起点とする外因系凝固経路がある。ローマ数字に付記されている“a”は活性型（activated）を示す。実線の矢印は活性型への変換を示し，点線は酵素作用を示す。PL は血小板幕リン脂質の介在した反応を示す。

表 23.1　血液凝固・線溶系関連因子の血中濃度，分子量

因子番号	慣用名	血漿中濃度(mg/dL)	分子量($\times 10^3$)
Ⅰ	フィブリノーゲン	200～400	340
Ⅱ	プロトロンビン	15～20	72
Ⅲ	組織因子	0	44
Ⅳ	カルシウム		
Ⅴ	不安定因子	2.5	300
Ⅵ	(欠番)		
Ⅶ	安定因子	0.05	48
Ⅷ	抗血友病因子	0.001	265
Ⅸ	Christmas 因子	0.34	55
Ⅹ	Stuart-Prower 因子	0.75	55
Ⅺ	PTA	0.5	143
Ⅻ	Hageman 因子	2.5	74
ⅩⅢ	フィブリン安定化因子	1～2	310
	プレカリクレイン	1.5	85
	高分子キニノーゲン	7	120
	von Willebrand 因子	1～1.5	226
	アンチトロンビンⅢ	20～27	55
	トロンボモジュリン	0.03	78
	プロテインC	1.3	57
	プロテインS	1.5	80
	TFPI	0.0001	32
	線溶系因子		
	プラスミノーゲン	10～17(1.2～2.0 μM)	83～88
	tPA	0.1～0.5 nM	70
	uPA	0.1～0.5 nM	55
	α_2-プラスミンインヒビター	6.9	67
	PAI-1	0.4 nM	50
	PAI-2	0	47～60

(1) 内因系凝固経路

血液が内皮下組織などの血流以外の異物に接すると第Ⅻ因子（hageman factor，接触因子）が活性化され，以下順次カスケードを構成する凝固因子が活性化される。活性化された第Ⅸ因子（以下活性化された因子は activated の a を付記して表記される）は，血小板膜のリン脂質（PL）に結合して，【第Ⅸa 因子-Ca^{2+}-第Ⅷ因子-血小板膜リン脂質】から構成される複合体を形成する（**図 23.3 ①**）。この複合体は第Ⅹ因子を活性化し，第Ⅹa 因子はプロトロンビンをトロンビンに変換する。このようにして形成されたトロンビンは，フィブリノーゲンを限定加水分解してフィブリンへと変換する。フィブリン分子（モノマー）は直ちに重合して不溶性となり，さらに，トロンビンによって活性化されたXIIIa（トランスグルタミナーゼ）の作用により分子間の架橋反応を受けて強固なフィブリン網が形成される。

(2) 外因系凝固経路

外因系凝固は，組織因子（tissue factor：TF，第Ⅲ因子）により開始される血液凝固で，生理的な止血機構として最も重要である。TF は，血管外膜に存在する線維芽細胞に強い発現が観察されるが，通常，血液と接する細胞や血球の表面には存在しない。血管が外傷や異常血流などの物理的な刺激を受けると内皮が剥離し，内皮下の線維芽細胞に存在する TF が露呈され，血流中のⅦ因子，血小板膜リン脂質，Ca^{2+} が複合体を形成する（**図 23.3 ②**）。この複合体【第Ⅶa 因子-Ca^{2+}-TF-血小板膜リン脂質】が，第Ⅹ因子，第Ⅸ因子を活性化し，以降，内因系凝固経路と同様に不溶性の架橋フィブリンを形成する。また，炎症状態の動脈硬化巣において，腫瘍壊死因子α（TNFα），インターロイキン-1（IL-1）などの炎症性サイトカイン，トロンビン，酸化 LDL，免疫複合体は白血球，内皮細胞の TF 発現を誘導し，心筋梗塞などの血栓性疾患を惹起する。

23.2 抗凝固因子，血管内皮の抗凝固活性による血液凝固の制御

血液凝固系は，出血という緊急事態に短時間で対応するために複数の因子からなるカスケードを構成して生化学反応を増幅し，瞬時に止血を完了する。一方，凝固系の過剰な進行による血栓性疾患の発症を防止するために下記のような抗凝固因子による制御機構が存在する（**表 23.1**）。

(1) アンチトロンビンⅢ（ATⅢ）

肝臓で合成されるセリンプロテアーゼインヒビターである。ATⅢは，血管内皮表面に存在する糖鎖のグリコサミノグリカン（ヘパラン硫酸）と複合体を形成して活性化され，主としてトロンビンを不活化するが，第Ⅹa 因子，第Ⅸa 因子，カリクレインも不活化する。

(2) トロンボモジュリン（TM）

血管内皮細胞表面の TM は，血管内凝固で生じたトロンビンと結合し，トロンビンの凝固活性を阻害する。形成されたトロンビン-TM 複合体は，プロテイン C を活性化する。

(3) プロテイン C

凝固系の活性化により生成したトロンビンは，血管内皮細胞膜上の TM に結合する。プロテイン C は，TM とトロンビンの複合体により，血管内皮細胞表面において活性化される。活性化プロテイン C は，補因子であるプロテイン S と結合して血小板や血管内皮細胞上で第Ⅴa 因子，第Ⅷa 因子を不活性化し，血液凝固反応の進行を遅滞させる。

(4) 組織因子系凝固インヒビター

TF の発現を起点とする凝固開始反応は，**組織因子系凝固インヒビター**（TF pathway inhibitor：**TFPI**）により制御される。TFPI は主に血管内皮細胞で合成され，内皮細胞上のヘパラン硫酸プロテオグリカンに結合して存在する。TFPI はⅦa とⅩa を阻害し，外因系凝固を抑制する。血流中では，リポタンパク質に結合して存在しており，TFPI の血中濃度は高コレステロール血症患者で高く，動脈硬化に伴う血栓形成との関連が示唆されている。

(5) 血管内皮の抗凝固活性

血小板は活性化されると ADP を放出して周囲に存在する血小板を凝集させるが，血管内皮細胞は ADPase を合成し，ADP を分解する。また，内皮細胞は，PGI_2 を合成する（**図 23.1**）。PGI_2 は，血小板が産生する TXA_2 とは相反的な作用を持っている。TXA_2 は強力な血管収縮作用，血小板凝集作用を有するが，PGI_2 は強力な弛緩作用，血小板凝集抑制作用を有しており，両者のバランスは止血と血栓のバランスを保つうえで重要である。さらに血管内皮細胞は後述の tPA を産生し，生理的な条件下では，容易に血栓の形成は起こらない。

23.3 線溶系

血液凝固系によって形成された止血栓は，止血完了後ただちに線溶系によって分解除去される。線溶系は，線溶酵素プラスミンの不活性前駆体**プラスミノーゲン**，その活性化にかかわる**プラスミノーゲン活性化酵素**，これらのセリンプロテアーゼに対する特異的なインヒビターから構成される（**図 23.4**）。

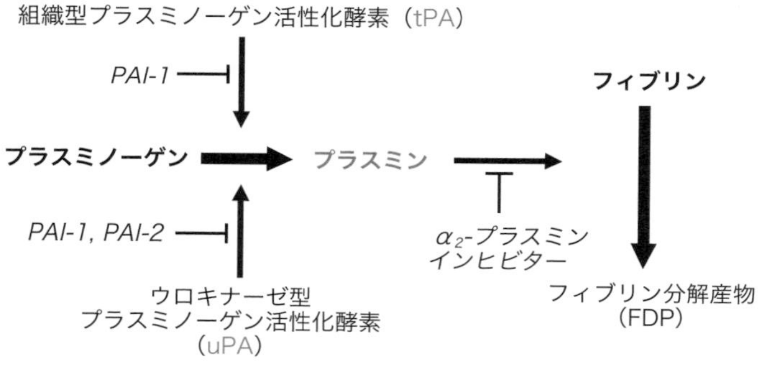

図 23.4　線溶系の概略

線溶は線溶酵素プラスミンによって不溶性のフィブリンが可溶性のペプチド断片（fibrin degradation products：FDP）へと分解される現象である。線溶系の発動には，tPA や uPA によるプラスミノーゲンの活性化が重要である。また，線溶系は PAI-1 や α_2-プラスミンインヒビターなどの活性阻害タンパク質（斜体で記載）により厳密に制御されている。

(1) プラスミノーゲン

プラスミノーゲンは，肝臓で合成され，血漿中には比較的高濃度（1.2 μM ～ 2.0 μM）で存在する（**表 23.1**）。プラスミノーゲンは分子内のリジン残基を介して，**フィブリン**（フィブリノーゲン）や細胞表面に露出したリジン残基に結合している。ヒトプラスミノーゲンは，791 個のアミノ酸残基からなる 1 本鎖の糖タンパク質で，Arg560–Val561 がプラスミノーゲン活性化酵素により加水分解を受けると，活性型のプラスミンとなる。プラスミンは，不溶性の架橋フィブリンを可溶性のペプチド断片へと加水分解する。また，プロコラゲナーゼやマトリクスメタロプロテアーゼを活性化し，組織の改築にも関与している。プラスミンの活性はα2-プラスミンインヒビターにより制御されている。

(2) 線溶活性化酵素

プラスミノーゲンは血漿中を比較的高濃度で循環しており，線溶系の発動には，線溶活性化酵素（plasminogen activator：PA）の働きが重要である。線溶活性化酵素として，組織型線溶活性化酵素（tissue-type PA：tPA），ウロキナーゼ型線溶活性化酵素（urokinase-type PA：uPA）の2種類が存在するが，両者の機能は異なる。tPA, uPAの生理的な濃度は約0.1 nMであり，プラスミノーゲンと比較して極めて低い。PA活性は，PAタンパク質量の増加，減少に加えて，PAに対して特異的な阻害タンパク質である，PA inhibitor type-1（PAI-1），PA inhibitor type-2（PAI-2）による活性レベルでの調節を受けている。

A. tPA

tPAは主に血管内皮細胞で産生され，フィブリンに対して強い親和性を示し，フィブリンの存在下で効率よくプラスミノーゲンを活性化する。tPAはフィブリン存在下では，非存在下と比較して数百～数千倍の反応速度を示す。このフィブリンによるtPA活性増強は効率的な血栓溶解において重要である。さらに，分子内のリジン結合部位を介してフィブリン分子上に結合しているプラスミノーゲンを，フィブリンに対して強い親和性を示すtPAが効率よく活性化し，極めて効率的にフィブリンは溶解される。

B. uPA

別名ウロキナーゼとも呼ばれ，1本鎖のuPA（single chain uPA：scuPA）として細胞で産生される。PA活性を示すのは，2本鎖のuPAであり，scuPAは活性を示さない。uPAはフィブリンに対して親和性を示さないが，scuPAはtPAより低いもののフィブリンに対して親和性を示す。uPAは主に腎臓で産生され，絶えず尿中に排出されている。uPAには特異的な細胞受容体（uPA receptor：uPAR）が存在する。uPARは，単球，好中球，内皮細胞などの正常細胞や多くの腫瘍細胞に発現が確認されている。uPARに結合したuPAは，細胞膜表面でのタンパク質分解を惹起し，腫瘍細胞の増殖や転移にも関係する。

C. PAI-1

PAI-1は379アミノ酸残基からなる分子量約5万の1本鎖糖タンパク質で，tPA, uPAの活性を不可逆的に阻害する。PAI-1は細胞において合成・分泌された後，PA阻害活性を持たない潜在型PAI-1へと変化する。これはPAI-1にはシステイン残基がなく，分子内S-S結合をもたない分子の不安定性による。PAI-1は主に血管内皮で産生されることから，肺，腎臓，心臓など血管に富む臓器において高い発現が観察される。脂肪組織での発現量も多く，肥満における血漿PAI-1濃度の上昇に寄与している。PAI-1は時計遺伝子による発現制御を受けている。したがって血漿PAI-1濃度には日内変動があり，朝方の心血管疾患の発症と関連している。

D. PAI-2

PAI-2はuPAの活性を阻害する。PAI-2は正常血漿にはほとんど検出されないが，胎盤で産生されるので妊婦血漿に高濃度で存在する。また，活性化したマクロファージに存在するが，生理的な役割は解明されていない。

23.4 生活習慣病と血栓性疾患

血管内の血液の流動性は凝固と線溶の厳密なバランスの維持によって維持されている。したがって，凝固の亢進，線溶機能の低下は血栓性疾患を誘発する。生活習慣病は，食習慣，休養，運動習慣，ストレス，飲酒などの好ましくない生活習慣が高血圧症，脂質異常症，肥満，耐糖能異常などの危険因子を招来して**動脈硬化**を進展させ，最終的には虚血性心疾患（心筋梗塞），脳卒中（主に脳梗塞，脳血栓症），腎不全（糖尿病性腎症）などの血管系の重篤な合併症を引き起こす。これらの血管系の合併症は直接の死亡原因となるばかりでなく，言語・運動障害などの後遺症，人工透析導入など，生活の質（quality of life：QOL）を著しく低下させる原因でもある。血液凝固系・線溶系の異常はこれらの合併症に直接的に関与している。したがって，生活習慣病の終末病状の予防や改善を考えるうえで，凝固・線溶系の関与を考えることは重要である（**図 18.3 参照**）。

23.5 栄養素と血栓性疾患

(1) ビタミン K と凝固系

プロトロンビン（第Ⅱ因子），第Ⅶ因子，第Ⅸ因子，第Ⅹ因子，プロテイン C，プロテイン S は肝臓において**ビタミン K** 依存的に合成される。これらの因子の正常な活性発現のためには，分子内の特定のグルタミン酸残基がカルボキシル化され，**γ カルボキシグルタミン酸**となっていることが必要である。この反応は，翻訳後にビタミン K を補酵素としてビタミン K 依存性 γ カルボキシラーゼにより起こる。γ カルボキシグルタミン酸残基は，カルシウムイオン，膜リン脂質，基質との結合や複合体形成に重要である。**ワルファリン**などのビタミン K 拮抗薬を服用すると，グルタミン酸残基の γ カルボキシル化が阻害され，通常の 1 ～ 2% しか活性がない異常分子が生産される。新生児におけるビタミン K 欠乏症である新生児メレナは，ビタミン K 欠乏による消化管からの出血（吐血，血便）を特徴とする。一方，ワルファリン服用による凝固コントロール下では，**納豆**などのビタミン K の供給源の摂取には特に注意が必要である。

(2) 葉酸，ビタミン B_6，B_{12} と血栓症

ホモシステインは虚血性心疾患をはじめとした血栓症のリスクファクターであると考えられている。ホモシステインはメチオニンから合成されシステインに変換されるか，再メチル化されてメチオニンになる（**図 22.4 参照**）。ホモシステインをメチオニンへと再メチル化する代謝系では，**葉酸**と**ビタミン B_{12}** が必要とされる。また，ホモシステインをシステインへと代謝する経路では，**ビタミン B_6** を補酵素とする酵素系が関与する。したがって，これらのビタミンの欠乏は，血中ホモシステイン濃度の上昇につながる。特に葉酸の欠乏は，血漿ホモシステイン濃度を上昇させる。ホモシステインは，血管内皮を損傷し，血小板粘着を促進し，血栓症を誘発すると考えられている（**図 22.4 参照**）。

(3) 食生活と血栓症，脂肪酸と血小板機能

日本人のように魚をよく食べる集団において，魚や **n-3 系多価不飽和脂肪酸**の摂取量と虚血性心疾患に対する予防効果が明らかにされている。1990 年より岩手県二戸，秋田県横手，長野県佐久，沖縄県中部在住の男女約 4 万人を約 11 年追跡した調査では，魚を多く食べるグループでは明らかに虚血性心疾患のリスクが低下していた。追跡期間中に男性 207 人，女性 51 人，合計 258 人が虚血性

心疾患と診断されたが，これらの虚血性心疾患リスクを魚の摂取量による 5 つのグループの間で比較したところ，摂取量が最も少ない 1 日約 20 g のグループと比較し，その他のグループではいずれもリスクが低下し，最も多いグループでは 40% 低くなった。また，全虚血性心疾患のうち診断が確実である心筋梗塞に限定した場合では，リスクの低下がより明確に示された。

EPA や **DHA** などの n-3 系多価不脂肪酸には，血小板凝集能の阻害，血液の粘稠度低下作用がある。そこで，虚血性心疾患リスクを EPA と DHA の摂取量によって 5 つのグループに分けて比較したところ，摂取量が最も多いグループの虚血性心疾患のリスクは，最も摂取量が少ないグループよりも約 40% 低かった[4]。魚食に関する調査と同様に，診断が確実である心筋梗塞に限定した場合ではリスクの低下は特に明確に見られ，最も多いグループでは約 60%，3 ～ 4 番目に多いグループでも約 40% 低下した。これまでも週 1 ～ 2 回，または 1 日あたり 30 ～ 60 g の魚食でも虚血性心疾患の予防につながるという海外の報告がいくつかあるが，魚食による虚血性心疾患予防効果は，週 1 ～ 2 回程度でも期待でき，それ以上に食べるとさらに高くなることが明らかにされた。

EPA は血小板でのアラキドン酸からの **TXA_2** 産生を拮抗的に抑制し，EPA からは **TXA_3** が産生されるが，TXA_3 の血小板凝集作用は TXA_2 と比較して弱い（**図 23.5**）。一方，血管内皮細胞では，EPA を基質として PGI_3 が産生されるが，PGI_3 は PGI_2 とほぼ同程度の血小板凝集抑制作用を示す。したがって EPA はアラキドン酸に拮抗して効率的に血小板凝集を抑制し血栓性疾患の発症を予防すると考えられる（**図 23.5**）。そのほか，プロスタグランジン（PG）E_2，$PGF_{2\alpha}$ をはじめいくつかの PG は血管の収縮や弛緩，血小板機能に関与し，血栓の形成を制御する因子として機能している（**図 23.2**）。

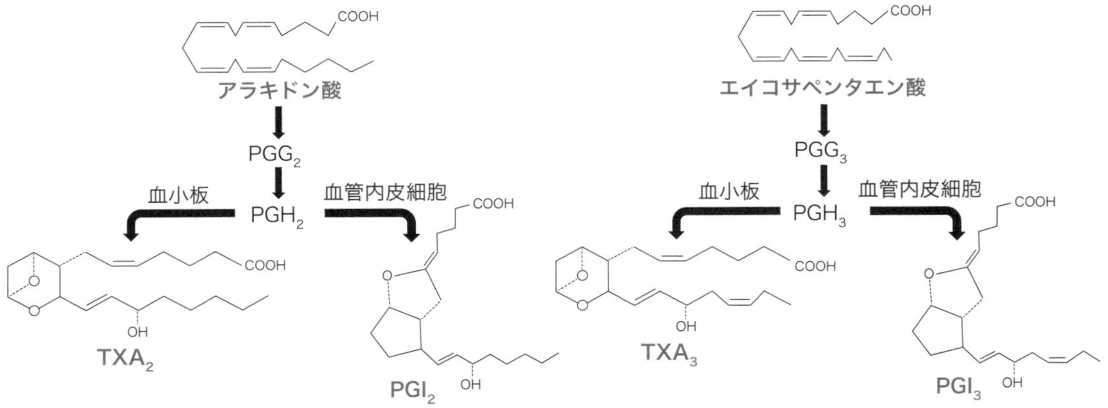

図 23.5　エイコサペンタエン酸の代謝と抗血栓作用

アラキドン酸カスケードでは，アラキドン酸を出発物質として，血小板ではトロンボキサン A_2（TXA_2），血管内皮細胞ではプロスタグランジン I_2（PGI_2）が合成され，両者は相反する作用を示す。アラキドン酸の代わりに二重結合を 5 つ有するエイコサペンタエン酸を出発物質とした場合は，それぞれ TXA_3，PGI_3 が合成される。TXA_3 の血小板凝集惹起作用は TXA_2 と比較して弱い。一方，PGI_3 の血小板凝集抑制作用は PGI_2 とほぼ同等であり，EPA を多く摂取していると血小板凝集が抑制され，血栓症の予防が期待できる。TXA_2 などの数字は分子内の二重結合の数を表す。

(4) 脂質異常症と凝固・線溶系

第Ⅶ因子は，心筋梗塞の発症リスクファクターである。高脂肪食摂取後，第Ⅶ因子の活性は顕著に増加する。このメカニズムに関しては十分解明されていないが，リポタンパク質のトリアシルグリセロールに第Ⅶ因子が結合し血中での半減期が延長すること，脂肪酸による第Ⅶ因子の活性化などが示唆されている。一方，n-3系の脂肪酸の摂取は，飽和脂肪酸の摂取と比較して食後の第Ⅶ因子の活性増加を抑制する。また，VLDL，酸化LDLは内皮細胞のPAI-1産生を増加させるので，これらのリポタンパク質の増加は，線溶機能を低下させて血栓症を誘発する可能性がある。

(5) 肥満と凝固・線溶系

肥満症では，非肥満者と比較してフィブリノーゲン，vWF，第Ⅶ因子の血中濃度が増加している。また，PAI-1も内臓脂肪の蓄積量と比例して増加する（12.1.3項，18.1.4項）。さらにtPAやプロテインCの血中濃度も増加するが，これは肥満による血栓傾向に応答した防御反応と考えられる。

●問題

1）血液の凝固・線溶について説明せよ。
2）血液凝固におけるビタミンKの役割について述べよ。
3）脂肪酸と血小板の機能について述べよ。

●参考文献

1）朝倉英策：臨床に直結する血栓止血学（改訂2版）（朝倉英策編著），中外医学社（2020）
2）浦野哲盟・後藤信哉：血栓形成と凝固・線溶，メディカルサイエンスインターナショナル（2013）
3）関 泰一郎・細野　崇：化学と生物，**53**(6), 374-380（2015）
4）Iso, H. *et al.*: *Circulation,* **113**(2):195-202（2006）

コラム

PAI-1

plasminogen activator inhibitor-1（PAI-1）は，セリンプロテアーゼインヒビタースーパーファミリー（セルピン）に属する線溶系のインヒビターである。生理的な役割として，出血に対応して形成される止血栓（フィブリン）が早く溶けすぎて再出血しないように線溶活性化酵素tPAの活性にブレーキをかけて線溶を調節している分子である。PAI-1のノックアウトマウスでは出血傾向，過剰発現マウスでは血栓傾向が観察され，ヒトの血中PAI-1濃度の上昇は血栓症のリスクを増加させることから，線溶系制御の鍵分子として知られている。PAI-1は主に血管内皮細胞で産生されるが，白色脂肪細胞においても高いレベルで発現しており，典型的なアディポサイトカインである。実際，血漿PAI-1濃度は内臓脂肪面積とよく相関し，肥満における虚血性心疾患の発症要因とされている。また，PAI-1欠損マウスでは高脂肪食による肥満が誘導されにくく，インスリンシグナルも改善することから，PAI-1は白色脂肪組織の構築や肥満にも関与していることが示唆されている。PAI-1遺伝子は時計遺伝子によって制御されており，ヒトでは朝方に発現が高くなり，血栓性疾患の発症時間帯と相関している。近年，血栓症予防薬として開発されたPAI-1阻害薬がサルコペニアを予防することが報告された。PAI-1は栄養やメタボリックシンドロームと密接に関係する分子であるが，その新しい機能が注目されている。（T.S.）

第24章　がんと栄養

24.1 | がんとは

がんとは**悪性腫瘍**のことをいう。腫瘍または新生物には良性のものと悪性のものがあるが，良性腫瘍では，本来それぞれの細胞が発揮している分化機能が維持され，発生した場所に限局しており，線維性の被膜に覆われていることが多い。一方，悪性腫瘍においては分化度が低くなり，局所から細胞が移動し，転移することもある。ヒトのがんの9割は上皮組織に由来し，組織学的には腺がん，扁平上皮がんなどに分類されている。上皮以外に由来するものは，例えば結合組織由来であると肉腫（骨肉腫など）と呼ばれる。血液のがんは，白血病，リンパ腫などと呼ばれる。良性の腫瘍は，そのまま成長しなかったり，縮退したりもするが，その中から一部の細胞ががん細胞に変化することもある。その意味で良性腫瘍を前がん病変と呼ぶこともあるが，すべての良性腫瘍ががんに変化するわけではない。良性腫瘍も悪性腫瘍も遺伝子の変化が蓄積して発生するという点では違いがないといえるが，両者の生物学的特徴は大きく異なり，また罹患した患者のたどる経過にも大きな違いがみられる。

1950年代からがんによる死亡が増加しはじめ，1981年から日本人の死因のトップであり続けている（**図24.1**）。年間30万人以上のヒトががんのため亡くなっており，この数字は今後ますます増えていくだろうと予想されている。がんによる死亡の増加は，生活環境の変化による水，空気，食品中

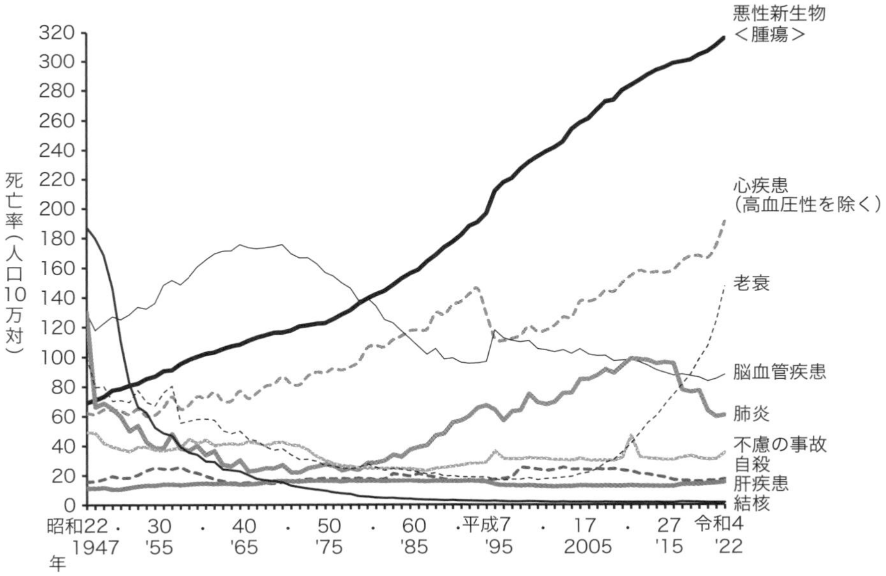

注：1）平成6年までの「心疾患（高血圧性を除く）」は、「心疾患」である。

2）平成6・7年の「心疾患（高血圧性を除く）」の低下は、死亡診断書（死体検案書）（平成7年1月施行）において「死亡の原因欄には、疾患の終末期の状態としての心不全、呼吸不全等は書かないでください」という注意書きの施行前からの周知の影響によるものと考えられる。

3）平成7年の「脳血管疾患」の上昇の主な要因は、ICD-10（平成7年1月適用）による原死因選択ルールの明確化によるものと考えられる。

4）平成29年の「肺炎」の低下の主な要因は、ICD-10（2013年版）（平29年1月適用）による原死因選択ルールの明確化によるものと考えられる。

図24.1　おもな死因別にみた死亡率（人口10万対）の年次推移
[出典：厚生労働省 令和4年（2022）人口動態統計月報年計（概数）の概況]

の発がん物質の増加などによりがんを発生しやすい環境になったからだという考えがあり，世間ではこれが常識のように思われているかもしれないが，この考え方は正しくない。

がん細胞が発生する過程を考えてみると，正常細胞からがん細胞への道のりは時間のかかるものである。がんの発生は年齢とともに急激に増加する。がんによる死亡率をグラフにする際，両対数グラフにすると直線になることがほとんどである（**図 24.2**）。すなわち，がんによる死亡率は年齢の n 乗に比例しているといえる。n は普通 4 から 6 程度であるので，言い換えれば平均して 5 つの変化が起こらないとがん細胞にはなれないことになる。この変化とはがんに関係する遺伝子の変化のことであるが，本来遺伝子の変化が起こる頻度は非常に低く抑えられている。正常な細胞は遺伝子に変化が起こるとそれを修復して正常化する機構を持ち，正常化できない場合細胞が自殺するようにプログラムされているため，遺伝子変異が起こる頻度は 10^{-10} 程度と予想されている。5 つの変異が起こる確率は 10^{-50} というとてつもなく低い確率となる。しかし，それでもがん細胞が起こるのはがん化の過程で，上に述べたような修復の機構や変異を検出して自殺するような機構が働かなくなり，遺伝子変異が起こりやすく変化していくからである。このようにがん細胞ができてくるには非常に長い時間がかかると考えられており，現在の理解では臨床的に発見されるまでには 30 年から 40 年の時間がかかると考えられている（ただし子宮がんや乳がんではある年齢を過ぎると死亡率，発生率が頭打ちになるものある）。したがって，がんによる死が増加しているのは，寿命が延びたことが第一の原因であり，今後“超”のつく高齢化社会を迎えるわが国ではますます大きな問題になっていくと思われる。

がんによる死亡率を年齢調整して見ると上述の議論が明確に理解できるが，なかには環境の改善や診断法・治療法の進歩により死亡率が減少しているがんもある（胃がんや子宮がん）。一方，年齢調整した後でも明らかに死亡率が上昇しているがんもある（**図 24.3**）。これらのがんについては，大腸

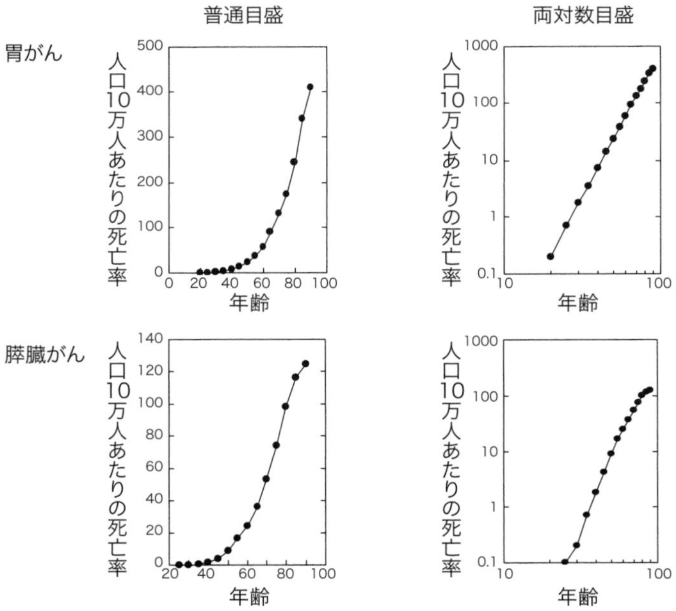

図 24.2　胃がん・膵がんの年齢別死亡率（普通目盛と対数目盛）
［人口動態統計（平成 13 年度）をもとにグラフを作成］

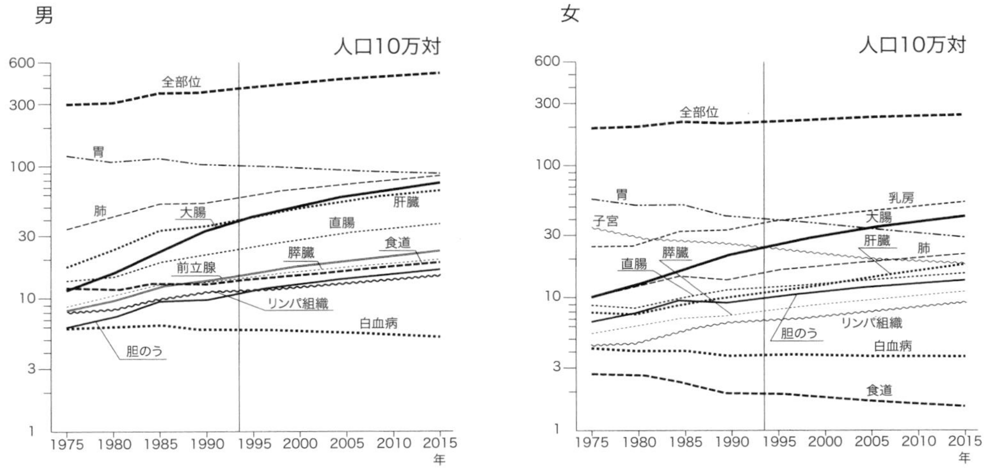

図 24.3　わが国におけるがんの性別・部位別年齢調整死亡率の年次推移と 2015 年までの予測［人口動態統計より］

がんと食生活の欧米化，肺がんと喫煙などの関連が指摘されている。

現在のがん治療は早期発見，早期治療が基本となっており，乳がん撲滅運動など一定の効果を上げつつあるものもあるが，それでもがんによる死亡は全体的にみると減少していない。後述の転移の問題もあり，がんを撲滅するには，人類にとってまだまだ長い闘いが必要である。一方，がんと食品に関する研究の進展も著しいが，食品機能性研究が発がんを有意に抑制できるかについては，いまだ研究・議論が継続している。本章では，まずがん細胞の発生要因と性質について概説した後，がん予防と栄養の関連，さらにがんに罹患した際の栄養状態の変化について解説していく。

24.2 | がん細胞の性質と発生要因[1-3]

前述のように，がん細胞は正常細胞に遺伝子の変異が蓄積していくことで発生するが，臨床的に発見されるがんを調べると，変異することでがんにつながる遺伝子の数は比較的限られていることが明らかである。すなわち，変異が起こるとがんになりやすい遺伝子（**がん遺伝子**）というものがあることがわかっている。これらの遺伝子の多くは細胞の増殖に関係している遺伝子であり，がん細胞は細胞増殖経路が異常になっていることが容易に予想される。

がん遺伝子が発見された後，がん遺伝子とほぼ同じものが正常細胞にも存在していることが明らかとなり，その後の研究によりがん遺伝子は細胞の増殖を進めるアクセル役のタンパク質をコードしていることが判明し，起こった変異はアクセルが常にオンになるような変化を引き起こしていることが判明している。一方，細胞には増殖のブレーキ役の因子が存在しており，その因子が作用できなくなることで起こるがんがある。網膜芽細胞腫の原因遺伝子である Rb 遺伝子が最初に発見されたものであり，現在ではこのような因子をコードする遺伝子を**がん抑制遺伝子**と呼び，これまでに約 20 種類が報告されている。実際，ヒトのがんで最も高頻度に変異が起こっているのは，がん遺伝子ではなくがん抑制遺伝子であることも明らかとなっている（**図 24.4**）。

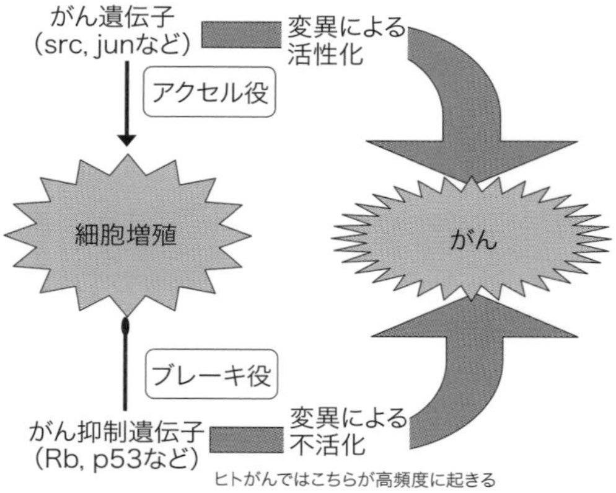

図 24.4　細胞増殖におけるがん遺伝子とがん抑制遺伝子の役割の概念図

このようにがん細胞は細胞増殖の調節因子の異常により発生してくるのであるが，特徴的な性質として，次の 4 つを挙げることができる。

(1)　無限に増殖する

上述のようにがん細胞は細胞増殖に関するシグナル経路が異常であるため，増殖の調節を受けない状態になっているという特徴を有している。これは増殖速度が速いという意味ではなく，自律的な増殖をするという意味である。

(2)　細胞社会性を喪失している

細胞社会性の喪失とは周囲の細胞からの制御を受けないという意味であり，具体的にいうと浸潤・転移する性質を有している。正常細胞は周囲の細胞からのシグナルを受け取り，そのシグナルの制御下に留まっており，決して自分勝手に動き回るようなことはないが，がん細胞は周囲の状況に関係なく増殖し，周辺組織に移動し，最終的に血管やリンパ管を介して遠隔臓器に侵入し，そこで再び増殖する。がん細胞が原発巣だけに限局していれば，外科的な手術で切除する・放射線治療によりがん細胞を殺す・制がん剤を注射するなどの治療によって根治することは可能である。しかし，がん細胞は悪性化していくとどんどん転移し，全身のあちこちに転移巣を形成してしまう。このような状態になると外科的な手法では治療不可能であり，しばしば宿主にとり致命的な状態となる。

(3)　がん細胞は自分自身由来の細胞である

この性質はがんを治療するうえでの薬剤の開発などでしばしば問題となる。がん細胞はもともと正常細胞が変化した細胞であるので，その違いは小さい。したがって，宿主の免疫系ががん細胞を排除しようとしても，簡単にその監視をくぐり抜ける細胞が出現し，選択性の高い薬剤を開発しようとしても標的の選択が非常に困難になる。もちろんわずかな違いを見つけて，そのような薬剤を開発する試みは非常に精力的に行なわれているが，なかなか難しいことも事実である。さらに近年の研究によりがん細胞は宿主の免疫系を回避する仕組みを備えていることも明らかになり，がん細胞の生存戦略が非常に巧妙であることを示唆している。一方でがん細胞の免疫回避の仕組みを逆手に取り，がん細胞が免疫系の攻撃を受けるようにすることでがんを治療する薬剤（免疫チェックポイント阻害剤）も開発され，多くのがんに奏功する薬剤として対象が拡大されつつある。

(4) がん細胞は絶えず変化している

がん細胞は，上記の性質を獲得する過程で容易に遺伝子変異が起こり，起こった変異が蓄積しやすいような状態になっている。したがって，がん細胞は非常に不安定な状態になっており，また固形がんを形成していたとしても，その中にあるがん細胞はヘテロな状態であり，異なる性質を持つがん細胞の集団になっていることが多い。

このような性質を持つがんができる原因には化学的原因，物理的原因，生物学的原因の 3 つがある。

24.2.1　化学的原因

ヒトのがんの 9 割以上は化学物質によって起こると考えられている。そのような物質は**発がん物質**と呼ばれ，これまでに多くの物質に発がん性があることが知られている。工業活動の進展により新たな化学物質が次々に社会にもたらされているが，使用する前に発がん性の有無を評価することは重要である。

最初に発見された発がん物質はコールタール由来のジベンズアントラセンであり，当初は脂溶性の物質が多く発見されてきた。その後水溶性の発がん物質も発見され，さらに自然界に存在する発がん物質としてもソテツのサイカシン，ピーナッツのカビに含まれるアフラトキシン B_1，肉や魚の焼け焦げに含まれる Trp-P-1 など多くの物質が見いだされている（主な発がん物質は**図 24.5** を参照）。これらの物質の多くは，体内で代謝を受けて初めて発がん物質になるものもあるため，試験物質単独での効果を検討するだけでなく，ラット肝臓抽出液（薬物代謝経路に代表される生体内に入ってきた異物を代謝する酵素群を含有している）と処理した後の効果も同時に検討することが普通である。ただし，ラットの薬物（異物と言い換えても良い）代謝経路は当然のことながらヒトのそれとは異なって

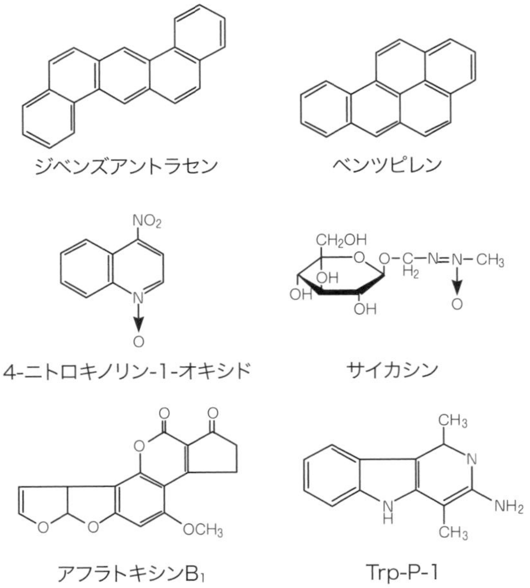

図 24.5　主な発がん物質の化学構造

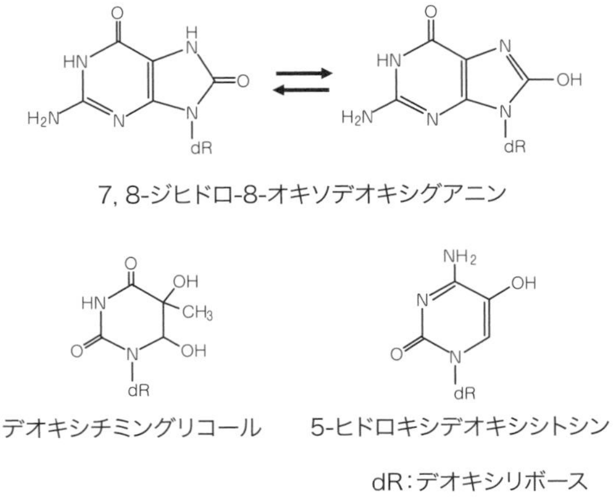

図 24.6　活性酸素により生じる
DNA 塩基酸化生成物の構造

おり，ラットの肝臓抽出液による処理を加えるだけではヒトにおける発がん性をすべて網羅することはできない。そのためヒトの肝臓抽出物による検討が望まれるが，入手が困難であり，また倫理的な側面から使用が難しい。そこで，ヒトの薬物代謝経路を模した代謝酵素混合物を作成する試みやヒトES細胞から分化させた肝臓を利用するという試みが行われている（ヒトES細胞の利用には倫理的問題が生じる）。さらにヒトでは個人ごとに薬物代謝経路の活性が異なるので，現在ではiPS細胞を利用することが検討されている。

発がん物質の多くは，体内に取り込まれて活性化した後，DNAの塩基と結合し，DNAに変異が起こるきっかけを作る。老化やがん化に関与していると考えられている活性酸素もDNAの塩基を酸化することにより変異を引き起こしている（最も多く起こる酸化生成物は8-OH-dG（8-オキソ-デオキシグアニン）である）（**図24.6**）。

発がん物質を考えるときに重要なことは，がんを引き起こす閾値があることである。すなわち，その濃度以上になると発がん性を発揮する限界値（閾値）がある。この閾値は物質ごとに異なっており，発がん物質を取り扱ううえで非常に重要な値である。

24.2.2　物理的原因

物理的原因とは放射線のことである。非常に良く知られているのは紫外線と皮膚がんの関係である。人類の工業活動のためオゾン層が破壊され，紫外線の照射量が増加することで皮膚がんが増えるのではないかと考えられている。しかし，日本人ではあまり問題ではなく，主としてメラニン色素の少ない白色人種で問題になるのではないかと考えられている。放射線ががんを引き起こす機構も，DNAの塩基を変化させることによる。放射線が持つエネルギーを紫外部吸収がある塩基が吸収することにより化学的変化が起こる。

放射線による発がんに閾値があるかどうかについては，まだ議論が継続しており，詳細は明らかになっていないが，ある程度以上の放射線による被曝が起こると発がんのリスクがわずかながら上昇することが知られている。しかし，低線量の被ばくが長期に渡り継続した場合の影響については現時点では不明である。また，放射性同位元素を体内に取り込んでしまったことによる発がんのリスクについては，放射性同位元素に組織親和性があるため，より注意が必要となる。例えば放射性ヨウ素による内部被ばくの場合，ヨウ素は甲状腺に集積する性質があるため（ミネラルの項目参照のこと），甲状腺がんのリスクが高まる。

24.2.3　生物学的原因

がんを起こす生物学的原因とはがんウイルスのことである。上記の化学的，物理的原因はランダムに起こったDNAの変化がたまたま発がんにつながっていくことになるが，がんウイルスの場合はウイルスの中にがん遺伝子が含まれているためがんが引き起こされる。ウイルスが感染しウイルス遺伝子中のがん遺伝子が細胞のDNAに組み込まれると，がん遺伝子産物が産生されるようになり，その結果がんになる。ウイルスには遺伝子としてDNAを持つDNA型ウイルスと，RNAを持つRNA型ウイルスがあるが，がんウイルスには両者が含まれている。動物にがんを起こすがんウイルスは多くあるが，ヒトのがんの原因になっているがんウイルスは非常に限られた数しか発見されていない（**表24.1**）。

表 24.1　既知のヒトがんウイルス

ウイルス名（略語）	ウイルスゲノムの種類	引き起こすがん
エプスタイン・バー・ウイルス（EBV）	DNA	バーキットリンパ腫，上咽頭がん
ヒトパピローマウイルス（HPV）	DNA	子宮頚部がん，陰茎がん，皮膚がん
B 型肝炎ウイルス（HBV）	DNA	肝細胞がん
C 型肝炎ウイルス（HCV）	RNA	肝細胞がん
ヒト成人 T 細胞白血球ウイルス（HTLV-1）	RNA	ヒト成人 T 細胞白血病（ATL）

24.3 がんの予防と栄養（一次予防）

がんは一度できてしまうと，根治することが非常に困難な疾患である。そのため発がんの阻止が非常に重要である。発がんを阻止することはがんの一次予防と呼ばれ，対がん戦略の最も重要なポイントと位置づけられている。前節でがん細胞がどのようにして発生するのかを概説してきたが，発がんの過程を知ることで逆にがんを予防するにはどのようにすればよいかを考えることができる。すなわち，ヒトのがんの多くは発がん物質による DNA の塩基の修飾がきっかけとなり，遺伝子変異，ひいては発がんへと至るわけである。したがって，がんを予防するには発がん物質の作用を阻害すれば良い。この阻害にはいくつかの方法が考えられる。すなわち，発がん物質の吸収や活性化を阻害する，活性化した発がん物質を無毒化する，発がん物質による塩基の修飾を修復するなどである。しかし，先にも記したように既知の発がん物質以外にも，我々の身体の中では酸素呼吸による活性酸素が絶えず発生しており，活性酸素による発がんも大きな問題である。さらに，発がん過程は非常に長い時間をかけて起こるものであるため，特定の時期に薬剤によりがんを予防することは非現実的である。したがって，我々が日常摂取する食品によりがんを予防することが重要となる。食品中には，既述の通り肉や魚の焼け焦げ中の Trp-P-1 などのように発がん物質も含まれているが，発がんを抑制しうる物質も多く含まれていると考えられている。ここでは食品によるがん予防について臨床試験の結果や疫学データをまじえて紹介したい。

食品中には発がんを促進しうる成分も含まれていることが疫学研究から明らかになっている。上述の Trp-P-1 に代表されるヘテロサイクリックアミンは，発がんを誘導する仕組みを含めて良く研究されているが，それ以外にも加工肉や塩蔵食品の摂取も発がんリスクを高めることが疫学研究から明らかになっている。

一方，食品中にはがん予防に寄与しうる成分も含有されているが，多くの研究において発がん抑制効果が期待された食品成分の多くがヒトを用いた臨床研究ではがん予防効果がないことが明らかになっている（抗酸化性ビタミン，カロテノイド単独の効果についてはヒト介入試験が失敗に終わっている。ただし，単一の食品成分を用いたヒト介入試験がどこまで実際の食生活におけるその成分の作用を反映しうるかという研究デザインそのものの問題があるため，一概にこれらの成分ががん予防に効果がないとは言い切れない）。しかし，疫学調査からは食生活と発がんの関与を示唆する結果は複数得られており，食とがんが関係していること自体を否定する研究はない。また，栄養という面からも肥満とがんの関係を示唆する研究もあり，後述のように食とがん，栄養とがんの関係を明らかにするためには，新たな研究手法の開発を含めたさらなる研究が必要と思われる。

24.3.1　食物繊維による大腸がん予防

大腸がんはもともと日本人では少ないがんであったが，近年の食生活の欧米化に伴い，発症率が上昇している。この原因としては，脂肪摂取量の上昇に伴い腸内細菌による発がん物質の生成量が増えることが原因の一つであると考えられている。**食物繊維**は腸内で生成した発がん物質を吸着してその吸収を阻害する，腸内細菌叢を変化させて発がん物質の生成量を減少させるなどの効果が期待されることが実験レベルで示唆されていた。そこで米国と日本で大腸がんの予防効果を検証する大規模な無作為化比較試験が実施された。いずれの試験でも大腸がんの前がん病変である大腸ポリープを切除した大腸がん高危険度群の患者を対象としている。米国で実施された2つの試験は，小麦ふすま（食物繊維を豊富に含む）を含むシリアルを3年間投与した約1300人を対象としたものと低脂肪・高繊維質の食事指導を4年間継続した約2000人を対象としたものである。日本で実施されたものは小麦ふすま入りのビスケットを高危険度群の患者約400人を対象に9年間実施されたものである。しかし，いずれの試験においても食物繊維の摂取により大腸がんの発症を予防できなかったという結果に終わっている。一方，どのタイプの食物繊維を摂取するかにより効果が異なることも報告されており，食物繊維によるがん予防については，ある程度の量を摂取することが重要であることは事実であるが，さらなる研究が必要である。

24.3.2　ビタミンA関連物質によるがん予防

ビタミンAに発がん抑制効果があることは古くから示唆されており，ビタミンAの抗がん作用が検討されたが，一部の皮膚がんには有効であるものの，副作用が重篤なため臨床的に使用可能ではないことが判明した。

ビタミンAの効果を研究していく過程でプロビタミンAであるβ-カロテンの効果が注目されるようになった。当初はプロビタミンAからビタミンAへの変換が一定量以上起こらないことを利用した副作用回避法の一つとして研究が開始されたが，β-カロテンそのものにがん予防効果があることを示唆する結果が得られたことから状況は大きく変化した。β-カロテンを豊富に含んでいる緑黄色野菜の摂取量と発がんに関連があるという疫学調査もあり，β-カロテンによるがん予防効果が大きく期待される状況の下，1980年代に無作為化比較試験が大規模に実施された。いずれの調査も2～3万人を対象とし，期間も5～10年に及ぶものである。一部の試験で予防効果が見られたものの，逆に喫煙者に高用量のβ-カロテンを投与した場合，肺がんのリスクが上昇するという結果も得られた。そのため現在ではβ-カロテン単独ではがん予防効果がほとんど期待できないとされている。緑黄色野菜中にはβ-カロテン以外のカロテノイドや他の成分も含まれているため，これら多成分が複合して初めてがん予防効果が期待できるのではないかと予想されている。実際に複合カロテノイド（少ない量の種々のカロテノイドを組み合わせて用いるもの）の効果が検証され，肝細胞がんを高頻度で発症するウイルス性肝硬変患者を対象とした臨床試験ではリコペン・β-カロテン・α-カロテンからなる炭化水素系カロテノイドにα-トコフェロールを加えた複合カロテノイドの経口投与により肝硬変から肝がんへの進行が有意に抑制された。

24.3.3　カテキン類や他の成分によるがん予防

緑茶成分であるエピガロカテキンガレートや柑橘成分であるノビレチン，オーラプテン，β-クリプトキサンチン（**図 24.9**）などはマウス皮膚がんモデル，ラット大腸発がんモデルなどでその有効性が証明されている。また大豆イソフラボン（ゲニステイン，ダイゼインなど）（**図 24.10**）についてもラット乳がんモデルなどでその有効性が評価される一方，大豆摂取量・血中イソフラボン代謝物濃度と発がん率などを比較する調査研究も進行中である。

α-カロテン

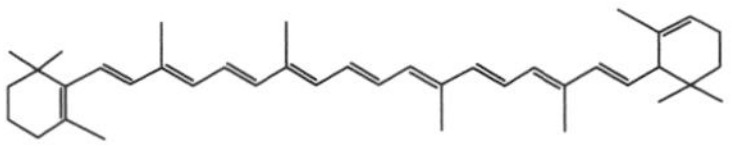

β-カロテン

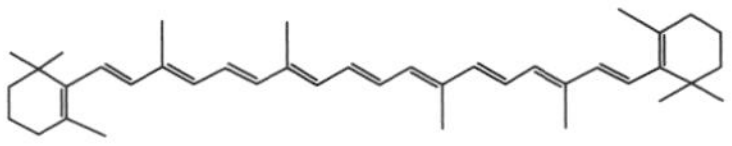

リコペン

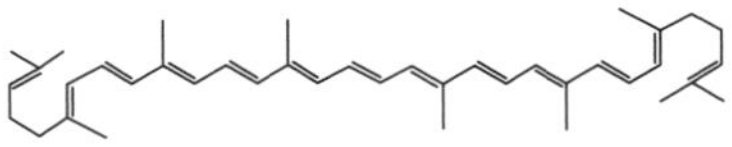

ルテイン

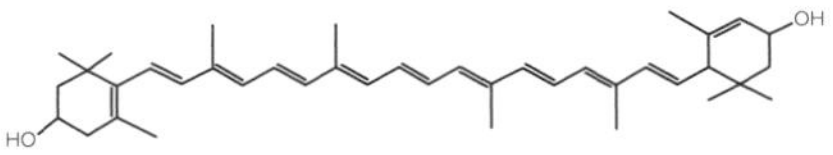

ゼアキサンチン

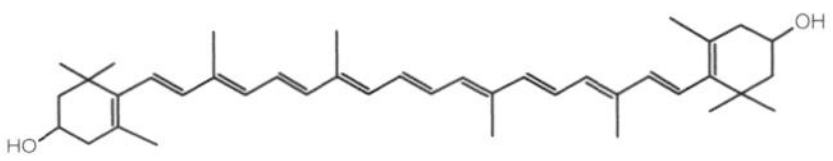

図 24.7　主なカロテノイドの化学構造

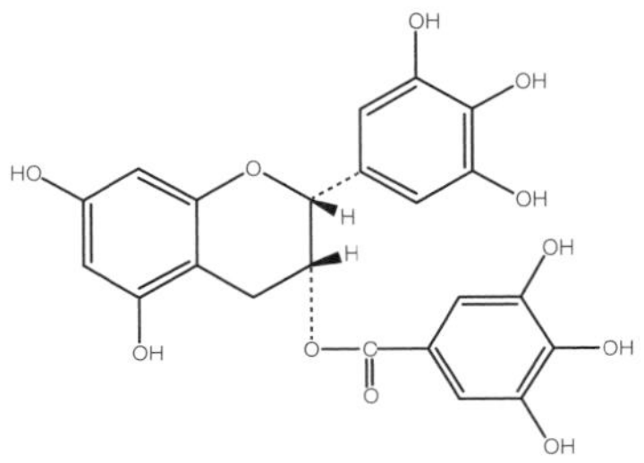

図 24.8　エピガロカテキンガレートの化学構造

ノビレチン

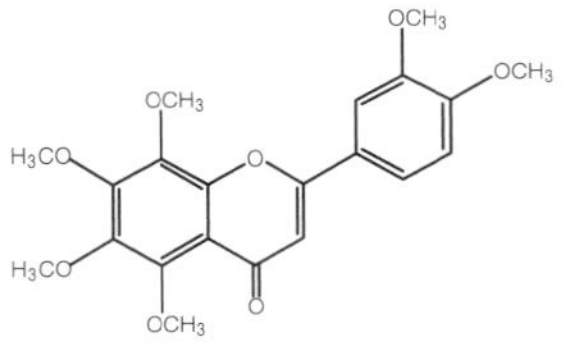

オーラプテン

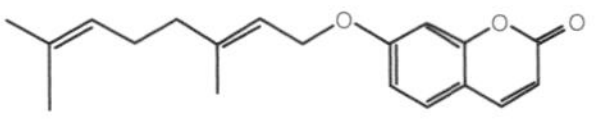

β-クリプトキサンチン

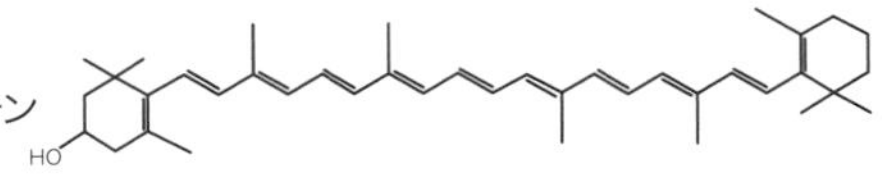

図 24.9　がん予防効果が期待される柑橘成分

ゲニステイン

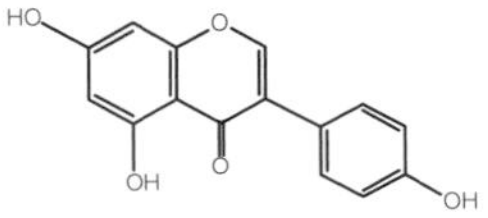

ダイゼイン

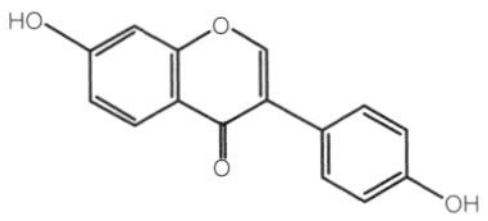

図 24.10　がん予防効果が期待される
大豆イソフラボンの化学構造

24.4 | がん罹患時の栄養状態の変化について

ここまでがんの一次予防，二次予防に限り述べてきたが，がんと栄養という観点からは他の問題も残されている。その中でも大きな問題となるのが**がん性悪液質**である。がん患者では，食欲不振，極端な痩せ，高脂血症（血中脂質濃度が異常に高い状態）などの症状が観察されることがある。がん組織が存在することで宿主の代謝経路が撹乱されたためであると考えられており，悪液質の原因物質として，いくつかの候補が報告されているが，詳細はまだ明らかになっていない。

また，がん患者における栄養状態の変化は，当然血液中の代謝物濃度の変化として現われるが，がんの初期段階でもそれらの変化が起こっている可能性もある。このような観点から血中の複数の代謝物（例えば複数のアミノ酸）濃度の変化を解析して，がんの早期発見技術として利用しようという試みも行われており，実際にその一部は臨床での使用が開始されている。

●問題

1）がん遺伝子とがん抑制遺伝子をそれぞれ一つ取り上げ，がん化への関与の機構をまとめよ。
2）がん化において活性酸素が果たす役割を簡潔にまとめよ。
3）食品成分のがん予防効果を検討した疫学調査を一つ取り上げ，その内容をまとめよ。

●参考文献

1）井出利憲：分子生物学講義中継 part 3，pp.92-110，羊土社（2004）
2）エッセンシャル細胞生物学（原書第 2 版），pp.726-738，南江堂（2005）
3）渋谷正史・湯浅保仁 編：がん生物学イラストレイテッド 第 2 版，羊土社（2019）

コラム

がん細胞の免疫回避とオプジーボ

本文中にも記載したが，がん細胞は宿主の免疫系を回避する能力を有している。免疫系からの回避には免疫寛容という現象が関わっており，例えば我々にとって異物であるはずの食品タンパク質に対して免疫系が反応しないという現象にも免疫寛容が関わっている。免疫寛容にはいくつかの仕組みが知られているが，がん細胞はその一つである PD-L1 という分子をその表面に発現し，PD-L1 は攻撃しようとやってきた免疫細胞の PD-1 という分子に結合することで免疫細胞の活性を抑制するのである。このような分子は免疫チェックポイントと呼ばれている。この PD-L1 に対する抗体を用いて，免疫細胞から逃れていたがん細胞を免疫系が攻撃するように変化させる薬剤がノーベル医学生理学賞の受賞対象となったオプジーボである（免疫チェックポイント阻害剤と呼ばれる）。オプジーボは当初皮膚がん（メラノーマ）に効果を示す薬剤として認可されたが，その後の研究で複数のがんに効くことが明らかになり，現在では 7 種類のがんに適用拡大されている。非常に良好な薬剤であるが，抗体医薬品であるため価格も高く，当初は一人の患者の治療で年間 4000 万円となる試算もあった（現在は薬価の修正により年間 1000 万円程度となっている）。免疫系の回避はがん細胞の多くが共通して有する性質であり，そのメカニズムを利用して治療薬が開発されると，やはり広く効果の高い薬剤ができることが改めて実感される薬剤開発例である。　(Y.M.)

第25章　骨粗鬆症と栄養

25.1 骨の構造

大腿骨等の長管骨は，中心部に骨髄，その周りに骨質（内側が海綿質，外側が緻密質），骨質を覆っている骨膜，および，骨の両端にあり骨と骨をつなぐ関節軟骨からなっており，この内部に血管や神経が分布している。骨髄は，血球成分となる造血幹細胞，血管内皮前駆細胞，および，骨や筋肉等に分化する能力を持った間葉系幹細胞（骨髄間質細胞）からなる。骨質は，主として，骨基質，骨塩，細胞からできており，このうち骨の周辺部分を構成する硬く密な部分を緻密質，内部にありスポンジ状となっている部分を海綿質という。骨基質はⅠ型コラーゲンやオステオカルシン等の有機質からできており，そこに骨塩として，リン酸カルシウムからなるヒドロキシアパタイトの結晶が沈着（石灰化）している。骨質を構成している細胞には，破骨細胞，骨芽細胞，骨細胞がある（**図 25.1**）。

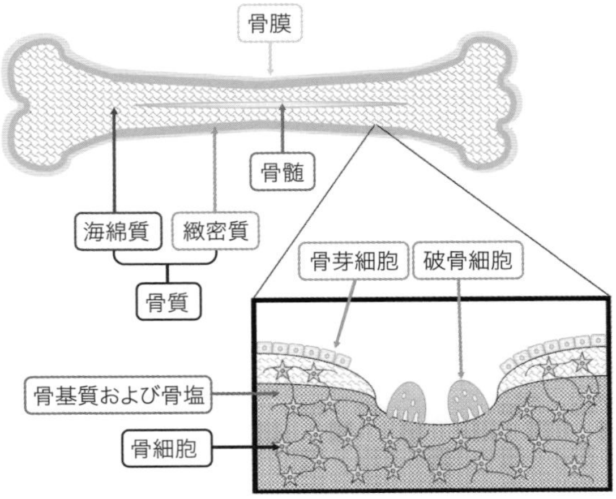

図 25.1　長管骨の構造と骨質の拡大図

25.2 骨吸収と骨形成

骨では，常に**骨吸収**（古い骨を壊すこと）と**骨形成**（新しい骨を作ること）が起こり，リモデリング（再構築）が行われている。骨吸収は，多核の巨細胞である破骨細胞が酸やプロテアーゼを分泌し骨を溶解することによって起こり，骨形成は，骨芽細胞がⅠ型コラーゲンやオステオカルシン等の有機物を合成することにより形成された類骨（非石灰化骨基質）に，リン酸カルシウムが石灰化することによって起こる。骨細胞は骨芽細胞から分化した細胞で，骨基質に埋まった状態にあるが，細胞突起を介したネットワークにより，骨代謝調節や骨基質のミネラルの維持を行っている。通常は，骨吸収と骨形成は釣り合っており，このような**骨のリモデリング**を行うことにより，血液にカルシウムを供給すると同時に，新しい骨を作って骨強度が低下しないようにしている。

25.3 カルシウム吸収

骨には，生体内に含まれるカルシウム（900 ～ 1200 g）の約 98 ～ 99%が蓄積されており，血中のカルシウム濃度（10 mg/dL）が低下しそうになると，骨吸収により血液にカルシウムが供給され，10 mg/dL を維持しようとする。その結果，骨のカルシウム量が減り，骨密度の低下が起こる。

骨形成を上回る骨吸収を起こさずに血中のカルシウム濃度を維持するには，食事から十分な量のカルシウムを摂取する必要がある。しかし，日本人のカルシウム摂取量[1]は1日平均約500 mgであり，特に20代から40代では男女共に400～450 mgとさらに低く，成人の推奨量[2]の650～800 mg（**表25.1**）を満たしていない。欧米諸国では1日800～1100 mg摂取しているとされるので[3]，日本人のカルシウム摂取量は欧米人の約半分という状況である。さらに，摂取したカルシウムすべてが吸収されるわけではなく，その吸収率は5～50%と，共存する成分によっても大きく影響を受ける。

表25.1　カルシウムの食事摂取基準[2]

年齢	推奨量（mg/日）	
	男性	女性
1-2歳	450	400
3-5歳	600	550
6-7歳	600	550
8-9歳	650	750
10-11歳	700	750
12-14歳	1,000	800
15-17歳	800	650
18-29歳	800	650
30-49歳	750	650
50-64歳	750	650
65-74歳	750	650
75歳以上	750	600

牛乳やチーズ等の乳製品はカルシウムの吸収率が高く，ほうれん草，タケノコ等のアクの強い野菜や大豆，胡麻，玄米等の豆類や穀類はカルシウムの吸収率が低い。乳製品のカルシウム吸収率が高いのは，乳タンパク質のカゼインが消化過程で分解され，生成したカゼインホスホペプチド（CPP）というリン酸化セリンを多く含むペプチドが，腸管内でカルシウムの可溶化を促進するからである。野菜や豆類や穀類のカルシウム吸収率が低いのは，アクの成分であるシュウ酸や穀類・豆類に含まれるフィチン酸がカルシウムを不溶化し，その吸収を阻害するからである。果実では，クエン酸やリンゴ酸等の有機酸がカルシウムの吸収を促進するが，ペクチンやセルロース等の食物繊維がカルシウムの吸収を阻害するため，果物として摂取した場合のカルシウム利用率はそれほど高くない。したがって，血中カルシウム濃度を維持し骨密度の低下を防ぐには，ともに摂取する食品の種類にも注意する必要がある。

この他のカルシウム吸収に関わる食品成分としては，ビタミンDがある。シイタケ等に多く含まれるエルゴカルシフェロール（ビタミンD_2）もウナギ，サケ，サンマ等の魚類に多く含まれるコレカルシフェロール（ビタミンD_3）も，肝臓で25-ヒドロキシラーゼにより25-ヒドロキシビタミンD（25(OH)D，カルシジオール）を経て，腎臓で1α-ヒドロキシラーゼにより活性型の1α,25-ジヒドロキシビタミンD(1,25$(OH)_2$D，カルシトリオール）となると，小腸内でビタミンD受容体（vitamin D receptor：VDR）と結合する。その結果，上皮カルシウムチャネルやカルシウム結合タンパク質であるカルビンディン（calcium-binding protein：CaBP）の遺伝子発現が上昇し，小腸からのカルシウム吸収が促進される[4]。詳細は第1章のビタミンの項を参照されたい。

食事から摂取したカルシウムは主に小腸で吸収される。小腸上部の十二指腸では，カルシウムは能動輸送でカルシウムチャネル（TRPV5/6）から取り込まれ，ビタミン D 依存性カルシウム結合タンパク質（カルビンディン）で細胞内を運ばれ，カルシウム排出ポンプ（Ca^{2+}-ATPase）あるいは Na^{+}/Ca^{2+} 交換体（NCX1）で血液に送られる。Ca^{2+}-ATPase による排出が約 80% で，15 ～ 20% が Na^{+}/Ca^{2+} 交換体（NCX1）による排出とされている。一方，小腸下部の空腸と回腸では，拡散による受動輸送によりカルシウムの吸収が起こる。このためカルシウム吸収効率は，十二指腸の方が空腸や回腸よりも良いが，十二指腸の長さが約 25 cm であるのに対し，空腸は約 2.5 m，回腸は約 3.5 m と圧倒的に長いため，カルシウム吸収量は小腸上部よりも小腸下部の方が多く，回腸で 88%，空腸で 4%，十二指腸で 8% とされている。

25.4 骨代謝の調整

25.4.1 パラトルモン（PTH）

パラトルモン（PTH）は副甲状腺から分泌されるホルモンで，血中のカルシウム濃度により調節を受けている。血中のカルシウム濃度が低下すると，副甲状腺細胞にあるカルシウム感受性受容体（calcium-sensing receptor：CaSR）がその情報を感知し，PTH の分泌を亢進させる。PTH は，84 個のアミノ酸がつながったポリペプチドであり，このうち N 末端から 34 個のアミノ酸部分に活性がある。副甲状腺から分泌された PTH は，骨芽細胞にある PTH/PTHrP 受容体（PTH1 受容体）を介して破骨細胞の分化因子である RANKL（receptor activator of nuclear factor-κB ligand）の発現を亢進する。そして，破骨細胞前駆細胞上の RANK（receptor activator of nuclear factor-κB）に RANKL が結合すると，破骨細胞前駆細胞は破骨細胞に分化し，骨吸収が促進され，骨から血中にカルシウムが溶出する。また，PTH/PTHrP 受容体は腎臓にも存在し，副甲状腺から分泌された PTH は，腎臓では尿中へのカルシウム排泄を抑制するとともに，腎臓近位尿細管で 1α-ヒドロキシラーゼの発現を誘導し，25(OH)D から $1,25(OH)_2D$（活性型ビタミン D）への変換を促進する。その結果，活性化ビタミン D により小腸における CaBP 発現の誘導が起こり，小腸からのカルシウム吸収が促進される。これらにより，血中カルシウム濃度の恒常性が維持される。また，活性型ビタミン D が，副甲状腺に存在する VDR に結合すると，副甲状腺からの PTH の分泌が抑制される。

25.4.2 カルシトニン（CT）

カルシトニン（CT）は，32 個のアミノ酸がつながったポリペプチドからなるホルモンで，主に甲状腺の傍濾胞細胞（C 細胞）から分泌され，血中のカルシウム濃度や，ガストリン，胃抑制ペプチド（gastric inhibitory peptide：GIP）等の消化管ホルモンにより調節を受けている。パラトルモンとは逆に，血中のカルシウム濃度が上昇すると，破骨細胞にあるカルシトニン受容体（calcitonin receptor：CR）がその情報を感知し，破骨細胞の活性を低下させ骨吸収が抑制される。また腎臓では，CT はカルシウム，リン，塩化ナトリウムの排出を調節する。

25.4.3 エストロゲン

エストロゲンには，エストロン（E1），17β-エストラジオール（E2），エストリオール（E3）があり（**図 25.2**），このうち E2 の生理活性が最も強い。エストロゲンは主に卵巣の卵胞や胎盤から分泌される女性ホルモンであり，エストロゲン受容体（estrogen receptor：ER）を介して，主として子宮や乳腺に働きかける。E2 は排卵前に分泌が上昇し，また閉経後は分泌が低下する。エストロゲン受容体には ER-α と ER-β の 2 種類が知られており，組織により発現量が異なる。骨においては，ER-α は緻密骨，ER-β は海綿骨に多く発現し，骨芽細胞を活性化するとともに，破骨細胞の活性を抑え骨吸収を抑制する。

大豆に含まれるポリフェノールであるイソフラボンは，エストロゲンと類似の構造をしており（**図 25.3**），生体内において ER と結合し，エストロゲン様の作用を示す。

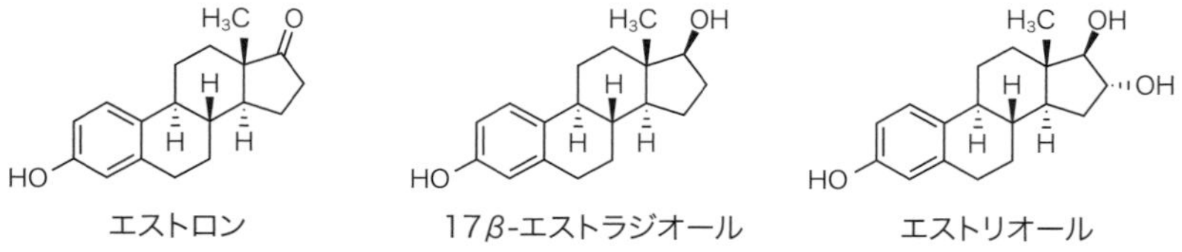

図 25.2　エストロゲン（女性ホルモン）の構造

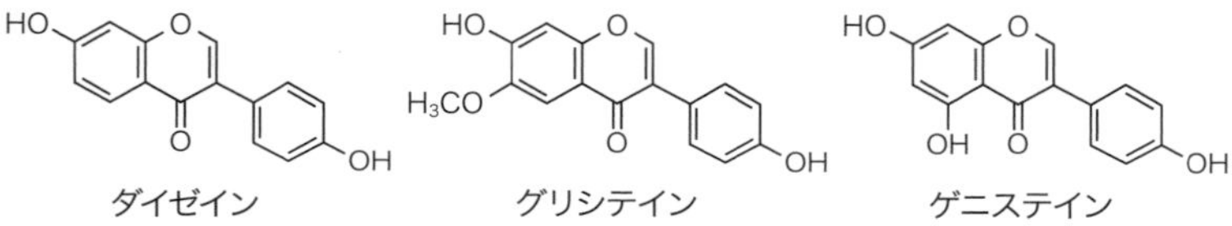

図 25.3　イソフラボンのアグリコンの構造

25.4.4　オステオカルシン

オステオカルシンは 49 個のアミノ酸がつながった非コラーゲン性のタンパク質であり，骨基質を構成するほかホルモンとしてもはたらく。オステオカルシンは，骨芽細胞で Glu 型オステオカルシン（**図 25.4**）として産生され，γ-カルボキシラーゼにより 17 位，21 位，24 位のグルタミン酸残基が γ-カルボキシ化（Gla 化）すると（**図 25.5**），ヒドロキシアパタイトとの親和性の高い Gla 型オステオカルシン（bone Gla protein：BGP）となる。γ-カルボキシラーゼの活性化には補酵素としてビタミン K が必要であるが，この補酵素としての作用は，ビタミン K_1（フィロキノン）とビタミン K_2（メナキノン）もほぼ同等である。フィロキノンは主に植物の葉緑体中で作られるので，緑色野菜や海草類中の含量が高い。一方，メナキノンには，側鎖の炭素数が異なるいくつかの同族体があり，食品中にはメナキノン-4 とメナキノン-7 が多く含まれる。メナキノン-4 は，卵黄，鶏肉，牛肉の脂身，アワビ，ウニ，ウナギのきも等の動物性食品に含まれ，メナキノン-7 は，主に細菌により作られるので，納豆等の発酵食品における含量が高く，腸内細菌によっても作られる。

25.4.5　スクレロスチン

スクレロスチンは 213 のアミノ酸残基からなる糖タンパク質で *SOST* 遺伝子から発現される。高

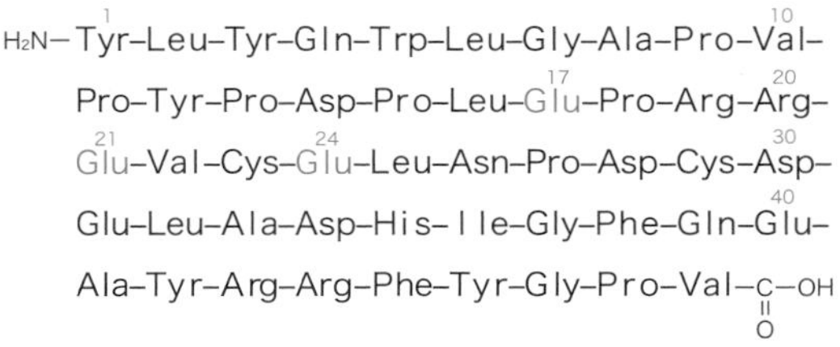

図 25.4　Glu 型オステオカルシンのアミノ酸配列

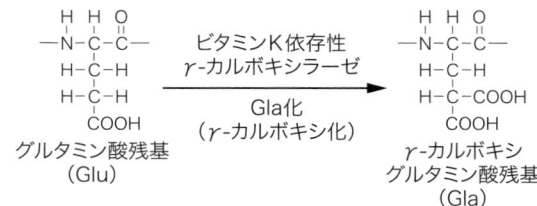

図 25.5　グルタミン酸残基のγ-カルボキシラーゼによる Gla 化

骨量を示す家系における原因遺伝子の探索において，*SOST* 遺伝子の欠失が明らかになり，その遺伝子産物であるスクレロスチンの働きに注目が集まった。スクレロスチンは骨細胞で生産されたのちに分泌され，骨芽細胞の Wnt/βカテニンシグナルを阻害することで骨形成を阻害する。通常，骨芽細胞の表面に発現している G タンパク質共役受容体である Frizzled と膜貫通型の共役受容体である LRP5/6 が，分泌タンパク質である Wnt と複合体を形成すると Wnt/βカテニンシグナルを介して骨形成促進シグナルが細胞内に伝達される。一方，スクレロスチンは LRP5/6 と結合し Wnt の複合体形成を阻害することで骨形成を阻害する。スクレロスチンは加齢や閉経，糖尿病によりその分泌量が増加するが，骨への力学的負荷により分泌量が抑制される。

25.5　骨粗鬆症

25.5.1　骨粗鬆症の定義と診断

骨粗鬆症とは骨強度の低下を特徴とし，骨折のリスクが増大する骨格疾患である[5)]。類似の骨代謝異常疾患に骨軟化症（成長軟骨帯の残っている小児ではくる病）があるが，骨軟化症では，骨基質量は変わらないが，骨基質へのリン酸カルシウムの石灰化が起こりにくく，類骨（非石灰化骨基質）の割合が増加する。日本における骨粗鬆症の患者数は，2015 年時点において約 1300 万人で，そのうち約 8 割が 50 歳以上の女性とされている。

骨粗鬆症は，大別すると，原発性骨粗鬆症と続発性骨粗鬆症の 2 種類がある（**図 25.6**）。原発性骨粗鬆症は，明確な病因がないにもかかわらず発症するもので，退行期骨粗鬆症と特発性骨粗鬆症（妊娠後骨粗鬆症，若年性骨粗鬆症等）があるが，大半は退行期骨粗鬆症である。退行期骨粗鬆症には，閉経に伴うエストロゲン欠乏により起こる閉経後骨粗鬆症と，加齢により腸や腎臓等の働きが低下し，腸からのカルシウム吸収量の減少や腎臓におけるビタミン D 活性化の低下により起こる老人性骨粗鬆症がある。閉経後骨粗鬆症では，骨吸収も骨形成も亢進し骨代謝が高回転となるが，老人性骨粗鬆症では，骨吸収も骨形成も低下し骨代謝が低回転となる。しかし，いずれの場合も，骨吸収の方が骨形成よりも優位となるため，骨量が減少する。

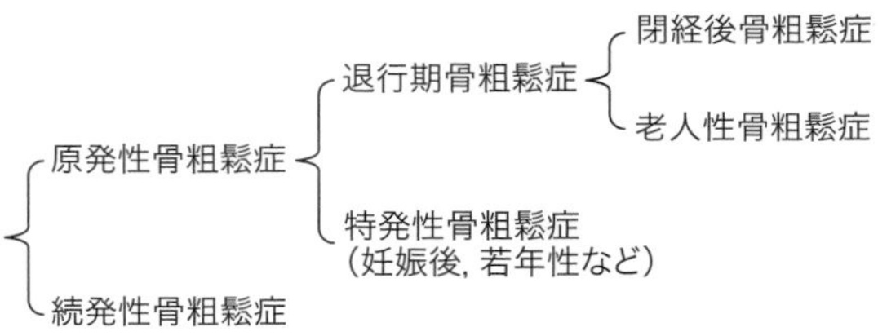

図 25.6　骨粗鬆症の分類

一方，続発性骨粗鬆症は，糖尿病，慢性腎臓病，甲状腺機能亢進症，副甲状腺機能亢進症，慢性関節リウマチ等の疾患や，ステロイド剤の投与により発症する。糖尿病では，インスリンの分泌量低下やインスリン抵抗性の増大により，インスリンの骨芽細胞増殖活性が低下したり，糖排出に伴う尿量の増加により，カルシウム排泄量も増えるため，骨粗鬆症になりやすい。慢性腎臓病では，腎臓の機能低下により，25-ヒドロキシビタミンDから活性型の1α,25-ジヒドロキシビタミンDへの変換が起こりにくくなり，小腸からのカルシウム吸収が低下する。甲状腺機能亢進症や副甲状腺機能亢進症では，甲状腺ホルモンあるいは副甲状腺ホルモンの分泌が高まり，腸管からのカルシウム吸収抑制や骨吸収の促進が起こる。慢性関節リウマチでは，炎症性サイトカインにより，活性化破骨細胞が誘導され，骨吸収が促進される[5)]。ステロイド剤の投与では，腸管からのカルシウム吸収抑制や，骨吸収促進と腎尿細管でのカルシウム再吸収の減少に伴う高カルシウム尿症の発症や，副甲状腺機能亢進症の発症等により，骨粗鬆症になりやすい[4)]。骨粗鬆症の中では，閉経後骨粗鬆症が最も多く，60代後半の女性では三人に一人が，70代後半の女性では二人に一人が骨粗鬆症と言われている。

骨粗鬆症の診断基準は，世界保健機構（WHO）によると，20～40歳の健常女性の骨量の平均値よりも-2.5SD（標準偏差）以下になったものとされている。日本における原発性骨粗鬆症の診断基準（日本骨代謝学会作成）は，骨量が20～44歳の骨量の平均値（young adult mean：YAM）の70%以下で，かつ脊椎X線像での骨粗鬆症化がある場合とされている[5)]。

25.5.2　骨粗鬆症の予防

骨量は生後から徐々に増加し，若年成人において最大骨量に到達する。その後，加齢に伴い骨量が低下する。とくに女性は閉経周辺期において急激に骨量が低下する。最大骨量が低い場合，もしくは加齢などによる骨量減少が著しい場合，およびこれらの組み合わせにより骨粗鬆症が発症しやすくなる。したがって骨粗鬆症を予防するには，最大骨量を増加させることや骨量減少を緩和することが重要であり，以下の点に注意すると良い。

(1)　カルシウムの十分な摂取

小腸からのカルシウム吸収量が不十分であると，血中のカルシウム濃度を維持するために，骨からカルシウムが溶出し，骨塩量が低下する。日本人のカルシウム摂取量は1日約500 mg前後で，推奨量を満たしていない[1)]。このため乳製品等のカルシウム吸収率の良い食品から，十分な量のカルシウムを摂取する。乳製品のカルシウム含量は，牛乳で220 mg/1パック（200 mL），ヨーグルトで200 mg/1パック（180 g），チーズで130 mg/1切れ（20 g）である。

(2)　ビタミンDの十分な摂取と適度な日光浴

ビタミンDは，肝臓と腎臓で酵素により水酸化され活性型ビタミンDになると，小腸においてカルシウム結合タンパク質であるカルビンディンの発現を促進し，カルシウム吸収を促進する。日本人成人のビタミンD摂取目安量は5.5 μgであり，通常の食生活であれば，この量は満たしている[2)]。しかし不足しがちの場合には，ウナギ（約25 μg/1串），サケ（約30 μg/1切れ），サンマ（約30 μg/1尾）等の魚類からビタミンD_3（コレカルシフェロール），あるいはシイタケ（約3 μg/乾燥シイタケ20 g）等からビタミンD_2（エルゴカルシフェロール）を摂取する。また，日本ではほとんど問題にならないが，日照時間の少ない地域では，皮膚におけるビタミンDの合成を促進するために，適度な日光浴を行う。

(3) ビタミン K の十分な摂取

ビタミン K は，Glu 型オステオカルシンを，骨質のヒドロキシアパタイトとの親和性が高い Gla 型に変換する γ-カルボキシラーゼの補酵素として働く。日本人成人のビタミン K 摂取目安量は，150 μg であり，通常の食生活であれば，十分に摂取できている[2]。しかし，不足しがちの場合には，ほうれん草（270 μg/100 g）や春菊（250 μg/100 g）等の緑色野菜，海苔（260 μg/10 g）やワカメ（160 μg/10 g）等の海草類からビタミン K_1（フィロキノン），鶏肉（60 μg/100 g），アワビ（20 μg/100 g）等からビタミン K_2（メナキノン-4），納豆（300 μg/1 パック（50 g））等からビタミン K_2（メナキノン-7）を摂取する。

(4) イソフラボンの適度な摂取

イソフラボンは大豆に含まれるポリフェノールで，女性ホルモンであるエストロゲンと構造が類似しており，骨吸収を抑制する。摂取目安量の上限は 70 ～ 75 mg とされている。豆腐半丁（150 g）で約 30 mg，納豆 1 パック（50 g）で約 35 mg のイソフラボンが摂取できる。

(5) 食塩と糖の過剰摂取の抑制

食塩や糖を過剰に摂取すると，尿中へのカルシウム排泄量が増加する。食塩の過剰摂取は，高血圧や動脈硬化の原因ともなりうるので，摂取量が成人男性は 1 日 7.5 g 未満，成人女性は 1 日 6.5 g 未満になるよう心がける[2]。ラーメン，かつ丼，にぎり寿司，ソバ等は，1 食分で食塩が 4 ～ 7 g となるので，外食が多い場合は食べるものに注意する。また，糖尿病のリスクを下げるため，糖の摂取量も 1 日 5 g 以下とするのが望ましい。

(6) カフェインの過剰摂取の抑制

カフェインは利尿作用があるため，過剰摂取は尿中へのカルシウム排泄量を増加させる。コーヒーは 1 日数杯以下にするのが望ましい。

(7) アルコールの過剰摂取の抑制

アルコールも利尿作用があるため，過剰摂取は尿中へのカルシウム排泄量を増加させる。しかし，適度であれば，カルシウム吸収を促進すると言われている。

(8) 禁煙

たばこに含有されるニコチンは，胃酸の分泌や腸管の運動を抑制し，カルシウム吸収を低下させる。また，エストロゲンの分泌を低下させるとも言われているため，禁煙を心がける。

(9) 適度な運動

骨に適度な荷重をかけることにより，骨量が増加する。歩行，ジョギング，自転車等，心臓や肺に負担がかからない程度の適度な運動を行う。

米国骨粗鬆症財団によると，最大骨量の増加に有力なエビデンスがあるとされているものは，カルシウム摂取量の増加と運動，ビタミン D や乳製品の摂取量増加である。骨量減少の緩和には十分なカルシウムやビタミン D の摂取，運動が重要とされている。

25.5.3　骨粗鬆症の改善および治療

活性型ビタミン D である 1α,25-ジヒドロキシビタミン D はカルシウムの吸収を促進するため，骨吸収抑制薬として骨粗鬆症の治療に用いられている。また，1α-ヒドロキシビタミン D も骨粗鬆症の治療薬として使用される。1α-ヒドロキシビタミン D は，肝臓において 25 位が水酸化されることで活性型ビタミンDになり作用を発揮する。すなわち，腎臓における1α位での水酸化が必要なく，腎臓の働きが低下している場合においても有効である。

スクレロスチンは骨形成を阻害するため，スクレロスチンのLRP5/6への結合を妨げる抗スクレロスチン抗体が骨粗鬆症の治療に用いられている。抗スクレロスチン抗体によりWnt/βカテニンシグナルが活性化され骨形成が促進されるほか，細胞内シグナル伝達物質であるβカテニンの作用が過剰になるとRANKLの発現が抑制され，骨吸収の抑制も起こる。

その他にも様々な治療薬が開発され，使用されている。詳しくは各自参照されたい。

●問題

1）生体内のカルシウムバランスについて説明せよ。
2）骨代謝調整因子を5つ挙げ，それぞれの骨代謝調整機構について説明せよ。
3）食事により骨粗鬆症を予防するために，適度に摂取するべき成分，および，過剰摂取を避けるべき成分を，それぞれ4つずつ挙げ，これらの摂取量のコントロールが骨粗鬆症予防につながる理由を述べよ。

●参考文献

1）厚生労働省：令和元年国民健康・栄養調査報告（2020）
2）厚生労働省：日本人の食事摂取基準（2020年版）
3）Balk, E.M. *et al.*：*Osteoporosis Int.*, **28**, 3315–3324（2017）
4）M.F. ホリック 他：骨の健康と栄養科学 大事典，219–241, 358–366, 西村書店（2009）
5）伊木雅之 他：骨粗鬆症の予防と治療ガイドライン2015年度版（骨粗鬆症の予防と治療ガイドライン作成委員会 編集），2–3, 36, 136, ライフサイエンス出版（2015）

コラム

納豆中の骨形成に影響を与える成分

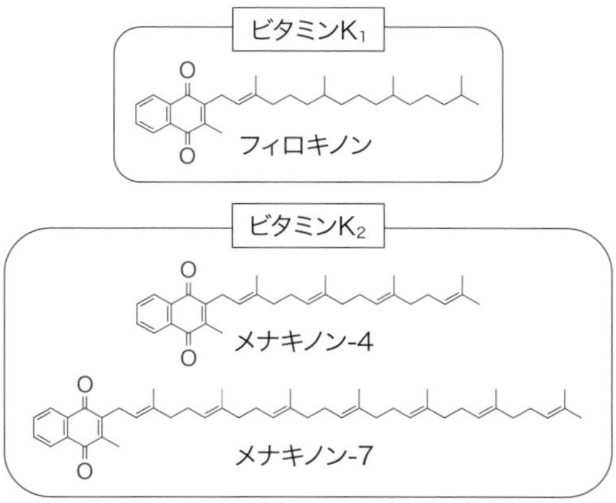

大豆は，女性ホルモンであるエストロゲンと構造の類似したイソフラボンを含んでいる。エストロゲンは骨吸収を抑制する働きがあるが，イソフラボンも，エストロゲン受容体に作用し，骨からカルシウムが溶け出すのを防ぐ働きがある。しかし，小腸におけるカルシウム吸収促進という観点から見ると，大豆はあまり効果がない。これは，大豆中に含まれるフィチン酸が，カルシウムと強固に結合しカルシウムを不溶化させてしまうからである。一方，納豆には，納豆菌が生産する粘性成分であるγ-ポリグルタミン酸やフルクタンが含まれており，これらはカルシウム吸収を促進することが示されている。さらに，納豆菌はビタミンK_2（メナキノン-7）も生産するので，骨中のオステオカルシンのGla化による骨形成にも寄与している。　(H.K.)

第26章　食物アレルギー

26.1 | アレルギーと食物アレルギー

アレルギーとは，本来は生体を防御する免疫反応が過剰に起こり，生体にとって不利益な応答が起こることを示す。原因となるアレルゲンによって，様々な種類のアレルギー（食物アレルギーや花粉症，金属アレルギー，薬剤アレルギーなど）がある。なお，現在一般的に用いられる「アレルギー」という言葉では，多くの場合，Coombs と Gell によって分類された 4 つのアレルギー反応（Ⅰ～Ⅳ型）のうちのⅠ型アレルギー反応を指すことが多い（**表 26.1**）。

表 26.1　アレルギーの分類

分類	概　要	特記事項
Ⅰ型アレルギー	抗原感作によって産生された IgE 抗体が肥満細胞などの細胞表面の Fcε レセプター（IgE レセプター）に結合し，そこへ抗原が結合することによって様々な化学伝達物質が産生され，炎症を引き起こす。	食物アレルギーの大半はこのタイプに分類される。即時性。症状の代表例としてはアナフィラキシー等が挙げられる。
Ⅱ型アレルギー	細胞表面の抗原に対して産生された抗体（IgG）が細胞に結合し細胞を傷害する。 補体が関与する場合もある。	血液型不適合による溶血や自己免疫性溶血など。
Ⅲ型アレルギー	抗原抗体複合体が組織に対して傷害を与える。	食物アレルギーとも関連している可能性がある。
Ⅳ型アレルギー	抗原に感作された T 細胞が種々のサイトカインを産生し，組織の炎症などを引き起こす。	遅延型アレルギー。食物アレルギーの一部はこのタイプの関与が疑われる。

Ⅰ型アレルギーは IgE（イムノグロブリン E）抗体が主に関与する即時型のアレルギーで，一般に体内で抗原抗体反応が発動してから約 15 分～ 12 時間程度の短時間で症状が引き起こされる。これは，初回のアレルゲンの侵入によって産生された IgE 抗体が，再度のアレルゲン侵入時にアレルゲン（抗原）と反応し，抗原抗体反応が起こり，その結果，マスト細胞や好塩基球からヒスタミンやロイコトリエンなどの化学伝達物質が放出されることで発症する。このようにアレルギーの発症には IgE 抗体の産生が深く関与し，この IgE 抗体産生を誘発させる原因抗原のことをアレルゲンという。アレルゲンに対する IgE 抗体が産生されたのち，マスト細胞などの IgE レセプターに結合し，抗原刺激によるアレルギー反応惹起の準備が整った状態になることを「感作される」という。

食物アレルギーは，食物の摂取により発症するアレルギーであり，食物によって引き起こされる抗原特異的な免疫学的機序を介して生体にとって不利益な症状が惹起される現象である。食中毒や毒性食物による反応，食物不耐症，仮性アレルギーなどの免疫学的機序が関与しない反応は食物アレルギーには含まない。一般的な食物アレルギーでは，前述した IgE 抗体が関与するⅠ型アレルギー（即時型アレルギー）の機序で起こることが多い。食物アレルギーでは，原因食物の摂取等により，皮膚症状・呼吸器症状・消化器症状等を起こし，時にアナフィラキシーと呼ばれる複数臓器に及ぶ全身性の重篤な過敏反応を起こす。

26.2 食物アレルギーの臨床型分類・多様性

食物アレルギーには，多様な臨床型が存在する[1]（**表 26.2**）。このうち，最も一般的な食物アレルギー症状は**即時型症状**で，原因食物を摂取後 2 時間以内に出現するじんましんやアナフィラキシー等の症状である。即時型症状を引き起こす食品のなかで，一般的に成長とともに耐性を獲得する（食べても発症しなくなる）割合が高いものと低いものがある。このように耐性を獲得することを**寛解**と呼ぶ。一般に，鶏卵や牛乳などは学童期以降に寛解しやすいが，そばや落花生（ピーナッツ），甲殻類などは寛解しにくい。

表 26.2　IgE 依存性食物アレルギーの臨床型分類

臨床型	発症年齢	頻度の高い食物	耐性獲得（寛解）	アナフィラキシーショックの可能性	食物アレルギーの機序
食物アレルギーの関与する乳児アトピー性皮膚炎	乳児期	鶏卵，牛乳，小麦など	多くは寛解	（+）	主に IgE 依存性
即時型症状（蕁麻疹，アナフィラキシーなど）	乳児期〜成人期	乳児〜幼児：鶏卵，牛乳，小麦，ピーナッツ，木の実類，魚卵など 学童〜成人：甲殻類，魚類，小麦，果物類，木の実類など	鶏卵，牛乳，小麦は寛解しやすい その他は寛解しにくい	（++）	IgE 依存性
食物依存性運動誘発アナフィラキシー（FDEIA）	学童期〜成人期	小麦，エビ，果物など	寛解しにくい	（+++）	IgE 依存性
口腔アレルギー症候群　（OAS）	幼児期〜成人期	果物・野菜・大豆など	寛解しにくい	（±）	IgE 依存性

このような最も一般的な即時型症状の他にも，特殊型に分類される食物アレルギーも存在する。その一つである**食物依存性運動誘発アナフィラキシー**（FEIAn または FDEIA と略される）は，原因となる食物を摂取後，激しい運動を行うことで引き起こされるアナフィラキシーであり，小麦や甲殻類での発症が多い。同じく特殊型に分類される**口腔アレルギー症候群**（OAS と略される）は果物や野菜，穀類などの摂取時に発生する口腔内のアレルギー反応で，口腔粘膜でのかゆみ（じんましん）やイガイガ感が主な症状であるが，重篤な場合は気道狭窄による呼吸困難なども

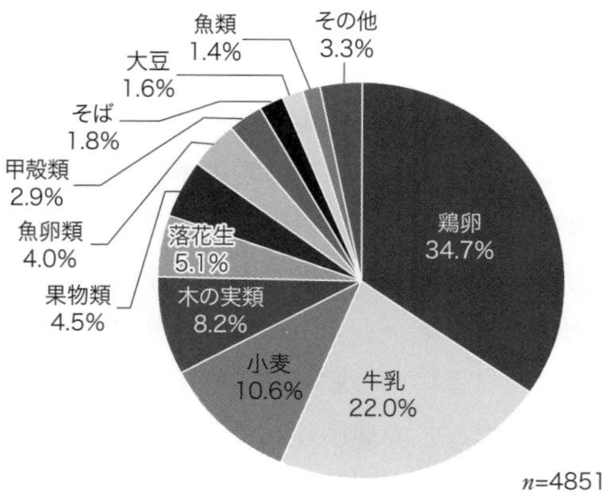

図 26.1　食物アレルギーの原因食品[1]

ある。これは後述するが，花粉症と関連し，花粉症の増加とともに増加傾向にある。

このような多様な食物アレルギーの症状を引き起こす原因食品については，全年齢における調査（平成 29 年（2017 年）即時型食物アレルギー全国モニタリング調査）では，上位から鶏卵（34.7%），牛乳（22.0%），小麦（10.6%），木の実類（8.2%），落花生（5.1%），果物類（4.5%），魚卵類（4.0%），甲殻類（2.9%）などが並ぶ[1)]（**図 26.1**）。近年は，クルミ等の木の実類の割合が増加している。なお，これらの原因食品は，年齢を区切ってみた場合は年齢によってその割合は変化する。

26.3 一般的な食物アレルギーの発症機構

IgE 抗体が関与し，即時型症状を引き起こす一般的な食物アレルギーの発症機構を**図 26.2** に示した。何らかの機序で生体内へ侵入したアレルゲンは，リンパ組織で異物として認識され，樹状細胞（抗原提示細胞）に抗原として捕捉される。その後，抗原はペプチドにまで分解され，MHC クラスⅡ分子とともに T 細胞へ提示される。その構造に結合しうる T 細胞レセプターを有する T 細胞は増殖し，またインターロイキン 4（IL-4）の産生などを活性化し，Tfh 細胞と呼ばれる T 細胞が増殖する。この Tfh 細胞が B 細胞に抗原特異的な IgE 抗体の産生を促し，抗原特異的な IgE 抗体が多量に産生される。産生された IgE 抗体はマスト細胞や好塩基球などの細胞表面に存在する**高親和性 IgE レセプター**と結合し，抗原の侵入に備えて準備を整える。この状態になることを「**感作の成立**」と呼ぶ。

続いて，同じ食品タンパク質（アレルゲン）を摂取し，十分な消化から免れた抗原分子が消化管粘膜上皮から吸収されると，この抗原分子がマスト細胞や好塩基球などの細胞表面に存在する高親和性 IgE レセプターと結合した IgE 抗体と反応し，IgE レセプターが架橋される。こうして細胞内の情報伝達系が活性化されて細胞内に蓄えられたヒスタミン等を含む分泌顆粒が細胞膜に融合し，ヒスタミン等の化学伝達物質（**ケミカルメディエーター**）を細胞外へ分泌・放出する（**脱顆粒反応**と呼ぶ）。また，活性化された細胞の膜リン脂質からはアラキドン酸が切り出され，これがロイコトリエンやプロスタグランジンなどの化学伝達物質に変換されて放出される。これらの複数の化学伝達物質（ケミカルメディエーター）がじんましんや血圧低下，炎症反応などを引き起こし，即時型アレルギー症状を惹起する。

このように，食物アレルギーの発症には大きく分けて 2 つのステップからなり，前半の IgE 抗体の産生とマスト細胞への結合までを感作，再度アレルゲンが侵入しマスト細胞の活性化，化学伝達物質の放出までを**惹起**と呼ぶ。

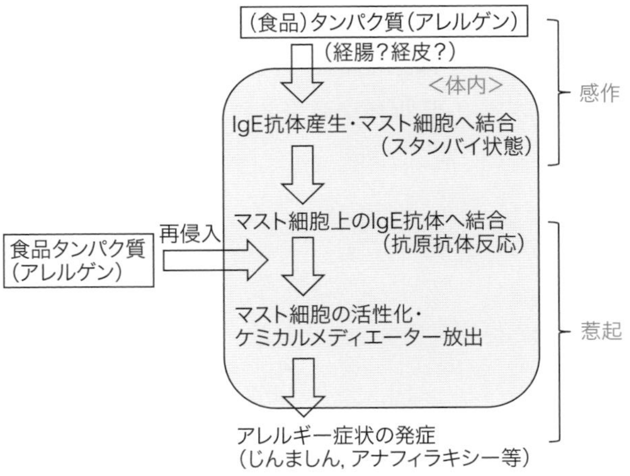

図 26.2　食物アレルギーの発症機序

26.4 食物アレルゲンの感作経路

即時型症状を引き起こす一般的な食物アレルギーにおいて，食物アレルゲンがはじめに生体内に侵入し，IgE 抗体が産生される感作経路については，未だ不明な点が多い。従来，経口摂取した食品アレルゲンが，未消化で腸管上皮細胞から抗原性を有したまま吸収されること（**経腸管感作**）が食物アレルギーの主な感作経路であろうと考えられてきたが，近年の研究によって，その他の経路の重要性がクローズアップされてきた。特に，皮膚からの食物アレルゲンの侵入，感作（**経皮感作**と呼ばれる）が食物アレルギーの初発段階においては重要である。むしろ食品の経口摂取によって**制御性 T 細胞**（**Treg**）を介した**経口免疫寛容**が誘導され，食物アレルギーを抑制できることが明らかになりつつある。このような皮膚と腸管でのアレルゲンの侵入が，食物アレルギーの発症において相反する役割を担うという「**二重抗原曝露仮説**」が Lack らによって提唱[2]され，広く受け入れられつつある。この考え方を基にして，食物アレルギーの予防を目的にした食品の除去よりも，安全に配慮しながら早期から少しずつ経口摂取する方が食物アレルギーの発症を抑制できるという新しい考え方が広まりつつある。実際に，ハイリスクの乳児に対するピーナッツ摂取のランダム化試験（LEAP study）では，4 〜 11 カ月のハイリスクの乳児において，ピーナッツ摂取が開始されるとピーナッツアレルギーは相対的に約 80％減少した[3]。

食物アレルゲンの経皮感作の重要性が明らかになるにつれ，アトピー性皮膚炎や湿疹などの皮膚状態を改善したり，ワセリン等で保湿，抗原侵入を防ぐことで食物アレルギーを予防する研究も進んでいる。また，石けんや化粧品などに含まれる食品タンパク質・ペプチドが経皮侵入し，感作が成立し，同じ食品を摂取した際に全身性の即時型食物アレルギーを引き起こす例も多く，石けんに含まれる加水分解小麦タンパク質が経皮感作したことによる小麦アレルギーが大きな社会問題となった例もある。このように，化粧品や石けんなどの医薬部外品に，食品タンパク質またはその類似タンパク質が含まれる例は少なくないので，今後も同様の事例が発生する可能性があり，注意が必要である。

26.5 花粉症と関連する食物アレルギー

最も一般的な即時型症状を引き起こす食物アレルギーの他に，特殊型に分類される口腔アレルギー症候群（OAS）は，花粉症と関連する。これは，花粉抗原による経粘膜・経気道感作が先行し，これらに対する IgE 抗体が産生され，その後，これらの抗原と交差反応を示す植物性食品中の類似分

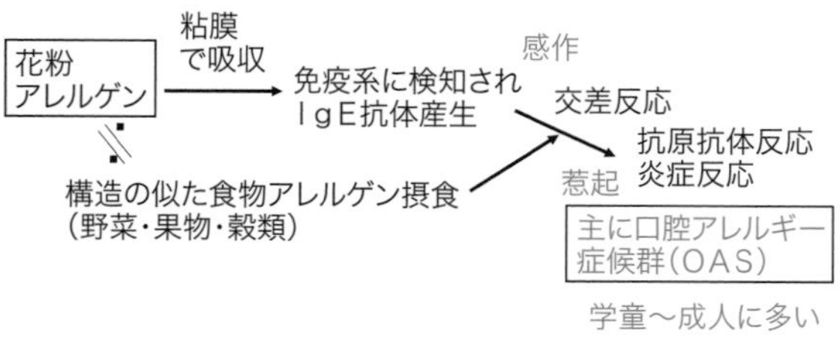

図 26.3　花粉 - 食物アレルギー症候群（PFAS）の機序

子が惹起アレルゲンとなって食物アレルギーを引き起こす。症状としては口腔粘膜周辺での異常（口腔アレルギー症候群：OAS）が中心であり，口の中や喉が痒くなったり，口腔内のイガイガ感などが多いが，OAS から進展して顔面浮腫や気道狭窄，呼吸困難などのアナフィラキシー様の重い症状を引き起こす場合もある。このように，花粉症が関連する食物アレルギーのことを「**花粉－食物アレルギー症候群**」（**PFAS**）と呼ぶ（クラス 2 食物アレルギーと呼ばれることもある）（**図 26.3**）。花粉－食物アレルギー症候群を引き起こす原因食品は，果実や野菜などが多いが，大豆やクルミなどの穀類・豆類，スパイスなどでも発症する[4]。植物性食品由来の比較的低分子の水溶性のタンパク質がアレルゲンとなることが多い。これは，口腔内での粘膜を介した吸収効率と関連している。この場合は即時型症状を引き起こすアレルゲンとは異なり，消化管内に移行するまでに口腔内で吸収・反応され発症するため，消化酵素による消化抵抗性には関係しない。

「花粉－食物アレルギー症候群」は，植物性食品素材に特異的な新しいタイプの食物アレルギーである。発症基盤として花粉症への罹患があるため，通常の即時型症状を引き起こす食物アレルギーと比べて発症年齢が高く，学童～成人での発症例が多い。花粉症の蔓延を考えると，今後も増加する可能性がある。原因となる花粉症は，スギは比較的少なく，シラカバ・ハンノキ属の花粉症が最も多い。キク科のヨモギ花粉症やイネ科のカモガヤ花粉症も野菜・果物・スパイスなどの食物アレルギーと比較的高い相関性を示す。主な花粉症と原因食品との関連を**表 26.3** に示す。原因となるアレルゲンは PR-10 ファミリーやプロフィリンなどが挙げられる[4]。

表 26.3　主な花粉と野菜・果実アレルギーの対応

カバノキ科	シラカバ・ハンノキ (ヤシャブシ含む) (2～5月頃)	→	リンゴ，サクランボ，モモ等（バラ科） ニンジン，セロリ等（セリ科） 大豆などのマメ科も
キク科	ヨモギ（8～10月）	→	セロリ、ニンジン、セリ科スパイス
		(セロリ-ヨモギ-スパイス症候群)	
	ブタクサ（8～10月）	→	スイカ、メロン（ウリ科）
イネ科	オオアワガエリ カモガヤ（5～10月）	→	スイカ，メロン（ウリ科） セロリ等（セリ科），コメ（イネ科）
ヒノキ科	スギ・ヒノキ (2～5月頃)	（相関性弱い？） →	トマト，メロン，キウイフルーツ

26.6 | 主要な食物アレルゲン

一般的に，食物アレルギーを引き起こす食物アレルゲン分子としては，分子サイズ 10 ～ 70 kDa の糖タンパク質が多い。なかでも，分子内にシステイン残基同士による S-S 結合（ジスルフィド結合）を持ち，熱や酸，消化酵素に対して耐性のあるものが多い。一方，花粉－食物アレルギー症候群の原因となるアレルゲンでは，PR-10 ファミリーやプロフィリンなど，分子サイズが比較的小さな（10 ～ 30 kDa）可溶性のタンパク質が多く，また種間で相同性が高い分子が多い。

表 26.4 に主要な食物アレルゲンを示した。植物性食品の場合は，貯蔵タンパク質や感染特異的タンパク質（感染やストレスなどによって発現が増大する一群のタンパク質ファミリー），酵素，インヒビタータンパク質，プロフィリン（アクチン結合タンパク質）などが多い。

26.7 食物アレルギーの診断と治療・対策 [5,6]

食物アレルギーの診断には，原因となる食品やアレルゲンを同定することが重要である。そのためには，まず始めに医師による病歴や発症時の様子などの聞き取りが行われる。また，血清を用いた抗原特異的 IgE 抗体の測定も臨床検査の一環として行われる。これは，原因と考えられる食品の抽出

表 26.4　主要な食物アレルゲン

食品名	アレルゲン名	一般名・属性
牛乳	Bos d 5	β-ラクトグロブリン
	Bos d 8	カゼイン
鶏卵	Gal d 1	オボムコイド
	Gal d 2	オボアルブミン
	Gal d 4	リゾチーム
タラ	Gad c 1	パルブアルブミン
エビ	Pen a 1	トロポミオシン
小麦	Tri a 19	ω-5 グリアジン
	Tri a 26	高分子グルテニン
大豆	Gly m 3	プロフィリン
	Gly m 4	PR-10 ファミリー
	Gly m 5	7S グロブリン
	Gly m 8	2S アルブミン
ピーナッツ	Ara h 1	7S グロブリン（ビシリン）
	Ara h 2	トリプシンインヒビター（2S アルブミン）
	Ara h 5	プロフィリン
	Ara h 8	PR-10 ファミリー
ソバ	Fag e 1	13S グロブリン
	Fag e 2	アミラーゼ／トリプシンインヒビター
野菜・果物	Api g 1（セロリ） Mal d 1（リンゴ） Dau c 1（ニンジン） Fra a 1（イチゴ）	PR-10 ファミリー
	Api g 4（セロリ） Mal d 4（リンゴ） Dau c 4（ニンジン） Pru p 4（モモ）	プロフィリン
	Mal d 3（リンゴ） Pru p 3（モモ） Pru av 3（チェリー） Cor a 8（ヘーゼルナッツ）	LTP（PR-14 ファミリー）

タンパク質に対する患者の IgE 結合性を測定するもので，反応する抗原（アレルギーの原因となる食品）の同定に有用な情報を与える。特に最近では，食品の粗抽出タンパク質のみならず，アレルゲン分子（**アレルゲン・コンポーネント**と呼ぶ）に対する IgE 結合性を調べる方法も普及し，アレルギーを誘発する原因アレルゲンをより正確に同定することが可能となってきた。また，原因食品抽出物（エキス）を皮膚に添加し，皮膚上での IgE 反応性を観察する**プリックテスト**なども行われる。

食物アレルギーの確定判断には，これらの検査に加えて，最終的には**二重盲検プラセボコントロール食物負荷試験**（**DBPCFCs**）が必要である。これは医師の観察下で実際の食品を微量から順に量を増やしながら食べてもらい，実際の症状が誘発されるか調べる方法である。試験にあたっては，厳密な対照物（プラセボ）を設定し，試験を行う者もどちらが対照でどちらが被験物であるかわからない条件（二重盲検）で行う。抗原特異的 IgE 抗体の測定やプリックテストなどで陽性になっても，この負荷試験で陰性になる（経口摂取できる）場合も多い。

このような方法で食物アレルギーの診断が確定されると，通常は原因食品を除去すること（**除去食**）が指導される。しかしながら，過剰な除去食は栄養不良になったり，本人や家族などの負担になったりと問題も多い。また，乳幼児では成長とともに免疫機能や消化管機能の改善や，経口免疫寛容の誘導などが起こり，耐性が誘導されることも一般的である。したがって，定期的な検査を行い，漫然と除去食を続けることは避ける。しかしながら，原因食品の種類によっては耐性が期待できないことも多く，そのような場合は栄養不良にならないように代替食などを用いて除去食を続けなければならない場合もある。また，アナフィラキシーなどの重篤な反応が起こりうる場合は，**エピペン®**（アドレナリン自己注射薬）などを用いた緊急時の対応を周知徹底しておくことが必要である。

なお，近年では原因食品を少量から食べていくことにより耐性を獲得させる**経口免疫療法**（**OIT**）の研究が広がりつつあるが，いまだ確定した治療法とはなっていない。今後の治療法の進展が期待される。また，食物アレルギーに関する知見は日進月歩で進展しており，最新の情報をフォローすることが肝要である[5,6]。

●問題

1）食物アレルギーの原因食品として多いものを，上位 3 つまで述べよ。
2）食物アレルギーの主な臨床型について 3 つ挙げ，説明せよ。
3）食物アレルギーの感作経路の多様性について説明せよ。

●参考文献

1）今井孝成・杉崎千鶴子・海老澤元宏：アレルギー，**69**, 701-705（2020）
2）Lack, G.：*J. Allergy Clin. Immunol.*, **121**(6), 1331-1336（2008）
3）Du Toit, G. *et al.*：*N. Engl. J. Med.*, **372**(9), 803-813（2015）
4）Poncet, P. *et al.*：*Expert Rev. Clin. Immunol.*, **16**(6), 561-578（2020）
5）国立研究開発法人 日本医療研究開発機構（AMED）免疫アレルギー疾患実用化研究事業　重症食物アレルギー患者への管理および治療の安全性向上に関する研究班（代表：海老澤元宏）「食物アレルギーの診療の手引き 2020」（2020）
6）海老澤元宏・伊藤浩明・藤澤隆夫　監修：食物アレルギー診療ガイドライン 2021，協和企画（2021）

コラム

アレルギーはなぜ増えている？

わが国をはじめ，先進国では，花粉症や食物アレルギーなどのアレルギー症が増加している。なぜだろうか？ 高タンパク質食が多くなっている，高脂肪食が関係している，離乳食の時期が早くなっている，リノール酸を摂りすぎている，食品添加物が悪い…等々，多くの仮説（なかにはトンデモ学説も！）が提唱されてきたが，最も有力な仮説は「**衛生仮説（hygiene hypothesis）**」である。これは，近年の衛生状態の向上による各種感染性疾患の減少によって免疫のバランスが崩れ，アレルギー疾患の増加を来たしたという考えである。

衛生仮説は，「花粉症の有病率は，兄姉の数が多いほど低い」という Strachan の疫学研究（1989）を端緒とし，「幼児期の保育園の通園は小児期での喘息やアレルギー性鼻炎を減少させる」，「兄弟数とアレルギー疾患の有病率が逆相関する」，「農家の子供は，アレルギー性鼻炎，喘息等が少ない」，「乳児期の抗生物質の使用とアトピー疾患発症とが相関する」等々，感染症への罹患とアレルギー疾患の発症とが相反することを示す興味深い疫学的研究報告が相次いだ。さらに，「乳幼児期における屋内のエンドトキシン（微生物のカス：著者注釈）暴露が自然免疫系を活性化し，アレルゲン感作を防御する」という研究成果も 2000 年に報告された。アレルギー体質にならないためには，過剰な清潔よりも，多少，不衛生な環境の方が良いのかも？

(T.M.)

第27章　寿命と栄養

平均余命とはある年齢の人々があと何年生きられるかの期待値である。とくに0歳の平均余命は平均寿命と呼ばれ，日本の平均寿命は年々伸びている。2020年の平均寿命は男性81.56年，女性87.71年となっており，2065年には，男性84.95年，女性91.35年になると見込まれている[1]（**図27.1**）。寿命には，食糧の安定供給，衛生状態の向上，医療技術の発展，社会的生活環境の安定などの社会的な要因が大きく影響する。一方で生物学的な観点からみると，寿命は遺伝的な要因と環境的・後天的な要因によって大きな影響を受けると考えられている。本章では環境要因のなかでも，特に栄養条件にポイントを絞り，寿命との関わりについて述べる。

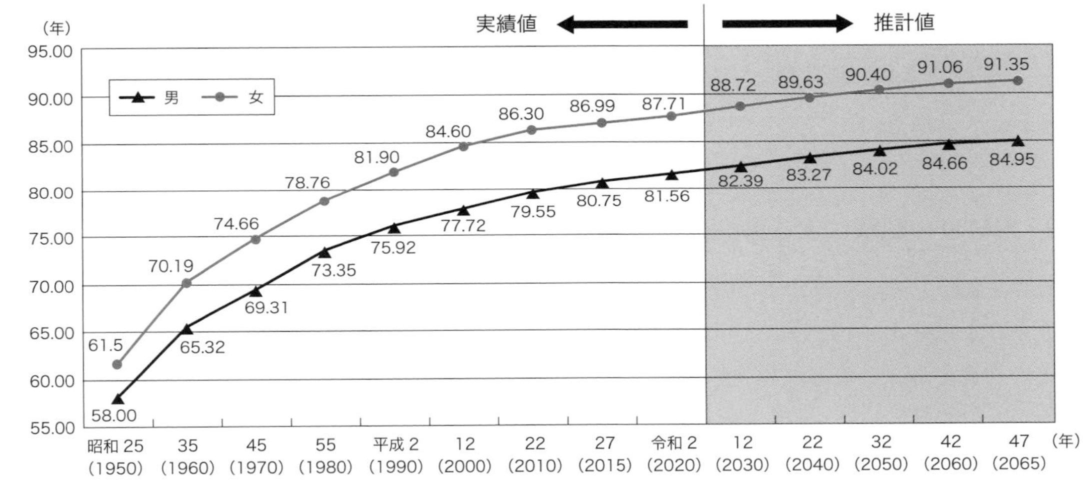

図27.1　日本人の平均寿命の推移と将来推計[1]

資料：1950年は厚生労働省「簡易生命表」，1960年から2020年までは厚生労働省「完全生命表」，2030年以降は，国立社会保障・人口問題研究所「日本の将来推計人口（平成29年推計）」の出生中位・死亡中位仮定による推計結果

(注)　1970年以前は沖縄県を除く値である。0歳の平均余命が「平均寿命」である。

27.1 摂取カロリーと寿命

活性酸素種（reactive oxygen species：ROS）は日常的に細胞内で生じており，活性酸素による細胞傷害の蓄積が細胞および生体の寿命や老化に関わると考えられている。活性酸素は，DNAやタンパク質の傷害を引き起こし，その蓄積が細胞の機能障害，老化，細胞死をもたらすと考えられる。細胞内での活性酸素生成源としてはミトコンドリアが最も重要であり，カロリー摂取による代謝の亢進がミトコンドリアでの活性酸素生成を増加させ，老化につながることが提唱されている。代謝が遅い（代謝率の低い）動物種ほど活性酸素の発生が少なく長寿であることから，代謝を低下させミトコンドリアにおける活性酸素生成を抑制すれば長寿につながると考えられる（**図27.2**）[2]。動物実験では，代謝を低下させる低体温や冬眠が寿命を延ばすことが報告されている。後述するようにカロリー制限が寿命延長につながることが指摘されており，活性酸素生成の抑制が，カロリー制限による寿命延長に寄与する可能性がある。

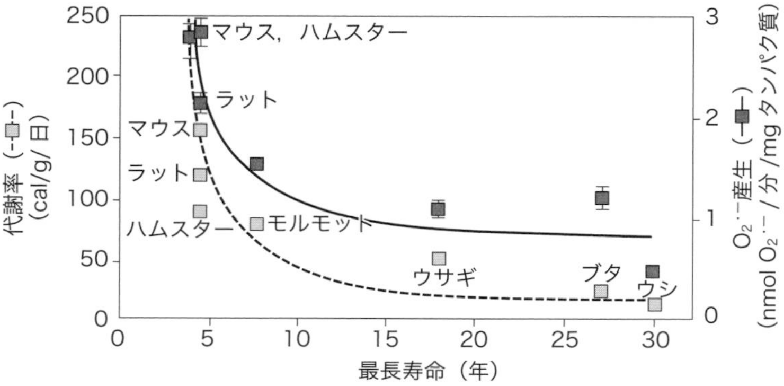

図 27.2　動物種間での代謝率，活性酸素（スーパーオキシド）産生と最長寿命との関係[2]

27.2 カロリー制限による寿命延長効果

カロリー制限と寿命の関係は，1935 年に McCay らが初めて報告した。カロリー制限とは継続的に総摂取カロリーを減らすことにより食餌を制限する方法，すなわち生物個体が摂取する栄養素の比率をほとんど変えることなくエネルギー量のみを制限する方法である。McCay らがラットへのカロリー制限が寿命延長をもたらすことを報告して以降，数多くのグループが寿命と栄養の関係について研究を進めている。

カロリー制限による寿命延長効果は，その老化遅延作用に起因する可能性が示されている。マウスやラットへのカロリー制限は，体脂肪の減少や酸化ストレスの抑制が活性酸素種による細胞酸化障害を抑制すること，内分泌系・神経系・免疫系の生体調節機能の加齢による低下が抑制されることなどを介して寿命の延長につながると考えられているが，実際のメカニズムは不明な点が多い。線虫や酵母を利用して，そのメカニズムの解明が行われている。線虫を用いた検討では，daf-2 遺伝子（哺乳類では，インスリン/インスリン様増殖因子 IGF-1 シグナル伝達系）の重要性が示されている。また，マウスを用いた検討においても IGF-1 受容体ノックアウトマウスやインスリン受容体ノックアウトマウスでは寿命の延長が報告されており，哺乳類においてもインスリン/IGF-1 シグナル伝達系が寿命の制御に重要な役割を果たしていると考えられる[3]。

さらに，サーチュイン（sirtuin）ファミリーと呼ばれるニコチン酸アミドアデニンジヌクレオチド（NAD^{+}）依存性脱アセチル化酵素がカロリー制限による寿命延長に関与することが指摘されている。当初は酵母や線虫，ショウジョウバエでサーチュイン（SIR2）が寿命延長に関与することが報告された。しかしながら，その後に誤った結果であること（サーチュインが酵母や線虫，ショウジョウバエで寿命延長に関与しないこと）が報告されたが，その一方で，哺乳動物ではサーチュイン（SIRT1）がカロリー制限による長寿に関与することが報告されるなど，寿命延長とサーチュインとの関わりは混沌としているのが現状である[4]。しかし，ヒトを含めたほ乳類でサーチュインが老化や老化関連疾患（アルツハイマー病や骨粗鬆症，II 型糖尿病など）に関与することを支持する多くの結果が得られており，サーチュイン研究は基礎だけでなく，臨床応用へと発展している[3]。

近年，マウスやラットといったげっ歯類ではなく，霊長類を用いた研究も行われている。霊長類のモデル生物であるアカゲザル（*Macaca mulatta*）とヒトとの間には解剖学的，生理学的，行動学的な共通点が多くあり，ヒトの老化の生物学への洞察に適していることが知られている。米国ウィスコンシン大学と米国国立老化研究所が，それぞれ 2009 年と 2012 年に，アカゲザルを用いたカロリー制限に関する研究を発表した。しかしそれぞれで異なった結果となったため，両グループは実験結果を統合して再解析を行い，2017 年に共同論文を発表した[5]。ウィスコンシン大学の研究では，8 歳から 14 歳のアカゲザルを 2 群（自由摂食させる群と 30％のカロリー制限を行った群）に分け 20 年間飼育を続けた（**図 27.3**）[6]。その結果，自由摂食群では約 50％の生存率であったのに対し，カロリー制限群では 80％の生存率となり，カロリー制限には老化を遅らせ寿命を延長する効果があることが示された。しかし国立老化研究所の研究では，カロリー制限を老齢（16 ～ 23 歳）または若齢（1 ～ 14 歳）から行った場合，年齢と体重を基に一定量の食餌を摂取させたコントロール群と比較しても寿命を延長する効果は観察されなかった。いずれの実験もアカゲザルにカロリー制限を実施することは共通しているが，餌の組成やカロリー制限の時期や方法に違いがあり，それが実験結果に反映されたと推察される。しかし，両研究ともに，カロリー制限したアカゲザルはコントロール群と比較してがんや糖尿病，心血管疾患等の加齢関連疾患の発症が遅くなっており，アカゲザルにおいてはカロリー制限による健康増進効果が認められたことになる。このアカゲザルの結果がヒトを含む霊長類の寿命にも適用できるのか，明確な結論を得るまでには至っていない。ただし，過度なカロリー制限は必要な栄養素の不足にもつながり，骨や筋肉への悪影響や正常な発育を阻害することも懸念される。

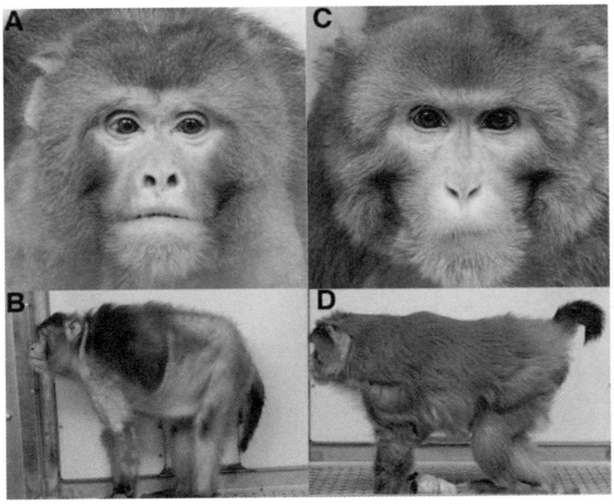

図 27.3　食事内容の違いがサルに及ぼす影響[6]

通常食を与えたアカゲザル（A，B）とカロリー制限したアカゲザル（C，D）の写真。ともにアカゲザルの平均寿命に近い 27.6 歳だが，カロリー制限したサルは若々しく見える。

27.3 栄養制限と免疫系

ある一定の年齢を過ぎると加齢とともに生体の生理機能が低下するように，免疫系の応答も低下することが知られている。また，栄養素の不足から栄養失調（malnutrition）に至ると，免疫機能が低下する。たとえば，タンパク質の欠乏は身体の成長を著しく阻害するばかりか，脾臓や胸腺機能などの免疫系の応答も低下させる。それによってT細胞およびB細胞の両方の機能が低下する。特に未成熟期におけるタンパク質の欠乏が免疫系に及ぼす影響は大きい。

27.4 平均寿命と健康寿命

平均寿命とは集団の平均的な寿命の長さで，0歳の平均余命として求められる。一方で健康寿命とは，健康を害した状態で生きる期間を考慮して算出された寿命のことで，厚生労働省「21世紀における国民健康づくり運動（健康日本21）」報告書で“痴呆や寝たきりにならない状態で生活できる期間”と定義されている。健康で障害のない期間，いわゆる健康寿命の延伸が国民健康づくり運動の目的の一つとされている。

日本の健康寿命については，2019年で男性72.68年，女性75.38年となっており，それぞれ2010年と比べて延びている（2010年→2019年：男性2.26年，女性1.76年）。さらに，同期間における健康寿命の延びは，平均寿命の延び（2010年→2019年：男性1.86年，女性1.15年）を上回っている（**図27.4**）。

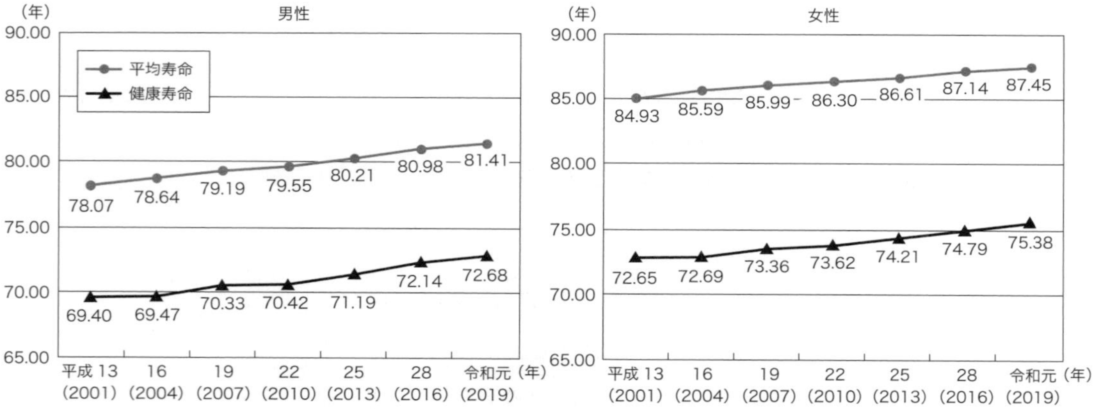

図27.4　日本人の平均寿命と健康寿命の推移[1)]

資料：平均寿命：平成13・16・19・25・28年・令和元年は，厚生労働省「簡易生命表」，平成22年は「完全生命表」
　　　健康寿命：厚生労働省「第16回健康日本21（第二次）推進専門委員会資料」

27.5 健康増進

1986年にWHOより提唱されたオタワ憲章に基づくと，健康増進とは「人々が自分の健康をコントロールし，改善することができるようにするプロセス」といえる。健康増進を個人の生活改善に限定して捉えるのではなく，社会全体としての総合的な取り組み，環境の改善を含む概念である。

日本における健康施策は，運動・休養・栄養（食事）の 3 本を柱として，国民健康づくり運動が展開され，生活習慣改善運動プログラムが導入されている。2000 年 3 月に厚生労働省より発表された**「健康日本 21」**は，生活習慣病の予防を目的とし，疾病の発症を予防する一次予防に重点を置き，食生活・栄養，身体活動・運動，休養，心の健康，たばこ・アルコール，歯の健康，糖尿病，循環器病，がんの 9 分野について具体的な目標全 53 項目を提示している。2013 年 4 月からは「健康日本 21（第二次）」が 10 年間の計画で実施されている。5 年目にあたる 2017 年から中間評価を行い，「健康寿命の延伸」などの 32 項目は，策定時のベースライン値と直近値を比較すると改善しており，取り組みが実を結んでいることが報告された。

●問題

1）平均寿命と健康寿命の違いについて述べよ。
2）カロリー制限がもたらす老化遅延効果について例をあげて述べよ。
3）日本における健康施策の 3 本の柱について述べよ。

●参考文献

1）令和 4 年版高齢社会白書，内閣府，令和 4 年 6 月 14 日
2）R.S. Sohal, *et al.* : *Science*, **273**, 59-63（1996）
3）今井眞一郎・吉野 純・鍋島陽一 編集：総力戦で挑む老化・寿命研究（実験医学増刊），羊土社（2017）
4）NEWSFOCUS : *Science*, **334**, 1194-1198（2011）
5）J.A. Mattison, *et al.* : *Nat. Commun.*, **8**, 14063（2017）
6）R.J. Colman, *et al.* : *Science*, **325**, 201-204（2009）
7）石井直明：老化メカニズムの徹底究明（別冊 医学のあゆみ），医歯薬出版（2021）

コラム

老化・寿命に関する学説

老化・寿命については，様々な学説が唱えられている。寿命が遺伝子によって制御されており，老化は遺伝子にプログラムされているという「プログラム説」，DNA-RNA-タンパク質合成系が突然変異や化学修飾により変異し，これらが集積することによって細胞の機能障害や老化をもたらすという「エラー説」，喫煙や紫外線，カロリー摂取によるミトコンドリア代謝の亢進により生じるフリーラジカルがタンパク質，核酸，脂肪などの生体構成成分に障害を与え，細胞機能を低下させ老化を引き起こす「フリーラジカル説」，加齢に伴う免疫担当細胞の機能低下が関与する「免疫異常説」などがある。現在は，老化は遺伝要因と環境要因（食事，運動，ストレスなど）によって決定されると考えられているが，その分子機構については不明な点が多く残されており，個体の老化の科学的な理解には多くの努力が必要である。　(J.I.)

第28章　ライフスタイルと栄養

28.1 食生活のライフスタイル（食スタイル）

食生活のライフスタイル（食スタイル）は近年特に大きく変化してきた。食スタイルの変化は現代のライフスタイルの変化そのものである。食スタイルを栄養的観点から考えた場合，「何を食べるか(What)」，「どれだけ食べるか」の他に，「いつ食べるか（When)」，「どのような環境で食べるのか(Where)」，「どのようにして食べるか（How)」，「どのような状態のヒトが食べるのか（Who)」という意味を含んでいる。「食の 5W1H」を健康との関連で考えることになる。ここまでの章では主に「何を食べるか」に重点が置かれ，次に「どれだけ食べるか」について書かれている。特定の疾患患者への栄養として病態栄養がある。一方で，病気ではないが（未病）1日中ほとんど座って過ごすヒトがいる。これらの「どのような状態のヒトが食べるか」については十分研究されていない。「どのように食べるか」として調理や咀嚼などがある。咀嚼の重要性は古くからいわれているが，生化学的，分子生物学的研究はまだほとんどされていない。

一方，生物の概日リズムについては古くから関心がもたれており，時計遺伝子の発見とともに時間生物学が急速にその知見を増やした。概日リズムについては，不眠症（睡眠障害）や時差ぼけなどのように健康とかかわる現象も多いが，近年，代謝の日周リズムとメタボリックシンドロームをはじめとする代謝疾患と健康とのかかわりが明らかにされてきた。特に，摂食タイミング，「いつ食べるか」の重要性が明らかにされてきた。

28.2 時間栄養学

28.2.1　日周リズムをもつ生理現象

身体のリズムは，心拍や呼吸など秒単位の短いリズムから，日周リズム，週間リズム，月間リズム，季節・年間リズムなど様々なリズムがある。これらの生物リズムの総体を「リズモーム(rhythmome)」と呼ぶことが提唱されている。その分子メカニズムが最もよくわかっているものが，1日のリズムである。日周リズムは日周性を示すリズム全体のことであるが，**概日リズム**は日周リズムのうち内在的に遺伝子に制御されたリズムを指し，外部からの刺激をなくした場合でも刻み続けるリズムである。たとえば，活動期の直前に増加するグルココルチコイドホルモンは絶食を続けたり暗いところにいてもリズムを刻み続ける。一方，インスリンは摂食する活動期に分泌されるリズムを示すが，絶食を続けるとこのリズムは消失してしまう受動的なリズムであるため，日周リズムである。概日リズムは微生物から植物，動物に至るまで広くみられ，生命現象にとって重要な機能である。尿の成分，血液の成分，血清の成分，体温，体重，脈拍，血圧にいたるまで日周リズムがあるが，ほとんどが概日リズムである。疾患の発症にも日周リズムがあり，発症する頻度が高い危険な時間帯が存在する（**図 28.1**）。特に，午前中は心筋梗塞，脳梗塞，突然死などが多い時間帯で「魔の時間帯」とも呼ばれる。これは，午前中に血液凝固が亢進し，線溶が低下することに加え，血圧の上昇なども加わりこれらの疾患発症につながるためである。

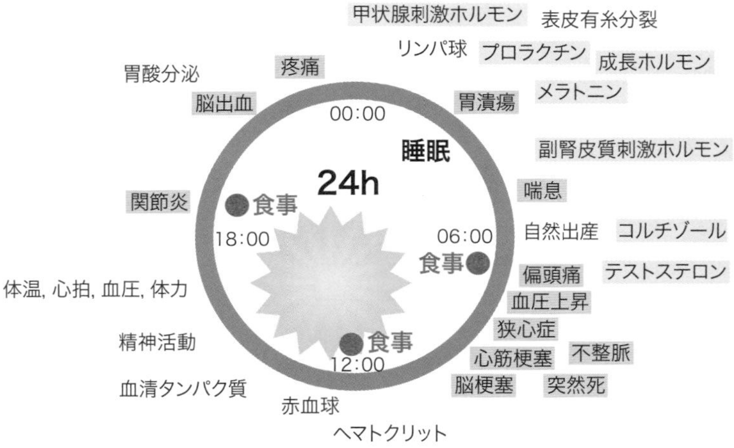

図 28.1　様々な生理機能と疾患発症の日周リズム
1 周が 24 時間の時計に，様々な生理現象のピーク時を示した。

28.2.2　概日時計の発振メカニズム

哺乳類では，脳の視床下部にある視交叉上核（SCN）に体全体を制御するマスター時計がある。SCN は，脳の視床下部に数千の細胞で構成されている一対の細胞群であり，光によって同調を受ける（リセットされる）。PER，CRY，CLOCK，BMAL1 などいくつかの時計遺伝子が発見され，転写のネガティブフィードバックを基本とする転写制御によりコアのリズム発振（時計機能）が行われることがわかった（**図 28.2**）。さらに，CRY タンパク質の分解によっても制御されることもわかり，時計遺伝子の転写・翻訳のネガティブフィードバックループ（TTFL）による制御によって概日リズムが発振している。このような概日リズムは，正確な時刻を刻むものではなく，概ねのリズムを発振するものである。そのため，外的同調因子の同調を受けてそのずれを補正している。細胞時計は生きている限りリズムを刻むため，臓器全体としてまた体全体として調和のとれたリズムを刻むためには同調因子による同調が重要である。その後全身のすべての細胞が，同じ時計システムもっていることがわかった。一方，消化器系をはじめとする末梢臓器の時計は，食事タイミングによって同調を受けることがわかってきた。食後に分泌されるインスリンによって肝臓，脂肪組織をはじめとする末梢臓器が同調を受ける。したがって，光と食事による同調が健康に大きな影響を与えることになる。

多くの臓器では発現する遺伝子の約 10% が日周性のリズムを示し（その多くは概日リズム），末梢組織の時計はその組織の機能にリズムを与えている。たとえば，肝臓では肝臓特異的転写因子であり時計遺伝子でもある DBP が豊富に存在し，コレステロール代謝のリズムを制御している。筋肉では，筋芽細胞の分化を制御する MyoD が筋肉の機能のリズム発振に関与している（**図 28.2**）。

28.2.3　概日リズムの生理的意義

概日リズムの生理学的意義として 2 つの考えがある。1 つは，「未来予測性（予知機構）」である。周期的な外的環境変化に対して周期的な応答をすることで，食物を効果的に得ることができ，さらに外敵から捕食されないように身を守ることができる。小腸や肝臓であれば，これから食事がくるはず

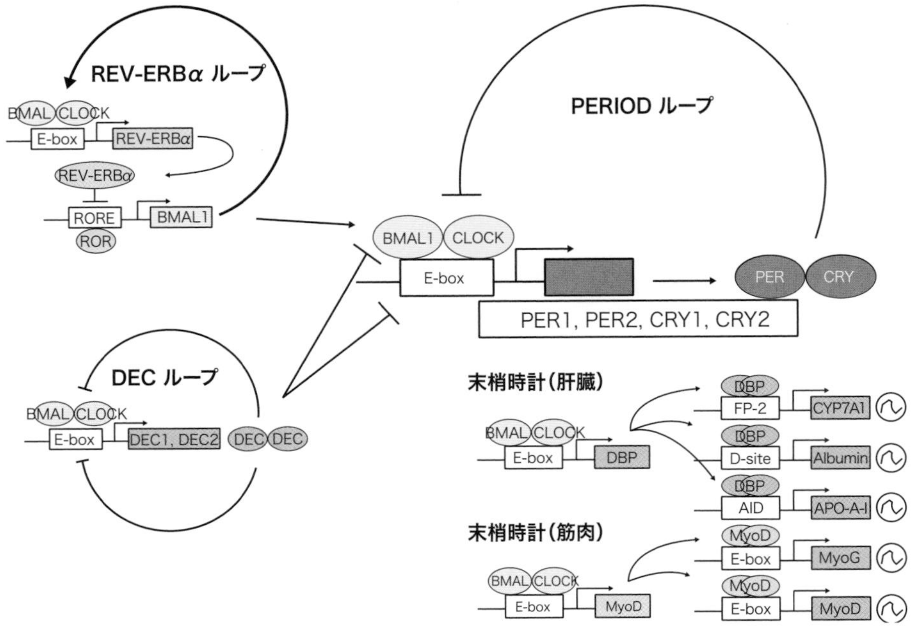

図 28.2
転写のネガティブフィードバック制御による概日リズムの発振と肝臓，筋肉などの末梢組織での特異的なリズム発振

であるとして代謝系を備えておくことができる。2つ目は，細胞はあらゆることを同時に行うことができないため「時間的な分業」をしようというものである。例えば，活動期は摂食や代謝が亢進し，休息時は細胞増殖が亢進している。また，解糖系と糖新生は同時に活性化されては代謝的矛盾が生じてしまう。多くの代謝は，双方向の反応をすべて同時にはできないため，周期的な時間的分業をしている。この状態が生体にとって正常な生命活動をしている状態ということができる。

28.2.4　摂食タイミングと健康

時計遺伝子のノックアウトマウスの研究から，時計遺伝子の欠損は行動異常だけでなく代謝異常を引き起こすことが明らかとなった。それでは正常動物で摂食リズムが不規則になり，概日リズムが破壊された場合はどうなるのであろうか。これを研究する分野として，時間栄養学が始まった。ラットに1日中一定時間おきに食べさせる「ダラダラ食い」実験では，不規則な食生活をすることにより高コレステロール食によって誘導された高コレステロール血症がさらに悪化することが示された。これは，肝臓特異的転写因子であるDBPとDBPによって制御されるコレステロール異化代謝の律速酵素コレステロール7α水酸化酵素のリズムが前にずれ，代謝リズムに異常をきたしたために，高コレステロール血症が悪化したようである。

朝食は，1日の食事の中で重要な食事であると以前から考えられてきた。朝食を抜くことはヒトにおける最も多い不規則な食生活である。従来，朝食は血糖値を維持するのに必要だと考えられてきたが，低下するものの血糖値は糖新生により厳密に制御されている。朝食には，次の食事である昼食時の血糖値上昇を抑えるセカンドミール効果もあるとされている。実験動物を使って厳密に制御された時間栄養学の研究から，朝食が体内時計の重要な同調因子として働き，肝臓などの時計を正常化させる重要な刺激であることが明らかになった。朝食習慣は，代謝疾患になりにくい「健康体質」を作ると考えられる。

一方，夕食後の夜食は太りやすいことが経験的に知られている。これまでは，休息期のエネルギー摂取により，行き場のないエネルギーが脂肪組織に蓄積されると考えられてきた。しかし，時間栄養学の知見から，休息期のインスリン分泌は体内時計を壊すことになり，代謝がうまく回らないような不健康な体質を作ることがわかってきた。

それでは規則正しい食生活はメタボリックシンドロームの予防につながるのであろうか。時間制限摂食という活動期の一定時間だけ摂食して，休息期には食べないようにするメリハリのある摂食をすると，体内時計の同調効果が強く出るようである。摂食タイミングによる体内時計の同調には，一定期間の絶食が必要だからである。これは活動期に食べない朝食欠食や後述する食事回数を減らすようなものではない。活動期の 8 時間だけ摂取させるきわめて規則正しい食生活をマウスにさせると，高脂肪食による肥満が完全に改善された。時間制限摂食は，他にもスクロース過剰摂取による脂質代謝異常も改善する。

28.2.5　時間栄養学と時間薬理学，時間医学，時間運動学

時間栄養学には 2 つの役割がある。第 1 は効果的な栄養素の摂食タイミングである。糖質や脂質は活動期に摂取しても太りにくいことが明らかになった。第 2 の役割が重要で，すでに述べてきたように摂食のタイミングは体内時計を同調させる作用がある。規則正しい食生活は同調作用によって体内時計を正常化させるため，健康体質を作る上で重要である。

生物時計を利用して，多くの「時間○○学」が提案されるようになってきている。時間薬理学がすでに成果をあげている。他にも時間医学，時間医療学など医療分野でも期待されている。病気の発症だけでなく，医薬品の代謝速度とその作用にも顕著な日周性のリズムがある。そのため薬剤の投与時間をコントロールすることで，薬剤の効果を上げて副作用を低下させることに成功している。たとえば，HMG-CoA 還元酵素の阻害剤であるスタチンは，その酵素活性が夜間に高いため就寝時に服用されている。また，時間運動学は，運動の良いタイミングだけでなく，筋肉時計を同調させる作用もある。そのため，メタボリックシンドロームやフレイル，サルコペニアの予防に期待されている。これらの「時間○○学」は，正常な体内時計を基盤としているため，まずは時間栄養学により正常な体内時計を作る必要がある。

28.2.6　摂食パターンと摂食回数

実験動物として用いられるラット，マウスは夜行性であり，暗期に活動をして摂食行動も行う。一方ヒトは，進化の過程で昼行性に移行した。新猿類のほとんどは昼行性であるが，原猿の多くは現在でも夜行性である。種によって夜行性，昼行性の違いがあるが，活動期と休息期に注目して考えると，多くの場合問題なく当てはめることができる。夜行性のラットでも，昼行性のオランウータン，チンパンジーにおいても，活動ならびに摂食行動の大きなピークは，活動期の最初と最後に現れ，その間に休息期がある双峰性を示す。ヒトでは，日本においても，西欧においても，200 年ほど前までは 1 日 2 食が普通とされてきた。その後 1 日 3 食に移行したが，これはヒトの活動量と活動時間が増加し

たためと推測されている。昼食後に眠くなりやすいことは双峰性の痕跡かもしれない。

1日の食事の回数を減らすと肥満になることが経験的に知られている。摂食時間を短時間に制限したラットでは，胃容積が拡張し，膵消化酵素の分泌が増加する。そして糖質・脂質の吸収能が増大して，脂肪合成系も顕著に活性化されるため肥満になる。ヒトの場合，1日における摂食期間を変えずに摂食回数が増えると，生活習慣病の危険因子である肥満や高コレステロール血症，耐糖能が改善されるという報告がされている。夜食などを取らずに活動期に3回以上の頻度で規則正しく食べることが重要であることを示している。しかし現実には，摂食回数が増えると，摂取エネルギーが増える場合が多く，太ることになる。あくまでも摂食時間を限定して摂取エネルギーを管理した状況においては，回数は少ないより多いほうが良さそうである。

28.3 生活不活動

運動やスポーツが健康にとって重要であることが広く認識されている。一方，運動とは異なり日常生活の活動が健康にとって重要な因子であることがわかってきた。「寝たきり」状態のヒトが自立生活に復帰するのには困難がともなうことは経験的によく知られている。また，災害時の避難所生活において健康を害する人が多いことも認識されてきた。近年，いくつかの疫学調査から，座っている状態（生活不活動）が独立したリスク因子として（運動とは別の因子として），糖尿病，心臓病，慢性疾患，死亡率に影響をあたえることが示された。つまり，たとえ運動習慣があったとしても，座っている時間が長い生活をするとそれだけで不健康になることを示している。

実験レベルでは，長期間ベッドに横たわっている実験（ベッドレスト）が行われている。これは宇宙飛行士の地上実験として行われたものであるが，「寝たきり」状態のモデルでもある。これらの実験と「寝たきり」のヒトの観察結果などから，長期間の不活動状態は，運動器障害，循環器障害，自律神経障害，精神障害，泌尿器障害など多岐にわたり障害を起こすことが示された。代謝系に対しては，長期のベッドレストは肝障害をもたらす。ラットにおいても，不活動にさせるモデルでは肝障害が起こることがわかった。これらがどのようなメカニズムによって起こっているか現在は不明であるが，日常生活の活動が大きく健康に影響を及ぼすことが改めて注目されている。

28.4 咀嚼

古くからよく噛んで食べなさいといわれ，咀嚼の重要性は認識されてきた。食品の加工が進むにつれて食品の固さが減り咀嚼の回数が減少してきている。近年，虫歯や歯周病など口腔内の病気にとどまらず，咀嚼そのものが糖尿病や肥満，認知症などと関連することがわかってきた。咬み合わせがただ食物を噛むということだけでなく，体のバランスを取るための力学的調節因子になっているため，スポーツ選手のパフォーマンスに影響を及ぼしている。したがって，咬み合わせの不調が姿勢や肩こり，腰痛などの様々な不調に結びついている。また，咀嚼の機械的刺激は脳を刺激するため学習能力を上げて，認知症の予防につながることも報告されている。

代謝疾患との関係では，糖尿病と歯周病の相互作用がよく知られている。両者とも慢性的な炎症をともなうため，歯周病を治さないと糖尿病の治りが悪く，その逆も起こる。つまり，慢性的な炎症は炎症性サイトカインを分泌するため，複数の炎症は互いに刺激し合う関係になる。

咀嚼がどのようにして健康へ影響を与えるかのメカニズムは十分にわかっていない。咀嚼の機械的刺激が脳を刺激するだけでなく，咀嚼時に分泌される唾液にその作用があるとの指摘が多い。唾液はそのほとんどが水分であるが，アミラーゼなどの消化酵素の他，多くの殺菌，生体防御にかかわるタンパク質が分泌されている（リゾチーム，ラクトフェリン，ペルオキシダーゼ，免疫グロブリン）。EGF や NGF など成長因子も分泌されており，口腔内の損傷が素早く修復されるのはこのためであると考えられている。

●問題

1）概日リズムの発振機構を簡単にまとめよ。
2）概日リズムがほとんどの生物に存在し，進化の中で保存されてきた理由を説明せよ。
3）夜食を食べると太ることが知られているが，生物時計からそのメカニズムを簡単に説明せよ。

●参考文献

1）香川靖雄 編著：時間栄養学―時計遺伝子と食事のリズム，女子栄養大学出版部（2009）
2）柴田重信 編：時間栄養学―時計遺伝子，体内時計，食生活をつなぐ，化学同人（2020）
3）郡司篤晃，川久保清，鈴木洋児 編著：身体活動と不活動の健康影響，第一出版（1998）
4）日本咀嚼学会 編：誰も気づかなかった噛む効用―咀嚼のサイエンス，日本教分社（1997）

コラム

なぜ食べるのか（Why）

食スタイルは，食の 5W1H を考えることになる。ところが本文中に「なぜ食べるのか(Why)」が書かれていない。本章の主旨と異なるので書かなかったが，コラムで書いてみたい。

「生命とは何か？」と問われたことはあるだろうか。生物学では，しばしば聞かれる問題である。以下の 3 つのことを満たしたものを言われることがある。①子孫を残すこと。つまり遺伝子を複製すること，有性生殖のように遺伝子を混合して子孫を残すことである。②細胞であること。細胞膜により内と外に分けて細胞内の特殊な環境を作りそこで生命活動が拡散しないようしている。③代謝をすること。物質，エネルギーを取り入れ，異化反応，同化反応をしながら生命活動に必要なエネルギーに変換する能力である。これはつまり，物質とエネルギーが生命体の中で回転する「代謝回転」である。③の生命の代謝を，熱力学的に解釈すると「開放系で非平衡系において，エネルギーを消費しながらエントロピーを低下させる散逸構造」を形成している状態である。難しい言葉を使っているが，別な言い方をすると，私たちは食事を取り込み，最終的に熱や代謝物を放出する開放系であり，物質やエネルギーが常に流れている状態，つまり釣り合っていない非平衡系である。そこにエネルギーが入り込むと自己組織化が起こり，局所的にエントロピーが減少するのである。つまり，食事を取って物質やエネルギーを取り込んで，そのエネルギーを使って生きることが代謝であり，生命である。つまり食事から物質やエネルギーを取ること，栄養そのものが，生命の定義である。私たちは，生きるから食べるのであって，食べるから生きているのである。　(H.O.)

索　　引

か　行

さ　行

な　行

は　行

ま　行

や　行

ら・わ 行

【編者紹介】

井上 順（いのうえ じゅん）
東京農業大学応用生物科学部 教授，博士（薬学）
専門：食品機能学

小田裕昭（おだ ひろあき）
名古屋大学大学院生命農学研究科 准教授，農学博士
専門：分子栄養学，肝細胞生物学，時間栄養学，プレシジョン栄養学

加藤久典（かとう ひさのり）
女子栄養大学栄養学部 教授，農学博士
専門：分子栄養学，プレシジョン栄養学，タンパク質・アミノ酸の栄養学，DOHaD

関 泰一郎（せき たいいちろう）
日本大学生物資源科学部 教授，博士（農学）
専門：栄養科学，生理学

西村直道（にしむら なおみち）
静岡大学農学部 教授，博士（農学）
専門：栄養化学

細野 崇（ほその たかし）
日本大学生物資源科学部 准教授，博士（生物資源科学）
専門：脂質栄養学，神経科学

健康栄養学
—健康科学としての栄養生理化学—
第 3 版

Nutrition and Health 3rd ed.

2005 年 4 月 10 日　初　版 1 刷発行
2014 年 4 月 10 日　初　版 7 刷発行
2014 年 10 月 10 日　第 2 版 1 刷発行
2023 年 2 月 10 日　第 2 版 6 刷発行
2024 年 2 月 25 日　第 3 版 1 刷発行

編　者　井上　順・小田裕昭
加藤久典・関泰一郎
西村直道・細野　崇

発　行　**共立出版株式会社**／南條光章
東京都文京区小日向 4 丁目 6 番 19 号
電話 03(3947)2511（代表）
郵便番号 112-0006
振替口座 00110-2-57035
URL　www.kyoritsu-pub.co.jp

印　刷
製　本　星野精版印刷

一般社団法人
自然科学書協会
会員

検印廃止
NDC 498.55, 491.47
ISBN 978-4-320-06198-9

Printed in Japan

元素の周期表(2023)

原子番号	元素記号[注1]
元素名	
原子量(2023)[注2]	

- 有機化合物のおもな構成元素
- 多量ミネラル
- 微量ミネラル

周期＼族	1	2	3	4	5	6	7	8	9	10	11	12	13	14	15	16	17	18	族／周期
1	1 H 水素 1.00784~1.00811																	2 He ヘリウム 4.002602	1
2	3 Li リチウム 6.938~6.997	4 Be ベリリウム 9.0121831											5 B ホウ素 10.806~10.821	6 C 炭素 12.0096~12.0116	7 N 窒素 14.00643~14.00728	8 O 酸素 15.99903~15.99977	9 F フッ素 18.998403162	10 Ne ネオン 20.1797	2
3	11 Na ナトリウム 22.98976928	12 Mg マグネシウム 24.304~24.307											13 Al アルミニウム 26.9815384	14 Si ケイ素 28.084~28.086	15 P リン 30.973761998	16 S 硫黄 32.059~32.076	17 Cl 塩素 35.446~35.457	18 Ar アルゴン 39.792~39.963	3
4	19 K カリウム 39.0983	20 Ca カルシウム 40.078	21 Sc スカンジウム 44.955907	22 Ti チタン 47.867	23 V バナジウム 50.9415	24 Cr クロム 51.9961	25 Mn マンガン 54.938043	26 Fe 鉄 55.845	27 Co コバルト 58.933194	28 Ni ニッケル 58.6934	29 Cu 銅 63.546	30 Zn 亜鉛 65.38	31 Ga ガリウム 69.723	32 Ge ゲルマニウム 72.630	33 As ヒ素 74.921595	34 Se セレン 78.971	35 Br 臭素 79.901~79.907	36 Kr クリプトン 83.798	4
5	37 Rb ルビジウム 85.4678	38 Sr ストロンチウム 87.62	39 Y イットリウム 88.905838	40 Zr ジルコニウム 91.224	41 Nb ニオブ 92.90637	42 Mo モリブデン 95.95	43 Tc* テクネチウム (99)	44 Ru ルテニウム 101.07	45 Rh ロジウム 102.90549	46 Pd パラジウム 106.42	47 Ag 銀 107.8682	48 Cd カドミウム 112.414	49 In インジウム 114.818	50 Sn スズ 118.710	51 Sb アンチモン 121.760	52 Te テルル 127.60	53 I ヨウ素 126.90447	54 Xe キセノン 131.293	5
6	55 Cs セシウム 132.90545196	56 Ba バリウム 137.327	57~71 ランタノイド	72 Hf ハフニウム 178.486	73 Ta タンタル 180.94788	74 W タングステン 183.84	75 Re レニウム 186.207	76 Os オスミウム 190.23	77 Ir イリジウム 192.217	78 Pt 白金 195.084	79 Au 金 196.966570	80 Hg 水銀 200.592	81 Tl タリウム 204.382~204.385	82 Pb 鉛 206.14~207.94	83 Bi* ビスマス 208.98040	84 Po* ポロニウム (210)	85 At* アスタチン (210)	86 Rn* ラドン (222)	6
7	87 Fr* フランシウム (223)	88 Ra* ラジウム (226)	89~103 アクチノイド	104 Rf* ラザホージウム (267)	105 Db* ドブニウム (268)	106 Sg* シーボーギウム (271)	107 Bh* ボーリウム (272)	108 Hs* ハッシウム (277)	109 Mt* マイトネリウム (276)	110 Ds* ダームスタチウム (281)	111 Rg* レントゲニウム (280)	112 Cn* コペルニシウム (285)	113 Nh* ニホニウム (278)	114 Fl* フレロビウム (289)	115 Mc* モスコビウム (289)	116 Lv* リバモリウム (293)	117 Ts* テネシン (293)	118 Og* オガネソン (294)	7

ランタノイド	57 La ランタン 138.90547	58 Ce セリウム 140.116	59 Pr プラセオジム 140.90766	60 Nd ネオジム 144.242	61 Pm* プロメチウム (145)	62 Sm サマリウム 150.36	63 Eu ユウロピウム 151.964	64 Gd ガドリニウム 157.25	65 Tb テルビウム 158.925354	66 Dy ジスプロシウム 162.500	67 Ho ホルミウム 164.930329	68 Er エルビウム 167.259	69 Tm ツリウム 168.934219	70 Yb イッテルビウム 173.045	71 Lu ルテチウム 174.9668
アクチノイド	89 Ac* アクチニウム (227)	90 Th* トリウム 232.0377	91 Pa* プロトアクチニウム 231.03588	92 U* ウラン 238.02891	93 Np* ネプツニウム (237)	94 Pu* プルトニウム (239)	95 Am* アメリシウム (243)	96 Cm* キュリウム (247)	97 Bk* バークリウム (247)	98 Cf* カリホルニウム (252)	99 Es* アインスタイニウム (252)	100 Fm* フェルミウム (257)	101 Md* メンデレビウム (258)	102 No* ノーベリウム (259)	103 Lr* ローレンシウム (262)

注１：元素記号の右肩の*はその元素には安定同位体が存在しないことを示す。そのような元素については放射性同位体の質量数の一例を（　）内に示した。ただし，Bi，Th，Pa，U については天然で特定の同位体組成を示すので原子量が与えられる。

注２：この周期表には最新の原子量「原子量表（2023）」が示されている。原子量は単一の数値あるいは変動範囲で示されている。原子量が範囲で示されている14元素には複数の安定同位体が存在し，その組成が天然において大きく変動するため単一の数値で原子量が与えられない。その他の70元素については，原子量の不確かさは示された数値の最後の桁にある。

［日本化学会原子量専門委員会による元素の周期表(2023)をもとに作成］